Rehabilitación
Agentes Físicos Terapéuticos

Dr. Jorge E. Martín Cordero

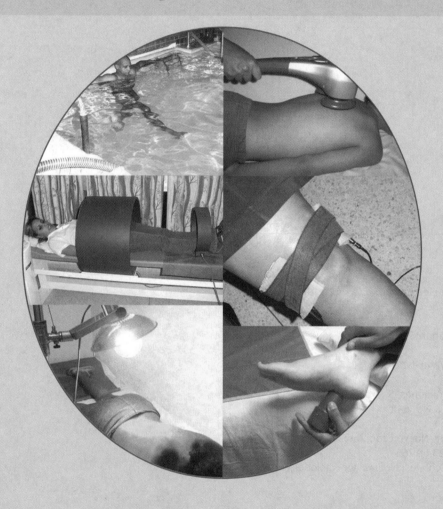

LA&GO
EDICIONES

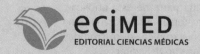

eciMED
EDITORIAL CIENCIAS MÉDICAS

Supervisión y cotejo de la Obra:
LA&GO Ediciones, S.A. de C.V.

Diseño y diagramación electrónica:
LA&GO Ediciones, S.A. de C.V.

D.R. © 2010, Jorge Abraham Arap
Rehabilitación.
Agentes Físicos Terapéuticos

D.R. © 2013, LA&GO Ediciones, S.A. de C.V.
Isabel La Católica No. 642
Col. Roma
64700 Monterrey, Nuevo León, México
Tel.: + 52 81 1234 0965
Correo electrónico: gustavogr@lagoediciones.com

ISBN: 978-607-8236-15-2
       978-959-212-320-5

Impreso en Monterrey, México
Printed in Monterrey, Mexico

Respecto al autor

Dr. Jorge Enrique Martín Cordero

Jefe del Grupo Nacional de Medicina Física y Rehabilitación.
Expresidente de la Sociedad Cubana de Medicina Física y Rehabilitación.
Especialista de II Grado de Medicina Física y Rehabilitación.
Profesor Asistente del Instituto Superior de Ciencias Médicas de La Habana. ISCM-H.
Jefe del Departamento de Terapia Física del Centro de Investigaciones Médico Quirúrgicas-CIMEQ.

Colaboradores

Dra. Tania Bravo Acosta
Miembro del Grupo Nacional de Medicina Física y Rehabilitación.
Especialista de II Grado de Medicina Física y Rehabilitación.
Profesora e investigadora auxiliar del Instituto Superior de Ciencias Médicas de La Habana. ISCM-H.
Departamento de Medicina Física y Rehabilitación del Centro de Investigaciones Clínicas.

MSc. Dr. Ariel Capote Cabrera
Especialista de I Grado en Medicina Física y Rehabilitación.
Profesor instructor de la Facultad de Tecnología de la Salud.
Jefe del Departamento de Medicina Física y Rehabilitación de la Universidad de Ciencias Informáticas. UCI.

Dr. C. M. Jorge Luis González Roig
Miembro del Grupo Nacional de Medicina Física y Rehabilitación.
Presidente de la Sociedad Cubana de Medicina Física y Rehabilitación.
Especialista de II Grado de Medicina Física y Rehabilitación.
Profesor titular del Instituto Superior de Ciencias Médicas de La Habana. ISCM-H.
Vicedirector del Centro Nacional de Rehabilitación "Julio Díaz".

MSc. Dra. Solangel Hernández Tápanes
Miembro del Grupo Nacional de Medicina Física y Rehabilitación.
Especialista de II Grado de Medicina Física y Rehabilitación.
Profesora Asistente del Instituto Superior de Ciencias Médicas de La Habana. ISCM-H.
Jefa del Grupo de Gestión de la Información en Rehabilitación.

Dr. Alfredo Martínez-Aparicio Hernández
Miembro del Grupo Nacional de Neumología.
Especialista de II Grado en Neumología.
Profesor Auxiliar del Instituto Superior de Ciencias Médicas de La Habana. ISCM-H.
Departamento de Medicina Interna.
Centro de Investigaciones Médico Quirúrgicas-CIMEQ.

MSc. Dra. Yamilé Margarita López Pérez
Especialista de II Grado de Medicina Física y Rehabilitación.
Profesora Asistente de la Facultad de Tecnología de la Salud.
Jefa del Servicio de Medicina Física y Rehabilitación del Instituto de Neurología y Neurocirugía.

Dra. Isis Pedroso Morales
Especialista de II Grado de Medicina Física y Rehabilitación.
Profesora e investigadora Auxiliar de la Facultad de Tecnología de la Salud.
Servicio de Medicina Física y Rehabilitación.
Centro de Investigaciones Médico Quirúrgicas-CIMEQ.

Dr. C.M. Pablo Pérez Coronel †
Especialista de II Grado de Medicina Deportiva.
Miembro del Grupo Nacional de Medicina del Deporte.
Profesor Titular de la Facultad de Tecnología de la Salud.
Servicio de Medicina Física y Rehabilitación.
Centro de Investigaciones Médico Quirúrgicas-CIMEQ.

MSc. Dra. Zoila Pérez Rodríguez
Miembro del Grupo Nacional de Medicina Física y Rehabilitación.
Especialista de II Grado de Medicina Física y Rehabilitación.
Profesora Auxiliar del Instituto Superior de Ciencias Médicas de La Habana. ISCM-H.
Vicedirectora de Rehabilitación del Hospital "Carlos J. Finlay".

MSc. Leonardo Sánchez Serrano
Licenciado en Cultura Física Terapéutica.
Profesor Instructor de la Facultad de Tecnología de la Salud.
Jefe Técnico del Servicio de Medicina Física y Rehabilitación.
Centro de Investigaciones Médico Quirúrgicas-CIMEQ.

A mis hijos, fuente inagotable de energía

A mi esposa, mis padres y mi familia, por su incondicional soporte

A mis estudiantes

*A nuestro Comandante en Jefe,
protagonista esencial del desarrollo de nuestra especialidad,
máximo impulsor de nuestro Programa Revolución,
participante activo en el proceso de introducción de las nuevas tecnologías.
Por su ejemplar muestra de resistencia, sistematicidad,
perseverancia y consagración,
que nos inspira cada día a ser mejores profesionales.*

*A los compañeros del Servicio de Medicina Física y Rehabilitación del CIMEQ,
por su aporte a mi formación académica
y su contribución directa o indirecta a la culminación de esta obra.*

*A los profesores Ceballos y Ugarte y al Dr. Fermín
por sus sabias y oportunas valoraciones.*

A mis compañeros colaboradores por sus valiosos aportes.

*A los amigos que me tendieron la mano
cuando no alcanzaban los recursos ni el tiempo.*

Prólogo

En la vida como en la ciencia se repiten "cuentos de hadas" como el de la Cenicienta, por todos recordado.

Así ha sucedido, con la fisiatría como especialidad médica, de antiguo considerada como un subproducto de otras, carente de criterio propio, ejecutante de procederes terapéuticos por personal empírico. Al recibir el influjo de la Revolución, no mágico sino real, se convierte en la Especialidad que muestra mayor desarrollo dentro de la beneficiosa explosión de las Ciencias Médicas que ha ocurrido en Cuba.

Durante años, he sido testigo de cómo era valorada esta rama: un apéndice de la ortopedia y traumatología; de hecho me nombraron en las labores de Jefe de Ortopedia y Fisioterapia del Hospital Militar Central "Carlos J. Finlay", en 1965, y en 1982 en el CIMEQ. Luego, he presenciado cómo aquella injusta subordinación ha desaparecido aceleradamente y cómo un grupo de jóvenes han sabido conducir la "carroza brillante de la Cenicienta" al sitial que se ha ganado.

El desarrollo no ha estado solo en la mayor disposición de recursos, áreas de trabajo, organización y disciplina, sino, en especial, por la publicación de material didáctico, libros de texto y de consulta, por autores cubanos como este que se presenta: *Agentes físicos terapéuticos* del Dr. Jorge E. Martín Cordero y colaboradores.

"Jorgito", entusiasta ansioso y ordenado cumplidor de sus tareas, con una inagotable capacidad de trabajo, me ha honrado al pedirme que escriba el prólogo de su libro. El Dr. Jorge E. Martín y colaboradores, estrechamente vinculados a los éxitos de la especialidad, ofrecen su conocimiento sobre los distintos agentes físicos y otros productos del ingenio humano, cuyas propiedades son utilizadas para revertirlos en elementos de salud. También está aquí reseñada la historia de la utilización terapéutica de los cuatro elementos de la naturaleza en beneficio del hombre.

Los distintos capítulos relacionan hidroterapia, talasoterapia, baños terapéuticos, la helioterapia, distintos agentes térmicos, el aporte humano de los campos electromagnéticos y las radiaciones a partir de sus potenciales, fangoterapia, minerales terrestres de aplicación tópica en forma sólida o líquida y el empleo del aire, tanto en su forma natural como en aerosol. En todos ellos está debidamente organizado, a partir de su efecto biológico, cómo son modernamente aplicados, así como cuándo y dónde están indicados.

Esta obra, como texto docente aporta preguntas de comprobación en cada capítulo, verdadera guía de estudio para el que se interese en profundizar sobre los distintos temas, preguntas que no deja huérfanas, sino que las sostiene con una actualizada lista de referencias bibliográficas. Asimismo, la combinación con la investigación clínica amplía el horizonte en numerosas aplicaciones de los distintos agentes, así como hipótesis de trabajo en indicaciones sobre problemas de salud que a diario atendemos, cuyos resultados soportan conclusiones válidas a los objetivos planteados por el autor. Todo ello se acompaña de gráficos y tablas que facilitan su comprensión, análisis y reproducción en la práctica.

Creo reflejar las opiniones de aquellos que dispongan de la información incluida en las páginas de este libro y, a través de él, agradecer a Fidel por concebir, apoyar y exigir la rehabilitación integral como puntal básico de la medicina; a "Jorgito" y colaboradores por darnos una obra que merece haber sido escrita, y a todos aquellos que sepan aplicar lo que aquí aprendan en bien de la humanidad.

Profesor Dr. C. Alfredo Ceballos Mesa
Investigador Titular
Miembro de la Academia de Ciencias de Cuba
Junio, 2013

Prefacio

La Medicina Física, y en especial los Agentes Fisioterapéuticos, resultan asignaturas complejas y difíciles dentro del ámbito de formación de la rehabilitación. Coincide el hecho de que no hay precedente en la carrera de medicina para estos temas y tampoco para los compañeros que se forman como tecnólogos de la salud, ya que en el preuniversitario se manejan más los fenómenos físicos, pero pocos los fenómenos biofísicos. Por si fuera poco, esta materia se ubica en el primer semestre de formación cuando todo el contenido es "nuevo".

La literatura existente en el mundo al respecto está muy diseminada en temas específicos, cuyo acceso es difícil y costoso; mientras, la velocidad con que se desarrollan las nuevas tecnologías en el campo de la fisioterapia, es superior a nuestra capacidad para introducir estos avances dentro de los programas de formación.

En Cuba, además, se suma el hecho de la explosión que ha significado el Programa de la Revolución en el campo de la Rehabilitación Integral. Esto significa que en 5 años hay 455 nuevos servicios, y una formación profesional que supera en 10 veces la cantidad de rehabilitadores que existía en el país, además, en 2 años se han distribuido más de 8 000 nuevos equipos de la tecnología más actualizada.

En este contexto surge la necesidad de materiales docentes que contribuyeran al desarrollo de los programas de formación. Nuestra modesta pretensión fue la de concentrar un contenido muy disperso, ofrecer una visión general de los agentes físicos más comúnmente conocidos y empleados en el campo de la fisioterapia. Intentamos también un acercamiento a los procesos biofísicos de interacción con el tejido para facilitar la comprensión de los procesos a través de los cuales se obtienen los resultados terapéuticos que se consiguen. Además, proponemos una clasificación que se centra en el agente físico específico en contacto con el paciente; en consecuencia, hemos realizado una distribución de capítulos que nos pareció lógica y cuyo único objetivo es el de facilitar la comprensión.

Este libro está dedicado a los eternos estudiantes. El residente de la especialidad podrá encontrar el fundamento básico para la comprensión de los efectos terapéuticos, los principios para una adecuada prescripción del tratamiento, no sobre la base de un mero listado de indicaciones, sino de las principales prescripciones que han sido sustentadas científicamente, y hallará los elementos técnicos que le ayudarán a controlar y enriquecer el trabajo fisioterapéutico. Por su parte, el fisioterapeuta podrá disponer de los elementos técnicos básicos que le permitan una adecuada praxis y de una metodología de aplicación paso a paso que enfatiza los principios a tener en cuenta.

Con los profesionales de experiencia intentamos compartir una información actualizada, basada en la evidencia internacional acumulada y en el conocimiento que hemos logrado atesorar en estos 15 años, sin ánimo de sacar conclusiones, sino de proveer una herramienta útil para estimular el desarrollo de investigaciones clínicas que contribuyan a encontrar las respuestas que nos faltan.

Nuestra aspiración final es que todo este esfuerzo estimule una mejor preparación profesional de nuestros rehabilitadores, que esto tenga un impacto positivo en una mejor explotación de los agentes físicos y eleve la calidad de la asistencia médica que se brinda en nuestros servicios.

El autor

Contenido

Parte 1

Generalidades

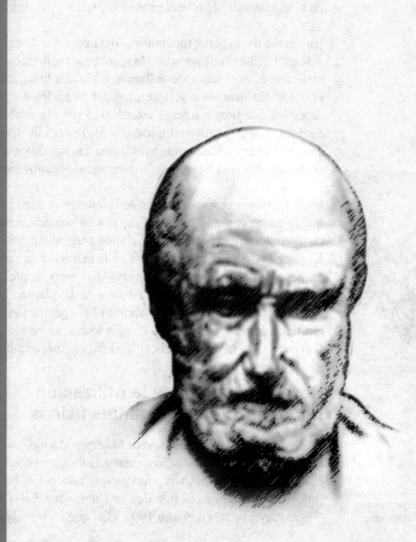

CAPÍTULO 1

Generalidades de agentes físicos

Objetivos

1. Definir los conceptos de medicina física y agentes físicos terapéuticos.
2. Reconocer los elementos más importantes de la evolución histórica de la medicina física.
3. Valorar la situación actual de la medicina física en Cuba, y sus retos inmediatos.
4. Identificar las características generales de los agentes físicos.
5. Exponer la propuesta de clasificación de los agentes físicos.

Definición de agente físico terapéutico

Se puede definir como agente físico terapéutico, un elemento físico natural como el agua, la luz, o un elemento físico artificial como la electricidad, cuando es utilizado en el tratamiento de un determinado proceso patológico o enfermedad.

Un agente físico actúa mediante uno o más tipos de energía que aporta al organismo y de esta manera influye sobre los procesos biológicos. Puede contribuir a disminuir el tiempo de evolución, desinflamar, estimular la regeneración del tejido o disminuir el dolor. En esta obra solo se profundiza en los agentes físicos y en los acápites de estos, que tienen interés terapéutico para la especialidad, aunque también los agentes físicos pueden emplearse con intención diagnóstica, como ocurre en el caso del ultrasonido, la electromiografía, los rayos X, la electrocardiografía y la electroencefalografía, por solo mencionar algunos ejemplos.

En la literatura aparecen varias definiciones de Medicina Física como la de Holser, que la define como la "ciencia" o parte de la medicina que utiliza agentes y técnicas de naturaleza física para el diagnóstico, tratamiento y la prevención de enfermedades. Krussen la define como una rama de la medicina que utiliza agentes físicos, como la luz, el calor, el agua y la electricidad, así como agentes mecánicos, en el tratamiento de las enfermedades; mientras Molina Ariño planteó que la medicina física estudia ampliamente los recursos que aportan los agentes físicos no ionizantes (mecánicos, térmicos y electromagnéticos).[1,2] En teoría, se puede referir a cualquier fenómeno físico como es la presión, el calor, el frío, la electricidad, el sonido o la luz.

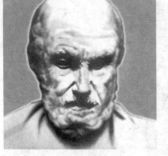

Figura 1.1. Hipócrates (460-380 a.C.), considerado el padre de la medicina, puso en duda la idea de que la enfermedad era un castigo enviado por Dios y descubrió la relación entre la enfermedad y las condiciones del medio. Ya desde su época empleaba los medios físicos, higiénicos y dietéticos, dando importancia al ambiente físico, el clima, el sol y el agua, tanto en la salud como en la enfermedad.

Reseña histórica de la utilización terapéutica de los agentes físicos

En el *Manual de Medicina Física* de Martínez Morillo,[1] se observa un recuento exhaustivo de la evolución histórica de los agentes físicos, y es que en realidad se encuentran entre los primeros elementos terapéuticos que conoció el hombre. Se registran evidencias procedentes de China, de más de 2 mil años a.n.e. En la India se originó la doctrina del Yoga o Ayurveda, en el año 1800 a.C., que incluyó ejercicios; mientras, los griegos poseían templos a los que enviaban pacientes de difícil tratamiento y acumularon una significativa experiencia en el empleo terapéutico de agentes físicos (**Fig. 1.1**).

Por otra parte, ya los romanos conocían y aplicaban el hidromasaje, los estiramientos y los movimientos asistidos con pesos y poleas. Los baños comunitarios existen desde los tiempos de Catón, hacia el 200 a.C. En la actualidad se conservan algunos de éstos. El primer tratado de balneoterapia, *De balneis et thermis*, fue escrito por Giovanni Michelle Sayonarola (1452-1498) y fue publicado en Ferrara en 1485, pero no es hasta el siglo XVII que se establecieron las bases de la moderna hidrología médica.

Existen referencias al empleo de las descargas eléctricas del pez torpedo en el tratamiento de algunos tipos de dolores y especialmente de la gota. La primera aportación conocida sobre los fenómenos eléctricos se debe a Tales de Mileto (600 a.C.), pero no es hasta el siglo XVI cuando William Gilbert, ilustre médico de la reina Isabel de Inglaterra, logró publicar la obra *De magnete megnetisque corporibus,* donde estableció algunas diferencias entre la electricidad y el magnetismo.

Doscientos años después, en el siglo XVIII, Luigi Galvani (1737-1798) y Alessandro Volta (1745-1827), llegaron a la construcción de la pila y lograron por primera vez acumular electricidad que luego puede ser utilizada. Además, descubrieron por diversas pruebas, que la electricidad era capaz de excitar la contracción muscular, y fueron entonces pioneros, de bases elementales de todo lo que se conoce en la actualidad en materia de electroestimulación muscular y neuromuscular (**Fig. 1.2**).

En 1840, Georgii publica su tratado *Fundamentos generales de la gimnasia*, en el que aparece el término *kinesiterapia*, referido a ejercicios que realiza el enfermo por sí solo, por prescripción médica, o el ejercicio que realiza el terapeuta en un paciente pasivo o, terapeuta y paciente juntos. Es por esta misma época que Antón Sebastián Kneipp (1821-1897) impulsó de forma significativa los aspectos vinculados con la hidroterapia. Rickli, diseñó un sanatorio en Austria, donde empleó la luz solar como agente terapéutico, impresionando al ámbito médico de la época; posteriormente Rollier sustentó la helioterapia y su naturaleza científica, pese a que la utilización de la luz solar data de épocas muy remotas.

Al avanzar el siglo XIX los descubrimientos científicos aportaron un valioso conocimiento: la inducción electromagnética descubierta por Faraday (**Fig. 1.3**), que fue llevada a términos matemáticos por J. C. Maxwell (1831-1879) (**Fig. 1.4**), quien enunció las ecuaciones que rigen los fenómenos electromagnéticos y luminosos. La mecánica tradicional, edificada en los supuestos de Galileo y Newton, llegó a ponerse en duda por las demostraciones de Hertz (1857-1894) sobre la propagación de las ondas electromagnéticas. Se estableció la termodinámica y fueron incorporándose a los tratamientos, las radiaciones electromagnéticas, como la radiación ultravioleta y la infrarroja, producidas de forma artificial.

El siglo XX marcó pautas trascendentales en el desarrollo de los agentes fisioterapéuticos. Tras el estallido de la Primera Guerra Mundial, se desarrollaron muchas técnicas para dar respuesta a la demanda generada por el gran volumen de discapacitados que dejó la contienda. Se desarrollaron nuevas técnicas de atención al amputado, así como métodos para la atención a los pacientes con lesión medular.

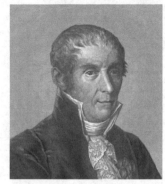

Figura 1.2. Alessandro Volta fue el creador de la primera pila eléctrica, la llamada pila de Volta o pila voltaica. Fue profesor universitario de física y realizó numerosas contribuciones a la ciencia. La unidad de potencial eléctrico, el voltio, se llama así en su honor.

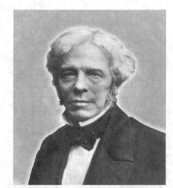

Figura 1.3. Michael Faraday fue un científico eminente del siglo XIX, realizó contribuciones a la física y la química. Descubrió el fenómeno conocido como inducción electro-magnética, y dio base al surgimiento del generador eléctrico.

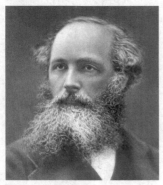

Figura 1.4. James Clerk Maxwell fue un eminente científico del siglo XIX, desarrolló la teoría matemática que relaciona las propiedades de los campos eléctricos y magnéticos. Predijo la existencia de las ondas electromagnéticas, y que la luz era un fenómeno electromagnético. Contribuyó al descubrimiento de la teoría de la relatividad y la teoría cuántica.

Whitney introdujo la diatermia por onda corta en 1910 y la hipertermia en 1928, también en ese mismo año se inició, por Esau y Schliephake, la radioterapia. En 1929, el electrodiagnóstico fue perfeccionado por Adrian y Brock con la aguja coaxial, base de la electromiografía actual.

En ese mismo año, 1929, los autores alemanes Krause & Garré, publicaron un libro titulado *Terapéutica general y aplicada de las enfermedades internas*, que cualquier rehabilitador contemporáneo pudiera considerar como una verdadera joya. En su tomo I, dedicado a "Métodos terapéuticos de las enfermedades internas", aparecen tres capítulos donde se trataron los aspectos referidos a los tratamientos con agentes físicos como la hidroterapia, termoterapia, climatoterapia, talasoterapia, balneoterapia y la electroterapia. Es muy interesante el hecho de que, siendo un texto dirigido a la clínica en general, aparecen los agentes físicos en primera línea, dentro del arsenal terapéutico de los médicos de entonces. Este libro, traducido al español del original en alemán, es posible que resuma todo el conocimiento que existía en la época. Describe, de manera magistral, procedimientos terapéuticos, cuya vigencia ha perdurado a lo largo de un siglo.[2]

Langevín creó el primer equipo de ultrasonidos basado en la piezoelectricidad, en 1936, pero es Dolhmann quien construyó el primer equipo de ultrasonidos aplicable en medicina, comenzó a tratar con ultrasonidos a enfermos con otosclerosis, cicatrices cutáneas y neuralgias. Ya en 1939, se realizó en Alemania el Primer Congreso Internacional de Ultrasonidos.

Varios científicos, como Niels Bohr, con sus aportes sobre el comportamiento de los átomos, y los mecanismos de emisión y absorción espontánea de energía, luego Max Planck con sus aportes a la física cuántica, y finalmente Albert Einstein con sus planteamientos acerca de la posibilidad de poder inducir una emisión estimulada de energía por parte de determinados átomos (**figuras 1.5**, **1.6** y **1.7**), contribuyeron, a inicios del siglo XX, a sentar las bases teóricas del surgimiento del láser. Sin embargo, a pesar de contar con las bases teóricas, no es hasta 1960 que se dan las condiciones para el surgimiento de ese novedoso agente físico, que ha revolucionado el campo tecnológico desde la segunda mitad del pasado siglo, la radiación o el rayo láser.

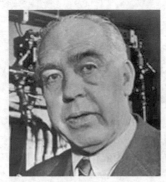

Figura 1.5. Niels Bohr, ganador del Premio Nobel, director del Instituto de Física Teórica de la Universidad de Copenhague, reunió a algunos de los mejores físicos de la época e hizo relevantes contribuciones a la física.

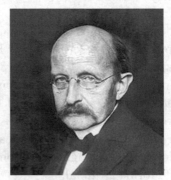

Figura1.6. Max Planck propuso la teoría cuántica y pudo explicar el comportamiento de la luz. Sus revolucio-narios trabajos sentaron las bases de gran parte de la física moderna.

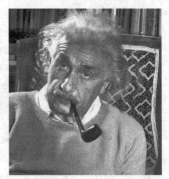

Figura 1.7. Albert Einstein es considerado uno de los mayores científicos de todos los tiempos. Abordó la naturaleza de la luz, describió el movimiento molecular e introdujo la teoría de la relatividad restringida.

No cabe dudas de que el notable desarrollo científico y tecnológico del siglo pasado hizo posible la aparición de nuevas formas de tratamiento por medios físicos (laserterapia, magnetoterapia, corrientes interferenciales, corrientes pulsantes de alta frecuencia, etc.). Este desarrollo permitió, además, el perfeccionamiento de aplicaciones ya existentes. Al profundizarse en los mecanismos intrínsecos (físicos y biológicos) de su acción terapéutica, se pudo lograr la construcción de equipos y aplicaciones de efecto mucho más específico.

Utilización terapéutica de agentes físicos en Cuba

La utilización de agentes físicos en Cuba es tan antigua como la propia práctica de la medicina, pero es a partir de la década del 60 del siglo XX, que se sistematiza su estudio a partir de la enseñanza de la Fisioterapia. Hasta ese momento, los procedimientos terapéuticos inherentes a la rehabilitación estaban diseminados entre las distintas especialidades médicas. Un peso muy importante en este sentido, lo tenía la práctica de la ortopedia y la traumatología. En muy pocas instituciones del país se llevaban medidas rehabilitadoras para la persona con discapacidad o minusvalía, en menor medida la utilización efectiva de los agentes físicos desarrollados hasta el momento. Es a partir de la década del 70 que se produce un incremento en la introducción y distribución de equipos de fisioterapia. En este período se impulsó el desarrollo de la especialidad de manos de tres personalidades que procedían del campo de la ortopedia: el profesor Rodrigo Álvarez Cambras, en el Hospital "Frank País", el profesor Hugo Martínez Sánchez, en el Hospital "Julio Díaz" y el profesor Miguel González Corona, quien ha sido hasta hoy, un entusiasta activista y promotor del desarrollo de la Medicina Física.

A principios de los años 80, algunas instituciones del país contaron con la asesoría de especialistas soviéticos en el área de la Medicina Física, estos profesionales de alto nivel científico, impulsaron el desarrollo de técnicas y sentaron de alguna manera, las bases de la metodología terapéutica que se emplea en la actualidad. En el caso del propio Hospital Finlay, el trabajo desarrollado por el profesor Corona, fue compartido y siguió desarrollándose de la mano de la profesora Zoila María Pérez Rodríguez. Esta profesora ha tenido, entre otras, la responsabilidad de proyectar y asesorar, por la parte de rehabilitación, la construcción, el equipamiento y el funcionamiento del Sanatorio de Topes de Collantes, en el período 1984-1987, que fuera en su momento el más avanzado de América Latina.

En el caso del Centro de Investigaciones Médico Quirúrgicas (CIMEQ), el trabajo fue desarrollado inicialmente por el profesor Alfredo Ceballos Mesa, y a partir de 1985, se incorporan los profesores José Ángel García Delgado y Martha Iris Marante. En este centro se han desarrollado 10 Jornadas Científicas Nacionales de Electroterapia cuyo objetivo ha sido difundir el conocimiento en la aplicación de los agentes físicos.

En este período, importantes instituciones han funcionado como pilares docentes en el desarrollo del conocimiento y la experiencia en la aplicación de la Medicina Física. Entre estas instituciones están el Hospital "Hermanos Ameijeiras", en particular al profesor Martínez Navarro, que contribuyó a la formación de técnicos y médicos en rehabilitación.

Hace solo 5 años que se inició la formación docente de especialistas en rehabilitación en todas las provincias del país. Hasta ese momento solo se contaban con el Hospital "Amalia Simone" de Camagüey, que ha sido formador histórico de profesionales en rehabilitación. Este centro, lidereado por el profesor Lázaro Ochoa Ungardarain, ha sido también un activo promotor del desarrollo del conocimiento en medicina física y de la investigación en Cuba.

El ritmo de introducción de nuevas tecnologías en fisioterapia que venía produciéndose, así como la sostenibilidad del equipamiento existente, tuvo un descenso muy significativo a partir de las situaciones económicas que afectaron al país en los años 90. Pocos servicios soportaron el embate, y la mayor parte de las áreas, vieron desaparecer sus equipos. Algunas instituciones de manera aislada, pudieron incorporar alguna moderna tecnología.

A partir del año 2000, la máxima dirección del Estado, lleva a cabo un impulso en el desarrollo de los servicios de salud en las áreas de atención primaria de todo el país. En este contexto y alrededor de 2002, se establece un novedoso concepto de Servicio Integral de Rehabilitación, en cada área de atención primaria del país. Cada uno de estos consta con las áreas siguientes: gimnasio para adultos y para niños, terapia ocupacional, masaje, parafina, electroterapia, diatermia por microondas, medicina tradicional y natural, defectología y logofoniatría, podología, consejería nutricional y consulta médica. En apenas 5 años se construyeron 455 instalaciones de este tipo. Se estableció una política acelerada de formación de los recursos humanos necesarios para el funcionamiento de estos servicios.

Paralelamente, se realizó el estudio y se aprobó la propuesta para estos nuevos servicios. En cada caso fue seleccionado y adquirido un equipamiento de alto nivel. Específicamente en relación con los agentes físicos, fueron escogidos de entre las empresas con mayor reconocimiento internacional, Enraf-Nonius, de procedencia holandesa, Physiomed, BEKA, ambas de procedencia alemana, TECE S.A., que trabaja con Emildue de procedencia italiana, así como Ampelus que trabaja con el mercado surcoreano. Para cada servicio fue aprobado equipamiento de electroestimu-lación, ultrasonido, campos electromagnéticos, láser de baja potencia, calor infrarrojo, diatermia por microondas, drenaje linfático, parafina, así como hidroterapia para miembros superiores e inferiores.

Sin dudas, el empleo más eficiente de los agentes físicos ha posibilitado el objetivo de ampliar el espectro de resolutividad de la especialidad. Históricamente los rehabi-litadotes, se habían dedicado al tratamiento de las secuelas, a una intervención en estadios avanzados de la evolución de los procesos patológicos. Sin embargo hoy, cuando en un paciente inmovilizado con un yeso, no queda otra alternativa que esperar, es posible aplicar agentes físicos que aceleran la evolución, se pueden utilizar muchas variantes terapéuticas que previenen complicaciones muy temidas como las infecciones, la atrofia muscular, las limitaciones y rigidez articulares, así como las deformidades. A escala mundial, se reconoce que los beneficios en el manejo integral de la inflamación y el dolor, le otorgan un papel significativo a la medicina física en el paciente agudo y subagudo. [3-6]

Cada día los especialistas en rehabilitación ganan más prestigio, reconocimiento y responsabilidad entre colegas médicos, pues son más útiles a la sociedad y contribuyen al tratamiento de afecciones más complejas.[7]

El aumento de la expectativa de vida constituye un reto para la medicina moderna, la presencia asociada de enfermedades crónicas, el abuso de medicamentos, la polifarmacia, así como los efectos del proceso de envejecimiento y el incremento de la población, adquieren gran trascendencia. En este sentido, los agentes físicos terapéuticos han constituido un gran apoyo, por poseer pocos efectos adversos, por la compatibilidad con otras medidas convencionales, por la posibilidad de disminuir el consumo de medicamentos, por influir en varios sistemas metabólicos a la vez, entre otras cualidades, que contribuyen a mejorar la calidad de vida del paciente de la tercera edad.

Para el desarrollo de esta especialidad, es imprescindible el profundo conocimiento científico de los agentes físicos, el cual incluye la física, la interacción con el tejido biológico, los efectos bioquímicos, biológicos y las contraindicaciones. Todo esto sumado a los conocimientos básicos médicos de la anatomía, la fisiología, la fisiopatología, la biomecánica, la clínica y la enfermedad que son igualmente esenciales. Permite conocer adecuadamente las diferentes aplicaciones terapéuticas, como medio para establecer las normas de seguridad en el manejo, así como evitar los riesgos y accidentes derivados de su empleo.

Retos inmediatos de la medicina física en Cuba

Los rehabilitadores en Cuba, enfrentan al menos cuatro retos que están estrechamente vinculados con el desarrollo de la medicina física o lo que es lo mismo, con el desarrollo de la aplicación de los agentes físicos terapéuticos.

Durante las últimas décadas, la ciencia y la tecnología experimentan un asombroso avance, como resultado de los esfuerzos dedicados a la investigación, que es el corazón del progreso de la sociedad humana. La investigación ha inundado todas las esferas de la vida, actividades, eminentemente prácticas y aparentemente desvinculadas del quehacer científico, en la actualidad encuentran en esta un instrumento para perfeccionar sus resultados. Pero a pesar de los incuestionables logros de la investigación en el campo de la salud, la nueva medicina, cada vez más tecnológica, se ha separado de los pacientes y tiende a reducirse el contacto personal con el profesional de la salud.

Este riesgo es menor para los rehabilitadores, por pertenecer a una disciplina médica que es de estrecho y sistemático contacto personal, de un seguimiento prolongado del equipo de rehabilitación al paciente, fundamentalmente por los profesionales técnicos. Es mediante ese estrecho y sostenido contacto, que se pueden modificar patrones de conducta, higiénico dietéticos, posturales, sociales, laborales y vocacionales.

El *primer reto* es que a la luz del nuevo diseño puesto en práctica en Cuba, del Servicio Integral de Rehabilitación, es imprescindible defender y conservar el valor del permanente contacto con el paciente y su entorno. Esto es importante porque los servicios están equipados con un volumen significativo de modernos equipos distribuidos en más de 500 departamentos en todo el país. La presencia de esta moderna y sofisticada tecnología no puede alejar al técnico del contacto con los pacientes. Sigue siendo imprescindible el interrogatorio y el valor del examen físico elemental diario, que evalúa de una manera objetiva la evolución del paciente.

Otro riesgo a que se está sometido, está relacionado también con el campo de la investigación y es el más preocupante. Se trata de la relación entre todos los procedimientos terapéuticos y la llamada *medicina basada en la evidencia*. Comparada con otras especialidades médicas, en el ámbito de la rehabilitación se ha escrito poco, y en gran parte de los casos, los estudios son lo suficientemente modestos como para no tenerse en cuenta en grandes análisis. Un ejemplo de esta afirmación es el trabajo de Cañedo Andalia,[8] en este caso una revisión según Medline considerado como uno de los filtros serios de información científica biomédica.

La **tabla 1.1** trata del comportamiento de la investigación científica en las disciplinas menores de la medicina tradicional, alternativa y complementaria durante 10 años (1993-2003). Se describen 1 673 trabajos y se observa cómo aparecen apenas tres de las terapias convencionales de la fisioterapia y la medicina física. El láser de baja potencia, en la posición 4, representado con el 9% del volumen total de publicaciones, los peloides, en posición 5, representados solo con el 6% del total de publicaciones, y la talasoterapia en la última posición, representada con el 0.6% del total de artículos. De manera que resulta pobre el número de trabajos que se publican, relacionados con el uso terapéutico de los agentes físicos.

Tabla 1.1. Comportamiento de las publicaciones en 10 años

Materia	Total de registros (10 años MESH)	Ensayos clínicos		ECA		5 años	
		No.	% (1)	No.	% (2)	No.	% (3)
Uso terapéutico del ozono	703	59	8	40	67	19	37
Musicoterapia	436	104	23	67	64	50	74
Aromaterapia	171	20	11	15	75	14	93
Terapia láser de baja potencia	155	25	16	15	60	15	100
Peloides	108	14	12	5	35	4	80
Kinesiología aplicada	69	5	7	2	40	1	50
Colorterapia	20	3	15	1	33	1	100
Talasorterapia	11	1	9	0	0	0	?

ECA: Ensayos controlados aleatorios.
(1) Porcentaje de ensayos clínicos en relación con el total de trabajos identificados en 10 años.
(2) Porcentaje de ensayos clínicos aleatorios en relación con el total de ensayos clínicos.
(3) Porcentaje de ensayos clínicos aleatorios realizados en los últimos 5 años.

Todo esto contrasta, de manera significativa, con el volumen de casos que son atendidos diariamente en los servicios de rehabilitación en todo el mundo, y también con la experiencia internacional acumulada, que luego no es compartida con la comunidad científica.

La abrumadora cantidad de información biomédica dispersa por todo el mundo, en ocasiones de difícil accesibilidad, y en otras de escasa y dudosa fiabilidad, obliga al fisioterapeuta en su quehacer profesional, a la búsqueda de las mejores fuentes de información disponibles, entendiendo como tales aquellas que dan continuidad desde los resultados de la investigación a su aplicación inmediata en su propia práctica.

Cuando se analizan las revisiones de los grupos Cochrane de interés en fisioterapia, se encuentran solo 8 acápites en los que se acumula alguna evidencia:

1. Relacionadas con la vías respiratorias.
2. Relacionadas con el tratamiento de las afecciones de la espalda.
3. Relacionadas con la fibrosis quística.
4. Relacionadas con el tratamiento de la incontinencia urinaria.
5. Relacionadas con la esclerosis múltiple.
6. Relacionadas con el aparato locomotor.
7. Relacionadas con las lesiones músculo esqueléticas.
8. Relacionadas con las enfermedades neuromusculares.

Ninguno de estos acápites se relaciona con el uso terapéutico de los agentes físicos, solo aparece alguna referencia sobre la estimulación eléctrica, en la incontinencia (Hunskaar, Ernery, Jeyaseelan), en el entrenamiento muscular del suelo pélvico por *biofeedback* (Moore, Van Kampen) (Norton, Hosker, Markwell), además, de alguna referencia sobre la ultrasonoterapia en el esguince de tobillo.[9]

El *segundo reto* es crear las condiciones para desarrollar la experiencia cubana en el uso terapéutico de los agentes físicos. Poco a poco se ha logrado la parte objetiva y más difícil del asunto, se cuenta en la actualidad con más de 600 nuevos servicios, equipados con la más alta tecnología, se está formando el personal necesario para cubrir la demanda asistencial. Resulta imprescindible dotar a estos técnicos de un elevado nivel profesional e instruirlos de los elementos metodológicos necesarios. En este momento se cuenta con un gigantesco laboratorio científico donde desarrollar cientos de protocolos de investigación y contribuir con la idea de trabajar sobre la base de una medicina basada, al menos, en nuestra evidencia.

Demostrar cuáles son los protocolos de intervención más efectivos, que permitan obtener los mejores resultados en todo el país, otorgar el lugar que le corresponden y se merecen los agentes físicos, llevar estos protocolos al ámbito internacional, será la manera no solo de elevar el nivel de la especialidad en Cuba, sino que proporcionará el desarrollo de los rehabilitadores en el resto del mundo.

Será necesario entonces, la elaboración de hipótesis contrastables; el diseño y la aplicación de ensayos clínicos, controlados y aleatorios, las pruebas más contundentes de la solidez científica de una investigación clínica en la actualidad; la selección adecuada de los individuos para conformar los grupos experimentales, los controles y el uso de placebos, así como el enmascaramiento doble o triple de los sujetos y los investigadores. Todo esto son símbolos de acciones de excelencia en la investigación clínica moderna, y vía posible para probar científicamente la efectividad de las técnicas utilizadas.[8,10]

El *tercer reto* se relaciona con alcanzar el máximo desarrollo profesional entre los miembros del equipo de rehabilitación, y luego, mantener una estrecha interacción profesional entre médico y profesional técnico, donde cada cual esté claro de las misiones que le corresponden, de los puntos compartidos y de los puntos que marcan la diferencia, sin innecesarias invasiones de espacio e intrusismo profesional. Abogar entonces por una mayor autonomía profesional del fisioterapeuta, libertad de acción dentro de los límites del proceso patológico y la indicación, que se deben ganar sobre la base a una competencia superior y un mejor desempeño.[11]

El *cuarto reto* es un poco más al futuro, pero hay que visualizarlo desde ahora. Se relaciona con la necesidad de adentrarse en el camino de la llamada "subespecialización", es la tendencia científica internacional a profundizar en el conocimiento. El proceso de recertificación es aquel mediante el cual se le exige a los profesionales de la salud, una formación continua, una evaluación sistemática de su participación en eventos, cursos, publicaciones, que garantizan su nivel de actualización y competencia de los profesionales de la salud. Ya no basta con que se posea un programa saturado de especialistas, sino que existen las verticalizaciones en la competencia y el desempeño. Esto quiere decir especialistas de primer o segundo grados en la especialidad pero con diplomados, o maestrías específicas en diversos campos de la especialidad; puede ser en el área del daño cerebral, en el manejo integral del dolor, en el campo cardiorrespiratorio, o en el manejo de las enfermedades del sistema osteomioarticular (SOMA). En este último tema, se abren por ejemplo, nuevas puertas como es la llamada medicina músculo esquelética, que integra el conocimiento y los procedimientos de todo lo que tiene que ver con este campo.[12-13]

Características generales de los agentes físicos no ionizantes

En esta obra se expondrán muchos tipos de agentes físicos así como sus características; en este apartado, se expresan un grupo de elementos que son comunes en uno y otro, cuyo conocimiento tiene una gran utilidad como principios para realizar una adecuada prescripción y aplicación. Estos son:

1. Producen, en esencia, un aporte energético y por esta vía, una modificación en los procesos biológicos desde un nivel molecular, celular. De esta manera se logra un estímulo que provoca una reacción como respuesta, la cual es importante conocer antes de aplicarlos.

2. Constituyen un apoyo general de los mecanismos fisiológicos de adaptación, reparación y defensa.

3. Un mismo agente físico puede influir, por diferentes vías, sobre determinado proceso biológico.

4. En la interacción con el tejido ceden su energía. Como consecuencia de la absorción, se derivan fenómenos biofísicos y bioquímicos característicos de cada agente que serán la base de la acción terapéutica.

5. Algunas modalidades pueden emplearse para facilitar la penetración de medicamentos en el organismo.

6. Muchos agentes físicos tienen en común, la producción de una reacción de vasodilatación, que según Klare y Scholz, puede ser de diferentes formas (hiperemia por frío, por calor, mecánica, actínica o química).

7. Los agentes físicos comparten como característica, la existencia de mecanismos de acción biológica (Ley de Holzer), que explica la presencia de patrones comunes de respuestas biológicas, fruto de la interacción de dichos agentes físicos. En raras ocasiones presentan una indicación aislada y específica, por lo que se emplean de forma complementaria con otras medidas de tipo física, farmacológica o quirúrgica, en el seno de un programa terapéutico.

8. La aplicación terapéutica de los agentes físicos no es indiferente o inocua para el organismo, sino que su empleo inadecuado puede provocar daños significativos en el paciente.

9. Generalmente, con un buen esquema de tratamiento, son suficientes de 10 a 15 sesiones para tener una respuesta biológica positiva, no quiere esto decir que se obtenga el 100% de resultados esperados, pero la evolución del paciente en las primeras 10 sesiones, brinda una idea de la posible influencia que se tiene en el proceso de la afección. Por esto es muy importante poder evaluar al paciente luego de estas intervenciones.

11. En la aplicación de agentes físicos hay que tener en cuenta que, la mayoría de las veces, la respuesta biológica no es inmediata, sino que existe un período mínimo de inducción biológica, antes de la aparición de los efectos terapéuticos, de modo que es esencial el complemento con otras medidas terapéuticas sobre todo al inicio del tratamiento. Se refiere, por ejemplo, a no eliminar, inicialmente, el consumo de analgésicos y AINES, que con frecuencia traen indicados los pacientes; en la medida que se obtengan efectos, se van retirando los fármacos de manera progresiva.

11. Es frecuente que durante el tratamiento de fisioterapia aparezcan molestias o se intensifiquen los síntomas en las primeras sesiones. Las causas para esta reacción pueden ser múltiples: se puede tratar de un diagnóstico incorrecto, puede ser una mala indicación médica, o una mala técnica de aplicación de los procedimientos terapéuticos. Además, con algunos agentes físicos, o algunas combinaciones, a la vez de producirse un efecto de apertura circulatoria, se produce un estímulo directo y local del metabolismo celular, con el consiguiente consumo de las reservas energéticas; esto ocurre cuando todavía no ha llegado la nueva afluencia circulatoria, el oxígeno y la materia prima al sitio de estímulo, de modo que se tiene, entre otros fenómenos, una hipoxia relativa que pudiera ser causa del dolor exacerbado. Antes de suspender un tratamiento por este tipo de reacción, primero hay que regular, disminuir la intensidad y agresividad de los parámetros terapéuticos, lo cual generalmente es suficiente para controlar la reacción, disminuir los síntomas y devolver la confianza del paciente en el tratamiento. De cualquier manera, un cambio en la sintomatología al inicio del tratamiento debe ser interpretado como una reacción propia del organismo al estímulo externo aplicado. Esto es señal de que es posible modificar o influir en el proceso de la afección, lo cual es signo de buen pronóstico. Por el contrario, en un paciente con un buen diagnóstico y una buena estrategia terapéutica, el hecho de que no se produzca ninguna modificación al cabo de 4 o 5 sesiones, indica probablemente, una pobre influencia del tratamiento, excepto en las enfermedades crónicas en que suele ser más lenta la inducción de respuesta. De este modo, no se justifica mantener un paciente con un mismo tratamiento durante 10 o 20 sesiones si no ha habido respuesta terapéutica.

Una tristemente célebre forma de aplicación de la fisioterapia que se mantuvo vigente por muchos años, fue la llamada popularmente teoría del "ajiaco", en la cual se indicaban al paciente, varios agentes físicos con la confianza de que "alguno lo iba a ayudar". Esta conducta, además de anticientífica, no es efectiva y sí peligrosa, por la posibilidad de no pocas complicaciones, lo cual ha contribuido al descrédito de la especialidad, tanto por los pacientes como por los profesionales de la salud. En la base de esta situación no hay más que el desconocimiento de las propiedades biofísicas de los agentes terapéuticos y de sus efectos biológicos.

En la actualidad se conoce perfectamente la posibilidad de combinaciones que actúan de modo sinérgico (combinaciones entre agentes bioestimulantes como el láser y la magnetoterapia, o combinaciones de dos formas de calor como la hidroterapia y el ultrasonido), potenciando los efectos individuales de los medios físicos. También son conocidas combinaciones antagónicas (calor y frío) u otras en las que un agente anula por completo el efecto de otro (calor infrarrojo y luego alta frecuencia). La esencia está en lograr el mayor y más rápido efecto terapéutico, utilizando la menor cantidad de estímulos sobre el paciente.

El empleo cuidadoso de uno o dos agentes físicos permite elaborar estrategias escalonadas de complejidad progresiva, que ayuden en la atención del paciente con el proceso más simple y agudo hasta aquel con un proceso más crónico y abigarrado. Esta filosofía de trabajo es imprescindible si se tiene en cuenta que todas las especialidades remiten casos que supuestamente no pueden resolver, y habitualmente los rehabilitadores deben de asumirlos y seguirlos hasta su recuperación y reincorporación social y laboral.

Clasificación de los agentes físicos terapéuticos

Consideraciones generales

Las clasificaciones son útiles para organizar el conocimiento, facilitan la comprensión y el aprendizaje. Sobre todo en el inicio del estudio de la especialidad, cuando los agentes físicos constituyen temas nuevos y difíciles de asimilar. Sin embargo, cuando se revisa la literatura especializada, no es fácil conseguir una clasificación que abarque y organice todas las posibilidades terapéuticas de la medicina física.

En una gran parte de la literatura es exigua la información que se brinda sobre los agentes físicos. Generalmente, se hace énfasis en la termoterapia y en la electroterapia, y se le da mucho menos importancia a la relación con el ente físico a que se expone el organismo del paciente cuando se aplica el tratamiento.

Es cierto que el ultrasonido se deriva de la corriente eléctrica, pero su forma de interactuar con el organismo es a través de un ente físico mecánico que es la onda sonora; es esta la que determina una reacción particular que identifica a los ultrasonidos. Se dice por ejemplo, que el ultrasonido es un tipo de diatermia (a través de calor). Aunque es cierto e injusto para algunos, pues estaría subestimando la importancia del efecto mecánico. Otro ejemplo es el láser, que se genera a partir de la corriente eléctrica, pero sus cualidades terapéuticas se deben a que constituye un tipo especial de luz, de modo que tampoco debería ser correcto plantear que el láser es un tipo de electroterapia. Un tanto así, ocurre con los campos electromagnéticos, el calor infrarrojo y la luz ultravioleta, en la práctica, todos se derivan de la corriente eléctrica, pero su principal valor como agente terapéutico está dado por el tipo de factor físico que interactúa con el organismo; sin embargo, algunos autores los ubican a todos dentro del tema de electroterapia.

Por ejemplo, la obra el *Krusen, Medicina física y rehabilitación;* es uno de los textos más importantes de la especialidad, cargado de excelentes tablas y gráficos que ilustran el contenido. En este libro, Lehmann y Lateur,[14] tratan de manera simultánea, el estudio de las diatermias, ultrasonido; asimismo incluyen la hidroterapia, abruptamente se introducen en el tema del láser y finalmente describe la crioterapia. En los capítulos siguientes, Jeffrey Basford,[15-16] trata la radiación ultravioleta y la electroterapia. En este último caso hace énfasis en la electroestimulación funcional y en las corrientes TENS. En ninguno de estos capítulos es posible encontrar un acercamiento a una clasificación general de los agentes físicos que contribuya a organizar mejor el conocimiento.

Paralelamente, en el libro *Medicina física y rehabilitación. Principios y Práctica*, del distinguido profesor Joel A. DeLisa, el propio Jeffrey Basford,[17] detalla los aspectos más esenciales de los agentes físicos y tampoco plantea una clasificación general de éstos.

Por otra parte, en el libro *Secretos de Medicina Física y Rehabilitación*, una vez más Jeffrey Basford y Verónica Fialka-Moser,[3] en la sección XIV, "Modalidades físicas", capítulo 84, expresan de manera muy sintética los agentes físicos; mientras, Gorman y coloaboradores,[18] dedican el capítulo 85 a la electroterapia, pero se centran fundamentalmente a comentar acerca de las corrientes TENS. Finalmente, Hinderer y Biglin,[19] en el capítulo 86 introducen elementos de la tracción vertebral. En ninguno de los casos, ni en otra parte de esta excelente obra aparece una clasificación general de los agentes físicos.

En el libro *Rehabilitación médica*, de Miranda Mayordomo, Rodríguez Bonache,[20] trata de manera simultánea los temas de cinesiterapia e hidroterapia en el capítulo 4, mientras Miangolarra Page,[21] expone la termoterapia, foto y magnetoterapia, las ondas de choque y la estimulación eléctrica. En este material tampoco se ofrece una clasificación general de los agentes físicos terapéuticos.

En otro excelente libro, *Modalidades terapéuticas en rehabilitación* de William Prentice, se muestran ampliamente estos temas, aparecen 8 capítulos dedicados al conocimiento de los agentes físicos terapéuticos. El propio autor,[22,24,25] expone casi todos los temas dirigidos a la electroterapia. Luego Bell,[26] Draper,[27] Davis,[28] y Hooker[23,29], dedican capítulos a las modalidades infrarrojas, el ultrasonido terapéutico, la terapia ultravioleta y la tracción vertebral, respectivamente. Tampoco aquí se puede encontrar una clasificación general de los agentes físicos terapéuticos.

Otros textos revisados son el de Rothstein, Roy, y Wolf,[30] en su libro *Manual del especialista en rehabilitación* con una magnitud de más de 1000 páginas, y publicado en el 2005, dedican la sección 13 a la medicina física, pero evitan una clasificación de las modalidades terapéuticas y hacen una mera relación de algunos agentes físicos, en la que expone elementos muy esenciales de estos. Por su parte, Susan Garrison,[31] en su *Manual de medicina física y rehabilitación* no se detiene a presentar una clasificación de los agentes físicos, sino que pasa directamente al diagnóstico de las enfermedades y su tratamiento, donde se intercalan los procedimientos de la medicina física. Hüter-Becker, Schewe, y Heiprtz,[32] en su obra *Fisioterapia. Descripción de las técnicas y tratamiento*, apenas tratan elementos de la hidroterapia. Tampoco expresan la clasificación, Haarer-Becker y Schoer,[33] en el *Manual de técnicas de fisioterapia* (aplicación en traumatología y ortopedia). Estos últimos, dentro de los procedimientos de kinesiología dedican tres temas a la termoterapia, la hidroterapia y la electroterapia.

Con frecuencia la mayor parte de los agentes físicos son incluidos dentro del campo de la electroterapia. Este es el caso del libro *Electroterapia en fisioterapia*, en el que el profesor José María Rodríguez Martín,[34] describe ampliamente todos los temas inherentes a la electroterapia e incluye además y por orden de aparición, magneto-terapia, ultrasonidos, infrarrojos y terapia láser. Lo mismo ocurre con el colega Dr. Juan Carlos Medrano,[35] en su libro *Manual de electroterapia*, en el cual incluye también capítulos dedicados a la terapia con ultrasonido, campos magnéticos o magnetoterapia y láser.

El mejor acercamiento es la clasificación que propone el libro de Martínez Morillo, Pastor Vega y Sendra Portero, *Manual de medicina física*. Se considera que este libro ha influido positivamente en el enfoque docente que se ha venido desarrollando en los últimos años en Cuba.[1]

En ningún caso se considera completa la clasificación. En el presente libro se propone una variante de combinación. Por una parte se utiliza, la división clásica en agentes físicos naturales y artificiales, y luego se asocia con una clasificación que tiene en cuenta, fundamentalmente, los principios físicos mediante los cuales se actúa en el organismo.

Esta propuesta de clasificación se considera muy abarcadora. Es una adaptación de la que tenían los profesores soviéticos que asesoraron la rehabilitación en los años 80. Ofrece al futuro especialista información de toda la amplia gama de factores físicos que se utilizan en medicina, y en particular en la especialidad. Al agruparlos por principio de interacción física, se aprovecha en el proceso de aprendizaje, las características generales de cada subgrupo.

I. *Agentes físicos naturales*. Se incluyen los factores físicos naturales que se utilizan con fines terapéuticos, y en cuya forma de aplicación el agente mantiene el estado en que se presenta en la naturaleza. Son ejemplos el sol, el agua de mar y el ambiente costero, los factores climáticos. Como agentes físicos naturales se consideran:

   1. Helioterapia, que se refiere a la utilización de la energía solar con fines tera-péuticos.
   2. Talasoterapia, que se refiere a las aplicaciones del agua de mar y los elementos relacionados con el sistema costero.
   3. Climatoterapia, utilización de las propiedades terapéuticas de los diferentes tipos de climas.

4. Balneología médica o crenoterapia, que se refiere a la aplicación terapéuticas de aguas termales y mineromedicinales.
5. Peloidoterapia, aplicación de fangos minero-medicinales.
6. Hidroterapia, que se refiere a la aplicación terapéutica del agua corriente.

II. *Agentes físicos artificiales.* Se incluyen los que han sido desarrollados o preformados por el hombre, al transformar distintos tipos de energía.

1. Termoterapia:
   a) Termoterapia superficial. Calentamiento por la aplicación de compresas, bolsas, turba, parafina, arena, entre otros.
   b) Antroterapia. Uso terapéutico de la sauna y el baño de vapor.
   c) Crioterapia. Utilización terapéutica del frío (hielo, compresas, bolsas, aire frío).

2. Oscilaciones mecánicas:
   a) Vibroterapia. Uso terapéutico de las vibraciones.
   b) Ultrasonido terapéutico. Técnicas de ultrasonido y sonoforesis medicamentosa.
   c) Tracción vertebral. Técnicas de tracción mecánica aplicadas al raquis.
   d) Terapia por ondas de choque.

3. Electroterapia:
   a) Corriente galvánica. Utilización de la corriente directa.
   b) Corrientes de baja frecuencia.
   c) Corrientes de media frecuencia.

4. Campos eléctricos y electromagnéticos:
   a) Corrientes de alta frecuencia. Diatermia, onda corta, microondas y darsonvalización.
   b) Campos electromagnéticos de baja frecuencia.

5. Fototerapia:
   a) Radiación infrarroja.
   b) Radiación ultravioleta.
   c) Laserterapia.
   d) Aplicaciones médicas de la luz visible.

8. Factores radiactivos:
   a) Radioterapia. Aplicadores alfa, gammaterapia, etc.

7. Medio aéreo artificial:
   a) Aerosoles medicamentosos, hidroaerosoles, aeroiones.

8. Presión aérea variable:
   a) Oxigenación hiperbárica (OHB).
   b) Presión barométrica negativa y positiva.

Los temas que corresponden con los aplicadores alfa, la gammaterapia, la oxigenación hiperbárica, y la presión barométrica, independientemente de que forman parte de los agentes físicos terapéuticos, son procedimientos empleados como parte del arsenal terapéutico de otras especialidades médicas, por lo que su conocimiento rebasa el propósito de este material.

Preguntas de Comprobación

1. ¿A qué se denomina agente físico terapéutico?
2. ¿A qué se denomina medicina física?
3. ¿Cuáles son los retos de la medicina física en Cuba en la actualidad?
4. Mencione cinco características generales de los agentes físicos.
5. Describa la clasificación general de los agentes fisioterapéuticos.

Referencias bibliográficas

1. Martínez Morillo M., Pastor Vega J. M. y Sendra Portero F. (1998). *Medicina Física*. En su: Manual de Medicina Física. Harcourt Brace de España, p. 1-22.

2. Krause & Garré. (1929). *Terapéutica General y Aplicada de las Enfermedades Internas*. Tomo I. Métodos terapéuticos de las enfermedades internas, Manuel Marín Editor.

3. Basford Jeffrey R., Fialka-Moser Veronica. (2002). *The Physical Agents*, en: Bryan J. O´Young, Mark A. Young, Steven A. Stiens. Physical Medicine and Rehabilitation Secrets. 2a. ed. Philadelphia: Hanley î Belfus Inc. p. 513-523.

4. Arranz Álvarez A. B., *et al.* (1999). Tratamiento del dolor. Revista Iberoamericana de Fisioterapia y Kinesiología; 2(3): 167-180.

5. Gray R. C. Physiotherapy. Geoffrey W. C., Hanks N. (1994). Oxford Textbook of Palliative Medicine. Great Britain: De Derek Doyle; p. 534-552.

6. Zauner, A. (1993). *Recientes avances en fisioterapia*. Ed. Jims. Barcelona.

7. Ahmed S., Kenneth R. Pain. (1996). *A frequently forgotten finding in HIV infection*. The AIDS Reader; 6(1): 6-12.

8. Cañedo Andalia R., La O. Zaldívar J., Montejo Castells M., y Peña Rodríguez K. (2003). *De la medicina popular a la medicina basada en evidencia: estado de la investigación científica en el campo de la medicina tradicional*, ACIMED v. 11 n. 5 Ciudad de la Habana sep-oct.

9. Jimeno F. J., Salinas V., Salinas F. (2001). *Fisioterapia Basada en la Evidencia*. Rev Iberoam Fisioter Kinesiol; 4(1): 8-14.

10. Cortés Fabregat A., Hernández Royo A., Almajano Martínez S., Izquierdo Puchol A., Ortolá P. (2001). *Eficacia del tratamiento de la gonartrosis con Ácido Hialurónico intraarticular. Valoración funcional basada en parámetros cinéticos*, Rehabilitación; 35(4): 195-201.

11. Mulero Portela A. L. (2003). *Autonomía profesional en la práctica de terapia física*. Revista Iberoamericana de Fisioterapia y Kinesiología; 6(2): 91-100 .

12. Climent J. M. (2002). *Cambio de siglo, cambio de paradigma: Hacia la medicina músculo esquelética*, Rehabilitación; 36(5): 253-255.

13. Condon Huerta M. J. (2001). *Ortopedia infantil en rehabilitación*. Rehabilitación; 3(1): 11-30.

14. Lehmann J. F, De Lateur Bárbara J. (2000). *Diatermia y terapéutica superficial con calor, láser y frío*, En: Kotte F. J., Lehmann J. F., Krusen. Medicina Física y Rehabilitación, Editorial Panamericana, 4a. ed.; capítulo 13, p. 295-380.

15. Basford Jeffrey R. (2000). *Terapéutica con Radiación Ultravioleta*, Kotte F. J., Lehmann J. F. Krusen. Medicina Física y Rehabilitación, Editorial Panamericana, 4a, ed.; capítulo 14, p. 381-387.

16. Basford Jeffrey R. (2000). *Electroterapia*, Kotte F. J., Lehmann J. F., Krusen. Medicina Física y Rehabilitación, Editorial Panamericana, 4a. ed.; capítulo 15, p. 388-413.

17. Basford Jeffrey R. (2005). *Therapeutical Physical Agents*. DeLisa J. A., Physical Medicine & Rehabilitation. Priciples and Practice, Lippincott Williams & Wilkins, 4th edition; Chapter 11, p. 251-270.

18. Gorman Peter H., *et al.* (2002). *Electrotherapy*. Physical Medicine and Rehabilitation Secrets, Second Edition, Hanley î Belfus Inc.; XIV, 85. p. 523-528.

19. Hinderer Steven R., Biglin Peter E. (2002). *Traction, Manipulation, and Massage*. En: Bryan J. O´Young, Mark A. Young, Steven A. Stiens. Physical Medicine and Rehabilitation Secrets. 2a. ed. Philadelphia: Hanley î Belfus Inc. p. 528-531.

20. Rodríguez Bonache M. J. (2004). *Medios Terapéuticos en Rehabilitación (I): Cinesiterapia, Hidroterapia*. En: Miranda Mayordomo, Rehabilitación Médica, Editorial Libros Princeps, Parte General, Capítulo 4, p. 29-40.

21. Miangolarra Page J. C., Aguila Maturana A. M. (2004). *Medios Terapéuticos en Rehabilitación (II): Termoterapia. Foto y Magnetoterapia. Ondas de Choque. Estimulación Eléctrica*, En: Miranda Mayordomo, Rehabilitación Médica, Editorial Libros Princeps, Parte General, Capítulo 5, p. 41-50.

22. Prentice W. E. (2005). *Basic Principles of Electricity*. En su: Therapeutic Modalities in Rehabilitation, 3ª ed. McGraw-Hill; Cap. 5, p. 83-103.

23. Hooker D. N. (2005). *Electrical Stimulating Currents*, En: Prentice W. E., Therapeutic Modalities in Rehabilitation, 3ª ed. McGraw-Hill; Cap. 6, p. 104-147.

24. Prentice W. E. (2005). *Iontophoresis*. En su: Therapeutic Modalities in Rehabilitation, 3ª ed. McGraw-Hill; Cap. 7, p. 165-179.

25. Prentice W. E., Draper O. D.(2005). *Shortwave and Microwave Diathermy*, En su: Prentice W. E., Therapeutic Modalities in Rehabilitation, 3ª ed. McGraw-Hill; Cap. 10, p. 259-289.

26. Bell G. W., Prentice W. E. (2005). *Infrared Modalities*. En: Prentice W. E., Therapeutic Modalities in Rehabilitation, 3ª ed. McGraw-Hill; Cap. 11, p. 290-359.

27. Draper D. O., Prentice W. E. (2005). *Therapeutic Ultrasound*. En: Prentice W. E., Therapeutic Modalities in Rehabilitation, 3ª ed., McGraw-Hill; Cap. 12, p. 361-406.

28. Davis J. M. (2005). *Ultraviolet Therapy*, En: Prentice W. E., Therapeutic Modalities in Rehabilitation, 3ª ed. McGraw-Hill; Cap. 14, p. 433-450.

29. Hooker D. (2005). *Spinal Traction*. En: Prentice W. E., Therapeutic Modalities in Rehabilitation, 3ª ed. McGraw-Hill; Cap. 15, p: 453-83.

30. Rothstein J. M., Roy S. H. y Wolf S. L. (2005). *Modalidades Electromagnéticas, Termicas y Electroterapia*, En su: Manual del Especialista en Rehabilitación, Editorial Paidotribo; Sección 13, p. 825-866.

31. Garrison S. J. (2005). *Manual de Medicina Física y Rehabilitación*, McGraw-Hill Interamericana, 2a. ed.

32. Hüter-Becker A., Schewe H., Heiprtz W. (2003). *Fisioterapia Descripción de las Técnicas y Tratamiento*, Editorial Paidotribo.

33. Haarer-Becker R., Schoer D. (2001). *Manual de Técnicas de Fisioterapia (Aplicación en Traumatología y Ortopedia)*, Editorial Paidotribo.

34. Rodríguez Martín, J. M. (2004). *Electroterapia en Fisioterapia*, Editorial Médica Panamericana, 2a. ed.

35. Medrano Barreda, J. C. *Manual de Electroterapia*, Colección Rehabilitación Volumen I, Ediciones Ltda, Industria Gráfica, La Paz Bolivia, S.A.

Parte 2

Agentes físicos naturales

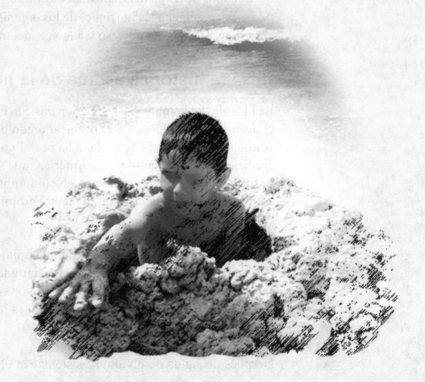

CAPÍTULO 2

Helioterapia

Objetivos

1. Definir la helioterapia dentro de la clasificación general de agentes físicos terapéuticos.
2. Reconocer la evolución histórica de la técnica.
3. Comprender los fundamentos biofísicos y los efectos biológicos de la helioterapia.
4. Analizar las indicaciones y contraindicaciones para la aplicación de la helioterapia.
5. Interpretar la metodología de la aplicación de la helioterapia.

Definición de helioterapia

La helioterapia es la exposición al sol con fines terapéuticos y profilácticos. Su fundamento se basa en lo esencial que resulta la luz solar para el desarrollo de la vida vegetal y animal.

La importancia que tiene el sol para la vida en nuestro planeta es indiscutible, ya que de su energía dependen todos los seres vivos. Las plantas lo usan verdaderamente para poder realizar la función de fotosíntesis, y los animales, racionales e irracionales, necesitamos de las plantas para poder respirar y vivir. De igual forma, los ciclos de luz y oscuridad, regulan las funciones de los organismos vivos, siendo el sol directamente el responsable de este proceso y a la vez, del clima.

Reseña histórica acerca de la helioterapia

La historia del hombre y sus experiencias con el sol han sufrido grandes cambios con el decursar de las épocas. El Sol fue adorado por grandes civilizaciones como la del Antiguo Egipto, donde se le llamaba por el nombre del dios (Ra) y también por las civilizaciones del Centro y Sur América, que se erigieron colosales edificaciones y se realizaban sacrificios humanos en su nombre. Otras culturas del Lejano Oriente e incluso la cultura occidental cristiana, prohibía la exposición al sol del cuerpo por considerarla inmoral.

La aplicación terapéutica del sol (helioterapia) en la América precolombina y desde hace muchos años, en la época de los antiguos mayas, ya era muy conocida y se servían de esta para auxiliar a todas las personas que estaban enfermas. Se combinaba su exposición con la aplicación de diferentes hierbas, los pacientes sentían una gran mejoría y recobraban su energía.

Después de siglos de olvido, se sistematiza el uso del sol como medio terapéutico en los siglos XIX y XX, en que se recupera el valor de estas terapias y se incluyen dentro del arsenal de especialidades médicas como la rehabilitación. En este período se construyeron nuevamente instalaciones específicas para la cura de enfermedades, donde se incorporó la helioterapia. Es significativo señalar que en los primeros años del siglo XX, la helioterapia fue utilizada en el tratamiento de la tuberculosis.[1]

Fundamentos biofísicos de la helioterapia

La helioterapia resulta un procedimiento que tiene la característica de que a la acción solar se unen circunstancias climáticas y ambientales, siempre actuantes. Se debe tener en cuenta factores que van a influir en la cantidad y proyección de la radiación sobre la superficie como son: la conocida inclinación del eje terrestre y la forma esférica de la Tierra, que hacen que sea diferente la radiación recibida en sus distintos sectores y determinan la diferencia entre días, meses, años y estaciones. Tampoco es igual la radiación que se recibe en la cima de una montaña, en la ladera de esta o en un llano.

Tanto el sol como el agua constituyen fuentes indispensables para la vida. El astro rey garantiza el calor sin el cual no fuera posible la existencia de las especies, asimismo, constituye también la principal fuente natural de producción de luz y otras radiaciones fundamentales para la vida (**Fig. 2.1**).

La radiación solar que finalmente llega a la superficie terrestre está compuesta por 3 radiaciones fundamentalmente. La primera constituye el 59% de la radiación total y corresponde a la banda infrarroja (IR), la segunda, el 40% y se trata de radiación en el rango de luz visible; y la tercera, la más peligrosa, aunque solo representa el 1% del total de radiación, corresponde a la radiación ultravioleta (UV).

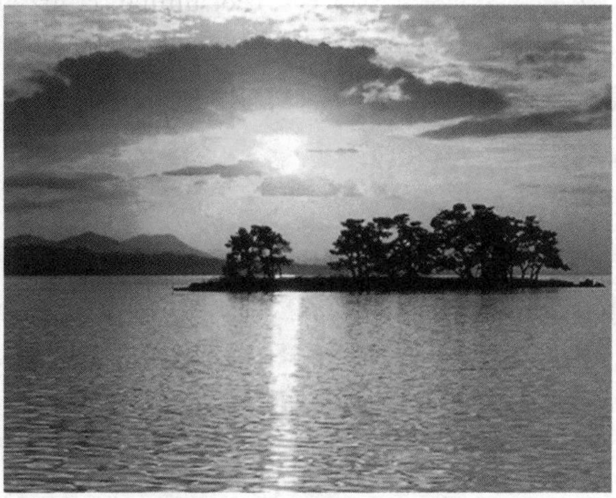

Figura 2.1. La radiación solar es muy variada, agrupa elementos derivados de la radiación solar pura y mezclados con las radiaciones cósmicas en el llamado viento solar. A la superficie terrestre solo llegan las radiaciones de más de 200 nm, puesto que las de longitud de onda inferior son absorbidas en las capas altas de la atmósfera.

Como se puede apreciar, la radiación del sol es muy variada; sin embargo, esta pequeña porción de rayos ultravioletas es rechazada por la capa de ozono al llegar a la atmósfera, de lo contrario no existiría la vida tal y como se conoce en la actualidad. De manera que las capas de la atmósfera desempeñan un papel trascendental en la protección de la vida en la tierra.

Se admite que de la totalidad de la radiación solar recibida por la tierra, el 36% se difunde, el 44% se transmite y el 20% se absorbe. Hay que tener en cuenta que, del total de la radiación difundida y transmitida, solo el 40% llega al suelo.

Como es conocido el clima en nuestro planeta se ha deteriorado, debido al daño significativo y progresivo a la capa de ozono, acompañado del cambio climático. Esto ha provocado que la cantidad de radiación que incide en la superficie del planeta sea hoy superior. Sin embargo, en Cuba persiste la tendencia a ir a tomar sol para "solearse" y adquirir "un mejor color", a veces solo porque "se pone de moda".

Un país como Cuba, con grandes extensiones de costas, de hermosas playas, invita a personas de todas las edades a una exposición que puede resultar peligrosa y esto es algo que se debe explicar en todas las oportunidades (**Fig. 2.2**).

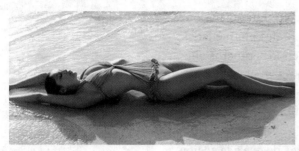

Figura 2.2. Todavía existe la tendencia de acostarse en la arena de las playas para "disfrutar" de una mañana soleada. Sin embargo, esta conducta puede ser muy peligrosa por los daños (se incluye quemaduras frecuentes) que trae para la piel, una exposición desmedida a la radiación solar.

La radiación infrarroja (IR) incluye radiaciones cuyas longitudes de onda están comprendidas entre los 760 y los 15 000 nm. A efectos prácticos, los rayos IR suelen dividirse en IR cercano (760 a 1 500 nm) y rayo IR lejano (1500-15 000 nm). Estas radiaciones son las responsables del efecto térmico del sol, sin este calor tampoco sería posible la vida en nuestro planeta, tal y como se conoce.

La radiación UV ocupa la parte del espectro electromagnético existente entre la luz visible y los rayos X de menor energía. El límite con la luz visible se sitúa en torno a los 400 nm, que es el límite de percepción visual del color violeta; como es un parámetro fisiológico, algunos autores lo sitúan entre los 400 y los 390 nm. El sol es la principal fuente natural de radiación ultravioleta; la emite en una amplia gama de frecuencias UV.

Por último, la luz visible constituye la gama del espectro perceptible por la retina humana. En condiciones normales, comprende longitudes de onda desde 780 hasta 400 nm, situados entre la radiación IR y UV. La luz blanca es, en realidad, una mezcla de los diferentes colores (los del espectro visible), cada uno de estos con diferentes longitudes de onda. Normalmente, se habla de los siete colores espectrales:

Rojo – Naranja – Amarillo – Verde – Azul – Añil – Violeta

Estos colores son distinguibles con cierta facilidad en la descomposición de la luz blanca, tanto de forma artificial, utilizando un prisma, como natural, cuyo ejemplo más conocido es el arco iris (**Fig. 2.3**).

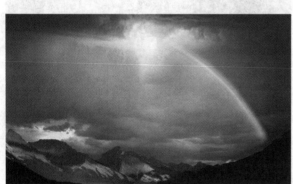

Figura 2.3. Un arco iris se forma cuando las gotas de lluvia descomponen la luz solar en su espectro, apreciándose los diferentes colores.

Efectos biológicos de la helioterapia

Uno de los estudios más completos publicados, en relación con los beneficios de la luz solar en humanos fue realizado por el Dr. Darell Boyd Harmon para el Departamento de Salud del estado de Texas, Estados Unidos. Su investigación inicial se concentró en los factores físicos de las aulas, que pudieran ser causa directa del comportamiento infantil. Se encontró que la mitad de 160 mil niños, desarrollaron al menos dos deficiencias prevenibles que podían ser tratadas con el espectro óptimo de la luz natural del sol. Las deficiencias tratadas y su porcentaje de mejoría con el tratamiento fueron: dificultades visuales (63%), problemas nutricionales (47.8%), infecciones crónicas (43.3%), problemas posturales (25.6%) y fatiga crónica (55.6%). Como parte del tratamiento se instalaron luces fluorescentes especiales que también tenían luz UV. Su estudio demostró la relación directa de la falta de la luz UV con problemas de salud y aprendizaje en los niños.[2]

Para la biología la radiación solar tiene gran interés por sus efectos diversos, fototérmicos, fotoluminosos y fotoquímicos. En la actualidad es posible conseguir, por medios artificiales, prácticamente todos los componentes del espectro de radiación solar.[3,4]

La exposición de la luz solar sobre la piel produce la dilatación de los vasos sanguíneos que se encuentran situados inmediatamente por debajo de ella. Por esto el primer efecto ante la exposición al sol, consiste en un enrojecimiento de la piel, seguido de proyección de calor en las partes expuestas, lo que se conoce como *eritema solar*. El tiempo que toma para aparecer es variable, y depende específicamente de la intensidad de la luz solar a que se haya expuesto y el tipo de piel de cada persona (aparecerá antes, en pieles blancas que se han expuesto al sol). Inmediatamente después de la fase llamada eritema, si continúa con la exposición al sol, pueden empezar a producirse quemaduras, básicamente con formación de ampollas rellenas de líquido, y, luego, con toda seguridad, la pérdida de la capa superficial de la piel.

Contra lo anterior, y como defensa del organismo, la piel se protege de la exposición al sol; y esta puede acrecentar su pigmentación mediante la producción de melanina —sustancia elaborada por células especiales, que se encuentran en una de las capas intermedias de la piel—, lo que provoca que aparezca progresivamente el color "moreno" como se conoce y que algunos desean tener en su piel para lucir mejor.

La reacción del organismo durante la helioterapia depende, fundamentalmente, de la influencia simultánea de los rayos IR, visibles y ultravioletas.[3] De este modo se explican las fases de reacción, que se caracterizan por:

- Elevación de la temperatura corporal.

- Hiperemia por liberación de sustancias vasodilatadores y estimulantes de la migración linfocitaria.

- Reacción local por la irritación de receptores de la piel, que impulsa o desencadena cambios reflejos y el fortalecimiento de los procesos humorales en el organismo.

- El aumento de la temperatura, vasodilatación y turgencia hística condicionan el denominado eritema solar, que comienza al cabo de 2 horas y que suele alcanzar su mayor intensidad de 12 a 14 horas después de la exposición al sol. Esta última reacción conlleva a la pigmentación y bronceado de la piel (cúmulo de melanina), siendo esta una reacción defensiva de la piel ante la exposición a radiación. La pigmentación adquirida suele desaparecer antes de los 30 días, si no existe una nueva exposición.

- Si la exposición fuese excesiva, entonces, aparece un componente inflamatorio muy significativo, abundante exudación, aparición de vesículas, e incluso necrosis de la piel y tejidos subyacentes.

- El eritema inicial se acompaña de una respuesta sudoral y pigmentaria cutánea. Esta última puede depender directamente de la radiación UV ente 320 y 400 nm o ser consecutiva a la evolución del eritema solar.

- Junto a la vasodilatación descrita, si se mantiene la exposición, se presenta hipotensión, taquicardia, polipnea, y excitación psíquica; además de que la radiación solar constituye un estímulo significativo de la actividad tiroidea y de las glándulas sexuales.

La porción más peligrosa de la radiación solar está constituida por las radiaciones UV, cuyos efectos biológicos específicos son fundamentalmente fotoquímicos y fotobiológicos. Con determinadas longitudes de ondas existe el peligro de provocar cambios en el material genético de la célula (mutaciones) que pueden dar lugar a la aparición de cáncer.

No todos los efectos fotoquímicos derivados de las radiaciones UV son negativos. Por ejemplo, la luz del sol es capaz de participar en diferentes procesos metabólicos, entre ellos, el más destacado, es su influencia sobre el metabolismo de la vitamina D. La luz solar es la fuente más importante para la obtención de vitamina D para el hombre. Las propiedades de la luz solar relacionadas con los rayos UV) participan en los procesos de transformación que ocurren con la vitamina D y su vinculación con la mineralización ósea. Es conocido que las lociones con factores de protección solar por encima del factor 8, son capaces de inhibir la síntesis de vitamina D.[5]

Los productos de disociación de proteínas coaguladas, altamente activo y formados bajo la acción de rayos UV, ingresan en el torrente circulatorio y se dispersan por toda la economía, estos ejercen influencia sobre los órganos y sistemas aislados, estimulan procesos de intercambio, fermentativos y activan los inmunológicos.

Por todo esto, las radiaciones solares constituyen un medio potente de profilaxis y tratamiento para un conjunto de enfermedades y estados patológicos. Además, aumentan la capacidad laboral, elevan la resistencia a enfermedades infecciosas, aceleran la cicatrización de heridas y úlceras, producen hiposensibilización ante estados alérgicos, capacitan los procesos de desintoxicación, son muy benéficas en edades extremas de la vida, entre otros efectos.[6-8]

Indicaciones y contraindicaciones para el uso de la helioterapia

Indicaciones

Las indicaciones de la helioterapia, sin dudas resultan de los efectos biológicos de la combinación de las tres radiaciones. Al estudiar bien las indicaciones previstas, se aprecia que en alguna de ellas, predomina el valor de la radiación infrarroja calorífica, mientras que para otras indicaciones predomina el efecto fotodinámico de la radiación UV. La helioterapia se indica para los siguientes casos: [9,10]

- Es útil como recomendación ante la convalecencia de enfermedades.
- Se recomienda para el manejo de los pacientes con procesos reumáticos, en los que repercuten negativamente las temperaturas frías y la humedad relativa alta, como la que se percibe en Cuba.
- Es útil en el tratamiento de trastornos metabólicos (raquitismo, obesidad y gota).
- Se emplea en el manejo integral de la psoriasis, fundamentalmente en sus formas eritematosas escamosas evolutivas. Uno de los lugares donde se reportan mejores resultados es en el Mar Muerto en Israel. Se estima que la radiación solar en esta región (400 m por debajo del nivel del mar), posee una proporción mayor de rayos UV-A y menos UV-B, por lo que disminuye el riesgo de quemadura.[11]
- Las radiaciones UV que componen la luz solar tienen un gran valor para elevar la circulación, la inmunidad y resistencia de la piel, por lo que son útiles en la cicatrización de heridas cutáneas.
- Si se aplica a dosis pequeñas, tienen un gran efecto para elevar la vitalidad de los pacientes encamados o inmovilizados.
- Está indicado en el tratamiento de la osteoporosis, así como en la tuberculosis osteoarticular, ganglionar, peritoneal y cutánea.

La falta de exposición al sol se está convirtiendo en un problema de muchos países. Diversos estudios han mostrado un incremento de las fracturas de cadera en la latitud norte y con las variaciones estacionales.[12] Una explicación posible podría ser la baja exposición al sol en los países nórdicos y el ángulo de inclinación de los rayos solares, los cuales no estimulan una buena formación de vitamina D e incrementa el riesgo de osteoporosis.

La exposición al sol ha sido recomendada en el tratamiento de determinados procesos depresivos, ante la presencia de trastornos del sueño, y para reducir los síntomas en el síndrome premenstrual que se produce en algunas mujeres.[13-16]

Son muy interesantes algunos reportes en la literatura que exploran la relación entre la luz solar y el cáncer. Estos han reflejado la menor incidencia de determinados tipos de cáncer en países que reciben una mayor cuota de radiación solar.[17-19]

En relación con el melanoma, se ha reportado una menor incidencia en personas que a diario están sometidas a cuotas moderadas de radiación solar, comparado con la incidencia de este tipo de cáncer en personas muy poco expuestas o severamente expuestas.[20-22] Incluso, algunos estudios reflejan una inhibición del proceso en melanomas diagnosticados cuando son expuestos a vitamina D y a luz solar.[23-24]

En Cuba, la helioterapia es un recurso natural al alcance de todos, recomendado de modo empírico, por profesionales, familiares y amigos, fundamental en las edades extremas de la vida. Sin embargo, es subutilizado por la mayor parte de las especialidades médicas, situación que seguramente se debe a un mayor conocimiento de sus efectos adversos que de sus bondades terapéuticas y sus fundamentos científicos.

Contraindicaciones

Las contraindicaciones, en general, son las mismas que se expondrán posteriormente para los rayos IR y los UV, de cualquier manera pueden citarse:

- Tuberculosis pleuropulmonar.
- Afecciones graves cardíacas, hepáticas y renales.
- Neoplasias epiteliales.
- Colagenopatías como el lupus eritematoso sistémico.
- Hipertensión grave.
- Estados febriles.

Metodología de tratamiento en helioterapia

Toda esta diversidad de respuestas del organismo ante la exposición al sol dependen, en gran medida, de la interacción entre el tejido y la radiación, de los procesos biofísicos que se producen en los primeros tejidos que se ponen en contacto. En este sentido, cobra especial importancia el tipo de piel que posee el paciente.

Fitz-Patrick y Pathak reconocieron diferentes fototipos, de los cuales, los tres primeros corresponden a la piel blanca, hipersensible, sensible y media, con tendencia mayor a quemaduras y poca capacidad de pigmentación. El cuarto fototipo, corresponde a la piel mediterránea y oriental, de fácil pigmentación y poca posibilidad de quemaduras.

Finalmente, el quinto fototipo corresponde a la piel negra, la cual no es sensible, por lo que no se quema nunca.

Dosificación en helioterapia

Uno de los problemas principales que plantea la medicina moderna es la necesidad de tener patrones de dosificación, medibles y reproducibles. Esto está muy bien definido en farmacología, pero dentro del ámbito de la fisioterapia y en particular de los agentes fisioterapéuticos eminentemente energéticos, no resulta una tarea fácil. Sin embargo, para la helioterapia existe un método propuesto para establecer la dosificación que es bastante sencillo, descrito por Rollier (**Fig. 2.4**).

En este esquema se divide el cuerpo en cinco partes:

- Parte 1. Pies y tobillos.
- Parte 2. Piernas.
- Parte 3. Muslos y manos.
- Parte 4. Caderas y antebrazos.
- Parte 5. Tórax y brazos.

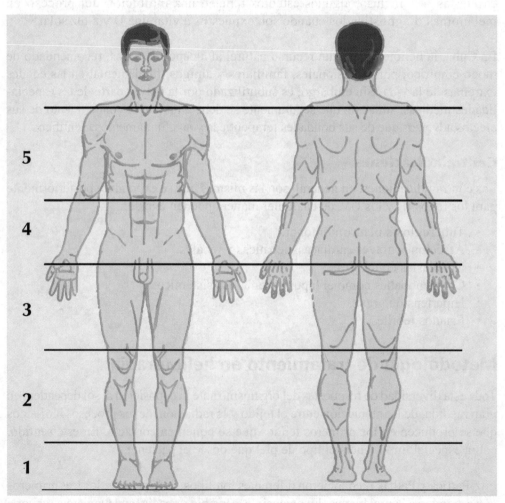

Figura 2.4. Esquema de Rollier, para la aplicación de la helioterapia. Este esquema tiene la ventaja de poder ser aplicado en niños y ancianos que requieran esta terapia, por tener una dosificación progresiva del agente físico.

La dosificación se realiza de la manera siguiente:

- El primer día se irradia la parte 1, solo por 5 min.
- El segundo día se irradia la parte 2 por 5 min. y la parte 1 por 10 min.
- El tercer día se irradia la parte 3 por 5 min., la parte 2 por 10 min. y la parte 1 por 15 min.
- Así, sucesivamente se expone 5 min. la parte nueva y se le agrega 5 min. de exposición a las de días anteriores.
- Al sexto día se dará una exposición total al cuerpo en su cara anterior durante 25 min.
- Al séptimo día se comenzará de igual forma por la cara posterior.

Después, puede alternarse la cara ventral y dorsal del cuerpo. Si se sigue este esquema, puede llegarse a 2 horas de irradiación diaria en el verano y 3 horas de irradiación diaria en el invierno. Es importante señalar que las mejores horas de exposición son entre 9:00 a.m y 11:00 a.m, también puede realizarse la exposición entre las 3:00 p.m y las 5:00 p.m, pero siempre se evitará la radiación intensa del mediodía.

Es posible encontrar en la práctica diaria, que se realicen combinaciones terapéuticas en centros como los de talasoterapia y los de sanación por agua (SPA). Lo más frecuente es que se aplique la helioterapia acompañada de diferentes tipos de baños. Sin embargo, con esta combinación no se consigue un mayor beneficio que el que ofrece la helioterapia por sí sola.[25]

Efectos adversos de la helioterapia

La complicación más temida y derivada de una exposición desmedida al sol, se le llama *golpe de calor* o *insolación*. Este cuadro se ve acompañado, además de todo el malestar derivado de las lesiones (quemaduras), de dolor, limitación de los movimientos del tren superior, dificultad para conciliar el sueño y el descanso, aparecen cefalea, vértigos, náuseas, hiperpirexia, polipnea, hipotensión e incluso pérdida de la conciencia. Este tipo de complicación requiere cuidados especiales.

La posibilidad de quemaduras ha estado más relacionada a la incidencia de radiación ultravioleta con longitudes medias, que corresponden con los rayos UV-B (ver lumino-terapia). Son frecuentes fundamentalmente en el verano.

El componente o proporción de rayos UV-B, dentro de la radiación solar va a depender del ángulo de incidencia de los rayos con la superficie terrestre, siendo, según Diffey[26], 100 veces más intensa durante el verano que durante el invierno. También, se conoce que un exceso de radiación correspondiente a longitudes más grandes UV-A, es más dañina, en la medida que tienen más capacidad de penetración hasta las capas profundas de la epidermis. A este nivel, según Agar,[27] pueden ser relacionadas con la aparición de mutaciones que llevan a lesiones malignas de la piel.

Otras complicaciones se presentan como resultado de una exposición excesiva y sistemática al sol, son las dermatosis eccematoides, xeroderma pigmentario, dermatitis "berloque", así como cuadros de foto sensibilización y dermatosis fotoalérgicas. Estos cambios pueden acelerar el proceso de envejecimiento de la piel, incluso llegar hasta la queratosis, excrecencias verrugosas y el denominado epitelioma actínico. Frecuentemente se producen también manifestaciones oculares, derivadas de la agresión lumínica sobre el aparato visual.[4]

Desde hace décadas se habla de los graves peligros que pesan sobre la vida animal y vegetal en nuestro planeta, no solo el efecto indirecto del calentamiento global y el daño progresivo al ambiente. Está establecido que el déficit a nivel de la capa de ozono, causa un marcado incremento de radiación UV y con esto aumentan todos los riesgos de este tipo de exposición que van a ser tratados en el capítulo correspondiente a radiación ultravioleta en la parte de luminoterapia de este libro.[1]

Es muy difícil que se produzca alguna de estas complicaciones si se sigue la metodología propuesta para la aplicación, de manera que la helioterapia es una alternativa que está al alcance de cualquier profesional de salud.

Preguntas de Comprobación

1. ¿A qué se denomina helioterapia?

2. ¿Cómo ha sido visto el papel del sol en las intervenciones médicas desde la antigüedad?

3. Sintetice el proceso de atenuación de la radiación solar a su paso por la atmósfera terrestre hasta llegar a la superficie.

4. Describa los efectos biológicos de la helioterapia.

5. Fundamente las indicaciones para la aplicación de la helioterapia.

6. Mencione las contraindicaciones de la helioterapia.

7. Describa los pasos a seguir para una aplicación de helioterapia.

8. Menciones los efectos adversos de la helioterapia.

Referencias bibliográficas

[1] Robertson V., Ward A., Low J., Reed A. (2006). *Ultraviolet Radiation*. En Electrotherapy Explained. Principles and Practice, Butterworth Heinemann ELSEVIER; Chapter 17, p. 499-534.

[2] Hernández Tápanes S. Los Beneficios de la Luz del Sol, [citado martes 16 de agosto del 2005],[1 pantalla], disponible en www.sld.cu/sitios/rehabilitacion.

[3] Armijo Valenzuela M., San Martín Bacoico J. (1998). *Curas balnearias y climáticas: talasoterapia y helioterapia*. Madrid: Editorial Complutense; p. 1-43.

[4] San Martín Bacaicoa J. (1998). *Helioterapia, Talasoterapia y Climatología Médica*, En: Martínez Morillo M., Pastor Vega J. M. y Sendra Portero F. Manual de Medicina Física. Harcourt Brace de España; p. 411-422.

[5] Matsuoko L., L. Ide, J. Wortsman, J. A. MacLaughlan, M. F. Holick (1987). Journal of Clinical Endocrinology & Metabolism, 64, p. 1165-1168.

6. Armijo, M., San Martín, J. (1994). *Curas balnearias y climáticas*. Ed. Complutense. Madrid, p. 1-33.

7. Dalla, G. (1991). *Hidroterapia*. Ed. Ibis S.A. Barcelona.

8. Sutcliffe B. (1992). *El papel de la fisioterapia en la tercera edad*. Colección Rehabilitación (INSERSO). Madrid. p. 2-34.

9. Gonzales E., Parish J. A. (1991). *UV Phototherapy*, Renigk, H. H. Jr., Malbach H. I. ed.; p. 519-532.

10. Holick M. F. & Jenkins M., The UV Advantage: New Medical Breakthoughs Reveal Powerful Health Benefits from Sun Exposure and Tanning, 2003, ISBN: 076151497X, disponible en: http://www.chapters.indigo.ca/item.asp?Item=978074349852&Catalog=B ooks&N=35&

11. Krutmann J., Morita A. (2003). *Therapeutic photomedicine: Phototherapy*. In: I. Freedberg, A. Eisen, K. Wolff, K. Austen, L. Goldsmith, S. Katz (eds.), Fitzpatrick´s Dermatology in General Medicine, 6th ed., vol. 1, p. 2469-2477, New York: McGraw-Hill.

12. Rodríguez Martín J. M. (2000). *Infrarrojos*, En su: Electroterapia en Fisioterapia, Editorial Médica Panamericana, Cap. XVI. p. 531-546.

13. Rosenthal N. E., Journal of the American Medical Association 1993, 270 (22); p. 2717-2770.

14. Boulos Z., Campbell S. S., Lewy A. J., Terman M., Disk D. J., Eastman C. I. (1995). Journal of Biological Rythms, 10(2): 167-176.

15. United States Congress, Office of Technology Assessment 1991; OTA-BA-463; p. 1-249.

16. Parry B. L., Berga S. L., Mostofi N., Sependa P. A., Kripke D. F., Gillian J. C. (1989). American Journal of Psychiatry 146(9): 1215-1217.

17. John E. M., Schwartz G. G., Dreon D. M. (1997). "Vitamin D and Breast Cancer Risk" Northern California Cancer Center, 'Era of Hope' Conference, Oct.31-Nov.4.

18. Garland F. C., Gorham E. (1994). "Biologic Effects of Light", 1993, Jung E. G. and Hollick M. F. editors. Walter de Gruyter, New York, p. 509-516.

19. Garland F. C. (1990). "Geographic variation in breast cancer mortality in the United States", Preventive Medicine; 19: 614-622.

20. Ainsleigh H. G. (1993). "Beneficial Effects of Sun Exposure on Cancer Mortality" Preventive Medicine, 22: 132-140.

21. Garland F. C., White M. R., Garland C. F., Shaw E., Gorham E. D. (1990). "Occupational Sunlight Exposure and Melanoma in the U.S. Navy". Archives of Environmental Health, Vol. 45, No.5, p. 261-267.

22. Studzinski G. P., Moore D.C. (1995). "Sunlight; Can It Prevent as well as Cause Cancer?" Cancer Research, 55: 4014-4022.

23. Eisman, *et al*. (1987). "Suppression of in-vitro growth of human cancer Solid tumours by 25-hydroxyvitamin D". Cancer Research, 47: 21-25.

24. Garland F. C., White M. R., Shaw E., Gorham E. D. (1990). "Occupational Sunlight Exposure and Melanoma in the U.S. Navy" Archives of Environmental Health, Vol. 45, No. 5, p. 261-267.

25. Leaute-Labreze C., Saillour F., Chene G., *et al*. (2001). *Saline SPA water or combined water and UV-B for psoriasis vs. conventional UV-B: Lessons from the sallies de Bearn randomized study*. Arch Dermatol, 137, p. 1035-1039.

26. Diffey B. (1982). Ultraviolet radiation in medicine. Bristol: Adam Hilger.

27. Agar N., Halliday G., Barnetson R., *et al*. (2004). *The basal layer in human squamous tumours harbors more UVA than UVB fingerprint mutations: a role for UVA in human skin carcinogenesis*. Proc Natl Acad Sci USA, 101, p. 4954-4959.

> ## Objetivos
>
> 1. Definir la talasoterapia dentro de la clasificación general de agentes físicos terapéuticos.
> 2. Reconocer la evolución histórica de esta técnica.
> 3. Comprender los fundamentos biofísicos y los efectos biológicos de la talasoterapia.
> 4. Analizar las indicaciones y contraindicaciones de la talasoterapia.
> 5. Interpretar la metodología del tratamiento.
> 6. Identificar las complicaciones y efectos adversos de la talasoterapia.

Definición de talasoterapia

La talasoterapia, del griego *thálassa* (mar) y *therapeia* (terapia o tratamiento), incluye el uso de diferentes factores climáticos, balneológicos e hidroterapéuticos relacionados con la estancia a orillas del mar, empleados con el objetivo de la recuperación y el restablecimiento de la salud. [1-6]

Está definida como el tratamiento de hidroterapia mediante el uso de agua de mar, aplicaciones de algas, arenas, lodos, así como fangos y limos de los fondos marinos.

Es interesante destacar que las condiciones ambientales a orillas del mar no son similares en todas las latitudes, ni en toda época del año. En Cuba se pueden aprovechar más los meses de transición entre primavera y verano, así como entre el verano y el otoño. En estas etapas, es menor la agresividad del calor y la incidencia solar que se produce en el verano, la influencia mecánica derivada del impacto de los vientos, y el frío que acompaña al invierno.

Reseña histórica del uso de la talasoterapia

El empleo del ambiente costero y en particular de los baños de mar con fines terapéuticos se remonta a los inicios de la medicina, fue recomendado por muchos médicos de la antigüedad para el tratamiento de numerosas dolencias. Existen escritos de Hipócrates que recomienda la utilización del agua del mar como terapia. En Egipto, se utilizaba la talasoterapia, y aparecieron papiros en los que se hablaba del poder del clima y los lodos del Nilo.

En la época romana tuvo auge y se habló no solo de talasoterapia, sino también de termalismo, las conocidas termas romanas, y se aplicaron nuevos tratamientos con aguas mineromedicinales que repercutieron en el estudio y aplicaciones marinas.

En la época Medieval comenzó a decaer su utilización, hasta que en el siglo XVIII renace el interés por la hidroterapia y se crean nuevas técnicas de aplicación con agua de mar. A lo largo del siglo XIX se utilizó la talasoterapia en el sector turístico, por lo que esta técnica se conoció más y aumentó su demanda; aparecieron las grandes villas de salud, en las que se aplicó al igual que el termalismo.

Cuba, en su condición de isla, tiene la posibilidad de contar con un número importante de ambientes costeros, la mayor parte con condiciones ideales para la talasoterapia. En la segunda mitad del pasado siglo se desarrollaron proyectos de atención a las enfermedades respiratorias, como el asma bronquial, y a enfermedades dermatológicas como la psoriasis. En este sentido se destacaron las experiencias de los centros del este de La Habana, en los balnearios de Tarará y de Santa María; que acumulan una gran experiencia con pacientes de todo el territorio. En el marco del área de turismo de salud se han desarrollado también, interesantes iniciativas relacionadas con la talasoterapia. Son ejemplos, los diseños y puesta en operaciones de diferentes SPA, a lo largo de todo el país. De manera empírica y por muchos años la población cubana ha disfrutado del beneficio a la salud que brindan sus hermosas playas, y existe una cultura popular que advierte cuándo y cómo explotar mejor las playas.

Fundamentos biofísicos de la talasoterapia

El clima marino ejerce una doble acción, por una parte es estimulante, y por otra, sedante. Es estimulante por la luminosidad, la ionización y las sustancias salinas en suspensión. Es sedante por su temperatura, prácticamente constante, y de abundante humedad y alta presión atmosférica. El aire puro y rico en yodo, con vientos frecuentes, que puede encontrarse en la orilla del mar, es especialmente recomendado en alergias, migrañas y fiebre del heno.[4]

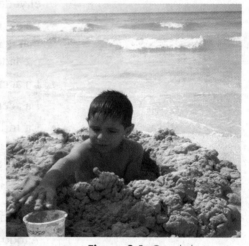

Resulta interesante conocer que a más de 100 m de la costa, el agua de mar está libre de gérmenes patógenos. Los mares tropicales, como el Caribe, son un recurso lleno de posibilidades para la investigación. Es precisamente de este mar de donde procede la *Pseudopterogorgia elisabethae*, alga con un componente proteico, el *pseudopterosin*, capaz de cicatrizar las heridas y reducir la inflamación. Otro de sus derivados, la metopterosina, está siendo analizada por el Centro de Biotecnología y Biomedicina Marina de la Universidad de California, como un posible tratamiento para la artritis, la psoriasis y el asma. Una empresa española, fundada hace 10 años por el catedrático en bioquímica José María Fernández Sousa, dispone ya de un centenar de entidades terapéuticas obtenidas a partir de organismos marinos, con interés en las áreas de oncología, trasplantes e infecciones víricas.[7]

Las propiedades del agua de mar, con sus minerales y microorganismos, que generan sustancias antibióticas, bacteriológicas y hormonales, solamente se mantienen durante 48 horas. Por esto, no es posible utilizarla con estos fines, a grandes distancias tierra adentro. El centro donde se practica la talasoterapia debe estar lo más cerca posible de la costa, para que el aire del mar pueda circular sin dificultad. En Cuba la variedad y belleza de sus playas, brindan amplias posibilidades terapéuticas (**Fig. 3.1**).

Figura 3.1. Cuando las personas van de vacaciones a las playas y juegan en el agua o en la arena, de modo empírico, ponen en práctica muchos recursos de la talasoterapia, como son: los cambios de temperatura del aire, el agua y la arena; las características del aire que se respira; el esfuerzo físico que demandan lidiar con la arena y con el agua del mar; se activa toda la información sensitiva, propioceptiva que llega a su cerebro por tantos estímulos diferentes.

Efectos biológicos de la talasoterapia

En esta metodología de tratamiento se combinan diferentes factores. La aplicación de los baños de mar, contribuye a la activación de mecanismos neurohumorales y cardiovasculares.

- La acción del movimiento del agua (factor mecánico o hidromasaje).
- La acción de la temperatura del agua (siempre más fría que la del cuerpo).
- La acción de las sales disueltas en el agua (factor químico). Se plantea que en el agua de mar es posible encontrar más de 80 elementos necesarios para el buen funcionamiento del organismo humano.
- La acción de intercambio que se establece a nivel de la piel. La composición del agua de mar es similar a la del plasma sanguíneo, de esta manera se facilita la absorción osmótica mediante la cual el organismo recupera su equilibrio. Este proceso natural ocurre en todas las células vivas y se basa en el flujo de agua por difusión, desde zonas donde se encuentra relativamente pura, con baja concentración de sales, hasta zonas donde se encuentra con alta concentración, a través de una membrana semipermeable. El resultado final es el equilibrio de concentraciones entre los dos medios. La temperatura que facilita este proceso de ósmosis está entre 35 y 37 °C, como la temperatura corporal. Esto facilita la absorción a través de la piel de los elementos contenidos en el agua, sobre todo el yodo y el sodio, lo que produce su renovación.
- La acción de aeroiones (como una forma de aerosolterapia natural). El aire del mar, saturado de microgotas de agua de mar, es rico en ozono y yodo, con propiedades antibióticas, relajantes, que aumentan, las defensas del organismo.
- La acción de la luz solar (helioterapia).
- La acción mecánica y térmica de la arena de mar (psamoterapia).
- La influencia biológica de la flora bacteriana y de los fitóncidos de las algas marinas, entre otros. Las algas marinas se nutren del mar, convirtiéndose en portadoras de vitaminas A, B, C, E, F y K, con un alto contenido en hierro, calcio, proteínas y un gran número de minerales. La aplicación de las algas va a suministrar todos estos elementos, pero además tienen propiedades antibióticas, antitumorales, antioxidantes, antivirales y retrasan el envejecimiento cutáneo.
- A todo esto se asocia el efecto psíquico del lugar, por su belleza y ambiente poco común.

Indicaciones y contraindicaciones de la talasoterapia

Indicaciones

Son muchas las afecciones que se pueden eliminar o disminuir cuando las personas están en contacto con el ambiente costero y con el tratamiento en el mar. La talasoterapia ha alcanzado particular relevancia en los casos de pérdida o disminución del vigor físico y de la capacidad defensiva general, y sus mejores resultados se derivan de la combinación con la cultura física terapéutica.[8]

Afecciones del sistema osteomioarticular. Desde el punto de vista físico, los efectos más inmediatos son de tipo muscular. El movimiento de las olas contra el cuerpo es como un masaje que relaja y luego tonifica los músculos, una experiencia de sobra conocida por los cientos de personas que, en las playas, se mantienen dentro del agua durante horas incluso. Otras prefieren, por su parte, caminar dentro del agua, ayudando a fortalecer los músculos de las piernas al vencer la resistencia del agua. Por esto está indicada para la prevención de procesos degenerativos y reumáticos. El tratamiento directo en el mar o en piscinas colectivas es muy beneficioso para los pacientes con problemas de columna, osteoporosis, así como fenómenos degenerativos en articulaciones de carga como la cadera, la rodilla y el tobillo. En los procesos reumáticos es especialmente recomendable asociada con la helioterapia y climatoterapia en ambientes secos, cálidos y protegidos del viento.[9]

Se recomienda el empleo de baños de agua de mar calentada, de 38 a 42 °C, y tomados durante 10 a 15 min, para los procesos reumáticos degenerativos e inflamatorios, siempre que las lesiones no sean irreversibles y no haya riesgo de reagudización del cuadro clínico; asimismo, la aplicación de limos y la práctica de la hidrocinesiterapia son complementos importantes. En estas terapias la acción estimulante del sodio se compensa con el efecto sedante del agua caliente; un ejemplo representativo lo constituyen los baños con agua salina del Mar Muerto. Las contraindicaciones son similares a las de la crenoterapia, y debe tenerse precaución durante el embarazo y en las edades extremas de la vida, especialmente antes de los 2 años y después de los 70 años.[9]

Una técnica específica de la talasoterapia es la psamoterapia, o tratamiento con arena marina, que está indicada en afecciones que se benefician de la termoterapia, las osteoartrosis, miositis y secuelas de traumatismos. Asimismo, hay que mencionar la anemoterapia, empleo reglado y metódico del aire de las zonas marítimas, con finalidad terapéutica, ya que es un factor potenciador de los efectos talasoterápicos. [9]

Para las fases agudas de las artropatías, son efectivos los lodos marinos, de 38 a 42 °C, y la climatoterapia en lugares secos y cálidos. Las aguas mineromedicinales más empleadas son las sulfuradas, oligometálicas radiactivas y clorurado sódicas, sobre todo las de mediana y elevada mineralización.

El ambiente de ingravidez que aporta la talasoterapia, retira de inmediato la carga de peso a nivel de todas las articulaciones del esqueleto axial. Esto permite realizar rutinas de ejercicios, con disminución de la participación de los grandes grupos de músculos estabilizadores que garantizan las reacciones de equilibrio fuera del agua. Se establece una combinación entre el ritmo de las olas, que facilita o asiste determinados movimientos, y la densidad del agua, ofrece resistencia. Se establece un mecanismo de relajación y reeducación muscular que facilita la eliminación de contracturas y restablece el tono. Todo esto se puede dosificar si se indica el tratamiento en inmersión total del cuerpo y se indican los movimientos y ejercicios con el nivel de agua en las caderas o en las rodillas. Finalmente, no se debe pasar por alto, el valor de los ejercicios de natación que se encuentran considerados entre los más completos, pero que al practicarlos en mar abierto se le añaden otros beneficios.

En los casos en que el paciente no esté en condiciones de desarrollar su tratamiento directamente en el mar o en piscinas, se realizan movilizaciones, o se le aplica masaje subacuático en bañeras.

Se recomienda en el tratamiento de la tuberculosis ósea, ganglionar, articular y peritoneal, en secuelas de traumatismos e intervenciones quirúrgicas del aparato locomotor, así como en el tratamiento del raquitismo.

Afecciones respiratorias. El aire de la costa, cargado de aerosoles naturales, de oligoelementos y minerales en suspensión constituye un gran beneficio para el árbol bronquial. Por esto se indica para procesos asmáticos y faringitis.

Afecciones dermatológicas. Otro de los órganos muy beneficiado con el contacto del agua de mar es la piel, que como se explicó anteriormente, es un órgano de barrera, pero también de un activo intercambio de iones, nutrientes, entre otros.

El intercambio de elementos entre la piel y el agua de mar contribuye a mejorar el estado del medio interno y el metabolismo. En el campo estético, la talasoterapia va a beneficiar el tono de los tejidos, de la piel, el tejido celular subcutáneo y de los músculos. Contribuye a combatir la flacidez, en alguna medida actúa sobre la prevención de la celulitis y ayuda a contrarrestar el efecto del envejecimiento de la piel. Un especial aporte resulta la aplicación de talasoterapia con toda su gama de posibilidades, en el tratamiento integral de la psoriasis.

Afecciones circulatorias. En los baños totales, la presión hidrostática del agua sobre la piel del paciente, hace que se desplace líquido desde el intersticio, o sea desde los tejidos hacia el torrente sanguíneo, de esta manera se contribuyen al drenaje linfático de los tejidos y se disminuye el edema y los procesos inflamatorios.

Afecciones infecciosas. Una vez que el paciente tiene hecho el diagnóstico del tipo de germen patógeno que lo afecta y se le ha aplicado una terapia antibiótica específica, la talasoterapia puede contribuir con una apertura circulatoria en la zona, pues hace llegar, más antibiótico, oxígeno, nutrientes y elementos de defensa hacia la zona de lesión.

Afecciones neurológicas, secuelas de poliomielitis, polineuritis y la enfermedad cerebrovascular. Entre los fenómenos más invalidantes que acompañan las afecciones neurológicas, se encuentran los trastornos motores o la pérdida del control del movimiento, y los trastornos sensitivos. En este sentido, la talasoterapia puede ayudar en la recuperación muscular, en la reeducación motora, en la reeducación de marcha, contribuye en la recuperación de la información sensitiva propioceptiva. Se aplica fundamentalmente combinada con ejercicios terapéuticos o como hidrocinesiterapia.

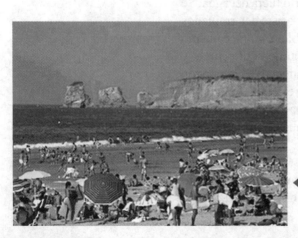

Tratamiento del estrés. La talasoterapia no solo está indicada en procesos físicos. Una de sus bondades principales es la relajación, se indica para el tratamiento de estrés, depresiones, insomnio y fatiga. Ya que además de las características físicas que aporta un tratamiento de talasoterapia, hay que añadir el entorno, el aire, el sol, la tranquilidad que da el mar, que ayudan en este tipo de terapia (**Fig. 3.2**).

◀ **Figura 3.2.** Millones de personas buscan su espacio en las playas del mundo. Si bien todas no conocen de los beneficios fisiológicos de esa visita, sí llevan la convicción de que van a pasar un "tiempo" muy agradable, relajante y antiestresante.

Contraindicaciones

A pesar de todos los beneficios, se describen algunas contraindicaciones, por lo que la talasoterapia no debe considerarse un recurso terapéutico inocuo, debe ser bien prescrito, bien dosificado, y bien aplicado para evitar perjuicios al paciente.

La mayor parte de las contraindicaciones son relativas y referidas a situaciones específicas en que se encuentra el paciente, como lo son:

- Presencia de fiebre.
- Reumatismos agudos.
- Síndromes radiculares o neuropatías.
- Insuficiencia renal.
- Crisis aguda de asma bronquial.
- Epilepsia.
- Insuficiencia cardiovascular y respiratoria severa.
- Enfermedad cerebrovascular en estadio agudo.
- Hipertensión arterial severa.
- Reacciones psicopáticas e hipocondríacas.
- Estados fóbicos.
- Hipertiroidismo.
- Gastroenteritis.
- Enfermedades del sistema neurovegetativo.

Finalmente, se debe tener en cuenta las condiciones del tiempo. En este sentido está contraindicada la aplicación de la talasoterapia en momentos de inclemencias climáticas, como tormentas tropicales, ciclones y penetraciones del mar u otras situaciones alertadas por los órganos de la Defensa Civil.

Metodología del tratamiento. Técnicas de la talasoterapia

Las aplicaciones con agua de mar natural, o calentada hasta una temperatura de entre 35 y 37 °C, son las mismas que en termalismo o balnearioterapia. Las terapias se realizan en forma de baños, duchas, chorros de presión;[10-11] en acápite dedicado a la hidroterapia se encontrará más información sobre todas las aplicaciones. El tratamiento de la talasoterapia tiene diferentes fases:

Primera fase (fase de enfriamiento inicial). Caracterizada por espasmos de los vasos sanguíneos superficiales y vasodilatación de los profundos, se desencadena del reflejo pilomotor que pone la piel "como carne de gallina", escalofríos, temblor, disminuye la frecuencia cardiaca y respiratoria.

Segunda fase (fase de reacción). Se manifiesta una sensación de calor, enrojecimiento de la piel por aumento de la irrigación sanguínea (hiperemia), y activan los mecanismos de producción de calor para la termorregulación, se acelera la respiración, aumenta

3 veces el consumo de oxígeno. Si esta fase se prolonga en el tiempo aparece una tercera fase.

Tercera fase (segundos escalofríos). Se produce por desgaste o fallo de los mecanismos de termorregulación. Se produce hiperemia pasiva, cianosis, y otros fenómenos patológicos.

Los métodos más importantes de este tratamiento son:

1. Baños totales (ver capítulo de *Hidroterapia*):
   a) Piscinas y bañeras de chorros: aplicación de chorros con agua de mar climatizada a 37 °C en forma de masaje. Se aplica en diferentes zonas corporales. Tiene un efecto estimulante de la circulación, relajación, disminución de las contracturas musculares, revitalizante de piel y ayuda a funcionalidad del paciente (**Fig. 3.3**).

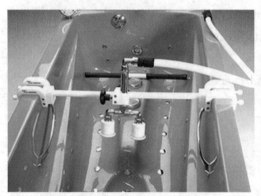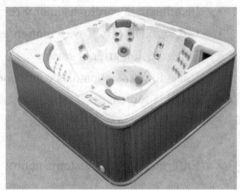

Figura 3.3. Existen diferentes opciones en el mercado para bañera de chorros, personal o para grupos de personas. Nótese los agujeros de salida de los *jets*, a través de los cuales salen finos chorros a presión que producen el masaje corporal. Pero lo más importante es el hecho de que la bañera debe contener agua de mar, bombeada en ese momento, que es la diferencia fundamental en relación la hidroterapia convencional. Cortesía de la Empresa BEKA Hospitec.

   b) Piscina dinámica: técnica hidroterápica orientada a la recuperación funcional, también tiene una acción estimulante de la musculatura y mejora la elasticidad.
   c) Piscina de relajación: sesión de relajación en piscina climatizada a 37 °C con agua de mar. Va a tener una finalidad relajante, descontracturante, tonificante y descongestiva del sistema circulatorio y linfático.

2. Aplicación de algas y lodos: las algas y los lodos marinos: son el complemento más eficaz para la acción terapéutica del agua marina, las aplicaciones suelen ser en bañeras y compresas.

   Cataplasma de fango termal con algas: tratamiento localizado que se aplica en distintas zonas del cuerpo dependiendo del proceso a tratar. Tiene un efecto antiinflamatorio a nivel muscular. Es un tratamiento de 40 min de duración (**Fig. 3.4**).

3. Hidrocinesiterapia: la realización de ejercicios en agua de mar donde se aprovecha las ventajas de la degravitación de esta, al igual que en los balnearios de aguas termales o mineromedicinales (ver capítulo *Hidroterapia*).

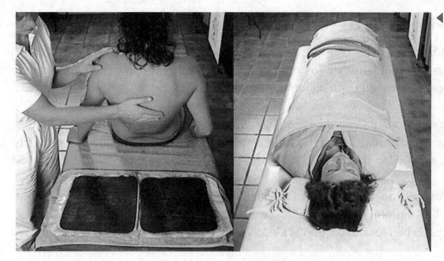

Figura 3.4. Aplicación de cataplasma de algas y fango. El aporte de vitaminas y minerales es muy importante en esta aplicación, estimula la circulación, previene el reumatismo, la artritis y ayuda a la relajación.

4. Hidromasaje: se aplica la acción controlada de chorros de agua y aire a presión sobre una zona determinada de la piel, en una bañera con agua de mar. Muy eficaz para problemas circulatorios y relajación muscular (**Fig. 3.5**).

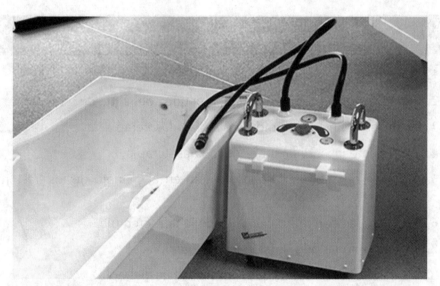

Figura. 3.5. Los equipos de masaje subacuático se acoplan a las bañeras, para garantizar la posibilidad de un tratamiento más específico y más "agresivo" que permita acelerar la evolución satisfactoria del paciente.

Existen otros tipos de tratamientos con agua de mar, pero dependerán de las posibilidades del lugar en el que se vayan a realizar los tratamientos. Las terapias deberían durar entre 3 y 4 semanas. En estas, el equipo médico y fisioterápico podrá aplicar distintas técnicas en función del tipo de afección que afronten en el centro. Las aplicaciones pueden ser en el mar, pero también se puede llevar a cabo en instalaciones artificiales, creadas con este fin, pero cuyos tratamientos tienen que ser, por concepto, con agua de mar fresca.

En los últimos años en Cuba se han desarrollado centros de salud para estos fines, con resultados significativos en el tratamiento del asma bronquial, la psoriasis, las enfermedades neoplásicas, entre otras.

Complicaciones y efectos adversos de la talasoterapia

Cuando se toman todas las medidas de protección, se tiene el conocimiento necesario y se cumplen los requisitos de los protocolos de tratamiento, no deben presentarse complicaciones durante la aplicación de la talasoterapia.

Hay que tener en cuenta que se trabaja con agua y sobre todo, en los baños totales se tienen que tomar todas las medidas para evitar ahogamientos en pacientes que no sepan o que no puedan nadar.

En pacientes que no tienen una integridad de la piel, hay que tener en cuenta el intercambio iónico, el intercambio de sales minerales, ya que al tener mayor permeabilidad la piel lesionada, pudiera intervenir en descompensaciones metabólicas.

El otro elemento a tener en cuenta, ya se expresó en el capítulo anterior y se trata de la posibilidad de quemaduras solares en pacientes expuestos de manera desmedida a esta radiación.

Preguntas de Comprobación

1. ¿Qué se entiende por talasoterapia?
2. ¿En qué radica la importancia terapéutica del agua de mar?
3. Describa los efectos biológicos de la talasoterapia.
4. Argumente las indicaciones de la talasoterapia.
5. Sintetice el valor de la talasoterapia en el manejo de los trastornos degenerativos del SOMA.
6. Enumere las contraindicaciones de la talasoterapia.
7. Describa la metodología de la talasoterapia.
8. Mencione los métodos que incluye la talasoterapia.
9. Mencione las complicaciones y efectos adversos de la talasoterapia.

Referencias bibliográficas

[1.] Armijo Valenzuela M., San Martín Bacoico J. (1998). *Curas balnearias y climáticas: talasoterapia y helioterapia.* Madrid: Editorial Complutense; p. 1-43.

[2.] San Martín Bacaicoa J. (1998). *Helioterapia, talasoterapia y climatología médica.* En: Martínez Morillo M., Pastor Vega J. M. y Sendra Portero F. Manual de Medicina Física. Harcourt Brace de España, p. 411-422.

[3.] Armijo, M., San Martín J. (1994). *Curas balnearias y climáticas.* Ed. Complutense. Madrid, p. 1-33.

[4.] Mercado M. (1996). *Manual de fisioterapia respiratoria.* Madrid. Olalla ed. p. 23-35.

5. San Martín Bacaicoa J. *Conceptos generales. Terminología. Curas balnearias como agentes terapéuticos. Bases biológicas*. En: Hernández Torres A., *et al*., Técnicas y Tecnologías en Hidrología Médica e Hidroterapia, Informe de Evaluación de Tecnologías Sanitarias No. 50, Agencia de Evaluación de Tecnologías Sanitarias (AETS), Instituto de Salud Carlos III Ministerio de Sanidad y Consumo, Cap. 3, p. 26-32.

6. Hernández Torres A. *Vías de administración. Hidrología Médica vs. Hidroterapia y tratamientos en spas urbanos*. En su: Técnicas y Tecnologías en Hidrología Médica e Hidroterapia, Informe de Evaluación de Tecnologías Sanitarias No. 50, Agencia de Evaluación de Tecnologías Sanitarias (AETS), Instituto de Salud Carlos III Ministerio de Sanidad y Consumo, Madrid, Cap. 4, p. 33-6.

7. Mateos C. *El mar, el hospital del siglo XXI*. [citado de 29 de noviembre 2003]: [4 pantallas]. Disponible en: URL:http://www.geocities.com/gacetasalud/ mar.htm

8. Talasoterapia. [citado de 29 de noviembre 2003]: [2 pantallas]. Disponible en: URL: http://www.balnea-rium.es/ talasoterapia.htm.

9. Perea Horno M. A. (2006). *Afecciones reumatológicas y del aparato locomotor*. En: Hernández Torres A., *et al*. Técnicas y Tecnologías en Hidrología Médica e Hidroterapia, Informe de Evaluación de Tecnologías Sanitarias No. 50, Agencia de Evaluación de Tecnologías Sanitarias (AETS), Instituto de Salud Carlos III Ministerio de Sanidad y Consumo, I.S.B.N.: 84-95463-33-4, Madrid, Junio; Cap. 7, p. 51-72.

10. Hernández Tápanes S. La Historia de la Talasoterapia es paralela a la Historia de las Aguas Termales, [citado martes 16 de agosto del 2005], [1 pantalla], disponible en www.sld.cu/ sitios/rehabilitacion.

11. Gerd-Wilhelm B., Kerstin H., Friedrich-Wilhelm M. (2000). *Talasoterapia, en fisioterapia para ortopedia y reumatología*, Editorial Paidotribo; p. 366-367.

Objetivos

1. Definir la climatoterapia dentro de la clasificación general de agentes físicos terapéuticos.
2. Reconocer la evolución histórica de la técnica, así como la clasificación de los tipos de clima.
3. Analizar las características bioclimáticas de cada tipo de clima.
4. Interpretar la metodología del tratamiento.

Definición de la climatoterapia

Desde hace mucho tiempo, en la medicina se entendió que del mismo modo que una atmósfera viciada era responsable directa o al menos corresponsable, de enfermedades y dolencias, entonces, una atmósfera sana contribuía de manera decisiva a la recuperación de la salud perdida. La observación de los diferentes factores actuantes, así como el desarrollo del conocimiento cientificotécnico, crearon las bases para que surgiera la climatoterapia.

La climatoterapia es una modalidad de tratamiento que utiliza los elementos climáticos de una determinada zona geográfica con el propósito de participar en el tratamiento de ciertas enfermedades. La biometeorología establece los parámetros que definen el clima de determinado lugar, temperatura, humedad, presión atmosférica, precipitaciones, cargas eléctricas, vientos y datos geográficos como la altitud, la latitud y la proximidad al mar, entre otros parámetros.

Elementos históricos sobre la climatoterapia

Después de un siglo de conocimiento y más de medio de explotación, es posible afirmar que la climatoterapia puede ser en la actualidad, el área más cuestionable dentro del estudio de la medicina física. En primer lugar, por la escasa documentación que apoya la evidencia científica y en segundo lugar, el daño que viene produciendo el hombre a la naturaleza a través de los años. Son realidad los extraordinarios cambios climáticos que vienen aconteciendo en los últimos años, por lo que toda la teoría que sustenta la climatoterapia, puede ponerse en peligro de derrumbe ante la inestabilidad creciente del clima global.

Por solo mencionar, el ejemplo de Cuba, país pequeño, estrecho, alargado, con bajas y escasas elevaciones, donde el clima prácticamente era el mismo todo el año, con muy pequeñas variaciones entre el verano extenso y el invierno muy corto. Hace apenas

3 años culminó un largo período de una extensa e intensa sequía que comprometió severamente la agricultura en la región centro-oriental del país. Sin embargo ahora, en esa misma región se han impuesto, nuevos records históricos de precipitaciones y se han producido significativas inundaciones, otra vez con severos daños a la agricultura.

Desde mediados del siglo XX, se encuentran referencias sistemáticas en la literatura científica de la antigua Unión de Repúblicas Socialistas Soviéticas (URSS) en relación con los efectos del clima y del tiempo sobre la salud humana y animal.

Varios autores comienzan a estudiar los efectos complejos del tiempo sobre la fisiología humana, entre los que se destaca Voronin.[1-2] Este autor, en 1954, publicó un estudio experimental acerca del efecto de los factores climatoterapéuticos sobre el organismo humano.[1] Cuatro años después, en 1958, publicó con su equipo de trabajo, otro estudio sobre la influencia del clima marítimo de las ciudades de Yalta y Feodosia.[2] En este caso analizó parámetros como el intercambio gaseoso, la temperatura de la piel, y las reacciones espásticas, en personas enfermas y sanas.

Ese mismo año 1958, Ovcharova,[3] advirtió cambios en la actividad nerviosa superior y el intercambio gaseoso en animales, cuando se enfrentan a diferentes condiciones climáticas. En 1963, Voronin y otros,[4] reafirmaron el trabajo de Ovcharova y además, señalaron que: "el organismo humano responde tanto a los cambios no habituales del tiempo como a las variaciones estacionales". Esta respuesta no específica, según plantearon los autores, más bien se observa en el aumento de la actividad nerviosa, los cambios bruscos del sistema termorregulador y del balance de calor del cuerpo, así como en la actividad cardiovascular. Gracias a la capacidad individual de adaptación, la mayoría de las veces esta respuesta transcurre de forma natural. Pero bajo condiciones muy específicas, al sobrepasarse ciertos umbrales de impacto, ocurren reacciones de carácter patológico relacionadas con los cambios contrastantes del estado del tiempo. A estas reacciones se les denominó *respuestas meteoropatológicas* o *meteorotrópicas de la población local*.

Casi simultáneamente a estas investigaciones se desarrolló la experiencia del Mar Muerto, en Israel. A juicio de los especialistas resulta un buen ejemplo, de una región geográfica en la que la incidencia de factores físicos y químicos, tienen un impacto positivo y directo sobre la salud de las personas.

Personas afectadas por la psoriasis fueron de los primeros en beneficiarse de la climatoterapia en la zona del Mar Muerto, en 1958. Desde entonces se aconsejaba a los pacientes, estancias de 2 a 4 semanas en esta zona, combinando los baños termales de Ein Bokek, con los baños en el lago (Mar Muerto) y la exposición al sol.[5]

El Mar Muerto es, en realidad, un lago que contiene las aguas más salinizadas del mundo. Tiene una concentración de sales superior a la del océano. Al menos hay presentes 21 minerales en sus aguas, incluye magnesio, calcio, bromo y potasio. Si se compara, el agua marina contiene 3% de sales, mientras que el Mar Muerto contiene 32% de sales y minerales, por lo que el peor nadador si pierde un tercio de su peso específico, flota sin esfuerzo. Esta especial flotabilidad hace posible movimientos más libres, fáciles en el agua, lo cual mejora los efectos de la fisioterapia.

Este lugar constituye el punto más bajo del planeta, pues se encuentra a 400 m por debajo del nivel del mar. Tiene una longitud de 80 km y una anchura de 17 km, y se halla rodeado por las montañas de Judea al oeste y las del Moab al este. El agua procede del río Jordán, que llega del norte, y de numerosas fuentes y riachuelos que desembocan a lo largo de toda su orilla. Su situación geográfica, de transición entre el Mediterráneo y el desierto, proporciona a esta zona unas características climáticas propicias, con más de 300 días de sol, solo existen entre 12 y 15 días de lluvia al año, que ocurren entre los meses de noviembre y marzo, y temperatura de alrededor de 32 °C en verano (con picos de hasta 40 °C) y 19 °C en invierno.

Es un clima seco, con valores de humedad relativa de 27% en verano y de 38% en invierno, y se registran cifras de presión atmosférica elevadas, entre 1 050 y 1 066 mbar, lo que proporciona presiones de oxígeno también altas. El elevado nivel de evaporación del agua ocasiona una constante neblina de vapor sobre su superficie, que dificulta el paso de los UV de onda corta (B), lo que hace que predominen los de onda larga (A). Dado que los UV- B (los responsables de las quemaduras solares) llegan en menor cantidad, el paciente puede tener exposiciones más prolongadas y, teóricamente, más seguras.

En las condiciones descritas, la acción de los rayos UV-A es máxima y muy parecida a la fototerapia (PUVA), que se practica en las cabinas de tratamiento. Así, los pacientes tratados en el Mar Muerto con baños de sol y cremas potenciadoras de sus efectos sobre la inmunidad y la capacidad regenerativa de la piel, consiguen excelentes resultados. De hecho, el 80% de las lesiones desaparece a las 4 semanas de terapia.

Además, aunque los defensores del método aseguran que también el agua y el barro del fondo del lago tienen propiedades curativas, el efecto real está lejos de ser demostrado. Las aguas del mar, con su rico contenido de sales de magnesio, calcio, cloro y bromo, refuerzan el efecto terapéutico del sol. El alto contenido de oxígeno y de bromuros de la atmósfera, y la tranquilidad y belleza del lugar también ejercen un efecto positivo. El tratamiento de la psoriasis en el Mar Muerto produce mejorías entre 75 y 90% y las recaídas son menos graves.

En Cuba se iniciaron los estudios acerca de los efectos del clima sobre la salud, desde comienzos de la década de los 80 del siglo XX, fueron llevados a cabo por el Instituto de Meteorología de Cuba. Se evaluó el comportamiento de diversos índices bioclimáticos, el cálculo del balance de calor del cuerpo humano en condiciones del trópico cálido y húmedo, la caracterización compleja del clima de Cuba a partir del comportamiento espaciotemporal del estado del tiempo diario y el estudio de los principales procesos formadores del clima local. Estos primeros resultados quedaron recopilados en varios artículos científicos.[6-11]

Durante el quinquenio 1991-1995 continuaron las investigaciones, con la ejecución del proyecto "Efectos del tiempo y el clima sobre la salud humana en las condiciones del trópico húmedo". Para valorar los impactos del tiempo sobre la salud, se consideró la ocurrencia diaria de seis enfermedades crónicas no transmisibles, a saber: el asma bronquial (AB) en niños y adultos, la enfermedad cardiovascular (EC), la hipertensión arterial (HTA), las enfermedades cerebrovasculares (ECV), las cefaleas (CEF) y algunos tipos de infecciones respiratorias agudas (IRA).

Esta productiva etapa de trabajo aporta interesantes resultados sobre los efectos del tiempo en la salud humana y animal, una parte de ellas se comienza a difundir internacionalmente entre los especialistas de la comunidad biometeorológica.[12-14]

Clasificación de los tipos de clima

Para poder desarrollar la climatoterapia, se necesitaba partir de una clasificación de los tipos de clima. En este sentido, el aporte de Wladímir Koeppen fue muy importante. Este científico propuso una clasificación climática en la que se tiene en cuenta tanto las variaciones de temperatura y humedad, como las medias de los meses más cálidos o fríos, y lo más importante, hace hincapié en las consecuencias bioclimáticas.

Koeppen publicó su clasificación definitiva en 1936 y en 1953, sus alumnos, Geiger y Pohl revisaron la clasificación, por lo que también se conoce como clasificación de Koeppen-Geiger-Pohl (**Tabla 4.1**).[15]

Tabla 4.1. Clasificación de Koeppen-Geiger-Pohl.

A Climas lluviosos tropicales	El mes más frío tiene una temperatura superior a los 18 °C.
B Climas secos	La evaporación excede las precipitaciones. Siempre hay déficit hídrico.
C Climas templados y húmedos	Temperatura media del mes más frío es menor que 18 °C y superior a –3 °C y al menos un mes la temperatura media es superior a 10 °C.
D Climas boreales o de nieve y bosque	La temperatura media del mes más frío es inferior a -3 °C y la del mes más cálido superior a 10 °C.
E Climas polares o de nieve	La temperatura media del mes más cálido es inferior a 10 °C y superior a 0 °C.
F Clima de hielos perpetuos	La temperatura media del mes más cálido es inferior a 0 °C.

A partir de estos cinco tipos de clima, comenzaron una serie de subdivisiones que llegaron a convertirse en 12 subtipos. Sin embargo, esta clasificación no tiene en cuenta el funcionamiento del clima y la sucesión de estaciones. Además, utiliza letras para denominar a los climas, lo que la hace muy engorrosa, ya que hay que aprender un código nuevo. En realidad, esta clasificación es muy elaborada, según el concepto tradicional de clima; lo que es normal si se tiene en cuenta la época en la que se creó.

En teoría es posible encontrar diferentes tipos de clima, sin embargo, en la práctica los límites no están tan bien definidos, y las variaciones que se suceden en el año, hacen difícil las definiciones. Se dividen en:

1. Clima de llanura.
2. Clima de bosque-colina.

3. Clima de montaña, que a su vez se divide en baja, media, alta montaña, y clima alpino.
4. Clima de grandes lagos.
5. Clima continental.
6. Clima marino.

Los climas no son totalmente uniformes y provocan reacciones distintas en un individuo, relacionadas con un conjunto de factores.

En otras palabras, pueden ejercer efectos calmantes o tonificantes, estimulantes o depresivos, y así sucesivamente, de acuerdo con la constitución física y estructura sicológica de las personas. Bajo esta consideración, no se debe aconsejar a una persona que sufre de reumatismo, por ejemplo, que permanezca una temporada en una región de suelo arcilloso que, por ser impermeable al agua, torna húmedo el ambiente. Por lo contrario, se recomendará que, si es posible, habite en zonas de suelo arenoso, permeable al agua y relativamente seco. De la misma manera no se sugerirá a alguien que padezca de astenia, que viva en un lugar de clima regularmente cálido, que tiende a debilitar las fuerzas orgánicas.

Se podrían citar muchos ejemplos de asociaciones, no solo en término de situación geográfica, composición del suelo y condiciones atmosféricas, sino también de grado de humedad, pureza del aire, irradiaciones solares, vientos, entre otros.

A continuación se exponen las indicaciones y contraindicaciones según el tipo de clima.

Clima de llanura (menos de 300 m de altura)

Característica. Escasa ventilación todo el año, excepto ante el paso de una perturbación atmosférica. Frecuente ionización positiva del aire, escasas precipitaciones, elevada presión atmosférica. Humedad relativa frecuentemente elevada. Escasa radiación ultravioleta.

Indicaciones. Apropiados para los enfermos sensibles a los cambios violentos de ambiente y a la altura. Tranquilizan sobre todo a los que sufren de trastornos nerviosos y desequilibrios síquicos y, según la región, pueden beneficiar también a aquellos que sufren ciertos tipos de bronquitis. Además, se recomienda en pacientes con ligeras descompensaciones cardiovasculares, nefropatías crónicas, HTA y diabetes.

Contraindicaciones. Las depresiones, los estados alérgicos, cutáneos y bronquiales.

Clima de bosque-colina (de 300 a 700 m)

Características. Ventilación escasa con alguna brisa a determinada hora del día, con presión atmosférica menos elevada que en la llanura, humedad relativa baja, ionización del aire fundamentalmente negativa. Buena transparencia del aire. Menor grado de insolación que la llanura, por la neblina invernal. Precipitaciones no abundantes.

Indicaciones. La cardiopatía descompensada, nefropatías, poliartritis reumatoide, convalecencia posinfecciosa, TB pulmonar, síndromes ansiosos, distonías vegetativas, climaterio, obesidad, bronconeumonías agudas.

Contraindicaciones. Se describen los síndromes depresivos, bronconeumonías crónicas, pólipos nasales y de vías respiratorias.

Clima de montaña

Características. Baja montaña (700 a 1 200 m), media montaña (1 200 a 1 600 m), alta montaña (1 600 a 2 000 m), clima alpino (más de 2 000 m).

La ventilación va acentuándose en la medida que la altura es mayor, además la temperatura disminuye al igual que la presión atmosférica, la ionización siempre es negativa. La humedad relativa suele ser baja, pero las precipitaciones pueden aumentar con la altura, así como la insolación, y por ende, la intensidad de la radiación ultravioleta.

Indicaciones. Estos climas de altura fortalecen los movimientos respiratorios y cardíacos, y estimulan la producción de los glóbulos rojos de la sangre y también el apetito. Los climas de montaña son convenientes para los individuos que convalecen de enfermedades graves o de larga duración, los que padecen de agotamiento físico y mental, los anémicos, los trastornos de la tensión arterial, hipertiroidismo, dermatosis alérgicas, síndromes depresivos, artropatía gotosa y reumática, diabetes mellitus, desintoxicación (tabáquica, alcohólica y por drogas). Si la región es seca y soleada, es recomendable para los que sufren de asma, bronquitis crónica y tuberculosis ósea o pulmonar.

Contraindicaciones. Se encuentra la TB en fase activa, el cor pulmonar crónico, la fiebre reumática, las nefropatías severas, las descompensaciones cardiocirculatorias, la hipertensión arterial severa, el enfisema pulmonar, y la bronconeumonía obstructiva.

Clima de los grandes lagos

Características. La ventilación es favorable, la presión atmosférica es elevada, la temperatura fresca, y la humedad relativa alta, mucho más en la mañana con la formación de neblina. Existe buen nivel de precipitación, la insolación es alta y la radiación ultravioleta intensa.

Indicaciones. Déficits inmunitarios, asociados a problemas inflamatorios, síndromes ansiosos, etapas de convalecencias, hipertiroidismo, HTA, bronconeumonía crónica obstructiva, nefropatía crónica y el climaterio.

Contraindicaciones. Estados depresivos, las ciclotimias, los trastornos de la personalidad y la descompensación cardiovascular.

Clima continental

Características. La ventilación es poco acentuada, la presión atmosférica elevada, la temperatura tiene significativas variaciones, la humedad relativa siempre es elevada, la ionización del aire es predominantemente positiva. Las precipitaciones son poco regulares, la radiación ultravioleta escasa por la presencia de neblina.

Indicaciones. Hipotiroidismo, anemias, trastornos de personalidad y estrés.

Contraindicaciones. Enfermedades cardiovasculares descompensadas.

Clima marino

Características. Aquí se trata de lo que se podría llamar más propiamente talaso-terapia, o sea, que incluye no solo los baños de agua salada, sino también la exposición al aire y las radiaciones solares. La combinación equilibrada de esos elementos, al actuar sobre el metabolismo orgánico, favorece tanto la asimilación como la desasimilación, lo que promueve la desintoxicación. A esa acción se debe añadir el aumento de apetito, un mejor funcionamiento intestinal y gástrico, la activación de la circulación sanguínea y la disminución del ritmo de las contracciones cardíacas, la mayor producción de glóbulos rojos, la estimulación de los movimientos respiratorios y la oxigenación general del organismo. En resumen, los efectos fisiológicos son simultáneamente tonificantes, estimulantes y reconstituyentes.

En el clima marino, la ventilación es un poco acentuada, la presión atmosférica es elevada, la temperatura favorable sobre lo alta, la humedad relativa muy cercana al punto de saturación, la ionización del aire es negativa, las precipitaciones más o menos regulares, la insolación es intensa y la radiación ultravioleta también. Es muy interesante el efecto aerosol adicional, que se produce en el caso de que la ola no muera en la orilla, sino que rompe, contra el arrecife. El litoral cubano, sobre todo el norte, está lleno de lugares con estas características.

Indicaciones. Pacientes sometidos a procedimientos quirúrgicos cardiovasculares, después de los 3 meses de rehabilitación, así como los pacientes con cardiopatías descompensadas moderadas, las alergias respiratorias no asmatiformes. Afecciones ginecológicas inflamatorias crónicas (particularmente las de tipo micótica), glomerulonefritis aguda, edema de miembros inferiores, afecciones digestivas funcionales, insuficiencia hepática, linfangitis, anemia hipocrómica, hipotiroidismo, artropatías crónicas degenerativas, osteoporosis, enfermedades traumáticas del SOMA, cefalea de origen cervical, dermopatía alérgica, psoriasis, TB extrapulmonar, fiebre reumática.

Contraindicaciones. Descompensaciones cardiovasculares severas, HTA severa, inflamaciones catarrales asmatiformes, TB pulmonar activa, inflamaciones recidivantes ginecológicas. Las glomerulonefritis con insuficiencia renal grave, la úlcera gástrica activa, enfermedad de Crohn, disentería bacteriana, insuficiencia hepática, la anemia aplásica, hipertiroidismo, diabetes descompensada, artropatías en fase aguda, dermatitis eccematosa y TB.

Metodología del tratamiento de la climatoterapia

Un ejemplo clásico de la explotación del clima es el referido al Mar Muerto en Israel. Bajo las condiciones climáticas mencionadas, los pacientes que acuden a la *Dead Sea Psoriasis Clinic* se les recomienda realizar exposiciones diarias al sol en solarios próximos al lago, perfectamente vallados con lonas opacas, lo que impide la visualización desde el exterior, y en los que, por separado, toman el sol sin bañador varones y mujeres, pudiendo exponer áreas de piel afectadas, normalmente cubiertas. El tiempo de exposición inicial es de 10 a 20 min, en función del tipo de piel, y las sesiones se realizan por la mañana y por la tarde. A partir de aquí, se procede a incrementar progresivamente el tiempo de exposición, a razón de 10 min cada día, hasta alcanzar un máximo de 6 horas diarias. Además, los pacientes se bañan en el Mar Muerto.[16]

De manera interesante, algunos trabajos como los de Stern-Lange[17] y Tanew *et. al*[18], encontraron un incremento de lesiones neoplásicas en estos pacientes, que fueron relacionadas fundamentalmente con las extensas horas de exposición al sol.

En el Mar Muerto, el programa supervisado para el tratamiento de los pacientes con psoriasis y artritis, alcanza cifras récord de mejoría e incluso de eliminación de los dolores y de la rigidez articular. Estos datos fueron aportados por dermatólogos del Hospital Hadassa de Jerusalén, tras realizar un informe científico sobre terapias por medio del clima, en el que participaron más de 2 mil pacientes con psoriasis, en su mayoría del norte y centro de Europa.[19]

Varios artículos publicados en diversas revistas de dermatología[1-3] recogen los resultados obtenidos de los pacientes con psoriasis, que han efectuado el tratamiento tal y como se ha comentado en las líneas precedentes. Los autores de estos trabajos refieren resultados excelentes con una respuesta global (mejoría excelente o completa desaparición de sus lesiones) de 75 a 100% de los casos, cualquiera que fuese la extensión de su psoriasis.[20-23] Se atribuyen al agua y al barro procedente del fondo de este lago, propiedades extraordinarias, tanto para la curación de múltiples enfermedades, como para el cuidado cosmético de la piel. En este sentido, constituye una fuente natural para el balneario y talasoterapia.[24]

Otro aspecto que parece importante, además del climático, es el psicológico. Los factores psicológicos que probablemente participan en este tipo de tratamiento son complejos y es el conjunto de todos estos lo que determina y complementa su eficacia. El paciente se encuentra lejos del estrés que suponen las obligaciones diarias, tanto en el trabajo, como en casa, y no se halla bajo la carga emocional que conlleva un ingreso hospitalario.

En general, el paciente debe estar bajo la exposición de los factores climáticos durante al menos 3 semanas, este período de 21 días se describe como parte de la *cura termal*. De todos los tipos de clima y su influencia en la salud, el más explotado es el clima marino, y sus beneficios ya están desarrollados dentro del ámbito de la talasoterapia que se expuso anteriormente.

Lo que se preconiza, una vez que el paciente está bajo los efectos del clima, es una serie de ciclos de inspiraciones profundas al aire libre (aeroterapia), 3 o 4 veces a lo largo del día durante 3 min cada una, con el objetivo de incorporar al organismo, partículas suspendidas en el aire, en forma de aerosoles, los iones fundamentalmente negativos, entre otros. Además de esto, hay que programar baños de sol, que pueden ser como se prescribe en la helioterapia, así como baños de aire. El baño de aire es la exposición del cuerpo al aire cuando este produce sensación de frío, lo que tiene lugar cuando la temperatura es inferior a 18 °C.

Estas modalidades de climatoterapia generan sus beneficios sobre la salud humana gracias a la excitación, de mayor o menor intensidad, que producen; dan lugar a una triple reacción, térmica, circulatoria y nerviosa.

En Cuba es difícil poder aplicar en su gran magnitud la climatoterapia. En su condición de isla pequeña, con un clima tropical relativamente estable, existen pocos lugares en el país que quedan dentro de los parámetros de clima de montaña.

En la práctica lo que más se explota es la posibilidad de clima marino y la talasoterapia que ofrecen nuestras costas y playas. En este sentido se han desarrollado diferentes instituciones entre las que se destaca el centro sanatorial ubicado en Santa María del Mar al este de la capital Ciudad de La Habana.

Preguntas de Comprobación

1. ¿Cuál es la definición de climatoterapia?
2. Describa las características del Mar Muerto, que le otorgan un lugar especial como ejemplo de climatoterapia.
3. Mencione los tipos de clima con interés para la salud.
4. Relacione las características de los tipos de clima.
5. Describa la metodología del tratamiento para la climatoterapia.

Referencias bibliográficas

1. Voronin I. M. (1954). Estudio experimental del efecto de los factores climatoterapéuticos sobre el organismo humano [en ruso]. En: Documentos de la 2da Conferencia Interinstitucional sobre experiencias en la Climatoterapia. Moscú; 1954, Nov 25-7.

2. Voronin I. M., Spiridonova F. V., Ayitskii Y. A., *et al.* (1958). Variación del intercambio gaseoso, de la temperatura de la piel y de la reacción espástica en enfermos y sanos durante la aclimatación al clima marítimo de las ciudades de Yalta y Feodosia [en ruso]. Rev. Problemas de Climatoterapia Experimental. Vol 3, Moscú.

3. Ovcharova V. F. (1958). Cambios en la actividad nerviosa superior y en el intercambio gaseoso de animales durante la aclimatación a diferentes condiciones climáticas [en ruso]. Rev. Problemas de Climatoterapia experimental; Vol 3, Moscú.

4. Voronin I. M., *et al.* (1963). Cambios en la actividad nerviosa supe- rior y en el intercambio gaseoso de animales en diferentes épocas del año [en ruso]. En: Problemas de la Climatología Compleja, Edit. AC URSS, Moscú; p. 141-149.

5. Bielsa Marsol I. (1997). Climatoterapia en el Mar Muerto: una alternativa real en el tratamiento de la psoriasis, Revista Piel.

6. Lecha L., Morozov V., Nieves M. y Sardiñas M. (1986). Influencia de las bajas extra tropicales sobre los estados del tiempo en Cuba y tipos de circulación asociados. Rev Cub Meteorología; 2: 18-25.

7. Lecha L. (1987). Las condiciones de calor sofocante en la región central de Cuba. Rev Cienc Tierra y Espacio;13: 56-58.

8. Nuevo Atlas Nacional de Cuba. Sección VI: El clima y los recursos climáticos. Edit. ACC y Edit. Cartográfica Española, Madrid-La Habana; 1988.

9. Lecha L., Florido A. (1989). Tipificación del régimen térmico del aire en Cuba. Rev Cub Meteorología. 2, 1: 34-41.

10. Lecha L., Chugaev A. (1989). La bioclimatología y algunas de sus aplicaciones en condiciones del clima tropical cálido y húmedo. Edit. Academia, La Habana; p. 35.

11. Lecha L., Llanes A. (1989). Características estacionales de la circulación atmosférica sobre Cuba. Rev Cub Meteorología; 1,1: 49-56.

12. Lecha L., Paz L., Lapinel B. (1994). El clima de Cuba. Edit. Academia, La Habana; p. 186.

13. Lecha L., Delgado T. (1996). On a regional health watch & warning system. En: Proceedings of the 14th Int. Congress of Biometeorology, Ljubljana, Slovenia; Part 2; Vol 3. p. 94-107.

14. Lecha L. (1998). Biometeorological classification of daily weather types for the humid tropics. Int Journal of Biometeorology; 42, 2: 77-83.

15. Ackerman E. A. (1941). The Koppen Classification of Climates in North America. Geographical Review. 31(1) Jan: 105-111.

16. Even-Paz Z., Shani J. (1989). The Dead Sea and psoriasis. Historical and geografical background. Int J Dermatol; 28: 1-9.

17. Stern R., Lange R. (1988). Non-melanoma skin cancer ocurring in patients treated with PUVA five to ten years after first treatment. J Invest Dermatol; 91: 120-124.

18. Tanew A., Hönigsmann H., Ortel B., Zussner C. H., Wolff K. (1986). Nonmelanoma skin tumours in long-term photoche-motherapy treatment of psoriasis. An 8-year fllow-up study. J Am Acad Dermatol;15: 960-965.

19. Schewach M., Feinstein A., Trau H., Abel E. A., Cox A. J. (1989). Histologic studies in psoriatic patients treated at the Dead Sea: comparison with photochemotherapy. J Am Acad Dermatol; 20:502-503.

20. Abels D. J., Kattan-Byron J. (1985). *Psoriasis treatment at the Dead Sea: a natural selective ultraviolet phototheraphy*. J Am Acad Dermatol;12: 639-643.

21. Abels D. J. , Rose T., *et al.* (1995). Treatment of psoriasis at a Dead Sea dermatologic clinic. Int J Dematol;34: 134-137.

22. Lindelöf B., Sigurgeirsson B., Tegner E., *et al.* (1991). PUVA and cancer: a large-scale epidemiological study. Lancet; 338: 91-93.

23. British Photodermatology Group. British Photodermatology Group guidelines for PUVA. Br J Dermatol. 1994; 130: 246-255.

24. Pinton J., Fridén H., Kettaneh-Wold S., *et al.* (1995). Clinical and biological effects of balneotherapy with seleniumrich spa water in patients with psoriasis vulgaris. Br J Dermatol; 133: 344-347.

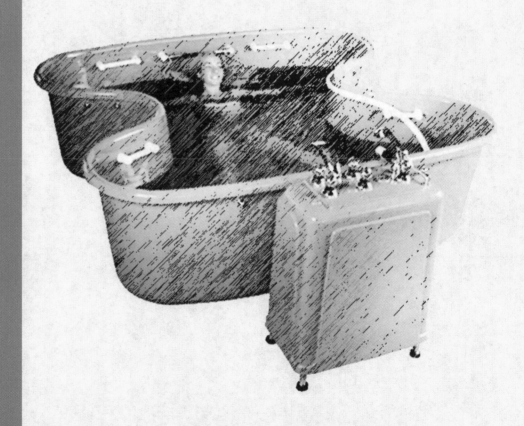

Parte 3

Hidrología médica

CAPÍTULO 5

Balneoterapia o crenoterapia

Objetivos

1. Definir la crenoterapia dentro de la clasificación general de agentes físicos terapéuticos.
2. Reconocer la evolución histórica de la técnica, y en especial las características de Cuba.
3. Exponer el concepto de cura balnearia e identificar las características generales y específicas de las aguas mineromedicinales.
4. Comprender los efectos biológicos de las aguas mineromedicinales.
5. Analizar las indicaciones y contraindicaciones de las aguas mineromedicinales.
6. Interpretar la metodología de aplicación de la crenoterapia.
7. Enumerar las precauciones a tener en cuenta durante el tratamiento.

La hidrología médica es la ciencia que trata, dentro del campo de la medicina y la terapéutica, el estudio detallado y preciso de la relación del agua como agente terapéutico. Incluye el tratamiento con las aguas mineromedicinales (balneoterapia o crenoterapia), el tratamiento con los fangos mineromedicinales (peloidoterapia), así como el tratamiento con el agua corriente (hidroterapia).

El contenido de este apartado se ha distribuido en 6 capítulos, el capítulo 5 dirigido a la balneología, el capítulo 6 al estudio de los peloides o fangos medicinales, posteriormente se subdividió la parte de hidroterapia, con el objetivo de facilitar su estudio y aprendizaje. Comienza con el capítulo 7 con las consideraciones generales, el capítulo 8 dedicado a baños totales, el capítulo 9 a baños parciales, y finalmente el capítulo 10 a los ejercicios en el agua.

Definición de balneoterapia o crenoterapia

Este primer capítulo trata sobre la balneología, que es la ciencia que estudia el tratamiento mediante las aguas mineromedicinales, así como los factores de cura o tratamientos utilizados en el medio balneario; con toda la complejidad de diferentes factores, siempre operantes, climáticos, higiénico-dietéticos, psíquicos, ejercicio físico y reposo, lo que se denomina la *cura balnearia*. Se estudia el modo de actuación de esta agua sobre el organismo sano y enfermo, y se acota sus formas de administración e indicación.[1-4]

Como consecuencia del envejecimiento de la población y la aparición de nuevas enfermedades y entre estas, de tipo degenerativas, se está produciendo un incremento de la demanda social en la calidad médica asistencial encaminada a conseguir una esperanza de vida libre de incapacidad. En este sentido, instalaciones como los balnearios, pueden ser grandes promotores de calidad de vida. Independientemente del reto financiero que representan para los sistemas sanitarios públicos. La naturaleza brinda en ellos, una opción ideal de combinación terapéutica que no debe ser desaprovechada. [5,6]

En los balnearios las intervenciones médicas se centran en la presencia de aguas de características especiales. Se considera agua mineromedicinal aquella que posee diferentes propiedades medicinales producto de las sales que contienen. Por sus características, se han acreditado oficialmente como agente terapéutico y han sido declaradas de utilidad pública por los organismos pertinentes. Contienen más de 1 g de sustancia sólida disuelta por kilogramo de agua, contienen componentes extraños en cantidad superior a determinadas proporciones, o poseen una temperatura superior a 20 °C. [1,4]

Elementos históricos

El agua, es uno de los más antiguos agentes físicos utilizados de forma terapéutica, las aguas mineromedicinales y del mar han formado parte de la terapéutica en todos los tiempos y lugares. Los baños en el Ganges o en los lagos sagrados que rodean los templos indios, las abluciones ordenadas en el Corán, los baños purificadores indicados en la ley de Moisés y el Talmud, son solo ejemplos.

Según Hipócrates (460-375 a.C.) "...el médico debe estudiar el uso del agua a título de agente terapéutico y recomendarla en algunas enfermedades, sobre todo cuando sea preciso combatir el exceso de calor que las fiebres de todas clases provocan en el cuerpo humano..." Este eminente científico griego, utilizaba baños de agua con sales para tratar inflamaciones crónicas de la piel, empleó el agua del mar tanto fría como caliente, hizo un esbozo de lo que se llama en la actualidad *baños de contraste*. Mostró cómo con aplicaciones de agua de mar, se detenía la evolución perniciosa de las úlceras cutáneas. Según su experiencia, los baños fríos con ejercicio físico calientan más el cuerpo que los baños calientes, ya que tras estos últimos, el cuerpo se enfría. [7]

Tres siglos más tarde los romanos superaron a los griegos y entre ambos crearon espectaculares termas capaces de albergar hasta 3 000 personas, son ejemplos las de Peloponeso, Pérgamo y Rodas. Las ruinas de algunas de estas colosales construcciones han llegado hasta estos días, y brindan solo una idea de la medicina natural de aquellos tiempos (**Fig. 5.1**).

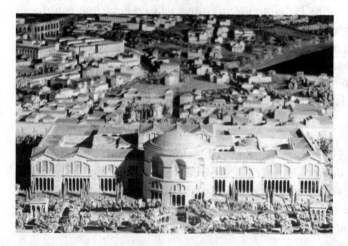

Figura 5.1. Termario de las Termas de Caracalla, Roma, ocupaban una superficie de 118 000 m².

Los romanos utilizaron el agua profusamente, tanto con fines recreativos como curativos. Tenían cuatro tipos de baños con distinta temperatura.[8]

- *Frigidario* (baño frío, solo recreativo).
- *Tepidaria* (agua templada en ambiente cálido).
- *Caldario* (baño caliente).
- *Sudatorio* (habitación caliente y húmeda).

En tiempos prebíblicos, el Mar Muerto adquirió fama como centro en la terapéutica para las enfermedades de la piel. En Japón se utilizan aguas de determinados manantiales, desde hace más de 1 000 años, para tratar problemas dermatológicos.

El Renacimiento (siglo XV y principios del XVI) supone una reacción contra el espíritu teológico de la Edad Media; se intenta resucitar en la cultura europea los valores formales y espirituales de la antigüedad. El descubrimiento de la imprenta supone un factor imprescindible en este desarrollo, ya que favoreció la aparición y difusión de los conocimientos sobre aguas mineromedicinales. En 1498, Juan Miguel Savonarola, publicó el que se ha considerado como primer tratado de balneoterapia titulado *De balneis et thermis*.

En 1697, ya el inglés J. Floyer promocionó el agua como agente preventivo y curativo en enfermedades como el raquitismo, pero los primeros estudios positivos sobre procedimientos hidroterápicos los llevó a cabo Vicente Priessnitz (1799-1851), considerado el padre de la hidroterapia. Este autor comprobó el planteamiento hecho antes por Hipócrates, que en ciertas ocasiones el agua fría produce calor; determinó que cuando se emplea agua fría, no es el frío el que cura sino la reacción de calor que esta produce. Por esto, abordó la necesidad de acumular previamente en el cuerpo el calor suficiente para obtener reacción con el agua fría. He aquí el concepto de Priessnitz: "Yo empleo el agua no por el frío que produce, sino por el calor que le sigue, con su acción despierta una fiebre artificial en la piel del sujeto". Otro autor muy conocido por sus aportes en el tema de la hidroterapia fue Sebastián Kneipp (1821-1897). Sus baños de agua fría aplicados por líneas en el cuerpo, ejercían acción refrescante sobre el sistema nervioso y producían la "debida" reacción térmica. Esta técnica por su impacto a nivel de la superficie corporal, era excelente para las afecciones epidérmicas. Además, brindó la idea de la importancia de los baños de contraste. Kuhne (1835-1901) fue el promotor del conocido baño de asiento, incluso recomendando la fricción o baño genital. Mientras Tadeo de Visent (1858-1926), fundamentó y propuso el tratamiento mediante la frotación de agua fría para la estimulación del organismo y provocar respuestas de defensa.[7,9]

Ya desde principios del siglo XX eran bien conocidos en el ámbito médico, los beneficios de la hidroterapia. Una excelente prueba de ello es el capítulo escrito por Strasburger J[10], "Hidroterapia y termoterapia", en un texto de medicina interna traducido al español y publicado en 1929 por los autores alemanes Krause & Garré. En este capítulo se describen ampliamente los beneficios de la hidroterapia, así como los detalles de numerosas técnicas o procedimientos. El texto está acompañado por numerosos grabados que ilustran las posiciones del paciente y los implementos que se utilizaban. Ya se hablaba desde entonces de los baños de arena, de baños de gases y de las aplicaciones del fango medicinal. Se describen numerosos tipos de duchas, entre las cuales está la ducha de vapor del Hospital Municipal de Francfort, y modelos de ducha circular y de asiento de la casa Moosdorf y Hochhäuster, cuya concepción ha cambiado muy poco en la actualidad. Incluso, aparecen en el capítulo los primeros equipos de la Siemens.

Con el desarrollo de la farmacología en la segunda mitad del siglo XX, y sobre todo con la introducción de dermocorticoides, antibióticos y antihistamínicos, las aguas mineromedicinales pasaron a un plano secundario durante casi 50 años. Su popularidad resurge en las últimas dos décadas.[11-12]

En la actualidad, el mayor conocimiento de los efectos fisiológicos de la hidroterapia en sus distintas formas y el desarrollo de la tecnología en este campo, la ha colocado en un terreno estrictamente científico, de modo que existen los fundamentos físicos, biofísicos y biológicos que avalan sus aplicaciones y respaldan los resultados terapéuticos, sobre todo como una gran herramienta en el objetivo de mejorar la calidad de vida.[13]

Las prescripciones hidrológicas deben obedecer a las mismas reglas que cualquier prescripción terapéutica, debiéndose establecer meticulosamente: dosificación, técnica, duración, entre otras características. Por otra parte, en las últimas décadas los balnearios han experimentado importantes modificaciones. Han renovado y modernizado edificios e instalaciones, construidos centros nuevos, para adaptarse a las nuevas indicaciones y tendencias, lo que hace que el centro balneario, debidamente equipado en personal y medios técnicos, se constituya en un marco excelente donde aplicar la cura termal o balnearia.[1]

Sin duda alguna, en la historia contemporánea de la balneología en Cuba hay que destacar dos nombres. El primero, el comandante Jesús Montané, y el segundo, el Dr. Eulogio Montoya Gilbert, ambas personalidades dedicaron una importante parte de su vida al desarrollo de la balneología. Fundamentaron y llevaron a cabo numerosos proyectos de desarrollo por el país. Esfuerzo que se vio luego obstaculizado, por las dificultades económicas severas en la última década del pasado siglo. La crisis económica a que se vio sometido el país, tuvo una repercusión negativa, significativa, en el mantenimiento y desarrollo de los balnearios. Se cuenta en el país con más de 1 000 fuentes de aguas mineromedicinales, 60 salinas y 32 yacimientos balnearios. Tal fue la magnitud del deterioro en los años difíciles del período especial, que se llegó a contar con apenas 3 o 4 balnearios en mediana explotación, así como menos de 11 salinas en explotación. En estos momentos existe un renovado esfuerzo por recuperar los niveles históricos de atención y desarrollar nuevas potencialidades en este tipo de terapéutica natural. En este sentido, se toman acciones por parte del Grupo Nacional de Termalismo, el Grupo Nacional de Medicina Tradicional y Natural, junto a otros factores del Ministerio de Salud Pública.

Cura balnearia

El balneario es el lugar donde se combinan la acción de las circunstancias ambientales y climáticas. Se suman a la vez, otros factores coadyuvantes, como la ordenación de las actividades diarias, un adecuado control de ejercicio-reposo, un régimen alimentario y dietético, así como las influencias psicosociales. Estos factores, diversos y siempre operantes, van a ejercer una beneficiosa influencia sobre el estado de enfermedad y la evolución del paciente. A todo esto se agrega, la capacidad de respuesta del individuo, que pone como evidencia la necesidad de una atención individual y específica de las personas sometidas al tratamiento en el balneario. En la acción final de la terapéutica balnearia influye también, y en considerable medida, la acción directa del médico o del terapeuta que interviene en el tratamiento. Una más fácil y positiva relación médico-paciente coadyuva en un mejor resultado de la terapia. [10-15]

Los balnearios están diseñados para poner en marcha las medidas y consejos de prevención sanitaria para un mejor estado de salud. Puede ser un lugar ideal para lograr los objetivos de tratamiento, prevención y educación sanitaria, para conseguir un mejor estado de salud; todo esto dirigido a una mejor calidad de vida. Se ha considerado que un incremento del 1% en el gasto sanitario en balnearios repercute en un ahorro del 30 al 40% en gastos médicos farmacológicos y en un 30% del ausentismo laboral. Por otra parte, se obtendría autonomía para las personas mayores, para mantenerlas sanas, independientes y como parte activa de la sociedad. [16]

Dentro del balneario, se pueden considerar como factores principales, el agua mineromedicinal y las técnicas de administración de esta, pero también es preciso considerar como factores trascendentes, las circunstancias ambientales que concurren en la localidad balnearia. Todos estos elementos se resumen en el concepto de cura balnearia. [1-3, 5]

La *cura balnearia* constituye una parte de la terapéutica, que utiliza como agente medicamentoso las aguas mineromedicinales, aplicadas en el lugar de emergencia, el balneario. Su utilidad en la actualidad es indiscutible como factor coadyuvante en el tratamiento de distintos procesos patológicos, y de importancia trascendente en la prevención, tratamiento y rehabilitación de afecciones de evolución crónica del aparato locomotor, respiratorio, digestivo, urinario, procesos dermatológicos, así como estrés, astenia y el síndrome de fatiga crónica. [1]

Los principales factores de la cura balnearia se resumen en:
- Las aguas mineromedicinales.
- Las técnicas de aplicación.
- Factores ambientales y climáticos.
- El diseño de un programa de actividades diarias.
- La combinación de ejercicio y reposo adecuados.
- La aplicación de un régimen alimentario-dietético.
- Las influencias psicosociales.
- El impacto específico de la relación médico-paciente o terapeuta-paciente.

Características generales de las aguas mineromedicinales

Las aguas mineromedicinales son el factor esencial en las curas balnearias. Su importancia está dada por sus características y comportamiento en la naturaleza, dentro de las cuales se pueden mencionar que:
- Son soluciones naturales.
- Sus cualidades son difícilmente reproducibles, de manera artificial.

- Están dotadas de peculiares propiedades químicas y físicas.
- Sus características y propiedades específicas son constantes durante todo el año.
- Por los efectos biológicos derivados de sus características fisicoquímicas, pueden ser utilizadas con determinados y definidos objetivos terapéuticos.

Mineralización

La mineralización en las aguas mineromedicinales es muy diferente, pues contienen elementos predominantes, aniones y cationes, que le imprimen esta denominación. Estas pueden ser bicarbonatadas, sulfatadas, cloruradas, sódicas, cálcicas, magnésicas, a partir de sus compuestos mayoritarios. En algunas se encuentran otros compuestos, que sin ser predominantes, los contienen en determinada concentración. Además, pueden tener elementos especiales y gases (carbogaseosas, sulfuradas, ferruginosas, radiactivas, entre otros). Cada una de estas tiene un efecto específico derivado de esa mineralización, sobre todo de sus componentes mayoritarios, pero también de otros que llevan en su composición, elementos traza u oligoelementos, que confieren al agua mineromedicinal su singularidad. Las aguas que, sin tener elementos especiales, su mineralización global no supera 1 g/L se les denomina *oligominerales* u *oligometálicas*. Cuando su contenido de sales alcanza los 50 g/L, se les llama *hipermineralizadas*.

Temperatura

Es un parámetro que caracteriza las aguas minero-medicinales. Las fuentes naturales suelen conservar la temperatura de manera muy constante. Para que el agua mineromedicinal sea considerada como hipertermal, debe superar en el punto de emergencia, 4 °C por encima de la temperatura media anual del aire (Tma), y debe superar en 2 °C, la temperatura del suelo (Ts). Además, para que sea hipotermal, el punto de emergencia, debe ser una temperatura inferior a la Tma, y 2 °C menos que la Ts. [4]

Sin embargo, en la práctica diaria, estos son rangos tan estrechos que no son los que se tiene en cuenta. El valor que tiene real importancia es la temperatura del agua en el momento de ejecutar la aplicación. En este sentido, se considera una aplicación fría cuando el agua tiene menos de 29 °C, mientras, las aguas con temperatura por encima de los 37 °C, se consideran calientes.

Estos rangos van a ser analizados detalladamente en el acápite de hidroterapia. Desde el punto de vista terapéutico, las aplicaciones más valiosas son las que se aplican con una temperatura de más de 37 °C, ya que van a producir cambios de mayor magnitud; pues estimulan múltiples procesos metabólicos, aceleran las reacciones químicas y la acción de los catalizadores biológicos, y aumentan la permeabilidad de las membranas biológicas. Además, producen una apertura circulatoria con un incremento de hasta 2 °C en la temperatura a nivel de la piel (puesto en evidencia en los baños de ClNa), incrementan los niveles de adrenalina en sangre y producen un efecto de relajación neuromuscular que constituye un preámbulo excepcional para el proceso de reeducación.

Características específicas de las aguas mineromedicinales

Aguas cloruradas

Se trata da aguas mineromedicinales con una mineralización global superior a 1 g/L con un predominio de cloruros superior al 20%. Se consideran aguas cloruradas débiles cuando contienen menos de 10 g/L. Se denominan aguas cloruradas de mediana mineralización cuando contienen entre 10 y 50 g/L. Se les llama aguas cloruradas de fuerte mineralización cuando contienen más de 50 g/L. [4]

Administradas por vía oral, estimulan la secreción y motilidad gástrica e intestinal, lo que facilita la salida de la bilis al intestino. En el caso de las aguas cloruradas de débil mineralización, producen estimulación de la secreción de ácido clorhídrico y de la motilidad gástrica. Tienen una acción beneficiosa sobre la vesícula biliar, pues aumenta la secreción de bilis, además de que la fluidifica. Sin embargo, hay que tener en cuenta que si son de fuerte mineralización sus acciones son contrarias. Una vez absorbidas activan el metabolismo en general y se comportan como estimulantes del organismo.[17-19]

Por su mineralización, cuando se utilizan por vía tópica, pueden ejercer efectos sobre la piel. Las hipertónicas actúan como antiflogísticas, antiinflamatorias y desinfectantes. Estimulan la cicatrización y mejoran las afecciones óseas. Son favorables en procesos respiratorios y cutáneos.

Cuando son clorurada-sódicas, ejercen acciones estimulantes de las funciones metabólicas y orgánicas, mejoran el trofismo celular, los procesos de reparación hística y cicatrizal, así como favorecen la circulación hemática y linfática, provocan engrosamiento de la capa de Malpighi y edema reticular, como se observa engrosamiento de la fibra nerviosa. Cuando son cloruradas-bromoyódicas, tienen propiedades antisépticas y acción simpaticotónica debido a la presencia de yodo. Estimulan las secreciones de las mucosas con descamación por efecto osmótico. Producen una intensa y duradera congestión del sistema vascular de la submucosa debido a irritación directa de los componentes salinos. [20-22]

Las aguas madres, obtenidas por la evaporación de las cloruradas, tienen un ascenso porcentual de magnesio, bromuro y potasio, lo que les confiere propiedades sedantes más acusadas, en detrimento de las estimulantes.

En cuanto a los efectos secundarios de las aguas cloruradas, en general, tienen una buena tolerancia, pero en tratamientos intensos, es posible que se produzca malestar general, cefalea, estado febril, incremento de dolencias, e irritación de mucosas. Todos estos efectos suelen desaparecer con la reducción de la intensidad del tratamiento, incluso se puede suspender el tratamiento durante unos días.

Aguas sulfatadas

Son aguas con una mineralización mínima de 1 g/L, con predominio del anión sulfato. Tienen como características que son superficiales, inodoras, de sabor amargo, y pueden ser sulfatadas-sódicas, sulfatadas-magnésicas o sulfatadas-cálcicas.[4]

Estas aguas disminuyen notablemente la actividad de la secreción del estómago, ya que poseen una influencia sobre el intestino. Cuando tienen una elevada mineralización intensifican el peristaltismo, por tal motivo las denominan "las limpiadoras", por descargar desde el organismo, las sustancias tóxicas, tanto a través del intestino como del hígado, a la vez que facilitan el proceso de intercambio.[21]

Tienen acción colagoga, estimulan la producción de bilis más fluida, además de acción colerética, facilitan la secreción de la bilis al intestino. Las aguas sulfatadas de baja mineralización, sobre todo las alcalinas, son protectoras de la célula hepática. Se indican en pacientes con estreñimiento crónico, en enfermedades crónicas del hígado y las vías biliares, además en la obesidad.[23]

Producen un efecto miorrelajante y espasmolítico de la musculatura bronquial. También estimulan la descamación epitelial mucosa y cambios de las células inflamatorias, con el consiguiente efecto eutrófico.[24]

Aguas sulfuradas

Son aguas mineromedicinales que contienen azufre en una cantidad superior a 1 g/L, debido a las formas de ácido sulfhídrico y ácidos polisulfhídricos que posee, se trata de azufre bivalente. Contienen materia orgánica como algas y sulfobacterias, y suelen tener otros aniones y cationes predominantes, dando lugar a aguas sulfurado-sódicas, sulfurado-cálcicas, sulfurado-cloruradas y sulfurado-arsenicales. El olor es el característico a sulfhídrico (huevos podridos), son untuosas por el contenido en materia orgánica, y el color es amarillo-verdoso o azulado según el grado de oxidación del azufre.[4]

Sus usos principales son en los procesos reumáticos, enfermedades del aparato cardio-vascular, del sistema nervioso, procesos dermatológicos, otorrinolaringológicos y respiratorios crónicos. Poseen, a nivel hepático, una acción antitóxica, al igual que una acción antianafiláctica y antialérgica. Producen estimulación metabólica y una acción trófica. En el estómago provocan una ligera acción antiácida y un efecto colerético. Sobre la piel tienen acción queratolítica. [4,17]

Cada uno de los múltiples componentes de las aguas sulfuradas ejerce una acción específica, pero la presencia del azufre bivalente reducido en forma de hidrógeno sulfurado SH_2 y de iones sulfhidrato SH^- le proporciona determinadas acciones terapéuticas comunes a este tipo de aguas, como son:[24]

- Las estructuras centrales nerviosas y las periféricas, son particularmente sensibles al sulfuro de hidrógeno, también ejercen acción sobre el sistema endocrino.
- Acción mucolítica, con una mejoría del aclaramiento mucociliar. Efecto fluidificante, disminuye la viscosidad de las secreciones mucosas. Efecto vaso activo en el corion submucoso, por estimulación del parasimpático con acción antiinflamatoria.
- Efecto antiséptico.
- Tienen efecto eutrófico, favorece la descamación del epitelio con recambio de las células alteradas, debido al proceso inflamatorio y regulan el crecimiento y

función de las células mucíparas. Además, tienen acción cicatrizante por estimulación de la actividad celular. A nivel de la piel se forman sustancias vasoactivas como la histamina y la acetilcolina.

- Desencadenan una respuesta inmunitaria local, una acción antihipóxica y un aumento de la concentración local de oxígeno. Estimulan la producción de factores no específicos de defensa. Este efecto se acompaña de una disminución de las IgE séricas y, en el caso de la otitis seromucosa, de una disminución de las IgA.[25]

- Tienen probable acción citoprotectora a nivel de aparato respiratorio frente a los fenómenos oxidativos tóxicos, que se desencadenan por la liberación de radicales libres oxidantes de causa diversa, comportándose, el hidrógeno sulfurado, como captador de radicales libres oxigenados. Su pH ligeramente alcalino, favorece los movimientos ciliares. [24]

- Sobre el aparato cardiovascular, provoca hiperemia, aumenta la velocidad del flujo sanguíneo, y el volumen minuto, disminuye el pulso, la respiración se hace lenta y profunda.

- Se comportan como antitóxicas y desensibilizantes, al disminuir las globulinas plasmáticas.[19]

- Actúa como un restablecedor energético para la célula.[21]

- Ejercen acciones reguladoras tanto de la vascularización, como del trofismo y las secreciones, además de ser desensibilizantes, antálgicas, antitóxicas y activadoras de los procesos oxidorreductores.

- Estimulan el peristaltismo intestinal, son colagogas, coleréticas y hepatoprotectoras. Si predomina el sodio y el magnesio actúan como laxantes. Por esto, su utilización más habitual es en dispepsias digestivas y discinesias biliares.[17-23]

Las aguas sulfuradas-sódicas regulan las secreciones y la motilidad del aparato digestivo, aumentan la secreción biliar, la contracción vesicular, la relajación del esfínter de Oddi, la circulación portal y la función de la célula hepática, pues aumenta el glucógeno hepático. Entre sus características peculiares es que tienen efectos hipoglucemiantes. En relación con la sulfoconjugación y la oxidorreducción de determinados fármacos en el hígado, el azufre protege de la intoxicación por metales, se combina con estos y precipita en forma de sales que son insolubles.[19]

El azufre reducido de que constan, debido a su transmineralización, tiene una especial acción sobre las estructuras articulares, y fundamentalmente a nivel del cartílago, ya que penetra en el tejido conjuntivo y se fija a los mucopolisacáridos.[20]

En cuanto a los efectos secundarios de las aguas sulfatadas y sulfuradas, se puede decir que suelen aparecer durante la primera semana de tratamiento. Aparecen los signos de la crisis termal, fiebre termal, hidorrea termal, manifestaciones cutáneas, congestión rinofaríngea, dolores articulares, crisis digestivas y reactivación del cuadro patológico.

Son contraindicaciones para la aplicación de estas aguas, las enfermedades graves del aparato cardiovascular, el SOMA, el sistema nervioso, del aparato ginecológico, así como enfermedades crónicas, graves del hígado y vías biliares.

Aguas bicarbonatadas

En este tipo de agua predomina el anión bicarbonato, con una presencia de más del 20% de la totalidad del contenido aniónico de esa agua. Según los otros iones que pueden estar presentes, se habla de bicarbonatadas sódicas, cálcicas y magnésicas, mixtas, sulfatadas y cloruradas. Las aguas bicarbonatadas de base terrosa, cálcica o magnésica, así como las cloruradas y ferrobicarbonatadas, suelen ser frías y superficiales; ya que han alcanzado la mineralización por disolución del carbonato, en su trayecto a través de los terrenos sedimentarios, emergidos en el límite entre los terrenos volcánicos y los sedimentarios.[4]

Su uso fundamental es como bebida. Estimulan la secreción enzimática del páncreas, aumentan el poder de saponificación de la bilis y, por tanto, favorece la eliminación del colesterol. Su acción alcalinizante en la orina produce la movilización y eliminación de ácido úrico. Alcalinizan también el pH gástrico, por esto se comportan como antiácidos y alcalinizantes. Son hepatoprotectoras, ya que facilitan los mecanismos de desintoxicación hepática y glucogénesis.[17-19, 23]

Los iones bicarbonato modifican el ambiente ácido de los tejidos con inflamación. La presencia de CO_2 en equilibrio con el ácido carbónico, produce efecto miorrelajante, sedativo y analgésico. Inhiben la desgranulación mastocitaria con acción antihistamínica y estimulan la motilidad ciliar.[24]

Las aguas bicarbonatadas-sódicas se comportan como antiácidos sistémicos, fluidifican la mucosidad entérica, por tales motivos dificultan la acción de la pepsina. Además, cuando son bicarbonatadas-cálcicas, tienen una baja alcalinidad y poder neutralizante, con una buena tolerancia por parte del paciente. Mientras, las aguas bicarbonatadas-sulfatadas funcionan como neutralizantes de la acidez gástrica y de la actividad pépsica, además de que poseen una actividad antiinflamatoria a nivel de la mucosa digestiva.[26]

En cuanto a los efectos secundarios de las aguas bicarbonatadas, se puede decir que son escasos por su gran tolerancia, pero puede aparecer una reactivación de los síntomas, que ceden con una reducción del tratamiento. Raramente las aguas bicarbonatadas-sódicas administradas por vía oral, al llegar al duodeno, que en condiciones normales secreta también bicarbonato, al encontrar mayor cantidad de este, se absorbe mejor y produce tendencia a la alcalosis; es la llamada *caquexia alcalina*.

Si se ingieren grandes cantidades de agua, puede haber disminución del apetito, cefaleas, náuseas, así como contracturas musculares. Si se administra aguas bicarbonatadas cálcico-magnésicas hay que tener cuidado con los pacientes que sean gotosos, porque se pueden precipitar las sales.

Hay que tener precaución con la administración de aguas bicarbonatadas mixtas, sobre todo las sulfatadas, porque tienen una acción laxante clara, y las cloruradas son saladas, por lo que pueden subir la tensión arterial. [17]

Aguas ferruginosas

Son aguas mineromedicinales que contienen hierro, el cual se halla en su forma ferrosa. Su origen suele ser en zonas volcánicas terciarias o cuaternarias. Su pH está próximo a 7. Normalmente son frías, cuando sedimentan dejan un depósito rojizo al precipitar como sal férrica y presentan floculación.[4]

Estimulan la hemopoyesis y las oxidaciones hísticas, la biodisponibilidad del hierro en estas aguas es muy importante, ya que la absorción por vía oral es rápida. Este tipo de aguas se caracteriza por tener un contenido de hierro ferroso superior de 10 a 20 mg/L. Su administración se hace por vía oral y a pie de manantial, ya que al contacto con el aire el hierro ferroso se transforma en férrico, se precipita y, por tanto, al cabo de unos minutos se pierde una gran parte de su utilidad terapéutica.[27]

En cuanto a los efectos secundarios de las aguas ferruginosas se puede señalar que su ingestión suele ser bien tolerada, mejor incluso que la tolerancia al hierro medicamentoso; además, muchos de los efectos obtenidos parecen superar a los que se esperan de la cantidad de hierro administrada por ese medio. No obstante, se puede presentar dispepsia, digestión lenta y pesada. Tienen una acción astringente, provocan mayor sequedad de boca e incluso estreñimiento. Las heces se pueden volver de color oscuro, más aún si se incluye en la dieta la remolacha. Aumentan las cefaleas, sobre todo en niños, aparece un dolor global, opresivo, sordo, continuo, diario, así como somnolencia, que confunde el proceso con un cuadro de encefalopatía, esto es indicativo de una ingesta excesiva diaria de hierro.

Para controlar estas reacciones lo mejor es dosificar la toma de agua, repartida a lo largo del día, no se debe superar el aporte de hierro de 25 a 100 mg, para asegurar así la tolerancia de los pacientes.[17]

Estas aguas están indicadas en el tratamiento de diferentes tipos de anemia con déficit de hierro.

Aguas radiactivas

Contienen gas radón de origen natural, generalmente oligometálicas. Se caracterizan por contener entre 5 y 200 NK/L (1 NK = 37 Bk/L) (Bk = Bekanele) de gas radón 222.

Los baños con agua radónicas están considerados como un tipo de alfaterapia, ya que el principal aporte a la acción biológica (más del 90% de toda la energía de irradiación) le corresponde a la irradiación alfa. Por la acción de esta agua, se produce la irradiación de macromoléculas (ADN, ARN), así como la ionización de moléculas de agua, se forman radicales y peróxidos libres, que poseen una alta actividad química sobre procesos oxidación-reducción. Durante un baño con aguas radiactivas, los productos de descomposición que circulan en la sangre, se acumulan en mayor cantidad, en las glándulas endocrinas (tiroides y suprarrenales) y estimulan su función.[21]

Este gas produce una acción simpaticolítica, que tiene como consecuencia la disminución de la presión arterial y la frecuencia cardiaca, al producir una inhibición el sistema nervioso simpático a la vez que aumenta el volumen sistólico y el metabolismo en la célula miocárdica.[21-22]

Estas aguas son sedantes y analgésicas, relajantes, antiespasmódicas, decontracturantes y normalizadoras desde el punto de vista neurovegetativo y vasomotor. Son beneficiosas sobre el sistema inmunológico, en afecciones reumatológicas, artropatías inflamatorias, procesos dermatológicos como la psoriasis, la neurodermatitis y eccemas, en las enfermedades respiratorias crónicas y los trastornos psicológicos.[17,27]

Para la aplicación de estas aguas existen las mismas contraindicaciones que para el resto de las aguas, y se particularizan todos los tipos de enfermedades de la sangre.

Aguas oligometálicas o de débil mineralización

Se denominan también ametálicas, oligocremáticas, indeterminadas, indiferentes, acratopegas, acratotermas. Son aguas de débil mineralización. Proceden de terrenos básicos, son diáfanas, incoloras, habitualmente sin sabor, de variable temperatura. Se les considera como aguas de arrastre o diuréticas, en las curas en bebida.[4]

Pueden aumentar la diuresis a una cantidad mayor que el agua ingerida y variar el pH de la orina. Sus usos principales son en las litiasis renales úricas, oxálicas y cistínicas. Constituyen la mayor parte de las aguas embotelladas de mesa.[17]

De 1 a 3 horas desde la toma, se produce un aumento de excreción de agua por orina, más volumen y con más catabólicos que con agua potable ordinaria. A partir de las 2 a 3 horas aparece la fase de eliminación sólida; en ella aumenta la eliminación de sodio, el pH de la orina tiende a elevarse, la eliminación de urea aumenta, se favorece la filtración renal (pero hay al mismo tiempo un ahorro de trabajo o descanso para el riñón), se produce un arrastre o lavado de las vías urinarias (sube de 5 a 10 veces la eliminación urinaria), aumentan las contracciones ureterales de 3 - 5 a 10 - 15 por minuto, se favorece la disolución y se evita las precipitaciones de sales en orina. La orina finalmente es menos irritante y más protectora.[23]

En cuanto a los efectos secundarios de las aguas oligominerales, se señala que se absorben muy fácil administradas por vía oral, sobre todo en el intestino, y más aún cuanto menor sea su mineralización. Por esto, si la ingesta es abundante y rápida puede provocar una hipertensión portal, enlenteciéndose el tránsito del agua por el sector portal hepático y región de suprahepáticas. Esta reacción se evitará, si se reparte las tomas de agua y se ingiere lentamente, a razón de 10 mL/min, y "pasear las aguas", lo que evita tomarlas justo a pie de manantial. Pueden ocurrir molestias gástricas y a veces hipotensión arterial, por diuresis excesiva.[17]

Aguas carbogaseosas

Se caracterizan por contener más de 250 mg/L de CO_2. Se denominan aguas carbogaseosas ligeras, cuando contienen de 300 a 500 mg de carbónico/L, media cuando contienen de 500 a 1 000 mg de carbónico/L e hipergaseadas cuando sobrepasan los 1 000 mg de carbónico/L.

Para las aplicaciones externas, debe contener de 1.2 a 1.4 g/L de CO_2. La temperatura indiferente del gas de anhídrido carbónico es de 12 - 13 °C, mientras que la temperatura indiferente del agua es de 29 - 33 °C, esto produce una acción estimulante sobre los receptores de la piel que perdura durante todo el baño. Lo anterior expuesto conduce a la no correspondencia entre la sensación de calor producido por el baño de anhídrido carbónico administrado y la temperatura del agua del baño. Quiere decir que el baño con agua a 33 °C, que debiera considerarse como tibio, y que provoca un discreto enfriamiento de la sangre y del organismo, como es con agua carbogaseosa, el efecto del CO_2 hace que la sensación sea de mucho calor.[21-22]

Aplicadas en balneación, esta agua producen un efecto vasodilatador local que se expresa con un enrojecimiento de la piel a los 4 a 5 min de comenzado el tratamiento, y a los 10 a 15 min, alcanza su máxima expresión, que dura unos minutos más allá de finalizada la aplicación. En estos momentos iniciales hay una intensificación de la sístole y se alarga la diástole, aumenta el flujo circulatorio y pueden constatarse cifras más elevadas de la presión arterial. Por último, hay un efecto relajante, bradicardizante y consecuentemente, una disminución de la tensión arterial.[27]

En cura hidropínica, las aguas carbogaseosas facilitan la digestión, atenúan la sensibilidad gustativa, estimulan la secreción y motilidad gástrica, lo que trae consigo una mejor absorción y progresión del contenido gástrico al intestino. Además, pueden elevar el pH de la orina y tienen efecto diurético. Sus principales indicaciones son contra las dispepsias y las litiasis úricas.[4-5]

Entre sus características cabe señalar que producen una estimulación general del organismo, pero también pueden comportarse como ligeramente analgésicas, sedantes del sistema nervioso neurovegetativo, sobre todo del simpático, lo que hace que predomine el sistema parasimpático, y son activadoras de la circulación periférica.[3]

En cuanto a los efectos secundarios de las aguas carbónicas, sus baños pueden producir efectos indeseables debido a la inhalación prolongada de gas carbónico. A dosis superiores del 10%, actúa directamente sobre el sistema nervioso; si se supera la concentración arterial deseada se produce estimulación neurovegetativa, trastornos nerviosos y cefaleas severas. Además, estimula también el centro vasomotor, lo que provoca el efecto contrario de la vasoconstricción: la vasodilatación, que se produce durante la balneación, dificulta la respiración y empeora la saturación de hemoglobina. La manera de evitar estos efectos es proteger al paciente de la inhalación del gas, ya sea con una mascarilla o sea tapando la bañera.

Aguas litínicas

Se trata de aguas mineromedicinales que producen la inhibición de la vasopresina, que se deriva en un efecto diurético y además disminuye la secreción del tiroides.[23]

Aguas yoduradas

Se trata de aguas mineromedicinales que pueden contribuir a la regulación de la función tiroidea, pues estas controlan el contenido de yodo.

Efectos biológicos de las aguas mineromedicinales

Los efectos terapéuticos de las aguas mineromedicinales se vinculan con sus cualidades físicas, químicas y biológicas (especialmente mineralización y temperatura), la vía de administración y las técnicas de aplicación. Las acciones que se pueden derivar de la mineralización van a depender, de su absorción y distribución (que es amplia, por ser el agua componente mayoritario del organismo), de la vía de administración y del tiempo de aplicación si se trata de la vía tópica.[1-3]

Los efectos específicos de las aguas mineromedicinales se basan en su estructura, forma de aplicación y composición.[17,19,28]

Estructura. Se determinan cambios en la estructura del agua, por las altas presiones y la temperatura a la que es sometida en el interior de los acuíferos profundos durante muchos años, condicionan comportamientos peculiares sobre elementos celulares, sistemas coloidales, enzimáticos, entre otros; además, el carácter dipolar de las moléculas de agua, sus posibles variaciones estructurales y la intervención de distintos isótopos en su constitución, hacen que pueda comportarse de manera diferente según las circunstancias.

Forma de aplicación. En las aplicaciones tópicas o externas, predomina el efecto de las acciones físicas, mecánicas, dinámicas y térmicas del agua. Son acciones muy valoradas en las curas rehabilitadoras, pues facilitan la movilidad del aparato locomotor, aumentan la vascularización y el trofismo, estimulan el sistema sensorial y la propiocepción. Basan los efectos sobre todo en la presión hidrostática y el principio de flotación de Arquímedes. Liberan hasta el 90% del peso del cuerpo que se somete a una inmersión. Hay que considerar que el aporte de calor influye en múltiples actividades biológicas, provoca vasodilatación sanguínea, que hace que mejore la irrigación y el trofismo de los tejidos, y produce relajación muscular, analgesia y sedación. Estos fenómenos serán expuestos de una manera más profunda en la parte que corresponde a la hidroterapia.

En relación con respecto a las aplicaciones externas con aguas mineromedicinales, hay que tener en cuenta, el hecho de que muchos de los factores mineralizantes, pueden atravesar la barrera selectiva que es la piel. Según la solubilidad y la penetrabilidad de los diferentes iones, el sulfuro de hidrógeno, el carbónico, el radón y el yodo, presentan mayor penetrabilidad que el resto. Influyen también en la vascularización de la piel, integridad, pH, temperatura y si hay o no un componente inflamatorio.

Las aplicaciones internas incluyen la administración de las aguas mineromedicinales por vía oral (cura hidropínica), las técnicas de aplicación local en el tracto respiratorio superior, las técnicas inhalatorias, las irrigaciones rectales e intravaginales. Cada una de estas será expuesta más adelante.

Composición. Las aguas mineromedicinales cuentan siempre con un componente principal y otros componentes secundarios. La composición y proporción de estos definen las propiedades específicas y determinan, en gran medida, el efecto fisiológico de cada tipo de agua.

Otros factores. Los otros factores que pueden influir en el resultado de la cura balnearia son los que constituyen el llamado *ambiente balneario*, o suma integral de los factores del medio: factores climáticos, diferentes según altitud, latitud, relieve del terreno, cercanía a masas de agua (mares, lagos, vegetación), y factores atmosféricos como composición del aire, presión atmosférica, temperatura, humedad relativa, vientos, radiación solar, ionización atmosférica, entre otros. Todos estos factores, que actúan simultáneamente, producen una respuesta peculiar en cada individuo, que es necesario considerar.

Otros factores actuantes pueden ser la actividad física al aire libre, que debe ser indicada según tolerancia, edad, y afección. Se debe aconsejar una prudente regulación de la actividad física y el reposo. Otro punto a considerar es una dieta apropiada. En tan corto periodo de tiempo poco se puede esperar de la dieta, pero será un procedimiento muy valioso para que las personas, en relación con su régimen de vida y dietético, aprendan qué deben y qué no deben tomar, cómo se han de comportar y qué no deben hacer.

Efectos biológicos deseados con la aplicación de las aguas mineromedicinales

Efecto antiflogístico. El calor se comporta como un agente estimulante de los mecanismos de defensa orgánicos contra la inflamación. El estímulo circulatorio trae consigo oxígeno, nutrientes, además, células y moléculas que forman parte de los sistemas defensivos. Por otra parte, contribuye a retirar del intersticio, la mayor parte del material de desecho del metabolismo celular. En este sentido cabe destacar la acción de los baños calientes locales o generales, la de los peloides elaborados con aguas radiactivas, así mismo las aguas cloruradas y sulfuradas.

Efecto decontracturante, espasmolítico, relajante. La crenotecnia más recomendable para obtener este efecto son los baños calientes, la duchas a poca presión o subacuáticas, y la peloidoterapia local o general.[20]

Efecto analgésico. En general los baños calientes y los peloides, tienen un efecto analgésico muy asociado al efecto anteriormente descrito como antiinflamatorio. Una vez que disminuye el edema y la hipoxia, se eliminan componentes importantes en el desencadenamiento de los mecanismos de dolor. Sin embargo, a este efecto analgésico "indirecto", se suma el efecto específico de las aguas radiactivas en la elevación del umbral doloroso y la influencia sobre la célula nerviosa, lo que disminuye la conducción del estímulo doloroso. Finalmente, se ha señalado que los queratinocitos humanos, bajo diversos estímulos como calor, baños de agua mineral o barros, pueden producir y secretar una proopiomelanocortina que es un común precursor de varias endorfinas que podrían modificar el umbral del dolor. Para el objetivo analgésico se emplean, las duchas calientes a poca presión (o babeantes) y las subacuáticas.[11]

Efecto favorecedor de la movilidad. La inmersión en el agua, sobre todo en piscina, facilita la movilidad articular y muscular, sobre la base de los principios físicos. Asimismo, las duchas subacuáticas, los peloides y los vapores termales (estufas naturales o sauna) mejoran la vascularización y el trofismo de las partes blandas.[20]

Acción catalítica. Los iones del agua intervienen en las reacciones enzimáticas de diferentes maneras, por ejemplo: se integran a la enzima, facilitan la unión con el sustrato o con otra enzima, o modifican el equilibrio de las reacciones enzimáticas, actúan como estimulantes o deprimen la actividad biológica. Esta acción es mucho más efectiva a pie de manantial y disminuye al aumentar el pH.[17] En este caso, se destacan las aguas sulfuradas y las aguas radiactivas.

Acción inmunoestimuladora. Se ha planteado que el agua mineromedicinal estimula la inmunidad al liberar sustancias como las interleukinas, sobre todo las aguas sulfuradas y las radiactivas.

Acción estimuladora del eje hipotalamohipofisario. En la cura mineromedicinal se produce una mayor liberación de adrenalina que estimula al hipotálamo, descienden los neuroestímulos, hasta la retrohipófisis a través de los neuroejes, y se libera ACTH, lo cual aumenta el consumo de corticoides descargado por las glándulas suprarrenales y posteriormente se recupera. Esto ocurre dentro del síndrome general de adaptación, al considerar la cura termal como la reacción de alarma que provoca el *shock* (fase negativa de la cura termal). Luego le sigue la fase de contra-*shock* o resistencia (fase de bienestar de la cura termal), aquí las suprarrenales recuperan los lípidos perdidos, el timo acumula timocitos y aumenta la glucemia y la cloremia. Si se excede, al prolongar el tiempo de la cura termal, se puede llegar a la fase de agotamiento (fase de cansancio termal), se pierden estos cúmulos, lo que provoca que disminuya la glucemia y la cloremia.[17]

Efecto psicoterapéutico. En los balnearios se emplean combinadamente las técnicas crenoterápicas y las psicoterápicas, con la finalidad de evitar tensiones, normalizar reacciones y reequilibrar a los pacientes. En este contexto se facilita tanto la relación médico-paciente como la aparición de una transferencia positiva, el *transfert hydrothérapique de Vidart*, producido cuando el médico aplica directamente una técnica al paciente (ducha, chorro, etc.).

Las duchas subacuáticas y las calientes favorecen los mecanismos de proyección de los enfermos y su aceptación a la terapéutica instaurada. Además, es importante la formación de psicogrupos (agrupaciones de 5 a 20 pacientes) con afecciones y afinidades comunes, que realizan actividades en conjunto, que puede estar supervisado por un psicólogo.[20]

Acción antitóxica y antihistamínica. Al administrar aguas mineromedicinales se disminuye la acción de determinados tóxicos; también se disminuye el efecto de la histamina, y aparece una acción antianafiláctica.

Efecto antioxidante de las curas balnearias. En las últimas décadas se ha oído hablar mucho de los radicales libres (RL). Se han asociado a los mecanismos fisiopatológicos de muchos procesos degenerativos, que incluye el envejecimiento. Sin embargo, en la práctica se asocian a algo más o menos abstracto, y no se ve al alcance de la mano.

Hay que destacar que dentro de los factores productores de RL se encuentran actividades y situaciones comunes como el exceso de actividad física, la obesidad y los programas de dietas mal concebidas. Por su parte, las fuentes más comunes de antioxidantes en condiciones habituales está en los alimentos de origen vegetal (vitaminas C y E, carotenos, polifenoles, entre otros).[29]

Como se conoce, los RL tienen una extraordinaria capacidad reactiva con cualquier tipo de molécula: lípidos, hidratos de carbono, ácidos nucleicos y proteínas, especialmente enzimas, que se inactivan al degradase hasta moléculas más cortas y forman, en este caso, nuevos RL. Todos estos procesos, donde intervienen los RL y producen daño hístico, reciben el nombre de *estrés oxidativo*.

Los ácidos grasos poliinsaturados son muy vulnerables al ataque oxidativo, pues generan a su vez nuevos RL, que reaccionarán en cadena. La acción oxidativa de los RL sobre los lípidos se denomina lipoperoxidación. Por medio de estas reacciones pueden lesionar cualquier membrana biológica: celular, nuclear, mitocondrial, lisosomal y del retículo endoplasmático. Debido a la alta toxicidad de estas moléculas, los organismos vivos han desarrollado mecanismos de defensa, transformándolos en moléculas estables. Esta acción, denominada "barredora" o *scavenger*, la llevan a cabo moléculas antioxidantes que actúan trasladando el electrón extradesapareado, a lugares (moléculas) menos reactivos.[16,30-32]

Los radicales libres de oxígeno (RLO), en su permanente ataque a moléculas elementales, producen diferentes metabolitos, como por ejemplo, el malondialdehído (MDA), en el caso de la peroxidación lipídica (ácidos grasos), 8-hidroxi-deoxigua-nosina, de las bases nucleicas, entre otros. La determinación de estos elementos sirve como expresión de estrés oxidativo (EO). La determinación urinaria de sustancias reactivas al ácido tiobarbitúrico (TBARS), por espectrofotometría, es uno de los métodos frecuentemente utilizados para valorar los niveles de MDA y, de esta forma, establecer un acercamiento al estado oxidativo.[29,33-38]

Arnaud *et al.*,[39] en un estudio llevado a cabo en Cuba, entre varones sanos, encontraron también variaciones estacionales en los componentes plasmáticos del balance oxidativo, TBARS y antioxidantes. En su estudio encontraron la mayor concentración plasmática de TBARS en el mes de octubre y la menor en los meses de junio y julio. Seguramente, los diferentes valores atmosféricos a causa de la diferente situación geográfica de la Isla en comparación con España y Europa, explican la diferencia de los datos entre los dos países.

El profesor Hernández Torres ha podido constatar una disminución, estadísticamente significativa, de la eliminación urinaria de sustancias reactivas al ácido tiobarbitúrico (TBARS), como exponente del equilibrio oxidativo del individuo, en una población balnearia mayor de 65 años. En los resultados obtenidos se comprobó que a medida que aumenta el número de días de tratamiento, es mayor el efecto antioxidante obtenido y, consiguientemente, la mejoría clínica concomitante. El tratamiento fue efectivo tanto en hombres como en mujeres, analizados conjunta o separadamente, confirmándose la eficacia del tratamiento e independencia del sexo.[29,40-43]

De modo que se ha demostrado, que el beneficio poscrenoterápico obtenido con las aguas sulfuradas, y bicarbonatadas sulfatadas sobre el estado oxidativo de la población estudiada es, claramente, antioxidante e independiente de la edad y el sexo.[43-45]

En relación con los "efectos antioxidantes" de las aguas y su relación con la absorción del azufre, es destacable que en los balnearios con aguas sulfuradas, el azufre en forma de sulfuro de hidrógeno (H_2S) se absorbe tópicamente a razón de 10 mL/cm²/h, que produce el efecto antioxidante descrito. Sin embargo, en el balneario ahora estudiado, la absorción del azufre, en forma de sulfato (SO_4), es 100 veces inferior, concretamente de 0.1 mL/cm²/h o menos, en consecuencia es mínima la absorción por vía tópica, pero es máxima por vía digestiva, al realizar la cura hidropínica, hecho que no se producía en balnearios de aguas sulfuradas, al no beberse sus aguas.[46]

En general, estas técnicas terapéuticas provocan efectos locales y estimulación de los receptores periféricos, que llega, a través de las vías correspondientes, a los centros subcorticales. Con este mecanismo se estimula la liberación de betaendorfinas y péptidos opioides, amén de ejercer acciones sobre el metabolismo del tejido conjuntivo, la respuesta inmunitaria, y de desencadenar el síndrome general de adaptación, con el consiguiente aumento de la capacidad de resistencia y de defensa orgánica del paciente.[20,44,47]

Indicaciones y contraindicaciones para la aplicación de las aguas mineromedicinales

Para facilitar el estudio de las aguas mineromedicinales, a continuación se describirá un grupo de indicaciones, organizadas por los aparatos y sistemas a las que pertenecen.

Sin embargo, se sabe que, en la práctica, lo más frecuente que se hace, es una combinación de las aplicaciones. Tanto ante la presencia de enfermedades concomitantes en los pacientes, como la combinación de los efectos a diferentes niveles, cuando se somete al paciente a lo que se llama la "cura termal". Las posibilidades de combinación van a depender de las características específicas de cada balneario, así como del resto de los recursos terapéuticos con que se cuenta. Por ejemplo, es frecuente que en el balneario, se tenga un departamento de fisioterapia y un gimnasio para combinar los efectos.

Al aplicar la crenoterapia, es muy importante el hecho de seguir la pauta de las tres "P" (es decir, ha de ser personalizada, prudente y progresiva); los objetivos consisten en prevenir las deformidades, rigidez, anquilosis, atrofias y contracturas musculares, evitar la impotencia funcional, aliviar el dolor y disminuir la inflamación, y disminuir el daño hístico.[20]

Indicaciones en el sistema osteomioarticular

Las aguas mineromedicinales están indicadas en los reumatismos crónicos degenerativos, como la espondiloartrosis, donde la crenotecnia más empleada consiste en duchas, chorros, balneación e hidrocinesiterapia en piscina a temperatura indiferente (34 a 36 °C), acompañada de tracciones dentro del agua. Cuando la deformidad articular es evidente, la hidrogimnasia permite realizar ejercicios que de otra forma serían inviables, con la finalidad de mejorar la estabilidad articular y evitar la atrofia muscular.[20]

Se aplican en los reumatismos crónicos inflamatorios que no estén en fase aguda, como la artritis reumatoide,[43-44] la artritis reumatoide juvenil seronegativa (enfermedad de

Still), el síndrome de Felty, el síndrome de Sjögren, el síndrome de Reiter, la artropatía psoriásica; la artritis por enfermedad crónica intestinal (Crohn y colitis ulcerosa), así como la espondilitis anquilopoyética.

En relación con la espondilitis anquilopoyética, las técnicas más aplicadas son la balneoterapia caliente y sedante (aguas radiactivas o cálcicas), los peloides, el chorro subacuático, la sauna y la crenocinesiterapia en piscina.

La artritis psoriásica puede responder favorablemente al empleo de aguas sulfuradas en forma de duchas subacuáticas, duchas masaje, baños generales, peloides, estufas y crenocinesiterapia en piscina. Asimismo, son útiles las aguas cloruradas y la talaso-terapia asociada a la helioterapia.

En las fases agudas de las artropatías tan solo está indicado emplear crioterapia, y compresas *Piressnitz*. Se indican preferentemente baños generales de agua durmiente a temperatura indiferente (34 a 36° C), durante 5 a 15 min; en ocasiones pueden darse baños parciales, y la hidrocinesiterapia en tanque de Hubbard o en piscina. Otras modalidades crenotécnicas son las compresas calientes, duchas y chorros a baja presión (a temperaturas comprendidas entre 37 y 39 °C), duchas subacuáticas muy suaves, baños de remolino, ducha masaje, peloides radiactivos y estufas locales.

La crenoterapia está indicada en los reumatismos no articulares, de partes blandas, como las periartritis, mialgias, miositis, tenosinovitis, neuritis, fibromialgias, fibrositis, bursitis, fascitis, celulitis, entre otras.

Tal es el caso de la epicondilitis, epitrocleitis, las algias vertebrales como las lumbalgias, la enfermedad de Pellegrini-Stieda, talalgia por periostitis subcalcánea o retrocalcánea, entre otras. La crenoterapia e hidrocinesiterapia adecuadas aportan importantes beneficios en el tratamiento de estas afecciones, sobre todo cuando se han remitido los síntomas agudos refractarios a la farmacoterapia y a las medidas fisioterapéuticas generales.[20,50]

La crenoterapia más utilizada en las fibromialgias consiste en balneación con agua durmiente, se incrementa gradualmente la temperatura desde 35 a 39 °C, y el tiempo del baño desde 10 hasta 20 min; chorro subacuático o directo a distinta presión (38 a 43, 3 a 6 min) dirigido a los puntos dolorosos; duchas combinadas tipo Vichy o Aixles-Bains; peloides radiactivos (40 a 42 °C, 10 a 20 min), y reposo en cama durante al menos 30 min.[51]

Se pueden tratar, además, los reumatismos psicógenos, como las psicoalgias localizadas en la columna cervical, por ejemplo, el síndrome de Barré-Lieou. Se indica la aplicación de técnicas de relajación simple durante 20 a 30 min, seguida de baño en piscina a 34 a 36 °C, durante 15 a 30 min, donde se realiza hidrocinesiterapia activa libre, además, de ejercicios activos asistidos y resistidos de la musculatura extensora, flexora y rotadora de la cabeza y el cuello. Después se aplican chorros suaves, babeantes, en la columna cervicodorsal, durante 2 a 5 min, de 37 a 39 °C; en este intervalo de tiempo, es importante que el profesional sanitario converse con el paciente para favorecer la transferencia hidroterápica.[20]

Estas aguas son indicadas en las secuelas postraumáticas de fracturas, como las algodistrofias, en las que puede usarse balneoterapia local o general a temperatura indiferente, con la finalidad de obtener una acción analgésica, relajante muscular y preventiva de la atrofia muscular.

Indicaciones en dermatología

Con elevado porcentaje de éxito, las aguas mineromedicinales se emplean en el eccema y la psoriasis, además de la ictiosis, liquen plano, prurito, quemaduras y en cicatrización de heridas. El tratamiento termal es seguro, efectivo y agradable para el paciente, además de no tener efectos secundarios durante ni después del tratamiento.[25,52-53]

Los efectos terapéuticos de la aplicación tópica de aguas mineromedicinales o barros, son debidos a la interacción local entre los constituyentes del agua mineral y la estructura de la superficie cutánea. La piel, que constituye la puerta de entrada, tanto para los componentes del agua como para los estímulos físicos que aporta, responde a las aplicaciones de agua mineral, interaccionando con el agua y sus constituyentes y, mediante mecanismos reflejos, metabólicos e inmunológicos, genera respuestas locales y generales, además, pone en marcha reacciones neurofisiológicas y humorales.[54-56]

Las aguas y peloides sulfurados, y los clorurados bromoyódicos, son los más utilizados en las afecciones cutáneas. También, las aguas oligometálicas, ricas en calcio, sílice y en determinados oligoelementos, como el selenio, magnesio, zinc, entre otras, han demostrado ser muy efectivas. En cada baño de la totalidad de la superficie corporal, de 20 min de duración, atraviesan la capa córnea 20 mL del agua de baño al organismo, sin que se produzcan marcadas diferencias entre las distintas sustancias que pueda llevar incorporadas.[11]

El principal efecto de los baños con hidrógeno sulfurado se deriva de su capacidad reductora, produce procesos de óxidación-reducción hísticas, comportándose como captador de radicales oxigenados, y como aportador cutáneo de grupos sulfhidrilo. El radical sulfhidrilo tiene actividad estimulante de la regeneración, lo que favorece la cicatrización. Interactúa con cisteína y sus catabolitos, promueve la queratinización a bajas concentraciones, pero impide el proceso a elevadas concentraciones. Tiene un efecto proteolítico de la queratina cutánea ,ya que disminuye su estabilidad, y es utilizado por esto contra la psoriasis. Se observa, por lo tanto, que aguas con bajas concentraciones de SH_2 actúan como queratoplásticas, mientras, las que tienen concentraciones elevadas, como queratolíticas.[11]

Las aguas y peloides sulfurados tienen efectos antiinflamatorios y, debido a la transformación del sulfuro e hidrógeno sulfurado, en las capas profundas de la epidermis en ácido pentatiónico, tienen capacidad antifúngica, antibacteriana y antipruriginosa. Por esto se utilizan en el tratamiento del acné, úlceras varicosas infectadas y tiña versicolor. Disminuyen las manifestaciones clínicas como la descamación, prurito, así como el componente eritematoso. Además, regulan el pH y las secreciones, mejoran la hidratación del estrato córneo y la actividad antimicrobiana.

Las soluciones salinas y especialmente las sales del Mar Muerto (320 g/L), tienen un alto contenido en calcio, magnesio, potasio y bromo, que es capaz de penetrar la piel psoriásica mucho más que la piel sana. Un tratamiento de 4 semanas con baños sulfurados y barros, emolientes tópicos y exposición al sol, produce un importante efecto beneficioso sobre la piel psoriásica, pues inhibe la proliferación celular. Existen publicados estudios muy amplios con "aclaramientos" al final del tratamiento del 80 al 100% de la superficie corporal en el 88% de los pacientes.[57-59]

Los baños sulfurados inhiben la proliferación, tanto de linfocitos T normales, como de células T obtenidas de la sangre de pacientes con atopia respiratoria y cutánea, y pueden inhibir la producción de citosina, particularmente la interleucina 2 (IL-2) e interferón gamma de las subunidades de los linfocitos Th 1. Se han hecho más estudios acerca de la capacidad inmunomoduladora de las diferentes cantidades de S-H$_2$O lo que muestra la capacidad inhibitoria sobre la proliferación de linfocitos T. Por su parte, Pratzel muestra que los baños con aguas sulfuradas producen inhibición de las células epidérmicas de Langerhans, con inhibición que se extiende por 8 días luego de un baño.[11]

Las aguas mineromedicinales contienen activos cosméticos, cuyas acciones se basan en los oligoelementos y elementos mineralizantes que componen estas aguas (S, Ca, Si, Zn, Mg, Se), de cuyos efectos cosméticos sobre la piel existe profusa investigación. Sus efectos son fundamentalmente, debidos a que estos elementos intervienen en distintos procesos enzimáticos, y proteínas y antirradicales libres, que protegen del al estrés oxidativo, fundamentalmente manganeso, zinc, selenio y grupos tiol.

Existen diferentes grupos de cosméticos termales, incluyendo en el término *cosmético termal* todos aquellos productos que, al poseer en su composición componentes de aguas mineromedicinales, van a ser aplicados sobre la piel con el propósito de mejorar sus propiedades de hidratación, flexibilidad y elasticidad, pero también buscan el efecto antiflogístico, calmante, desensibilizante, cicatrizante y antioxidante (antirradicales libres).

Existen elementos minerales y oligoelementos con acciones sobre la piel:

- El calcio tiene acción sobre las proteínas reguladoras de las división celular, la calmodulina y la CRAB (*Cellular Retinoic Acid Bin ding protein*). Tiene acción catalizadora de las enzimas de diferenciación, transglutaminasa, proteasa y fosfolipasas. Es indispensable para la regulación de la permeabilidad de las membranas celulares, y participa en la regulación de la proliferación y diferenciación de los queratinocitos.
- El azufre es un regenerador celular, queratolítico/queratoplástico (según la dosis), además de antioxidante, antibacteriano y antifúngico.
- El magnesio inhibe la síntesis de algunas poliaminas que están involucradas en la patogénesis de la psoriasis, y su reducción por el magnesio mejora la enfermedad. Tiene efecto antiinflamatorio, antiflogístico. Cataliza la síntesis de ácidos nucleicos y proteínas. Además, cataliza la producción de ATP, y produce sedación en el sistema nervioso central.
- El cloruro y el sodio regulan el equilibrio hídrico de los tejidos.
- El potasio participa en la síntesis de ácidos nucleicos y proteínas. Además de intervenir en la producción de energía.
- El fósforo actúa y estimula el metabolismo de las membranas celulares.

- El yodo tiene función como antiséptico.
- El selenio, a dosis pequeñas, promueve la síntesis de ADN y el crecimiento celular. Funciona como un antioxidante, antiinflamatorio y protector frente a la radiación UVA y B.
- El aluminio favorece la cicatrización.
- El cobre funciona como antiinflamatorio, y participa en el mantenimiento del sistema inmunológico.
- El cromo participa como activador enzimático.
- El flúor aporta energía para los queratinocitos.
- El manganeso participa como modulador del sistema inmunológico.
- El níquel estimula el desarrollo celular de los tejidos epiteliales.
- El zinc es antioxidante, preventivo del envejecimiento, contribuye a la cicatrización y la regeneración de los tejidos cutáneos.
- El silicio interviene en la síntesis de colágeno y elastina, y en el metabolismo celular. Está presente en forma de sílice coloidal en muchas de las aguas minerales utilizadas en dermatología. Tiene un efecto dermoabrasivo sobre las placas psoriásicas y efecto emoliente.

Indicaciones en afecciones cardiovasculares

En el caso de las afecciones cardiovasculares, se preconiza el uso de las aguas carbogaseosas y las aguas radiactivas. Un factor que contribuye a los efectos cardiovasculares es el aumento del retorno venoso que produce la inmersión. En el caso de las aguas carbogaseosas, se suman los efectos vasodilatador local y bradicardizante. Sin embargo, hay que tener cuidado con la cantidad de aire enriquecido en CO_2, que respira el paciente, ya que se puede presentar una taquipnea, con taquicardia y aumento de las resistencias periféricas. Por esto, se evita la cercanía entre la cabeza del paciente y la superficie del agua.[25,60-61]

El baño puede ser total o parcial. En el caso de aplicar baños totales, la duración será de 10 a 20 min y a temperaturas de alrededor de 32 a 34 °C para las aguas carbogaseosas y algo más elevadas (38 a 39 °C) para las aguas radiactivas.

Los baños parciales, en forma de maniluvios o pediluvios, dependiendo de la localización de los síntomas, tendrán una duración entre 10 y 15 min, y la temperatura de aplicación puede ser de 36 a 40° C en el caso de miembros superiores y algo menor en el caso de miembros inferiores.

Existen baños de gas carbónico seco, en los que el paciente se introduce, total o parcialmente, en un recipiente estanco, que contiene gas carbónico procedente del agua medicinal. Están indicados en los casos de arteriopatías en los que está contraindicada la hidroterapia (afecciones cutáneas, úlceras de miembros inferiores, entre otras) o en pacientes frágiles (ancianos, broncopatías severas, entre otras). Con esta técnica no existen los efectos debidos a la temperatura ni a la inmersión, sino que su acción se debe al efecto vasodilatador cutáneo y muscular del gas carbónico en las regiones expuestas. La duración de estos baños será de 10 a 20 min.[22]

Para el tratamiento de las arteriopatías de miembros inferiores, se emplea una profundidad de 40 a 60 cm, con temperatura entre 31 y 34 °C para las aguas carbogaseosas.

Las várices y el linfedema siempre van a beneficiarse de la balneoterapia en cualquiera de sus estadios, aunque los mayores beneficios se obtienen cuando acompañan síntomas como cansancio y pesadez de piernas, edema distal, prurito, dolor, pigmentación cutánea por depósitos de hemosiderina, y atrofia cutánea. Las aplicaciones se hacen con temperaturas por debajo de 36 °C, para evitar la vasodilatación, y con duración de 15 a 20 min. Si se cuenta con tanque de marcha, la profundidad se fija en 80 cm, y la temperatura en unos 28 °C, por 15 o 25 min. No se utilizan técnicas de presión por la fragilidad del árbol circulatorio superficial.

En el caso de la anemia, están indicadas las aguas ferruginosas. Se utiliza la cura hidropínica (ingerir el agua por vía oral). La cantidad a administrar dependerá de la concentración de hierro de cada tipo de agua, estimándose que se deben ingerir 1 a 2 L/día, en 3 a 4 tomas de 200 cc, espaciadas 15 min. Esto se repetirá 3 a 4 veces a lo largo del día. Está comprobado que la absorción del hierro mediante esta agua es mejor que la administrada en forma de fármacos. Su tolerancia es también mejor, y no se presentan, apenas, los efectos secundarios como náuseas, molestias epigástricas, estreñimiento, y otras.[27]

Indicaciones en enfermedades neurológicas o psiquiátricas

La crenoterapia en las enfermedades neurológicas o psiquiátricas va a ser siempre una terapia coadyuvante, que en ningún caso va a suplantar el tratamiento farmacológico que el sujeto esté utilizando; es decir, tanto desde el punto de vista de las enfermedades neurológicas, como psiquiátricas, será un apoyo para el mantenimiento en determinados estadios clínicos y paliar la evolución de la enfermedad, así como una posible recuperación de las secuelas.[62-66]

Se emplean aguas radiactivas, por su efecto como sedantes, analgésicas, relajantes y reguladoras del equilibrio neurovegetativo, así como, aguas cloruradas, sulfuradas, y carbogaseosas, al ser esencialmente estimulantes.

En pacientes con esclerosis múltiple están totalmente contraindicadas las técnicas que impliquen temperaturas elevadas, como baños calientes, dado que puede precipitarse un nuevo brote o desencadenar el *fenómeno de Uttoff*, en el cual el paciente comienza con visión en rojo y reagudización de los síntomas motores y sensitivos, típicos de los brotes de esta enfermedad.[67]

Indicaciones en el aparato respiratorio

En las infecciones respiratorias recidivantes, como catarros y supuraciones prolongadas, así como en inflamaciones crónicas, de tipo hipertrófico y purulento de la mucosa aérea, están indicadas las aguas cloruradas y bromoyódicas. Se utilizan las aguas bicarbonatadas carbogaseosas, en caso similar de congestión y sobre todo de base alérgica, pero en ausencia de supuración. Los resultados pueden verse incluso luego de las tres curas sucesivas.[24,68-70]

Cuando se asocie a los síntomas crónicos respiratorios altos, un compromiso o afección tubotimpánica, otitis media, o un cuadro bronquial (que incluye el asma no esteroideo dependiente), o en presencia de bronquiectasias, se indican las aguas sulfuradas. Frecuentemente, se combina una cura sulfurada seguida de 1 o 2 curas con agua bicarbonatada.[71-73]

Los efectos metabólicos locales de las aguas minerales sulfuradas inducen una acción antiinflamatoria e inmunitaria local, puesta en evidencia por la regranulación de los mastocitos, con efectos antirradicales libres. Asimismo, presentan efectos mucolíticos y aumento del movimiento de los cilios, lo que facilita la eliminación de las secreciones. Por su parte, las aguas bicarbonatado-sódicas, ricas en arsénico, tienen un poder oxidorreductor elevado. Además, poseen efectos de tipo antihistamínico, antiinflamatorio, anticongestivo y antiespasmódico. Mientras, las aguas radiactivas tienen acción relajante, antiespasmódica, fluidificante y reguladora de la distonía neurovegetativa.

En los niños, estas curas pueden prevenir complicaciones pulmonares. En el caso de los pacientes adultos crónicos, con un deterioro significativo de la mucosa, pueden ayudar a espaciar los brotes de reagudización. Incluso, en pacientes sometidos a laringectomía, producen una acción antiinflamatoria, mucolítica, eutrófica y estimulante de las defensas. Específicamente en pacientes con enfermedad pulmonar obstructiva crónica (EPOC), no estarán indicadas si la PCO_2 sea > 45 y la PO_2 < 60 mm Hg.[24]

Indicaciones en afecciones ginecológicas

En pacientes con vulvovaginitis atrófica, se aplican baños locales, como duchas a poca presión o irrigaciones vaginales con aguas de baja mineralización, cloruradas o sulfuradas; su eficacia aumenta en el caso de que sean radiactivas. Muy efectiva es también la aplicación de peloides con efecto estrogénico, que en lugares como Francia y Checoslovaquia han sido aplicados de forma intravaginal.[74]

Durante el climaterio, se emplean los recursos de la hidrología médica con el ánimo de lograr efectos estrogénicos en la mujer climatérica. Específicamente, las aguas radiactivas mejoran la bioquímica celular y la irrigación, y disminuyen la estasis venosa. Se comportan como antiespásticas y antiexudativas, pues facilitan la recuperación del equilibrio neurovegetativo, con frecuencia alterado en esta fase de la vida femenina. Finalmente, se puede aprovechar el efecto antioxidante de las aguas sulfuradas y bicarbonatadas.[41,74-75]

Indicaciones en afecciones metabólicas y endocrinas

En enfermedades metabólicas, también las aguas mineromedicinales hacen su contribución a un tratamiento mucho más integral. En este caso están indicadas en personas con sobrepeso y obesidad, en pacientes con hiperlipemias, diabetes, hiperuricemia, así como en las disfunciones del tiroides.[23,76-77]

Para el manejo integral del sobrepeso y la obesidad, se emplean las aguas sulfatadas, que modifican la función intestinal y hepática, lo que facilita la salida de bilis al intestino y normaliza las funciones digestivas. También se emplean las aguas bicarbonatadas, que mejoran el tono del peristaltismo intestinal, estimulan la secreción y eliminación renal, favorecen la glucorregulación y disminuyen la colesterolemia. Se combinan, la cura hidropínica con cualquier aplicación externa, asociadas a un programa dietético y de ejercicios. Dentro de los efectos, producen un aumento del catabolismo del colesterol y de los triglicéridos, una mayor eliminación de la bilis y menor absorción de grasas. Las aguas más utilizadas para estos objetivos son las bicarbonatadas y las sulfatadas mixtas.

En el paciente diabético, la administración oral de agua bicarbonatada mejora la tolerancia a los hidratos de carbono y la acción insulínica. La cura balnearia puede ayudar en la educación sanitaria del paciente diabético y su familia, en el aprendizaje de cuidados dietéticos, estilo de vida saludable y autogestión de la propia enfermedad.[23]

En el caso de pacientes con hiperuricemia, las aguas oligometálicas, que contienen iones bicarbonato, incrementan la eliminación de ácido úrico por la orina y el sudor, mediante las técnicas de cura hidropínica y térmicas (sauna, baños, chorro, masaje bajo el agua en casos de litiasis). El tratamiento termal está contraindicado durante la crisis aguda de gota. Una vez pasada la crisis, se puede aplicar el tratamiento habitual de las hiperuricemias.

Para el tratamiento de las disfunciones tiroideas se emplea la cura hidropínica. Las aguas yoduradas benefician al paciente con hipotiroidismo, mientras el agua litínica sirve contra el hipertiroidismo. Luego de la estancia en el balneario se recomienda la toma sistemática de agua mineromedicinal específica.

Indicaciones en el tratamiento de la litiasis renal

Para el tratamiento de la litiasis renal, la técnica fundamental es la cura hidropínica. En este caso, el agua se reparte en varias tomas. La más importante, en ayunas, el resto entre mañana y tarde, alejadas de las comidas para mejorar la absorción y, de esta forma, aumentar la diuresis y el peristaltismo del uréter. Al ingerir abundante líquido se reduce la cristalización, ya que disminuye la concentración de la orina. Se pueden asociar los baños calientes (38 - 39 °C), por su acción analgésica y espasmolítica, los baños de burbujas o de hidromasaje, los chorros termales o duchas lumbares, que además de la temperatura, tienen una acción percutora que puede favorecer la movilización del cálculo. En el caso de cálculos de oxalato cálcico, se utiliza agua rica en calcio, ya que este se une al ácido oxálico a nivel del tubo digestivo y se elimina por las heces, además, alcalinizan la orina, lo que dificulta la cristalización. Son beneficiosas también aguas bicarbonatadas, sulfatadas cálcicas, con bajo contenido en sodio y acción diurética, así como aguas sulfuradas sódicas de baja mineralización, por su acción en el catabolismo proteico.[78]

Además, de la litiasis renal, la cura balnearia estará indicada en la prevención de las cistitis de repetición. Si se utilizan con mucho cuidado, es posible beneficiar el tratamiento de las nefropatías por reflujo, las enfermedades del túbulo renal, la pielonefritis aguda no complicada y la insuficiencia renal crónica en fases iniciales.[79]

Indicaciones en afecciones del aparato digestivo

El uso del agua mineromedicinal para el alivio de las afecciones relacionadas con el aparato digestivo se ha visto mermado en los últimos años, tanto por el avance en el conocimiento de la etiología de los procesos (agentes patógenos concretos con un tratamiento específico), como por el avance en las terapias farmacológicas y quirúrgicas que han sobrepasado los límites de los recursos ofrecidos por la hidrología médica e hidroterapia.[26,80-82]

Se utilizan fundamentalmente la cura hidropínica y las aplicaciones locales. Dentro de estas últimas aparecen los colutorios, compresas, duchas filiformes, y pulverizaciones.

Para la dispepsia y las úlceras se emplean las aguas bicarbonatadas; estas, a su vez, pueden ser sódicas, cálcicas, sulfatadas y cloruradas. En general, se prescriben entre 100 y 200 mL por toma, repartidas 3 veces al día, primero en ayunas y antes de las principales comidas, hasta un tope de alrededor de 1 L para en dependencia del tipo que sea.

Para el reflujo gastroesofágico, se preconiza la cura hidropínica de aguas bicarbonatadas cálcicas a dosis de 1 000 a 1 500 mL/día.

Para la úlcera gastroduodenal, se utiliza, además de la cura hidropínica con agua bicarbonatada (1 500 mL/día), la balneación en bañera "muerta" o sin movimiento del agua para evitar las pérdidas del radón, a temperatura entre 36 a 37 °C y una duración de 20 a 30 min. Se recubre al paciente y la bañera para facilitar la absorción por la piel y las vías respiratorias.[26]

En el caso del estreñimiento, se utilizan curas hidropínicas con aguas sulfatadas, que estimulan el peristaltismo y fluidifican las heces. A dosis entre 500 y 1 000 mL/día.

Para las hemorroides se recomiendan baños de asiento con aguas sulfuradas, hasta sumergir la parte baja del abdomen, la pelvis y la raíz de los muslos en el agua, a temperatura entre 25 a 28 °C.[26]

En las afecciones de vías biliares, las aguas mineromedicinales actúan por estimulación enzimática de la carga celular en peroxidasas con importante función antitóxica. Contribuyen a disminuir la astenia, el cansancio, el adelgazamiento, así como la irritabilidad. Para esto se recomiendan las aguas bicarbonatadas.[18,83]

Aplicaciones en geriatría

Mediante la crenoterapia con aguas mineromedicinales se logran importantes beneficios, como los efectos estimulantes mediante la reactivación de la capacidad física y psíquica que, en su conjunto, producen un incremento de la capacidad de autoestima de las personas mayores, al alcanzar un estado de bienestar y satisfacción personal al encontrar una nueva respuesta terapéutica a sus polipatologías. Los mejores resultados se han obtenido en trastornos psicofuncionales y en distonías neurovegetativas, así como en procesos crónicos.[16]

Las distintas técnicas hidrotermales y complementarias utilizadas en la terapia termal, provocan un conjunto de estímulos sobre el organismo, que dan lugar a varias reacciones inespecíficas de tipo neuroendocrino descrita por Reilly en 1934, y Selye demostró en 1946, dándoles el nombre de síndrome general de adaptación. En la actualidad se denomina reacción al estrés. Las respuestas neuroendocrinas observadas en la terapia termal presentan ritmos circadianos, razón por la cual se necesitan al menos de 7 a 15 días para poder observar estas respuestas.[11]

La **tabla 5.1** ofrece un resumen con los efectos y las indicaciones más importantes de las aguas mineromedicinales.

Tabla 5.1. Efectos e indicaciones de las aguas mineramedicinales.

Tipo de agua	Vía	Efectos biológicos e indicaciones
Aguas cloruradas	Oral	Estimulan la secreción y motilidad gástrica e intestinal. Estimulan la secreción mucosa con descamación por efecto osmótico. Aumenta o disminuyen la secreción de bilis, en dependencia de la mineralización. Si son clorurada-sódicas, estimulan las funciones metabólicas.
	Tópica	Son antiflogísticas, antiinflamatorias y desinfectantes. Estimulan la cicatrización. Cuando son cloruradas-bromoyódicas, tienen propiedades antisépticas que se aprovechan en las afecciones respiratorias crónicas y en afecciones ginecológicas.
Aguas sulfatadas	Oral	Disminuyen la secreción del estómago. Con elevada mineralización, intensifican el peristaltismo, "las limpiadoras" por descargar sustancias tóxicas. Acción colagoga, y colerética. Indicadas en pacientes con estreñimiento crónico. Efecto miorrelajante y espasmolítico de la musculatura bronquial. Efecto antioxidante. Indicada en trastornos endocrinos.
Aguas sulfuradas	Tópica	Procesos reumáticos, enfermedades del sistema nervioso, procesos otorrinolaringológicos, procesos respiratorios crónicos. Estimulación metabólica, acción trófica y queratolítica. Acción antipruriginosa, antibacteriana y antifúngica. Efecto antiséptico de utilidad en afecciones ginecológicas. Efecto inmunoestimulante. Significativo efecto antioxidante.
	Oral	Estimulan el peristaltismo intestinal. Acción antiácida, efecto colerético, y colagogo. Se utilizan en dispepsias digestivas y discinesias biliares. Son hipoglucemiantes. Protegen de la intoxicación por metales. A nivel hepático acción antitóxica, antianafiláctica y antialérgica. Efecto fluidificante, disminuyendo la viscosidad de las secreciones mucosas.
Aguas bicarbonatadas	Oral	Estimulan la secreción enzimática del páncreas, mejoran la tolerancia a los carbohidratos y la acción insulínica en diabéticos. Favorecen la eliminación del colesterol. Provocan la movilización y eliminación urinaria de ácido úrico. Se comportan como antiácidos y alcalinizantes. Facilitan los mecanismos de desintoxicación hepática y la glucogénesis. Efecto miorrelajante, sedativo y analgésico. Acción antihistamínica. De utilidad en afecciones respiratorias crónicas.
Aguas ferruginosas	Oral	Estimulan la hemopoyesis y las oxidaciones hísticas. Están indicadas en la anemia.

(*Continúa en la página siguiente*)

Tabla 5.1. Efectos e indicaciones de las aguas mineramedicinales. (Continuación).

Tipo de agua	Vía	Efectos biológicos e indicaciones
Aguas radiactivas	Tópica	Tienen acción simpaticolítica, con disminución de la presión arterial y de la frecuencia cardiaca, válido en afecciones cardiovasculares. Poseen acción sedante, analgésica, relajante, antiespasmódica, y decontracturante, válida para afecciones nerviosas y psiquiátricas, así como para el tratamiento del climaterio. Efecto inmunoestimulante. Beneficiosas en artropatías inflamatorias, psoriasis, neurodermatitis, eccemas, en las enfermedades respiratorias crónicas, así como afecciones ginecológicas.
Aguas carbogaseosas	Tópica	Efecto vasodilatador local. Efecto relajante, bradicardizante y una disminución de la tensión arterial, válido en afecciones cardiovasculares.
	Oral	Estimulan la secreción y motilidad gástrica y tienen efecto diurético. Sus principales indicaciones son contra las dispepsias y las litiasis úricas.
Aguas oligometálicas	Oral	Acción diurética, en litiasis renales úricas, oxálicas y cistínicas.
Aguas litínicas	Oral	Efecto diurético. Inhiben la secreción del tiroides.
Aguas yoduradas	Oral	Regulación de la función tiroidea.

Contraindicaciones para la utilización de la crenoterapia

Las contraindicaciones para la aplicación de las aguas mineromedicinales pueden ser consideradas absolutas o relativas. Entre las absolutas están:[18,20,23-24,76-78]

- Trastornos en fase aguda, ya sea infecciosos, cardiovasculares, respiratorios, nefrourológicos, dermatológicos, gastrointestinales, endocrinos, neurológicos, y hematológicos.
- Enfermedades graves descompensadas, de origen cardiovascular, endocrinometabólicas, neurológicas o hematológicas.
- Procesos neoplásicos no controlados.
- Fases activas (agudas, subagudas o crónicas muy evolucionadas con aumento de la velocidad de sedimentación) de cualquier afección reumática (reumatismos inflamatorios, metabólicos, fiebre reumática, entre otras).
- Conectivopatías lúpicas.
- Osteoartropatía hipertrofiante pnéumica, osteomalacia, osteoporosis. Complicaciones osteoarticulares de enfermedades sanguíneas (púrpura, hemofilia, leucemia, mieloma, enfermedad de Hodgkin).
- Estados caquécticos. Períodos de convalecencia tras traumatismos o afecciones importantes.
- Tuberculosis activa, sinusitis de origen dentario o por obstrucción nasal mecánica, mucovisidosis, insuficiencia respiratoria severa.
- Pacientes psicóticos en fase aguda.
- Insuficiencia renal aguda e insuficiencia renal crónica, en fases terminales.
- Prostatitis, orquiepididimitis
- Procesos ulcerosos activos (úlceras sangrantes).

- Afecciones con tratamiento quirúrgico (apendicitis, hernias, estenosis, oclusión intestinal, entre otras).
- Ataque reciente de gota.
- Hepatopatías agudas, necrosis o atrofia hepática u obstructivas. Colesteatoma congénito o muy evolucionado.
- Colon irritable y colitis graves, debido a que la mayoría de las aguas utilizadas son hipersecretoras y además aumentan el peristaltismo intestinal.

Entre las contraindicaciones relativas se destacan:
- Insuficiencia respiratoria.
- Trastornos de sensibilidad dérmica. Intolerancia a las técnicas por especial idiosincrasia del paciente. Alteración en los mecanismos termorreguladores y de respuesta a estímulos de calor y frío.
- Lesiones cutáneas severas, fístulas, escaras, heridas abiertas e infectadas.
- Dolor y congestión en la zona tratada.
- Conjuntivitis virales.
- Tímpanos perforados.
- Trastornos circulatorios periféricos con prohibición del uso de calor.
- Afecciones neurológicas periféricas, muy dolorosas, etc.
- Cólicos abdominales.
- Incontinencia de esfínteres.
- Síndromes ictéricos según la evolución y el momento en que se encuentre.

Metodología de aplicación o crenotecnia

Las aguas mineromedicinales pueden ser administradas por diferentes vías, como pueden ser: oral, inhalatoria, intracavitaria y tópica; con las técnicas apropiadas en cada caso, según el tipo de agua, afección a tratar, tolerancia e idiosincrasia del sujeto. Puede tenerse en cuenta cualquier otra circunstancia que concurra en cada paciente, por lo que el tratamiento deberá ser individualizado.[1]

Dentro de las vías de administración, las más tradicionales, son la vía tópica y la vía oral o cura hidropínica o de bebida; en este último caso, consiste en la ingestión durante un tiempo variable de cantidades precisas de aguas mineromedicinales determinadas por el médico fisiatra y dependiente de la conveniencia del enfermo.[8,84]

Crenotecnia para aplicaciones externas de aguas mineromedicinales

Las técnicas empleadas son:
- Técnicas sin presión:
  - Envolturas.
  - Compresas.
  - Fomentos.
  - Abluciones o lavados.
  - Baños con agua durmiente.
- Técnicas con presión:
  - Afusiones.
  - Duchas.
  - Chorros.

- Técnicas mixtas:
  - Ducha-masaje.
  - Baños de remolino.
  - Baños con burbujas.
  - Chorro manual subacuático.

- Otras:
  - Aplicaciones de agua con aditivos.
  - Crenocinesiterapia. Hidrogimnasia: tanques de movilización-rehabilitación, pasillos de marcha, piscina termal.
  - Cura de Kneipp.

Todas estas técnicas de carácter externo serán abordadas en profundidad en los capítulos concernientes a la parte de hidroterapia.

Crenotecnia para aplicaciones internas de aguas mineromedicinales

Las técnicas empleadas son:

- Aplicación local en el tracto respiratorio superior.
- Técnicas inhalatorias.
- Cura hidropínica.
- Irrigaciones intravaginales.
- Proctoclisis se refiere a la aplicación de los llamados enemas o lavativa colónica. Se trata de una aplicación por goteo, con un paso de 40 a 80 gotas/min, utilizando agua mineromedicinal.

Crenotecnia en las afecciones respiratorias. Se utiliza la vía atmiátrica, en la que se combinan un conjunto de técnicas, con las que se intenta hacer llegar el agua minero-medicinal del manantial y sus gases a los distintos sectores del árbol respiratorio. Las técnicas locales utilizan el agua, gases o vapores, tal como salen directamente de la fuente, mediante diversas formas de administración que actúan mediante un efecto mecánico detergente, descongestionante y con una temperatura vasoestimulante (35 a 40 °C); esto prepara óptimamente las mucosas para las administraciones inhalatorias.[8,24]

En el área que corresponde a otorrinolaringología y el aparato respiratorio, las aguas mineromedicinales que con mayor frecuencia se utilizan son las sulfúreas y, en mucha menor proporción, las bicarbonatadas y las cloruradas.

Las técnicas de aplicación local en el tracto respiratorio superior son las siguientes:

- *Lavados nasales con pipeta o baño nasal.* Se utiliza una pipeta de 50 mL (entre 2 y 4 pipetas total). El enfermo la rellena por aspiración, introduce la extremidad inferior en una narina y regula el débito con un dedo en el orificio superior.[25-25]
- *Irrigación nasal.* Similar al anterior, pero desde un frasco de 1 ó 2 L en alto. Se produce el paso de agua termal bajo presión, de una narina a la otra, lo que permite un lavado local del cavum y de las fosas nasales.
- *Lavado retronasal o de cavum.* Se utiliza una cánula metálica recurvada que se sitúa en la boca, de forma que su orificio distal pase por detrás del velo del paladar, y el orificio proximal está conectado a la entrada de agua de irrigación nasal. El agua penetra por el *cavum* y se elimina por narinas. La cánula es puesta

siempre por personal especializado o por médicos. Es útil en ciertas formas de rinofaringitis crónicas y parestesias faríngeas.

- *Lavado de senos paranasales por el método de Proetz*. Método no traumático que permite un drenaje y un secado completos de cavidades sinusales anteriores o posteriores y, sobre todo, de las celdas etmoidales. [24-25]

- *Gargarismo*. Se trata de pequeños enjuagues en los cuales se lleva la cabeza hacia atrás, en extensión de columna cervical. Este movimiento produce una anteropulsión del maxilar inferior, se lleva la masa de líquido hacia la orofaringe y estando allí se trata de emitir una vocalización de un sonido de la vocal "a", por unos segundos. Esta maniobra provoca una vibración de la masa líquida que sirve para "lavar" las estructuras anatómicas expuestas. Se repite el proceder entre 6 a 8 veces.

- *Pulverización faríngea*. Enfermo con la boca abierta frente a un chorro de agua pulverizada. El paciente debe bajar la lengua y vencer los reflejos nauseosos, de tal forma que permita al agua alcanzar la pared posterior faríngea.[24]

- *Ducha faríngea*. Es más puntual y más precisa. Es una variante de la ducha filiforme para el tratamiento de las afecciones de la mucosa faríngea. El agua termal es proyectada sobre la zona a tratar (amígdalas palatinas) por el mismo médico bajo control visual con espéculo y depresor lingual.[25]

- *Insuflación tubotimpánica*. Introducción de gas termal en las trompas de Eustaquio por medio de la sonda de Itard. Se trata de una sonda metálica hueca de 12 cm de longitud y 1 a 4 mm de sección. La extremidad distal es curvada y roma y se sitúa en el interior del orificio nasofaríngeo de la trompa de Eustaquio. Cuando la sonda está situada, su extremidad proximal es conectada con la llegada del gas termal, cuya presión regula el médico. Dispone igualmente de un control acústico gracias al estetoscopio, cuyo pabellón acústico se sitúa en la entrada del CAE del enfermo. Así se aprecia de una forma clara el paso tubárico del gas insuflado. Este método es esencial para el tratamiento termal de otitis seromucosa. Mediante la insuflación con catéter de Itard se resuelve mecánicamente la adherencia de las paredes al restablecer la permeabilidad tubárica.[24,25]

Técnicas inhalatorias. El agua mineromedicinal actúa sobre la mucosa respiratoria en su conjunto, desde las fosas nasales hasta las divisiones bronquiales y alvéolos.

En función de las características fisicoquímicas de las aguas minerales: temperatura, osmolaridad, composición química, desprendimiento espontáneo de gas y de la especialización terapéutica, las técnicas inhalatorias pueden ser diferentes de un centro termal a otro. El efecto terapéutico está relacionado con las características de las aguas termales utilizadas y de las técnicas que aseguran el paso de los principios activos a la mucosa respiratoria.[19] Estas técnicas son:

- *Aerosol*. La aerosolterapia es la base del tratamiento termal en vías respiratorias inferiores. Es el resultado de la fina dispersión de un líquido o un sólido en un medio gaseoso, mediante generadores, con una velocidad de sedimentación despreciable. Se producen partículas de diámetro medio de 5,5 micras. De esta manera se asegura una buena cobertura de las vías respiratorias medias y profundas gracias a la adherencia de las micelas al moco bronquial.

  – *Aerosol simple*. Gracias a un sistema neumático, el agua termal, en recirculación, es pulverizada y mantenida a una temperatura tibia.[25]

- *Aerosol sónico.* Al sistema de aerosol simple, se le incorpora un vibrador sónico que permite una mejor penetración y deposición de las partículas en las vías respiratorias.

- *Aerosol manosónico.* Al generador de ultrasonidos se le añade un sistema que permite una sobrepresión momentánea, lo cual favorece la penetración de las partículas en las cavidades sinusales de las vías respiratorias superiores.

- *Electroaerosoles.* Está constituido por el residuo seco del agua termal. Las partículas de agua obtenidas, de muy pequeñas dimensiones, pueden penetrar gracias a su tamaño, en las zonas bronquiolares y alveolares.

• *Inhalaciones.* Son diferentes según los balnearios en función de las característi-cas fisico-químicas de las aguas y de las instalaciones técnicas. Pueden utilizar vapores (*vaporarium*), gases (*emanatorium*), agua pulverizada (inhalaciones colectivas) o aerosolizada (aerosol colectivo).[24]

- *Vaporarium* o *humage.* Inhalación de los gases y vapores desprendidos espontáneamente por el manantial. Se utilizan especialmente con aguas sulfuradas cálcicas debido a la gran cantidad de hidrógeno sulfurado libre que suelen poseer. Pueden ser individuales o colectivos. Es frecuente que el vaporarium colectivo esté situado en galerías de captado del agua mineral sulfurada en la roca, sin ninguna técnica artificial, con atmósfera caliente a 38 °C y saturada de humedad.

• *Nebulizaciones.* Existe gran variedad de nebulizadores en los centros balnearios. Consisten básicamente en la inhalación de una atmósfera caliente y saturada de vapor de agua termal. Se produce haciendo romper el agua contra un material duro. Gracias a la nebulización, las partículas tienen una talla vecina de 1 micra y están cargadas negativamente para evitar la coalescencia. La forma de aerosol así obtenido es monodispersado, lo que facilita su penetración a nivel de vías respiratorias medias y profundas. [24-25]

Curas hidropínicas o técnicas de ingestión de las aguas mineromedicinales. Se define como la ingesta controlada de agua mineromedicinal buscando un efecto terapéutico, la mayoría de las ocasiones bajo supervisión y prescripción médica, durante un tiempo variable, en unas cantidades precisas y con un ritmo determinado según el proceso que se va a tratar y con arreglo a la conveniencia del paciente.[18-19]

Puede efectuarse a cualquier hora del día, pero las tomas principales se deben efectuar por la mañana en ayunas, dividiendo la dosis total, en varias tomas, y en cada una de estas, la ingesta se llevará a cabo a intervalos de varios minutos (**Tabla 5.2**). Es aconsejable efectuar la ingestión a pie de manantial.[4]

Mediante las curas hidropínicas se pueden conseguir efectos precoces o lentos, con acciones locales o directas a nivel del aparato digestivo, dependiendo del volumen ingerido, la temperatura, la presión osmótica y la composición de las aguas. También se consiguen efectos terapéuticos sobre riñón y vías urinarias. Las acciones o efectos generales o indirectos, que se obtienen, se deben a la absorción de los minerales del agua y a las producidas por modificaciones neurovegetativas.[8]

Tabla 5.2. Algunas sugerencias para la dosificación de las aguas mineromedicinales para la cura hidropínica.

Tipo de agua	Dosis
Bicarbonatadas-sódicas	Realizar una serie de 3 tomas de 100 a 200 mL cada 15 min. Se realizan 3 series al día. La cantidad total es de 1 a 1.5 L/día.
Bicarbonatadas-cálcicas	Realizar una serie de 3 tomas de 100 a 200 mL cada 15 min. Se realizan 3 series al día. La cantidad total es de 1.5 a 2 L/día.
Bicarbonatadas-sulfatadas	Tomar de 500 a 750 mL en ayunas y reposar. Tomar de 125 a 250 mL antes de las comidas.
Bicarbonatadas-cloruradas	Tomar de 250 a 750 mL/día repartidos en 3 sesiones.
Sulfatadas-sódicas	Si se buscan efectos purgantes, se toman de 100 a 150 mL por la mañana. Para efectos laxantes, tomar de 50 a 75 mL en la mañana. De algunos manantiales se venden las sales, que se pueden disolver en el momento de tomarlas.
Sulfatadas-cálcicas	Se toman varias dosis hasta 500 a 750 mL, de las cuales la más abundante se toma en ayunas.
Sulfatadas-mixtas	Se toman entre 500 y 700 mL en ayunas, en unas 3 tomas separadas entre sí de 10 a 25 minutos. Reposar y esperar 60 minutos antes del desayuno. Unos 60 minutos antes de la comida, tomar de 200 a 300 mL.
Sulfuradas	Iniciar la cura con tomas de 200 mL/día y alcanzar progresivamente de 500-600 mL/día. En ayunas, realizar 3 tomas a intervalos de 10 min. Antes de la comida, realizar 1 toma.
Oligometálicas	Tomas entre 700 y 1 500 mL/día, repartidas en 3 vasos de 100 a 150 mL en ayunas a intervalos de 10 min y antes de cada comida. Después de cada toma, reposar 5 a 10 minutos.

La dosificación del agua depende de la tolerancia de cada paciente y de su edad, así como del grado de mineralización. Las acciones locales y directas de la cura hidropínica pueden estar vinculadas a la temperatura. Si son aguas mesotermales e hipertermales disminuyen el peristaltismo de la vía biliar, al eliminar los espasmos, pero si son aguas frías e hipotermales, aumentan el peristaltismo. En relación con el volumen de agua ingerido, si es grande, hay un reflejo de distensión, se estimulan las secreciones y el peristaltismo.

Irrigaciones y duchas con presión intravaginales. Se trata de la aplicación del agua mineromedicinal dentro de la cavidad vaginal, para lo que necesitan cánulas de vidrio, porcelana o plástico, de forma adecuada, y así su adaptación a los genitales externos, terminadas en una oliva poliperforada para permitir la salida del agua mineral procedente de un depósito situado aproximadamente a 1 m sobre el nivel del lecho o cama ginecológica. La temperatura del agua suele ser de 37 - 40 °C y el flujo muy abundante, por lo menos de 10 a 20 L en otros tantos minutos.[74]

La kneippterapia o cura de Kneipp. Es un sistema terapéutico integral concebido por Sebastián Kneipp, que consta de cinco pilares básicos. Primero la hidroterapia, que consiste sobre todo en aplicaciones externas de agua a poca presión y preferentemente fría (hay descritas más de 120 tipos diferentes de técnicas); segundo la aplicación de una dietética, tercero la combinación con fitoterapia, cuarto la regulación de las actividades de la vida cotidiana, y quinto la programación de los períodos de ejercicio y reposo (quinesiterapia y terapia del orden).[20]

Duración del tratamiento balneario

Se han apreciado efectos antioxidantes, de manera significativa, en los resultados de los análisis realizados al noveno día del tratamiento. Este estudio coinciden con la antigua observación balnearia, denominada "la novena", en la cual se planteaba que "son suficientes un mínimo de 9 días de tratamiento para obtener una mejoría física", que se puede evidenciar con un efecto terapéutico antioxidante eficaz, efectivo y estadísticamente significativo respecto a la llegada, potenciándose al doble del efecto si se continúa hasta los 14 días de tratamiento.[29]

Precauciones en la aplicación

Los balnearios son los únicos centros sanitarios, así calificados, que renuevan, de forma continua, el agua de sus instalaciones y donde se puede beneficiar de la absorción de componentes orgánicos disueltos en sus aguas. Se puede decir abiertamente que la mayor riqueza de los balnearios es el gran aforo de sus aguas y la limpieza constante y descontaminación de estas. Se conoce que se produce un mayor número de complicaciones secundarias a los tratamientos en SPAs urbanos que en los balnearios, y que suelen estar relacionadas con procesos dermatológicos y otorrinolaringológicos, que se deben, sobre todo, a la no constante renovación del agua y su excesivo uso por grandes cantidades de usuarios.[8]

Crisis termal

Se trata de episodios morbosos más o menos prolongados y de intensidad variable, que aparecen del tercer al octavo día de la cura. Presentan una sintomatología general común y manifestaciones locales, características de cada balneario, según del tipo de agua y de los síntomas iniciales del paciente.

La crisis termal aparece con más frecuencia en pacientes con edad avanzada y en tratamientos con aguas cloruradas y sulfuradas.[17]

Manifestaciones generales:

- Mal estado general.
- Cuadro febril o febrícula.
- Cansancio.
- Agitación.
- Insomnio.
- Hipertensión arterial.

Manifestaciones digestivas:

- Lengua saburral.
- Diarrea.
- Estreñimiento.

Manifestaciones sanguíneas:

- Incremento de la viscosidad sanguínea.
- Incremento de la eritrosedimentación.
- Alteraciones electrolíticas.
- Leucopenias con eosinopenia.

Manifestaciones locales:

- Recrudecimiento de los síntomas que se están tratando.
- Cólicos biliares, dispepsias y alteraciones del tránsito intestinal.
- Congestión faríngea, incremento de secreciones y expectoración.
- Cistitis, cólicos por la movilización de cálculos.
- Incremento del flujo vaginal.
- Exacerbación de eccemas.

Otras manifestaciones son la angina termal, la fiebre termal y el cansancio termal. La fiebre termal cursa con una elevación de la temperatura de hasta 38 a 40 °C, además de taquicardia, cefalea y sed. Si se acompaña de urticaria se denomina *brote termal*. En la angina termal se produce un enrojecimiento de la faringe con dificultad para tragar, siempre que no exista infección faríngea.

La hidrorrea termal consiste en la emisión por los genitales externos de un líquido claro o ligeramente amarillento, sin apenas molestias o con un ligero dolor abdominal, que cede espontáneamente sin tratamiento en 24 a 48 horas.[74]

Tratamiento de la crisis termal:

- Suspensión de la cura durante 24 a 48 horas.
- Reposo en cama.
- Ingestión de abundantes líquidos.
- Tratamiento sintomático.

Pasadas 24 a 48 h se inicia de nuevo la cura, siempre de forma escalonada. Para que no ocurra la crisis termal se debe iniciar la cura con tratamientos escalonados y ajustados para cada paciente.

Características esenciales de algunos de los balnearios más importantes de Cuba

En la página Web (http://www.sld.cu/sitios/rehabilitacion-bal/) dedicada a la balneología, dentro del sitio Web de Medicina de Rehabilitación Cubana, es posible encontrar información específica de cada uno de los balnearios cubanos.

Balneario de San Diego de los Baños

En Cuba existe una rica tradición del uso de las aguas mineromedicinales. El reporte oficial más antiguo, se ubica en el extremo occidental del país, en la zona de Los Palacios, provincia de Pinar del Río, donde se encuentra el balneario de San Diego de los Baños. La importancia y fama de este balneario se remonta al siglo XVIII, cuya demanda era tal, que ya en 1826 fue preciso trazar un camino o carretera para facilitar el acceso a la gran cantidad de pacientes que acudían a tratarse en aquellas aguas. No fue hasta el año 1844 que tuvo aquella zona, la fisonomía de una población formal. La temperatura de sus aguas es de 30 a 40 °C. Las aguas termales son sulfuradas-cálcicas, poco radiactivas, fluoruradas, silíceas y sulfatadas. La mineralización es de 2.05 a 2.20 g/L. El caudal es de 15 L/s. Son de uso tópico y para ingestión. Sus aguas son indicadas en afecciones como las dermatitis, psoriasis, pitiriasis versicolor, osteoartritis, reumatismos, gota, bronquitis, gastritis, litiasis, anexitis y radiculitis.

Balneario de Santa María del Rosario

Está ubicado en el Cotorro, Ciudad de la Habana. Las aguas mineromedicinales son de larga tradición y justificado prestigio, tal es así que ya en 1880 la Real Academia de Ciencias Médicas, Físicas y Naturales de La Habana, certificó los tratamientos terapéuticos que se aplicaban a diferentes afecciones. Son aguas de extraordinaria calidad terapéutica, clasificadas entre las bicarbonatadas-cloruradas-sódicas. En su contenido se encuentran sulfhídrico, cloruros, sulfatos, bicarbonatos, silicio, sodio, calcio, potasio, hierro y magnesio, cuyas sales le confieren una mineralización total de 1.3 a 1.8 g/L. Su temperatura promedio anual es de 27 °C. Presentan un caudal de 4 L/s, que garantiza su uso por vía tópica y cura hidropínica, para el tratamiento en régimen ambulatorio de afecciones como la artritis, artrosis, reumatismos, o como las gastritis, enteritis, distonías vesiculares y disfunciones del hígado y otras enfermedades.

Balneario de Ciego Montero

Este balneario, ubicado en la provincia de Cienfuegos, tiene diferentes posibilidades como los llamados "baños de chapapote", con una temperatura de 37.2 °C. "Manantial Purísima Concepción" de 36.2 °C, "El Santa Lucía", para enfermedades de los ojos, "Manantial Frío" o "La Caridad" de 33 °C, "Manantial de Agua Digestiva", Manantial "El Salado" y Manantial "Purgante" o "Del Puente". Lo anterior ha posibilitado la creación de cinco piscinas individuales, dos para tratamiento de la piel y dos de uso colectivo. En general es posible encontrar aguas entre 32 y 43 °C en los diferentes manantiales. Las aguas son cloruradas-sódicas, sulfuradas y silíceas. La mineralización es de 1.87 a 2,2 g/L. Sus usos son por vía tópica y para cura hidropínica. Con indicaciones en la osteoartirtis, gota y úlcera gástrica.

Balneario Elguea

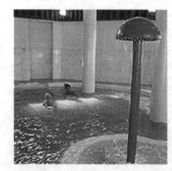

Figura 5.2. El balneario Elguea cuenta con modernas instalaciones para la explotación terapéutica de sus aguas mineromedicinales.

Las aguas de este balneario, ubicado en la zona de Corralillo, en la central provincia de Villa Clara (**Fig. 5.2**), están consideradas entre las mejores del mundo, caracterizadas por sus propiedades como hipertermales con temperaturas entre 40 y 50 °C. Hipermineralizadas con más de 50 g/L, son cloruradas-sódicas, sulfuradas, radónicas y brómicas. En general altamente corrosivas. Los yacimientos de Elguea son de amplio caudal (370 L/s), de circulación muy profunda y de ilimitada existencia. Se encuentran varios manantiales, de ellos, uno bautizado como "El guapo" contiene agua que emerge a una temperatura de 51 °C en cualquier época del año. Se emplea en particular por vía tópica, para el tratamiento del eccema crónico, psoriasis, acné, pitiriasis rosada de Gilbert, micosis, osteoartritis, reumatismos, tendinitis, bronquitis, anexitis, neuritis, así como las intoxicaciones.

Balneario San José del Lago

Está ubicado en Yaguajay, provincia de Sancti Spiritus. Las aguas son de origen estrato fisurales de capa media (450 a 500 m de profundidad) y del tipo de las hidrocarbonatadas-cálcicas, magnésicas, básicas (pH 7.7 a 8.0), y nitrogenadas. Son oligominerales (media de 500 mg/L) y temperatura de 32 °C. Son incoloras, insípidas, aunque con cierta astringencia con presencia de microcomponentes como Ni, Fe, Br, Co, I, F, Cu, Zn, Ba, Mn, Co, Li, Sr y Cd. Su caudal es de 15.6 L/s. Son polimetálicas, con acciones sobre el organismo, mediante ingestión donde se señalan una acción catabólica con rápida absorción, circulación y eliminación por la orina. Sus acciones curativas se extienden al baño dado por la acción sedante, antiinflamatoria y descongestionante. Se indican en la osteoartritis, los reumatismos, la litiasis urinaria, la uretritis, y las intoxicaciones por metales pesados.

Preguntas de Comprobación

1. Identifique las características de los balnearios más importantes de Cuba.

2. Explique el concepto de cura balnearia.

3. Identifique las características generales de las aguas mineromedicinales.

4. Establezca una comparación entre los tipos de aguas mineromedicinales.

5. Describa los efectos biológicos de las aguas mineromedicinales.

6. Argumente las indicaciones generales de la balneología médica.

7. Mencione las contraindicaciones de las aguas mineromedicinales.

8. Describa la clasificación de las técnicas utilizadas en el balneario.

9. Sintetice la metodología de aplicación de la crenoterapia.

10. Enumere las precauciones a tener en cuenta durante el tratamiento.

Referencias bibliográficas

1. San Martín B. J. (2006). *Conceptos generales. Terminología. Curas balnearias como agentes terapéuticos. Bases biológicas.* En: Hernández Torres A., *et al.* Técnicas y tecnologías en hidrología médica e hidroterapia, Informe de Evaluación de Tecnologías Sanitarias No. 50, Agencia de Evaluación de Tecnologías Sanitarias (AETS), Instituto de Salud Carlos III Ministerio de Sanidad y Consumo, Madrid; Junio, p. 26-32.

2. Armijo M., Ceballos M. A., Corvillo I., Maraver F., San José J. C., San Martín J. y Berguer A. (1999). *Hidrología.* Serie Monográfica de Especialidades Médicas. Organización Médica Colegial. Lipoprint, Madrid.

3. Ceballos Hernansanz M. A. (2001). *Glosario de Hidrología Médica.* Universidad Europea. CEES Ediciones. Madrid.

4. Ceballos M. A. (2006). *Diccionario Termal. Glosario de términos hidrológicos médicos.* En: Hernández Torres A., *et al.* Técnicas y tecnologías en hidrología médica e hidroterapia, Informe de Evaluación de Tecnologías Sanitarias No. 50, Agencia de Evaluación de Tecnologías Sanitarias (AETS), Instituto de Salud Carlos III Ministerio de Sanidad y Consumo, Madrid; Junio. p. 209-214.

5. Hernández Torres A. (2006). *Introducción y objetivos.* En: Técnicas y tecnologías en hidrología médica e hidroterapia, Informe de Evaluación de Tecnologías Sanitarias No. 50, Agencia de Evaluación de Tecnologías Sanitarias (AETS), Instituto de Salud Carlos III Ministerio de Sanidad y Consumo, Madrid; Junio. p. 15-20.

6. Epps H., Ginnelly L., Utley M., Southwood T., Gallivan S., Sculpher M., Woo P. (20005). *Is hydrotherapy cost-effective? A randomised controlled trial of combined hydrotherapy programmes compared with physiotherapy land techniques in children with juvenile idiopathic arthritis.* Executive Summary Health Technology Assessment NHS R&D HTA Programme. NCCHTA. Nueva York; (9): 39.

7. Pérez Fernández M. R., Novoa Castro B. (2002). Historia del agua como agente terapéutico. Fisioterapia; 24(2): 3-13.

8. Hernández Torres A. (2006). *Vías de administración. Hidrología Médica vs Hidroterapia y tratamientos en SPAs urbanos.* En: Técnicas y tecnologías en hidrología médica e hidroterapia, Informe de Evaluación de Tecnologías Sanitarias No. 50, Agencia de Evaluación de Tecnologías Sanitarias (AETS), Instituto de Salud Carlos III Ministerio de Sanidad y Consumo, Madrid; Junio. p. 33-36.

9. Hidroterapia. [citado de 29 de noviembre 2003]: [2 pantallas]. Disponible en: URL: http://www. doctorintegral.com/hidroter.html

10. Strasburger J. (1929). *Hidroterapia y termoterapia.* En: Manuel Marín, editor. Terapéutica general y aplicada de las enfermedades internas. Tomo I, Métodos terapéuticos de las enfermedades internas. p. 154-234.

11. Meijide Faílde R., Mourelle Mosqueira M. L. (2006). *Afecciones dermatológicas y cosmética dermotermal.* En: Hernández Torres A., *et al.*: Técnicas y tecnologías en hidrología médica e hidroterapia, Informe de Evaluación de Tecnologías Sanitarias No. 50, Agencia de Evaluación de Tecnologías Sanitarias (AETS), Instituto de Salud Carlos III, Madrid, Cap. 20, p. 174-194.

12. Elkhyat A., Courderot-Masuyer C., Mac- Mary S., Courau S., Gharbi T., Humbert P. (2004). *Assessment of spray application of Saint-Gervais water effects on skin wettability by contact angle measurement comparison with bidistilled water.* Skin Res Technol, Nov; 10 (4): 283-286.

13. Sanz Velasco E., Crego Parra S., Águila Maturana A., Miangolarra Page J. C. (2005). *Ejercicio aeróbico e hidrocinesiterapia en el síndrome fibromiálgico*, Fisioterapia; 27(03): 152-160.

14. San Martín Bacaicoa J. (2006). *Balneocinesiterapia. Tratamientos rehabilitadores en piscina.* En: Hernández Torres A., *et al.*: En: Hernández Torres A., *et al.*: Técnicas y tecnologías en hidrología médica e hidroterapia, Informe de Evaluación de Tecnologías Sanitarias No. 50, Agencia de Evaluación de Tecnologías Sanitarias, Instituto de Salud Carlos III, Madrid; Cap. 20, p. 73-77.

15. Agishi Y., Ohtsuka Y. (1995). *Recent progress in medical balneology and climatology*. Ed. Hokkaido University Medical Library Series, Hokkaido University School of Medicine. Sapporo, Japan, (34).

16. Hernández Torres A., *et al.* (2006). *Balneoterapia en geriatría. Efectos antioxidantes de las aguas minero-medicinales. Biomarcadores.* En: Hernández Torres A., *et al.*: Técnicas y tecnologías en hidrología médica e hidroterapia, Informe de Evaluación de Tecnologías Sanitarias No. 50, Agencia de Evaluación de Tecnologías Sanitarias, Instituto de Salud Carlos III, Madrid; Cap. 19, p. 147-173.

17. Chamorro Ordás J. C., y Caballero Escudero C. I. (2006). *Efectos de las aguas mineromedicinales. Crisis termales. Efectos secundarios y respuestas anormales.* En: Hernández Torres A., *et al.*: Técnicas y tecnologías en hidrología médica e hidroterapia, Informe de Evaluación de Tecnologías Sanitarias No. 50, Agencia de Evaluación de Tecnologías Sanitarias, Instituto de Salud Carlos III, Madrid; Cap. 5, p. 37-41.

18. Caballero Escudero C. I. (2006). *Afecciones hepatobiliares.* En: Hernández Torres A., *et al.*: Técnicas y tecnologías en hidrología médica e hidroterapia, Informe de Evaluación de Tecnologías Sanitarias No. 50, Agencia de Evaluación de Tecnologías Sanitarias, Instituto de Salud Carlos III, Madrid; Cap. 13, p. 107-110.

19. San Martín Bacaicoa J. (2000). *Técnicas actuales de tratamiento balneario. Hidrocinesiterapia.* En: López Geta J. A. y Pinuaga Espejel J. L., editors. Panorama actual de las aguas minerales y mineromedicinales en España. Ministerio de Medio Ambiente. Madrid; p. 105-114.

20. Perea Horno M. A. (2006). *Afecciones reumatológicas y del aparato locomotor.* En: Hernández Torres A., *et al.*: Técnicas y tecnologías en hidrología médica e hidroterapia, Informe de Evaluación de Tecnologías Sanitarias No. 50, Agencia de Evaluación de Tecnologías Sanitarias (AETS), Instituto de Salud Carlos III, Madrid; Cap. 7, p. 51-72.

21. Bogoliubov V. M. (1985). *Kurortologia y fisioterapia.* Ediciones de Medicina, Moscú; Tomo I, Cap. 12, p. 162-166.

22. Bogoliubov V. M. (1985). *Kurortologia y fisioterapia.* Ediciones de Medicina, Moscú; Tomo I, Cap. 14, p. 221.

23. Saz Peiró P., Ortiz Lucas M. (2006). *Afecciones metabólicas y endocrinas.* En: Hernández Torres A., *et al.*: Técnicas y tecnologías en hidrología médica e hidroterapia, Informe de Evaluación de Tecnologías Sanitarias No. 50, Agencia de Evaluación de Tecnologías Sanitarias, Instituto de Salud Carlos III, Madrid; Cap. 12, p. 99-106.

24. Meijide Faílde R. (2006). *Afecciones broncopulmonares y ORL.* En: Hernández Torres A., *et al.*: Técnicas y tecnologías en hidrología médica e hidroterapia, Informe de Evaluación de Tecnologías Sanitarias No. 50, Agencia de Evaluación de Tecnologías Sanitarias, Instituto de Salud Carlos III, Madrid; Cap. 9, p. 78-86.

25. García Matas A. (2006). *Afecciones alérgicas.* En: Hernández Torres A., *et al.*: Técnicas y tecnologías en hidrología médica e hidroterapia, Informe de Evaluación de Tecnologías Sanitarias No. 50, Agencia de Evaluación de Tecnologías Sanitarias (AETS), Instituto de Salud Carlos III, Madrid; Cap. 17, p. 135-140.

26. García Matas A. (2006). *Afecciones digestivas*. En: Hernández Torres A., *et al.*: Técnicas y tecnologías en hidrología médica e hidroterapia, Informe de Evaluación de Tecnologías Sanitarias No. 50, Agencia de Evaluación de Tecnologías Sanitarias (AETS), Instituto de Salud Carlos III, Madrid, 2006; Cap. 11, p. 93-8.

27. Martínez Galán I. Afecciones cardiovasculares y hemopatías, En: Hernández Torres A., *et al.*: Técnicas y tecnologías en hidrología médica e hidroterapia, Informe de Evaluación de Tecnologías Sanitarias No. 50, Agencia de Evaluación de Tecnologías Sanitarias, Instituto de Salud Carlos III, Madrid; Cap. 14, p. 111-116.

28. Instituto de Salud Carlos III. Vademécum de aguas mineromedicinales españolas. Ed. Instituto de Salud Carlos III, Madrid, 2003.

29. Hernández Torres A., Ramón Giménez J. R., Casado Moragón A., *et al.* (2006). *Duración del tratamiento balneario. Cronobioterapia del termalismo*. En: Hernández Torres A., *et al.*: Técnicas y tecnologías en hidrología médica e hidroterapia, Informe de Evaluación de Tecnologías Sanitarias No. 50, Agencia de Evaluación de Tecnologías Sanitarias, Instituto de Salud Carlos III, Madrid; Cap. 6, p. 42-50.

30. Ballester M. (1996). Antioxidantes, radicales libres y salud. Un enfoque químico-físico. Med Clin; 107: 509-515.

31. Jacob C., Giles G. I., Giles N. M., Sies H. (2003). Sulfur and selenium: the role of oxidation statein protein structure and function. Angew Chem Int Ed Engl.; 42 (39): 4742-4758.

32. Giles G. I., Fry F. H., Tasker K. M., Holme A. L., Peers C., Green K. N., Klotz L. O., Sies H., Jacob C. (2003). Evaluation of sulfur, selenium and tellurium catalysts with antioxidant potential. Org Biomol Chem.; 1(23): 4317-4322.

33. Gil P., Fariñas F., Casado A., López-Fernández E. (2002). Malondialdehyde: a possible marker of ageing. Gerontology; 48: 209-214.

34. Alessio H. M., Hagerman A. E., Fulkerson B. K., Ambrose J., Rice R. E., Wiley R. L. (2000). Generation of reactive oxygen species after exhaustive aerobic and isometric exercise. Med Sci Sports Exerc.; 32: 1576-1581.

35. Selamoglu S., Turgay F., Kayatekin B. M., Gonenc S., Yslegen C. (2000). Aerobic and anaerobic training effects on the antioxidant enzymes of the blood. Acta Physiol Hung.; 87: 267-273.

36. Dandona P., Mohanty P., Ghanim H., Aljada A., Browne R., Hamouda W., Prabhala A., Afzal A., Garg R. (2001). The suppressive effect of dietary restriction and weight loss in the obese on the generation of reactive oxygen species by leukocytes, lipid peroxidation, and protein carbonylation. J Clin Endocrinol Metab.; 86: 355-362.

37. Vincent H. K., Powers S. K., Dirks A. J., Scarpace P. J. (2001). Mechanism for obesity-induced increase in myocardial lipid peroxidation. Int J Obes Relat Metab Disord.; 25: 378-388.

38. Beltowski J., Wojcicka G., Gorny D., Marciniak A. (2000). The effect of dietary-induced obesity on lipid peroxidation, antioxidant enzymes and total plasma antioxidant capacity. J Physiol Pharmacol.; 51: 883-896.

39. Arnaud J., Fleites P., Chassagne M., the SECUBA group. (2001). Seasonal variations of antioxidant imbalance in Cuban healthy men. Eur J Clin Nutr.; 55: 29-38.

40. Hernández-Torres A., Ramón J. R., Cuenca E., Márquez J., Rubio S. (1998). Eliminación urinaria de TBARS en una población de la tercera edad. Su modificación por la crenoterapia y la radiación solar. Rev Esp Geriatr Gerontol.; 33 (Supl I): 129.

41. Hernández-Torres A., Ramón J. R., Cuenca E., Márquez J. (1999). Acción antioxidante de la crenoterapia con aguas sulfuradas y peloides sobre el organismo humano en relación con la edad. Rev Esp Geriatr Gerontol.; 34: 215-225.

42. Hernández-Torres A., Cuenca Giralde E., *et al.* (2004). Duración mínima del tratamiento balneario con aguas bicarbonatadas sulfatadas para conseguir un efecto antioxidante en personas mayores de 65 años. Rev Esp Geriatr Gerontol.; 39 (3): 166-173.

43. Cuenca Giralde E. (2003). Influencia de la crenoterapia con aguas bicarbonatadas sulfatadas en el estrés oxidativo de una población balnearia. Universidad Complutense de Madrid. (Tesis doctoral)

44. Hernández Torres A. (1997). Niveles urinarios de los productos de peroxidación lipídica: Acción antioxidante en el organismo humano del tratamiento crenoterápico con aguas sulfuradas y peloides. Universidad Complutense de Madrid. (Tesis doctoral)

45. Hernández Torres A., Ramón Giménez J. R., *et al.* (2002). Cambios en la peroxidación lipídica humana y en la tensión arterial en una población hipertensa y normotensa tratada crenoterápicamente con aguas sulfuradas y peloides. Rev Esp Geriatr Geronto.; 37: 147-155.

46. Bellometti S., Cecchettin M., Galzigna L. (1997). Mud pack therapy in osteoarthrosis. changes in serum levels of chondrocyte markers. Clin Chim Acta.; 268: 101-106.

47. Hernández A., Ramón J. R., Cuenca E., Márquez J. (1998). Acción antioxidante en el organismo humano del tratamiento crenoterápico con aguas sulfuradas y peloides, en relación con las vías de administración utilizadas. Boletín de la Sociedad Española de Hidrología Médica; 13 (1): 27-39.

48. Verhagen A. P., De Vet H. C. W., De Bie R. A., *et al.* (2000). Balneotherapy for rheumatoid arthritis and osteoarthritis. The Cochrane Library;1: 1-15.

49. Yurkuran M., Yurkuran M. A., Dilek K. (1999). A randomized controlled study of balneotherapy in patients with rheumatoid arthritis. Phys Rehab Kur Med.; 9: 92-96.

50. Constant F., Guillin E. M. F., Collin J. F., Boulangé M. (1998). Spa therapy appears to improve the quality of life of sufferers from chronic low back pain. Med Care; 36(9): 1309-1314.

51. Evcik D., Kizilay B., Goekeen E. (2002). The effects of balneotherapy on fibromyalgia patients. Rheumatol Int; 22 (2): 56-59.

52. Comacchi C., Hercogova J. (2004). A single mud treatment induces normalization of stratum corneum hydration, transepidermal water loss, skin surface pH and sebum content in patients with seborrhoeic dermatitis. J Eur Acad Dermatol Venereol; 18 (3): 372-374.

53. Portales P., Aries M. F., Licu D., Pinton J., Hernández-Pion C., *et al.* (2001). Immunomodulation induced by Avène spring water on Th1- and Th2-d ependent cytokine production in healthy subjects and atopic dermatitis patients. Skin Pharmacol Appl Skin Physiol; 14(4): 234-242.

54. Carpentier P. H., Féchoz C., Poensin D., Satger B. (2002). Influence of spray application of La Léchère mineral water on the cutaneous microcirculation in the lower limbs in healthy subjects. J Mal Vasc.; 27(4): 211-213.

55. Beer A. M., Junginger H. E., Lukanov J., and Sagorchev P. (2003). Evaluation of the permeation of peat substances through human skin in vitro. International Journal of Pharmaceutics; 253(1-2): 169-175.

56. Sullimovic L., Licu D., Ledo E. (20026). Efficaty and safety of a topically applied Avene spring water spray in the healing of facial skin after laser resurfacing. Dermatol Surg.; 28(5): 415-418.

57. Ma'or Z., Genis Y., Alon Y., Orlov E., Sorensen K. B., Oren A. (2005). Antimicrobial properties of Dead Sea black mineral mud. International Journal of Dermatology. In press. Report On-line, August.

58. Delfino M., Russo N., Migliaccio G., Carraturo N. (2003). Experimental study on efficacy of thermal muds of Ischia Island combined with balneotherapy in the treatment of psoriasis vulgaris with plaques. Clin Ter.; 154(3): 167-171.

59. Mazzulla S., Chimenti R., Sesti S., De Stefano S., Morrone M., Martino G. (2004). Effect of sulphurous Bioglea on psoriasis. Clin Ter.; 155(11-12): 499-504.

60. Kurabayashi H., Tamura K., Tamura J., Kubota K. (2001). The effects of hydraulic pressure on atrial natriuretic peptide during rehabilitative head-out water immersion. Life Sci; 20; 69 (9): 1017-1021.

61. Syndicat national des médecins des stations thermales. Guide des bonnes practiques thermales. Press Therm Climat. 2004; 141: 101-144.

62. Ceballos Hernansanz M. A. (2006). Afecciones neurológicas y psiquiátricas. En: Técnicas y tecnologías en hidrología médica e hidroterapia, Informe de Evaluación de Tecnologías Sanitarias No. 50, Agencia de Evaluación de Tecnologías Sanitarias (AETS), Instituto de Salud Carlos III Ministerio de Sanidad y Consumo, Madrid; Junio. Cap. 15, p. 117-130.

63. Ceballos Hernansanz M. A., San Martín Bacaicoa J. (1998). Accidentes cerebro-vasculares y su tratamiento en el medio balneario. Bol Soc Esp Hidrol. Med; III, 3: 146-147.

64. Ceballos Hernansanz M. A. (1994). Curas hidrotermales en afecciones neurológicas. Curas balnearias y climáticas. Talasoterapia y helioterapia. Editorial Complutense, p. 467-470.

65. Ceballos Hernansanz M. A. (1992). Enfermedad de Parkinson y su perspectiva en el campo de la hidrología médica y de la hidroterapia. Bol Soc Esp Hid Med.; VII, 3: 127-130.

66. Ceballos Hernansanz M. A.(1995). Enfoque terapéutico del enfermo parkinsoniano en el ambiente balneario. Bol Soc Esp Hidrol Med.; X,1: 53-54.

67. Ceballos Hernansanz M. A. (1995). Fenómeno de Uhttoff: ¿signo patognomónico, o reacción termal en la esclerosis múltiple? Bol Soc Esp Hid Med.; X, 3: 145-148.

68. Berioli M. E. (1995). Crenoterapia en otorrinolaringología. Bol Soc Esp Hidrol Med.; X(1): 45-48.

69. Fourot-Bauzon M., Oudot J. (2000). Crénothérapie des voies respiratoires. Eaux thermales-effets physiologiques et mécanismes d'action. En: Quenau (ed.). Médicine thermale. Faits et preuves. Paris: Masson: 80-84.

70. San José Arango M. C. (2001). Hidrología médica y terapias complementarias. Universidad de Sevilla.

71. Fourot-Bauzon M., Jean C., Jean R. (2000). Pathologie bronchique. En: Quenau (ed.). Médicine thermale. Faits et preuves. Paris: Masson: 94-101.

72. Oudot J., Martin C., Fraysse B., Graber-Duvernay B (2000). ORL. En: Quenau (editors). Médicine thermale. Faits et preuves. Paris: Masson: 84-94.

73. Poch Broto J. (1995). Afecciones tubotimpánicas y crenoterapia. Bol Soc Esp Hidrol Med; X (1): 39-44.

74. García Matas A. (2006). Afecciones ginecológicas. En: Técnicas y tecnologías en hidrología médica e hidroterapia, Informe de Evaluación de Tecnologías Sanitarias No. 50, Agencia de Evaluación de Tecnologías Sanitarias, Instituto de Salud Carlos III Ministerio de Sanidad y Consumo, Madrid; Junio. Cap. 16, p. 131-134.

75. Rodríguez L. P., Ponce Vázquez J., Mourelle Mosqueira L., San Martín Bacaicoa J., *et al.* (1999). Técnicas Hidrotermales aplicadas a Estética Integral. Ed. Videocinco.

76. Biro S., Masuda A., Kihara T., Tei C. (2003). Clinical implications of thermal therapy in lifestyle-related diseases. Exp Biol Med.; 228(10): 1245-1249.

77. Pérez Fernández M. R. (2005). Principios de hidroterapia y balneoterapia. McGraw-Hill Interamericana. Barcelona.

78. Guillén Mateo J., Cebrián Fernández A. (2006). Afecciones renales y urinarias. En: Técnicas y tecnologías en hidrología médica e hidroterapia, Informe de Evaluación de Tecnologías Sanitarias No. 50, Agencia de Evaluación de Tecnologías Sanitarias, Instituto de Salud Carlos III Ministerio de Sanidad y Consumo, Madrid; Junio. Cap. 10, p. 87-92.

79. San José C. (1998). Hidrología médica y terapias complementarias. Sevilla: Ed. Universidad de Sevilla.

80. Rodríguez P. L., Ponce Vázquez J., Mourelle Mosqueira L. (2000). Técnicas Hidrotermales aplicadas a la estética integral. Ed. Videocinco.

81. Vademécum de aguas mineromedicinales españolas. Universidad Complutense. Instituto de Salud Carlos III. Madrid, 2004.

82. Bender T., Pratzel H. (2002). Health resort medicine. International Society of Medical Hydrology and Climatology (ISMH). Verlag.

83. Reyes Fernández M. (2005). Principios de hidroterapia y balneoterapia. Ed. McGraw-Hill Interamericana.

84. Armijo Valenzuela M., San Martín Bacaicoa J., *et al*. (1994). Curas balnearias y climáticas. Talasoterapia y helioterapia. Ed. Complutense. Madrid.

CAPÍTULO 6

Peloidoterapia

Objetivos

1. Definir la peloidoterapia dentro de la clasificación general de agentes físicos terapéuticos.
2. Reconocer la evolución histórica de la técnica.
3. Identificar los tipos de peloides.
4. Comprender los fundamentos biofísicos y los efectos fisiológicos de la peloidoterapia.
5. Interpretar la metodología del tratamiento.

Definición de peloidoterapia

En la práctica, la peloidoterapia es parte de la hidrología médica y no es posible desvincular totalmente al peloide del agua mineromedicinal que le da origen.

Desde el punto de vista etimológico, el término *peloide* deriva del griego *pelos*: barro o lodo; y *terapia*: curación o remedio. Se trataría, por tanto, de un barro empleado en terapéutica. Desde 1948, la Sociedad Internacional de Hidrología Médica admite, con carácter internacional, como peloides: los productos formados por la mezcla de un agua mineral (que incluye entre estas, las de mar y lago salado) con materias orgánicas o inorgánicas, resultantes de procesos geológicos o biológicos, aislada o conjuntamente, que pueden ser utilizados en aplicaciones locales o generales con fines terapéuticos. Son siempre hipertermales, bien sea natural o artificialmente.[1-7]

En las aguas mineromedicinales y en especial, en las de considerable mineralización, los cambios de temperatura, la pérdida de gas carbónico, la oxidación, las variaciones de los potenciales de oxidación-reducción y la acción de la flora autótrofa, facilitan la formación de sedimentos por precipitación, de componentes normales disueltos o suspendidos, o neoformados, en virtud de causas diversas. En estos sedimentos o depósitos figuran con frecuencia silicatos, carbonatos, sulfatos, halogenuros, sulfuros y sulfosales. Hay que considerar también, los componentes orgánicos, tales como los ácidos húmicos, fulvoácidos, y múltiples representantes de algabacterias, sulfobacterias, ferrobacterias, e incluso amebas, rizópodos, infusorios, paramecios rotíferos y larvas diversas. Estos sedimentos constituyen los peloides.

Elementos históricos acerca de la peloidoterapia

Las arcillas son sustancias muy extendidas en la superficie terrestre, dado que constituyen el componente mayoritario de suelos y rocas sedimentarias. La acción de los fangos salinos se conoce empíricamente desde hace, por lo menos 25 siglos. Su aplicación, entre otras, era para curar heridas, aliviar las irritaciones o tratar trastornos gastrointestinales.[8-9]

Los ejemplos más conocidos son los de Mesopotamia, Egipto, Grecia y Roma, por haber sido citados por numerosos autores clásicos. Se describe, en papiros de la duodécima dinastía egipcia, la utilización de los barros de las márgenes del río Nilo, como remedio curativo en aplicaciones sobre el cuerpo y exponiéndolo al sol. Galeno recomendó las fricciones con arcilla tibia para el tratamiento de inflamaciones. Las "tierras" medicinales recibían generalmente su nombre según su origen geográfico, y así eran denominadas como tierra egipcia, de Nubia, lemnia, samia, cimolia, entre otras. Una de estas, la procedente de la isla griega de Lemnos, se considera como el primer medicamento registrado de la historia y ha sido utilizada hasta comienzos del siglo pasado; para constatar su importancia, basta decir que de la "terra lemnia" escribieron, entre otros, Homero, Teofrasto, Plinio el Viejo y Galeno, quien viajó dos veces a dicha isla del mar Egeo para ver cómo se preparaba. Plinio el Viejo mencionaba el uso de lodos de la zona de Battaglia, en el norte de Italia, mientras que Galeno recomendaba fricciones de barro tibio para el tratamiento de dolores e inflamaciones.[1,5]

En la alta Edad Media, se agregaron nuevas variedades, siendo particularmente destacadas las aportaciones de Avicena y Averroes. Con posterioridad, el rey español Alfonso X, el sabio, en su lapidario (recogido en textos y traducciones anteriores), en su libro *De Re Metallica*, dedicaron amplios capítulos a las propiedades y usos de las tierras medicinales. En la baja Edad Media se destacaron Juan de Dondis, quien en 1370 sugirió las aplicaciones locales de barro para el tratamiento de afecciones subcutáneas; Miguel de Savonarola propuso el empleo de barro para el tratamiento de tumefacciones articulares, y Margarita de Valois describió el empleo de barros medicinales en el Balneario de Cauterets, a finales del siglo XVI.[3]

Los barros de arcilla siguieron utilizándose a lo largo de los siglos hasta que desde finales del XIX y principios del XX, aparecieron fármacos que desplazaron el protagonismo de los lodos terapéuticos. En 1933 el Comité Internacional de Medidas aceptó este término general para los sedimentos naturales de uso terapéutico. Desde 1949, la Sociedad Internacional de Hidrología Médica define un concepto donde plantea que para su formación se necesita agua mineral y materia orgánica e inorgánica. En los últimos 15 años, varios grupos de investigadores han aportado conocimiento sobre los efectos sistémicos que ocurren, además de los locales, cuando la piel humana es expuesta a diversos tipos de fangos salinos.[8]

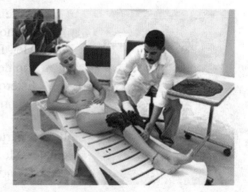

Figura 6.1. En el balneario Elguea, ubicado en el centro de Cuba, se realizan curas termales donde se combinan las bondades de los peloides y de las aguas mineromedicinales.

En Cuba, país rodeado de mar y de anchas fajas costeras, son frecuentes las formaciones salinas de donde se extraen los fangos mineromedicinales o peloides. Así, muchas de estas formaciones están ya estudiadas y en explotación, mientras otras se encuentran en vías explotación. Dentro de los balnearios más importantes en estos momentos, están el de San Diego de los Baños, en Pinar del Río, el balneario de Elguea, en Villa Clara (**Fig. 6.1**), el balneario Ciego Montero, en la provincia de Cienfuegos, y que cubre una gran parte de la demanda de agua mineral embotellada que necesita el país, el balneario de San Antonio de los Baños, así como los Lagos de Mayajigua, ambos en las provincias centrales del país.[4-6]

Características de los peloides

En general todos los peloides, sea cual fuere su procedencia y características, ofrecen semejanzas organolépticas, físicas y hasta químicas, que los relacionan y unifican, siendo destacable su homogeneidad, untuosidad, plasticidad y muy especialmente la capacidad de retención del calor y la conductividad calórica. En dependencia de la clasificación de los peloides, se pueden encontrar diferencias en su composición.[4,10-12]

Propiedades de los peloides

Los peloides en su composición tienen una fase sólida, formada por compuestos inorgánicos y orgánicos. Además, tienen una fase líquida compuesta por aguas mineromedicinales, agua de mar o de lagos salados.

En la fase sólida el componente mineral o inorgánico, varía según los distintos tipos de peloides, entre estos se destacan:

- Azufre: con el hidrógeno del aire, el azufre forma un gas con olor a huevos podridos, el sulfato de hidrógeno, H_2S (también llamado hidrógeno sulfurado) y ácido sulfídrico.
- Potasio, magnesio, cloruro de sodio.
- Compuestos de silicio, aluminio, calcio, carbonatos, fosfatos, nitratos, hierro, cobre, manganeso, magnesio, yodo, nitratos y otros, que disueltos o suspendidos, confieren especial características al conjunto.

El componente orgánico puede estar integrado por:

- Ácidos húmicos, humatomelánicos y fulvoácidos, pero es particularmente destacable el conjunto formado por la microflora autótrofa y, a veces, termofila, algas, hongos, líquenes y musgos, sulfobacterias, ferrobacterias, manganobacterias, algas clorofíceas, crustáceos, gusanos, glucosa, proteínas, derivados aromáticos y estrógenos.
- Algas. *Chlorophyta* (verdes), *Cyanophyta* (azul verdes), *Diatomeas* (algas unicelulares microscópicas bacilariofitas, cuyos esqueletos silíceos se encuentran en el fondo limoso de ciertas aguas).
- Proteínas y glúcidos (glucosa, maltosa, xilosa, galactosa, arabinosa, ramnosa), aminoácidos: Gly, Arg, y Tyr (parcialmente esenciales), Cys, Glu, Ala, y Asp, Met, Leu, Thr, Lys y Trp (esenciales).
- Lípidos. Fosfolípidos (lecitina).
- Esteroides.
- Vitaminas A, C, D, B2, B12 y ácido fólico.

Por su parte, la fase líquida muchas veces está compuesta por aguas mineromedicinales, cloruradas, sulfuradas, aunque también pueden ser de mar o de lago salado. La cantidad de sales disueltas debe ser mayor de 12 g/L.

Existen diferencias entre los distintos tipos de peloides, pero todos tienen propiedades genéricas que justifican su unificación. Como más destacables se pueden citar:

- *Aspecto*. Masa compacta más o menos homogénea según sea su complejo coloidal hidrófilo que favorece la mezcla de los componentes sólidos y líquidos.

- *Color.* Variables del gris verdoso al marrón oscuro, dependiente de la composición, y en gran parte del contenido de sulfuro de hierro.
- *Olor.* Condicionado por la mayor o menor riqueza en sulfhídrico.
- *Sabor.* Depende esencialmente del componente líquido del peloide, puede ser estíptico o metálico, salado, amargo, alcalino.
- *Plasticidad y adhesividad.* Cuanto mayor sean estas propiedades tanto mejor serán la adaptación a las paredes del organismo a tratar. Se relacionan fundamentalmente con el carácter coloidal y son inversos al contenido acuoso.
- *Capacidad de retención de agua.* Se denomina así a la cantidad de agua que por gramo de producto virgen, o en estado nativo, puede retener un peloide, es de 60 a 90 g por cada 100 g de fango.
- *Componente sólido.* Es el residuo que queda después de someter el peloide a temperaturas de 105 °C, hasta total desecación, si la temperatura se eleva hasta 850 °C, se da el nombre de cenizas al residuo obtenido.
- *Peso específico* (P/V) *y densidad* (M/V) *del componente sólido del peloide.* Es tanto mayor cuanto mayor es el contenido en presión hidrostática, depende de la relación directa, con el peso específico y el espesor de la capa de peloide. Cuando alcanza valores superiores a 40 g/cm^2 puede determinar trastornos mecánicos en la función respiratoria, circulatoria, entre otras, por lo que nunca debe sobrepasar los 25 a 35 g/cm^2.
- Los peloides poseen una gran reserva térmica y tienen la cualidad de desprender el calor más lentamente que el agua. Sus elevados valores de viscosidad dinámica retardan el enfriamiento por convección cuando se aplican sobre la piel.[13]

Clasificación de los peloides

Los peloides se pueden clasificar en cuatro grandes grupos:

- *Fangos o lodos.* La fase dispersa es un sólido mineral (predominantemente arcillas) mezclado en agua mineral sulfurada, sulfatada o clorurada.
- *Limos.* La fase dispersa es rica en arcillas, pero el medio de dispersión es agua de mar o lago salado.
- *Turbas.* El sólido disperso es preponderantemente orgánico, y la interposición y el tratamiento en agua mineral se realizan al aire libre o en recintos cerrados.
- *Biogleas.* El sólido disperso es orgánico, pero la interposición se realiza *in situ*.

Algunos autores incluyen en la clasificación los *gyttja* y los *sapropelli*. Se trata de mezclas en las que no existe predominancia de sólidos orgánicos o inorgánicos, interpuestos en agua de manantial (*sapropelli*) o de mar (*gyttja*). En la **tabla 6.1** se exponen las distintas variantes de peloides que se utilizan en la actualidad.

Preparación del peloide para la aplicación terapéutica

La preparación de fangos terapéuticos requiere de un proceso, denominado genéricamente *maduración*. Este puede durar entre 3 y 20 meses, en el que se originan cambios importantes en las propiedades técnicas de las arcillas, como consecuencia de la profunda interacción entre las fases implicadas y la actividad biológica desarrollada por distintos microorganismos y sus productos metabólicos.

Vinculado con este proceso de maduración del peloide, aparece el término de "agua madre". Este se refiere al líquido resultante de la concentración de las aguas cloruradas,

Tabla 6.1. Características principales de cada tipo de peloide.

Clasificación	Componentes de las fases		Condiciones	
	Sólida	**Líquida**	**Temperatura**	**Maduración**
Lodos	Mineral	Sulfuradas Sulfatadas Cloruradas	Hipertermal Hipotermal	*In situ* En tanque
Limos	Mineral	Agua de mar o lago salado	Hipotermal	*In situ*
Turbas	Orgánico	Alcalinas Sulfuradas Agua de mar	Hipertermal Mesotermal Hipotermal	Aire libre Recinto cerrado
Biogleas	Orgánico	Sulfuradas	Hipertermal	*In situ*
Otras biogleas	Orgánico	No sulfuradas	Hipertermal Mesotermal Hipotermal	*In situ*
Sapropelli	Mixto	Alcalinas sulfuradas	Hipotermal	*In situ*
Gyttja	Mixto		Hipotermal	*In situ*

por evaporación espontánea o calentamiento; se precipita una gran parte de cloruro sódico y surge un cambio cualitativo de mineralización, por lo que aumenta la proporción de sales potásicas y magnésicas, con reducción del predominio del cloruro sódico. O sea, se trata de las aguas que restan de una solución salina que se ha hecho cristalizar y de las cuales no se pueden extraer ya nada más que cristales.[7]

Biofísica e interacción con el tejido

Los peloides o fangos mineromedicinales son productos naturales, que preparados convenientemente y administrados por vía tópica o externa, en forma de aplicaciones locales o baños, producen acciones biofísicas y bioquímicas, que justifican su empleo terapéutico para el tratamiento o prevención de ciertas afecciones, o bien para corregir sus efectos en el organismo. La peloidoterapia usa, por tanto, sustancias naturales materiales (poseedoras de masa e inercia), formuladas convenientemente y que han sido sometidas a un conjunto de tratamientos previos a su administración.[1]

El mecanismo de acción del fango o peloide es un proceso complejo. Consiste en un efecto de sumación, de los factores físicos, térmicos (42 a 44 °C), mecánicos (presión hidrostática y partículas sólidas incluidas en el peloide), químicos (gases disueltos, sustancias minerales), así como sustancias biológicamente activas (ácidos húmicos y grasos, sustancias activas hormonales enzimáticas y antibióticas).

El primer efecto local es el aumento de la temperatura de la piel en el punto de aplicación en el orden de 1.5 a 2.5 °C, por lo que la temperatura interna es entre 0.5 y 0.7 °C.[14]

Además, de la temperatura, la aplicación del lodo sobre la piel produce un micromasaje entre la capa de la piel y el lodo; esta acción mecánica se favorece debido a que en los peloides predominan pequeñas partículas con diámetro entre 0.002 y 0.05 mm. Al ser los peloides una mezcla de aguas minerales con un potente intercambiador iónico, como son las arcillas, durante el contacto con la piel, se incorporan al organismo sustancias y partículas mineromedicinales. Este hecho ha sido corroborado recientemente por Karagulle.[15]

Por medio de estos mecanismos térmicos, químicos y mecánicos, se produce un estímulo significativo de las terminaciones nerviosas sensitivas de la piel y mucosas en contacto con el lodo. La reacción inmediata es de vasodilatación e hiperemia local liberándose histamina y acetilcolina. Poensin (2003), logró constatar cambios significativos del flujo vascular cutáneo, medido con flujometría Doppler-láser tras la aplicación, así como aumento de la temperatura cutánea de 1.8 +/– 0.2 °C.[16]

A nivel local, se ha comprobado que la acción térmica es capaz de modular la producción de interleucina IL-1 por los condrocitos de pacientes con osteoartritis. Paralelamente, se ha demostrado la presencia de un principio activo antiinflamatorio en el fango maduro, un sulfoglicolípido producido por microorganismos durante el proceso de maduración. Estudios recientes han revelado que incluso el agua mineromedicinal *per se*, es capaz de reducir la producción de interleucinas en cultivos celulares inflamados, esto afecta tanto a la IL-1 como a otros mediadores de la inflamación, como son la IL-8 o el TNF-α. Estos y otros estudios profundizan en el conocimiento de los posibles mecanismos antiinflamatorios de los fangos y su influencia en los marcadores bioquímicos.[17-18]

Bellometti[19], por su parte, encontró en sus estudios modificaciones en los mediadores del metabolismo del cartílago articular, como la mieloperoxidasa y el óxido nitroso.

Un hecho que es posible constatar en la práctica clínica, es que la mejoría del dolor articular en la enfermedad degenerativa, así como la remisión de lesiones de la piel, suele perdurar bastante tiempo después de la aplicación del peloide. Las investigaciones más recientes contribuyen con la hipótesis de que los efectos no tienen solo una repercusión local, sino que hay otros mecanismos por los que actúa a distancia.

En este sentido, han sido reportados eventos importantes, como el aumento de la actividad enzimática y la velocidad de las reacciones biológicas catalizadas por estas. Las acciones a distancia del sitio de aplicación se atribuyen a la liberación de mediadores químicos, hormonas, compuestos involucrados en la homeostasis del cartílago articular, fenómenos de oxidorreducción y mediadores del estrés.[8]

Se elevan los títulos de endorfinas y hormonas de estrés (ACTH y cortisol), sin embargo, Pizzoferrato[20] constató el descenso de las endorfinas plasmáticas, si el tratamiento se extendía a más de 12 aplicaciones.

Ekmekcioglu[21] fundamentaba en su trabajo la reducción del estrés oxidativo, modificaciones de la superóxido dismutasa (SOD) y cambios benéficos en los niveles de lípidos (excepto los triglicéridos). Mientras Bagnato[22] y su grupo plantearon que se producen modificaciones en los niveles séricos de aminoácidos como triptofano, cisterina y citrulina, luego de la aplicación del peloides en la osteoartritis, además, dieron cuenta de ulteriores fenómenos generados a distancia por la exposición.

Dentro de las acciones a distancia se produce una estimulación de la frecuencia respiratoria y cardíaca de pocos minutos de duración, que da paso a una descarga de sudor, sensación de calor agradable y tendencia al sueño. Si el tratamiento se prolonga más de 15 min, durante un baño total, es posible que se presenten irregularidades en el ritmo respiratorio, y cardíaco que desaparecen a los pocos minutos de suspender la aplicación.[8]

Efectos fisiológicos de los fangos mineromedicinales

Los efectos fisiológicos de los fangos o lodos están asociados a la temperatura que poseen cuando son aplicados y a las propiedades que tienen sus componentes. En general se producen efectos analgésicos, antiinflamatorios y relajantes, que estimulan los procesos regenerativos del tejido muscular, óseo y nervioso.

Según Knusel[9] y Flusser[23], el efecto local del fango térmico mineral, en la actualidad ya no se discute, plantearon que es una modalidad terapéutica que exhibe poder analgésico significativo sobre articulaciones con procesos inflamatorios crónicos.

En relación con el efecto antiinflamatorio, Cossi[24] logró demostrarlo en el laboratorio con animales de experimentación afectados de artritis inducida. Se han evaluado los niveles de las dos principales citokinas proinflamatorias, TNF α e IL-1 beta (factor de necrosis tumoral alfa e interleucina 1 beta). Al finalizar el estudio este autor determinó una mayor reducción de la inflamación en el grupo que recibió peloide, en relación con el grupo control ($p < 0,01$). Para Aquino,[25] el contenido de esteroides que se puede aislar en el peloide influye en su capacidad antiinflamatoria.

Los fangos producen relajación muscular en las áreas de contracturas. Este hecho, asociado al efecto del calor sobre la naturaleza elástica de las proteínas del colágeno, contribuye a aumentar la flexibilidad de los tejidos conjuntivos y, por tanto, puede ayudar a aumentar la amplitud del movimiento articular, y disminuir el grado de espasticidad. De esta misma forma, puede aumentar la elasticidad de cicatrices hipertróficas y queloides.

Una acción importante descrita en estos fangos o lodos, y que tiene utilidad clínica en determinadas afecciones de piel y mucosas, es su capacidad bactericida sobre ciertas cepas de microorganismos. Esta acción se sustenta en la presencia de bacteriófagos en el contenido del peloide.[26]

Indicaciones y contraindicaciones de los fangos mineromedicinales

Las propiedades antiflogísticas de estos fangos son muy beneficiosas en el manejo integral de diferentes entidades. Dentro de las enfermedades del sistema osteomioarticular, la fangoterapia se emplea como coadyuvante, en el tratamiento de las artropatías traumáticas, reumáticas y degenerativas, en estadios agudos y crónicos. Además, se utilizan en el tratamiento de las periartritis, en el manejo integral del hombro doloroso, en la epicondilitis, en los casos de fibromialgia, espondilitis anquilopoyética, en las mialgias, así como el síndrome doloroso regional complejo, y en la rehabilitación del paciente amputado.[4,27-34]

En el Centro Nacional de Rehabilitación "Julio Díaz", en Ciudad de La Habana, se han realizado, más de 10 investigaciones por ensayos clínicos, para valorar los efectos terapéuticos de los fangos de las salinas "Bidos" en la provincia de Matanzas y "9 de Abril" de Villa Clara, en pacientes con gonartrosis y otras osteoartritis, con resultados satisfactorios en más del 85% de los pacientes, en los cuales desaparecieron los síntomas dolorosos inflamatorios y de limitaciones articulares.[4]

En el caso de las enfermedades de carácter reumático, los peloides (lodos, fangos, turbas, limos, biogleas, entre otros), ejercen acción térmica (hiperémica local y emoliente de las partes blandas articulares), acción antihialuronidásica, liberadora de acetilcolina e histamina, y estimulante del eje hipotálamo-hipófiso-corticosupra-rrenal (HHC). Además, actúan como analgésicas, sedantes y relajantes musculares, especialmente los peloides ricos en sulfuros degenerados, calcio, bromo y radón. La acción es antiinflamatoria cuando se trata de peloides hipermineralizados, clorurados, sulfhídricos y radiactivos. Su administración antes de las técnicas hidrocinesiterápicas y cinesiterápicas es de gran utilidad en la reeducación motora.[35]

Dentro de las enfermedades de la piel, la experiencia internacional más reconocida es la de la zona del Mar Muerto en Israel, donde se ha avanzado en el estudio y tratamiento de entidades reumáticas.[36-38]

Asimismo, se han obtenido beneficios en el tratamiento del acné, la dermatitis seborreica, el liquen plano, el melasma, las micosis superficiales, el eccema marginado de Hebra, la tiña corporis, la pitiriasis versicolor, entre otras afecciones.[4]

Tarkhan-Muuravi[39] (2006), recientemente examinó el resultado de su aplicación a pacientes con trauma de troncos nerviosos en la rehabilitación de pacientes con neuroapraxia y axonotmesis, y obtuvo beneficios en el orden de control del proceso inflamatorio y la estimulación del estatus inmunológico de la zona de lesión.

Está reportada su efectividad en el tratamiento de las mialgias, las neuralgias, polineu-ropatías y las flebopatías crónicas. En las enfermedades vasculares, se conocen beneficios en la tromboflebitis, las várices y las hemorroides.[40]

Tradicionalmente, se utilizan fangos con base sulfurosas si el objetivo es conseguir un efecto dermatológico, para el tratamiento de afecciones seborreicas y acneiformes; mientras que, idealmente, los de base bromoyódicas, se utilizan para tratamientos termales de traumas óseo musculares.[1,41-42]

Contraindicaciones para la aplicación de peloides

Las contraindicaciones más importantes son:

- Hipertensión arterial grave y afecciones coronarias o cardíacas descompensadas.
- Insuficiencia renal, hepática o de cualquier parénquima.
- Fases agudas o subagudas de todos los procesos reumáticos o de cualquier otro tipo.
- Tumoraciones malignas.
- Embarazo.
- Epilepsia.
- Várices muy voluminosas y úlceras sangrantes.
- Edades muy tempranas o muy avanzadas.
- Enfermedades mentales.

Metodología de la aplicación

Como se ha explicado, los peloides son productos formados por la mezcla de agua mineromedicinal, de mar o de lago salado, con un componente sólido resultante de procesos geológicos o biológicos. Obtenido tras el proceso de maduración, se aplica de forma tópica o externa como agente termoterápico, en baños y en aplicaciones directas sobre la piel, circunscrito a la zona de tratamiento.

Métodos de aplicación de la peloidoterapia

- *Métodos de baños totales*. Según la técnica del balneario francés de Dax, se depositan en el fondo de la bañera, donde deben alcanzar una temperatura de 40 a 46 °C, mientras que en la superficie, el agua mineromedicinal estará de 37 a 39 °C. Se introduce al paciente por un período que oscila entre 15 y 30 min. En lugar de una bañera puede utilizarse una camilla de madera. En esta se acuesta al paciente, y el fisioterapeuta o el operador de peloides le hacen la aplicación en toda la superficie corporal. Para ello se auxilia con una espátula que permite distribuir en capas hasta el grosor deseado de peloide sobre la piel. Cuando está cubierta toda la superficie del cuerpo, se procede a tapar o cubrir el cuerpo del paciente para conservar el calor que aporta el peloide al organismo.
  Al finalizar la aplicación del peloide es conveniente aplicar un baño o chorro de limpieza a 37 °C durante 3 a 4 min.[43]
- *Método de aplicación regional*. Es también denominada cataplasma, se aplica el peloide, directamente sobre la zona afectada, 40 a 50 °C, en capas de 1 a 2 cm de espesor. Luego se envuelve en un paño de algodón, lana o tejido sintético transparente para guardar el calor, durante 15 a 40 min, según la tolerancia individual y del efecto buscado. Se debe tener en cuenta que a menor superficie de aplicación le corresponde mayor temperatura y mayor tiempo de administración. [1,35,44]
- *Método egipcio*. Se aplica el fango en un área determinada, 3 unturas, y posteriormente se expone el paciente al sol por 15 min.[14]
- *Método por compresas de fango*.
- *Método combinado*. Método de aplicación simultánea con otro medio físico. Una asociación frecuente es con parafina o "parafango" que se expondrá en el capítulo dedicado a la termoterapia. También pueden ocurrir combinaciones con calor infrarrojo, campos magnéticos, ultrasonido terapéutico o con electroforesis.

- *Método por aplicación cavitaria*. Puede ser transvaginal, transrectal y a través de la cavidad oral.

En Cuba se ha hecho un colosal esfuerzo por tratar de generalizar la aplicación médica de los peloides. Esto se traduce un una distribución amplia que abarca numerosos servicios de la red nacional de rehabilitación. El objetivo es acercar los beneficios terapéuticos de la peloidoterapia a la población. Sin embargo, hay un grupo de desventajas como es el cuidado que hay que tener con el peloide para que no se contamine. La segunda desventaja importante es que al estar lejos de la fuente hidrotermal original, el producto pierde la temperatura propia y hace falta calentarlo para la aplicación.

También se puede encontrar variedad de productos como los parapeloides o el llamado parafango. Estos son mezclas de peloides y parafinas, que tienen efectos e indicaciones similares a los de los peloides.

Consideraciones básicas para la aplicación de los peloides

- El peloide que se encuentra listo para utilizar no debe tener impurezas.
- Puede ser transportado a largas distancias en toneles de madera o plásticos con un sobrenadante de agua de 20 a 30 cm para evitar el escape del azufre. Para su conservación hay que cubrirlo con agua de mar extraída a varios metros de la orilla para evitar contaminaciones o en su defecto con solución salina al 5% cuando no sea posible disponer del agua madre.[4]
- Todo material en contacto con el peloide debe ser resistente a la corrosión. Por eso se deben evitar las estructuras metálicas en las áreas de aplicación terapéutica. Las tuberías de desagüe deben ser de barro, cerámica o plásticas.
- Se recomienda su aplicación en un local ventilado debidamente con una temperatura agradable.
- Los peloides pueden ser depositados en tanques de hormigón o plásticos bien tapados, donde se le realizan estudios bacteriológicos mensuales. En caso de contaminación debe desecharse todo el peloide.
- Antes de su aplicación debe ser tamizado y posteriormente se puede proceder a su calentamiento en baño de María de 40 a 60 °C. Nunca deben ser calentados por encima de 60 °C. A la hora de la aplicación, la temperatura del peloide oscila de 38 a 46 °C, según la tolerancia del paciente.[4]
- Las aplicaciones se mantienen de 20 a 40 min, luego de lo cual, el paciente debe tener un descanso de 20 ó 30 min.
- La posología es variable, pero de manera general se prescriben entre 3 y 5 aplicaciones por semana, siendo de unas 3 o 4 semanas la duración máxima recomendada del tratamiento.[1,41,42]
- El efecto conseguido dependerá de las características específicas del fango escogido, la temperatura, la duración y la extensión de la aplicación.[1,35]
- En ocasiones se hacen aplicaciones combinadas, por ejemplo, de peloides con rayos infrarrojos, magnetoterapia, ultrasonoterapia o electroforesis. Si se realiza en modo sucesivo una aplicación luego de la otra, como se combinan estos agentes físicos en la práctica médica, deben obtenerse efectos sinérgicos en beneficio del paciente. Lo que no tiene fundamento cientificotécnico es una aplicación simultánea de este tipo. No solo porque no hay un sustento

en la literatura, sino por el daño reportado que se le ocasiona a los equipos de electroterapia, en el sentido del nivel de corrosión que pueden causar estos productos. Por lo tanto, no se recomienda la aplicación de otros medios físicos, excepto el sol, directamente sobre el fango aplicado. Por el contrario, puede recomendarse aplicar un medio físico previo a la fangoterapia, que contribuya con una apertura de la circulación local y los canales cutáneos para facilitar el intercambio fisicoquímico entre el peloide y la piel.

Preguntas de Comprobación

1. ¿Cuál es la definición de peloide?

2. Mencione los tipos de lodos o peloides.

3. ¿Cuáles son los componentes que integran un peloide?

4. Mencione las propiedades del peloide.

5. Compare los tipos de peloides sobre la base de sus características principales.

6. Describa los efectos biológicos de los peloides.

7. Argumente las aplicaciones clínicas de los peloides.

8. Enumere cinco contraindicaciones de la aplicación del peloides.

9. Mencione los requisitos de calidad de un peloide.

10. Establezca una comparación entre los métodos de la peloidoterapia.

11. Mencione las consideraciones básicas para la aplicación de un peloide.

Referencias bibliográficas

1. Viseras Iborra C., Cerezo González P. (2006). Aplicación de peloides y fangos termales. En: Hernández Torres A., *et al.* Técnicas y tecnologías en hidrología médica e hidroterapia. Informe de Evaluación de Tecnologías Sanitarias No. 50, Agencia de Evaluación de Tecnologías Sanitarias, Instituto de Salud Carlos III, Madrid. Cap.18, p. 141-146.

2. Cara S., Carcangiu G., Padalino G., Palomba M., Tamanini M. (2000). The bentonites in pelotherapy: chemical, mineralogical and technological properties of materials from Sardinia (Italy). Appl Clay Sci. 16: 117-124.

3. Veniale F. (1999). Le argille nelle terapia curative: dalla leggenda all'empirismo, fino ai tempi moderni. Atti Simposio «Argille per fanghi peloidi termali e per trattamenti dermatologici e cosmetici», Montecatini Terme. Miner Petrogr Acta. XLII: 267-275.

4. Trinchet Ayala E. (2005). Los fangos mineromedicinales. Experiencia de su utilización en Cuba, Holguín, Cuba, octubre, publicado en la página web del Hospital Lenin: http://www.hvil.sld.cu/mod=publicaciones &id_pub=1&PHPSESSID =cfc9fb974bfb8f5d08 53d01e3b2a16fd

5. Trinchet Ayala E., Del Campo Avilés E., Del Río Ricardo W., Sales Márquez H., García de Paz F. (1993). Los fangos mineromedicinales. Monografía. Holguín; Facultad de Ciencias Médicas "Mariana Grajales Cuello".

6. Castillo B. (1993). Los fangos mineromedicinales cubanos. En: Segunda Jornada Nacional de Termalismo "Topes de Collantes". Centro de descanso: Mayo 16-22.

7. Ceballos Hernansanz M. A. (2006). Diccionario termal. Glosario de términos hidrológicos médicos. En: Hernández Torres A., *et al.* Técnicas y tecnologías en hidrología médica e hidroterapia. Informe de Evaluación de Tecnologías Sanitarias No. 50, Agencia de Evaluación de Tecnologías Sanitarias, Instituto de Salud Carlos III, Madrid. Cap. 23, p. 209-214.

8. De Michele D., Giacomino M., Untura Filho M., Belderrain A. (2006). Efectos sistémicos de los fangos minerales. Revisión de la literatura de los últimos 10 años. Anales de Hidrología Médica. 1: 135-142.

9. Knusel O. (2001). Balneology myth versus reality. Ther Umsch. 58(8): 465-469.

10. Armijo M, San Martín J. Aguas mineromedicinales. En: La salud por las aguas termales. 1ra. ed. España: EDAF. 1984: 11-26.

11. Armijo M., San Martín J. (1984). Peloides. En: La salud por las aguas termales. 1ra. ed. España: EDAF. 64-67.

12. Seefelder A., Schindler P. R., Metz H. (1991). Microbiologic studies of mud for human pathogenetic bacteria before and after balneologic use. Offent-gesundheitswes. 53(7): 338-343.

13. Beer A. M., Grozeva A., Sagorchev P., Lukanov J. (2003). Comparative study of the thermal properties of mud and peat solutions applied in clinical practice. Biomed Tech (Berl). 48(11): 301-305.

14. González Menéndez B., Estévez A., Hernández Tápanes S., Bravo Acosta T. (2005). Peloidoterapia. Publicado en Monografías.com. agosto.

15. Karagulle O., Kleczka T., Vidal C., Candir F., Gundermann G., Kulpmann W. R., Gehrke A., Gutenbrunner C. (2006). Magnesium absorption from mineral waters of different magnesium content in healthy subjects. Forsch Komplementarmed. 13(1): 9-14.

16. Poensin D., Carpentier P. H., Féchoz C., Gasparini S. (2003). Effects of mud pack treatment on skin Microcirculation. Joint Bone Spine. 70(5): 367-370.

17. Bellometti S., Galzigna L. (1998). Serum levels of a prostaglandin and a leukotriene after thermal mud pack therapy. J Investig Med. 46: 140-145.

18. Cara S., Carcangiu G., Padalino G., Palomba M., Tamanini M. (2000). The bentonites in pelotherapy: thermal properties of clay pastes from Sardinia (Italy). Appl Clay Sci. 16: 125-132.

19. Bellometti S., Poletto M., Gregotti C., Richelmi P., Berte F. (2000). Mud bath therapy influences nitric oxide, myelopero- roxidase and glutathione peroxidase serum levels in arthritic patients. Int J Clin Pharmacol Res. (3-4): 69-80.

20. Pizzoferrato A., Garzia I., Cenni E., Pratelli L., Tarabusi C. (2000). Beta-endorphin and stress hormones in patients affected by osteoarthritis undergoing thermal mud therapy. Minerva Med. 91(10): 239-245.

21. Ekmekcioglu C., Strauss-Blasche G., Holzer F., Marktl W. (2002). Effect of sulphur baths on antioxidative defense systems, peroxide concentrations and lipid levels in patients with degenerative osteoarthritis. Forsch Komplementarmed Klass Naturheilkd. 9(4): 216-220.

22. Bagnato G., De Filippis L. G., Morgante S., Morgante M. L., Farina G., Caliri A., Romano C., D'Avola G., Pinelli P., Calpona P. R., Streva P., Resta M. L., De Luca G., Di Giorgio R. (2004). Clinical improvement and serum amino acid levels after mud-bath therapy. Int J Clin Pharmacol Res. 24(2-3): 39-47.

23. Flusser D., Abu-Shakra M., Friger M., Codish S., Sukenik S. (2002). Therapy with mud compresses for knee osteoarthritis: comparison of natural mud preparations with mineral-depleted mud. J Clin Rheumatol. 8(4): 197-203.

24. Cozzi F., Carrara M., Sfriso P., Todesco S., Cima L. (2004). Anti-inflammatory effect of mud-bath applications on adjuvant arthritis in rats. Clin Exp Rheumatol. 22(6): 763-766.

25. Aquino R. P., Behar I., De Luca C., Senatore F. (1985). The presence of steroid compounds in therapeutic muds. Boll Soc Ital Biol Sper. 61(9): 1261-1266.

26. Ma'or Z., Henis Y., Alon Y., Orlov E., Sorensen K. B., Oren A. (2006). Antimicrobial properties of Dead Sea black mineral mud. Int J Dermatol. 45: 504-511.

27. Pratsel H. G., Eigner U. M., Weignert D., Limbach B. (1992). The analgesic efficacy of sulfur mud baths in treating rheumatic diseases of the soft tissues. A study using the double blind control method. Vopr Kurortol Fisioter Lech Fiz Kult. 3: 37-41.

28. Rodríguez Leal C. (1991). Evaluación de los Beneficios terapéuticos de la aplicación del fango de la salina Bidos en el tratamiento de la gonartrosis y otras orteoartritis. Trabajo para optar por el título de especialista de Primer Grado en Medicina Física y Rehabilitación. Hospital de Rehabilitación "Julio Díaz", Ciudad de La Habana.

29. Elkayan O., Wigler I., Tishler M., Rosenblum I., Caspi O., Segal R., et al. (1991). Effect of spa therapy in tiberias on patients with rheumatoid arthritis and osteoartritis. J Rheumatol. 18(12): 1799-1803.

30. Wigler I., Elkayan O., Paran D., Yaron M. (1995). Spa Therapy for gonarthrosis: a prospective study. Reumatol Int. 15(2): 65-68.

31. Bogliolo A., Loi A., Perpignano G. (1991). Fangotherapy and diacerein in the treatment of osteoarthrosis of the hip and knee. Clin Ter. 137(1): 3-8.

32. Codish S., Abu-Shakra M., Flusser D., Friger M., Sukenik S. (2005). Mud compress therapy for the hands of patients with rheumatoid arthritis. Rheumatol Int. 25(1): 49-54.

33. Grassi M., Lucchetta M. C., Rini G. B., Raffa S. (2003). Fangotherapy in chronic degenerative rheumatic diseases. Clin Ter. 154(1): 45-48.

34. Codish S., Dobrovinsky S., Abu Shakra M., Flusser D., Sukenik S. (2005). Spa therapy for ankylosing spondylltis at the Dead Sea. Isr Med Assoc J. 7: 443-446.

35. Perea Horno M. A. (2006). Afecciones reumatológicas y del apara- to locomotor. En: Hernández Torres A, et al. Técnicas y tecnologías en hidrología médica e hidroterapia. Informe de Evaluación de Tecnologías Sanitarias No. 50, Agencia de Evaluación de Tecnologías Sanitarias, Instituto de Salud Carlos III, Madrid. Cap. 7, p. 51-72.

36. Neumann L., Sukenik S. (2001). The effect of balneotherapy at the Dead Sea on the quality of life of patients with fibro- myalgia syndrome. Clin Rheumatol. 20(1): 15-19.

37. Sukenik S., Abu-Shakra M. (2006). Dead Sea and Tiberias as health resort areas for patients suffering from different types of arthritis. Harefuah. 145(2): 117-122, 165.

38. Costantino M., Lampa E. (2005). Psoriasis and mud bath therapy: clinical-experimental study. Clin Ter. 156(4): 145-149.

39. Tarkhan-Muuravi I. D., Dzhakobiia N. V. (2006). Effect of complex rehabilitation by physical factors (therapeutic mud, waves of millimeter range) on the indices of inflammation process and immune status in patients with traumas of peripheral nervous system. Georgian Med News. (132): 72-76.

40. Álvarez Nodarse A. (1993). Brindeles salud utilizando las fuentes de agua y fangos medicinales. Rev Cub Med Gral Integral. 9(2): 193-196.

41. Bellometti S., Cecchettin M., Lalli A., Galzigna L. (1996). Mud pack treatment increases serum antioxidant defenses in osteoarthrosic patients. Biomed Pharmacother; 50: 50-57.

42. Bellometti S., Cecchettin M., Galzigna L. (1997). Mud pack therapy in osteoarthrosis. changes in serum levels of chondrocyte markers. Clin Chim Acta. 268: 101-106.

43. Saz Peiró P., Ortiz Lucas M. (2006). Afecciones metabólicas y endocrinas. En: Hernández Torres A., *et al*. Técnicas y tecnologías en hidrología médica e hidroterapia. Informe de Evaluación de Tecnologías Sanitarias No. 50, Agencia de Evaluación de Tecnologías Sanitarias, Instituto de Salud Carlos III, Madrid. Cap. 12, p. 99-106.

44. Norma Cubana NC-XX: 1997. Peloides. Especificaciones. Oficina Nacional de Normalización, Ciudad de La Habana, 1997.

CAPÍTULO 7

Generalidades en hidroterapia

Objetivos

1. Definir la hidroterapia dentro de la clasificación general de agentes físicos terapéuticos.
2. Identificar los diferentes métodos que integran la hidroterapia.
3. Comprender los fundamentos biofísicos y los efectos biológicos de la hidroterapia.
4. Analizar las indicaciones y contraindicaciones generales de la hidroterapia.

Definición

La palabra hidroterapia deriva para las palabras griegas *hydor* (agua) y *therapeia* (curación). Se ocupa de las aplicaciones tópicas sobre la piel o mucosas, del agua potable, ordinaria, utilizada con fines terapéuticos, en cuanto que es vehículo de acciones físicas mecánicas y térmicas.[1-3]

Abarca el empleo del agua corriente con fines terapéuticos, profilácticos y rehabilitadores mediante enfoques metodológicos especiales. Para la hidroterapia, el agua puede estar enriquecida con oligoelementos, sales o medicamentos, naturales o artificiales; así como se puede utilizar de forma terapéutica en todos sus estados de agregación. En estado gaseoso, se utiliza en los baños de vapor que se describirán en la antroterapia, en estado sólido se utiliza en algunos métodos de crioterapia, como se observará en termoterapia. Pero no hay duda que su forma más utilizada es en estado líquido (hidroterapia) que se conserva entre 0 y 100 °C, y a la presión de 760 mmHg.

Clasificación de la hidroterapia

Existen numerosas técnicas hidroterápicas y se han realizado múltiples clasificaciones de estas. La propuesta tiene como referencia la de San Martín y Armijo, que es reconocida por diferentes autores:[4-6]

1. Según el área corporal a la que se aplica el tratamiento:
   a) *Baños totales*. Incluye una aplicación que abarca todo el cuerpo.
   b) *Baños parciales*. Se trata de aplicaciones dirigidas fundamentalmente a los miembros.

2. En relación con el uso de presión:
   a) Técnicas sin presión:
      • Inmersión en piscina.
      • Baños con agua durmiente.
      • Envolturas.
      • Compresas.
      • Fomentos.
      • Abluciones o lavados.

- Maniluvio.
- Pediluvio.
- Baños de contraste.
- Baños de asiento.

b) Técnicas con presión:
- Pulverizaciones.
- Afusiones.
- Chorros.
- Duchas.

c) Técnicas mixtas:
- Ducha-masaje.
- Baños de remolino.
- Baños con burbujas.
- Chorro manual subacuático.

3. *Hidrocinesiterapia.* Abarca todos los procedimientos o métodos que combinan el ejercicio con las aplicaciones del agua.

Otra forma en que suele clasificarse la hidroterapia es a partir de la temperatura del agua. Hay que señalar que la temperatura del agua le impone efectos adicionales a cualquiera de las técnicas anteriormente mencionadas. Así, se clasifica en:

- *Agua muy fría: menos de 15 °C.* Se utiliza para aplicaciones muy cortas y solo para baños parciales (habitualmente una parte de un miembro).
- *Agua fría: de 16 a 28 °C.* Se utiliza para aplicaciones cortas en caso de baños totales como los que acompaña la antroterapia (la sauna), o en las bañeras para la esclerosis múltiple. Pueden ser aplicaciones más largas en el caso de baños parciales en miembros.
- *Agua indiferente: de 29 a 33 °C.* Ideal para la hidrocinesiterapia y los programas de promoción de salud.
- *Agua tibia: de 34 a 36 °C.*
- *Agua caliente: de 37 a 40 °C.* Se debe manejar con precaución y corta duración en aplicaciones totales. No debe asociarse a ejercicios intensos, por el peligro de hipotensión. En caso de aplicaciones parciales es muy útil por el efecto del calor, para disminuir el tono muscular y aumentar la flexibilidad del tejido conjuntivo.
- *Agua muy caliente: 41 a 45 °C.* Se considera el límite tolerable, solo permitido en aplicaciones locales de corta duración.

Aspectos biofísicos e interacción con el tejido

El agua logra sus efectos terapéuticos gracias a que aporta al cuerpo energía, que puede ser mecánica, térmica, o una combinación de estas. De este modo, las propiedades terapéuticas del agua van a estar determinadas por diferentes factores.[7-9]

- *Mecánicos.* Que incluyen los factores hidrostáticos, hidrodinámicos e hidrocinéticos.
- *Térmicos.* Que incluyen las aplicaciones calientes y frías.
- *Químicos.* En el caso que se le añada un producto al agua corriente.

Estos son los factores activos principales, al realizar los tratamientos: el factor mecánico, por la masa estática y dinámica del agua; el factor térmico, que de alguna manera siempre va a estar presente; además, el factor químico, que en el caso de las aguas minero-medicinales es el más importante, mientras que en este caso constituye una opción adicional.[10,11]

Factores mecánicos

Factores hidrostáticos. La presión hidrostática es la base del principio de flotación, de empuje o de Arquímedes. El agua siempre ejerce una fuerza vertical hacia arriba a un cuerpo sumergido en esta. Dicha fuerza de empuje es equivalente al peso de la columna del agua que está por encima de dicho cuerpo.

En una inmersión hasta el cuello, el peso aparente de la persona es de solo el 7,5%, de este modo es 20% si está hundido hasta las axilas, 33% si el nivel del agua alcanza el pecho, 50% del peso corporal cuando el agua está a nivel umbilical, 66% del peso corporal cuando llega hasta el nivel trocantérico y 90% del peso corporal en una inmersión hasta el nivel de las rodillas.

El efecto se traduce en la percepción de que el cuerpo pesa menos y existe mayor facilidad para realizar los movimientos. En el caso del agua de mar, el "empuje" es mayor. Entonces, la presión hidrostática es directamente proporcional a la densidad del líquido y la profundidad de la inmersión. En pacientes con articulaciones de carga dolorosas como rodilla y cadera, pueden hacer ejercicios que fuera del agua le son imposibles de realizar.[7,12-13]

La presión hidrostática produce una acción compresiva sobre el sistema venoso y las grandes cavidades corporales, y facilita la circulación de retorno. En una inmersión total actúa sobre las extremidades una presión equivalente a una columna de agua con altura de 40 a 60 cm, mientras que sobre la superficie delantera del estómago y el tórax esta columna de agua es de 5 a 15 cm; en este sentido, el volumen del tórax puede disminuir de 2 a 3 cm y el abdominal hasta 6 cm. Esta situación de "compresión" condiciona diferencias en la hemodinámica y contribuye a la circulación sanguínea y linfática, sobre todo en los vasos de la piel que pueden contener 1/3 de toda la circulación del organismo.

El mayor efecto ocurre cuando el individuo está de pie en la piscina. El organismo aumenta la actividad cardíaca y la diuresis por estimulación de la liberación del factor natriurético auricular. Es muy importante considerar que en personas de edad avanzada o con problemas cardiovasculares, en especial con dilataciones varicosas importantes, la acción de la presión hidrostática podría constituir un grave riesgo y provocar un fallo cardíaco.[14]

Se sabe por ejemplo, que una persona que se traslada en el agua estando de pie, está afectada por cerca de 200 mL de sangre que son desplazados hacia el corazón. El incremento en la oferta de sangre lleva a un aumento del volumen por latido del corazón. La reacción fisiológica es una reducción de la frecuencia cardíaca de 6 a 10 latidos/min.[15]

Los efectos de la presión hidrostática se manifiestan también en la función respiratoria. La compresión ejercida sobre la caja torácica y el diafragma facilita la espiración y dificulta la inspiración, circunstancia que es favorable en algunos casos de enfermedades respiratorias. Esta compresión puede ser causa de disnea y opresión en los baños de pacientes con enfermedad respiratoria o cardíaca. Por eso, es necesaria una especial vigilancia de la situación cardiorrespiratoria de las personas sometidas a estos tratamientos. Sin embargo, esta misma compresión facilita la circulación de retorno, lo cual es muy bueno en aquellos pacientes con trastornos de la circulación periférica, como pequeñas várices, y ligera retención de líquido en extremidades inferiores.

La flotación permite realizar el ejercicio pasivo, bien porque el fisioterapeuta realice el movimiento articular (el paciente está inmóvil, sujeto por flotadores o sobre una camilla o un asiento lastrados), bien gracias al uso de flotadores (los cuales exigen un movimiento contrarresistencia en sentido contrario). Si se asiste la ejecución del ejercicio, se reduce el estrés sobre las articulaciones. El movimiento debe ser en dirección a la superficie, y podrá ser asistido o resistido según el caso.[16,-7]

Si el paciente está en inmersión, se contribuye a mantener o restaurar la movilidad de un segmento. Con la inmersión mejora también la propiocepción, el equilibrio y la coordinación. La presión hidrostática, la resistencia hidrodinámica y la viscosidad, son fuente de estímulos sensoriales y el trabajo en inmersión mejora el equilibrio y la coordinación para la marcha.[7]

Al brindar seguridad en el movimiento, se mejora el estado psicológico y emocional del sujeto, y se produce una mayor movilidad con menos dolor.

La presión hidrostática facilita la circulación de retorno, siempre y cuando el paciente esté sumergido en bipedestación.

Factores hidrodinámicos. Se trata de factores que facilitan o resisten el movimiento dentro del agua y cuyo uso adecuado permite una progresión en los ejercicios. Puede afirmarse que la resistencia del agua es 900 veces mayor que la resistencia que opone el aire al movimiento.[7,18]

La naturaleza del medio, el agua en este caso, es importante por cuatro factores. El primero es la fuerza de cohesión intermolecular del líquido. El segundo, la tensión superficial, que en la superficie de contacto hace que el agua ofrezca más resistencia al movimiento horizontal del cuerpo dentro del agua, si este solo está parcialmente hundido que si lo está totalmente, algo estudiado en natación de competición. El tercer factor es la viscosidad, que es la resistencia de los líquidos a fluir, por la fricción interna de sus moléculas. El cuarto factor es la densidad. En el caso del agua, su densidad disminuye según aumente o disminuye la temperatura cada 3.98 °C (por eso el hielo flota en el agua líquida).[19,20]

Estos factores pueden ser origen de estímulos esteroceptivos, detectados por receptores específicos. La resistencia hidrodinámica, o resistencia de roce, puede estar modificada por circunstancias o factores extrínsecos al agua, como turbulencias, agitación del agua, dirección y velocidad del desplazamiento, superficie que se va a movilizar, entre otras; que permiten la posibilidad de programar una amplia gama de ejercicios, desde los más facilitados hasta lo más resistidos, siempre de acuerdo con la necesidad, conveniencia y tolerancia individual. Todo esto tiene como resultado una mejor percepción del esquema corporal, del equilibrio y del sentido de movimiento, de gran utilidad en el tratamiento de personas con procesos postraumáticos o neurológicos.[14]

El resultado de la explotación adecuada de estos elementos suele ser muy útil en el proceso de reeducación muscular. Dentro del agua se pierde gran parte del peso corporal, por lo que se atenúa considerablemente el efecto de la fuerza de gravedad, esto permite desarrollar ejercicios y movilización sin sobrecarga sobre articulaciones dañadas, facilita el entrenamiento de la coordinación y el equilibrio, así como la reeducación de la marcha, entre otras aplicaciones.

Otros factores que influyen en la resistencia hidrodinámica son la superficie del cuerpo, el ángulo de ataque o de incidencia y la velocidad del desplazamiento. Además, influirán las turbulencias y la inercia de la aspiración generadas por dicho movimiento.

Factores hidrocinéticos. Estos se consideran cuando se usa el agua en función de un componente de presión, bien por aplicar una proyección de agua contra el cuerpo (duchas y chorros, en los que influye la presión del chorro del agua, el calibre y el ángulo de incidencia), o por una agitación del agua. En este caso el agua, además del efecto por presión, la temperatura o inmersión, ejerce un masaje sobre la superficie corporal.[7]

Son factores mecánicos adicionales. El mayor efecto mecánico del agua se produce en las duchas (fundamentalmente las escocesas), y en el chorro o masaje subacuático, en ambos casos se regula la intensidad de la presión que se aplica al paciente, con lo cual se puede intensificar o no, el efecto mecánico. Otro efecto mecánico adicional, también importante, de origen natural, es el del oleaje del mar (en talasoterapia), la tecnología moderna permite recrear, de múltiples maneras, el efecto mecánico, ya sea con diferentes tipos de duchas, poniendo en movimiento el agua mediante motores o por otros métodos.

Factores térmicos

El agua presenta un alto calor específico, tiene un valor mínimo de 35 °C, y aumenta proporcionalmente según se aleje de ese valor, de manera que el agua mantiene bastante su temperatura. Es buena conductora de calor, de la electricidad y del sonido.[7,14]

Por su parte, el cuerpo humano es homeotérmico, la temperatura corporal puede ser influida por factores internos o externos, pero el individuo posee un conjunto de mecanismos para mantener la temperatura corporal en un rango muy estrecho, y así garantizar un metabolismo normal, o sea la nutrición, la secreción, la respiración, entre otros procesos. Al elevarse la temperatura de los tejidos corporales de 38 a 42 °C, se incrementa la velocidad de las reacciones bioquímicas, se activa el metabolismo y aumenta la penetrabilidad o permeabilidad de las membranas celulares.

De este modo, un baño total, aunque sea con temperatura indiferente (29 a 33 °C) fortalece considerablemente la circulación sanguínea y se intensifican los procesos de intercambio gaseoso, la frecuencia del pulso y la respiración; producto de la dificultad en la evaporación, se incrementa la sudación en las partes de la piel no sumergidas en el agua (rostro, cuello y parte superior del tórax).

Resulta muy interesante el hecho de que la respuesta normal de vasodilatación superficial al calentamiento, en estos pacientes, no será para perder calor, sino que absorbe calor del baño, aumenta la temperatura del organismo entre 0.5 y 3 °C, lo que produce un aumento de todas las funciones orgánicas por sobrecalentamiento. En este punto, es muy importante señalar que en embarazadas, la temperatura máxima del agua del baño no debe superar los 37.8 °C (límite de seguridad de temperatura corporal para el feto, 38.9 °C).[21]

Cuando el cuerpo humano está en el agua, la energía térmica se intercambia fundamentalmente mediante conducción y convección, mientras que la radiación y la evaporación ocurrirán solo en las zonas corporales no sumergidas. La convección es el principal proceso de transferencia térmica en este caso. El poder de transferencia térmica del agua es 25 veces superior al del aire, y depende de la diferencia de temperaturas entre piel y agua, de la superficie de intercambio, así como del coeficiente de convección. A su vez, el coeficiente de convección aumenta con la velocidad de desplazamiento relativo del cuerpo en el agua y con la presión, que se incrementa con la profundidad de la inmersión. Cuando la inmersión es prolongada, en agua termoindiferente, genera relajación muscular, pero si el tiempo de exposición es excesivo, aparece entonces, fatiga y cansancio.[7]

La elevada conductibilidad térmica del agua, la presencia del proceso de convección, y la eliminación del proceso físico de evaporación desde la superficie de la piel, varían de manera esencial el balance térmico del organismo. Es importante conocer que para lograr los mayores beneficios con el efecto térmico la aplicación debe durar al menos 20 min.

Factores químicos

Cuando se emplea agua corriente, no están presentes prácticamente los factores de excitación químico o radiactivo; pero existen aguas naturales mineromedicinales, en las cuales estos componentes se convierten en fundamentales. Es posible obtener un factor químico, de modo artificial, si al agua corriente se añade una sustancia o elemento biológicamente activo; en este caso resulta imprescindible la adecuada concentración de este. El estudio de estos factores se expone profundamente en el capítulo 5, que trata sobre la balneología médica.

Efectos biológicos de la hidroterapia

La transmisión del calor en las aplicaciones tópicas determina cambios, fundamentalmente funcionales, en los aparatos y sistemas que conforman el organismo. Así se tiene que:

- Se produce un aumento de la temperatura local entre 0,5 y 3 °C, que provoca vasodilatación. Esto generará disminución progresiva del tono muscular e hiperemia, mejorará la nutrición y aumentará los procesos de reparación hística.

- Se producen cambios significativos en el estado de la vascularización periférica. Cuando la temperatura aplicada es superior a la indiferente, la primera reacción es una vasoconstricción inmediata, seguida rápidamente de vasodilatación periférica prolongada, con apertura de la red de capilares y arteriolas de tejidos superficiales. Este hecho tiene un efecto directo sobre el estado de trofismo hístico. Si la aplicación es prolongada, se produce, además, relajación del tono muscular, lo que disminuye el nivel de contractura y la fatiga muscular. Este efecto también se puede potenciar si se utilizan técnicas con presión, como las duchas. Estas aplicaciones directas sobre la piel o de forma subacuática, agregan un efecto de percusión o de masaje, que es fuente de estimulación de receptores cutáneos; de manera refleja o por acción directa, facilitan la relajación muscular, la liberación de adherencias, el aumento del flujo sanguíneo, sedación y analgesia. En el caso de los chorros, por el efecto mecánico significativo que aportan, contribuyen a la elevación del tono muscular.
- En pacientes con gran cantidad de grasa, es más difícil la disipación del calor. Por esto hay que tener cuidado al tratar pacientes con afecciones cardiovasculares, en los que no funcionan correctamente los mecanismos fisiológicos convectivos de disipación de calor. Estas personas, sometidas a baños calientes, pueden incrementar a niveles peligrosos la temperatura corporal, y producir un estrés adicional al corazón. Primero se produce un aumento de la tensión arterial, la frecuencia cardíaca, respiratoria y del volumen minuto. Según aumenta la temperatura de la superficie corporal y pasa el tiempo, desciende la tensión arterial, algo que se nota sobre todo al salir del baño.
- Tiene un efecto sedante y antiespasmódico. Influye tanto sobre la musculatura estriada como sobre la lisa, de órganos y vísceras internas, lo que produce una disminución del tono muscular y facilita la movilización.
- Acción analgésica. El calor aumenta el umbral de sensibilidad de los nociceptores, disminuye la velocidad de conducción nerviosa y la contractura muscular. También influye, según la teoría de Melzack y Wall, sobre todo cuando se añade un componente de estimulación mecánica (baños de remolino y técnicas de hidromasaje). Disminuye la conducción de la sensibilidad dolorosa, tiene repercusión sobre los centros moduladores del dolor y se estimula la liberación de endorfinas, todo lo cual induce a producir analgesia.[14,22]
- Aumenta la elasticidad del tejido conectivo, por lo que ayuda a disminuir la rigidez articular y periarticular en los reumatismos, sobre todo si están cubiertas de poco tejido blando. Estimula las células del tejido conectivo; el rango metabólico celular se incrementa al 13%, por cada 1 °C de aumento de la temperatura.[23]
- La aplicación de calor produce una acción sedante general por la influencia sobre el sistema nervioso y muscular.

En el caso de un baño frío, se incrementa el paso a la sangre de hormonas que, a través de la vía humoral, activan el proceso de termogénesis o de producción de calor. En personas delgadas se necesita aplicar menos tiempo y tiene un mayor efecto la aplicación fría. Por otra parte, demasiado tiempo de frío retrasa el proceso de cicatrización y está contraindicado su uso en pacientes con afectación arterial o venosa, por desencadenar espasmo vascular o estancamiento venoso, o en aquellos que tienen frío. Las aplicaciones frías disminuyen la excitabilidad de las terminaciones nerviosas libres, aumentan el umbral del dolor y reducen el espasmo muscular, de ahí su uso en pacientes hemipléjicos, parapléjicos y con esclerosis múltiple (sin llegar al escalofrío térmico, que desencadena justo lo contrario).

Las aplicaciones hidroterapéuticas fortalecen la capacidad de regulación y estabilización de los sistemas circulatorio y nervioso, mejoran gran parte de las dolencias funcionales como el estrés, ayudan también a la revitalización del cuerpo y a la prevención de disfunciones orgánicas. Todas las estimulaciones en hidroterapia deben realizarse bajo un esquema concreto y una dosificación controlada.

Un ejemplo de aplicación controlada lo constituye el uso de hidroterapia como agente desbridante. En el tratamiento de úlceras crónicas y quemaduras, la hidroterapia facilita la eliminación de tejidos necrosados, adherencias, contaminación, o superficies irregulares. De este modo, las heridas dehiscentes no son una contraindicación para la hidroterapia, por el contrario, si se controlan bien parámetros como la temperatura, la osmolaridad, el factor mecánico de agitación, y la esterilidad del agua, es posible la aplicación en una herida con exposición de tejidos internos, con la adición de sal disuelta al 0.9%, se convierte en solución salina fisiológica. Los pacientes con úlceras extensas y severas en profundidad tienen mucho temor a los tratamientos convencionales, pero este puede ser relativamente confortable.[2]

Tipos de respuesta global del organismo ante la hidroterapia

Reacción balneológica. Puede ser:

1. *Reacción fisiológica*. Se observan cambios en los indicadores del estado funcional de los órganos y sistemas, pero no trascienden de sus rangos fisiológicos.
2. *Reacción patológica*. Los cambios funcionales sobrepasan el rango máximo fisiológico, pero tienen corta duración, por lo que resulta en una reacción reversible.
3. *Reacción de agudización*. Se producen cambios manifiestos y permanentes por parte de los indicadores clínico-fisiológicos. Se corrobora el fallo de los mecanismos reguladores.

Ante una reacción patológica o de agudización, se debe disminuir la intensidad del estímulo para controlar el efecto del tratamiento; por tanto, se disminuye la temperatura, la duración y la concentración del factor químico. En casos muy significativos se cambia el tipo de hidroterapia o se suspende, para aplicar otros medios físicos.

La gran diversidad de los diferentes tipos de hidroterapia permite seleccionar el tratamiento que corresponde a su estado funcional y reactividad, para cada enfermedad específica y para cada paciente en particular. Incluso en las aplicaciones con agua fría, el objetivo de la aplicación ha de ser, conseguir regular el propio calor corporal.

Reacción consensual. Este es uno de los mecanismos más interesantes y posibles de utilizar en fisioterapia. Consiste en la reaccionabilidad idéntica de los vasos contralaterales a la región tratada. Por consiguiente, es posible provocar una vasodilatación en una pierna mediante un baño determinado de la otra pierna. Por ejemplo, un paciente que necesita una activación circulatoria en una pierna y por cualquier motivo, está contraindicada la aplicación, entonces se puede utilizar este mecanismo y realizar la aplicación en la pierna sana, con el consiguiente beneficio para el paciente. Un caso típico resulta en los pacientes que tienen lesiones traumáticas abiertas. En estos casos está contraindicada la inmersión de ese miembro, sin embargo, se logra un efecto de incremento circulatorio si se hace una inmersión en agua caliente de la pierna sana.

Indicaciones y contraindicaciones de la hidroterapia

Indicaciones de la hidroterapia

En la medida que se pueda regular la temperatura, el tiempo de aplicación, la superficie de tratamiento, así como la presión ejercida, la hidroterapia se convierte en un medio terapéutico con muchas posibilidades de adaptarse a un gran número de procesos patológicos.

En los casos de enfermedades degenerativas y reumáticas, tiene un efecto termoterápico positivo; los baños calientes locales o generales, actúan como analgésicos, antiinflamatorios, relajantes musculares, vasodilatadores y mejoran la elasticidad de las estructuras articulares, por lo que contribuyen a combatir la rigidez articular. En este sentido, hay que destacar las técnicas de presión y las técnicas mixtas, que añaden un efecto mecánico adicional al efecto propio de la temperatura del agua. Tal como se expresó, el agua propicia el efecto beneficioso mediante la flotabilidad en inmersiones totales, disminuye la carga de articulaciones como las rodillas y caderas, y permite al paciente realizar patrones de movimiento muy difíciles de reproducir fuera del agua. Se reducen procesos espasmódicos y contracturas musculares, que en pacientes con algias vertebrales significa la posibilidad de desarrollar nuevos patrones de movimiento, mucho más fisiológicos. En el caso de aplicaciones con agua fría, se alivian muchos procesos musculoesqueléticos en fase aguda.[24-28]

Una de las técnicas más utilizadas dentro de la hidroterapia es la reeducación de marcha dentro del agua. Al graduar la altura de inmersión se le proporciona al paciente un control progresivo del equilibrio; debido al factor de resistencia o roce, desarrolla patrones de movimiento "en cámara lenta" que le permiten al paciente una mayor concientización. Esa es la causa por la que tienen tanta importancia los llamados "tanques de marcha", porque ofrecen todas las ventajas para el cumplimiento de estos objetivos, no solo en pacientes con severas afectaciones musculoesqueléticas, como el manejo integral de las sustituciones protésicas, sino que ofrecen una alternativa de movilización única, a pacientes con grandes síndromes neurológicos.

La temperatura del agua puede ser de 38 °C cuando se persigue un efecto analgésico, o inferior a 36 °C si hay parálisis y debilidad muscular; en los casos de parálisis fláccida, se recomienda a 33 °C, porque puede profundizar la sensación de fatiga del paciente. En las parálisis espásticas es de 38 °C para conseguir una mayor influencia sobre el tono muscular. Sin embargo, para el control de la espasticidad es de gran utilidad las aplicaciones de agua fría en inmersión, y esto es algo útil para el paciente de esclerosis múltiple.[29-30]

La enfermedad de Parkinson es una de las entidades neurodegenerativas que se beneficia significativamente de la hidroterapia. Se recomiendan baños de 37 a

38 °C que tienen un efecto muy relajante, disminuyen la rigidez del paciente y mejoran su amplitud articular; además, el estado de "ingravidez" que propicia el agua permite realizar ejercicios de rotación de tronco, que para este paciente son muy difíciles de reproducir fuera del agua.[31-33]

Una de las técnicas que más se utiliza son los *baños de contraste*, que incluso el paciente puede realizarlos en su domicilio. Con este proceder se ayuda a prevenir complicaciones discapacitantes, como la distrofia simpático refleja.

Dentro del ámbito de la dermatología, el impacto más importante de la hidroterapia está en la aplicación del baño de remolino u otro método combinado, para el desbridamiento mecánico de úlceras cutáneas, así como para el manejo integral del paciente quemado agudo. Es muy efectiva para el desbridamiento de tejido necrótico y desvitalizado, y el exceso de exudado, lo que provee confort para el paciente en el manejo de este tipo de lesiones.[34-37]

Es popularmente conocido el beneficio que tiene la hidroterapia en las afecciones respiratorias. En el capítulo 5, se mencionó el gran número y posibilidades de aplicaciones internas de las aguas mineromedicinales. En cuanto a la hidroterapia, el mayor beneficio está en la ejecución de ejercicios dentro del agua. En este sentido, se trata de esquemas que pueden ir desde un programa preconcebido progresivo de ejercicios, hasta un esquema de natación convencional que ejercita la mecánica ventilatoria y desarrolla al máximo las posibilidades de entrenamiento de la musculatura accesoria de la respiración. Esto tiene una importancia significativa en el control del asma bronquial y contribuye a la prevención de patrones de insuficiencia respiratoria crónica.

No solo contribuye con el entrenamiento del aparato respiratorio, sino que contribuye al entrenamiento cardiovascular. Estimula significativamente el componente vascular periférico, una vez que constituye una terapia con acción compresiva superficial, por los principios fisicomecánicos descritos.

Se utiliza con efectividad en el tratamiento de dolores pélvicos, sobre todo asociados a congestión o inflamación de los órganos del aparato reproductor.

No menos importante, resulta el valor que tienen las aplicaciones hidroterapéuticas para la preparación o el precalentamiento de las zonas corporales o del cuerpo en general, antes de las actividades de kinesiología.[4]

Contraindicaciones generales de la hidroterapia

Las contraindicaciones fundamentales son:

- Cardiopatías severas.
- Procesos infecciosos e inflamatorios agudos.
- Tuberculosis.
- Descompensación de procesos metabólicos y endocrinos.
- Enfermedad terminal.
- Inflamaciones urogenitales.

- Dermatosis agudas y transmisibles.
- Heridas abiertas.
- Micosis superficiales.
- Incontinencia esfinteriana.
- Fobia severa al agua.
- No es útil para hacer trabajos de reeducación articular de tipo analítica. Esto quiere decir que no tiene gran valor, cuando es necesaria una movilización circunscrita a un plano o movimiento monoarticular específico. Por el contrario, cuando interesa movilizar varias articulaciones dentro de un patrón global de movimiento (reeducación articular de tipo funcional), sí es de mucha utilidad.

Preguntas de Comprobación

1. ¿Cuál es la diferencia entre hidroterapia y balneología médica?

2. Identifique los diferentes métodos que integran la hidroterapia.

3. Describa los factores físicos que intervienen en los efectos terapéuticos de la hidroterapia.

4. Explique los efectos biológicos de la hidroterapia.

5. Argumente las indicaciones generales de la hidroterapia.

6. Mencione las contraindicaciones generales de la hidroterapia.

Referencias bibliográficas

1. San Martín Bacaicoa J. (2006). Conceptos generales. Terminología. Curas balnearias como agentes terapéuticos. Bases biológicas. En: Hernández Torres A., *et al*. Técnicas y tecnologías en hidrología médica e hidroterapia. Informe de evaluación de tecnologías sanitarias No. 50, Agencia de Evaluación de Tecnologías Sanitarias, Instituto de Salud Carlos III, Madrid. Cap. 3, p. 26-32.

2. Hernández Torres A. (2006). Vías de administración. Hidrología médica vs. hidroterapia y tratamientos en SPAs urbanos. En: Hernández Torres A., *et al*. Técnicas y tecnologías en hidrología médica e hidroterapia. Informe de evaluación de tecnologías sanitarias No. 50, Agencia de Evaluación de Tecnologías Sanitarias, Instituto de Salud Carlos III, Madrid. Cap. 4, p. 33-36.

3. Armijo Valenzuela M., San Martín Bacaicoa J., *et al*. (1994). Curas balnearias y climáticas. Talasoterapia y helioterapia. Ed. Complutense, Madrid.

4. Cuesta Vargas A. I. (2006). Valoración y prescripción de ejercicio aeróbico en hidroterapia. Rev Iberoam de Fisiot y Kinesiología. 09(01): 28-35.

5. Casermeiro C. Tratamientos de hidroterapia. [citado de 1 de diciembre 2003]: [2 pantallas]. Disponible en: URL: http://www. balnearium.es/hidroterapia.htm

6. Instituto GEM. (1994). En forma con el agua, el calor y el contacto. En: Bienestar integral. Un programa completo para lograr el bienestar físico, mental y emocional y alcanzar una vida sana y feliz. Ed. Robin Book. p.177-224.

7. Rodríguez Fuentes G., Iglesias Santos R. (2002). Bases físicas de la hidroterapia. Fisioterapia. 24(monográfico 2): 14-21

8. Zaragozá Ruvira C. (1998). Bases físicas de la hidroterapia. En: Aramburu de Vega C., Muñoz Díaz E., Igual Camacho C., editores. Electroterapia, termoterapia e hidroterapia. Madrid: Síntesis. p. 255-260.

9. Reid Campion M., editor. (1997). Hydrotherapy: principles and practice. Oxford: Butterworth-Heinemann.

10. Hidroterapia. [citado de 29 de noviembre 2003]. [2 pantallas]. Disponible en: http://www.doctorintegral.com/hidroter.html

11. Rodríguez Fuentes G., Iglesias Santos R. (2002). Bases físicas de la hidroterapia. Fisioterapia. 24(2): 14-21.

12. Aramburu de Vega C. (1998). Hidroterapia. En: Aramburu de Vega C., Muñoz Díaz E., Igual Camacho C., editores. Electroterapia, termoterapia e hidroterapia. Madrid: Síntesis. p. 261-273.

13. Becker B. E., Cole A. J. (1997). Comprehensive aquatic therapy. Newton: Butterworth-Heinemann.

14. San Martín Bacaicoa J. (2006). Balneocinesiterapia. Tratamientos rehabilitadores en piscina. En: Hernández Torres A., *et al*. Técnicas y tecnologías en hidrología médica e hidroterapia. Informe de evaluación de tecnologías sanitarias N° 50, Agencia de Evaluación de Tecnologías Sanitarias, Instituto de Salud Carlos III, Madrid. Cap. 8, p. 73-77.

15. Weber H. (2003). Moverse en el agua. En: Hüter-Becker A., Schewe H., Heipertz W. Fisioterapia. Descripción de las técnicas y tratamiento. Ed. Paidotribo. Parte II, 2.7, p. 287-288.

16. Bates A., Hanson N. (1996). Aquatic exercise therapy. Philadelphia: Saunders Company.

17. Zarza Stuyck A. (1998). Técnicas de ejercicios en el agua. En: Aramburu de Vega C., Muñoz Díaz E., Igual Camacho C., editores. Electroterapia, termoterapia e hidroterapia. Madrid: Síntesis. p. 274-285.

18. Haarer-Becker R., Schoer D. (2001). Hidrocinesiterapia. Tratamiento en el agua. En: Manual de Técnicas de Fisioterapia. Aplicación en Traumatología y Ortopedia. Ed. Paidotribo. p. 102-104.

19. San Martín Bacaicoa J. (2000). Técnicas actuales de tratamiento balneario. Hidrocinesiterapia. En: López Geta J. A., Pinuaga Espejel J. L. (editores). Panorama actual de las aguas minerales y mineromedicinales en España. Ministerio de Medio Ambiente. ITGE. Madrid. p. 105-114.

20. Rodríguez Rodríguez L. P., Ponce Vázquez J., Mourelle Mosqueira L., San Martín Bacaicoa J., *et al*. (1999). Técnicas hidrotermales aplicadas a Estética Integral. Ed. Video cinco.

21. Ferri Morales A., Basco López J. A., Avendaño Coy J. (2002). Termoterapia y masaje como coadyuvantes de la cura termal. Fisioterapia. 24 (monográfico 2): 43-49.

22. Baeza J., López J., Ramírez A. (2001). Las aguas minerales de España. Madrid: IGME.

23. Shamus E., Wilson S. H. (2005). The physiologic effects of the therapeutic modalities intervention on the body systems. En: Prentice WE. Therapeutic modalities in Rehabilitation. 3ª ed. McGraw-Hill. Cap. 19, p. 551-568.

24. Perea Horno M. A. (2006). Afecciones reumatológicas y del aparato locomotor. En: Hernández Torres A., *et al*. Técnicas y tecnologías en hidrología médica e hidroterapia. Informe de evaluación de tecnologías sanitarias No. 50, Agencia de Evaluación de Tecnologías Sanitarias, Instituto de Salud Carlos III, Madrid. Cap. 7, p. 51-72.

25. Nicholas J. J., Kevorkian G. (2005). Artritis. En: Susan J. Garrison. Manual de medicina física y rehabilitación. 2nd. ed. McGraw-Hill Interamericana. Cap. 4, p. 50-66.

26. Nicholas J. J. (2000). Rehabilitation of patients with rheumatological disorders. In: Braddom R. L., editors. Physical medicine and rehabilitation. 2nd. ed. Philadelphia WB Saunders. p. 743-761.

27. Biundo J. J., Rush P. J. (2001). Rehabilitation of patients with rheumatic diseases. In: Kelly WN, Harris E. D., Ruddy S., *et al.*, editors. Textbook of rheumatology. 6th. ed. Philadelphia: WB Saunders. 763-775.

28. Geytenbeek J. (2002). Evidence for effective hydrotherapy. Physiotherapy. 88(9): 514-529.

29. Serrano Ferrer J. (2005). Tratamiento fisioterapéutico de la fatiga en esclerosis múltiple. Fisioterapia. 27(04): 219-227.

30. Rémy-Néris O., Denys P., *et al.* (1997). Espasticidad. En: Kinésithérapie Médecine Physique Réadaptation. París: Elsevier. p. 8.

31. Bayés A. (2005). Rehabilitación domiciliaria de la enfermedad de Parkinson. En: Montagut Martínez F., Flotats Farré G., Lucas Andreu E. Rehabilitación domiciliaria. Principios, indicaciones y programas terapéuticos, Masson S.A. Cap. 20, p. 289-302.

32. Tolosa E. (2004). Tratado sobre la enfermedad de Parkinson. 3a. ed. Madrid. Luzán 5. p. 283-288.

33. Bayés A. (2000). Tratamiento integral de la persona afectada por la enfermedad de Parkinson. Barcelona: Fundación Instituto Guttman.

34. Garber S. L., Krouskop T. A. (2005). Ulceras de decúbito. En: Susan J Garrison. Manual de medicina física y rehabilitación. 2nd. ed. McGraw-Hill Interamericana, Cap. 17, p. 241-260.

35. Haynes L. J., Brown M. H., Handley B. C., *et al.* (1994). Comparison of pulsavac and sterile whirlpool regarding the promotion of tissue granulation. Phys Ther. 74: 54.

36. Ogiwara S. (2001). Calf muscle pumping and rest positions during and/or alter whilpool therapy. J Phys Sci. 13(2): 99-105.

37. Houghton P. E. (2005). The role of therapeutic modalities in wound healing. En: Prentice WE. Therapeutic modalities in rehabilitation. 3ª ed. McGraw-Hill, Cap. 3, p. 28-59.

Objetivos

1. Establecer una comparación entre los métodos de baños totales.
2. Comprender los efectos biológicos de los baños totales.
3. Interpretar la metodología de la aplicación de los diferentes tipos.
4. Identificar los aditivos para los baños totales.

Definición y métodos de aplicación

Los baños totales se asocian a la inmersión del paciente, a diferencia de otros baños, como las duchas que pueden aplicarse a una parte o a todo el cuerpo; sin embargo, el tiempo de contacto con cada área corporal es mucho más duradero, la influencia sistémica es mayor, y se aprovechan mejor los factores hidrostáticos, hidrodinámicos y térmicos.

Los baños totales se incluyen entre las modalidades fisioterapéuticas que se denominan sistémicas, o que tienen una influencia general significativa sobre el organismo. Pueden aplicarse mediante:

- Tanques terapéuticos (piscinas). En este caso se pueden tratar simultáneamente más de un paciente.
- Tina de Hubbart.
- Tanque de marcha.
- Bañeras de inmersión.

De los últimos tres métodos, es posible hacer un baño total pero de manera individual, o sea tratando solo un paciente. En todos los casos, el paciente queda con el cuerpo totalmente sumergido en el agua y, por tanto, recibe una gran influencia de las características fisicoquímicas de esta. Por su influencia general se recomienda tener precaución al combinarlos con otros procedimientos de influencia sistémica.

Tanques terapéuticos o piscinas terapéuticas

En el ámbito de la fisioterapia y en especial de la hidroterapia, contar con un tanque terapéutico o piscina terapéutica, es prácticamente un lujo. Se trata de la instalación más costosa por la magnitud de su construcción, y luego requiere de significativos recursos económicos y productos químicos específicos, para su mantenimiento en condiciones óptimas. De hecho, no es una piscina convencional o de natación, sino de que está hecha para terapia, por lo que debe contar con determinadas características:

- Generalmente es más chica que una convencional.

- Posee profundidad variable; desde 1 m hasta 1,50 m (excepto en las infantiles que se trabaja con alrededor de 30 cm). En algunos casos, presenta en una zona de sus extremos, lo que se llama *pozo*, que se refiere a una parte más honda, en la que el paciente realiza la inmersión total sin tocar el fondo, y se pueden practicar técnicas de tracción subacuática y ejercicios de hidrocinesiterapia.
- Se pueden incluir barras paralelas dentro del agua, para la reeducación de marcha. Además, debe tener un pasamano en las paredes laterales para contribuir al agarre del paciente.
- Generalmente, no queda empotrada en el piso como una piscina convencional, sino que sus bordes se elevan significativamente, en forma de muro de contención, para garantizar una mejor observación y asistencia desde el exterior, por parte del personal profesional de rehabilitación (**Fig. 8.1**).
- No debe tener barreras arquitectónicas. Debe contar con escaleras o rampas de acceso con suelo de superficie antideslizante y pasamanos. Para el caso de pacientes con parálisis o paresias, así como amputados, debe contar con grúas individuales para garantizar el acceso del paciente con seguridad (**Fig. 8.2**).
- Debe tener un sistema de recirculación permanente del agua, y regulación automática de temperatura. Debe contar con sistema de filtrado, químico y mecánico. Finalmente, se debe realizar un control sistemático, bacteriológico, del nivel de cloro y del pH.

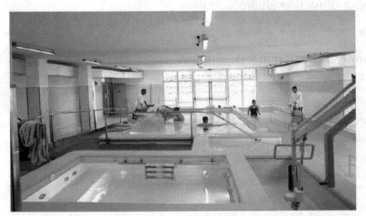

Figura 8.1. En la actualidad existen modernas áreas de hidroterapia. Cada vez tienen que cumplir mayores exigencias técnicas y de seguridad. En la foto, un complejo de tanques terapéuticos con diferentes propósitos, ubicado en Italia. Cortesía de TECE S.A.

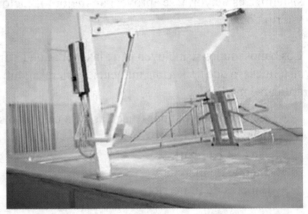

Figura 8.2. Detalle donde se observa el muro y la grúa de acceso de los pacientes a la piscina. En su extremo se encuentra una silla especial que tiene sistemas de fijación.

En Cuba, existen tanques terapéuticos en diferentes instituciones como "Topes de Collantes", "Elguea", "Ciego Montero", así como en los servicios de algunos centros de salud, como el "Complejo Ortopédico Frank País", "La Pradera", el Centro de Investigaciones Médico Quirúrgicas, y más recientemente el Centro Nacional de Rehabilitación "Julio Díaz", por solo mencionar algunos ejemplos.

Efectos biológicos en el tratamiento en tanques terapéuticos

En las piscinas es donde se evidencian los efectos mecánicos de la hidroterapia, donde se combinan los principios hidrostáticos, hidrodinámicos e hidrocinéticos, con el efecto térmico. Se pueden desarrollar la mayor cantidad de posibilidades de movilización, ya sea con implementos, con ejercicios, en el trabajo individual o en el trabajo de grupo.[1]

Los baños totales, en piscinas o tanques terapéuticos, se utilizan, fundamentalmente, cuando se precisa realizar actividades o ejercicios, para liberar las cargas de las articulaciones como las caderas, rodillas, tobillos y las de la columna vertebral. Esta última tiene una estructura como unidad funcional que posee múltiples articulaciones de carga. El estado de "ingravidez" que se consigue en la inmersión hace que disminuya la presión intradiscal, así como la compresión entre cuerpos vertebrales. Esto facilita la recuperación del movimiento y disminuye el tono muscular de músculos intrínsecos paravertebrales, prepara el terreno de manera ideal para una reeducación muscular y postural del raquis.

También, las articulaciones de los hombros, aunque no son de carga, están sometidas a la influencia de la fuerza de gravedad. El peso específico del miembro superior distiende las estructuras periarticulares. Dentro del agua, disminuye significativamente el peso del miembro, se liberan de distensión las estructuras y se facilita la movilidad en planos y en rangos de amplitud articular, restringidos hasta ese momento.

Durante la inmersión, se dan las condiciones ideales para una reeducación de la marcha, el entrenamiento del equilibrio y la coordinación, en mucho menos tiempo del que se necesita fuera del medio acuático para que la fuerza muscular o la consolidación ósea sean suficientes y cuando la inflamación articular todavía no permite la estancia de pie, fuera del agua.[2-4]

Por el efecto de este tipo de baño, disminuye el espasmo muscular, el dolor y la presión intraarticular, de este modo contribuye al incremento de la amplitud de los movimientos articulares y al fortalecimiento de músculos débiles, al utilizar el agua como resistencia. Esto tiene especial importancia en pacientes con grandes limitaciones como es el caso de la esclerosis múltiple y las distrofias musculares. En estos casos se debe cuidar mucho la temperatura del agua que no debe ser caliente para evitar la aparición de fatiga. Sin embargo, son significativos los beneficios que se obtienen cuando se utiliza el baño tibio en horas tempranas de la mañana, no solo desde el punto de vista circulatorio muscular y trófico, sino para producir una sensación de independencia y bienestar en el paciente.[5]

En el caso de los niños y según Basco y Rodríguez,[6] los baños totales tienen una influencia positiva en el desarrollo pondoestatural y psicomotor. Sin apenas darse cuenta, el niño intenta flotar, en este esfuerzo, se sostiene y juega en el agua. Esta actividad, muy rica en estiramientos, va moldeando las curvaturas de la espalda. En primer lugar da prioridad al control cefálico, para mantener la cabeza fuera del agua todo el tiempo. Trabaja fuerte con la cintura escapular. En ese orden le sigue el trabajo con la cintura pélvica y con los miembros inferiores. De esta manera, a la vez que juega y se divierte, está entrenando y reproduciendo el neurodesarrollo, o las fases más importantes del desarrollo psicomotor.[6]

Son muy importantes los cambios que se producen a nivel del estado circulatorio general. Ya se sabe que hay una apertura de vasos sanguíneos hacia la periferia. Esto tiene como consecuencia una abundante irrigación de la piel, con lo cual se puede influir en su trofismo en general, y en los estados de reparación y cicatrización en particular. Resulta muy interesante el hecho de que se produce, a nivel arterial, una apertura circulatoria periférica como respuesta de termorregulación, sin embargo, a la vez la presión hidrostática comprime y evacua el componente venoso superficial. Esto va a tener una repercusión positiva sobre procesos varicosos, y sobre todo el aparato cardiovascular.[7-9]

En el capítulo anterior se expuso el valor de la compresión que ejerce el agua sobre el tórax, lo que mejora y activa la capacidad respiratoria para la eliminación de secreciones.

No es posible pasar por alto los beneficios psíquicos que aportan los baños totales o de inmersión. Se conoce que:

- Disminuyen la tensión psicológica y la ansiedad. Es posible que durante un ciclo de tratamiento, se pueda reducir la dosis de tranquilizantes.
- Proporciona al paciente, ánimo y confianza para llevar a cabo los ejercicios; en la medida que consigue resultados va recuperando su autoestima.
- En el caso del trabajo con niños, supone de un medio donde el paciente ría, bromee y se comporte espontáneamente; es el lugar donde los niños con problemas de comunicación verbal exteriorizan más sus manifestaciones sonoras (buen momento para trabajar la logopedia). En el caso de niños con limitaciones fisicomotoras, el agua acorta la diferencia en independencia y destreza en relación con el niño sano, por lo que se establece un marco apropiado para la interacción.

Contraindicaciones para el tratamiento en tanque o piscina

Entre las contraindicaciones más importantes están:

- La insuficiencia coronaria, cardíaca y la hipertensión arterial.
- Pacientes incontinentes, o con heridas abiertas o supurantes, en estos casos se utiliza tanque individual.
- Mal estado general, enfermos terminales.
- Pacientes con terror al agua y psicóticos o con desorientación.
- Epilepsia mal controlada.
- Diabetes grave y mal controlada. Especialmente el pie del diabético, tendrá contraindicada la piscina, por el peligro de infecciones sobreañadidas.[1]
- Tuberculosis.

Metodología de aplicación del tratamiento en tanques terapéuticos

La terapia en piscina, al igual que los otros métodos hidroterápicos, se utiliza integrada dentro de un programa terapéutico rehabilitador. La inmersión en sí no es el principal objetivo, sino más bien una etapa que ayuda al paciente a liberarse, poco a poco en el medio acuático, para después tener más habilidades e independencia fuera del agua.[10]

Se emplea al combinar los efectos del baño total, la reeducación o entrenamiento muscular, y la reeducación de marcha. La ventaja sobre el baño parcial es que permite la movilización total del paciente. Al igual que los baños parciales, se pueden aumentar los efectos al combinar la aplicación con aerobaño, con ducha de inmersión y con ducha submarina.

La duración de la aplicación está muy asociada a la temperatura del agua, generalmente entre 10 y 30 min según el estado del paciente. Es conveniente iniciarlo con 10 minutos y aumentar el tiempo gradualmente, según la tolerancia. Nunca excederá los 15 minutos en pacientes ancianos, hipertensos o con afecciones cardiopulmonares.

Cuando el agua está a una temperatura indiferente (29 a 33 °C), se puede extender la sesión de tratamiento, a base de un incremento de la actividad kinésica, que puede ser especial o específica, o incluso, un esquema recomendado de natación convencional. En este sentido hay que tener en cuenta que existen pacientes muy motivados que logran mantenerse al realizar ejercicios por un espacio muy prolongado, por ejemplo, nadar 1 hora; debido a esto se producen contracturas antálgicas que molestan al paciente durante las 48 horas posteriores a la transgresión. En las aplicaciones de agua tibia (34 a 36 °C), se obtienen beneficios de la temperatura del agua y se trabaja sobre la base de no pasar de 30 min. Sin embargo, a temperaturas extremas se impone un cuidado especial en el tiempo de aplicación, para evitar efectos adversos. Tanto las aplicaciones con agua fría (16° a 29 °C), como las aplicaciones con agua caliente (37 a 40 °C), deben estar reducidas a 10 o 15 minutos, y mantener el control de los signos vitales del paciente, especialmente la frecuencia cardíaca y la presión arterial.

La temperatura del agua será variable, según la afección tratada. En pacientes reumáticos, se recomiendan 36 a 38 °C, ya que combinan tanto los efectos térmicos como mecánicos del ejercicio en agua caliente. En pacientes con afecciones neurológicas y postraumáticos, se recomienda 34 a 37 °C, por su efecto antiálgido y miorrelajante (miopatías, secuelas de poliomielitis, mielomeningocele o polirradiculoneuritis). Mientras, en el paciente lesionado medular se debe utilizar agua de 28 a 30 °C.

Existe una variante en este tipo de tratamiento que se hace en piscinas convencionales. En este caso, se les llama "piscinas colectivas de movilización" (**Fig. 8.3**). Se utilizan en función de las necesidades y, en muchos casos, del espacio disponible. Según San Martín, se considera que una piscina de tratamiento debe tener, como mínimo, 2 × 2.5 × 0.6 m (3 m²) para que pueda tratarse a una persona. Debe tener una profundidad media de 0.9 a 1.5 m, si se pretende hacer ejercicios de marcha, su longitud debe ser por lo menos de 3 m. Se supone que una piscina de 4 a 7 m, de largo y de ancho, permite aplicar hidrocinesiterapia de 4 a 6 pacientes simultáneamente.

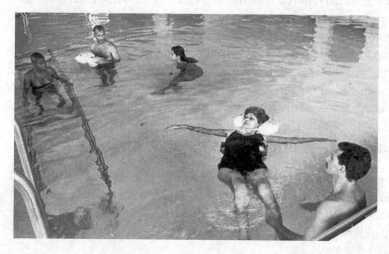

Figura 8.3. Piscinas de movilización. Nótese la utilización de flotadores para facilitar la confianza y la relajación del paciente. En todos los casos el profesional técnico debe dirigir los ejercicios desde el interior de la piscina. Obsérvese que se introdujo en la piscina una paralela de marcha para facilitar el entrenamiento de los pacientes.

Precauciones del tratamiento en tanque o piscina

La hidroterapia se debe considerar como un tratamiento no exento de riesgos y su prescripción queda reservada al médico. Es preciso tener presente el aumento de demanda del sistema cardiovascular y respiratorio que se produce con el tratamiento en la piscina. Las precauciones fundamentales son:

- Como las caídas son relativamente frecuentes, siempre es necesaria la presencia de personal y material adecuado, para atender las posibles complicaciones que puedan surgir.
- La inmersión simultánea y prolongada de varios pacientes en agua caliente, puede favorecer la contaminación del agua y la transmisión de enfermedades infecciosas. Las más frecuentes son: micosis cutáneas, verrugas plantares por papiloma virus, sinusitis y otitis bacterianas (*Pseudomona aeruginosa*, *Legionella*, entre otros) o víricas, conjuntivitis y parasitosis digestivas. Por esto, la limpieza, desinfección y control bacteriológico regular de las instalaciones han de ser estrictos. Es preciso tener extrema precaución con los pacientes VIH positivos y con hepatitis B o C.
- Antes de entrar en la piscina es necesario que el paciente reciba una ducha entre 34.5 y 35.5 °C, que le preparará para la temperatura de la piscina; a continuación deberá sumergir sus pies en alguna solución para prevenir la contaminación por *Tinea pedis*.
- Respetar un tiempo de descanso luego de inmersiones en agua caliente (20 a 30 min de reposo sentado o acostado). En la práctica diaria el paciente ambulatorio acude al departamento con premura, tiene múltiples tareas que cumplir, por lo que tiende a acortar los períodos de reposo.
- Hay dos efectos derivados de la temperatura que hay que seguir muy de cerca; el primero, es la vasodilatación periférica que se produce con una consecuente y transitoria disminución de la tensión arterial; es importante tomar la tensión arterial al paciente una vez que termina la hidroterapia, para evitar efectos adversos como debilidad, pérdida de equilibrio y posibles caídas producto de la hipotensión. El segundo de los efectos es la significativa relajación muscular que se produce. En un paciente con algias vertebrales, se encuentran importantes contracturas musculares. Cuando estas contracturas responden a un proceso fisiopatológico de "defensa" protegen al paciente de un mayor daño como en el síndrome radicular, entonces en el momento de salir del agua la persona está en una fase de "inestabilidad relativa" con disminución del tono muscular y predispuesto a mayores lesiones; en solo unos minutos se recupera un tono muscular mucho más fisiológico. Esta es la explicación del por qué algunos pacientes que se alivian de modo importante con la sesión de tratamiento, inmediatamente salen del departamento y caminan largas distancias o realizan esfuerzos físicos, pero luego vuelven con el mismo dolor o mayor. Por eso es importante que el paciente permanezca unos minutos en reposo antes de reiniciar sus actividades.

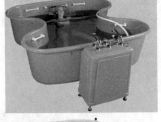
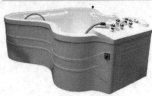

Figura 8.4. Tanque o Tina de Hubbart. Arriba, se encuentra el modelo (T-MOT). Abajo, el modelo Butterfly Tub UWM 1″ ST. En ambos casos se sustituye la construcción metálica antigua con modernos materiales de una gran calidad de terminación y resistencia. En la parte anterior está el panel de control de llenado y regulación de la temperatura.

Tina de Hubbart o de trébol

Se trata de un tanque para tratamiento individual, donde se puede realizar la inmersión completa del cuerpo. Tiene forma de alas de mariposa o de trébol, para permitir el movimiento de las cuatro extremidades y el acceso del terapeuta al paciente (**Fig. 8.4**). Es muy útil para tratar enfermedades que necesitan movilización en el agua, para mantener o recuperar la gama de movimientos y disminuir el dolor. El piso casi siempre es antirresbalante. Los materiales de construcción son preferentemente de cerámica, aluminio, hierro galvanizado o acero inoxidable. Llevan termostatos incorporados.

Por su forma, el tanque o tina de Hubbart permite un control total sobre un paciente que requiere los beneficios del baño, pero a la vez, no está en condiciones para hacer el tratamiento en piscinas colectivas. En unos casos, los pacientes presentan gran incapacidad que les impide la deambulación (artritis reumatoide en fase de exacerbaciones, parálisis de causa neurológica central), y en otros, padecen quemaduras, que precisan la movilización en medio estéril, o heridas abiertas o incontinencias, que contraindican el uso de la piscina colectiva.

Estos tanques están adaptados o equipados con un sistema de grúa, para situar al paciente dentro del agua (**Fig. 8.5**). También puede acoplárseles una turbina, para crear turbulencias y potenciar, así, el efecto del baño caliente con el efecto mecánico del hidromasaje.

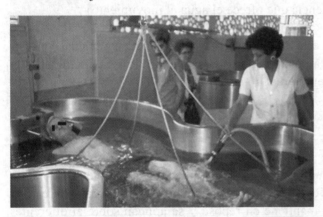

Figura 8.5. Aplicación de hidromasaje en el tanque de Hubbart. Nótese el sistema de grúa asociado a la camilla, y cómo la tecnóloga puede acceder fácilmente, gracias a la forma de mariposa del tanque. Centro Nacional de Rehabilitación "Julio Díaz". Cortesía de la profesora Nesfrán Valdés.

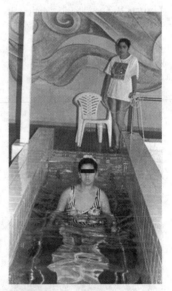

Tanques de marcha

Las piscinas o tanques de marcha se utilizan para el entrenamiento de la marcha, mediante la inmersión decreciente del paciente. En este tipo de instalación, el suelo estará escalonado, con peldaños de profundidad decreciente de aproximadamente 60 cm de ancho por 10 cm de altura, separados unos de otros por barras paralelas de apoyo, de 80 cm de altura (**Fig. 8.6**).

Los tanques de marcha tendrán, al menos 3 metros de longitud. La profundidad será decreciente: variará desde 1.50 m (inmersión esternal media) hasta 0.70 m (inmersión femoral). El acceso a la piscina de marcha se efectuará por la zona más profunda. Existen otros tipos de piscinas de marcha, como:

- Piscina escalonada.
- Tanques de fondo móvil, en los cuales solamente existe un pasillo de marcha. Este tipo de tanque contiene una plataforma en el fondo, que se eleva o se sumerge a la profundidad deseada, para obtener inmersiones de mayor o menor profundidad.
- Piscina en forma de pasillo, en la que, mediante una turbina, se crea una corriente de agua y aire que ayuda o resiste el desplazamiento.

Figura 8.6. Tanque de marcha del Centro Nacional de Rehabilitación "Julio Díaz". Posee paralelas hasta las cuales se accede desde el sillón de ruedas. Luego el piso desciende progresivamente a la profundidad requerida. El terapeuta puede supervisar el proceso desde arriba o desde la banda lateral del tanque, cuyos cristales permiten una visibilidad adecuada del proceso de marcha. Cortesía de la profesora Nesfrán Valdés.

Otras variedades de piscinas son las denominadas piscina de chorros, piscina dinámica y piscina de *relax*.[11-14]

Las posibilidades de degravitación que brinda el medio acuático permiten al paciente control de la postura, coordinación y fuerza muscular para la marcha, que no posee fuera del agua.

La ejecución del patrón de marcha en el agua constituye un estímulo de retroalimentación para recuperar el patrón normal, una retroalimentación positiva es cuando el paciente observa que lo hace mejor cada día y a menor profundidad. Se comienza con el agua sobre el tórax y poco a poco se baja el nivel, esto estimula el control y coordinación del tronco, además de la fuerza y la coordinación del movimiento de las extremidades.

Todo esto tiene un gran efecto psicológico, una vez que devuelve el control al paciente; además, sirve como método combinado de relajación (temperatura de agua) y reeducación muscular (resistencia que ofrece el agua al movimiento).

La manera en que se construyen estos tanques permite al fisioterapeuta evaluar constantemente, mediante un cristal, la posición de cada segmento de las extremidades, y puede hacer correcciones en tiempo real al paciente.

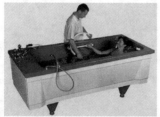
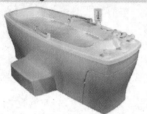

Figura 8.7. Arriba, bañera modelo T- UWM, para masaje subacuático. Nótese que el fisioterapeuta tiene acceso a cualquier área corporal para el tratamiento. En la foto de abajo, se muestra la moderna bañera de masaje subacuático Hydroxeur, modelo "Florida".

Bañera terapéutica

Otra modalidad terapéutica la constituye el uso de las bañeras, para baño total individual. En este caso el paciente queda en posición reclinada y cómoda. El cuerpo queda en inmersión hasta el nivel del cuello. La bañera no está diseñada para realizar movilizaciones, el paciente se mantiene en reposo y se aplican sobre él diferentes tratamientos (**Fig. 8.7**).

Se utilizan bañeras con formas y dimensiones diversas, con un aforo de entre 300 y 1 500 L. Están construidas de materiales de plástico o acero inoxidable. Se emplean básicamente en aplicaciones termoterápicas con agua durmiente y para tomar baños especiales con aditivos. Están indicados en casos de contractura muscular. Entre sus efectos destacan la vasodilatación cutánea y la consiguiente mejoría circulatoria, que contribuye a mejorar el trofismo celular y el metabolismo. Estos tipos de baños se consideran como analgésicos, relajantes musculares y sedantes.[15-16]

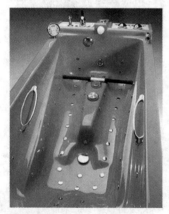

Figura 8.8. Bañera modelo Januna. Nótese el detalle de la ubicación de los orificios de salida de los *jets*, que se disponen sobre la región dorsal y lateral del paciente. De esta forma brindan un efecto de masaje corporal. Cortesía de BEKA Hospitec.

En el ámbito de la fisioterapia las más conocidas y utilizadas son las denominadas bañeras hidrogalvánicas, que se expondrán en al capítulo de corriente galvánica, y las bañeras de *hidrojets* (**Fig. 8.8**). Estas últimas garantizan un tratamiento de relajación muy significativo, y sensación de bienestar que perdura por varias horas luego de la aplicación. A su vez tienen como ventaja que no requieren de la intervención del fisioterapeuta durante la sesión.

Al abordar el tema de las bañeras terapéuticas y los baños totales, se debe tener en cuenta los sistemas de sujeción y suspensión del paciente, para diferente grado de discapacidad o invalidez. En algunos casos, son totalmente dependientes para hacer las transferencias. Para poder colocar estos pacientes dentro de la tina o la bañera, hay que elevarlos, trasladarlos y ubicarlos, en estas delicadas maniobras, con el apoyo de sistemas de grúas diseñados para estos fines (**Fig. 8.9**). Este acápite es muy importante debido a que si se hace la inversión de una bañera, esta puede quedar subutilizada si no se tiene un sistema de grúa para trabajar.

Baños totales individuales y su relación con la temperatura

Con una inmersión total del cuerpo, quedan incapacitados la mayoría de los mecanismos reguladores de la temperatura. Cuando el agua está caliente, solo puede producirse un intercambio entre la piel y el medio ambiente por radiación infrarroja, sudación y enfriamiento por convección en torno a la parte no sumergida. Esto quiere decir que se produce el mecanismo solo en la piel de la cara y el cráneo. Este conocimiento ayuda al fisioterapeuta, ya que no se puede precisar qué ocurre bajo la superficie, pero se debe estar muy alerta con los cambios que se producen en la cara del paciente. El grado de sudación, de enrojecimiento y la apariencia de fatiga, son signos que ayudan a determinar cuándo se debe detener una sesión terapéutica. Hay que tener la precaución que no se debe aplicar más de 40 °C en baños totales, ni más de 46 °C en baños parciales.

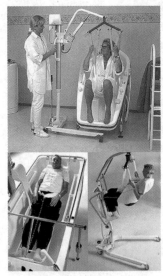

Figura 8.9. Diferentes modelos de grúas que se adaptan a los requerimientos de las modernas bañeras, a las caracte-rísticas de cada tipo de paciente, que facilitan la transferencia y el traslado de este. Cortesía de BEKA Hospitec.

El paciente se sumerge en el agua, inicialmente tibia, que de forma progresiva se cambia por agua más caliente. Una vez que se ha terminado es aconsejable suministrar un lavado breve y frío, debe secarse bien y descansar abrigado durante 30 minutos o 1 hora. Inmediatamente, luego de recibir el baño caliente, se produce una reacción orgánica con una fase de hipersudación que es facilitada mediante ese período de descanso con la cobertura total del cuerpo con sábanas de lino o mantas. Este tiempo es necesario para que cese la sudación y la vasodilatación periférica. Si existe insuficiencia venosa, se recomienda, tras el baño caliente y previamente al secado y reposo, la aplicación de una afusión fría de corta duración en extremidades inferiores. Si el baño es muy caliente, con temperatura superior a 39 °C, no excederá de 3 min.[17]

Los baños con agua caliente se aplican en los procesos patológicos donde se requiera el aumento del flujo sanguíneo de los tejidos, tiene efecto analgésico y antiinflamatorio, antiespasmódico, relajante muscular, sedante y se utiliza también para disminuir la rigidez articular. Por su parte, los baños fríos se caracterizan por tener una temperatura inferior a los 29 °C. La duración de un baño frío es inversamente proporcional a la temperatura del agua, de manera que de 15 a 18 °C el baño debería durar de 10 a 30 s, en dependencia de la tolerancia individual. Antes de comenzar, hay que aplicar algún método de precalentamiento, y al final es preciso el reposo abrigado. El intervalo entre dos baños sucesivos ha de ser de 2 a 4 horas. Los baños a temperatura indiferente se toman de 29 a 33 °C, por períodos que pueden ir desde los 30 min a varias horas; estos baños ejercen acciones sedantes y relajantes musculares.[18-19]

La introducción se hará de forma lenta y progresiva, entre 6 y 30 segundos. Tras el baño, se arropará al paciente y se mantendrá en reposo durante 30 minutos hasta 1 hora. Este proceder se puede repetir 2 o 3 veces cada 2 a 3 horas.[20]

Entre las indicaciones de los baños con agua fría, están los procesos patológicos donde sea necesario reducir el dolor, el espasmo muscular y el edema. Se aplica en afecciones traumáticas o neurológicas, también en casos de hipertermia o golpe de calor, y como reacción durante la aplicación de la sauna. Resultan de utilidad en el tratamiento de las hemorroides. Finalmente se emplean entre 10 y 15 °C, para reducir la espasticidad, en pacientes con esclerosis en placas.

Los baños a temperatura alternante comienzan con agua caliente de 38 a 40 °C, durante 5 a 10 min, y continúan con agua de 15 a 20 °C, durante 10 a 120 s; el ciclo debe hacerse 2 o 3 veces, empezando con el calor y terminando con el frío.

Baños de gases

De moda en la actualidad, los baños de burbujas o de perlas son modelos de tanques o bañeras automatizadas, que despiden burbujas de gases en el agua mediante un sistema de canales o inyectores a presión, conectados a estaciones de gases (O_2 y CO_2), o compresores de aire para realizar masaje general. Constituyen la última innovación y se han convertido en una popular adición al baño estilo SPA. Los gases pasan a una presión de 0.5 a 1.5 atm durante el baño.

Mientras las tinas o tanques con chorros a presión arremolinan el agua para crear un masaje revitalizador, los baños de burbujas llenan el agua con miles de pequeñas burbujas que durante 25 min, ofrecen una experiencia refrescante que contribuye a tonificar los músculos, a oxigenar y a limpiar la piel. La formación y ruptura de estas burbujas constituye un estímulo significativo para los receptores cutáneos, y la respuesta a esta reacción se traduce en un efecto relajante y espiritualmente renovador.

Baños de aire comprimido. Poseen una acción relajante, mejoran la circulación, tienen un efecto térmico ligero y mecánico de hidromasaje, estimulan los receptores cutáneos. Se aplican de 36 a 37 °C, con una duración entre 10 a 20 min según la afección, con un ciclo de 12 a 15 sesiones, que pueden ser diarias o alternas. Se indica fundamentalmente en la neuroastenia, síntomas de la menopausia, insomnio y cambios funcionales del aparato cardiovascular.

Baños de CO_2. Tienen acciones mecánicas, químicas, y térmicas sobre los receptores, aumentan la temperatura corporal, intensifican la circulación. Producen excitación táctil por micromasaje, y efecto relajante, sobre el sistema neurovegetativo. Profundiza y lentifica la respiración e intensifica los latidos cardíacos. Estimula el sistema nervioso central, provoca vasodilatación entre 4 y 5 min. Mejora el metabolismo, modula la tensión arterial en relación con la temperatura del agua. Aumenta la capacidad de trabajo general y cardíaca. Está indicado en los estadios posteriores al IMA (3 a 6 meses después) si no ha tenido complicaciones en ese período. Se recomienda en la rehabilitación de estados hipoquinéticos, bajo rendimiento cardíaco y circulatorio, procesos degenerativos miocárdicos y de vasos coronarios por arterioesclerosis. Se aplican acorde con un esquema de temperatura del agua que se inicia en 35 °C. Se disminuye 1 °C cada 3 días hasta alcanzar los 32 °C, y luego se mantiene esta temperatura el resto de las sesiones de tratamiento. Se indican 10 a 15 sesiones que pueden ser diarias o alternas, con una duración de 7 a 12 min, la concentración del gas en el agua es de 1,2 a 1,4 g/L.

Baños de O$_2$. Aumenta la presión parcial de O$_2$ en los tejidos, tiene efectos hipertérmicos, estimulan los procesos metabólicos, es vasoactivo y disminuye la tensión arterial y la frecuencia cardíaca con aumento del volumen/minuto. Se indica en las afecciones degenerativas del SOMA (síndromes articulares y periarticulares, vertebrales y del disco intervertebral), afecciones reumáticas, obesidad, profilaxis de estados de fatiga, agotamiento, convalecencia, insuficiencia circulatoria cerebral y periférica, venosa y arterial. Se aplica a una temperatura de 35 a 37 °C con una duración de 10 a 20 min, durante 12 a 20 sesiones, con frecuencia diaria o alterna. La concentración del gas alcanza los 30 a 40 mg/L, a una presión entre 1.5 a 2.5 atm.

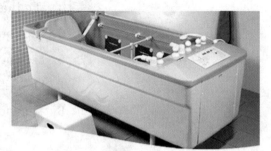

En el ámbito de la cosmetología se le llama baño de burbujas, o "baño de espuma", a la variante de utilizar una bañera con agua "durmiente" (sin agitación mecánica), y ponerle jabón o algún detergente específico para la superficie corporal. En este caso se producen un volumen de burbujas o pompas de jabón, sobre las que el paciente queda suspendido dentro del agua y que tienen un efecto parecido al anterior pero en menores dimensiones (**Fig. 8.10**). También este baño de burbujas puede llevar aditivos que refuerzan la función del baño. Un ingrediente puede ser un aceite esencial. Solamente se necesita utilizar varias gotas para conseguir un efecto agradable. Algunos aceites esenciales pueden relajar y calmar. Los más populares son la lavanda, el sándalo, la mejorana, el *frankincense*, la mirra, el palo de rosa y el *chamomile* (manzanilla). Estos aceites esenciales ayudan a relajar y ayudan a dormir. Otros aceites esenciales estimulan el organismo, como son los extraídos de la hierbabuena, menta verde, eucalipto y del limón. Para suavizar la piel, se puede agregar el aceite del coco o de almendra.

Figura 8.10. Baños de burbujas o baño de espuma. Utilizado fundamentalmente en las instalaciones SPA, y para propósitos más bien estéticos, como medio de relajación o terapia antiestrés.

Contraindicaciones para los baños totales individuales

No se deben someter a un baño total individual, a pacientes con enfermedades crónicas descompensadas, insuficiencia cardíaca, insuficiencia pulmonar, hipertensión arterial mal controlada e insuficiencia venosa grave.

Los baños calientes totales están contraindicados en las fases agudas de lesiones musculoesqueléticas y de enfermedades reumáticas inflamatorias, así como en el embarazo. Por su parte los baños fríos totales están contraindicados en enfermedades reumáticas o cuando exista cistitis, colitis o diarreas.

Aditivos para los baños totales individuales

Se puede enriquecer la sesión de tratamiento, cuando se utilizan distintos tipos de aditivos. En este sentido se pueden utilizar los aceites de baños, las sales de baño y el acuasen. Los aceites de baño de extracto de plantas están relacionados con las materias de distribución de la piel (emulgentes), grasas y aceites. Entre sus propiedades no tienen riesgo de aparición de alergias y tienen fácil ejecución. Las sales de baño son combinaciones de sales y aceites volátiles, cuyos efectos se suman reforzando los efectos sobre la piel. El acuasen está compuesto por emulgentes (materias de distribución) y productos de espuma para la piel que sirven como base. Tienen efectos de bienestar psicológico (sensación de seguridad y distensión), con efecto adicional sobre el sistema neurovegetativo.[21]

Preguntas de Comprobación

1. Explique los efectos biológicos que se consiguen en los tanques terapéuticos.

2. ¿Cuáles son las contraindicaciones para el tratamiento en piscinas?

3. Mencione las precauciones a tener en cuenta en el tratamiento en piscina.

4. ¿En qué se basa el valor terapéutico de la tina de Hubbart?

5. Explique el valor del parámetro temperatura en los baños totales.

6. Exponga una comparación entre los métodos de baños totales.

7. Describa los efectos biológicos de los baños totales.

8. Mencione los aditivos que se utilizan para los baños totales.

Referencias bibliográficas

1. Saz Peiró P., Ortiz Lucas M. (2006). Afecciones metabólicas y endocrinas. En: Hernández Torres A., *et al*. Técnicas y tecnologías en hidrología médica e hidroterapia. Informe de Evaluación de Tecnologías Sanitarias No. 50, Agencia de Evaluación de Tecnologías Sanitarias, Instituto de Salud Carlos III, Madrid. Cap. 12, p. 99-106.

2. Nicholas J. J. (2000). Rehabilitation of patients with Rheumatological disorders. In: Braddom RL, ed. Physical medicine and rehabilitation, 2nd ed., Philadelphia WB Saunders. 743-761.

3. Nicholas J. J., Kevorkian G. (2005). Artritis. En: Garrison S. J. Manual de medicina física y rehabilitación, 2nd ed. McGraw-Hill Interamericana. Cap. 4, p. 50-66.

4. Biundo J. J., Rush P. J. (2001). Rehabilitation of patients with rheumatic diseases. In: Kelly W. N., Harris E. D., Ruddy S., *et al*., eds. Textbook of Rheumatology, 6th ed., Philadelphia: WB Saunders. 763-775.

5. Serrano Ferrer J. (2005). Tratamiento fisioterapéutico de la fatiga en esclerosis múltiple. Fisioterapia. 27(04): 219-227.

6. Basco J. A., Rodríguez J. (2001). Los niños con necesidades educativas especiales también van a la piscina. Rev Iberoam de Fisiot y Kinesiología. 4(2): 48-55.

7. Houghton P. E. (2005). The role of therapeutic modalities in wound healing. In: Prentice WE. Therapeutic modalities in rehabilitation. 3ª ed., McGraw-Hill. Cap. 3, p. 28-59.

8. Haynes L. J., Brown M. H., Handley B. C., *et al*. (1994). Comparison of pulsavac and sterile whirlpool regarding the promotion of tissue granulation. Phys Ther. 74: 54.

9. Ogiwara S. (2001). Calf muscle pumping and rest positions during and/or alter whilpool therapy. J Phys Sci. 13(2): 99-105.

10. Meijide Faílde R., Rodríguez Villamil-Fernández J. L. y Teijiro Vidal J. (1998). Hidroterapia. En: Martínez Morillo M., Pastor Vega J. M. y Sendra Portero F. Manual de medicina física. Harcourt Brace de España. p. 335-357.

11. Mirallas Martínez J. A., *et al*. (2003). Proceso fibromiálgico en rehabilitación. Rehabilitación. 37(4): 190-194.

12. Winfield J. B. (1999). Pain in fibromialgia. In: Rheumatic disease clinics of North America. Pain mangement in the rheumatic disease. WB Saunders Company. 25(1): 55-80.

13. Rossy L. A., Buckelew S. P., Nancy D., Hagglund K. J., Thayer J. F., Mcintosh M. J., *et al.* (1999). A meta-analysis of fibromyalgia treatment interventions. Annals of Behavioral Medicine. (21): 180-191. [Medline]

14. Alonso J. L. (2000). Fibromialgia. Sem Fund Esp Reum. (1): 199-211.

15. Perea Horno M. A. (2006). Afecciones reumatológicas y del aparato locomotor. En: Hernández Torres A., *et al.* Técnicas y tecnologías en hidrología médica e hidroterapia. Informe de Evaluación de Tecnologías Sanitarias No. 50, Agencia de Evaluación de Tecnologías Sanitarias, Instituto de Salud Carlos III, Madrid. Cap. 7, p. 51-72.

16. Meijide Faílde R., Mourelle Mosqueira M. L. (2006). Afecciones dermatológicas y cosmética dermotermal. En: Hernández Torres A., *et al.* Técnicas y tecnologías en hidrología médica e hidroterapia. Informe de Evaluación de Tecnologías Sanitarias No. 50, Agencia de Evaluación de Tecnologías Sanitarias, Instituto de Salud Carlos III, Madrid. Cap. 20, p. 174-194.

17. Hernández Torres A. (2006). Vías de administración. Hidrología médica *vs.* hidroterapia y tratamientos en spas urbanos. En: Hernández Torres A., *et al.* Técnicas y tecnologías en hidrología médica e hidroterapia. Informe de Evaluación de Tecnologías Sanitarias No. 50, Agencia de Evaluación de Tecnologías Sanitarias, Instituto de Salud Carlos III, Madrid. Cap. 4, p. 33-36.

18. Lugo L. H. (1995). Síndromes dolorosos de tejidos blandos. En: Restrepo R., Lugo L. H., editores. Rehabilitación en Salud. Medellín; Universidad de Antioquia. p. 72-83.

19. Bailey A., Starr L., Alderson M., Moreland J. A. (1999). Comparative evaluation of a fibromyalgia rehabilitation program. Arthritis Care Res. (12): 336-340. [Medline]

20. Kaori Nakano. (2001). A influência do frio, algumas das orientações recomendadas pela National Collegiate Athletic Association, Starkey C. & Ryan J. (Ed). p. 520.

21. Del Pozo Martín C., *et al.* (1990). Valoración clínica de distintos métodos de terapia en una serie de lumbalgias. Rehabilitación. 24 (6): 73-76.

CAPÍTULO 9

Baños parciales

Objetivos

1. Comparar las técnicas hidroterapéuticas de baños parciales.
2. Valorar el efecto de la presión del agua en la hidroterapia.
3. Analizar las indicaciones de los baños parciales.

En el capítulo anterior se expuso las posibilidades terapéuticas para baños totales con inmersión; en este acápite se expondrán un grupo de técnicas hidroterapéuticas que se agrupan como baños parciales, algunas se aplican también a todo el cuerpo. Estas técnicas, tal y como se ubican en la clasificación general de la hidroterapia, se pueden dividir de acuerdo con el uso de presión a la hora de la aplicación:

- *Técnicas sin presión*. Como las envolturas, las compresas, los fomentos, las abluciones o lavados, las técnicas de maniluvio, pediluvio, los baños de contraste y los baños de asiento.
- *Técnicas con presión*. Las pulverizaciones, las afusiones, los chorros y las duchas.
- *Técnicas mixtas*. Entre las que se encuentran, la ducha-masaje, los baños de remolino, los baños con burbujas y el chorro manual subacuático.

Hay que tener en cuenta para este grupo de técnicas, las contraindicaciones generales de la hidroterapia. Esta clasificación de baños parciales es solo para facilitar la organización del conocimiento. Es posible dividir la información en otros tres capítulos, atendiendo al uso o no de presión, pero de cualquier manera sería insuficiente, porque son muchas las combinaciones que se presentan entre las diferentes técnicas empleadas.

Técnicas hidroterapéuticas de baños parciales sin presión

Entre las técnicas de baños parciales sin presión, se tienen métodos que son generalmente sencillos de aplicar. Una vez conocidos se pueden recomendar para el domicilio por lo que no necesariamente dependen de una institución de salud para realizarse.

Envolturas

Son piezas de tela que envuelven todo o una parte del cuerpo, salvo la cara. Clásicamente constan de tres tejidos permeables: el primero se coloca escurrido en íntimo contacto con la piel, suele ser un tejido de lino poroso húmedo; sobre él y cubriéndolo, se pone como segundo, una tela seca de lino o algodón, y por último, un tercero de lana o franela que cubre por fuera a los otros dos. Ha de ajustarse bien, estar fija y sin bolsas de aire. Mientras dura la técnica, el paciente debe permanecer abrigado en cama; al finalizar debe secarse y reposar acostado durante 30 a 60 min, si se ha producido diaforesis conviene administrar una ducha o lavado breve a temperatura indiferente (34 a 36 °C).[1]

En cuanto a su aplicación, pueden ser frías, de 10 a 20 °C, y se colocan por un período de 30 a 120 min. Se pueden aplicar calientes, de 50 a 60 °C, durante 30 a 45 min. Según la superficie corporal en la que se aplican, pueden ser parciales o excepcionalmente totales, salvo la región facial. Se aplica de forma tal, que quede envuelto el tronco a nivel de las axilas, en una primera vuelta, y seguidamente se envuelven los brazos también, extendiéndolas desde el cuello a los pies; con la salvedad de que los miembros inferiores deben cubrirse por separado. Las más frecuentemente utilizadas son las parciales, que suelen mantenerse puestas durante 30 a 120 min.[2]

Los efectos de las envolturas generales calientes son: aumento de la temperatura corporal, vasodilatación periférica, sedación, relajación muscular, taquicardia, entre otras. Entre sus indicaciones se destacan los reumatismos crónicos articulares, los musculares y los neurológicos.

Por su parte, las envolturas frías producen vasoconstricción, piloerección, escalofríos, activación de los movimientos respiratorios, taquicardia; transcurridos unos minutos desde su aplicación, aparecen de forma reactiva, acciones contrarias a las iniciales, así como sedación y sudación.

Compresas

Consisten en aplicaciones tópicas de agua, mediante lienzos finos de hilo, algodón o gasa, mojado en agua mineromedicinal, que se doblan varias veces. Estos se colocan, una vez escurridos, directamente sobre la piel, sin envolver totalmente la zona. A continuación, se cubren con una tela seca de lino y después con un paño de lana, se envuelve ambos, de forma completa en la región sobre la que se ponen. Se denominan según la parte corporal tratada (cervicales, lumbares, de piernas, etc.).[1,3]

Según la temperatura del agua, pueden ser frías, se aplican de 10 a 20 °C, se ponen durante un intervalo de tiempo que oscila entre 10 y 60 min; es preciso cambiarlas cada 10 a 15 min para mantener el efecto térmico y pueden aplicarse varias veces al día.

Por su parte, cuando son calientes, se aplican a temperatura de 38 a 44 °C, se colocan durante 30 a 120 min, y si se pretende mantenerlas más tiempo, deben renovarse cada 2 a 3 horas.

Las compresas calientes son analgésicas, relajantes musculares, antiflogísticas y espasmolíticas. Mientras que las frías se comportan como analgésicas y vasoconstrictoras locales.[2]

En la práctica diaria se emplean variantes del método convencional. Por ejemplo, en los estados febriles, dentro de las medidas antitérmicas, se aplican con tela de gasa u otro tipo absorbente, en la región frontal, la zona posterior del cuello, las palmas de las manos, la planta de los pies. Es importante acotar que se aplican escurridas, en este caso de agua común a temperatura ambiente, para que mojen, lo menos posible, la ropa y la piel del paciente. Como quedan expuestas sin la capa externa, cambia rápidamente la temperatura y es necesario mojarlas constantemente. Durante y al final de la sesión, se debe secar bien la piel de la zona de aplicación.

Fomentos

Los fomentos son similares a las compresas, con la diferencia de que siempre se ponen por mucho más tiempo (hasta 12 horas). Cuando se aplican la temperatura es muy caliente (60 a 70 °C). Van cubiertos primero por un tejido impermeable y luego otro seco. Por su larga duración, es preciso renovarlos a intervalos de 30 a 40 min. Se utilizan sobre todo en procesos reumáticos dolorosos e inflamatorios, y en contracturas musculares. En caso de trastornos vasculares, como la linfangitis, suelen indicarse con agua fría. En este sentido es muy importante comprobar sistemáticamente el estado de la piel, y suspenderlos si se encuentra dañada y con riesgos de infección.

Abluciones o lavados

Son aplicaciones de agua, directamente sobre la superficie cutánea, sin presión, hechas con la mano desnuda (**Fig. 9.1**), con un guante o una esponja, o un paño mojado varias veces en agua y posteriormente bien escurrido. Pueden ser locales, regionales (más frecuentes) o generales, según la superficie lavada. En muchas culturas se hacen abluciones antes de los rituales religiosos, y se pueden encontrar monumentos y construcciones civiles vinculadas a fuentes de agua para abluciones en numerosos países.

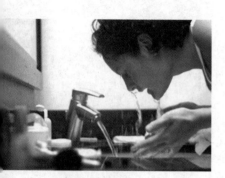

Figura. 9.1. Ablución de tipo local o regional. El agua se lleva a la piel directamente con las manos y luego se hace un barrido con estas por toda la zona, para retirar el agua.

En las abluciones generales suele comenzarse por el dorso, en sentido descendente, luego se prosigue, por este orden, con el tórax, abdomen, costados, miembros superiores e inferiores. La fricción o el roce de la mano o del paño, ha de hacerse de forma uniforme, en sentido centrípeto y de manera rápida, con una duración máxima de unos pocos minutos. Al terminar es recomendable reposar, en decúbito, abrigado y sin secar, durante 2 o 3 horas. Acorde con la temperatura del agua, se clasifican en frías, de 20 a 25 °C; calientes, de 36 a 38 °C, o alternos.[1-2]

Los lavados fríos estimulan los receptores cutáneos, del tono muscular y del metabolismo, producen descenso de la temperatura superficial corporal y vasodilatación periférica reactiva; estas acciones son más acusadas si se hace un precalentamiento previo. Los lavados calientes conllevan efectos termógenos y antiflogísticos; los lavados alternos son estimulantes.

Entre las indicaciones cabe subrayar la estimulación general inespecífica, la sedación y la regulación de las distonías neurovegetativas, útil como método antipirético, de ayuda en el insomnio y los estados de ansiedad.

Generalmente y luego de la aplicación, al cabo de algunos minutos (15 a 30 min), en condiciones normales, aparece una vasodilatación reactiva, con eliminación de calor y sensación de bienestar.

En todas las aplicaciones de agua fría, el cuerpo debe estar caliente antes y después de la aplicación. Esto significa que nunca se hará una aplicación fría en pacientes con escalofríos o con los pies fríos, o en habitaciones frías. En estos casos, siempre se realizarán aplicaciones calientes.

Tienen un valor especial como medida o método antipirético, cada media hora, mientras dure la fiebre, tras la aplicación se debe tapar al paciente hasta que comience la vasodilatación reaccional y la sudación.

Maniluvios

Se sumergen las manos y los brazos hasta el codo. Es una técnica muy útil recomendarla a pacientes para su domicilio. Se emplea en crenoterapia, cuando se utilizan aguas mineromedicinales se logra un efecto químico asociado. En hidroterapia se utiliza esta técnica con agua potable y sus efectos van a depender fundamentalmente de la temperatura. En general sobrepasan los 10 min de aplicación y no superan los 30 min.

Lo habitual es indicarlos calientes, a temperatura de 38 a 39 °C. Se pueden realizar también a manera de maniluvios de contraste o de temperatura alterna. Estos últimos, se usan especialmente, en las distrofias simpático-reflejas, en los esguinces de muñeca y en la enfermedad de Raynaud.[1]

Pediluvios

Se trata de baños en los que la inmersión abarca los pies y las piernas hasta las rodillas (**Fig. 9.2**). También, en este caso, es una técnica que se emplea frecuentemente en crenoterapia, cuando se utiliza agua mineromedicinal para obtener beneficios por el aporte químico del agua. En hidroterapia se utiliza sobre la base del efecto de la temperatura del agua potable. Es muy fácil su concepción y aplicación, por lo que se recomienda como una terapia que se puede realizar en el domicilio.[1]

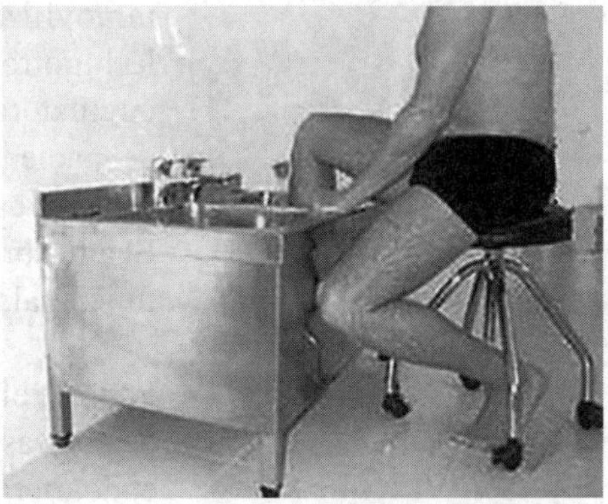

Figura 9.2. Pediluvio. En este caso en unos tanques diseñados para hacer baños alternos o de contraste en piernas y pies. Centro de Investigaciones Médico Quirúrgicas (CIMEQ).

Muy útil en el tratamiento de lesiones traumáticas e inflamatorias de los pies y tobillos, en este caso, se aplican con agua fría en estadios agudos donde predomina el edema y la hemorragia. Mientras se aplican calientes, en casos crónicos, donde predomina el dolor y los trastornos circulatorios. En caso de distrofias simpático-reflejas, está indicado con agua a temperatura alterna entre caliente y frío. En general, su aplicación sobrepasa los 10 min y no supera los 30 min.

Baños de temperatura alterna o baños de contraste

Se trata de una técnica de baño, utilizada en el tratamiento de las extremidades, denominada baño de contraste, baño a temperatura alterna o baños de Kneipp. Requiere el uso de dos recipientes, uno con agua caliente a temperatura entre 38 y 44 °C, y otro con agua fría entre 10 y 20 °C, en los que se sumerge la extremidad a tratar de forma alterna.[4]

Para su aplicación, se comienza a sumergir la extremidad a tratar en el recipiente con agua caliente durante 7 a 10 min, seguidamente se sumerge en agua fría durante 1 min, por ciclos de 4 min en agua caliente (algunos autores indican 3 min) y de 1 min en agua fría, hasta completar un total de aproximadamente 30 min. Los cambios han de hacerse con rapidez. Por lo general se finaliza con una inmersión en agua caliente.

Distintos autores consideran los baños de contraste como un entrenamiento reflejo de los vasos sanguíneos, ya que produce un efecto consensual en la extremidad contralateral. Entre las acciones más relevantes se encuentra el efecto reflejo vasogénico, muy útil en la prevención y tratamiento del síndrome de complejo regional doloroso, tipo I *(Sudeck)* y el tipo II (causalgia).

Se indican en los estadios iniciales de procesos vasculares periféricos, de notable componente espasmódico, como la enfermedad de Raynaud, y la claudicación intermitente. También es muy útil en el tratamiento de afecciones traumáticas como fracturas y esguinces (en el estadio inmediato posinmovilización, siempre y cuando las lesiones sean cerradas), se indica en los casos de artritis de articulaciones periféricas, y en estiramientos musculares. Su valor está en la reducción del edema, al mismo tiempo que se aprovechan los efectos del aumento del flujo sanguíneo en la zona. Otra aplicación es el tratamiento inicial del muñón de amputación inflexible.[5-10]

Su indicación principal radica en la estimulación de la circulación, tanto sanguínea como linfática, como consecuencia de las respuestas sucesivas de vasodilatación y vasoconstricción cutáneas.

Este efecto es excepcional, en el paciente al cual se le acaba de retirar un yeso de inmovilización. En ese preciso momento, la extremidad está débil, es evidente la hipotrofia muscular, existe dolor a la movilización, muchas veces por estasis circulatoria del miembro inmovilizado, y sobre todo, existe un gran temor por parte del paciente para los movimientos libres, por la incertidumbre de si la lesión está bien cicatrizada o no. Es esa la ocasión donde resulta más efectivo el baño de contraste. El agua brinda seguridad en el movimiento y facilita notablemente la recuperación funcional, además de prevenir complicaciones como las distrofias simpático-reflejas.

Por este efecto de apertura y cierre cíclico de la circulación, es que el uso de los baños de contraste está contraindicado en la microangiopatía secundaria a la diabetes, en la endoarteritis arteriosclerótica o enfermedad de Buerger y en la hipersensibilidad al frío, ya que para poder aplicar estos baños, es imprescindible que los vasos periféricos conserven la elasticidad suficiente para contraerse y dilatarse.[4]

Es posible que, en determinados pacientes no puedan cumplirse los parámetros establecidos de temperatura, debido a la agresividad del efecto contraste. Sobre todo, es menos tolerada la temperatura fría, de modo que en la práctica, se ha considerado la temperatura mayor y menor que el paciente "pueda tolerar" para cada momento evolutivo. Al tener en cuenta la temperatura, así como el tiempo que se aplica para cada una, se logran efectos relevantes con una terapia muy sencilla, fácil de realizar por el paciente en su propio medio y que requiere de escasos recursos y tiempo.

Baños de asiento

Son una forma de hidroterapia que aumenta el flujo sanguíneo a la zona de la pelvis y el abdomen. Generalmente, es un baño de agua caliente o templada que se utiliza para propósitos curativos o de limpieza. Se toma en posición sentada y el agua cubre solamente las caderas y los glúteos hasta el ombligo. Son uno de los remedios más fáciles y eficaces para recomendar al paciente, aunque, para obtener buenos resultados, se ha de ser constante y hacerlos, por lo menos, dos veces al día. Para esto, se llena con agua tibia, el bidé (o cualquier otro recipiente donde pueda sentarse la persona).[7,8,10]

Estos baños, con frecuencia, se utilizan para aliviar espasmos musculares. Asimismo, se recomiendan para aliviar el dolor y acelerar la curación después de una cirugía de hemorroides o una episiotomía.

El baño de asiento con agua caliente (entre 37 y 40 °C) debe durar como máximo 20 min. Aumenta el riego sanguíneo de la piel y es una excelente ayuda para las personas con trastornos del sistema nervioso, en pacientes con enfermedad inflamatoria pélvica crónica, várices pelvianas o dolores menstruales.

Con agua fría (entre 12 y 18 °C), el baño de asiento puede ser breve o largo. En el primer caso, no más de 4 min, es recomendable para situaciones tales como el estreñimiento y una acusada debilidad sexual. Si el baño es prolongado, hasta 15 min, deben tomarlo quienes padezcan hemorroides, hemorragias de los órganos sexuales femeninos y diarreas.

En casos de prostatitis crónica, se recomiendan "baños de asiento de contraste", una serie de baños fríos y calientes alternados, para lo que se requieren dos baldes (o una bañera y un balde del tamaño adecuado), uno para cada temperatura. Primero se toma el baño caliente, con el agua a una temperatura de 40 a 43 °C durante 3 min. Se sigue de inmediato con un baño de asiento frío, a una temperatura de 12 a 29 °C por 30 segundos. El proceso se repite dos veces más, hasta un total de 6 baños (3 calientes y 3 fríos) por tratamiento.[11-13]

El agua para hacer el baño de asiento, puede ser mineromedicinal, pero con gran frecuencia se utiliza el agua común, y esta puede contener algún medicamento o alguna planta medicinal como aditivo. Para este tipo de proceder, se pueden utilizar plantas en una mezcla de 6 partes de agua y una parte de componentes de la planta. Se pone a hervir durante 5 min si es infusión, y durante 20 min si es decocción. Se deja reposar durante un cuarto de hora, cuando está fría se guarda en un lugar fresco. Al aplicarlo se vierte en una palangana, y se sienta el paciente entre 5 y 15 min.

Se puede emplear un baño de asiento de infusión de manzanilla, el cual se prepara vertiendo un puñadito de flores en 3 L de agua hirviendo, se deja reposar 10 min, se filtra y se mezcla con el agua tibia del bidé. Las plantas astringentes se usan habitualmente en hemorroides, ya que su efecto vasoconstrictor local y "curtiente" facilita la regeneración de las paredes de las venas dilatadas que han dado lugar a las hemorroides. Se utilizan, por tanto, plantas con un contenido en taninos moderado o que además presentan principios activos con propiedades venotónicas, capilar-protectoras, epitelizantes o hemostáticas, como son la hamamelis, ciprés, castaño de indias, cola de caballo, fresno, corteza de pino, arándano, etc.[13]

Técnicas hidroterapéuticas de baños parciales con presión

Deben ser aplicadas en los servicios especializados y bajo la supervisión de los profesionales de la fisioterapia. En primer lugar porque se necesitan los equipos pertinentes, y en segundo lugar, porque al incorporarse el componente mecánico de la presión, el tratamiento se hace mucho más agresivo y puede causar lesiones o efectos adversos.

Pulverizaciones

Se trata de la proyección de una fina lluvia de agua, realizada gracias a tamices de diámetros variables, con agujeros muy pequeños a baja presión que permiten la formación de gotas de agua ("polvo de agua" con excitación térmica). Pueden ser locales o generales, frías o calientes. Se aplican a temperaturas extremas y su efecto es fundamentalmente de estimulación cutánea, por lo que puede desencadenar respuestas reflejas con influencia más profunda. En ocasiones se le denomina "ducha de nube".[3]

Afusiones

Se basan en el vertido de agua de forma suave sobre la superficie corporal. A manera de un haz de agua laminar, prácticamente sin presión, sobre todo el cuerpo o sobre partes específicas. La variedad de modalidades de afusión es tal, que existen libros monográficos dedicados exclusivamente a esta técnica hidroterápica, que puede considerarse la precursora de la ducha. Para su ejecución el paciente puede adoptar distintas posturas. La técnica consiste en verter una capa de agua en sentido centrípeto, a una distancia de la piel de 10 a 60 cm.[1,2]

Las modalidades más empleadas son las frías, de 10 a 16 °C, y las alternas, en las que se comienza con agua caliente de 38 a 42 °C y se sigue con fría. La afusión caliente dura de 2 a 5 min y la afusión fría dura 20 segundos, haciendo varios ciclos, comenzando por el calor y terminando por el frío. Al finalizar, el paciente debe recibir un masaje vigoroso eliminándose con las manos el agua que queda sobre la superficie corporal y reposar abrigado por un período de 30 a 60 min hasta la vasodilatación reaccional.

Tienen efecto estimulante, se destaca el aumento de la profundidad de los movimientos respiratorios y la activación del aparato circulatorio y del sistema nervioso.

Chorros

Aunque las duchas y los chorros se nombran indistintamente, para referirse a la aplicación de agua a presión sobre la superficie corporal, en general se admite que la diferencia básica entre ducha y chorro, es que en la ducha se interpone un pomo agujereado, por el que sale el agua dividida en gotas más o menos gruesas; mientras, en el chorro el agua sale directamente de la manguera, sin interposición de ningún tipo de cabezal agujereado, o sea, el agua sale por una sola desembocadura de diámetro relacionado con el propio de la manguera.

El chorro es una aplicación consistente en la emisión de una porción de agua, mineromedicinal o potable, que previamente está contenida en un recipiente o depósito y que, a través de una manguera, es impelido con más o menos violencia, saliendo por una abertura consistente en un solo orificio de mayor o menor diámetro. Se trata de técnicas muy estimulantes a temperatura y presión variables. Su empleo requiere de un tubo de goma de 2.5 m de longitud y 2 cm de diámetro. Entre los diversos tipos de chorros existentes, se destacan los continuos o interrumpidos, planos o quebrados, locales o regionales, etc.[1]

Aplicados a zonas específicas, extienden sus efectos a distintas partes del cuerpo. Se reconocen dos tipos de chorros:

- *Chorros de superficie.* Ejercen poca presión sobre el sujeto, proporcionan un eficaz manto térmico de agua. Este manto puede ser frío (agua hasta 25 ° C), templado (entre 33 y 36 °C) o caliente (hasta 37 a 40 °C). Pueden ser, también, ascendentes, que partiendo de la temperatura corporal llegan hasta 42 °C.

- *Chorros a presión*. Además de la estimulación térmica, actúa también, de forma mecánica, la presión del chorro sobre el organismo. La distancia y la presión del chorro se deben ajustar.

La manera más frecuente de utilizar los chorros es la denominada ducha de chorro o ducha de Sharke. Se aplica perpendicularmente a la superficie corporal a una presión de 1 a 3 atm, mediante una manguera o tubo, y a una distancia del paciente en bipedestación de 3 m aproximadamente, de espaldas al técnico y preferentemente agarrado a barras laterales. La temperatura y el tiempo de aplicación son variables, según la indicación terapéutica y la tolerancia del paciente. Los chorros más empleados son los de temperatura caliente (37 a 40 °C). La crenotecnia consiste en, comenzar con una salpicadura de todo el cuerpo, para pasar a dirigir el chorro sobre los glúteos en movimientos zigzagueantes; de ahí se sube por una zona paraespinal hasta el occipital; se desciende por el lado contrario. Con posterioridad se hacen círculos sobre los omóplatos. La duración completa es de 2 a 10 min.[2]

El chorro filiforme se aplica a alta presión (6 a 13 atm) y con una manguera de 0,5 mm de diámetro, a una distancia de 30 cm, por un tiempo de entre unos pocos segundos hasta 3 min, y a temperatura de 42 °C. Esta técnica produce un efecto reflexoterapéutico.[2,14]

El chorro de contraste, también denominado "ducha escocesa", comienza con una aplicación caliente de 37 a 40 °C, durante 1a 3 min, y se pasa de inmediato a una fría (20 a 25 °C), durante 15 a 60 segundos. El agua se proyecta desde 3 m de distancia, preferentemente mediante dos mangueras. Es importante que el paciente permanezca agarrado a los asideros de las paredes, para vencer la inestabilidad que puede provocar la presión del agua sobre la superficie corporal y evitar, de este modo, posibles caídas. Pueden repetirse varios ciclos, durante 10 a 12 min, comenzar con el calor y terminar con el frío. Finalmente, es recomendable reposar abrigado en cama durante 30 a 60 min. Con este chorro se producen estimulaciones orgánicas, metabólicas y del tono vasomotor. Los efectos de la presión y de los bruscos cambios térmicos son los responsables de que el principal efecto producido por la ducha de contraste sea un fuerte estímulo general. Sus principales indicaciones son el estrés, la depresión nerviosa y el insomnio (**Fig. 9.3**).

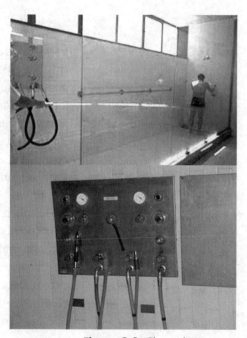

Figura 9.3. Chorro de contraste o "ducha escocesa". Arriba se observa la posición del paciente y la aplicación del chorro a distancia. Abajo, el detalle de un panel de control, a través del cual se controlan los parámetros de presión y temperatura. Cortesía del Profesor José Ángel García, Centro de Investi-gaciones Médico Quirúrgicas (CIMEQ).

Los chorros producen una estabilización de la temperatura corporal, por el efecto que ejercen sobre capilares, venas y vasos linfáticos. Según el lugar donde se apliquen ejercen influencia sobre una u otra parte del cuerpo. Así, los chorros de rodilla y muslo actúan sobre la vejiga y las hemorroides, junto a los órganos del vientre y la pelvis; los chorros de brazos, pechos y espalda actúan sobre órganos respiratorios y cardiovasculares; los de nuca y lumbares actúan sobre la tensión muscular de la columna vertebral; los faciales o de embellecimiento ejercen influencia en enfermedades crónicas de vías respiratorias superiores, así como en los senos frontales y maxilares. Cuando se aplican con agua caliente actúan en afecciones reumáticas, especialmente en cervicalgias y lumbalgias, por sus efectos analgésicos y relajantes musculares.

De manera general, los chorros o duchas de chorros, se indican en casos de neurastenia, obesidad, hipotonía muscular y tratamientos tonificantes.

Duchas

Se denomina ducha a la proyección de agua minero-medicinal o agua potable (aire, vapor o gas) que, surge de un receptáculo o dispositivo, y es propulsada a través de un mecanismo o tubería, y llega a una desembocadura poliperforada a través de varios orificios de número y diámetro diversos, que le van a imprimir una forma peculiar y una presión sobre un cuerpo, o una parte o cavidad de este.[1]

En la clasificación de las duchas se utilizan diferentes criterios:

- *Forma en la proyección del agua*. Ducha en lluvia, en abanico, en círculo, en columna o chorro libre, etc.
- *Zona del organismo sobre la que se aplica*. Ducha general, parcial, torácica, abdominal, vertebral, de brazos, de piernas, aplicada a cavidades: nasal, faríngea, gingival, rectal.
- *Temperatura*. Fría o fresca (entre 10 y 28 °C), caliente o muy caliente (37 a 43 °C), tibia (34 a 36 °C), indiferente (29 a 33 °C).
- *Presión*. Oscila desde la afusión (ducha sin presión) hasta la ducha filiforme, a una presión de 6 a 12 atm.
- *Duchas especiales*. Ducha-masaje de Vichy, ducha subacuática.

El rango de presiones va desde casi cero (babeantes) hasta alrededor de 12 atm (filiformes); lo más frecuente es aplicarlas entre 1 y 3 atm. La gama de temperaturas puede ir desde muy frías (inferior a 10 °C) hasta muy calientes (42 a 45 °C). A temperaturas más extremas, le corresponden menores tiempos de aplicación. No se aplican en las regiones genitales, abdominales y pectorales. El efecto depende de la presión y la duración, oscilando desde la simple hiperemia transitoria a una acción decapante, excoriante y de masaje en profundidad. Produce una acción analgésica en articulaciones dolorosas y son estimulantes del metabolismo.[3]

En las duchas con presión, además del efecto propio de la temperatura de aplicación, se produce percusión o masaje. La percusión producida por las gotas de agua a presión sobre la piel es una fuente de estimulación mecánica de los receptores cutáneos que, de una manera refleja, producen los efectos propios del masaje más o menos profundo: roce o drenaje longitudinal, masaje transversal, presiones alternas o vibraciones. Los efectos son de relajación muscular, liberación de adherencias, analgesia, sedación, drenaje venoso y linfático, aumento del flujo sanguíneo.

Las duchas completas se dirigen a toda la superficie corporal. Su aplicación se hace siguiendo reglas nemotécnicas; por ejemplo, se comienza por la parte externa del pie derecho, se sigue por la pierna derecha y luego la izquierda. Después se administra en el brazo derecho y a continuación en el izquierdo, para terminar en el tronco, primero en su parte anterior desde la ingle derecha hasta la cara, y después por el dorso. La duración de la aplicación es inversamente proporcional a la presión del agua sobre la superficie corporal, mientras que la trayectoria de incidencia del agua puede ser perpendicular, oblicua o tangencial.[14]

A continuación se mencionan las características de los principales tipos de duchas. Es posible que se pueda encontrar alguna otra variedad, pero generalmente se pueden agrupar dentro de los tipos siguientes:

Ducha facial. En esta se proyecta el agua verticalmente, con el recorrido siguiente: se comienza por la región frontoparietal derecha, se sigue por el mentón y la región frontoparietal izquierda, hasta llegar a la frente. En la frente se hace una proyección de derecha a izquierda, y se termina irrigando agua por el resto de la cara.[2]

Las duchas calientes se aplican a temperaturas entre 38 a 40 °C, durante 2 a 4 minutos. Al terminar debe reposarse y favorecerse la diaforesis mediante el empleo de compresas y bebidas calientes. Las duchas frías se aplican inicialmente de 24 a 30 °C, y luego se disminuye la temperatura progresivamente. Antes de su administración se recomienda el precalentamiento mediante la práctica de ejercicio físico o el uso de duchas calientes. En general, se aplican durante 5 a 60 segundos, y al terminar caben dos posibilidades: abrigarse y reposar en cama por un período de 5 a 10 min o, bien, hacer ejercicio físico.[14]

Ducha de cascada. Se caracteriza por la caída del agua con cierta presión sobre la cabeza del paciente y el resbalamiento posterior por el resto del cuerpo (**Fig. 9.4**).[2]

Ducha babeante. Se suele aplicar con agua caliente. Tiene como característica una presión mínima (**Fig. 9.5**); con esta se consigue un efecto relajante.

Ducha de lluvia. El agua cae a través de una rejilla especial y se distribuye en chorritos separados (excitación mecánica); la presión de agua es de 1 kg/cm^2 en correspondencia con el diámetro de salida (**Fig. 9.6**).

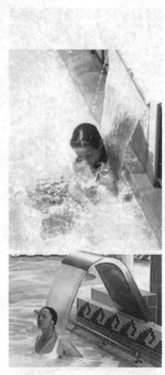

Figura 9.4. Ducha de cascada ubicada junto a la piscina, en la concepción de un SPA. Pero esta misma ducha se puede encontrar individualmente con diferente altura y diferente ancho, cuyo efecto incide en toda la superficie corporal.

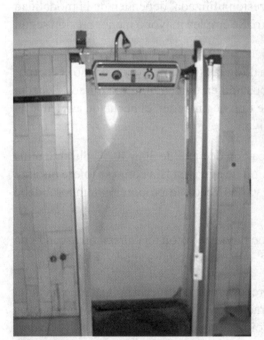

Figura 9.5. Ducha babeante. En el caso de la foto la ducha está ubicada junto a la piscina, en la concepción de un SPA. Observe cómo se aplican sendos chorros de agua que caen como columnas arrastradas solo por la fuerza de gravedad.

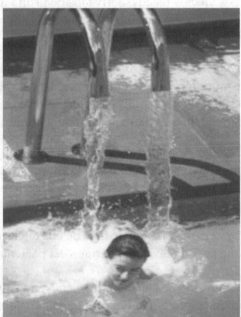

Figura 9.6. Ducha de lluvia. Se utiliza en la fase anterior o posterior a otros métodos hidroterapéuticos, fundamen-talmente en los baños totales, para acondicionar el cuerpo del paciente. Departamento de Medicina Física y Rehabilitación, CIMEQ.

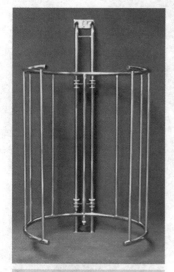

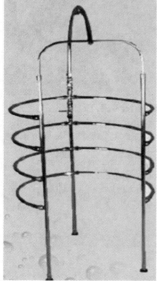

Figura 9.7. Ducha circular. Modelo T-NP de la empresa Acircle. El paciente queda de pie dentro de los anillos poliperforados, desde donde salen numerosos y finos chorros de agua hacia el cuerpo. Cortesía de TECE, S. A.

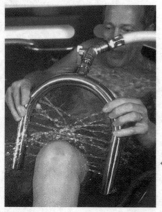

◀ **Figura 9.8.** Ducha filiforme. Se aplica a corta distancia en zonas específicas del cuerpo. Foto cortesía TECE, S.A.

Ducha circular. Las duchas circulares constan de semicírculos metálicos, de cobre o acero inoxidable, huecos y poliperforados, por su lado interno, por orificios de medio milímetro de diámetro. Los semicírculos se superponen a distancias de 15 a 20 cm, desde el suelo hasta 1.20 o 1.50 m de altura, y tienen una abertura de 50 cm para facilitar el acceso del paciente. En la parte superior del dispositivo hay una ducha del tipo de lluvia (**Fig. 9.7**).

Suelen darse a 37 °C durante 5 min. Los finos agujeros garantizan una presión elevada y proyectan chorritos de agua dirigidos perpendicularmente sobre la superficie corporal. Se produce un efecto punzante que excita de forma brusca los receptores periféricos. Se comienza a aplicar a temperaturas de 35 a 36 °C y se disminuye hasta 25 °C al final del tratamiento. La duración es de 2 a 5 min/día en 15 a 20 sesiones.

Las duchas calientes producen efectos vasculares, tróficos, musculares, analgésicos y sedantes; por el contrario, si son muy cortas tienen acciones estimulantes; las que se administran a temperatura indiferente y prolongada son sedantes, y las frías y breves son estimulantes.[2,14] Se indican en las enfermedades funcionales del aparato cardiovascular, hipertensión arterial, síndrome asténico y como preparación para la ducha de chorro.

Ducha filiforme. Es una modalidad especial de chorros, ideada en los balnearios franceses, para tratar lesiones dermatológicas liquenificadas, acné, pruritos localizados y en el tratamiento de las quemaduras. Se trata de una ducha que se aplica a corta distancia. El diámetro medio de los agujeros del aplicador es de 0.5 a 1 mm y la presión con la que sale el agua es de 6 a 12 atm. Se forman finos chorros que caen sobre el cuerpo con gran efecto mecánico y una presión en la zona de aplicación desde 6 hasta 15 kg/cm^2. La temperatura es variable según la conveniencia del caso. Los efectos físicos, derivados de la alta presión utilizada, dependen de la modalidad de aplicación, presión y distancia del chorro. Se emplea mayor o menor presión según la fase de la quemadura (**Fig. 9.8**).[15]

Ducha perpetua. Consiste en la proyección de agua directamente sobre todo el cuerpo; para esto conviene que el paciente esté acostado en una camilla. La duración media es de 15 a 20 min. Es característico de este tipo de proceder, el hecho de aumentar la temperatura de forma paulatina y progresiva.

Duchas de contraste. Consisten en la aplicación de agua de 30 a 40 °C durante unos minutos, prosiguiendo con la administración de agua tan fría como se tolere durante 2 a 30 segundos; el ciclo ha de repetirse varias veces, la proporción temporal debe ser de 3 a 1, a favor del calor.

Ducha ascendente. Se trata de una ducha de lluvia pero con una dirección ascendente que se dirige hacia el perineo del paciente, quien debe estar sentado (**Fig. 9.9**).

La presión de agua con frecuencia no sobrepasa los 1,5 atm. Su aplicación con agua a temperatura de 36 a 38 °C, con una duración de 3 a 5 min, se utiliza en procesos inflamatorios de la pelvis menor, hemorroides, prostatitis, enfermedades vesicales,

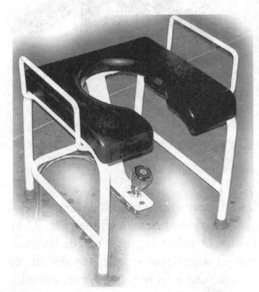

Figura 9.9. Ducha ascendente. Cortesía de BEKA Hospitec.

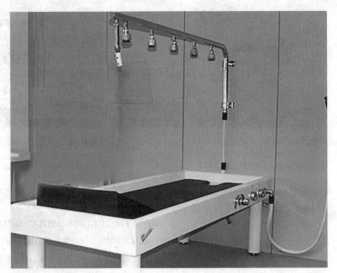

Figura 9.10. Ducha Vichy. Se trata de una camilla especial con un sistema de varias duchas asociadas desde donde cae agua al paciente, mientras se le aplica masaje. Cortesía de BEKA Hospitec.

procesos inflamatorios del perineo; esto provoca excitación mecánica y térmica, lo que resulta un efecto tranquilizante. Su aplicación con agua a temperatura de 40 a 42 °C tiene una acción excitante y tonificante; se indica en la cistitis y en los tenesmos de vejiga. Su aplicación con agua a 23 a 25 °C, por 1 a 3 min, se indica en las agudizaciones de hemorroides y en la impotencia sexual. El curso de tratamiento abarca 10 a 12 sesiones con frecuencia diaria.

Técnicas mixtas

En la hidroterapia, en ocasiones, se combinan varias técnicas para lograr mayor efectividad en los tratamientos. En este acápite se expondrán técnicas mixtas, las que combinan aplicación con presión y sin presión.

Ducha-masaje

Se le denomina *ducha Vichy*, masaje bajo ducha o ducha de Aix-les-Bains. Consiste en una sesión de masaje manual general, practicado por una o dos personas. El paciente está acostado en una camilla y recibiendo, simultáneamente, una ducha a temperatura indiferente o caliente, que abarca la longitud de su cuerpo situada de 60 a 80 cm sobre el plano horizontal.

Se aplica el masaje bajo la ducha, durante 35 a 40 min, para concluir con un período de reposo de 30 a 60 min. Los efectos son los propios del masaje de relajación, acentuados por el efecto térmico del agua caliente (**Fig. 9.10**).[4,16]

Baños de remolino

Los baños de remolino, denominados *whirlpool* por los anglosajones, consisten en baños cuya agua se mantiene agitada constantemente mediante una turbina. Es uno de los métodos hidroterápicos más estudiados y utilizados actualmente en el tratamiento de las disfunciones físicas, junto con la piscina.

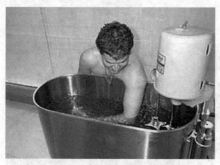

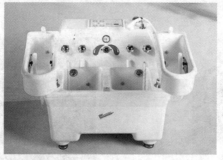

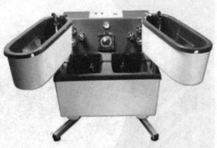

Figura 9.11. Baños de remolino. En este caso, en un tanque de miembros superiores. Departamento de Medicina Física y Rehabilitación, CIMEQ.

Figura 9.12. Baños de miembros con sistema *hidrojets*. En las fotos se muestran dos modelos que incluyen una opción múltiple del baño de miembros. a) Modelo cortesía de la empresa alemana BEKA; b) Modelo cortesía de la empresa italiana A circle.

Para aplicar los baños de remolino, se utilizan básicamente tres tipos de tanques: dos tipos de tanques para extremidades, el tanque de extremidades superiores (**Fig. 9.11**), y el tanque de extremidades inferiores, así como el propio tanque o tina de Hubbart, que permite la inmersión total del organismo y puede llevar acoplado un sistema de turbina para producir agitación. Estos tanques pueden estar fijos o móviles, y pueden requerir el apoyo de grúas o elevadores para introducir y sacar a los pacientes. Han de tener un sistema para prevenir la succión del agua.

En la actualidad se encuentran muchos modelos, dentro de estos, tienen gran aceptación los baños con sistemas *hidrojets*. En este caso la agitación del agua se produce por la entrada a presión de diferentes chorros (**Fig. 9.12**).

Este tipo de baño constituye una fuente de estimulación mecánica en la piel, y tejido subcutáneo, que actuará como contrairritante y estímulo de las grandes aferencias sensitivas, al bloquear la transmisión del dolor. Se incrementa el mecanismo convectivo de propagación de calor. Contribuye a crear las condiciones previas a la kinesiología, para aumentar la amplitud del movimiento articular, en articulaciones rígidas.[17]

El baño de remolino frío se aplica en el período agudo y subagudo de lesiones musculoesqueléticas. Entre 5 y 15 minutos son suficientes para conseguir un enfriamiento óptimo de los tejidos.

El baño de remolino caliente (entre 37 y 40 °C), se utiliza para producir analgesia, relajación muscular, reducir la rigidez articular y facilitar el ejercicio. La duración usual es de 20 minutos, la temperatura no deberá exceder los 38 °C. Es un excelente aliado del fisioterapeuta en la atención a pacientes con lesiones postraumáticas o posquirúrgicas y que se quiere incrementar la amplitud articular (**Fig. 9.13**).

Figura 9.13. Modernos baños de miembros con sistema *hidrojets*. Se le han hecho adaptaciones de filtros mecánicos y químicos, así como calentadores que contribuyen con las condiciones ideales del agua, para realizar los tratamientos. Servicio de Fisioterapia del CIMEQ.

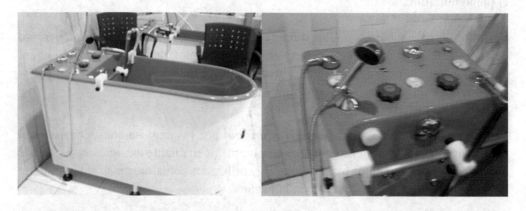

Los efectos mecánico y térmico del baño de remolino hacen de este un método efectivo en el tratamiento de las heridas abiertas, por lo que se utiliza con gran frecuencia. Su valor radica en estimular la circulación y eliminar exudados, tejidos necróticos y desvitalizados, en el tratamiento de heridas, úlceras y quemaduras. El movimiento del agua contribuye al desbridamiento mecánico de úlceras cutáneas y, de esta manera, se estimula la formación de tejido de granulación. Se puede conseguir un efecto químico adicional si se agrega un agente bactericida al agua.[18-20]

Durante la aplicación en el tanque de miembros superiores, es importante tener en cuenta el confort del paciente, y acolchonar el área del borde donde se apoya el brazo, por la posibilidad de compresión temporal del sistema circulatorio venoso y linfático.

Para el tratamiento de heridas, es necesario graduar de una manera correcta tanto la temperatura como la agitación, que dependerán del tipo y estado de la herida, de los objetivos terapéuticos y del estado de los tejidos de los bordes de la herida. Luego de cada tratamiento el tanque se somete a vaciado y desinfección, con agentes no corrosivos, además a desinfección de partes como desagües, cañerías, termómetros y agitadores, así como se deben realizar cultivos sistemáticos de comprobación.

Chorro manual subacuático

En esta técnica, el paciente o bañista, sumergido en una bañera de agua caliente o en una piscina, recibe la acción de un chorro de agua a presión sobre determinada zona corporal. La temperatura del chorro puede ser caliente o fría, aunque frecuentemente es 1 o 2 °C más caliente que el agua del baño. La presión del agua es variable, entre 1 y 3 atm. El masaje que se realiza con el chorro puede ser local o general y manual o automático. Existen condiciones para programar todos los parámetros, como la presión, duración y secuencia de los distintos chorros (**Fig. 9.14**).

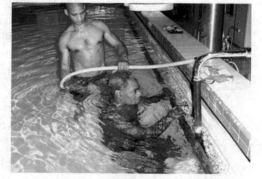

Figura 9.14. Chorro manual subacuático. El paciente está dentro de la piscina y allí se le está aplicando un masaje con el chorro en la región de la espalda. Servicio de Fisioterapia del CIMEQ.

Con esta técnica es posible obtener desde hidromasajes de una articulación, o de un miembro determinado, hasta un hidromasaje completo, en el que se pueda programar que incida durante más tiempo en la columna cervical, por ejemplo, o un masaje centrípeto de miembros inferiores, cuando el objetivo sea el drenaje circulatorio de miembros inferiores.

Al inicio de cada tratamiento, el paciente tiene que acostarse relajado durante 5 min, después de esto, el chorro se direcciona oblicuamente sobre la zona de tratamiento a una distancia de 15 a 20 cm, la distancia se va acortando paulatinamente y el chorro se dirige perpendicular a la zona de tratamiento. La duración de la sesión es de 6 a 15 min, el tratamiento se puede realizar de forma lineal o circular. La presión de 1.1 hasta 1.5 atm se aplica en el abdomen, de 1.5 a 1.9 atm se aplica en la región de la cadera, de 2 a 2.8 atm se aplica en glúteos y grandes articulaciones pudiéndose llegar hasta 3 atm.

Las indicaciones son las derivadas del efecto del masaje-calor-inmersión. De modo que incluye un grupo importante de lesiones osteomioarticulares, poliartralgias, estados postraumáticos, rigidez articular y algias vertebrales como la sacrolumbalgia.[21,22]

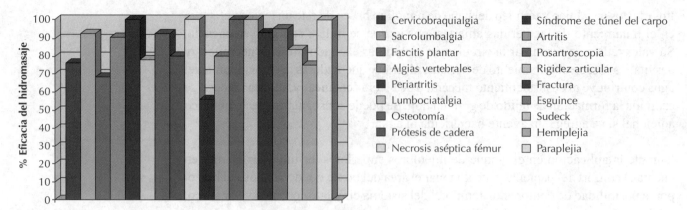

Figura 9.15. Comportamiento del porcentaje de eficacia del hidromasaje en diferentes procesos patológicos. Fuente, Servicio de Fisioterapia del CIMEQ.

Es un tratamiento muy efectivo para liberar fibrosis de músculos y de fascias musculares, para mejorar casos con restricciones de la movilidad articular o rigidez por acortamiento de partes blandas, en casos de rigidez posfracturas, artrosis deformante, osteoartrosis generalizada y obesidad. La temperatura y la presión elevada son parámetros que definen la agresividad o intensidad de la terapia, con frecuencia el paciente siente mejoría significativa de dolores vinculados a contracturas y retracciones musculares, con un efecto consiguiente de relajación corporal. En los casos en que los síntomas del paciente estén en relación con mecanismos de defensa muscular o cuando el paciente será sometido a un tratamiento de reeducación muscular, se recomienda un tiempo de 20 o 30 min; en sedestación o en supino antes de salir del área de tratamiento, este tiempo es suficiente para proveer a los músculos posturales y paravertebrales de un renovado tono muscular, mucho más fisiológico.

El estudio de una serie de 683 pacientes a los que se aplicó hidromasaje,[23] en el Centro de Investigaciones Médico Quirúrgicas (CIMEQ) en Cuba, mostró una eficacia global* de 88%, en 10 sesiones promedio de tratamiento (**Fig. 9.15**). Se utilizó un equipo holandés de la firma Enraf Nonius, un Pulsaerator 445, que posee una presión oscilante entre 1 a 6 atm. No se utilizó una presión mayor que 3 atm, el agua durante el tratamiento estuvo entre los 37 y 39 °C de temperatura. Los pacientes mantuvieron los programas kinesiológicos convencionales para su proceso patológico.

Se destacan los resultados alcanzados en la periartritis, en la necrosis avascular de cabeza del fémur, en el manejo del paciente posartroscopia, en el tratamiento de la rigidez articular, así como en los pacientes con paraplejia. En todos estos procesos se alcanzó el 100% de eficacia. Los resultados más bajos correspondieron al túnel de carpo y la fascitis plantar. En el caso del paciente hemipléjico apenas se superó el 70% de eficacia, pero en pacientes parapléjicos, el tratamiento contribuyó significativamente con la reducción de los fenómenos espásticos y fue un gran complemento para el programa de kinesiología.

Como se aprecia a lo largo de estos temas de hidroterapia, varios tanques o bañeras traen incorporados este sistema de chorro adicional para masaje subacuático. Sin embargo se pueden adquirir como unidades aparte y utilizarlas con diferentes tanques o bañeras.

---

* El término eficacia global que aprece en nuestras investigaciones se refiere a resultados satisfactorios, sobre la base de las variables de respuestas empleadas en cada estudio.

Preguntas de Comprobación

1. ¿Cuál es la ventaja que ofrecen las técnicas con presión, en la hidroterapia?

2. Diga la importancia de las técnicas mixtas.

3. Argumente las indicaciones de los baños parciales.

4. Explique la metodología de los baños de contraste.

5. Establezca una comparación entre las técnicas sin presión de los baños parciales.

6. Describa la metodología a emplear con los chorros.

7. Describa la metodología de los baños de asiento.

8. Mencione los tipos de duchas terapéuticas.

9. Argumente las aplicaciones clínicas de los baños de remolino.

10. ¿Cuáles son las técnicas de baños parciales que se pueden recomendar para el domicilio del paciente?

Referencias bibliográficas

1. Ceballos Hernansanz M. A. (2006). Diccionario termal. Glosario de términos hidrológicos médicos. En: Hernández Torres A., *et al*. Técnicas y tecnologías en hidrología médica e hidroterapia. Informe de Evaluación de Tecnologías Sanitarias No. 50, Agencia de Evaluación de Tecnologías Sanitarias, Instituto de Salud Carlos III, Madrid. Cap. 23, p. 209-214.

2. Perea Horno M. A. (2006). Afecciones reumatológicas y del aparato locomotor. En: Hernández Torres A., *et al*. Técnicas y tecnologías en hidrología médica e hidroterapia. Informe de Evaluación de Tecnologías Sanitarias No. 50, Agencia de Evaluación de Tecnologías Sanitarias, Instituto de Salud Carlos III, Madrid. Cap. 7, p. 51-72.

3. Meijide Faílde R., Mourelle Mosqueira M. L. (2006). Afecciones dermatológicas y cosmética dermotermal. En: Hernández Torres A., *et al*. Técnicas y tecnologías en hidrología médica e hidroterapia. Informe de Evaluación de Tecnologías Sanitarias No. 50, Agencia de Evaluación de Tecnologías Sanitarias, Instituto de Salud Carlos III, Madrid. Cap. 20, p. 174-194.

4. Ferri Morales A., Basco López J. A., y Avendaño Coy J. (2002). Termoterapia y masaje como coadyuvantes de la cura termal. Fisioterapia. 24 (monográfico 2): 43-49.

5. Nicholas J. J. (2000). Rehabilitation of patients with Rheumatological disorders. In: Braddom RL, editors. Physical medicine and rehabilitation. 2nd. ed., Philadelphia WB Saunders. 743-761.

6. Meijide Faílde R., Rodríguez Villamil-Fernández J. L., Teijiro Vidal J. (1998). Hidroterapia. En: Martínez Morillo M., Pastor Vega J. M., Sendra Portero F. Manual de medicina física. Harcourt Brace de España. p. 335-357.

7. Rémy-Néris O., Denys P., *et al*. (1997). Espasticidad. En: KinésithérapieMédecine Physique-Réadaptation. París: Elsevier. p. 8.

8. Geytenbeek J. (2002). Evidence for effective hydrotherapy. Physiotherapy. 88(9): 514-529.

9. Serra Llosa M. L. (2004). Tratamiento fisioterápico en el síndrome de dolor pélvico crónico en el varón: revisión bibliográfica. Fisioterapia. 26(05): 295-302.

10. Shamus E., Wilson S. H. (2005). The physiologic effects of the therapeutic modalities intervention on the body systems. En: Prentice WE. Therapeutic modalities in rehabilitation. 3a. ed., McGraw-Hill. Cap. 19. p. 551-568.

11. Zermann D. H., Ishigooka M., Doggweiler R., Schmidt R. A. (1999). Chronic prostatitis: A myofascial pain syndrome? Infect Urol. 12: 84-92.

12. Evans D. (1994). Treatment of chronic abacterial prostatitis: A review. Int J STD AIDS. 5:157-164 [review].

13. Pizzorno J. E., Murray M. T. (1999). A Textbook of natural medicine, 2nd ed., New York: Churchill Livingstone. 353-354.

14. Saz Peiró P., Ortiz Lucas M. (2006). Afecciones metabólicas y endocrinas. En: Hernández Torres A., et al. Técnicas y tecnologías en hidrología médica e hidroterapia. Informe de Evaluación de Tecnologías Sanitarias No. 50, Agencia de Evaluación de Tecnologías Sanitarias, Instituto de Salud Carlos III, Madrid. Cap. 12, p. 99-106.

15. García Matas A. (2006). Afecciones alérgicas. En: Hernández Torres A., et al. Técnicas y tecnologías en hidrología médica e hidroterapia. Informe de Evaluación de Tecnologías Sanitarias No. 50, Agencia de Evaluación de Tecnologías Sanitarias, Instituto de Salud Carlos III, Madrid. Cap. 17, p. 135-140.

16. Hidroterapia. [citado de 29 de noviembre 2003]: [2 pantallas]. Disponible en: URL: http://www.doctorintegral. com/hidroter.html

17. Houghton P. E. (2005). The role of therapeutic modalities in wound healing. En: Prentice WE. Therapeutic Modalities in rehabilitation. 3a. ed., McGraw-Hill. Cap. 3, p. 28-59.

18. Garber S. L., Krouskop T. A. (2005). Úlceras de decúbito. En: Susan J. Garrison. Manual de medicina física y rehabilitación. 2nd. ed., McGraw-Hill Interamericana. Cap. 17, p. 241-260.

19. Haynes L. J., Brown M. H., Handley B. C., et al. (1994). Comparison of pulsavac and sterile whirlpool regarding the promotion of tissue granulation. Phys Ther. 74: 54.

20. Ogiwara S. (2001). Calf muscle pumping and rest positions during and/or alter whilpool therapy. J Phys Sci. 13(2): 99-105.

21. Del Pozo Martín C., et al. (1990). Valoración clínica de distintos métodos de terapia en una serie de lumbalgias. Rehabilitación. 24(6): 73-76.

22. Garden F. H. (2005). Fracturas de las extremidades. En: Susan J. Garrison. Manual de medicina física y rehabilitación. 2nd. ed., McGraw-Hill Interamericana. Cap. 12, p. 161-170.

23. Martín Cordero J. E. (1998). Utilidad del hidromasaje como agente terapéutico. En: XII Fórum de Ciencia y Técnica, Dirección de Logística Ministerio del Interior, Ciudad de la Habana, (cartel).

Hidrocinesiterapia

Objetivos

1. Definir la hidrocinesiterapia dentro de la clasificación de agentes físicos terapéuticos.
2. Comprender los efectos biológicos de la hidrocinesiterapia.
3. Analizar las indicaciones y contraindicaciones de la hidrocinesiterapia.
4. Interpretar la metodología del tratamiento.
5. Identificar las ventajas y desventajas de la hidrocinesiterapia.

Dentro del ámbito de la hidroterapia, los ejercicios en el agua son los que tienen un mayor impacto en la recuperación del paciente. Específicamente, en el campo de la recuperación funcional, superan con amplitud muchos métodos y técnicas fisioterapéuticas, además de contribuir a la motivación del paciente por los beneficios psicológicos y la sensación de bienestar que aporta.

Es muy difícil que en un servicio de fisioterapia que tenga las posibilidades, se desaproveche la oportunidad de utilizar la hidrocinesiterapia. Por eso estas técnicas tienen una gran demanda entre los pacientes.

Por otra parte, si bien es cierto que no todos los servicios de rehabilitación cuentan con un tanque o una piscina para la hidrocinesiterapia, las condiciones son muy favorables para que estas técnicas se orienten a los pacientes y a la población en general. En este sentido se pueden aprovechar un número importante de piscinas no solo en instalaciones de turismo, sino en centros deportivos, educacionales y otros.

Definición de hidrocinesiterapia

La hidrocinesiterapia, balneocinesiterapia, crenocinesiterapia o terapia por el ejercicio dentro del agua, es una técnica especial de aplicación tópica, cuyos efectos básicos se derivan, principalmente, de factores físicos, mecánicos biomecánicos y térmicos. La hidrocinesiterapia se refiere a todo lo relacionado con el ejercicio físico dentro del agua, e incluye técnicas variadas para una amplia gama de indicaciones terapéuticas.[1,2]

Efectos biológicos de la hidrocinesiterapia

La principal peculiaridad del medio acuático es su carácter de ingravidez, que facilita la realización de todo tipo de actividades motrices o ejercicios.

En personas obesas, con problemas a nivel muscular y articular leves o moderados, o bien con dificultades en el ámbito motriz en general, se ven aumentadas sus capacidades y destrezas para poder realizar movimientos que "en seco" (en tierra) les resulta muy difícil o prácticamente imposible. Estas técnicas, ya sea en tanque o piscina, aportan efectos mecánicos y térmicos que favorecen la actividad funcional a nivel articular y muscular (mejoría de la tonicidad y motricidad), además de acciones de naturaleza sensorial y psíquica.

La inmersión en el agua mejora la capacidad funcional articular, permite la ejecución de ejercicios variados, desde los asistidos hasta los resistidos, al aprovechar los factores de resistencia mecánica que ofrece el medio hidrotermal.[3]

Una persona que se traslada o camina en el agua estando de pie, está afectada por cerca de 200 mL de sangre que son desplazados hacia el corazón. El incremento en la oferta de sangre lleva a un aumento del volumen por latido del corazón. La reacción fisiológica inmediata es una reducción de la frecuencia cardíaca de 6 a 10 latidos/min, a partir de su frecuencia cardíaca basal.[4]

En los capítulos anteriores se analizaron los factores físicos que influyen durante la inmersión del cuerpo: la presión hidrostática, el principio de la flotabilidad y su influencia en la "pérdida" del peso corporal y la liberación de todas las articulaciones de carga, que facilita el movimiento; así como al factor térmico que contribuye con el estado del tono muscular.

Además, se expuso la resistencia de la corriente, la viscosidad y la fricción interna del agua, factores que frenan los movimientos, por lo que se requiere mayor fuerza. Estos efectos se aplican activamente en hidrocinesiterapia. El efecto de resistencia es directamente proporcional a la velocidad del movimiento, el área expuesta a fricción o el tamaño del área que se desea movilizar.

Estos parámetros se pueden regular si se orienta al paciente un movimiento más rápido o más lento, o acciones realizadas en profundidad, que llevan más fuerza que un movimiento cerca de la superficie; o la utilización de un flotador que aumenta el área de exposición, por ende, la resistencia y, finalmente, se requiere de una mayor fuerza. O sea, que las posibilidades son infinitas para diseñar esquemas de ejercicios que puedan satisfacer las distintas necesidades.[5]

Por último, influye la profundidad en que se produce el tratamiento. En este sentido, el paciente tiene que superar sus propios temores, dada su dificultad para la independencia en el agua. Se le debe propiciar la confianza para la actividad. Por su parte, el fisioterapeuta debe disponer de una superficie firme, desde donde apoyarse y conseguir estabilidad para la movilización del paciente. No es posible que el fisioterapeuta pueda realizar un buen trabajo, y transmitir confianza, si a la vez tiene que estar al tanto de su propia seguridad.

Indicaciones y contraindicaciones de la hidrocinesiterapia

Indicaciones

La hidrocinesiterapia constituye una terapia coadyuvante en la prevención y recuperación funcional de distintos procesos, fundamentalmente los que cursan con dolor, que, como ya se expresó, son problemas frecuentes en las personas mayores, así como en las personas jóvenes después de traumatismos. Está especialmente indicada en fenómenos degenerativos del SOMA, así como procesos reumáticos. En especial la artrosis de articulaciones de carga y reumatismos de partes blandas, artritis reumatoide, espondilitis anquilosante, lupus eritematoso sistémico, espondilo artropatías, polimiositis, esclerosis sistémica progresiva, reumatismos periarticulares, en el manejo integral de las algias vertebrales y las tendinitis. En todos los casos, es mucho más efectiva si se emplea de forma precoz y progresiva.[3,6-11]

Es muy útil en los períodos posinmovilización y luego de la etapa de cicatrización, en los casos de fracturas e intervenciones de cirugía ortopédica, sobre todo de hombro, raquis y miembros inferiores. También tiene una gran efectividad en los casos de esguinces, desgarros musculares, lesiones tendinosas, politraumatizados, distrofias del crecimiento: escoliosis, cifosis y epifisitis.[12-14]

En el caso de la fibromialgia, Nader[15] ha reportado con hidrocinesiterapia, una mejoría del cuadro clínico, más efectiva que el tratamiento médico con amitriptilina o con ketoprofeno. Los pacientes fueron tratados con ejercicios aerobios, sumergidos en piscina a 36 °C, durante 30 min, 5 días a la semana, durante 4 semanas. Al agua no se le añadió sustancia con actividad farmacológica. Los ejercicios consistieron en una tabla de flexibilización y tonificación de abdominales y espinales, pedaleo de miembros inferiores y movilizaciones activas libres de miembros superiores y natación libre.

Se indica en problemas psicomotrices, de coordinación dinámica general y equilibrio tanto dinámico como estático. En este sentido se han publicado varios trabajos acerca de los beneficios que tiene la hidrocinesiterapia en la enfermedad de Parkinson. Se plantea que baños de 37 a 38 °C tienen un efecto muy relajante, disminuyen la rigidez del paciente y mejoran su amplitud articular, además de que el estado de ingravidez que propicia el agua, permite ejercitar la rotación de tronco que para este paciente es muy difícil de reproducir fuera del agua.[16-18]

La hidrocinesiterapia se utiliza en el tratamiento de afecciones nerviosas periféricas, como la poliomielitis, la polirradiculoneuritis, las mononeuritis, las lesiones centrales, medulares y cerebrales, como la esclerosis múltiple, así como las miopatías. En todos estos casos, predomina la falta de tono muscular o hipotonía y la atrofia muscular general, se presentan con escasa movilidad articular y poca flexibilidad. Esta técnica provee un medio terapéutico favorable, para mantener o restablecer el grado de movilidad funcional, se reeducan los músculos y los patrones de movimiento.

Para el tratamiento del dolor se han utilizado combinaciones con la hidrocinesiterapia, como el ejercicio físico aerobio de baja intensidad y progresivo, cinesiterapia activa, marcha y ciclo ergómetro, con el propósito de disminuir la hipoxia muscular y por tanto el dolor.

Gunther[19] realizó un estudio con 12 pacientes inmersos en un baño con agua del grifo a 36 °C sin aditivos y con aplicación de corriente galvánica durante 20 min. Todos los pacientes tuvieron mejoría en los parámetros medidos (dolor, sueño, dimensión cognitivo-afectiva). En otros trabajos[20] se combinaron los baños de remolino 3 veces por semana durante 3 semanas. En el primer grupo añadió valeriana, en el segundo, aceite de pino y en el tercero, no se añadió nada. En los tres grupos hubo mejoría en el dolor, sueño y sensación de bienestar.

Por su parte Sanz[21] plantea que el ejercicio aerobio y la hidrocinesiterapia mejoran el dolor, la rigidez, el dolor de los *tender points*, y aumenta la calidad de vida y la capacidad aerobia en pacientes con fibromialgia.

La hidrocinesiterapia se emplea en los problemas cardiorrespiratorios, leves o moderados. Se conoce, que la inmersión causa a nivel cardíaco, un efecto beneficioso, favorece el retorno venoso y reduce el estancamiento sanguíneo en el sistema venoso de miembros inferiores; disminuyen así, edemas y retención de líquidos. Igualmente, este aumento del retorno venoso, es interpretado como una falsa sobrecarga hídrica, se activa el sistema renina-angiotensina-aldosterona a nivel del riñón y aumenta la diuresis de modo natural, que es uno de los efectos más buscados en el tratamiento médico de la insuficiencia cardíaca a través de numerosos medicamentos con efecto diurético. Los estímulos térmicos y su efecto sobre la vasoconstricción y vasodilatación periférica, influyen en la regulación de la tensión arterial, producen hipertensión o hipotensión respectivamente, así como aumento o descenso de la frecuencia cardíaca.

A estos se deben añadir los procesos psicosomáticos, los derivados de la enfermedad de la civilización, tales como situaciones de estrés, depresión, síndrome de fatiga crónica (SFC) y otros, como minusvalías propias del envejecimiento, retardos del desarrollo en las primeras edades de la vida, etc.[1]

Se pueden diseñar programas de entrenamiento para pacientes con asma y bronquitis crónica, insuficiencia venosa (con temperatura ligeramente inferior a la termoneutra). Además, se puede emplear en la preparación para el parto y recientemente se han determinado beneficios en un grupo de pacientes con Alzheimer.[7,9]

Contraindicaciones

No deben aplicarse técnicas de hidrocinesiterapia a pacientes con heridas abiertas, estados alérgicos agudos, dermatosis, infecciones y micosis activas, incontinencia de orina, inflamaciones urogenitales, excesivo miedo al agua e insuficiencia coronaria. Tampoco es útil para hacer trabajos de reeducación articular de tipo analítica (el trabajo de una articulación específica en un plano de movimiento puro, como la flexión del biceps o la extensión de la metacarpofalángica del cuarto dedo de la mano izquierda).

Metodología de aplicación de la hidrocinesiterapia

En la hidrocinesiterapia pueden realizarse todo tipo de ejercicios. Es poco lo que se puede alcanzar con ejercicios de reeducación analítica, comparado con los grandes beneficios alcanzables con la reeducación de tipo funcional. Pueden ejecutarse ejercicios segmentarios o globales, simples o coordinados, simétricos o asimétricos, sinérgicos o disinérgicos, etc., los que se adaptan siempre a las diversas necesidades de los pacientes y a sus enfermedades.

Para llevar a cabo las técnicas, se requiere de una posición de partida en la que el paciente se encuentre relajado y cómodo, sin la acción de grupos musculares. A partir de esa posición, puede intentarse la corrección de los disestatismos posturales que afecten al raquis y los miembros.[3]

Se ha de comenzar con movimientos activos asistidos, sin abarcar el recorrido completo de la articulación; estos ejercicios deben ejecutarse de manera lenta y progresiva, lo que a veces es suficiente para reproducir las posturas adecuadas. La movilización activa tiene que ser precoz, prudente, progresiva, perseverante e indolora. Esto es importante porque frecuentemente se realizan procedimientos fisioterapéuticos que causan dolor o no se tiene en cuenta la queja del paciente. Se debe recordar que el dolor es una señal de alarma y siempre advierte que los parámetros del movimiento no se están ejecutando adecuadamente.

Después, y de forma gradual, se llevan a cabo movimientos activos resistidos, con la finalidad de ganar en potencia muscular, aprovechar los factores de resistencia del agua (presión hidrostática, viscosidad, movimiento en contra del empuje, velocidad de ejecución, superficie a mover, etc.), que pueden magnificarse al utilizar accesorios del tipo de aletas, paletas, poleas, etc. Los ejercicios se deben realizar preferentemente con el fisioterapeuta en el interior de la piscina y junto al paciente. La rehabilitación de miembros inferiores se puede ejecutar en diversas posiciones (decúbitos supino, prono, lateral) en especial en el plinto (aditamento o reborde, que se le pone en el borde de la piscina, donde se pueden hacer pateos, horizontal y vertical, bicicleta, etc.).

Los ejercicios de marcha se deben realizar en piscinas específicas, empezar en la zona más profunda con inmersión hasta los hombros. Primero, se hace marcha estática, ejercicios de extremidades inferiores, en posición vertical con apoyo en la barra o el fisioterapeuta; los miembros se mueven alternativamente y se apoyan en la pierna indemne. Luego, se pasa a marchas con desplazamiento, en las zonas menos profundas de la piscina, para pasar después a los ejercicios de potenciación muscular global y específica, con empleo de la resistencia manual.

Cuando se rehabilita un miembro superior, es de gran interés el empleo de chorros subacuáticos a poca presión y baños locales de remolino. Esto permite combinar los efectos termoterápicos y percutores, estimular la movilización y la liberación de estructuras periarticulares.

Para los ejercicios en el agua, las ayudas del terapeuta deben ser tan pequeñas como sea posible y se reducirán de forma progresiva. En la posición de decúbito supino, el paciente tiene pocas posibilidades de orientación. Su mirada está dirigida al techo y sus oídos se encuentran bajo la superficie del agua, por lo que una comunicación visual y verbal es complicada. El paciente se mueve casi exclusivamente por la dirección manual (información táctil) emitida por el fisioterapeuta.[23]

Es importante que el fisioterapeuta esté dentro de la piscina y colocado en una posición cómoda y segura, desde donde pueda controlar totalmente al paciente. Antes de realizar cualquier ejercicio en inmersión profunda, y más si se utilizará la flotación, es necesaria una fase previa donde los pacientes se acostumbran al medio, sobre todo los poco familiarizados con el medio acuático. Sin esta fase previa, es imposible obtener relajación muscular, por lo que la hidrocinesiterapia no será útil. Las técnicas más utilizadas son: ejercicios de movilización, entrenamiento de la marcha, reeducación neuromotriz y natación.

Las sesiones de crenocinesiterapia casi siempre duran de 10 a 30 min, y en estas se combinan los efectos terapéuticos emanados de la acción del calor, el masaje y el movimiento. Los ejercicios pueden completarse con la práctica pautada de natación.[1]

Actividades físicas a desarrollar en el medio acuático

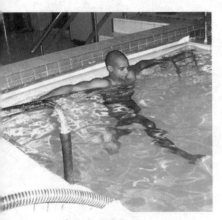

Figura. 10.1. Ejercicios en el agua. El paciente puede experimentar una completa independencia de movimientos. El control del balance del cuerpo, en estas diferentes condiciones, sigue la línea natural de desarrollo madurativo del cuerpo en el ser humano.

Ejercicios de movilización. Se puede propiciar una movilización pasiva, beneficiar la flotación y el efecto analgésico y relajante muscular que aporta el calor del agua; estos ejercicios permiten el mantenimiento o mejoría de la amplitud articular. Se puede ejercer una movilización activa, ayudada por la presión hidrostática, o resistida, por los factores de resistencia hidrodinámica (**Fig. 10.1**). Se utilizan para conservar o recuperar la movilidad articular y para ejercitar los músculos. La combinación del efecto miorrelajante del agua se utiliza para controlar el tono muscular, la espasticidad y facilitar la movilización. La mayor parte de las veces, se obtienen los beneficios con agua tibia o ligeramente caliente. Un ejemplo a señalar es el caso de los pacientes con distrofias musculares, en los que el medio acuático casi se convierte en el ideal para lograr algún nivel de movilización, a la vez que se provee al músculo de un incremento de la circulación. Se sabe que este tipo de pacientes tienen prohibidos los planes de reeducación por el daño que produce al músculo la actividad física. Por otra parte y específicamente con algunas entidades neurodegenerativas, como la esclerosis múltiple, se obtienen mayores beneficios con una inmersión en agua fría.[24-26]

Reeducación neuromuscular. Los efectos de la inmersión sobre la propiocepción, el equilibrio y la coordinación, hacen que el medio hídrico se utilice para la facilitación neuromuscular propioceptiva, tanto en traumatología y ortopedia, como para la rehabilitación de hemipléjicos u otros trastornos neurológicos, mediante ejercicios en cadena abierta y en cadena cerrada, ejercicios para la reequilibración estática y dinámica, y para mejorar la coordinación en casos de trastornos del equilibrio, cualquiera que sea su causa.

Entrenamiento de marcha. Están especialmente indicados en las lesiones del sistema musculoesquelético de miembros inferiores. Al utilizar el principio de Arquímedes y los estímulos sensoriales producidos por la presión hidrostática y por los factores de resistencia hidrodinámica, permite el apoyo precoz y progresivo de los miembros inferiores. En este sentido, han cobrado una mayor importancia en los últimos años, una vez que demuestran su efectividad en el tratamiento de pacientes con reemplazos o implantes protésicos articulares. Con este entrenamiento, se evita perder o se entrena la recuperación del esquema de la marcha y se estimulan al máximo los receptores propioceptivos, que permitirán resultados funcionales más rápidos y de mejor calidad. Esto resulta de gran importancia en pacientes con déficit motor de origen neurológico, cuya debilidad neuromuscular les impide desarrollar determinados movimientos fuera del agua.

Ejercicios de estiramientos o streching. Se recomiendan para la flexibilidad. Se mejora el rango de movilidad articular de las diferentes partes afectadas o limitadas en movimiento.

Ejercicios para mejorar la capacidad aerobia. Esta capacidad permite a la persona realizar actividades físicas durante períodos prolongados. Para conseguir estos beneficios, el trabajo cardíaco oscilará entre el 65 y 85% de la frecuencia cardíaca máxima.

Se debe tener claro que la inmersión en el agua no es el fin en sí. La verdadera finalidad de la hidrocinesiterapia es, por lo tanto, salir del agua con mayor control motor, equilibrio, coordinación y con patrones más fisiológicos de movimiento.[27]

Métodos de ejercicios en el agua

Los diferentes métodos de ejercicios en el agua están basados en principios científicos conocidos de hidrodinámica y biomecánica. Se han comprobado que son seguros para personas de todas las edades, con muchos tipos de impedimentos. Si los instructores se desempeñan correctamente, el paciente experimentará una movilidad desconocida en tierra. De este modo, pueden tener la experiencia de una completa independencia de movimientos. El control del balance del cuerpo, en estas diferentes condiciones, sigue la línea natural de desarrollo madurativo del cuerpo en el ser humano. Además, de estas ventajas biomecánicas en el agua se fomenta la confianza en sí mismo y mejora el estado de ánimo.[6,28]

Método de Bad Ragaz. Con este método el fisioterapeuta proporciona el punto fijo desde el cual el paciente trabaja. Se controlan todos los parámetros de la ejecución del ejercicio. Se mantiene un contacto directo entre paciente y fisioterapeuta, por lo que este método supera la supervisión. El paciente no puede agarrarse de ningún sitio o equipo fijo, solo se puede apoyar en los elementos o aparatos que modifican la flotabilidad.

El método proporciona un trabajo resistido, de ayuda, estático o cinético a los grupos musculares en los movimientos masivos, que permite actuar alrededor de todos los ejes de las articulaciones afectadas; se puede utilizar para pacientes clasificados en dos grandes grupos:

1. Problemas articulares como resultado de debilidad de los músculos sin déficit neurológico y grado variable de dolor.
2. Pacientes con debilidad muscular debido a la enfermedad de la neurona motora inferior.

En 1998, en el marco de XII Fórum de Ciencia y Técnica, se presentó un trabajo que abarca la muestra de 74 pacientes que fue dividida en dos grupos. En todos los casos se aplicó un programa de electroanalgesia, masaje subacuático y ejercicios en el agua. El tratamiento se llevó a cabo en el tanque terapéutico del Departamento de Medicina Física y Rehabilitación, con el agua a una temperatura de 36 °C promedio, dos terceras partes de la muestra realizaron ejercicios de forma convencional; mientras a una tercera parte de la muestra se les aplicó el método Bad-Ragaz. Al cabo de 20 sesiones de tratamiento, la eficacia para este último grupo fue del 100%; mientras que la eficacia para el resto de los pacientes fue del 93.2%.[32]

Método Halliwick. Se utiliza para lograr un balance y control postural a través de desestabilizaciones progresivas, ejecutadas por el fisioterapeuta, que seguirá hacia movimientos que requieran un mayor control rotatorio.

El concepto Halliwick contribuye significativamente en los programas de tratamiento hidroterápico, utiliza el agua en toda su amplitud, como medio para la rehabilitación. Se emplea en niños con diferentes enfermedades, entre las que se destaca la parálisis cerebral. Es una metodología basada en la anatomía, la psicología, y los principios hidrodinámicos. Combina el entrenamiento motor con el placer que produce el juego. Se trabaja en grupos, una o dos veces por semana, e involucra activamente a los padres en la terapia.[29]

Método Watsu. Se realizan movimientos pasivos de flexión y extensión, con tracción y rotación, realizados por el fisioterapeuta en el medio acuático, basados en las técnicas del Zen Shiatsu, que proporcionan relajación.

Método Ai Chi. Se realizan ejercicios activos basados en los principios del Tai Chi, coordinado todo con la respiración. El paciente reproduce en el agua la combinación de ejercicios que le dice y le muestra el fisioterapeuta. Se realizan con un ritmo lento y en bipedestación.

Método PNF. Se realiza un ejercicio activo, basado en los modelos del método de facilitación neuromuscular propioceptiva (PNP). El fisioterapeuta busca reproducir los movimientos funcionales en espiral y en diagonal mediante estímulos verbales, visuales y táctiles. El paciente debe realizar los movimientos activamente, o bien asistidos o resistidos por el fisioterapeuta, aunque también pueden emplearse accesorios con tales fines.

Modelo de integración funcional de Felden Krais. Se realizan movimientos activos o pasivos basados en las etapas de neurodesarrollo temprano del niño. El fisioterapeuta se los enseña al paciente, para que este los ejecute de manera rítmica y lenta, asociados a una respiración profunda.

Método resistencia-relajación. Es utilizado para aumentar la amplitud de los movimientos de una articulación, principalmente si el factor limitante es el espasmo muscular. Se utiliza la flotación para ayudar a obtener más movimiento, y por tanto, se elegirá la posición inicial de acuerdo con la articulación que se requiere trabajar.

Tipos de instalaciones para crenocinesiterapia e hidrogimnasia

Tanques de movilización y rehabilitación. Permiten ejecutar programas de tratamiento con una duración de 10 a 15 min, en el caso que el agua esté a 38 °C, y hasta de media hora con una temperatura de 33 °C. Tienen diferentes formas y dimensiones.

Tanque de Hubbard. Tiene dos ensanchamientos a los lados y una parte central estrecha, mide 2 m de largo y 1.5 m de ancho, con 60 cm de profundidad; puede llevar numerosos accesorios: lonas de sujeción cefálica, tablas sumergibles, cinchas, pesos, flotadores, sistemas de acceso a bases de rieles, escaleras, grúas, poleas, barras, rampas metálicas, motores insufladores de aire, etc. La duración media de cada sesión es de 15 min. Entre las indicaciones se destacan las parálisis, debilidades musculares posquirúrgicas, reumatismos crónicos articulares (gonartrosis, coxartrosis, espondilartrosis), polineuritis, etc.[3]

Pasillos de marcha. Tienen profundidad variable a través de sistemas hidráulicos desde 0.80 a 1.50 m; su suelo es también antideslizante. Se comienza con inmersiones hasta el cuello, que de forma paulatina, se disminuyen en la altura del agua, en la medida que el paciente tiene un mejor control de la marcha. Se prescriben en casos de artrosis de cadera o rodilla, así como en programas de reeducación de marcha en algunas entidades neurológicas.

Piscina termal. Se plantea que es el lugar ideal para la hidrocinesiterapia. Debe contar con 2 × 2.5 × 0.6 m, o bien 3 m cúbicos de capacidad. La profundidad puede ir de 0.9 a 1.5 m, para poder ejecutar ejercicios de marcha. Las pendientes del suelo suelen ser del 7%, pero también pueden estar escalonadas. Habitualmente, se recurre a un código de colores que señala las diferentes profundidades. Si es posible por su tamaño, se subdivide en zonas que permitan la realización de ejercicios de rehabilitación variados (de miembros, marcha, etc.). Lo ideal será que las paredes exteriores estén elevadas 90 cm desde el suelo, para facilitar el apoyo de la cadera del fisioterapeuta. Debe tener una barra de acero inoxidable o plástico a 90 cm del fondo para permitir la sujeción del paciente y otras paralelas para ayudarles en la deambulación. La temperatura media del agua debe ser de 32 a 36 °C, y se regula con termostatos. Debe contar con sistema de purificación del agua que permita su filtrado y esterilización.

Accesorios utilizados para hidrocinesiterapia

Para realizar los tratamientos de hidrocinesiterapia, ya sea en piscina o no, el fisioterapeuta debe contar con una serie de accesorios que actúan sobre la estabilidad del paciente en el agua, la flotación o la resistencia.

1. Accesorios estabilizadores o materiales fijos. Permiten mantener la posición del paciente para realizar los ejercicios; por ejemplo, los asientos fijos sumergibles, regulables en altura según el paciente y la inmersión deseada; las camillas inclinables sumergibles sobre una plataforma sumergible y regulable, las barandillas fijadas al perímetro de la piscina, las amarras o cuerdas flexibles que permiten fijar al paciente en posición suspendida, o materiales de lastrado como los cinturones y sandalias de plomo, para mantener el cuerpo vertical en inmersión cervical o estabilizar un miembro atetósico.

2. Accesorios que aumentan la flotabilidad. Existen una serie de accesorios cuya finalidad es aumentar la flotación, entre los cuales se incluyen los manguitos, las boyas, las tablas de natación, los flotadores cervicales, las barras-boya (**Fig. 10.2**), flotamanos, etc.

3. Accesorios que generan resistencia por su flotabilidad. La mayoría de los accesorios utilizados aumentan la resistencia al movimiento, ya sea por las distintas formas o por el cambio del volumen en el miembro que se desplaza. También en los que aumentan la resistencia, generan una turbulencia adicional, por ejemplo, las aletas, los guantes de natación, las paletas de mano, las campanas, pesas, etc.

Según las necesidades y los objetivos planteados, también se puede utilizar una combinación de accesorios de flotación y aparatos estabilizadores, por ejemplo, un chaleco con amarras laterales. Asimismo y según el concepto de progresión que se menciona anteriormente, a medida que se avanza en el tratamiento primero de la estabilización y luego del accesorio de flotación (**Fig. 10.3**).

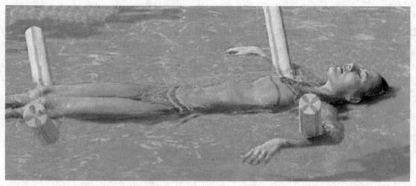

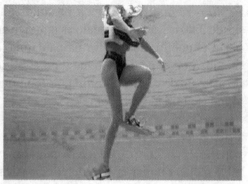

Figura 10.2. Utilización de barras para aumentar la flotación, a la vez que se convierten en estabilizadoras de la posición supina para realizar alguna movilización. Foto cortesía de la empresa TECE, S.A.

Figura 10.3. Combinación de chaleco flotador y sandalias con contrapeso. Permite mantener la posición vertical, se somete a una discreta tracción vertebral, y se facilita la movilización de los miembros superiores. Foto cortesía de la empresa TECE, S.A.

Ventajas y desventajas de la hidrocinesiterapia

Para que esta técnica sea eficaz, es necesario aprovechar de manera adecuada, los factores intrínsecos y extrínsecos al agua,[30] ya sea asociada o no a otras técnicas. Además, debe ser adaptada y aplicada individualmente a cada paciente, según la etapa evolutiva en que se encuentre. Las ventajas son:

- Es la técnica por excelencia para recuperar o mejorar la función, la flexibilidad y la potencia muscular, sin olvidar la beneficiosa acción que pueden obtener gran número de personas que, sin enfermedad alguna, deseen recuperar y mantener la forma física y evitar así los nefastos efectos de una vida sedentaria y estresada.
- Los ejercicios de estiramiento se perciben mucho más agradables cuando se hacen en el agua, ya que la fuerza ascensional explicada por la ley de Arquímedes, y el calor del agua, facilitan la disminución del tono muscular.
- Con estas técnicas se realizan los ejercicios con menos esfuerzo postural. Además, estos resultan menos dolorosos.
- Es una de las técnicas más sofisticadas y la única con la que se pueden obtener simultáneamente los efectos derivados del ejercicio, de la aplicación de calor y del masaje (tríada de Pemberton).[1]
- La favorable influencia psíquica por la facilitación del movimiento dentro del agua devuelve al paciente la esperanza de mejoría, aumenta la confianza en sí mismo y la autoestima; favorece la motivación, la relación y emulación entre los enfermos tratados simultáneamente y de estos con el terapeuta.
- Si se realiza en el balneario, las circunstancias favorables de un ambiente agradable, tranquilo, sin contaminación, en contacto con la naturaleza, podrán añadir efectos aún más saludables.

Como desventajas de la hidrocinesiterapia se pueden mencionar:

- Es difícil desarrollar un programa de ejercicios con exactitud.
- No es posible realizar actividades de reeducación de tipo analítica.
- Es difícil hacer un cálculo de la carga aplicada. La movilización dentro del agua requiere gran cantidad de energía del paciente.[31]

- Es muy importante tomar en serio el miedo que el paciente le pueda tener al agua.
- Hay que considerar la relación entre el tamaño corporal y la profundidad a la que se trabaja para que el paciente, a pesar de sus limitaciones, se sienta seguro.

Preguntas de Comprobación

1. ¿Cuál es la definición de hidrocinesiterapia?
2. Describa los efectos biológicos de la hidrocinesiterapia.
3. ¿Cuáles son las actividades físicas que se realizan dentro del agua?
4. ¿Es posible realizar ejercicios en cualquier instalación de hidroterapia?
5. Mencione los métodos de hidrocinesiterapia que conoce y explique uno de ellos.
6. ¿Para qué se necesitan accesorios en los ejercicios en el agua?
7. Argumente las aplicaciones clínicas de la hidrocinesiterapia.
8. Mencione las contraindicaciones de la hidrocinesiterapia.
9. ¿Cuáles son las ventajas de hidrocinesiterapia?
10. ¿Cuáles son las desventajas de la hidrocinesiterapia?

Referencias bibliográficas

[1.] San Martín Bacaicoa J. (2006). Balneocinesiterapia. Tratamientos rehabilitadores en piscina. En: Hernández Torres A, *et al*. Técnicas y tecnologías en hidrología médica e hidroterapia. Informe de Evaluación de Tecnologías Sanitarias No. 50, Madrid. Cap. 8, p. 73-77.

[2.] Ceballos Hernansanz M. A. (2006). Diccionario termal. Glosario de términos hidrológicos médicos. En: Hernández Torres A., *et al*. Técnicas y tecnologías en hidrología médica e hidroterapia. Informe de Evaluación de Tecnologías Sanitarias No. 50, Madrid. Cap. 23, p. 209-214.

[3.] Perea Horno M. A. (2006). Afecciones reumatológicas y del aparato locomotor. En: Hernández Torres A., *et al*. Técnicas y tecnologías en hidrología médica e hidroterapia. Informe de Evaluación de Tecnologías Sanitarias No. 50, Madrid. Cap. 7, p. 51-72.

[4.] Weber H. (2003). Moverse en el agua. En: Hüter-Becker A., Schewe H., Heipertz W. Fisioterapia. Descripción de las técnicas y tratamiento. Editorial Paidotribo. Parte II, 2.7, p. 287-288.

[5.] Haarer-Becker R., Schoer D.(2001). Hidrocinesiterapia-Tratamiento en el agua. En: Manual de técnicas de fisioterapia. Aplicación en Traumatología y Ortopedia. Editorial Paidotribo. p. 102-104.

[6.] Bayón M., Suárez, *et al*. (1997). Rehabilitación de la parálisis femoral en la prótesis total de cadera. Rehabilitación (Madrid). (31): 279-282.

[7.] Duffield M. H. (1984). Ejercicios en el agua. Editorial Jims. p. 2-43.

[8.] Rodríguez Fuentes G., Iglesias Santos R. (2002). Bases físicas de la hidroterapia. Fisioterapia. (24): 14-21.

[9.] Bernan B. M., Barker R. (2000). The use of non-pharmacological therapies by pain specialists. Pain. (85): 313-315. [Medline]

[10.] Constant F., Guillin E. M. F., Collin J. F., Boulangé M. (1998). Spa therapy appears to improve the quality of life of sufferers from chronic low back pain. Med Care. 36(9): 1309-1314.

11. Lloret, M. (2000). Hidrocinesiterapia en las lumbalgias. En: Martínez I. Y., Santonja F. (coordinadores). Deporte y salud: actividad física y terapias en el medio acuático. Universidad de Murcia.

12. Biundo J. J. Jr., Torres-Ramos F. M. (1991). Rehabilitation and biomechanics. Curr Opin Rheumatol. 3(2): 29129-9 [Medline].

13. Dickinson R. (1998). Effects of qhiropractic spinal adjustments and interferential therapy in the restoration of peripheral circulatory impairment in the lower extremities of diabetics. Chiropractic. (April): 18-24.

14. Nussbaum E. (1990). The effects of interferential therapy on peripheral blood flor. Physiotherapy. 76(12): 803-807.

15. Nader L., Gómez M., Pereira M. T., Isusi I., Suárez J., García M. y Peláez J. L. (2002). Hidrocinesiterapia y fibromialgia. Rehabil. Madrid. (36): 129-136.

16. Bayés A. (2005). Rehabilitación domiciliaria de la enfermedad de Parkinson. En: Montagut Martínez F., *et al.* Rehabilitación domiciliaria. Principios, indicaciones y programas terapéuticos, Masson S.A. Cap. 20, p. 289-302.

17. Tolosa E. (2004). Tratado sobre la enfermedad de Parkinson. 3a ed., Madrid: Luzán 5. 283-288.

18. Bayés A. (2000). Tratamiento integral de la persona afectada por la enfermedad de Parkinson. Barcelona: Fundación Instituto Guttman.

19. Gunther V., Mur E., Kinigadner U., Miller C. (1994). Fibromyalgia: the effect of relaxation and hydrogalvanic bath therapy on the subjective pain experience. Clin Rheumatol. 13: 573-8. [Medline]

20. Ammer K., Melzinski P. (1999). Medicinal baths for treatment of generalized fibromyalgia. (Abstract.) Forsch Komplementarmed. 6: 80-85.

21. Sanz Velasco E., Crego Parra S., Águila Maturana A., Miangolarra Page J. C. (2005). Ejercicio aeróbico e hidrocinesiterapia en el síndrome fibromiálgico. Fisioterapia. 27(03): 152-160.

22. Hans-George Horn, Hans-Jürger Steinmann. (2005). Hidrocinesiterapia. En: Entrenamiento médico en Rehabilitación. Editorial Paidotribo. Parte IV, Cap. 12, p. 307-318.

23. Serra Llosa M. L. (2004). Tratamiento fisioterápico en el síndrome de dolor pélvico crónico en el varón: revisión bibliográfica. Fisioterapia. 26(05): 295-302.

24. Serrano Ferrer J. (2005). Tratamiento fisioterapéutico de la fatiga en esclerosis múltiple. Fisioterapia. 27(04): 219-227.

25. Nicholas J. J., Kevorkian G. (2005). Artritis. En: Susan J. Garrison, Manual de medicina física y rehabilitación. 2nd ed. McGraw-Hill Interamericana. Cap. 4, p. 50-66.

26. Biundo J. J., Rush P. J. (2001). Rehabilitation of patients with rheumatic diseases. In: Kelly W. N., *et al.*, eds. Textbook of rheumatology. 6th ed. Philadelphia: WB Saunders. 763-775.

27. Meijide Faílde R., Rodríguez Villamil-Fernández J. L. y Teijiro Vidal J. (1998). Hidroterapia. En: Martínez Morillo M., Pastor Vega J. M. y Sendra Portero F. Manual de medicina física. Harcourt Brace de España. p. 335-357.

28. Pazos Rosales J. M., González Represas A. (2002). Técnicas de hidroterapia. Hidrocinesiterapia. Fisioterapia. Monografía 2. 24: 34-42.

29. García-Giralda Bueno M. L. (2002). El concepto Haliwick como base de la hidroterapia infantil. Fisioterapia. 24(3):160-164.

30. Cuesta Vargas A. I. (2006). Valoración y prescripción de ejercicio aeróbico en hidroterapia. Rev Iberoam de Fisiot y Kines. 09(01): 28-35.

31. Nicholas J. J. (2000). Rehabilitation of patients with rheumatological disorders. In: Braddom RL, editor. Physical medicine and rehabilitation. 2nd ed. Philadelphia WB Saunders. 743-761.

32. Martín Cordero J. E., Morales R., García Delgado J. A. (1998). Ejercicios en el agua. Experiencia CIMEQ. En: XII Fórum de Ciencia y Técnica, 1998; Dirección de Logística Ministerio del Interior, Ciudad de la Habana.

Parte 4

Termoterapia

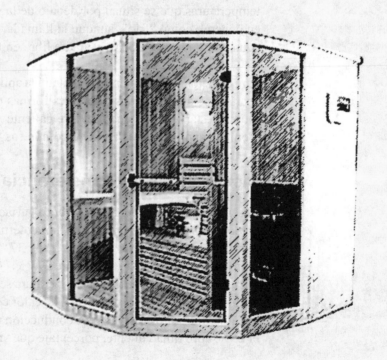

CAPÍTULO 11

Generalidades de la termoterapia

Objetivos

1. Definir la termoterapia dentro del contexto de la medicina física y su contribución.
2. Describir los mecanismos de transferencia térmica.
3. Comprender las respuestas fisiológicas a la aplicación del calor.
4. Enumerar las precauciones y contraindicaciones para la aplicación del calor.

Definición de termoterapia

Se denomina termoterapia a la aplicación de calor o frío, con el objetivo de contribuir a la salud. Por supuesto que hay que tener un punto de referencia y precisar qué se considera calor o frío en fisioterapia; se parte del hecho de que el organismo humano presenta siempre una temperatura corporal que se considera normal (36 a 37 °C) y que es imprescindible para el desempeño fisiológico del proceso metabólico. Todas las temperaturas que se sitúan por debajo de la sensación de confort se suelen calificar, en general, como "frío", aunque la llamada "temperatura indiferente" se sitúa, en el agua, entre los 29 y 33 °C, y al aire libre en los 22 °C.

Para el mejor entendimiento se separará la aplicación de frío o crioterapia en un capítulo aparte y se agruparán las diferentes formas de aplicación del calor. Dentro de estas últimas están el calor seco (el aire caliente y el calor infrarrojo) y el calor húmedo (como cuando se aplica arcilla o compresas calientes).[1]

Mecanismos de transferencia de energía térmica

El ser humano se encuentra expuesto a variaciones, tanto de la temperatura ambiental como interna; al ser un organismo homeotermo, debe mantener su temperatura interna relativamente constante, cercana a los 37 °C. Pero la temperatura corporal no es uniforme en la superficie, varía entre 29 y 34 °C, en las diferentes regiones corporales. A cierta profundidad de la piel, la temperatura se hace uniforme. Constantemente estamos sometidos a algún nivel de pérdida de calor corporal. Por radiación se produce el 60% de la pérdida calórica total, por conducción y convección el 15% y por evaporación el 25%, aproximadamente, porcentaje que varía con la temperatura ambiental.

Los tratamientos térmicos se basan en estos fenómenos físicos muy bien definidos; se describen fundamentalmente cuatro mecanismos de transferencia térmica, estos son: la irradiación, la conducción, la convección y la conversión.[2-4]

Irradiación

Es la transmisión del calor (energía en forma de ondas electromagnéticas) a través del vacío. Es el principal mecanismo de termólisis del organismo. No solo se produce emisión, sino que se produce también absorción de radiación electromagnética. El poder absorbente, así como el poder emisivo de radiación del cuerpo, dependen de su temperatura, de su naturaleza y de su superficie.

Como ejemplos de métodos de irradiación están las fuentes de calor infrarrojo y los agentes físicos que integran la luminoterapia como la luz infrarroja, la ultravioleta y el láser de baja potencia.

Conducción

Es un mecanismo de intercambio de energía térmica entre dos superficies en contacto. Se produce entre dos áreas de diferente temperatura, por colisión molecular directa y por desplazamiento de electrones libres. La energía térmica pasa siempre del sitio de mayor temperatura al sitio de menor temperatura.

Los tejidos del cuerpo humano presentan, en general, una baja conductividad térmica, se comportan como aislantes. Las propiedades térmicas de los tejidos dependen, en gran medida, de su contenido relativo en lípidos, proteínas y agua. Puede demostrarse que la conductividad térmica varía según el contenido en agua del tejido. Los tejidos con gran contenido de agua (músculos y sangre) presentan una mayor conductividad. Si se interpone aire entre un agente termoterápico y la piel, será difícil la transmisión del calor.

Como ejemplos de tratamientos que se basan en el mecanismo de conducción están los agentes termoterapéuticos sólidos (arena, envolturas secas, almohadillas, mantas eléctricas, objetos metálicos calientes, bolsas de agua caliente, *hot packs*, etc.) y los semilíquidos (peloides, parafina y parafango). Además, cuentan en este grupo las aplicaciones de la crioterapia, como el masaje con hielo, las compresas, las inmersiones, etc.

Convección

Consiste en la transferencia de calor que tiene lugar en un líquido (agua, sangre, etc.). Aunque en los líquidos y gases, una parte del calor se transfiere por conducción, una mayor cantidad lo hace por convección. En el cuerpo humano se produce transporte de calor desde la profundidad hacia la superficie corporal, por conducción y por convección. El mecanismo convectivo, en el que desempeña un papel fundamental la circulación sanguínea, actúa a modo de radiación y es la causa principal de que, a corta distancia de la piel, la temperatura central sea prácticamente uniforme, por ejemplo: aplicaciones hidroterapéuticas calientes, baños de vapor de agua y sauna.

Evaporación. Es un mecanismo termolítico, variante de la convección, consistente en una transferencia de calor corporal por la vaporización del sudor y del agua de los pulmones, durante la espiración. Es un mecanismo imprescindible frente a temperaturas externas elevadas. Las pérdidas por evaporación (a través del sudor) aumentan linealmente, conforme la temperatura ambiental supera los 30 °C, lo que produce una sudación activa.

Para esto las personas poseen más de 2 millones y medio de glándulas sudoríparas, sometidas al control colinérgico. El sudor, al pasar de fase líquida a gaseosa, absorbe la energía térmica necesaria de la superficie cutánea; por cada gramo de agua que se convierte en vapor a 30 °C, se absorben 0.58 kcal (2 425 J), y se produce enfriamiento. El cuerpo humano puede llegar a producir de 1 a 1.5 L/día de sudor, especialmente durante el ejercicio físico intenso.

Conversión

Es la transformación de otras formas de energía en calor. Ejemplo de esta son los ultrasonidos donde la energía mecánica acaba degradándose, como consecuencia del rozamiento y la viscosidad del medio, produce fricción y se transforma en calor; otro ejemplo es la aplicación de diatermia (corrientes o campos eléctricos de alta frecuencia), donde la energía electromagnética desarrolla corrientes inducidas dentro de organismo, que producen calor desde la profundidad hacia la superficie.

Respuestas fisiológicas a la aplicación de calor terapéutico

La mayor parte de las aplicaciones de calor tienen una influencia directa solo a nivel superficial; aunque se produzca paso de calor a tejidos más profundos (por conducción o por la acción de convección de la circulación), sus acciones terapéuticas van a ser mediadas fundamentalmente por mecanismos reflejos, más que por un calentamiento directo de la zona. Pocos agentes físicos terapéuticos son capaces de producir calor sobre los tejidos más profundos (diatermia de alta frecuencia, diatermia por microonda, ultrasonido terapéutico, onda de choque, por mencionar solo ejemplos). En estos casos producen calentamiento directo de los tejidos situados en mayor profundidad.

En otros capítulos se expondrán diferentes métodos terapéuticos que producen calor, siempre en los rangos de un calor terapéutico, y de esto se obtienen resultados que son comunes, independientemente del tipo de fuente de calor. De manera que cuando se aplica calor, el cuerpo humano pone en marcha una serie de respuestas fisiológicas encaminadas a mantener su constancia térmica.[3,4]

Cambios a nivel celular

A nivel celular, los componentes proteicos de los sistemas enzimáticos son generalmente termosensibles y se destruyen cuando la temperatura sobrepasa un cierto umbral. Por tanto, en principio, la elevación de temperatura incrementará la actividad enzimática, hasta llegar a un nivel máximo a partir del cual comenzará a disminuir; finalmente terminará por ser nulo. En consecuencia, el metabolismo hístico aumentará o disminuirá, según sea la temperatura.

Hasta un determinado nivel de calor, la velocidad de las reacciones bioquímicas celulares conlleva efectos positivos. La velocidad de una reacción química será el doble o el triple por cada 10 °C de elevación de la temperatura. La tasa metabólica de los tejidos aumenta alrededor del 13% por cada grado de incremento de la temperatura. Al mismo tiempo se produce una mayor captación de oxígeno por parte de los tejidos, se eleva el consumo de nutrientes, lo que contribuye con los procesos de reparación del daño hístico. Si la temperatura es alta durante un tiempo prolongado, las proteínas pueden desnaturalizarse; aparecen polipéptidos, sustancias con actividad histamínica y una respuesta inflamatoria que puede ser leve o intensa. Por encima de los 45 °C, se inicia el daño hístico, la sensación se vuelve dolorosa y la intensidad del dolor se incrementa, conforme aumenta la temperatura de la piel.

Cambios a nivel cardiovascular

Sobre la circulación sanguínea, el efecto más importante es el de termorregulación. Este actúa a nivel local, produce en principio una vasoconstricción de breve duración para, a continuación, provocar una vasodilatación local. Esta última se puede explicar por diferentes mecanismos:

- Ocurre o aparece vasodilatación, por un mecanismo independiente de estímulos nerviosos. El endotelio posee la capacidad de liberar el denominado factor relajante derivado del endotelio (FRDE); esta sustancia en la actualidad se ha identificado con el óxido nítrico, responsable directo de la vasodilatación, al actuar sobre la musculatura lisa vascular y la contractilidad endotelial.

- El calor puede producir una moderada respuesta inflamatoria, al liberarse en la zona, mediadores del tipo de la histamina y prostaglandina, que actuarían sobre los vasos de resistencia. La acción de estos mediadores químicos provoca la dilatación de los vasos de resistencia y un aumento en la permeabilidad capilar y poscapilar venular, a causa de la modificación en la tonicidad del músculo liso y de la contractilidad de la célula endotelial, respectivamente.

- El plexo venoso subcutáneo contiene gran cantidad de sangre, que calienta la superficie cutánea y se comunica con las arterias nutricias a través de anastomosis arteriovenosas. Estas anastomosis, muy inervadas por fibras adrenérgicas, son abundantes en los dedos, superficie palmar y plantar, el lóbulo de las orejas, nariz y labios. Las fibras adrenérgicas liberan catecolaminas en sus terminaciones y, a una temperatura normal, mantienen las anastomosis arteriovenosas prácticamente cerradas. Cuando los tejidos superficiales se calientan, disminuyen los impulsos adrenérgicos, de forma que las anastomosis se dilatan, con lo que circula gran cantidad de sangre caliente (hiperemia) hacia los plexos venosos; esto favorece la pérdida del exceso de calor, por lo que se regula y se mantiene la temperatura corporal en límites fisiológicos.

Además de esta reacción local, y precisamente por el hecho que todos los vasos sanguíneos, a excepción de los capilares y las vénulas, poseen músculo liso y se encuentran inervados por fibras nerviosas motoras simpáticas del sistema nervioso autónomo, aparece en toda la superficie corporal y en la profundidad, una reacción vasomotora. Ocurre una acción refleja, que se traduce en forma de hiperemia en zonas distales a la aplicación.

Quiere decir que los efectos vasodilatadores de la respuesta refleja no se limitan a la zona calentada, sino que se relacionan con una respuesta consensual en zonas remotas al lugar de la aplicación del estímulo térmico. Así, el calentamiento de una extremidad no solo produce modificaciones locales del flujo sanguíneo, sino también en la extremidad contralateral, aunque con menor intensidad.

Esta respuesta depende de la intensidad del estímulo térmico y de la extensión de la zona de aplicación, ya que la reacción es mayor conforme lo es la entrada neural. Paralelamente, esta hiperemia "a distancia" tiene efectos como son mejoría de la nutrición celular y la oxigenación, aumento de la reabsorción de productos patógenos, acción bactericida, antiinflamatoria y analgésica. [5]

Sobre la sangre, el calor aplicado contribuye a que el pH sanguíneo se alcalinice, disminuye la coagulación sanguínea, la glucemia y la viscosidad de la sangre, porque hay un mayor aporte linfático a los tejidos.

Efectos neuromusculares

Los estímulos muy calientes de corta duración, aplicados externamente, hacen que aumente el tono muscular y la sensibilidad nerviosa. Los estímulos calientes de larga duración favorecen la relajación muscular, son sedantes y analgésicos.

A nivel muscular, el calor produce relajación muscular, es antiespasmódico, disminuye la fatiga, la excitabilidad y aumenta la elasticidad muscular. Un aumento del flujo sanguíneo por encima de los 30 mL por 100 g de tejido conlleva una reducción del dolor. Este aumento del flujo sanguíneo es suficiente para permitir la llegada de nutrientes a la zona patológica, lo que favorece los procesos de reparación hística y contribuye a la eliminación en los tejidos alterados de sustancias como prostaglandinas, bradicinina e histamina, implicadas en la génesis del círculo dolor-espasmo-dolor.

Además de los mecanismos descritos, que disminuyen el componente inflamatorio y de espasmo muscular, también se produce un efecto analgésico, porque a nivel del nervio periférico aumenta el umbral del dolor en el área inervada, sin afectar la función motora. Incluso se puede elevar el umbral de dolor, por el calentamiento de la piel inervada por el nervio en cuestión.[6]

Modificaciones de las propiedades viscoelásticas de los tejidos

El calor modifica las propiedades elásticas y produce una extensibilidad mayor de los tejidos fibrosos ricos en colágeno, como los que se encuentran en los tendones, en las cápsulas articulares y en las cicatrices. La condición óptima para obtener dicho efecto es la combinación de termoterapia y aplicación de esfuerzos de tracción sobre la zona. El estiramiento prolongado y mantenido resulta más eficaz que el intermitente y de poca duración.[2,6]

La temperatura articular influye sobre la resistencia y la velocidad ante una movilización. Las temperaturas bajas aumentan la resistencia y disminuyen la velocidad. Las temperaturas elevadas producen el efecto opuesto. Por esto, el calor contribuye positivamente a combatir la rigidez y las alteraciones en las propiedades elásticas articulares.[7]

El calentamiento también afecta la fibra gamma en el músculo; la disminución en la sensibilidad al estiramiento del huso neuromuscular que esto provoca, así como los reflejos desencadenados por los receptores de temperatura, pueden constituir la base fisiológica para la relajación del espasmo muscular, observado clínicamente luego de la aplicación de calor. La disminución del espasmo muscular colabora con la reabsorción de infiltrados inflamatorios, edema y exudados.[1, 8-14]

Otros cambios fisiológicos

Sobre el aparato respiratorio, el calor aumenta la frecuencia respiratoria y el contenido de vapor de agua del aire inspirado, que activará un mecanismo de termorregulación.

Sobre la piel, el calor produce modificaciones locales circulatorias y una mayor evaporación de agua a través de la piel, aumenta su permeabilidad y disminuye la sensibilidad de las terminaciones nerviosas táctiles.[15-20]

Sobre el aparato digestivo, se observa una relajación de la musculatura lisa del sistema gastrointestinal, lo cual se manifiesta en una disminución de la peristalsis y constituye la base del alivio de los cólicos gastrointestinales.[19-20]

Sobre el aparato genitourinario, el calor aumenta la diuresis y acelera el vaciado vesical. En las aplicaciones generales hipertérmicas que cursan con mucha sudación, se produce oliguria. Además, hay relajación de la musculatura lisa del útero, lo que a su vez reduce los cólicos menstruales.[19-20]

Por todas estas características la termoterapia está especialmente indicada en el tratamiento del traumatismo, incluso en todas sus etapas: agudo, subagudo y crónico. A partir del momento del trauma, se desencadena una respuesta inflamatoria local más o menos intensa. Inicialmente cualquier trauma debe llevar la aplicación de crioterapia, con vistas a disminuir el edema o la extravasación de plasma al intersticio. Como se expondrá posteriormente, el frío regula el desarrollo del proceso inflamatorio local, la indicación de tratamiento frío puede ser para las primeras 48 o 72 h, pero esto es un límite que nadie puede asegurar, porque depende mucho de las características del trauma y de la capacidad individual de respuesta del paciente. Lo que sí queda claro es que debe comenzarse con frío o crioterapia.

Es muy importante poder escoger el momento más oportuno para introducir el calor, además puede asociarse a otras formas de medicina física o asociarse precozmente a un programa progresivo de movilización o de actividad física, para acelerar la recuperación del paciente.[8-10]

La persistencia del edema inicial, luego del traumatismo, se ve favorecida por la inmovilización voluntaria o refleja del segmento corporal y la influencia de la acción gravitatoria, ya que esta altera los sistemas de retorno venoso y, sobre todo, de flujo linfático, principal sistema de extracción del exceso de proteínas existente en el espacio intersticial. El edema, con este aumento de proteínas, es una de las principales causas de fibrosis, rigidez, dolor y, por consiguiente, de la prolongación del período de recuperación. Se puede considerar que el edema no solo altera el tiempo de recuperación, sino que compromete la calidad del tejido de neoformación.[11-14]

Inicialmente la crioterapia ayuda a controlar el proceso inflamatorio, pero luego, en el curso de los días siguientes es necesario pasar al calor para lograr una reapertura circulatoria que movilice los desechos metabólicos y haga que llegue la materia prima para la reparación del tejido. Para el momento del cambio, ayudan mucho los propios pacientes, porque son los que refieren "ya el frío no me hace tanto efecto". El momento en que el frío deja de tener el efecto de alivio inmediato que tenía inicialmente, es el mejor para empezar a probar con calor.[13]

Precauciones y contraindicaciones en la aplicación de calor

Estas precauciones y contraindicaciones son válidas para cualquiera de las fuentes de calor que se utilizan a diario en la especialidad.[21]

1. Es importante tener cuidado en zonas de pérdida o trastornos de la sensibilidad de la piel, así como vigilar la aparición de dolor durante la aplicación.
2. Está contraindicado en los tejidos con irrigación inadecuada, tampoco cuando exista tendencia al sangramiento.
3. No aplicar en zonas donde existen procesos malignos, por la posibilidad de diseminación.
4. No aplicar en procesos inflamatorios en fase muy aguda, ni durante procesos febriles.
5. No aplicar en pacientes con trastornos cardiovasculares descompensados.
6. No debe aplicarse calor sobre las gónadas, ni sobre el feto en desarrollo. La exposición al calor del abdomen grávido puede ser causa de anomalías funcionales y retraso mental para el futuro bebé.
7. Se debe eliminar todo contacto con objetos metálicos durante el tratamiento, por lo que es adecuado ubicar al paciente sobre silla o camilla de madera. Tampoco aplicar en pacientes con implantes metálicos en la zona del tratamiento.
8. Para el caso del calor producido por las altas frecuencias, fundamentalmente con la onda corta, el paciente debe estar colocado en una posición cómoda y fundamentalmente fija, pues los pequeños movimientos del cuerpo durante el tratamiento pueden alterar la impedancia del circuito de tal manera que habrá una resonancia y puede haber incrementos del flujo de corriente, sin que lo advierta el fisioterapeuta. En estos tratamientos es muy importante que el paciente permanezca bien seco, incluso retirar todo el sudor para evitar el sobrecalentamiento y posibles focos de quemadura.
9. No aplicar en pacientes con marcapasos ni con dispositivos intrauterinos que contienen metal.
10. No se debe aplicar durante el período menstrual por la posibilidad de aumentar el sangrado.
11. Es importante retirar los lentes de contacto antes de la aplicación, por constituir núcleos de calor, así como evitar el calentamiento de cualquier tipo de prótesis con elementos metálicos.
12. En el caso de las saunas y baños de vapor, deben estar indicadas bajo supervisión médica, para evitar complicaciones como el síncope por calor, que ocurre por fallo de los mecanismos termolíticos y constituye una urgencia médica.
13. No se debe aplicar sobre zonas de crecimiento óseo en niños.
14. Se debe elegir la modalidad termoterapéutica que caliente más rápido el sitio de la lesión, sin sobrepasar los niveles de tolerancia en los tejidos circundantes. Hay que conocer la distribución de la temperatura que producen los dispositivos de calentamiento que se utilizan.

15. No se ha comprobado que la exposición a radiación dispersa pueda causar trastornos en los fisioterapeutas, pero se plantea que la intensidad de la exposición prolongada se debe mantener por debajo de 5 a 10 mW/cm^2.

16. Tomar precauciones cuando se aplica termoterapia en pacientes con edades extremas de la vida, ya que puede haber una respuesta del aparato vascular del paciente: puede ser todavía inmaduro o puede tener cambios severos degenerativos.

Conclusiones

Las aplicaciones, tanto de calor como de frío, no tienen un efecto curativo directo *per se*, sino a través de la respuesta del organismo al cambio de temperatura. Constituyen medidas de apoyo muy efectivas, dentro de la estrategia de diferentes programas terapéuticos. Pueden ser ampliamente explotadas, no solo del ámbito de la fisioterapia, sino en el marco de casi todas las especialidades médicas clínicas y quirúrgicas. Por otra parte, sus principios terapéuticos, así como algunas de las técnicas pueden ser orientados y adaptados para el tratamiento en el hogar, complementando el tratamiento.

Como en toda actuación terapéutica, es importante partir de un correcto diagnóstico de la afección y el conocimiento del estado general del paciente. Es esencial la localización precisa de la lesión y de su estado evolutivo, para la elección del método de calentamiento.

Es importante además, tener en cuenta los factores que influyen en la respuesta biológica al calor como son: temperatura previa de los tejidos; la duración de la elevación de la temperatura hística, acotando que por debajo de los 5 minutos, no alcanza un efecto significativo, como tampoco si se sobrepasan los 20 minutos de tratamiento, por cuanto la convección sanguínea realiza el enfriamiento de la zona. Otro factor es la velocidad de ascenso de la temperatura en los tejidos, preconizándose los agentes que logran una elevación más rápida de la temperatura. Por último, el tamaño de la zona tratada, según la extensión de la zona de aplicación, la cual es proporcional a la magnitud de la respuesta refleja a distancia.

Preguntas de Comprobación

1. ¿Cuál es la definición de termoterapia?

2. ¿Cuál es el efecto en la circulación, de los cambios de temperatura?

3. ¿Cuál es el valor de la termoterapia dentro del contexto de la medicina física?

4. Describa los mecanismos de transferencia térmica.

5. ¿Cuáles son las respuestas fisiológicas a la aplicación del calor?

6. Enumere las precauciones y contraindicaciones para la aplicación del calor.

Referencias bibliográficas

1. Bell G. W., Prentice W. E. (2005). Infrarred modalities. En: Prentice W. E. Therapeutic modalities in rehabilitation, 3a. ed., McGraw-Hill; Cap 11, p. 290-359.

2. Basford Jeffrey R., Fialka-Moser V. (2002). The physical agents, En: Bryan J. O´Young, Mark A .Young, Steven A .Stiens. Physical medicine and rehabilitation secrets. 2a. ed., Philadelphia: Hanley î Belfus Inc. p. 513-523.

3. Pastor Vega J. M. (1998). Termoterapia. En: Martínez Morillo M., Pastor Vega J. M., Sendra Portero F. Manual de medicina física. Harcourt Brace de España. p.73-90.

4. Pastor Vega J. M. (1998). Termoterapia superficial. En: Martínez Morillo M., *et al.* Manual de medicina física. Harcourt Brace de España. p. 91-104.

5. Haarer- Becker R., Schoer D. (2001). Termoterapia. En: Manual de técnicas de fisioterapia. Aplicación en traumatología y ortopedia. Editorial Paidotribo. p. 105-106.

6. Gnatz Steve M. (2005). Dolor agudo. En: Susan J. Garrison. Manual de medicina física y rehabilitación. 2a. ed. McGraw-Hill Interamericana, Cap. 2, p. 10-23.

7. Gnatz Steve M. (1994). Dolor agudo. En: Susan J. Garrison. Manual de medicina. Armijo M., San Martín J. Curas balnearias y climáticas. Ed. Complutense, Madrid. p. 1-33.

8. Knight C. A., Rutledge C. R., Cox M. E., *et. al.* (2001). Effect of superficial heat, deep heat, and active exercise warm-up on the extensibility of the plantar flexors. Phys Ther.; 81: 1206-1214.

9. Nosaka K., Sakamoto K., Newton M. (2004). Influence of pre-exercise muscle temperature on responses to eccentric exercise. J Athl Train. 39(2): 132-137.

10. Sreniawski S., Cordova M., Ingeroll C. (2002). A comparison of hot packs and light or moderate exercise on rectus femoris temperature. J Athl Train (Suppl.); 37(2S): S-104.

11. Ogilvie-Harris D. J. (1995). Treatment modalities for soft tissue injuries of the ankle: a critical review. Clin J Sport Medic.; 5(3):175-186.

12. Weiss J. M. (1998). Treatment of leg edema and wounds in a patient with severe musculoskeletal injuries. Physical Therapy. 78(10): 1104-1113.

13. Stöckle U., Hoffman R., Schutz M., *et al.* (1997). Fastest reduction of posttraumatic edema: continuous criotherapy or intermitent impulse compression? Foot & Ankle International; 18(7): 432-438.

14. Sitzia J., Badger C. (1997). A review of outcome indicators in the treatment of chronic limb edema. Clinical Rehabilitation; 11: 181-191.

15. Alonso Gutiérrez J. L. (1995). Otras técnicas de aplicación en el dolor crónico: acupuntura, iontoforesis, fisioterapia manual y activa, relajación. En: Muriel Villoria C, Madrid Arias JL, editores. Estudio y tratamiento del dolor agudo y crónico. Madrid: ELA. p. 405-420.

16. Lehman J. F., De Lateur B. J.(1990). Therapeutic heat. In: Therapeutic heat and cold. 4th. ed. Baltimore, MD: Williams & Wilkins. p. 417-581.

17. Oosterveld F. G., Rasker J. J. (1994). Effects of local heat and cold treatment on surface and articular temperature of arthritic knees. Arthritis Rheum. Nov. 37(11): 1578-1582.

18. Weinberger A., Fadilah R., Lev A. (1988). Deep heat in the treatment of inflammatory joint disease. Med Hypotheses. 25(4): 231-233.

19. Grana W. A. Physical agents in musculoskeletal problems: heat and cold therapy modalities. Instr Course Lect. 1993; 42:439-442 [Medline].

20. Justus F., Lehmann J. F. , De Lateur B. (1995). Diatermia y terapéutica superficial con calor, láser y frío. En: Medicina física y rehabilitación. Krusen (ed.) Editorial Médica Panamericana, Cap. 13. p. 295-380.

21. Capote A., López Y. M., Bravo T. (2006). Unidad temática II. Termoterapia: agentes físicos. Terapia física y rehabilitación. Editorial Ciencias Médicas, Ciudad de La Habana. p. 9-44.

Objetivos

1. Comparar los diferentes métodos de termoterapia superficial.
2. Analizar las indicaciones y contraindicaciones de la termoterapia superficial en sus distintos métodos, para poder seleccionar el más adecuado, según la situación clínica que se presente.

Luego de precisar algunos elementos comunes a todas las formas de termoterapia, se expondrán los aspectos específicos de cada método. En este capítulo se hará referencia a los que corresponden a la termoterapia superficial y que su forma de transmisión de calor es el mecanismo de conducción antes descrito como son: los tipos de bolsas y compresas, la fisioterapia con parafina y el parafango.

Bolsas y compresas calientes

Las bolsas y las compresas calientes son elementos terapéuticos muy utilizados popularmente, con múltiples variantes de confección, transfieren calor por el mecanismo de conducción, aunque también se produce algo de convección y de irradiación.

Las llamadas *hot-packs* son las más sofisticadas, pero poco difundidas en Cuba por su alto costo; consisten en una bolsa de algodón rellena de bentonita u otro material hidrófilo. Existen otras rellenas de hidrocoloide, material gelatinoso que pueden ser utilizadas tanto en termoterapia como en crioterapia.

Otro tipo como las *hydrocollator* contienen silicato en forma de gel en una bolsa de algodón; se calientan en un baño de agua controlada por un termostato o en un equipo construido para estos fines (**Fig. 12.1**).

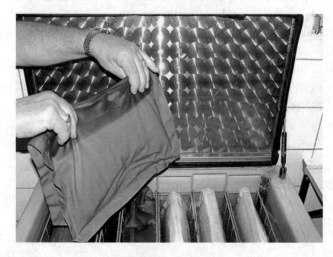

Figura 12.1. En el mercado se encuentran diferentes tipos de equipos que se utilizan para el calentamiento o enfriamiento previo de las compresas o bolsas antes de su uso terapéutico. cortesía de la empresa BEKA-Hospitec.

Se aplican a una temperatura de 71 a 79 °C y se envuelven en toallas para que la mantengan; se aplican entre 15 y 20 min, pero a los 5 min deben ser retiradas para revisar el estado de la piel. En todos los casos se calienta, fundamentalmente, el tejido subcutáneo.

La almohadilla caliente nunca se aplica por menos de 10 min. El tratamiento debe ser entre 20 y 30 min, se consigue un aumento de la temperatura de 3 °C en tejidos superficiales y de 1 °C en músculos y articulaciones. En la primera aplicación siempre debe revisarse el estado de la piel luego de los primeros 5 min de aplicación o antes si el paciente siente sensación de quemadura. Un eritema muy intenso y moteado es signo de alarma por parálisis capilar, que puede abocar en quemaduras o dejar manchas en la piel.[1,2]

Una vez que son retiradas del agua, pierden rápidamente temperatura. Algunas de las variedades pueden calentarse también en un horno microonda. El calor "seco" puede elevar más rápido la temperatura corporal que el calor húmedo, pero tiene menor capacidad de penetración.

Bolsa de agua caliente

Es una modalidad de termoterapia muy útil para el uso doméstico. Se llena con agua caliente a 48 °C, se aplica con la misma metodología que las anteriores técnicas, pero produce una menor transferencia térmica al paciente; cuando se utilizan temperaturas superiores se corre el riesgo de producir quemaduras. La bolsa tiene la desventaja de su poca adaptación a superficies irregulares del cuerpo, como pequeñas articulaciones. Otra desventaja es que el material que la reviste transmite poco la temperatura, por lo que demora en aportar el calor o el frío al área de lesión (**Fig. 12.2**).

Almohadillas eléctricas

Deben estar adecuadamente aisladas por plástico sobre una tela húmeda. Tienen la ventaja de mantener la temperatura por el tiempo que dure la aplicación, pero son peligrosas por la elevación constante del calor en un paciente que puede quedar dormido. La potencia oscila entre 20 y 50 W, según el tipo de almohadilla.

Compresas de Kenny

Desarrolladas para pacientes con poliomielitis, para aliviar el dolor y los espasmos musculares. Formadas por paños de lana que se calientan al vapor y luego se les elimina el exceso de agua por centrifugación. La compresa, relativamente seca, se aplica enseguida sobre al piel a 60 °C; la temperatura disminuye a 37 °C en apenas 5 min. Es una aplicación de calor muy corta, pero muy intensa, que induce una importante respuesta refleja de alivio del dolor, y del espasmo muscular, y facilita la actividad de reeducación analítica que requieren estos pacientes.[3]

Compresas químicas

Son envases flexibles que contienen dos sustancias químicas, que al ponerlas en contacto producen una reacción química exotérmica, con elevación rápida e intensa de la temperatura. Tiene la desventaja de que es difícil controlar la temperatura y las sustancias químicas generalmente son irritantes, si se deteriora el envase y se ponen en contacto con la piel.

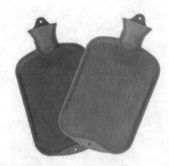

Figura 12. 2. Bolsa de goma utilizada con gran frecuencia y desde hace muchos años por la población.

Indicaciones para la aplicación de bolsas y compresas calientes

El método de bolsa o compresa caliente se aplica regularmente por la población, ya sea para calmar un dolor o para aliviar una contractura. Es uno de los métodos terapéuticos de fácil recomendación para un domicilio, implica pocas consideraciones de tipo técnicas y un alto poder de solución en cuanto al alivio que puede producir en un corto plazo, y la manera en que puede "preparar" la zona para aceptar otros tratamientos.

Dentro de sus indicaciones se citan las siguientes:

- Reducción del espasmo muscular.[4-6]
- Relajación muscular, facilita el estiramiento y flexibilidad del colágeno.[7-9]
- Son de gran utilidad y apoyo a la kinesiología y el masaje, por disminuir la resistencia al estiramiento de los tejidos.[10-13]
- Efecto analgésico en puntos hipersensibles como en la fibromialgia o el síndrome miofacial.
- Al aplicar calor superficial sobre el abdomen, se obtiene reducción de las molestias gastrointestinales y reducción de la acidez gástrica, además de reducción de las molestias por espasmos del músculo liso, en los aparatos urinario y ginecológico. Esta técnica incluso se utiliza para aliviar los cólicos del recién nacido. En este sentido se le indica a la mamá del paciente, que tome un pañal y lo doble en varias partes, luego le pase la plancha caliente y cuando esté tibio se aplica debajo del abdomen al bebé.
- Han sido reportadas como efectivas en el tratamiento de los cambios degenerativos articulares que cursan con la artrosis.[14]
- Son utilizados con un buen margen de seguridad, en la solución de fenómenos inflamatorios traumáticos en pediatría.[15-17]
- En general, son de especial utilidad frente al abordaje del paciente con dolor crónico de origen osteomioarticular; algunas de las formas de termoterapia superficial se han utilizado con éxito en el tratamiento de fracturas en las extremidades.[18-20]
- Se ha demostrado que el uso del calor no afecta el resultado posterior del ejercicio, en cuanto a fuerza o potencia muscular.[21,22]

Baños de parafina

La parafina es una mezcla de alcanos (ozoquerita), que se encuentra en la naturaleza y en los residuos de la destilación del petróleo. Su estado natural es sólido.

La que se utiliza en fisioterapia debe ser blanca, inodora, insípida, y sólida. Se emplea con puntos de fusión de 51,7 a 54,5 °C, en un recipiente con termostato que la mantiene en su temperatura de fusión.[23,24] Cuando no se utiliza parafina de bajo punto de fusión, que es la apropiada en la fisioterapia, es imprescindible añadir aceite mineral a 6 ó 7 partes para reducir su punto de fusión y evitar quemaduras. Cuando se realiza la mezcla correcta se mantiene líquida de 42 a 52 °C.

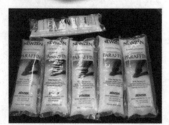

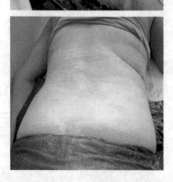

Figura 12.3. *a)* Equipo para baños de parafina, cuya función es calentarla para las diferentes aplicaciones. *b)* Forma de presentación de la parafina específica para fisioterapia, en este caso un producto de la empresa Ampelos.

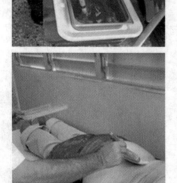

Metodología para la aplicación de la parafina

La parafina puede aplicarse a las temperaturas referidas, sobre la piel, sin producir quemaduras debido a que su conductividad y calor específico son bajos (comparados con el agua). Se transfiere calor por conducción.[14,18,19]

Para su aplicación, la parafina se calienta en equipos especiales, y fuera de estos se solidifica rápidamente. Dentro de las ventajas de este método está el hecho de que la parafina puede mantener la temperatura mucho más tiempo que otras modalidades de terapia a través del calor (**Fig. 12.3**).

El punto de fusión de esta parafina especial es de 48 °C, se mantiene líquida bastante tiempo y se caracteriza por una gran plasticidad sobre la superficie cutánea, lo cual permite aprovechar al máximo sus cualidades. Una de las ventajas es que a la hora de retirarla de la superficie "sale completa en un solo molde" y no se fragmenta, por lo que se puede aprovechar mejor.

Métodos para la aplicación de la parafina

Método de inmersión. Se introduce la zona que se va a tratar entre 6 y 12 veces, y se forman capas sucesivas, luego se recubre con una bolsa plástica y tela durante 10 a 20 min. Es el método menos utilizado en la práctica. Tiene que tener la máxima atención del paciente para que no ocurran lesiones. Posee la desventaja del riesgo de contaminación del resto de la parafina, una vez que el paciente introduce el miembro a tratar.

Cada inmersión no debe superar en extensión a la anterior, y el nuevo borde de parafina no debe ponerse en contacto con la piel para evitar molestias. Durante la inmersión no se debe movilizar el segmento para evitar la fractura de la capa de parafina.

Método de inmersión mantenida. Se realizan tres o cuatro inmersiones en el baño de parafina y luego se introduce el miembro en la parafina y se deja durante 20 a 30 min. Es el método menos utilizado por los riesgos de molestias y menor tolerancia del paciente. Produce una elevación significativa de la temperatura en las estructuras de las pequeñas articulaciones de la mano y el pie.

Método de embrocaciones o pincelación. Con una brocha se aplican alrededor de 10 capas durante el mismo período. Luego hay que tapar toda la zona de tratamiento para que se mantenga la temperatura durante el tiempo de tratamiento (**Fig. 12.4**).

Antes de la aplicación, debe lavarse la zona con agua y jabón, y luego con alcohol. Por la velocidad a que la parafina se enfría y pasa nuevamente a su estado sólido, el profesional que la aplica debe ser muy hábil, para aprovechar el tiempo y tener un mayor rendimiento.

Figura 12.4. Método de embrocaciones. *a)* Se utiliza una brocha con la que se toma la parafina líquida del recipiente del equipo, se aplica y se extiende sobre la zona a tratar. *b)* Se crean capas sucesivas que se enfrían y secan; *c)* la zona de tratamiento queda cubierta por una capa gruesa de parafina que se adapta a la superficie cutánea, trasmitiéndole el calor. Cortesía de la Dra. Maritza Leyva, Servicio del Policlínico "Moncada" en Ciudad de La Habana.

Al final de la aplicación, se retira toda la parafina; esta se recupera en el recipiente o baño. El área tratada debe lavarse nuevamente.

El equipo tiene que contar con un termostato y debe ser revisado, limpiado y esterilizado periódicamente (cada 6 meses). [2,7]

Parafangos

Se trata de la combinación de parafina con fango volcánico y sales minerales como ácido carbónico, hierro, cal y azufre. Se suministra en forma de bloques. A su acción térmica se agregan las cualidades químicas contenidas en el peloide o fango utilizado. Para su aplicación es necesario también calentamiento previo. Para esto se dispone de unos recipientes que constan de termostato, agitador y un sistema de esterilización automático.[25]

Una vez fundidos los bloques de parafango y previa agitación, para que la mezcla resulte uniforme, estarán listos para aplicar, siempre de forma local. Se colocan sobre una lámina de plástico y se aplican directamente sobre el paciente, en forma de emplasto o envoltura, lo que permite envolver totalmente una extremidad o articulación periférica con una difusión homogénea del calor. Para todas las modalidades, la percepción del paciente es la que determina el nivel de seguridad de la intensidad de calor aplicado (**Fig. 12.5**).[26]

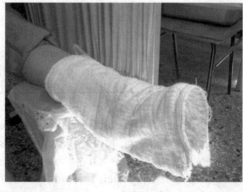

Figura 12.5. Aplicación del tratamiento sobre un tobillo, previo a las movilizaciones articulares. Obsérvese la envoltura realizada para conservar el calor y evitar un rápido enfriamiento. Cortesía de la Dra. Maritza Leyva, Servicio del Policlínico "Moncada" en Ciudad de La Habana.

Algunos autores[27] han observado una mayor tolerancia a la temperatura del parafango, que oscila entre 47 y 50.8 °C. Se habla de una tolerancia entre 45 y 48 °C. Sin embargo, se ha comprobado que independientemente del valor inicial de la temperatura de la piel del paciente, el valor final de esta luego del tratamiento es prácticamente el mismo.[25,28]

Indicaciones para la aplicación de parafina y parafango

En la práctica, se hacen aplicaciones sobre la piel, que tienen un carácter estético, para disminuir, por mecanismo de termolipólisis, la grasa en el tejido celular subcutáneo, etc. Lo cierto es que la activación de la circulación local no permite que se eleve mucho la temperatura.

De manera que, nunca una aplicación de parafina va a sustituir el valor del ejercicio físico y de un balance dietético adecuado, para buscar una nutrición y una tonificación de los tejidos; solo puede ser un buen complemento. Sin embargo, esta apertura

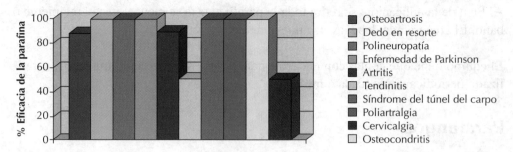

Figura 12.6. Comportamiento de la eficacia de la parafina en un grupo de procesos patológicos. Fuente, Servicio de fisioterapia del CIMEQ.

circulatoria es bien asimilada por la piel y le aporta nutrientes, oxígeno y agua, elementos indispensables para una piel "joven".

Un estudio realizado en el servicio de Medicina Física y Rehabilitación del CIMEQ con 64 pacientes a los que se aplicó termoterapia con parafina, mostró una eficacia global del 88.2%, en un promedio de 8.6 sesiones. Se empleó parafina con un punto de fusión de 51.7 a 54.5 °C. Se aplicó el método de pincelación. El mejor resultado se obtuvo para el dedo en resorte, el síndrome del túnel del carpo, la poliartralgia y la cervicalgia; además, se tuvo buenos resultados en los síntomas distales de la polineuropatía y en la rigidez de pacientes de Parkinson. Los peores valores corresponden a la tendinitis y a la osteocondritis (**Fig. 12.6**).[32]

El llamado "plato fuerte" de la aplicación de la parafina y el parafango está en el manejo de la enfermedad articular crónica y postraumática. En especial, constituye un apoyo trascendental para las articulaciones pequeñas de la mano y del pie.[29] Estas regiones corporales son muy irregulares y difíciles para aportarles calor por otras vías, sin que se concentre el calor en zonas específicas.

Sin embargo, la parafina permite abordar todos los relieves y aporta la misma intensidad de calor para cada área, logra una mejor distribución en el área y que se mantenga un tiempo significativo, con un menor riesgo de lesiones. En el caso específico del parafango, es muy bien tolerado por los pacientes de la tercera edad, y ha sido demostrado su efectividad frente al placebo en pacientes con artritis reumatoidea, al utilizarlo a 40 °C por 20 min, en las manos de estos pacientes.[30]

Una aplicación muy interesante y delicada, que ha sido reportada, es la de facilitar la circulación y la elasticidad de la nueva piel creada después de quemaduras.[31]

Dentro de las indicaciones más importantes, se encuentran:

- Contracturas y rigidez periarticulares localizadas.
- Acortamiento de tejidos articulares o periarticulares.
- Rigidez matinal.
- Muy útil para preparar la zona, y asociar luego, técnicas de kinesiología con el fin de lograr una mayor amplitud articular.

Para las contraindicaciones se debe tener en cuenta las expresadas al final del capítulo anterior, que corresponden con las contraindicaciones generales de la termoterapia.

Preguntas de Comprobación

1. Mencione los tipos de bolsas o compresas más utilizados en fisioterapia.

2. Identifique las indicaciones de las compresas calientes.

3. ¿Cuál es la definición de parafina?

4. Describa la metodología del tratamiento con la parafina.

5. ¿Cuál es la definición de parafango?

6. Mencione las indicaciones de la parafina y el parafango.

7. Seleccione un método de termoterapia para el tratamiento de la osteoartrosis de las manos.

Referencias bibliográficas

1. Alcalde P., Arañó N. (2005). Síndrome de inmovilidad. En: Montagut Martínez F., Flotats Farré G., Lucas Andreu E. Rehabilitación domiciliaria. Principios, indicaciones y programas terapéuticos. Masson S.A., Cap. 19, p. 267-287.

2. Martín A. I. (2002). Síndrome de inmovilidad. En: Geriatría en atención primaria. 3a. ed. Madrid, s.n. p. 257-266.

3. Justus F., Lehmann J. F., De Lateur B. (1995). Diatermia y terapéutica superficial con calor, láser y frío. En: Medicina física y rehabilitación. Krusen, Editorial Médica Panamericana; Cap. 13, p. 295-380.

4. Fernández García C., Ibarra Lúzar, et al. (1998). Distribución de la temperatura en la región lumbar en sujetos sanos tras la aplicación de fomento caliente, microondas y ultrasonido. Rehabilitación (Madrid); 32:1-5.

5. Vergara González P., et al. (1997). Evaluación y seguimiento de pacientes con diagnóstico de tendinitis de extremidades superiores por esfuerzo repetitivo. Medicina de Reabilitação; 46: 5-10.

6. Kemp K., Vennix M. (2005). Neuropatía periférica y lesión del plexo. En: Susan J Garrison. Manual de medicina física y rehabilitación. 2da. ed., McGraw-Hill Interamericana; Cap. 16, p. 227-240.

7. Gnatz Steve M. (2005). Dolor agudo. En: Susan J. Garrison. Manual de medicina física y rehabilitación. 2a. ed., McGraw-Hill Interamericana; Cap. 2, p. 10-23.

8. Gnatz Steve M., Childers M. K. (2000). Acute pain. In: Grabois M., Garrison S. J., editors. Physical medicine and rehabilitation: the complete approach. Cambridge, M. A.: Blackwell Science.

9. Nicholas J. J., Kevorkian G. (2005). Artritis. En: Susan J. Garrison. Manual de medicina física y rehabilitación. 2a. ed., McGraw-Hill Interamericana; Cap. 4, p. 50-66.

10. Blanco Oroza R., et al. (2003). Fisioterapia deportiva. Fisioterapia. 25(4): 190-198.

11. García E., Padilla I., y Franco M. A. (2001). Vibroterapia en la inhibición de la espasticidad asociada a la enfermedad motriz cerebral. Rev Iberoam de Fisiota y Kinesiología. 4(2): 66-74.

12. Turk M. A. (2005). Medicina de rehabilitación pediátrica. En: Susan J. Garrison. Manual de medicina física y rehabilitación. 2a. ed., McGraw-Hill Interamericana; Cap. 15, p. 190-226.

13. Delisa J., Gans B. (2003). Rehabilitation medicine: principies and practice. 4th ed., Philadelphia: Lippincott Williams & Wilkins.

14. Garrison S. J., Felsenthal G. (2005). Rehabilitación geriátrica. En: Manual de medicina física y rehabilitación. 2nd. ed., McGraw-Hill Interamericana; Cap. 10, p. 139-151.

15. Benson M. K. D., Fixsen J. A., Macnicol M. F., *et al.*, editors. (2002). Children´s orthopaedics and fractures. 2nd. ed., Philadelphia: Elsevier.

16. Campbell S. K., editor. (2000). Physical therapy for children. 2nd. ed., Philadelphia: W. B. Saunders.

17. Turk M. A. (2002). Disability and health management during childhood. Phys Med Rehab Clin North Am.; 13: 775-1005.

18. Grabois M., Garrison S. J., Hart K. A., *et al.*, editors. (2000). Physical medicine and rehabilitation: the complete approach. Blackwell Science.

19. King J. (2000). Chronic pain. In: Grabois M., Garrison J. S., Hart K. A., *et al.*, editors. (2000). Physical medicine and rehabilitation: the complete approach. Blackwell Science.

20. Garden F. H. (2005). Fracturas de las extremidades. En: Susan J. Garrison. Manual de medicina física y rehabilitación. 2a. ed., McGraw-Hill Interamericana; Cap. 12, p. 161-170.

21. Sreniawski S., Cordova M., Ingeroll C. (2002). A comparison of hot packs and light or moderate exercise on rectus femoris temperature. J Athl Train. 37(2S): S-104.

22. Sumida K., Greenberg M., Hill J. (2003). Hot gel packs and reduction of delayedonset muscle soreness 30 minutes after treatment. J Sport Rehabil. 12(3): 221-228.

23. Basford Jeffrey R., Fialka-Moser V. (2002). The Physical agents. En: Bryan J. O´Young, Mark A. Young, Steven A. Stiens. Physical medicine and rehabilitation secrets. 2a. ed., Philadelphia: Hanley î Belfus Inc. p. 513-523.

24. Aramburu C., Muñoz E., Igual C. (1998). Electroterapia, termoterapia e hidroterapia. Madrid: Ed. Síntesis; p. 231-244.

25. Molina Ariño A. (1990). Rehabilitación. Fundamentos, técnica y aplicación. Ed. Médica Europea, Valladolid. p. 32-46.

26. Ferri Morales A., Basco López J. A., Avendaño Coy J. (2002). Termoterapia y masaje como coadyuvantes de la cura termal. Fisioterapia. 24 (monográfico 2): 43-49.

27. Igual Camacho C., Rodes Sala J., Peris Sanchos M. R., Estévez Fuertes N. (2001). Estudio sobre el parafango. Fisioterapia. 23(2): 60-65.

28. Krusen, Kottke, Lehmann. (1995). Medicina física y rehabilitación. Madrid: Editorial Panamericana; p. 295-302.

29. Bell G. W., Prentice W. E. (2005). Infrarred modalities. En: Prentice W. E. Therapeutic modalities in rehabilitation. 3a. ed., McGraw-Hill; Cap 11, p. 290-359.

30. Montull Morer S., Salvat Salvat I., Inglés Novell M., Miralles Rull I. (2004). La mano reumatológica: exploración y tratamiento. Revisión. Fisioterapia. 26(02): 55-77.

31. Shamus E., Wilson S. H. (2005). The physiologic effects of the therapeutic modalities intervention on the body systems. En: Prentice WE. Therapeutic modalities in rehabilitation. 33a. ed. McGraw-Hill; Cap 19, p. 551-568.

32. Morales Pérez R., García Delgado J. A., Martín Cordero J. E. (2000). Termoterapia con parafina. En: VIII Jornada Nacional de Fisioterapia, Centro de Investigaciones Médico Quirúrgicas, CIMEQ, Ciudad de la Habana (cartel).

Antroterapia

Objetivos

1. Comparar los métodos que integran la antroterapia.
2. Identificar las características de la sauna.
3. Comprender la metodología del tratamiento en cada método.
4. Analizar las indicaciones y contraindicaciones de la antroterapia.

Definición de antroterapia

Se denomina antroterapia al uso del calor seco o el calor húmedo con objetivos terapéuticos; aplicados en forma de baño y en una locación específicamente diseñada para esto. Puede incluso ser una locación natural como es el caso de cavernas o grutas, cuyo interior está expuesto a vapores de agua de elevada temperatura. En la práctica se divide en dos métodos: uno de aplicación de calor seco conocido por sauna, y otro de aplicación de calor húmedo conocido por baño de vapor.[1]

Tanto la sauna como los baños de vapor son medios terapéuticos conocidos en Cuba; sin embargo, no son de los más ampliamente utilizados. Históricamente han sido pocos los lugares en Cuba que han podido contar con uno u otro medio, pero vale aclarar que tampoco su clima exige la presencia y el uso masivo de estos. Por el contrario, ninguno de estos métodos son inocuos, y su sobreexplotación puede acarrear serios problemas de salud. En los países donde surgen y se desarrollan, existen dificultades para la sudación. En unos casos por los climas extremos, en otros por la propia cultura, las personas necesitan utilizar un mecanismo para la desintoxicación por sudación.

Aplicados adecuadamente, y bajo indicaciones y metodología específicas, pueden ser de utilidad; pero mal recomendados y mal aplicados, por falta de los conocimientos necesarios, pueden provocar mucho daño al paciente.

Sauna o baño finlandés

Los baños de calor seco, sauna finlandesa, son aplicaciones mixtas termobifásicas consistentes en baños de aire caliente y seco, con una humedad relativa baja (inferior al 30%) y una temperatura muy alta (40 a 60 °C a nivel del suelo, y hasta 120 °C a la altura del techo, con un valor medio de 80 a 90 °C). Normalmente se alternan con aplicaciones frías.[2-4]

Desde la más remota antigüedad se conoce la importancia capital del sudor. En la India, los yogas se exponían a los rayos del sol, con el cuerpo desnudo, pero cubierto de hojas de plátano para evitar quemaduras. En la antigua Grecia y en Roma, eran muy practicados estos baños de aire caliente. Pero donde tuvo mayor auge fue en Escandinavia. Se dice que el finlandés "nace y muere en la sauna"; en el país existen cerca de 900 000 saunas, es decir una por cada 5 habitantes.[5]

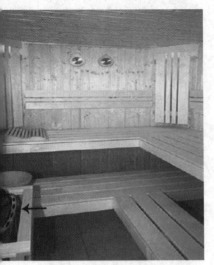

Figura 13.1. La sauna se construye con un revestimiento total en madera especial con gran resistencia a la temperatura. La estufa en su interior (marcada por la flecha) debe contar con un perímetro de protección en madera para evitar accidentes. Cortesía de la empresa BEKA.

Características de la sauna

Las saunas pueden ser de uso individual o colectivo, y constan de varios recintos. El principal es el específico de la sauna, existe, además, una habitación para aplicación de agua (afusiones, duchas o baños), una sala de reposo con aire fresco, y un vestuario con una temperatura ambiente de 20 a 24 °C, etc.

El habitáculo propio de la sauna es un local de tratamiento de 6 m³ como mínimo, tanto el techo como las paredes, las estructuras del interior y el piso son fabricados y recubiertos de madera (especial) aislada y sellada herméticamente sin fugas. Los paneles se fabrican con madera especial, el abeto o el pino rojo de los países nórdicos, como los de Finlandia y Canadá; el pino rojo tiene ventajas, como son el color más claro y mayor resistencia. Esta madera se somete a un proceso especial de secado que la hace resistente al calor < 120 °C y a la humedad (tratamiento antihumedad) (**Fig.13.1**).

Dentro del local se ubican entre uno y tres bancos o niveles, de manera que el paciente puede permanecer sentado o tumbado, sin ropa y cubierto por una toalla. La temperatura se regula mediante un calentador (horno o estufa eléctrica), que tiene que cumplir todas las normas de seguridad (**Fig. 13.1**), ser resistente al agua, y contar con las medidas de protección para evitar el contacto directo con la piel del paciente. La estufa debe contener piedras graníticas, basálticas o volcánicas, a las cuales se les vierte agua con un cubo y cazo de madera. Debido a la temperatura de las piedras, cuando se les vierte agua, de manera inmediata esta se evapora dentro del local, y provee un "golpe de calor" o un aumento brusco y corto de la temperatura por encima de la que había segundos antes. La estufa debe tener un control electrónico con *stop* automático en un tiempo determinado y que solo permita la circulación de 24 V (para evitar la electrocución).

La humedad relativa necesaria se garantiza por humidificadores automáticos o por el vertido de agua sobre piedras basálticas calientes (golpe de calor), a razón de 30 a 50 mL cada vez. Las puertas deben abrirse libremente hacia fuera y ha de haber un sistema de ventilación que permita una renovación del aire 5 veces por hora.

El lugar donde se ubica y el tamaño del local dependen del objetivo de la sauna. Puede tener un objetivo social, estar ubicada en un centro especializado y tener un tamaño suficiente para varias plazas, pero también puede ser pequeña, para uso privado (**Fig. 13.2**).

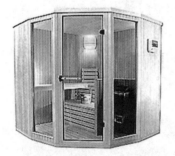

Figura 13.2. Las saunas son construidas tanto en el interior de instalaciones o en condiciones al aire libre, en ambos casos debe tener prevista la posibilidad de baños para alternar con las etapas de calor, así como condiciones para el reposo, entre una entrada y otra, del paciente a la sauna. Cortesía de la empresa BEKA.

En la fabricación de la sauna, no debe existir estructura metálica alguna que pueda ponerse en contacto con el paciente o usuario, por la posibilidad de quemaduras; por ejemplo, la madera queda ensamblada sin necesidad de clavos o tornillos, pero si hubiera que utilizar algunos, estos deben quedar con la cabeza profundamente introducida dentro de la madera. La instalación eléctrica de la sauna debe ser capaz de resistir 400 °C de temperatura y los bombillos deben ser resistentes a 120 °C.

Efectos fisiológicos de la sauna

Es comprensible que la sauna no debe ser indicada a cualquier tipo de paciente o de persona; se requiere de un organismo con determinada resistencia, para someterlo a este tipo de "estrés físico."

La sauna constituye un mecanismo de desintoxicación por excelencia. Lo hace forzando la sudación, por donde se elimina una significativa cantidad de toxinas y desechos del metabolismo. El sudor lleva consigo cloruro de sodio, urea, ácido úrico, creatinina, ácidos grasos, ácido láctico, sulfatos y lactatos. Se conoce que esa vía de excreción, que es el sudor, no siempre se pone a funcionar, sobre todo en los meses de invierno o personas que pasan la mayor parte del tiempo en ambientes climatizados, de esta manera se van acumulando toxinas en la piel, en las articulaciones, en los músculos, etc.; esto puede comprometer la fisiología, producir dolores difusos, disminuir la vitalidad corporal y provocar síntomas de embotamiento o falta de vigor físico. En este sentido, resulta muy útil poder contar con la sauna como mecanismo de sudación forzada.

Todo esto convierte a la sauna no solo en un agente físico terapéutico, sino que su mayor valor es como agente profiláctico; la sauna puede contribuir a mantener la salud.[6,7] Dentro de los efectos fisiológicos están los siguientes:

- Se produce una sudación profusa de hasta 200 a 600 g en 15 minutos de tratamiento.
- Constituye un estímulo para la renovación de la piel y la formación del manto ácido cutáneo.
- Se activa el mecanismo de excreción transcutánea, por donde se elimina un grupo importante de desechos metabólicos internos.
- Se estimulan los sistemas *scavenger* o rastreadores de radicales libres, se evita su acumulación y su consecuente participación en disímiles procesos patológicos.
- Aumenta la frecuencia cardíaca, y disminuye la resistencia periférica y la presión arterial.
- Aumenta la frecuencia respiratoria, mejora la perfusión alveolar e incrementa la secreción de moco bronquial.
- Aumenta la secreción de catecolaminas y tiroxina, con incremento del metabolismo general.
- Si existen fases de enfriamiento durante el tratamiento, estas deben ser suaves y no agresivas para evitar complicaciones.
- La sauna provoca acción antiinflamatoria y es relajante muscular.
- Se produce un efecto significativo de relajación psíquica y física como mecanismo antiestrés, donde se combinan varios factores como son el aislamiento, el silencio, el color, el olor y la temperatura elevada con una humedad relativa baja que logra un efecto agradable.

El clima de Cuba no cuenta con temperaturas bajas como para realizar la "fase fría del tratamiento", de esta manera hay que aplicar otras variantes. Una de estas es la inmersión en agua fría. Esta se consigue en una pequeña piscina o estanque con un sistema de enfriamiento del agua para ponerla por debajo de, al menos, 20 °C. Estos cambios de temperatura son los que garantizan realmente el efecto que está descrito con la sauna. Son estas temperaturas "extremas" las que ofrecen los beneficios para el aparato cardiovascular y respiratorio, además del incremento general del tono muscular, y la "vigorización del organismo" que se reportan con la sauna.

Metodología de la aplicación de la sauna

En el interior de la sauna se dispone de asientos en dos niveles de altura, en los que se descansa en decúbito o en sedestación. En el banco superior se pueden alcanzar

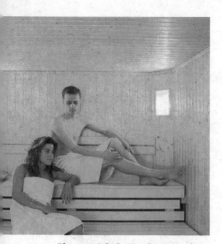

Figura 13.3. En el interior de la sauna existen dos niveles para la sedestación. La temperatura se va regulando gradualmente. Es importante reiterar que todas las áreas que van a tener contacto con el paciente deben ser de madera. En Finlandia es una tradición que participe toda la familia, por lo que tiene además un efecto social de acercamiento interpersonal. Foto cortesía de la empresa BEKA.

temperaturas de 100 °C, y en el inferior de 80 °C. Debe contar además con un termómetro interior y un higrómetro para medir, tanto la temperatura como la humedad, dentro de la sauna. La humedad debe ser menor que el 30%; mientras más baja es la humedad, más temperatura se tolera. Esta humedad relativamente baja y este ambiente "seco" es la principal diferencia con el baño de vapor (**Fig. 13.3**).

Si el paciente tiene labilidad vascular, se le debe administrar previamente un pediluvio de 40 a 42 °C, durante 10 a 15 min. Entre los elementos que se deben tener en cuenta para la aplicación de sauna:

- Antes de comenzar el tratamiento se debe tomar algún jugo de frutas.
- Se debe aplicar una ducha para activar la circulación superficial. Debe ser una ducha tibia o caliente, que se tomará despacio, con bastante jabón para limpiar y abrir los poros.
- Se toma el pulso del paciente o usuario de la sauna que se tiene como referencia de pulso basal antes de entrar.
- En la primera fase de calor, se entra desnudo o con una toalla, en ningún caso con tejidos sintéticos que no sean compatibles con las altas temperaturas.
- El paciente debe permanecer sentado en el banco inferior por un intervalo de 2 min y después en decúbito por unos 5 min, a una temperatura de 55 ó 65° C. Para salir, siempre debe sentarse antes durante 1 min para evitar la aparición de hipotensión ortostática. Al final no ha estado más de 10 min dentro.
- Si durante la sesión, el aire es demasiado seco, se vierte agua sobre las piedras, pero no se debe abusar de esta maniobra y generalmente se deja para la segunda entrada al calor y al final de la sesión.
- La primera fase de refrigeración: originalmente se hace en un baño frío, muy breve, sobre la nieve exterior, a más de 20 °C bajo cero, o en una piscina de agua fría por debajo de los 20 °C.
  O sea en esencia se trata de un "baño de contraste", donde puede mediar una diferencia de temperatura de 90 °C. Por supuesto, en los países nórdicos, donde hay una amplia tradición se hace la metodología tal y como está establecida, pero en el resto del mundo hay que adaptar la metodología a las condiciones de cada país.
- La mayor parte de las veces se aplica una ducha fría inmediatamente al salir de la sauna o una breve inmersión de 5 segundos en bañera o piscina.
- Luego se acuesta al paciente en reposo durante unos minutos y bien abrigado para propiciar relajación y sudación.
- Antes de entrar nuevamente, el paciente debe estar seco, ya sea por toallas o con otra ducha de arrastre del sudor.
- El segundo baño de calor debe ser más breve que el primero. Se realiza en los bancos superiores donde la temperatura es mayor.
- Al salir, se realiza la segunda fase de enfriamiento, que puede ser en una sala anexa con aire fresco, donde se pueden tomar afusiones, frías o tibias, en sentido centrípeto, durante 1 a 2 min.
- Se puede entrar una tercera vez al baño de calor, de manera más breve, pero la mayor parte de las veces es suficiente con dos entradas.
- Luego de la última fase de enfriamiento, se realiza la relajación y recuperación. En esta etapa conviene recibir masajes suaves y descansar preferentemente en sillones regulables, durante 10 a 20 min.

- Al finalizar la fase anterior, se toma una ducha de limpieza con agua fresca y jabón.
- Al terminar todo el procedimiento, se debe ingerir nuevamente jugo de frutas.
- Nunca se debe permanecer dentro de la sauna por más de 15 min.
- No se realizarán más de tres entradas.
- Nunca se debe realizar ningún tipo de ejercicios dentro de la sauna. Esto somete a un significativo estrés al aparato cardiovascular y neurovegetativo. Solo se realizan posturas de relajación.
- La temperatura corporal puede elevarse de 0.5 a 2 °C. Nunca debe aumentar el pulso dentro de la sauna a un número mayor que la fórmula (185 – la edad del paciente); en caso que sobrepase ese valor, el paciente o el usuario debe abandonar la sauna rápidamente y solo se permite una nueva entrada si el pulso está entre 10 y 15 pulsaciones por encima del pulso basal.

La sesión total dura alrededor de una hora y cuarto. Una sesión de sauna a la semana es suficiente para obtener los resultados esperados que esta proporciona. Aumentar la frecuencia puede ser perjudicial para la salud. Esta consideración está basada en datos de los países fríos.

En los países tropicales y dadas las características de su clima, es posible que la frecuencia de la sauna deba ser menor de una vez por semana, sobre todo en los largos meses de verano.

Cuando se practica correctamente la sauna, se pueden aprovechar todos sus beneficios, ya que tiene unos sólidos fundamentos. Pero la práctica desmedida y no supervisada de la sauna puede acarrear problemas para la salud.

El objetivo terapéutico de la sauna es lograr una sudación profusa que elimine, a través de la piel, desechos metabólicos tóxicos que tendrían que buscar otras vías de eliminación, y cuya acumulación dentro del organismo predispone a enfermedades.

Se sabe de personas que se aplican directamente 15 min de sauna y luego hacen una tanda de ejercicios intensos, y de otros que se hacen aplicaciones diarias. Sin embargo, los primeros no logran adecuadamente el efecto de sudación profusa, porque no han realizado la apertura de los poros. Además, las toxinas liberadas en la piel no tienen un mecanismo de arrastre que las elimine definitivamente. Han quedado todos los poros abiertos, listos para acumular los productos de desecho, así como asimilar nuevas sustancias tóxicas del medio ambiente; o sea, que se debilita el efecto protector y de defensa de la piel.

Aquellos que hacen una aplicación diaria no solo eliminan los desechos metabólicos, sino que pierden una significativa cantidad de sales minerales. De manera que el desconocimiento o una mala orientación, pueden llevar a producir daño para la salud del usuario de la sauna.

Considerar que la sauna puede ser un método para bajar de peso no solo es un planteamiento erróneo, sino peligroso. La sauna puede estar considerada dentro de las herramientas de un programa integral de promoción de salud y de manejo de

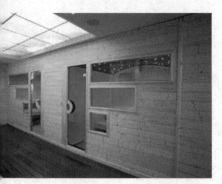

Figura 13.4. Baño de vapor. Forman parte de los centros de sanación por el agua (SPA), dedicados fundamentalmente al turismo.

factores de riesgo como la obesidad y el sobrepeso; pero siempre bajo fundamentos científicos, con un empleo racional de un medio energético, que tiene una repercusión general en el individuo.

Baños de vapor

Son aplicaciones que se ubican dentro de la termoterapia superficial, que aportan calor, a base de vapor de agua, y cuyo objetivo esencial es lograr una intensa sudación.[8]

En general no poseen peligros o riesgo de lesiones. Ayudan a mejorar el aparato circulatorio mediante la vasodilatación y otros efectos beneficiosos para el aparato cardiovascular. Actúan también relajando y disolviendo las mucosidades.

Es una forma de terapia también muy antigua, que en estos momentos tiene una fase de auge en el marco del desarrollo de los SPA (sanación por agua) en el mundo, dirigido fundamentalmente a la industria del turismo (**Fig. 13.4**).

En las ruinas de Pompeya, aún se conservan las salas de baños de vapor; también existen evidencias del uso de baños de vapor dentro de la cultura azteca y maya; lo usaron los araucanos y la mayoría de los pueblos americanos. En la antigua Grecia y en Roma eran muy practicados los baños de vapor, pero donde tuvo mayor auge fue en Turquía, con los célebres baños turcos.

Es una tradición islámica, griega y romana, combinar los baños de vapor con incienso, aceites perfumados y aromas preciados. El baño público en las ciudades islámicas ha sido siempre un alarde, un sinónimo de alta cultura y prestigio, además es un lugar de purificación. Por ello es que fueran vistos con sospecha por los religiosos más rígidos: los *hammam* siempre han sido lugares de socialización, ocasiones para charlar, además de campos de encuentros clandestinos amorosos.

Características del baño de vapor

El local debe tener un aire saturado de vapor de agua a una temperatura de 36 a 46 °C, que puede subir de 50 a 56 °C, y un alto grado de humedad relativa (cercana al 100%). Se trata de recintos llenos de vapor, provenientes del punto de emergencia, o producido por la pulverización sobre el suelo de una columna de agua termal. Estos baños pueden ser *parciales* (manos y pies), si se aplican en caja o cubículos adaptables, en ocasiones en forma de ducha proyectada sobre la región afectada; o *generales*, si se administran en habitaciones de uso individual o colectivo, en grutas naturales (estufas húmedas naturales) o cabinas artificiales. En el caso de los baños turcos, *hammans*, son una modalidad de baños de vapor que constan de un mínimo de tres salas, en las que hay diferentes temperaturas ambientales, las cuales comunican con un salón central, donde se ubica una fuente para poder hacer abluciones frías o calientes.[4]

Poseen asientos a diferentes niveles, lo que define, al igual que en la sauna, diferentes grados de temperatura. Deben poseer paredes totalmente impermeabilizadas, suelo antideslizante y bombillas de iluminación de menos de 25 W, para evitar accidentes eléctricos.

Metodología de aplicación del baño de vapor

Una vez realizado el lavado total previo, el paciente, cubierto solo por una toalla, pasa a la habitación caliente y permanece allí 15 min, hasta que comienza la diaforesis, momento en que pasa a otra sala más caliente para potenciar la sudación. Acto seguido, el paciente se ducha y entra en un recinto habilitado para masajes, donde descansa por 15 min. Si después del baño de vapor se tiende al enfermo envuelto en mantas, sobreviene un sudor violento. Luego recibe unas fricciones con estopa de seda, y se vuelve a duchar. Por último, en el vestuario, estando en sedestación, recibe una afusión de pies, y después se seca con un lienzo y se viste.[8]

Entre las acciones del baño de vapor cabe mencionar el aumento de la temperatura cutánea superficial, relajación muscular, vasodilatación periférica, analgesia y estimulación de la diaforesis.[4]

Existe una variedad de baño de vapor parcial, en sus inicios muy preconizado por Kneipp, y luego muy utilizado hasta la práctica actual: es el caso de la aplicación parcial a la cabeza, denominada popularmente "inhalaciones"; se aplica ante procesos catarrales de las vías respiratorias superiores y suelen complementarse con sustancias aromáticas como aceites esenciales de plantas (eucalipto, romero, pino, etc.).[9]

Se aconseja efectuarlo por la mañana en ayunas, de 15 a 20 sesiones, que pueden ser diarias o en días alternos. Se procurará mantener refrigerada la cabeza con aplicaciones de paños con agua fría.[1]

Indicaciones y contraindicaciones para saunas y baños de vapor

Indicaciones

Aunque las indicaciones son muy parecidas, ya se sabe que son métodos diferentes en su mecanismo de acción. En este sentido el baño de vapor es mucho más agresivo que la sauna, por lo que hay que tener mayores precauciones en cuanto a impacto biológico. En ningún caso, estos tratamientos son de elección en las enfermedades que se mencionarán en este apartado, se trata solo de un complemento útil para el trabajo médico convencional:[10,11]

- Provocan sudación y activan el metabolismo celular.
- Ayudan a desprender y disolver mucosidades (mucho más el baño de vapor) y movilizan las secreciones. Se emplean en el resfriado común, la bronquitis crónica compensada, las inflamaciones agudas y crónicas de los senos maxilares.
- Tienen propiedades antiespasmódicas y disminuyen el dolor en afecciones reumáticas, la osteoartrosis, las hernias discales, la fibromialgia, y el síndrome de *sudeck* o distrofia simpático-refleja.
- Tonificante y desintoxicante general que ayuda en el tratamiento del estrés psicológico, y la lipodistrofia o celulitis.
- Para disminuir el fenómeno de sobreentrenamiento en el ámbito deportivo.

Contraindicaciones

Ambos son tratamientos sistémicos, que tienen una gran repercusión y demandan una respuesta global de todo el cuerpo. Por este motivo, no deben ser indicados en todo tipo de pacientes o recomendado a todo tipo de personas. Dentro de las contraindicaciones se describen:

- Trastornos cardiovasculares como arritmias e infarto reciente.
- Estenosis aórtica.
- Hipotensión ortostática.
- Otras cardiopatías descompensadas.
- Cataratas.
- Entidades inflamatorias de la piel.
- Síndrome asténico.

Preguntas de Comprobación

1. Establezca una comparación entre la sauna y el baño de vapor.
2. ¿Cuál es la definición de antroterapia?
3. ¿Cuáles son las condiciones especiales de construcción que tiene que tener la sauna?
4. Describa los efectos fisiológicos de la sauna.
5. Enumere los elementos que debemos tener en cuenta para la aplicación de la sauna.
6. ¿Cuál es la definición de baño de vapor?
7. Describa la metodología de tratamiento para los baños de vapor.
8. Fundamente las indicaciones para la sauna y el baño de vapor.
9. Mencione las contraindicaciones para la sauna y el baño de vapor.

Referencias bibliográficas

1. Ceballos Hernansanz M. A. (2006). Diccionario termal. Glosario de términos hidrológicos médicos. En: Hernández Torres A., *et al*. Técnicas y tecnologías en hidrología médica e hidroterapia. Informe de Evaluación de Tecnologías Sanitarias N° 50, Agencia de Evaluación de Tecnologías Sanitarias, Instituto de Salud Carlos III, Madrid, Cap. 23, p. 209-214.

2. Majava Sauna OY-Hankasuontie 12-00390 Helsinski- Finland. [citado de 15 de noviembre 2003]: [1 pantalla]. Disponible en: URL:http://www.majava-sauna.com

3. Pastor Vega J. M. (1998). Termoterapia. En: Martínez Morillo M., Pastor Vega J. M., Sendra Portero F. Manual de medicina física. Harcourt Brace de España. p.73-90.

4. Perea Horno M. A. (2006). Afecciones reumatológicas y del aparato locomotor. En: Hernández Torres A., *et al*. Técnicas y tecnologías en hidrología médica e hidroterapia. Informe de Evaluación de Tecnologías Sanitarias No. 50, Agencia de Evaluación de Tecnologías Sanitarias, Instituto de Salud Carlos III, Madrid, Cap. 7, p. 51-72.

5. Sintes Pros J. (1985). La sauna. En: La sauna termoterapia. Editorial Sintes, S.A. p. 107-136.

6. Sintes Pros J. (1985). Una verdadera cura de desintoxicación. En: La sauna termoterapia. Editorial Sintes, S.A. p. 9-34.

7. Erkki Helamaa, Sauna-A Finnish national institution, [citado de 29 de noviembre 2001]: [8 pantallas], Disponible en: Virtual Finland.htm

8. Sintes Pros J. (1985). Termoterapia. En: La sauna termoterapia. Editorial Sintes, S.A. p. 75-106.

9. Nicolsky Gabriela. Hidroterapia. [citado de 29 de noviembre 2003]: [3 pantallas]. Disponible en: URL:http://www.balnearium.es/ vapor.htm

10. Armijo M., San Martín J. (1994). Curas balnearias y climáticas. Editorial Complutense, Madrid. p. 1-33.

11. Pastor Vega J. M. (1998). Termoterapia superficial. En: Martínez Morillo M., Pastor Vega J. M., Sendra Portero F. Manual de medicina física. Harcourt Brace de España. p. 91-104.

Objetivos

1. Definir crioterapia dentro de la clasificación general de agentes físicos terapéuticos, y en especial dentro de la termoterapia.
2. Reconocer la evolución histórica de las técnicas.
3. Comprender los fundamentos biofísicos y los efectos biológicos de la crioterapia.
4. Analizar las indicaciones y contraindicaciones de la crioterapia.
5. Interpretar la metodología de aplicación de la crioterapia.
6. Enumerar las complicaciones y los efectos adversos de la crioterapia.

La crioterapia es uno de los métodos más desconocidos dentro del ámbito médico. Aunque tiene una amplia utilización en centros de salud y fuera de estos, pocos profesionales de la salud tienen verdaderos conocimientos de sus fundamentos y de sus reales posibilidades.

Es una terapia que se mueve dentro de un amplio rango de posibilidades, desde la técnica más sencilla, de aplicar una compresa fría, hasta la aplicación de una costosa y compleja cámara de frío. Pero, sin dudas, constituye un método muy eficaz de defensa frente al daño hístico agudo.

En múltiples ocasiones, es recomendada por diferentes especialistas para su aplicación domiciliaria, pero pocas veces se le explica al paciente la metodología correcta para ello. Esto tiene como consecuencia una disminución de la efectividad de la terapia y en última instancia una prolongación en el tiempo de recuperación del paciente.

Definición de crioterapia

La crioterapia se refiere al conjunto de procedimientos que utilizan el frío en la terapéutica médica. Emplea muy diversos sistemas y tiene como objetivo la reducción de la temperatura del organismo; esta reducción provoca una serie de efectos fisiológicos beneficiosos y de gran interés para diversas enfermedades.[1]

Reseña histórica acerca de la crioterapia

La aplicación el frío como agente terapéutico ha evolucionado en el tiempo, comenzó con la utilización del agua fría, de la nieve o del hielo. Se atribuye el término y fundamentación como técnica a Japón: fue Yamauchi, el médico que aplicó la primera crioterapia con gas en 1979. La primera cámara de frío de Europa entró en funcionamiento en 1984, en la fundación St. Josef de Sendenhorts (profesor Frike). Desde entonces, este método ha sido perfeccionado y desarrollado constantemente. [1]

A mediados del siglo XX se descubrieron los agentes refrigerantes, como el bromuro de etilo, el cloruro de etilo y el sulfuro de carbono. Esto permitió el desarrollo de numerosos métodos de la crioterapia.

En la actualidad, se dispone de sistemas de mayor eficacia en la obtención de una disminución extrema de temperatura en el área que hay que tratar, en un tiempo breve, como son los paquetes fríos (*cold-packs*), bolsas de hielo, bloques o cubos de hielo para la aplicación de masaje, toallas o paños humedecidos e impregnados en hielo triturado, baños fríos, locales fríos, cámaras frías aerosoles refrigerantes por vaporización, etc.

Fundamentos biofísicos de la crioterapia

Desde el punto de vista físico, se puede producir un efecto refrigerante a través de tres de los mecanismos de la termoterapia: ya sea por conducción, por convección o por evaporación.

Según el objetivo terapéutico y la técnica que se aplique, se puede lograr un enfriamiento en un plano superficial, a nivel de la piel, también, puede obtenerse a nivel más profundo, como una articulación o una zona muscular determinada. Además, es posible realizar un enfriamiento progresivo y gentil, como el que se emplea en fisioterapia, pero también se puede obtener un enfriamiento rápido y agresivo, como ocurre en criocirugía, técnica que utiliza el corte por congelación y se extraen del organismo determinadas lesiones patológicas.

El efecto esperado con la crioterapia, tal y como se emplea en fisioterapia, dependerá del grado de enfriamiento logrado. A su vez, este último dependerá del medio utilizado, del tiempo durante el cual se ha aplicado la sesión de tratamiento, de la temperatura inicial del tejido y de la técnica empleada, entre otros factores.

Efectos biológicos de la crioterapia

Los efectos fisiológicos y biológicos de la crioterapia se deben a la reducción de la temperatura de los tejidos, así como a la acción neuromuscular y la relajación posaplicación de los músculos, causadas por la aplicación de bajas temperaturas.[2-4]

Disminución de la temperatura

Al aplicar hielo sobre la piel, comienza a descender progresivamente la temperatura. La reacción es una vasoconstricción, que depende del grado de disminución de la temperatura y del tiempo de exposición al frío, que tiene como objetivo mantener la temperatura corporal.

La vasoconstricción se produce por excitación y retroalimentación de los neurorreceptores, los cuales a través de mecanismos reflejos medulares y señales del centro vasomotor del hipotálamo, inducen señales eferentes del sistema simpático y estimulan la contracción de la musculatura lisa del vaso. Este mecanismo de vasoconstricción es mediado por epinefrina y norepinefrina. La vasoconstricción se hace máxima cuando la temperatura de la piel alcanza los 10 °C. Si se continúa con la exposición y sigue descendiendo la temperatura, entonces comienza una vasodilatación, que llega a su máximo alrededor de los 0° C. Este mecanismo de vasodilatación se fundamenta en la acción directa del frío sobre el vaso sanguíneo, además de la inhibición o bloqueo de la conducción de los nervios periféricos, por lo que los vasos dejan de recibir estímulos del sistema nervioso, y se produce parálisis del vaso en cuestión.[5-8]

Disminución del metabolismo hístico

Se plantea que disminuye de manera significativa el metabolismo local, la demanda de oxígeno de la zona de aplicación y, por ende, la hipoxia y la actividad fagocítica; además, se produce una menor descarga de potenciales de acción muscular mientras la temperatura está baja.[9-12]

Los efectos deseados en medicina física con la crioterapia son, en primer lugar, disminución de la temperatura y del metabolismo hístico; además de estos dos efectos primarios, es posible obtener otros de manera progresiva.[13]

Disminución del flujo sanguíneo local

A nivel de los vasos sanguíneos, se produce una vasoconstricción de arterias y venas, que es máxima en el área directamente tratada. Este efecto de vasoconstricción se produce tanto por la acción directa del frío sobre la musculatura lisa de los vasos, como por su acción indirecta, ya que al actuar sobre las terminaciones nerviosas cutáneas da lugar a una excitación refleja de las fibras adrenérgicas; estas, al aumentar su actividad, contribuyen a la vasoconstricción.

A causa de lo anterior, se produce reducción del flujo sanguíneo y de la permeabilidad capilar, o reducción de la extravasación de líquido hacia el intersticio con disminución del edema. Se asocia el aumento de la viscosidad sanguínea. Luego de 15 min de aplicación, se presenta un ciclo de vasodilatación y vasoconstricción sucesivas, que representa la reacción del organismo (*respuesta oscilante* de Clarke y Lewis) para mantener la temperatura corporal y evitar el daño hístico. Esta respuesta es muy significativa cuando la temperatura alcanzada es menor que 10 °C.[12,14,15]

Disminución del dolor

A nivel de los nervios periféricos, la aplicación de frío produce una disminución de la transmisión del dolor en el área. Hay una disminución de la velocidad de conducción de los nervios periféricos, y una reducción o bloqueo de su actividad sináptica; de ahí su efecto analgésico. Ya se conoce que una temperatura por debajo de 9 °C, detiene la conducción nerviosa, y un descenso a 5 °C, conlleva a una parálisis del nervio periférico.[16]

La analgesia se debe, tanto a la acción directa sobre las fibras y receptores del dolor, como a factores indirectos y a la reducción de la tumefacción y del espasmo muscular que se presentan en la zona lesionada. También, se ha demostrado que el frío actúa, en ocasiones, como contrairritante con poder antiflogístico en afecciones crónicas. Esto sucede, por ejemplo, en la artritis reumatoide, por los efectos inhibitorios del frío sobre las enzimas destructoras de los elementos dentro de la articulación. Es posible que la duración del efecto analgésico llegue a ser de 3 a 6 horas, según las zonas y el método de tratamiento.[11,12,17]

Los mecanismos de disminución del dolor por el frío, se explican por diferentes fenómenos:

- Anestesia de las fibras nerviosas nociceptivas y terminaciones libres.
- Disminución del metabolismo hístico, que mejora los efectos negativos de la isquemia.
- Disminución de la liberación de mediadores químicos de la inflamación y el dolor.
- Inhibición del arco reflejo, que mantiene el espasmo muscular causado por el dolor.
- Reducción de la velocidad de conducción de los nervios periféricos.
- Influencia a través del mecanismo de la puerta de entrada (*gate control*).

Relajación muscular

La influencia del frío en la actividad muscular se debe, por una parte, a su acción sobre el proceso contráctil y, por otra, al efecto de la temperatura sobre la transmisión neuromuscular. La función muscular parece mejorar en las horas siguientes al enfriamiento, sobre todo cuando los estímulos fríos han sido de corta duración.

O sea, que aplicaciones repetidas y cortas pueden estimular el aparato neuromuscular. Sin embargo, cuando la duración de la exposición al frío es mayor, puede esperarse que la temperatura del nervio disminuya, y esto provoca una reducción de la potencia muscular, debido probablemente a una reducción del flujo sanguíneo.

Cuando se obtiene una temperatura de 27 °C en un músculo, se logra sostener una contracción muscular máxima; por encima de esta temperatura, se incrementa el metabolismo celular e induce fatiga; por debajo, el incremento de la viscosidad sanguínea impide el buen desarrollo de la actividad kinésica.[12]

Disminución de la espasticidad

A nivel del aparato neuromuscular, la crioterapia puede reducir temporalmente la espasticidad, porque disminuye la amplitud de los reflejos tendinosos profundos y la frecuencia del clonus; de este modo, se influye significativamente en la capacidad del paciente para participar en un programa de ejercicios. La disminución de la espasticidad se puede producir por la reducción del dolor y por una disminución en las descargas de las fibras musculares aferentes.[2] El frío facilita la actividad de las motoneuronas alfa, mientras que disminuye la actividad de las neuronas gamma. Se produce hiporreflexia patelar.[9,16]

Es de esperar que el frío, aplicado sobre el músculo hipertónico durante 10 a 30 min, ejerza su efecto de relajación por un período de 60 a 90 min. Ya con la espasticidad reducida, podrán realizarse con mayor facilidad los ejercicios que estén indicados. Ese momento de actividad kinesiológica con menor espasticidad permite integrar movimientos que antes eran muy difíciles para el paciente; de esta manera se genera una información sensitiva propioceptiva, que llega hasta los centros superiores y es de incalculable valor para la reeducación del movimiento.

Estímulo de la función articular

El frío por sí solo produce efectos en la recuperación de lesiones articulares agudas y crónicas, así como en las crisis de reagudización del dolor. Esta acción principal se completa con la disminución de la inflamación, reducción de la sinovitis intraarticular y alivio del edema propio de partes blandas, que suele acompañar a un proceso artrósico degenerativo. A estos efectos del frío, se añaden las ventajas de las posibilidades de movimiento precoz, una vez anestesiado el dolor producido por el espasmo muscular secundario al propio dolor.[17]

Indicaciones y contraindicaciones para aplicación de crioterapia

La crioterapia es necesaria ante cualquier proceso patológico que se caracterice por un aumento del metabolismo celular, la presencia de edema o dolor acompañado de espasmo muscular.

Indicaciones

La crioterapia constituye un medio terapéutico muy al alcance de la mano, en muchas de sus variantes, el conocimiento de sus posibilidades puede ayudar al paciente desde su propio domicilio, con una alta efectividad. A continuación se expondrán las indicaciones más importantes.

Traumatismo mecánico. Luego de un trauma agudo, constituye un tratamiento de elección y su aplicación puede ser inmediata si la piel está intacta. Para la crioterapia, en el ámbito de la medicina física, la piel es la barrera termorreguladora, la "aliada" para el seguimiento de las reacciones biológicas y para regular los parámetros de dosificación.

La crioterapia actúa sobre la secuencia de reacciones fisiopatológicas que siguen al trauma. Se produce vasoconstricción arteriolar, con reducción del flujo sanguíneo y si se aplica en el momento inicial de la lesión, puede reducir la formación del hematoma. Disminuyen, asimismo, las demandas metabólicas y la respuesta química del área afectada, así como el riesgo de hipoxia. Se reduce el metabolismo celular, y la liberación de agentes vasoactivos (como la histamina), así como la permeabilidad capilar, el infiltrado intersticial, la reacción inflamatoria local y por ende, previene el aumento de la presión local y el edema. Por todo esto, el frío disminuye el espasmo muscular postraumático. Es fundamental que el frío se aplique inmediatamente después de producido el traumatismo (en los 5 a 10 minutos siguientes). La eficacia es mucho menor si el enfriamiento se realiza luego de transcurridas de 8 a 24 horas.[2,14,18]

Con la aplicación de hielo se produce una reducción significativa en el volumen de sangre local. Sin embargo, no se ha observado, *a posteriori,* una vasodilatación refleja significativa, lo cual demuestra que la aplicación de frío está indicada después de un trauma hístico, sin riesgo de aumento de la inflamación reactiva.[20-22]

Muchas son las acciones terapéuticas que empleadas después de un trauma, se dirigen a prevenir o disminuir el edema, tanto en su fase inicial como para combatir los factores que lo perpetúan. Se conocen todos los daños que sobrevienen, si persiste una zona edematosa y compacta, que compromete la circulación, bloquea la llegada de oxígeno y nutrientes, a la vez que se acumulan metabolitos de desecho (**Fig. 14.1**).

Entre las herramientas más eficaces para el manejo del trauma agudo está la crioterapia en todas sus modalidades. Pero esta no sustituye el resto de las medidas, que se convierten en imprescindibles en esos primeros instantes, como la simple elevación de la extremidad, como son la utilidad de múltiples fármacos, la aplicación de vendas y medias de compresión, el uso de las técnicas de cinesiterapia, las técnicas de drenaje y los sistemas de compresión intermitente.[23]

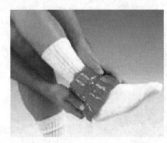

Figura 14.1. Aplicación de crioterapia con bolsa sobre un esguince de tobillo. Los mejores resultados se obtienen cuando se inicia el tratamiento en los primeros minutos luego de la lesión.

Espasmo muscular y espasticidad. Otra indicación muy importante para la práctica diaria es el tratamiento del espasmo muscular y la espasticidad. Ambos fenómenos concomitan en numerosos procesos patológicos y son causas de discapacidad sobreañadida al paciente, comprometen una evolución satisfactoria, obstaculizan la ejecución del movimiento y retrasan la recuperación funcional.

La crioterapia ha resultado satisfactoria en el manejo del espasmo y la espasticidad, tanto en pacientes con daño cerebral congénito[24] como en el daño adquirido en pacientes con enfermedad cerebro-vascular.[19,25]

En el caso de la parálisis cerebral, García[25] propone un entumecimiento con frío en la rodilla, que cubra la cápsula articular anterior y el hueco poplíteo, realizado mediante masaje con hielo (criomasaje), baños de inmersión o aplicación de *cold-packs* durante 10 a 12 min, para obtener un efecto de analgesia local y disminución del tono muscular. Posteriormente se realizan movilizaciones pasivas o activas según la gravedad y el grado del dolor; se finaliza con otro enfriamiento. Este proceso se repetirá 5 veces y durante un período de sesiones, hasta que la evolución pase a una fase óptima, para ser tratada por criocinética como propone Knight[17] y Kaori.[26]

Siempre y cuando se reduzca la temperatura del músculo, se influye en la acción neuromuscular y se reduce el tono.[27-29] Knuttson (citado por Lehmann)[30] encontró abolido el clono y disminuida la fuerza muscular. El efecto del frío se prolonga en el tiempo, debido a que con la vasoconstricción, la capa aislante de tejido subcutáneo retrasa el calentamiento desde el exterior, y por la misma vasoconstricción se retrasa el calentamiento desde el interior. Las temperaturas que reducen la espasticidad, no interfieren con el entrenamiento en la destreza, aunque se afecta temporalmente la conducción en los nervios periféricos. Hay un aumento de la respuesta H en los primeros minutos de la aplicación de frío, lo que indica una facilitación de la descarga de las neuronas motoras alfa.

El efecto de disminución de espasmos o espasticidad debe evaluarse por la desaparición del clonus y el reflejo osteotendinoso. Es importante conocer que la aplicación no debe pasar de los 20 min, después se pueden producir efectos indeseables, como trastornos vasomotores, piloerección y dolor. Durante la aplicación de la crioterapia, no se debe aplicar, además del frío, compresión sobre ningún nervio periférico.[31]

La crioterapia ha sido utilizada con efectividad en el control de la espasticidad en los pacientes de esclerosis múltiple se reportan la aplicación de baños fríos de alrededor de 20 °C por las mañanas, fundamentalmente en verano, y seguido de algún tipo de trabajo muscular con estiramientos.[32-34]

Artritis aguda y subaguda. La aplicación de frío ante un proceso articular agudo y subagudo se ha reportada sistemáticamente por diferentes autores[35,36] y se ha constatado en la práctica diaria. Recientemente Brosseau[37] reporta los beneficios obtenidos en el manejo de pacientes con osteoartritis, donde se aplicó en estos casos, masajes con hielo.

Con esta técnica aplicada cinco veces por semana durante 20 min, alcanza un efecto estadísticamente beneficioso sobre la amplitud de movimiento, la función y la fuerza de la rodilla, en comparación con el grupo control. Los resultados de su estudio son superiores a la aplicación de bolsas de hidrocoloide, con las cuales solo disminuye la inflamación.

Por su parte, las bolsas calientes no han tenido efecto benéfico sobre el edema, en comparación con el placebo o con la aplicación de frío. Un resultado interesante es el reportado por Harris y McCroskery, citado por Mota Rodríguez, el cual demostró que la aplicación de la crioterapia era capaz de reducir, significativamente, la acción de enzimas proteolíticas como la colagenaza, apenas cuando la temperatura comenzaba a descender hasta 30 - 35 °C.[38]

La crioterapia es esencial en el tratamiento de la bursitis calcificada aguda, donde está contraindicado el calentamiento selectivo de la bursa. En el caso del tratamiento integral de la artrosis de rodilla, se han publicado muy buenos resultados al utilizar la criocinética (combinación de crioterapia, con movilizaciones y ejercicios) para disminuir el dolor y aumentar la estabilidad articular; se comprobado que esta combinación puede dar mayor funcionalidad a la rodilla.[39] Así también resulta muy útil en las lesiones inflamatorias del codo. La técnica de aplicación de la criocinética varía según el grado de evolución de la lesión y la existencia de crisis dolorosas.

Sin embargo, a pesar de estos resultados, todavía no existe unanimidad sobre la utilización del frío como terapia; así, diferentes autores alertan que el frío puede producir un grado mayor de anquilosis articular.[40] No obstante, una correcta aplicación en relación con los períodos de reagudización puede aportar una analgesia tal que permita la conservación del arco de movimiento (**Fig. 14.2**).

Artroplastias y endoprótesis. En las últimas décadas, se han desarrollado las técnicas de las reconstrucciones articulares y en especial de las endoprótesis articulares. Se han definido distintos grados de respuestas del organismo a estos procedimientos quirúrgicos: la adaptación al material del implante, reacciones que pueden producir dolor e inflamación durante meses. En estos casos el manejo de la crioterapia puede ser importante para disminuir la reacción metabólica local, la respuesta circulatoria y el edema que sigue luego de la intervención. Bell y Lehmann[41] han logrado reportar una disminución de la temperatura de la piel de 18.4° C, que incluso llega al músculo con valor de 12.1 °C. El masaje con hielo aplicado a la piel, puede facilitar el tono a través del estímulo de exteroceptores, se produce vasoconstricción refleja por fibras simpáticas, cuando disminuye la temperatura del vaso.

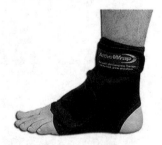

Figura 14.2. Sistema que combina el efecto del frío con la estabilización que provee la tobillera, permitiendo el movimiento en un limitado arco articular.

Se ha constatado que este proceder disminuye la tumefacción después de la artroplastia total de rodilla y se produce un alivio parcial de la incomodidad, luego del ejercicio, en estos pacientes. Se plantea que la crioterapia es muy útil cuando entre los propósitos se encuentran la reducción de la presión interna articular, esto ha sido comprobado por otros autores.[42]

Se han publicado al menos siete ensayos clínicos con grupo control en los que se analizó la eficacia de la crioterapia en el posoperatorio de las prótesis de rodilla.[43-49] En estos trabajos se analizó la eficacia de una forma especial de administración de frío: se coloca una vejiga inflable alrededor de la rodilla y se conecta a un contenedor con un termostato, que permite su relleno periódico con agua, consiguiéndose un nivel de temperatura constante. De esta forma, se mantiene la aplicación de frío de forma casi continua las 24 horas.

En estos artículos, el grupo de estudio se comparó con un grupo control sin crioterapia; se observaron diferencias significativas favorables, fundamentalmente en dos parámetros: menor drenaje postoperatorio con reducción de la necesidad de transfusiones y menor demanda de analgesia.

Solo en un artículo,[46] se compara la crioterapia continua con el método convencional de aplicar compresas frías fijadas con un vendaje compresivo y no se observaron diferencias significativas.

Los autores concluyen que la aplicación de crioterapia en el posoperatorio, fundamentalmente en las primeras 48 horas, probablemente reduce la pérdida sanguínea y disminuye el dolor.[48] En algunos de estos casos de prótesis total de rodilla, ha sido necesario tener en cuenta el valor de la crioterapia durante el primer año de evolución del paciente; durante ese período se han podido definir estadios de incremento de la actividad metabólica en la cara anterior de la rodilla, donde la estructura del implante está prácticamente en contacto con la piel, que se manifiesta con aumento de la temperatura local, rubor y dolor. Los resultados coinciden con la experiencia reportada en la literatura.[49,50]

Generalmente, se recomienda la crioterapia convencional durante 20 minutos sobre la región quirúrgica, de forma pautada cada 4 a 6 horas y al finalizar la aplicación de movilización pasiva continua. Durante las primeras 48 horas los intervalos de aplicación deben ser más cortos.[48] Esta combinación de crioterapia con kinesiología (criocinética) produce un efecto vasodilatador mayor que la termoterapia por sí sola.[31,51]

Alivio del dolor. Ya se han explicado los mecanismos por los cuales la crioterapia puede ejercer una efectiva analgesia. La crioterapia se ha reportado en el tratamiento posoperatorio de los pacientes.[34] Lo principal en este sentido es poder romper el círculo dolor-espasmo-dolor. La sensación de quemazón y adormecimiento, puede actuar como contrairritante, activando áreas del tronco del encéfalo, que ejercen influencias inhibitorias sobre los impulsos nerviosos percibidos como dolorosos.[52]

Además de todos los mecanismos expuestos, la crioterapia puede constituir también una distracción del mecanismo de dolor. Se ha descrito como muy útil en el tratamiento del dolor de tipo miofacial, así como en el tratamiento de puntos gatillo o *trigger points*.[11]

Quemaduras. En este caso, se considera que la crioterapia reduce el efecto de la quemadura, pero solo en los primeros momentos; se conoce que influye significativamente sobre el edema perilesional, pero poco en el grado de necrosis final.[38]

Contraindicaciones para aplicación de crioterapia

Dentro de las contraindicaciones de la crioterapia se citan un grupo de entidades que pueden escapar ante una exploración física o un interrogatorio[53] como son:

- La presencia de isquemia.
- El síndrome de Raynaud.
- En caso de anestesia o hipoestesia cutánea.
- Los pacientes con alergia al frío.
- La presencia de crioglobulinemia.
- Lesiones de la piel (infecciosas o a consecuencia de enfermedades crónicas).
- Ante respuestas tensionales generadas por frío.

Metodología de tratamiento de la crioterapia

Se ha descrito un tiempo de sesión entre 5 a 45 minutos, pero la mayor parte de los autores refieren que la mayor efectividad resulta entre 5 y 15 min. Se ha observado que responden mejor y en menos tiempo las personas que son delgadas. Otra observación interesante es que si en las primeras tres aplicaciones de crioterapia no hay una respuesta favorable del cuadro evolutivo, debe suspenderse la terapia o sustituirse por otro medio terapéutico.[10,11]

En este sentido y antes de decidir la sustitución de la terapia se debe considerar que existen diferentes formas de aplicar la crioterapia, como: con temperaturas más frías o no, técnicas superficiales y otras profundas, unas que tienen un impacto local y otras con un impacto sistémico. Por lo tanto, el médico deberá tener en cuenta la condición clínica del paciente, para escoger la metodología más efectiva en cada caso.

El enfriamiento conseguido con la crioterapia dependerá de diferentes factores, como son:

- El agente utilizado (bolsas de hielo, bolsas químicas, inmersiones, criomasaje, vaporizadores fríos, etc.).
- La duración de la aplicación.
- El espesor de grasa subcutánea.
- La temperatura previa del área de tratamiento.
- La forma de la zona de tratamiento y su superficie.

Existe un patrón de sensaciones que se repite, frecuentemente, durante el transcurso de la aplicación y que es importante reconocer y alertar al paciente, para que gane confianza con el tratamiento.[54-56]

1. Sensación no confortable de frío.
2. Sensación de picazón.
3. Sensación de quemazón o ardor.
4. Entumecimiento de la zona.

Ante una aplicación de crioterapia, de 10 o 15 minutos, se debe revisar el estado de la piel a los primeros 5 min. Si se encuentra muy cianótica, puede ser un signo de hipersensibilidad al frío y se debe considerar un cambio de estrategia terapéutica.

Sin embargo, se sabe que se produce retención de metabolitos de desecho como el dióxido de carbono, producto del cierre circulatorio. Esta acumulación de dióxido de carbono puede ser la causa de una discreta coloración cianótica, ya adentrada la sesión.[57] Si se garantiza una buena aplicación, es posible que no sea necesaria una nueva intervención antes de 2 horas.[9]

En el momento de la aplicación de la crioterapia, existen varios procedimientos, que se adaptan a los objetivos, como los descritos por Knight.[17] Es posible organizarlos en aplicaciones locales y sistémicas.

Aplicaciones locales de frío

Entre estas se incluyen:

- Compresas comerciales y reutilizables para aplicación de frío (**Fig. 14.3**).
- Aplicación de hielo escarchado o aplicación de compresas con hielo pulverizado.
- Bolsas de frío (*cold-packs*) (**Fig. 14.4**).
- Cataplasma.
- Bolsa de agua fría (ver capítulo 12, **Fig. 12.2**).
- Ortesis con crioterapia (**Fig. 14.5**).
- Inmersión en agua fría (**Fig. 14.6**). Es muy útil en lesiones traumáticas y quemaduras de los dedos de manos y pies, superficies muy irregulares y pequeñas para abarcarlas con otros métodos. También tiene sus aplicaciones en los minutos iniciales, luego de quemaduras de 1er. y 2do. grado, de tipo superficial, en dedos de las manos o pies.

- *Tramientos con aire frío*. Se aplica nitrógeno gaseoso a muy baja temperatura (de –160 °C a 180 °C) o aire enfriado (de –30 a –40 °C) sobre la piel.
La aplicación del aire frío se produce de forma puntual. A una distancia de unos 5 a 8 cm de la superficie de la piel que debe tratarse. Se aplica el aire frío hasta que el paciente percibe una molesta sensación de frío. Después, hay que alejarse inmediatamente de esta zona de la piel. No se recomienda realizar movimientos circulares ni mover de un lado a otro el tubo de aire frío. El tratamiento puede aplicarse entre 2 y 3 veces, diariamente. Debe observarse una pausa de unas 3 horas.
- Gases refrigerantes.
- *Aerosol de frío*. Tiene poca capacidad de penetración (2 a 3 mm). Su principal utilidad deriva de la capacidad de reducir el espasmo muscular y aumentar la

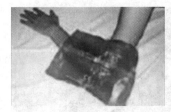

Figura 14.3. Las compresas son fabricadas de diferentes materiales, pueden ser profesionales, comerciales, así como confeccionadas de tela felpa en el propio domicilio del paciente.

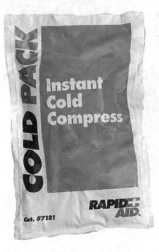

Figura 14.4. Existen diferentes variantes, incluidas las "instantáneas", que constituyen el método más útil para tratamientos "a pie de cancha", ya que no precisa sistema de congelación. En el interior de la bolsa existe un material químico que, bajo determinado estímulo (mecánico), produce una reacción endotérmica, generando un descenso rápido de la temperatura de la bolsa.

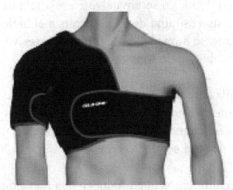

Figura 14.5. Ortesis de hombro acoplada a crioterapia que permite asociar el tratamiento a la inmovilización o a la limitación del movimiento.

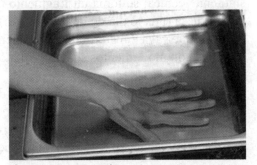

Figura 14.6. Se realiza en pacientes que no tengan trastornos sensitivos, la temperatura del agua se lleva a un punto de tolerancia del paciente, que debe soportar el tratamiento como mínimo durante 5 min. Servicio de Fisioterapia del CIMEQ.

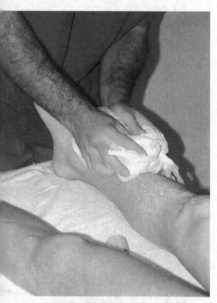

Figura 14.7. Aplicación de masaje con hielo. En este caso el fragmento de hielo se envuelve en un nylon y se aplica gel para facilitar el deslizamiento por la superficie de la piel. Servicio de Fisioterapia del CIMEQ.

amplitud de movimiento. Es un método de poca utilidad para el tratamiento de articulaciones. Se debe tener precaución para no aplicar sobre heridas ni mucosas, ya que puede producir irritaciones o quemaduras.

- *Spray de enfriamiento (cloruro de etilo).* Es importante aclarar que el uso de *spray* solo produce un enfriamiento muy superficial, que alivia el dolor y permite combinar otras técnicas como la acupresión. Pero no es capaz de disminuir la hemorragia, porque su efecto es muy superficial. Es además muy útil en el tratamiento de puntos gatillos.[53]
- *Masaje con hielo o criomasaje.* Se ha planteado que el masaje con hielo es más eficaz que las compresas frías. Está indicado en el dolor localizado, en la detección y tratamiento de los puntos gatillos, tendinitis, fibromialgia, lumbago, etc.[10] Añade al frío un componente de masaje que potencia el efecto relajante. A diferencia de la bolsa, el masaje con un cubito de hielo no provoca palidez cutánea por vasoconstricción, sino un enrojecimiento intenso que se debe a una reacción histamínica que parece vasodilatación, pero no lo es.[10]
  El masaje con hielo disminuye el umbral del dolor y la inflamación. Se aplica a lo largo de la masa muscular, en fricción lenta y mantenida, paralelamente a las fibras musculares dolorosas, contracturadas o espásticas. La duración del efecto analgésico puede ser de 3 a 5 horas, según la zona de aplicación (**Fig. 14.7**).[3]

Dentro de los efectos que se plantean se encuentran:

- En un primer momento la reacción es de vasoconstricción.
- Termoanalgesia al rebajar el dintel álgido de los receptores cutáneos. La analgesia es obtenida por bloqueo de las fibras.
- Disminución o bloqueo de la conducción de los impulsos nerviosos por inhibición de las terminaciones nerviosas sensitivas y motoras. Se disminuye la actividad del reflejo miotático.
- Inhibición o disminución de la inflamación y del edema local por mejor absorción intersticial.
- Se rompe el círculo dolor-espasmo-dolor.
- La sensación de quemazón y el adormecimiento pueden actuar como contrairritante y activar áreas del tronco del encéfalo que ejercen influencias inhibitorias sobre los impulsos nerviosos percibidos como dolorosos.[58,59]

En la práctica se ha tenido muy buen resultado al realizar masaje con hielo con la siguiente técnica: se toma un fragmento único de hielo, se envuelve en una tela de felpa gruesa (una toalla de tamaño medio), en una esquina de esta se coloca el hielo de modo que vaya transmitiendo la temperatura y se humedezca de forma progresiva, se aplica con movimientos suaves y rotatorios abarcando toda el área de lesión.

La ventaja que brinda es que se evita el desplazamiento de gotas de agua fría, más allá de la zona de tratamiento; se mantiene con el resto de la toalla, la piel seca y se evitan reacciones de contracción muscular en el paciente. La duración de la aplicación es habitualmente de 10 ó 15 min, pero puede llegar a ser de 20 min.

Existen presentaciones de pomadas, cremas o linimentos que producen una reacción endotérmica y al aplicar un masaje con estas en la zona de lesión, dejan frío en el área con una sensación muy agradable para el paciente.[60]

Criocinesiterapia. Se trata de la combinación de la crioterapia y la realización de determinados ejercicios. Una fórmula puede ser de 5 a 7 ciclos, cada uno de 30 a 35 s de fricción con hielo y a continuación 3 a 5 min de movilización activa dentro del arco indoloro.[12] En este sentido pueden haber muchos métodos individuales, pero lo que sí parece claro es que el frío asociado a la kinesioterapia favorece el proceso de reeducación funcional articular. El otro tema que ha sido bien debatido y se ha llegado a consenso es que la aplicación de la crioterapia no afecta el resultado posterior del ejercicio en cuanto a fuerza o potencia muscular.[61-66]

Aplicaciones sistémicas de frío

En este caso se trata de aplicaciones que, al involucrar la mayor parte del cuerpo del paciente, tienen una repercusión sistémica. Son poco utilizadas en Cuba, lo que puede estar influenciado por un fenómeno cultural. Es un tipo de aplicación que tiene que contar, en primera instancia, con la voluntad y la buena disposición del individuo. Requiere además de una condición psicológica estable, estado físico y sobre todo cardiovascular, que garantice una resistencia al tratamiento. Las reacciones de adaptación para conservar la temperatura corporal son relativamente súbitas y globales. No obstante tienen sus beneficios específicos que no pueden pasarse por alto.[67]

Entre las aplicaciones sistémicas de frío están:

- Envolturas frías.
- Envolturas frías con fangos.
- Baños de inmersión en agua helada (**Fig. 14.8**).
- Cámara fría (existen las que funcionan con nitrógeno y las que funcionan por otros mecanismos). El paciente entra a la cámara de frío con un traje especial, con guantes y protección para nariz y orejas. Naturalmente, los tiempos de permanencia se ajustan individualmente a la sensibilidad del paciente. Deben controlarse la presión arterial y el pulso. En la primera fase, el paciente permanece 1 min, a una temperatura de –20 °C. En la segunda fase el paciente permanece 1 a 2 min, a una temperatura de –60 °C, y en la tercera fase, el paciente permanece de 2 a 3 min, a una temperatura de –110 °C. Se pasa consecutivamente de una habitación a otra del esquema. Las habitaciones son construidas de madera. El paciente debe estar en movimiento continuo.

Complicaciones y efectos adversos de la crioterapia

La aplicación de crioterapia en los minutos iniciales del daño produce vasoconstricción de arteriolas cutáneas, esto conduce a una restricción significativa del flujo sanguíneo en el tejido subcutáneo. La hipotermia disminuye la permeabilidad capilar, la extravasación y el edema.

A su vez, el descenso de la temperatura produce una disminución del metabolismo celular con una reducción de la liberación de aminas vasoactivas y mediadores del proceso inflamatorio. Sin embargo, la aplicación de la crioterapia debe ser mesurada en el tiempo (entre 10 y 20 min) y el número de aplicaciones al día (entre 3 y 6), pues se ha asociado a un mayor índice de infección, a trastornos de la cascada de la coagulación, e interfiere con la resistencia del tejido de neoformación.[68-70]

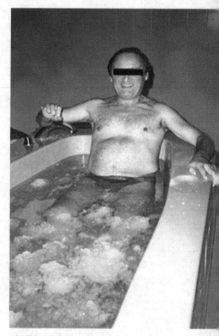

Figura 14.8. Baño de inmersión en agua helada. Muy útil en pacientes con alteraciones de grandes grupos musculares de miembros inferiores, espasmos, contracturas, fatiga fácil, como ocurre en pacientes con lesiones degenerativas del sistema nervioso central.

Se plantea que la rigidez articular (de origen mecánico) aumenta con el enfriamiento, debido al incremento en la viscosidad del líquido sinovial y de los tejidos conectivos articulares y periarticulares. Como se expresó con anterioridad, se debe observar la relación entre la temperatura y el tiempo de exposición, por la posibilidad de nuevos espasmos, como reacción de defensa y reflejos de retirada del miembro afectado, reacciones de la piel con piloerección (piel de gallina) y dolor.[60,71-73]

Se ha planteado que la aplicación regular de crioterapia durante un largo período afecta los reflejos artromiotáticos. Esto puede provocar trastornos de las secuencias motoras de coordinación. Se produce a causa del enlentecimiento de la velocidad de transmisión nerviosa y de la disminución de la capacidad de adaptación sensitiva.

Si se efectúan las aplicaciones durante mucho tiempo y además se continúa con una actividad deportiva o física intensa, aumenta de manera significativa, el riesgo de lesión por eliminación o enmascaramiento del dolor. En la fase de la recuperación funcional, la disminución del dolor puede llevar a una sobrecarga, que luego deriva en un mayor grado de lesión.[12]

No se suelen presentar efectos secundarios en el transcurso de la sesión, aunque hay que vigilar la aplicación de hielo, para que no se produzcan quemaduras en la piel o daños en el sistema nervioso.[74]

Siempre se deben respetar los límites fisiológicos y del dolor, pero hay que tener en cuenta que estos límites pueden estar confusos para el paciente y para el fisioterapeuta, por la alteración de la sensibilidad que produce el frío en la zona.[75]

Por último, en algunas aplicaciones, fundamentalmente con baños totales, se pudiera producir un cuadro temporal de hemoglobinuria paroxística por frío. Esta es causada por lisis de glóbulos rojos.[16]

Preguntas de Comprobación

1. ¿Cuál es la ubicación de la crioterapia dentro de la clasificación general de agentes físicos?
2. Describa fundamentos biofísicos de la crioterapia.
3. Explique los efectos biológicos de la crioterapia.
4. Mencione los mecanismos por los que es posible disminuir el dolor con la crioterapia.
5. Argumente las indicaciones de la crioterapia.
6. Explique el valor de la crioterapia en el tratamiento de artroplastias y endoprótesis.
7. Enumere las contraindicaciones de la crioterapia.
8. Analice la metodología de aplicación de la crioterapia.
9. Enumere los factores de los que depende el enfriamiento conseguido en la sesión.
10. Mencione las complicaciones y los efectos adversos de la crioterapia.

Referencias bibliográficas

1. Gerd-Wilhelm B., Kerstin H., Friedrich-Wilhelm M. (2000). Crioterapia. En: Fisioterapia para ortopedia y reumatología. Editorial Paidotribo. p. 358-365.

2. Basford Jeffrey R., Fialka-Moser V. (2002). The physical agents. En: Bryan J. O´Young, Mark A. Young, Steven A. Stiens. Physical medicine and rehabilitation secrets. 2a. ed. Philadelphia: Hanley î Belfus Inc. p. 513-523.

3. Arranz Álvarez A. B., *et al.* (1999). Tratamiento del dolor. Rev Iberoam de Fisiot y Kinesiología. 2(3): 167-180.

4. Swenson C. (1996). Criotherapy in sports medicine. Scand J Med Sci Sports. 6(4): 193-200.

5. Bell G. W., Prentice W. E. (2005). Infrarred modalities. En: Prentice W. E. Therapeutic modalities in rehabilitation. 3a. ed. McGraw-Hill; Cap 11, p. 290-359.

6. Coulombe B., Swanik C., Raylman R. (2001). Quantification of musculoskeletal blood flow changes in response to cryotherapy using positron emission tomography. J Athl Train (Suppl); 36(2S): S-49.

7. Capote Cabrera A., López Pérez Y. M., Bravo Acosta T. (2006). Unidad temática III. Hidroterapia. En Agentes físicos. Terapia física y rehabilitación. Editorial Ciencias Médicas, Ciudad de La Habana. p. 45-74.

8. Merrick M. A., Jutte L, Smith M. (2003). Cold modalities with different thermodynamic properties produce different surface and intramuscular temperatures. J Athl Train. 38(1): 28-33.

9. Plaja J. (2005). Analgesia por medios no farmacológicos. En: Montagut Martínez F., Flotats Farré G., Lucas Andreu E. Rehabilitación domiciliaria. Principios, indicaciones y programas terapéuticos. Masson S.A., Cap. 7, p. 95-111.

10. Taunton J. E., Wilkinson M. (2001). Rheumatology: 14, Diagnosis and management of anterior knee pain. CMAJ. 164: 1595-1601.

11. Ho S., Illgen R., Meyer R. (1995). Comparison of various icing times in decreasing bone metabolism and blood in the knee. Am J Sport Med. 23(1): 74-76.

12. Hans-G. H., Hans-J. S. (2005). Entrenamiento médico en rehabilitación y técnicas de tratamiento en la fisioterapia. En: Entrenamiento médico en rehabilitación. Editorial Paidotribo, Parte IV, Cap. 14, p. 331-360.

13. Villar Gil J., Pérez Sánchez J. (2001). Crioterapia en atención primaria. Medicina y humanidades, 1397; 61: 40-42.

14. Pastor Vega J. M. (1998). Termoterapia superficial. En: Martínez Morillo M., Pastor Vega J. M. y Sendra Portero F. Manual de medicina física. Harcourt Brace de España. p. 91-104.

15. Knight K. (1995). Cryotherapy in sports injury management. Champaign, IL. Human Kinetics.

16. Shamus E., Wilson S. H. (2005). The physiologic effects of the therapeutic modalities intervention on the body systems. En: Prentice W. E. Therapeutic modalities in rehabilitation, 3a. ed. McGraw-Hill; Cap 19, p. 551-568.

17. Knight K. L. (1996). Dolor y aplicaciones del frío. En: Knight K. L., editor. Crioterapia: rehabilitación de las lesiones en la práctica deportiva. Barcelona; p. 219-249.

18. Guirao L., Martínez C., *et al.* (1997). Lesiones ligamentosas de tobillo. Orientación diagnóstica y terapéutica. Rehabilitación. 31: 304-310.

19. Merrick M. A., Knight K., Ingersoll C. (1993). The effects of ice and compression wraps on intramuscular temperatures at various depths. J Athl Train. 28(3): 236-245.

20. Weston M. (1994). Changes in local blood volume during cold gel pack application to traumatized ankles. J Oorthop Sports Physical Therapy. 19(4): 197-199.

21. Riera Alonso A., Clotet Bori G., Hernando Gimero E. (2003). Eficacia de la fisioterapia en el edema postraumático. Fisioterapia. 25(1): 29-34.

22. Stockle U., Hoffman R., Schutz M., et al. (1997). Fasten reduction of postraumatic edema: continuous criotherapy or intermitent impulse compression? Foot & Ankle International; 18(7): 432-438.

23. Scheffler N. M., Sheitel P. L., Lipton M. N. (1992). Use of cryo/cuff for the control of postoperative pain and edema. J Foot Surg. 31(2): 141-148.

24. Katz R. T. (1997). Tratamiento de la hipertonía espástica post ictus. Medicina de Reabilitação. (46): 11-6.

25. García E. (1999). Crioterapia en el tratamiento de la espasticidad de la parálisis cerebral. Fisioter. 21: 133-138.

26. Kaori Nakano. (2001). A influência do frío. Algumas das orientações recomendadas pela National Collegiate Athletic Association, Starkey C & Ryan J, editors; p. 520.

27. García E., Padilla I., y Franco M. A. (2001). Vibroterapia en la inhibición de la espasticidad asociada a la enfermedad motriz cerebral. Rev Iberoam Fisiot y Kinesiología; 4(2): 66-74.

28. Kenneth L. (1996). Crioterapia. Rehabilitación de las lesiones en la práctica deportiva. Barcelona: Editorial Bellaterra 2000; p. 37-42.

29. Macías Jiménez A. I., Águila Maturana A. M. (2003). Efectos de la crioterapia en la espasticidad. Fisioterapia. 25 (1): 15-22.

30. Lehmann J. F., et al. (1989). Cryotherapy. In: Lehmann J. F. (editor). Therapeutic heat and cold. 4th ed., Baltimore: Williams & Wilkins.

31. Luque A. (1999). Criocinética en lesiones deportivas. Fisioter. 21: 187-191.

32. Zohn D. A., Mennell J. M. M. (1976). Musculoesqueletal pain: diagnosis and physical treatment. Boston: Little Brown.

33. Fernández O., Fernández V. E. (2003). Tratamiento sintomático de la esclerosis múltiple. Tratamiento rehabilitador. Medicine. 96(8): 5202-5206.

34. Pozzilli C., Brunetti M., Amicosante A., Gasperini C., et al. (2002). Home based management in multiple sclerosis: results of a randomised cotrolled trial. J Neurol, Neurosurg and Psych. 73(3): 250-256.

35. Pardo J. (1997). Rehabilitación del paciente reumático. Medicina de Reabilitação. (46): 21-26.

36. Lugo L. H. (1995). Síndromes dolorosos de tejidos blandos. En: Restrepo R., Lugo L. H., editors. Rehabilitación en Salud. Medellín, Universidad de Antioquia; p. 72-83.

37. Brosseau L., Yonge K. A., Robinson V., Marchand S., Judd M., Wells G., Tugwell P. (2006). Termoterapia para el tratamiento de la osteoartritis. In: The Cochrane Library, Issue 1. Oxford: Update software.

38. Mota Rodríguez M., Sung Soo Bang G., Rossi Vieira M. (2002). A Crioterapia no pósoperatório de joelho utilizando o equipamento de circuito refrigerado. Medicina de Reabilitação. (58): 14-16.

39. Jiménez Esquinas R. (2002). Criocinética en la gonartrosis incipiente. Fisioterapia. 24(4): 214-218.

40. Arnheim D. D. (1994). Curación y rehabilitación. En: Arnheim D. D., editor. Fisioterapia y entrenamiento atlético. Medicina deportiva. Madrid: Ed. Mosby; p. 214-245.

41. Bell K. R., Lehmann J. F. (1987). Effects of cooling on H- and T- reflexes in normal subjets. Arch Phys Med Rehabil. (68): 490-493.

42. Delgado Macías M. T. (1998). Crioterapia. En: Martínez Morillo M., Pastor Vega J. M. y Sendra Portero F. Manual de Medicina Física. Harcourt Brace de España; p.105-114.

43. Scarcella J. B., Cohn B. T. (1995). The effect of cold therapy on the postoperative course of total hip and knee arthroplasty patients. Am J Orthop. 24: 847-852. [Medline]

44. Healy W. L., Seidman J., Pfeifer B. A., Brown D. G. (1994). Cold compresive dressing after total knee arthroplasty. Clin Orthop. 299: 143-146. [Medline]

45. Ivey M., Johnston R. V., Uchida T. (1994). Cryotherapy for postoperative pain relief following knee arthroplasty. J Arthroplasty. 9: 285-290. [Medline]

46. Levy A. S., Marmar E. (1993). The role of cold compression dressings in the postoperative treatment of total knee arthroplasty. Clin Orthop. 297: 174-178. [Medline]

47. Walker R. H., Morris B. A., Angulo D. L., Schneider J., Colwell C. W. (1995). Postoperative use of continuos cooling pad following total knee arthroplasty. J Arthroplasty. 6: 151-156.

48. Flórez García M. T., Echávarri Pérez C., Alcántara Bumbiedro S., Pavón de Paz M., Roldán Laguarta P. (2001). Guía de práctica clínica. Tratamiento rehabilitador durante la fase de hospitalización en los pacientes intervenidos con prótesis de rodilla. Rehabilitación. 35(1): 35-46.

49. Aceituno Gómez J. (2003). Dolor persistente en hueco poplíteo tras prótesis total de rodilla: incidencia y tratamiento del punto gatillo 3 del gastrocnemio. Fisioterapia. 25(4): 209-214.

50. Hanten W. P., Olson S. L., Butts N. L., Nowicki A. L. (2000). Effectiveness of a home program of ischemic pressure followed by sustained strech for treatment of myofascial trigger points. Physical Therapy. 80: 997-1003. [Medline]

51. Xhardez Y. (1993). Vademécum de kinegiologia y de reeducación funcional. Barcelona: Editorial El Ateneo.

52. Mccaffery M., Beebe A. (1993). Dolor. Manual clínico para la práctica de enfermería. Barcelona: Masson-Salvat.

53. Braswell S., Franzzini M., Knuth A. (1994). Optimal duration of ice massage for sking anesthesia. Phys Ther. 74(5): S-156.

54. Hocutt J., Jaffe R., Rylander C. (1992). Cryotherapy in ankle sprains. Am J Sports Med. 10(3): 316-319.

55. Burke D., Holt L., Rasmussen R. (2001). The effect of hot or cold water inmersion and propioceptive neuromuscular facilitation on hip joint range of motion. J Athl Train. 36(1): 16-20.

56. Capote A., López Y. M., Bravo T. (2006). Unidad temática II. Termoterapia. En: Agentes físicos. Terapia física y rehabilitación. Ciudad de La Habana: Editorial Ciencias Médicas; p. 9-44.

57. Clark R., Lepherdt S., Baker C. (1996). Cryotherapy and compression treatment protocols in the prevention of delayed onset muscle soreness. J Athl Train. 31(2): S33.

58. Mccaffery M., Beebe A. (1993). Dolor: manual clínico para la práctica de enfermería. Barcelona: Masson-Salvat.

59. Schmidt K. L., Maurer R., Rush D. (1979). The effect of local heat and cold-packs on the skin temperature at the knee joint. Rheumatol. 38: 213-219.

60. Lucas E., Lisalde E., Alonso B. (2005). Esclerosis múltiple. En: Montagut Martínez F., Flotats Farré G., Lucas Andreu E. Rehabilitación domiciliaria. Principios, indicaciones y programas terapéuticos. Masson S.A. Cap. 21, p. 303-312.

61. Knight K., Ingersoll C., Trowbridge C. (1994). The effects of cooling the ankle, the triceps surae or both on functional agility. J Athl Train. 29(2): 165.

62. Schuler D., Ingersoll C., Knight K. (1996). Local cold application to foot and ancle, lower leg of both effects on a cutting drill. J Athl Train. 31(2): S-35.

63. Campbell H., Cordova M., Ingersoll C. (2003). A cryokinetics protocol does not affect quadriceps muscle fatigue. J Athl Train (Suppl). 38(2S): S-48.

64. Jameson A., Kinsey S., Hallam J. (2001). Lower-extremities-joint cryotherapy does not affect vertical grund-reaction forces during landing. J Sport Rehabil. 10(2): 132.

65. Rubley M., Denegar C., Buckley W. (2003). Cryotherapy sensation and isometric-force variability. J Athl Train. 38(2): 113-119.

66. Hatzel B., Weidner T., Gehlsen G. (2001). Mechanical power and velocity following cryotherapy and ankle tapping. J Athl Train (Suppl). 36(2S) S-89.

67. McKeon P., Dolan M., Gandloph J. (2003). Effects of dependent positioning cool water immersion CWI and high-voltage electrical stimulation HVES on non-traumatized limb volumes. J Athl Train (Suppl). 38(2S): S-35.

68. Houghton P. E. (2005). The role of therapeutic modalities in wound healing. En: Prentice WE. Therapeutic modalities in rehabilitation. 3ra. ed., McGraw-Hill; Cap 3, p. 28-59.

69. Scott E. M., Leaper D. J., Clark M., Kelly P. J. (2001). Effects of warming therapy on pressure ulcera randomised trial, AORN J. 73(5): 921-938.

70. Rohrer M. J., Natale A. M. (1992). Effect of hypotermia on the coagulation cascade. Crit Care Med. 10: 1402-1405.

71. Biundo J. J., Rush P. J. (2001). Rehabilitation of patients with rheumatic diseases. In: Kelly W. N., Harris E. D., Ruddy S. *et al*., editors. Textbook of rheumatology. 6th ed. Philadelphia: WB Saunders; 763-775.

72. Nicholas J. J. (2000). Rehabilitation of patients with rheumatological disorders. In: Braddom R. L., editor. Physical medicine and rehabilitation. 2nd ed., Philadelphia WB Saunders, 743-761.

73. Grabois M. (2005). Dolor crónico. En: Garrison S. J. Manual de medicina física y rehabilitación. 2nd ed. McGraw-Hill Interamericana; Cap. 8, p. 105-126.

74. Mangine R., Scott P. (1991). Orientaciones innovadoras para la cirugía y la rehabilitación. En: Mangine R., editor. Fisioterapia de la rodilla. Barcelona; p. 199-229.

75. Barlas D. (1996). In vivo tissue temperature comparison of criotherapy with and without external compression. Ann Emerg Med. 28(4): 436-439.

Parte 5

Principio mecánico en la acción terapéutica

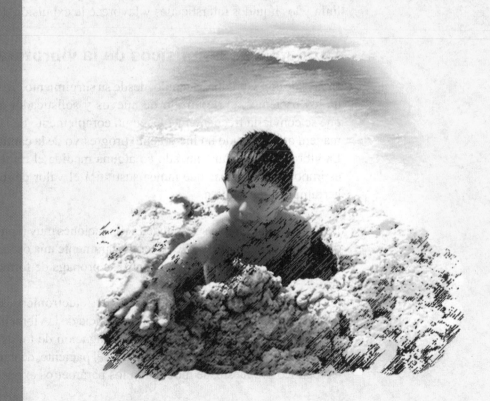

CAPÍTULO 15 Vibroterapia

Objetivos

1. Definir la vibroterapia dentro de la clasificación general de agentes físicos terapéuticos.
2. Comprender los fundamentos biofísicos y los efectos biológicos de la vibroterapia.
3. Analizar las indicaciones y contraindicaciones de la vibroterapia.
4. Interpretar la metodología de aplicación de la vibroterapia.
5. Enumerar las precauciones y los efectos adversos de la vibroterapia.

Definición de vibroterapia

Consiste en la aplicación terapéutica de vibraciones mecánicas en determinadas partes del cuerpo. La fuente de vibración puede ser manual, pero habitualmente proviene de una fuente electromecánica, accionada casi seimpre por pequeños motores. En esencia, la vibración produce drenaje y arrastre de líquidos, hace circular mejor la sangre, la linfa y los líquidos intersticiales y favorece la expulsión de toxinas.[1]

Fundamentos biofísicos de la vibroterapia

El masaje con vibrador ha tenido, desde su surgimiento, una gran aceptación por parte de los pacientes; el desarrollo de nuevos y sofisticados aparatos ha hecho posible que se convierta frecuentemente, en un complemento de la aplicación del masaje, de manera que ha tenido un incremento progresivo de la cantidad y tipo de aplicaciones. La vibroterapia ha humanizado en alguna medida el trabajo del fisioterapeuta, pero es importante destacar que nunca sustituirá el valor de una mano entrenada, como herramienta terapéutica.

Durante la vibroterapia se producen solicitaciones muy rápidas en vaivén, por sucesión de presiones-depresiones. Se observa claramente una oscilación transversal, en todas las direcciones, que a partir del centro se propaga de forma centrífuga.[1]

Se pueden utilizar diferentes vibradores electrónicos, que permiten determinar parámetros de tratamiento como la frecuencia de la vibración, amplitud, profundidad, presión y el área de exposición. La conjugación de todos estos factores del ámbito físico inducen una respuesta biológica en el paciente, de manera que según el objetivo terapéutico propuesto, se modularán los parámetros expuestos.

En este sentido, se pueden encontrar los más disímiles tipos y formas de vibradores, como: para el cuerpo completo, para aplicaciones parciales, a veces tan pequeños que se sujetan con apenas dos dedos. En cada caso, se han diseñado con un objetivo terapéutico específico (**Fig. 15.1**).

Efectos biológicos de la vibroterapia

Para entender los efectos biológicos de la vibroterapia, es importante tener en cuenta que el mecanismo está muy relacionado con el valor de la frecuencia y la profundidad de la aplicación.

Relajación y tonificación neuromuscular

Cuando se aplica la vibración a un músculo, se produce una apertura circulatoria con arribo de oxígeno y materia prima para la contracción, a la vez que se drena la circulación venosa y linfática, se elimina todo el cúmulo de material tóxico, que comparece habitualmente ante espasmos musculares sostenidos y que funciona como irritante del propio músculo. Por este efecto circulatorio y físico de una frecuencia baja (por ejemplo, 4 Hz) sobre el miocito y la unidad motora, el resultado final es disminución del espasmo, relajación de la musculatura en cuestión, así como una disminución de la demanda de los músculos antagonistas. De esta manera se facilita la ejecución del movimiento, incluso en músculos espásticos.

Cuando a este mismo músculo se le aplica la vibración a nivel del tendón de inserción, la respuesta conseguida va a ser también una estimulación, pero en este caso del mecanismo de defensa o reflejo del músculo ante el estiramiento. Esto estimula, por consiguiente, el reflejo miotático en pacientes con lesiones de la primera neurona motora, que se traduce en un aumento del tono, finalmente se facilita la ejecución de los ejercicios.

A partir de estos dos mecanismos, y la adecuada dosificación de la aplicación, es posible utilizar la vibroterapia en el proceso de relajación muscular y luego en su tonificación. Esto tiene gran valor en el proceso de reeducación muscular y permite la estabilización de segmentos corporales comprometidos.

La vibración coadyuva a la estimulación de los mecanorreceptores musculares y cutáneos, en el marco de la reprogramación del movimiento. Representa un excelente instrumento pasivo de reeducación, debido a su actuación sobre los elementos activos de la articulación (músculos y sistema neuromuscular), de forma que se le reconocen efectos sensoriales perceptivos y motores.[2]

Independiente de sus acciones directas en el aparato neuromuscular, hay que prestar atención a la sensación subjetiva de relajación que produce la vibroterapia, en el paciente. En parte, por esto, generalmente, la segunda aplicación será bien aceptada y tolerada.[3]

Además del valor terapéutico, tiene valor diagnóstico y pronóstico en la respuesta del reflejo tónico vibratorio, ante la estimulación con vibración en desórdenes específicos motores.[4]

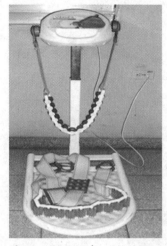

Figura 15.1. Diferentes equipos permiten la terapia por vibración, desde dispositivos personales, hasta equipos profesionales con capacidad y resistencia para el trabajo con gran cantidad de pacientes. En alguno de los casos, como el de la foto, su influencia en la movilización del tejido celular subcutáneo es tan significativa que participa activamente en la remodelación corporal y se utiliza en programas con objetivos estéticos. *Cortesía de la Dra. Argelia Calderín.*

Efecto analgésico en dolores del SOMA

La vibración tiene la capacidad de estimular, de manera significativa, los receptores táctiles. Se genera una descarga de estimulación de fibras sensitivas gruesas, que llegan a nivel del asta posterior de la médula espinal. A través del mecanismo de la "puerta de entrada", se produce la inhibición o el bloqueo de la percepción de los mensajes nociceptivos, que viajan desde la periferia por fibras finas.

De esta manera, se bloquea la percepción del dolor. Además, estos mecanismos estimulan la liberación de endorfinas por parte del Sistema Nervioso Central, las cuales están consideradas como potentes analgésicos endógenos.

Se conoce que la presión repetitiva sobre una zona dolorosa, a través de una superficie almohadillada, causa entumecimiento, parestesia y anestesia.[5] Se aplica con una frecuencia de 50 a 200 Hz y sobre un área del dolor, un tendón o músculo afectado, un músculo antagonista o en los puntos *trigger*.

Cuando se utiliza la vibración manual, los movimientos más groseros oscilan entre los 10 y 50 Hz y los más finos entre 100 y 200 Hz. Se obtiene un alivio del dolor, que puede llegar a durar 6 horas, tiempo que puede ser más prolongado si se aplica estimulación vibratoria y TENS (en inglés, *transcutaneous electrical nerve stimulation*), el resultado será un mayor efecto debido a la acción sumada de ambos tratamientos.

Aumenta la circulación periférica y de retorno

Una gran parte de la responsabilidad del retorno venoso y de la circulación linfática la posee la poderosa "bomba muscular"; el lecho vascular muscular es grande y cuando los músculos de la postura y la marcha funcionan adecuadamente, facilitan la actividad del aparato cardiovascular. Con cada ciclo de contracción y relajación, durante la marcha y la estancia de pie, los grupos musculares antigravitatorios de los miembros inferiores bombean la sangre y la linfa, desde la periferia hacia los grandes vasos de retorno al corazón.

La vibración tiene un efecto estimulante de la circulación, pero se circunscribe fundamentalmente al área de tratamiento, no solo por el efecto directo en el músculo, sino por el efecto de drenaje mecánico de los líquidos intersticiales y de los vasos sanguíneos de la piel. De manera que los efectos circulatorios más notables se obtendrán con aplicaciones regionales o generales.

Efecto trófico para la piel

Aunque existe toda una revolución comercial que propone tratamientos que remodelan el cuerpo, eliminan la grasa y la celulitis, lo cierto es que no hay evidencias científicas que sustenten estas afirmaciones. Sin embargo, existen los fundamentos para insertar la vibroterapia dentro de un esquema integral de tratamiento de estas entidades, así como dentro de un marco de carácter estético.

Ya se expuso su capacidad para activar la circulación, para estimular la evacuación de líquido intersticial, y el drenaje linfático. Generalmente sus efectos mecánicos de oscilación llegan hasta los tejidos subcutáneos, movilizan elementos grasos, estimulan el tono y la elasticidad, así como los niveles de hidratación de la piel y de los tejidos subyacentes.

Indicaciones y contraindicaciones para la aplicación de vibroterapia

Indicaciones

Un factor común de la vida moderna lo constituye el estrés. Inexorablemente, la tensión psicológica sostenida tiene una expresión física que no se manifiesta igual en todas las personas.

En la práctica profesional, es muy difícil encontrar un paciente o una persona que no tenga, al menos un área de contractura o espasmo muscular, aunque sea postural y localizado. De este modo, la indicación de la vibroterapia sobrepasa con creces el límite de la enfermedad, el límite de lo terapéutico y el límite del servicio de fisioterapia, por lo que cobra un gran valor, como elemento preventivo o promotor de salud.

La necesidad de una pequeña sesión de vibroterapia al final del día de trabajo es directamente proporcional a la intensidad del día laboral, a unas horas de trabajo intelectual, a una estancia prolongada de pie, o a una extensa sesión frente al computador.

Existen indicaciones para las que la vibroterapia tiene una influencia directa, entre ellas se encuentran:

- Relaja las tensiones en los hombros y en los músculos dorsales (**Fig. 15.2**).
- Alivia dolores cervicales y lumbosacros.
- Mejora la circulación de retorno, disminuye el volumen de las piernas y la sensación de pesadez en estas.
- Incluida en el calentamiento predeportivo y en la recuperación de atletas después de competencias.
- Efecto sobre la espasticidad. Se ha planteado[6] que la aplicación de vibroterapia mecánica, sobre la unión miotendinosa del músculo antagonista al músculo espástico, en pacientes con enfermedad motriz cerebral, es eficaz en el tratamiento de inhibición de la espasticidad; sobre todo se muestra eficaz cuando la vibración se aplica perpendicularmente a las fibras miotendinosas, con una frecuencia de 80 Hz de vibración y duración de 8 min. Con estos resultados, que coinciden con otros autores, se reafirma la importancia de trabajar en el músculo antagonista, ya que se obtiene mejor resultado que cuando se trata el agonista. [7-10]
- Relajación muscular en los casos de tortícolis congénita. Para ello, se describen maniobras de vibración aplicadas con los dedos del fisioterapeuta. Con el niño en posición de acortamiento del externocleidomastoideo afectado, se realizan vibraciones de unos 15 a 20 segundos, con el pulpejo del índice o pulgar del terapeuta. Con esto se consigue un descenso del tono por inhibición de los husos neuromusculares. Estas maniobras se repiten en ciclos de 2 o 3 veces.[13]

Según estudios realizados por Rood (citado por Remi-Neris[11]), los husos neuromusculares pueden ser estimulados por una vibración mecánica, aplicada sobre la

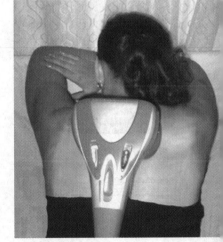

Figura 15.2. Vibroterapia sobre los hombros. En este caso, el equipo está diseñado con dos cabezales, que quedan sobre los músculos paravertebrales. Es imprescindible que el paciente repose la cabeza sobre sus brazos y, a su vez, estos sobre un apoyo para liberar de contracción voluntaria a la musculatura extensora del tronco y proveer la máxima relajación durante la sesión.

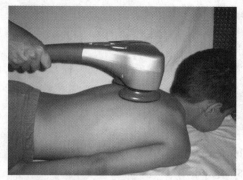

Figura 15.3. Relajación de la musculatura torácica y facilitación de la liberación de secreciones respiratorias. El mango ergonómico y su peso desplazado hacia el cabezal, facilita la aplicación. El tratamiento se combina con otras técnicas de la fisioterapia respiratoria.

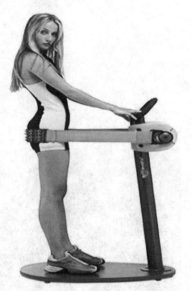

Figura 15.4. Vibroterapia para la relajación muscular específica de la cintura pélvica. Puede tener además un efecto trófico a nivel de la piel y el tejido celular subcutáneo muy útil en el tratamiento de la celulitis.

unión miotendinosa con el músculo en estiramiento. Esto produciría una inhibición de los músculos antagonistas debido a que, una vez estimuladas las fibras tipo I-a a través de la vibración, contactan de modo monosináptico con las motoneuronas alfa; estas se descargan y causan contracción muscular. Estas fibras I-a hacen contacto monosináptico excitatorio con interneuronas inhibitorias que, a su vez, inhiben las motoneuronas alfa de los músculos antagonistas.[12]

Entre las indicaciones en las que la vibroterapia tiene una influencia indirecta, se hallan:

- Facilita la liberación de secreciones respiratorias (**Fig. 15.3**). Esta técnica no está aceptada por todos los autores. Es importante tener en cuenta los parámetros de la aplicación y su relación con el estadio evolutivo del paciente. La vibroterapia con equipos electromecánicos no sustituye el valor de las manos del fisioterapeuta.
- Proporcionar una sensación de bienestar general mediada por la liberación de neuromo-duladores como la endorfina.
- Ayudar en un programa integral para disminuir la celulitis (**Fig. 15.4**).
- Ayudar a combatir el insomnio.
- Ayudar en un plan de adelgazamiento.
- Liberar tensión emocional por estrés.

Contraindicaciones para la aplicación de la vibroterapia

Aunque la vibroterapia se usa, tanto en el campo profesional como en el particular, es necesario conocer que tiene algunas contraindicaciones. Cualquier persona que se encuentre en una de estas circunstancias, debe consultar con el médico antes de utilizar un aparato de vibración.

- Embarazo.
- Cálculos renales.
- Las mujeres con menstruación muy abundante durante los días que dure el período.
- Tuberculosis.
- Trombosis y hemorragias.
- Lesiones agudas de la piel.
- Tumores malignos.

Metodología de tratamiento y técnicas de aplicación en vibroterapia

Hace más de 50 años que existen en el mundo distintos aparatos de vibración para relajar la musculatura y quitar tensiones.

Se conocen más de 10 modelos de aparatos de vibración para los pies, unos 40 modelos de vibradores manuales y más de 30 modelos de sillones de vibración. Han llegado a adquirir un amplio grado de especificidad, además de que se pueden encontrar de diseños profesionales, para trabajar en instituciones de salud, pero la mayor parte se distribuyen para uso personal en el hogar, como aparatos de masaje.

Así como hay diversidad de aparatos, también se hacen un número importante de propuestas terapéuticas, con diversos tipos de masajes. En este sentido, hay que tener en cuenta los parámetros terapéuticos que ofrece cada tipo, ya sea su intensidad, la profundidad de la aplicación, la metodología o recorrido, o la movilización del cabezal durante la aplicación, el tipo de cabezal, así como la frecuencia de la vibración. Generalmente son equipos de fácil operacionalidad (**Fig. 15.5**).

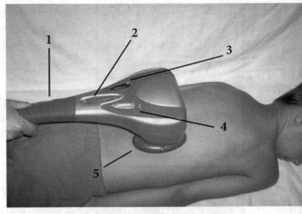

Figura 15.5. En un vibrador para fisioterapia convencional se pueden identificar los elementos siguientes: (1) Mango de sujeción. (2) Selector de frecuencia. (3) Selector de calor infrarrojo. (4) Interruptor de encendido. (5) Cabezal de tratamiento.

La gran cantidad de equipos disponibles en el mercado poseen diferentes tipos de cabezales. Es posible que haya un equipo que en un mismo cabezal tenga varias posibilidades de aplicación, dos o tres superficies de estimulación; pero más frecuentemente se encuentran equipos con diferentes cabezales intercambiables, en dependencia de los diferentes objetivos terapéuticos (**Fig. 15.6**).

En la **figura 15.6a**, la presencia de nódulos agrupados en la superficie del cabezal proporcionan una estimulación sensitiva intensa de los receptores táctiles, a la vez que la sensación para el paciente tiene un carácter menos agresivo y más superficial; por lo que es muy útil para situaciones asociadas con dolor. Además, aparece un área de estimulación prominente, que es más útil para tener una influencia más profunda a nivel de los músculos contracturados; la placa metálica en la región anterior del cabezal corresponde a un emisor de calor infrarrojo, que se puede combinar o no con la aplicación.

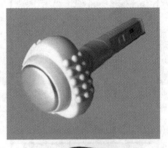

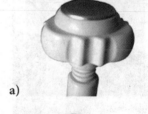

En la **figura 15.6b** se observa un grupo de cabezales intercambiables que vienen por pares, para los diferentes objetivos terapéuticos, que incluye también un emisor de calor infrarrojo.

Las variantes pueden ser muy numerosas, algunos equipos están diseñados para transmitir la vibración hacia la mano del fisioterapeuta, de esta manera no se pierde el valor de la mano como "órgano sensorial", y detecta lo que ocurre a nivel de la superficie de la piel y se adapta mucho más al contorno de la superficie a tratar (**Fig. 15.7**).

a)

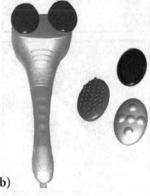

b)

Figura 15.6. a) Cabezal preparado para diferentes aplicaciones. b) Equipo que trabaja con dos cabezales a la vez.

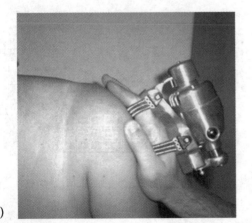

a)   b)

Figura 15.7. a) La vibración se transmite a la mano del fisioterapeuta y de esta al cuerpo del paciente. El motor resulta un poco pesado para su manipulación y tiene la desventaja de trabajar con una frecuencia fija. b) La vibración se transmite hacia la planta de los pies, dando una sensación de descanso general y relajación que se irradia a través de las zonas reflejas del pie.

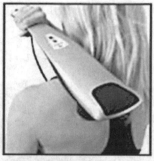

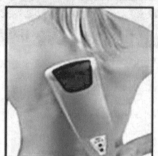

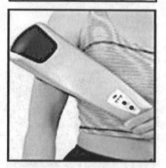

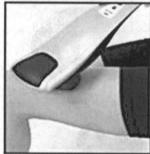

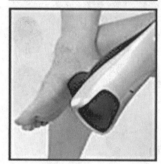

Por otra parte, se han diseñado equipos especiales para el masaje de determinadas áreas corporales, como son los pies. A los pies se les dedica una especial importancia por constituir microsistemas y ser centros reflexológicos donde se representa todo el cuerpo (**Fig. 15.7b**).

La tendencia cada vez mayor es la de fabricar equipos portátiles, de fácil operación y que el paciente pueda tener en su hogar para cuando lo necesite. De esta manera, se dejan de realizar las aplicaciones en los centros profesionales.

En este sentido, se diseñan equipos que tengan una fácil manipulación, incluso para una autoaplicación, se entregan esquemas dibujos y programas para que el paciente de manera autónoma, se realice la aplicación (**Fig. 15.8**).

Lo más sofisticado en este campo de la vibroterapia, que mezcla los principios de la fisioterapia, con los de la estética corporal, del *fitness*, etc., son los sillones de masaje. Estos son equipos voluminosos, preparados para hacer un masaje vibrador en toda, o la mayor parte, de la superficie corporal. En solo 15 min logran significativos estados de relajación general psicofísica (**Fig. 15.9**).

Estos sillones realizan un masaje vibrador en toda la columna vertebral y los miembros inferiores, incluyen la planta de los pies. Por mediación del mando por control remoto, se programa el masaje que se desea, bien sea en la nuca, la espalda, las piernas, y si se prefiere, impulsos para regenerar y revitalizar el sistema circulatorio, después de unos minutos de masaje. Por ejemplo:

1. Masaje de golpeteo y frotamiento continuo.
2. Masaje de amasamiento local.
3. Masaje repetitivo de golpeteo y fricción.
4. Masaje intermitente.
5. Masaje continuo de vibración efecto oscilación.

Características exclusivas que permiten disfrutar un masaje personalizado en la espalda en cualquier momento que lo desee el consumidor. Proporciona cuatro tipos

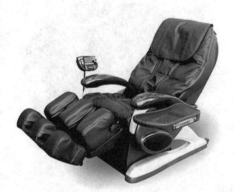

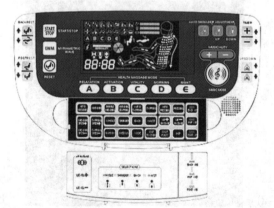

Figura 15.8. La tendencia moderna es la de diseñar equipos con los que el paciente pueda autoaplicarse el tratamiento, en las distintas regiones del cuerpo.

Figura 15.9. Los sillones para masaje basan su efecto en un sistema de rodillos que se trasladan por las áreas corporales y además en diferentes módulos de vibración acoplados en las diferentes áreas corporales. Abajo, detalle del mando de controles, que posee un número importante de posibilidades o de opciones para satisfacer los gustos más exigentes.

de masajes artificiales, emulando: *shiatsu,* amasado, batido y amasamiento-batimiento sincronizado, ajustable y automático, con escaneo de todo el cuerpo a lo largo y entre hombros, para proporcionar un masaje "a medida" de cada cuerpo.

Sin embargo, es importante tener en cuenta que los sillones de masaje no están diseñados para la atención de pacientes afectados por grandes síndromes invalidantes, sino que han sido diseñados fundamentalmente, para la actividad de promoción de salud, de prevención, así como el tratamiento y la atención de factores de riesgo. En este sentido, nunca sustituirán el valor de las manos entrenadas de un fisioterapeuta. Hay que manejar estos equipos con cuidado y programar muy bien los parámetros en pacientes que estén muy depauperados, muy seniles, o convalecientes de enfermedades agudas.

Valor de parámetros de tratamiento para realizar una aplicación

Lo primero que se debe precisar es el objetivo del tratamiento, y a partir de aquí se desarrolla todo un proceso de selección de los parámetros correctos para alcanzar ese objetivo.

De acuerdo con los diferentes objetivos, se seleccionan cabezales o aplicadores para vibroterapia:

- *Relajación muscular.* Cabezal de proyecciones romas; comenzar un recorrido por la zona del vientre muscular de manera superficial y luego presionar delicada y progresivamente el área sobre los planos musculares profundos o sobre las superficies óseas, hasta que se involucre una parte significativa de la masa muscular de que se trate. La dirección del movimiento debe ser en el mismo sentido de las fibras musculares, para facilitar su drenaje, pero puede ser en sentido perpendicular a las fibras y constituye un estímulo contrairritativo que favorece la relajación de la fibra muscular. Lo ideal es realizar un barrido de frecuencias que comience en las altas y termine en las bajas.
- *Estimulación propioceptiva.* Con un cabezal de proyecciones romas, se establece una estimulación suave y sostenida a nivel del tendón; aumenta el tono, ayuda a la reeducación del músculo en cuestión y también en la relajación del músculo antagonista.
- *Activar o estimular la circulación.* Se consigue mejor con cabezales de proyecciones agudas, firmes, ubicadas generalmente en grupos. El recorrido se realiza en el área de interés, de manera superficial, sin comprometer mucho al músculo subyacente.
- *Efecto analgésico.* Se consigue mejor con cabezales de proyecciones agudas, ubicadas en conjunto o con cabezales semiplanos, que no comprometan los planos musculares. En las áreas periféricas a la lesión es donde se tiene una conservación mayor de la fisiología de los receptores de tacto, de manera que su estimulación va a trabajar por el mecanismo de la "puerta de entrada" (ver *Electroterapia*). Se realiza un deslizamiento gentil y lento, desde las áreas periféricas al sitio de máximo dolor y se invade progresivamente la zona. Es posible que en las primeras sesiones no se llegue al sitio más sensible. Es importante conocer la causa del dolor, pues en dolores de tipo químico e irritativo reflejo, los resultados estarán asociados al tratamiento de la causa específica.

En la práctica diaria lo que se hace es combinar los cabezales, con una secuencia lógica, según la prioridad de los objetivos, en aras de una mayor resolutividad.

Selección de la frecuencia de aplicación. Para una prescripción científica de la vibroterapia es importante tener en cuenta la frecuencia de la aplicación:

- La utilización de frecuencias muy bajas (por debajo de 10 Hz) dará lugar a un aumento de la circulación sanguínea; esta activación circulatoria se producirá fundamentalmente en la piel y el tejido celular subcutáneo. Se crea un efecto descontracturante y miorrelajante. Se obtiene un estímulo al metabolismo del tejido colágeno, muy útil en el recambio de fibra colágena en zonas de fibrosis cicatriciales, y se produce un aumento de la secreción de endorfinas.

- Frecuencias entre 10 y 80 Hz actúan con mayor énfasis en los diferentes planos musculares, activan la bomba circulatoria muscular, relajan y a la vez tonifican; preparan al músculo para las actividades de reeducación muscular o para el entrenamiento físico. Estas frecuencias producen además, un efecto analgésico en casos de dolor por contracturas musculares o espasmos musculares, en los cuales la activación de la circulación promueve la entrada de oxígeno y nutrientes, así como favorece la salida de metabolitos de desecho del trabajo muscular, como el ácido láctico.

- Frecuencias altas, por encima de 80 Hz, traen consigo la estimulación casi selectiva de fibras nerviosas periféricas, a través del estímulo de mecanorrecepetores y propiorreceptores. La información viaja a través de la vía sensitiva del tacto y provoca un significativo efecto analgésico, mediado por el mecanismo de la "puerta de entrada" (se describirá más adelante en los temas de electroanalgesia).

Precauciones y efectos adversos de la vibroterapia

Cuando se realiza un tratamiento con vibroterapia se debe prestar atención a factores que lo puedan hacer molesto o peligroso. Estos son:

- Los equipos que tienen como fuente la corriente eléctrica deben cumplir las normas de seguridad contra las descargas eléctricas, así como las normas de seguridad para su aplicación.

- Antes de comenzar la aplicación se deben asegurar las condiciones adecuadas y el funcionamiento normal del equipo, así como de la calidad de los cabezales, no sea que estén deteriorados por el sobreuso.

- Para una aplicación de vibroterapia debe realizarse un proceso de desinfección de los cabezales de tratamiento entre un paciente y otro, para evitar la contaminación y el paso de gérmenes patógenos. La desinfección puede realizarse por diferentes métodos que generalmente son recomendados por el fabricante, en dependencia de los materiales de fabricación de los cabezales.

- En caso de aplicar o combinar calor infrarrojo, es importante vigilar el grado de calentamiento y transmisión de calor, para evitar quemaduras o sensaciones de calor excesivo al paciente.

- En la aplicación en zonas de piel donde existe pelo, estos pueden enredarse en los cabezales durante la sesión y provocar molestias, incluso sin llegar a enredarse, es posible que sean "tironeados" y con estos los folículos pilosos, lo que causa irritación y llega a veces a procesos de foliculitis, con signos de infección.

- Durante la aplicación de vibración sobre relieves óseos puede ocurrir un aumento de temperatura, que la escasa circulación no llega a disipar y puede producir dolor periostio. Además, también puede aparecer irritación al pasar por zonas de osteosíntesis, como implantes metálicos en el hueso, por ejemplo, láminas, clavos y tornillos.

- En un área de tratamiento, donde coincida la presencia de un proceso infeccioso localizado como un absceso, etc., el tratamiento vibrador puede abrir la circulación, provocar fibrinólisis de los tabiques de la lesión y de esta manera puede diseminarse una infección que hasta ahora era localizada.

- En pacientes que tienen una alteración de la estructura de la piel, una lesión dermatológica, cicatriz, quemadura, etc., la aplicación debe evaluarse con parámetros de menor agresividad para evitar irritación de las áreas afectadas.

- Se debe tener en cuenta la causa por la cual se realiza el tratamiento. En muchas ocasiones las contracturas y retracciones musculares son respuestas defensivas del organismo ante injurias sostenidas en el tiempo; por ejemplo, una irritación radicular a nivel intervertebral provoca una contractura segmentaria, que si es de suficiente magnitud se evidencia clínicamente como endurecimiento local y dolor de origen muscular. El dolor va a limitar la vida del paciente, pero no es la causa de sus problemas "mayores", sino la consecuencia de su mecanismo de protección.

  Cuando en este caso, se realiza un método de relajación como la vibroterapia desaparece la contractura, pero no se ha eliminado la causa que la produce, de manera que el paciente puede quedar más vulnerable a lesión, queda en un estado de "inestabilidad relativa".

  Esto explica que en ocasiones un paciente al que se le ha aplicado un excelente masaje, queda muy satisfecho, se incorpora y se va, pero al cabo de unos minutos vuelve a tener la misma molestia o mayor.

  Por todo esto, cuando se realiza una aplicación es importante hacer una adecuada valoración de los factores que llevaron al cuadro actual; luego, cuando se hace la aplicación, no se espera lograr el 100% del resultado esperado en la primera sesión. De manera que no se retirará el total de la contractura, no se hará una intervención a fondo la primera vez, para observar la reacción posterior del paciente; ya en la segunda aplicación se tiene una idea objetiva de la respuesta y es posible emplearse a fondo.

Preguntas de Comprobación

1. ¿Cuál es la definición de vibroterapia, cuál es su ubicación dentro de la medicina física?

2. Describa los efectos biológicos de la vibroterapia.

3. Fundamente las indicaciones de la vibroterapia.

4. ¿Cómo se logra un efecto relajante o tonificante con la vibración?

5. ¿Por qué se habla de acción directa y acción indirecta de la vibración?

6. Mencione las contraindicaciones de la vibroterapia.

7. Explique la metodología de tratamiento con vibroterapia.

8. ¿Cuáles son las precauciones y los efectos adversos de la vibroterapia?

9. Enumere los parámetros más importantes que se deben tener en cuenta, en el momento de hacer la prescripción.

10. Explique el valor de los parámetros de tratamiento a la hora de hacer la prescripción.

Referencias bibliográficas

1. Dufour M. (1996). Massages. Encycl Méd Chir (Elsevier, Paris-France), Kinésithérapie Rééducation Fonctionnelle, 26-100-A-10; p. 32.

2. Chantraine A., Gobelet D., Ziltener J. L. (1998). Electrologie et applications. Encycl Méd Chir (Elsevier, Paris-France), Kinésithérapie. Médicine physique. Réadaptation. 26-154-A-10; p. 22.

3. Rodríguez Pérez V., López Rodríguez A. F., Moreno Pascual C., Abecia Inchaurregui C., Seco Calvo J. (2006). Efectos de la Vibroterapia sobre la actividad eléctrica del músculo fatigado. Fisioterapia. 28(06): 315-325.

4. Bishop B. (1975). Vibratory stimulation. Vibratory stimulation as an evaluation tool. Phys Ther. 55(1) (Part II): 28-34.

5. Arranz Álvarez A. B., Tricás Moreno J. M., Lucha López M. O., Jiménez Lasanta A. I., Domínguez Oliván P., García Rivas B. (1999). Tratamiento del dolor. Rev Iberoam de Fisiot y Kinesiología. 2(3): 167-180.

6. García E., Padilla I., y Franco M. A. (2001). Vibroterapia en la inhibición de la espasticidad asociada a la enfermedad motriz cerebral. Rev Iberoam de Fisiot y Kinesiología. 4(2): 66-74.

7. Martín B. J., Roll J. P., Hugon M. (1999). Modulation of cutaneous flexor responses induced in man by vibration-elicited propioceptive or exteroceotive inputs. Aviat Space Environ Med. 61(10): 921-928.

8. Iwatsuki H. (1989). Effect of vibratory stimulation on silent period in the standing position: a comparison between elderly and young groups. J of Physical Therapy Scienc; 1(1): 13-19.

9. Takakura N., Iijima S., *et al*. (1996). Vibration-induced finger flexion reflex and inhibitory effect of acupunture on this reflex in cervical spinal cord injury patients. Neuroscires. 26(4): 391-394.

10. García Diez E. (2004). Fisioterapia de la espasticidad: técnicas y métodos. Fisioterapia. 26(01): 25-35.

11. Rémy-Néris O., Denys P., *et al*. (1997). Espasticidad. En: KinésithérapieMédecine Physique-Réadaptation. (Elsevier, Paris-France), p. 8.

12. Romero Puertas M. F. (1999). Efectuación motora. Integración motora a nivel espinal. Reflejos musculares. Sistema nervioso autónomo. En: Avances en fisioterapia (tomo II). Zaragoza: FEUZ, p. 63-90.

13. García Gallego S., Hurtado González M. C., Díaz Pulido B., Apolo Arenas M. D. (2003). Tortícolis congénita: incidencia y actuación fisioterápica en neonatos con contractura en el esternocleidomastoideo. Fisioterapia. 25 (01): 6-14.

Objetivos

1. Determinar las bases físicas involucradas en la producción del ultrasonido.
2. Analizar la transmisión de la energía acústica en los tejidos biológicos.
3. Comparar los efectos térmicos y no térmicos del ultrasonido.
4. Evaluar las técnicas específicas de aplicación del ultrasonido terapéutico y cómo pueden ser modificadas dinámicamente en busca de mayor efectividad.
5. Explicar la técnica y las aplicaciones clínicas de la sonoforesis.
6. Identificar las contraindicaciones y precauciones que deben tenerse en cuenta al aplicar el ultrasonido terapéutico.

El ultrasonido terapéutico es casi como la "insignia" del departamento de rehabilitación, en cuanto a los agentes físicos. Puede ser, en parte, porque los equipos de ultrasonido han demostrado ser muy resistentes a lo largo de la historia. Constituye una gran herramienta y un extraordinario aliado del buen fisioterapeuta. En la práctica, con frecuencia su efectividad no es la máxima porque no se tiene en cuenta sus características particulares y alcance terapéutico.

Definición

Se denomina ultrasonido a una vibración mecánica, de frecuencia excesivamente grande que no pueda ser percibida por el oído humano, si bien puede excitar el de ciertos animales. Son oscilaciones y ondas mecánicas, cuyas frecuencias superan los 20 kHz.

El ultrasonido es utilizado por diferentes animales que poseen estructuras emisoras y receptoras de ultrasonido de forma natural. Un ejemplo de estos es el murciélago, para el cual estos sistemas naturales de emisión y recepción de ultrasonido son vitales, sirven como órganos de orientación espacial y localizador de alimentos, que compensa su déficit de visión.[1]

En la práctica de la fisioterapia, las frecuencias más utilizadas están entre 0.7 y 3 MHz; pero se pueden encontrar equipos diseñados especialmente para la terapia con objetivos estéticos y que utilizan frecuencias superiores.

Fundamentos biofísicos del ultrasonido terapéutico

Desde el punto de vista físico, cualquier objeto que vibra constituye una fuente de sonido. En medicina se puede apreciar, cuando se utiliza un diapasón en el examen físico de un paciente. A diferencia de las técnicas derivadas de la corriente eléctrica, el ultrasonido no es de naturaleza electromagnética. Las ondas de sonido representan la compresión y retracción del medio en vibración.

Las ondas electromagnéticas pueden transmitirse en el vacío, pero el sonido precisa siempre un medio para su emisión. Como forma de onda, el sonido sigue las reglas de la física que se refieren a la reflexión, absorción, refracción y dispersión.[2]

La emisión del ultrasonido se basa en el llamado efecto piezoeléctrico inverso. Descubierto por los hermanos *Curié* (1880), el efecto piezoeléctrico consiste en la propiedad que tienen algunos cristales (dieléctricos cristalinos) de cargarse eléctricamente, cuando son sometidos a compresiones o a tracciones mecánicas perpendiculares a su eje principal de simetría. Dentro de estos cristales se encuentran el cuarzo, el titanato de plomo-circonato (PZT), titanato de bario, entre otros.

Cuando por el contrario, se somete a una descarga eléctrica a un dieléctrico cristalino de estos, entonces la estructura cristalina se contrae y se dilata en dependencia de la frecuencia de la corriente; esta vibración que se produce, genera una onda sonora que se transmite en el espacio, este fenómeno se denomina efecto piezoeléctrico inverso.

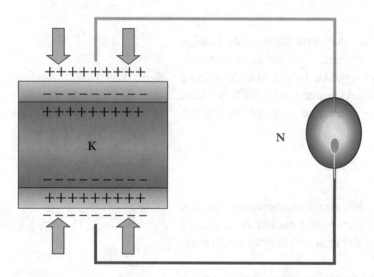

Efecto piezoeléctrico inverso es la base física que garantiza la producción del ultrasonido que se utiliza en la práctica diaria[3] (**Fig. 16.1**). La producción del efecto piezoeléctrico inverso se puede apreciar en determinados tejidos del cuerpo humano, sobre todo se ha encontrado en el comportamiento del tejido conectivo y el tejido óseo. El paso de diminutas corrientes eléctricas estimula la fisiología de estos tejidos, provoca pequeñas contracciones y dilataciones de la fibra colágena, estimula la ubicación de las fibras jóvenes y contribuye con su "empaquetamiento" para darle densidad y consistencia, ya sea al ligamento, a la estructura del tendón o a la matriz ósea.

Figura 16.1. Cuando se conectan ambas caras de un dieléctrico cristalino (K), a una fuente de luz y se somete el cristal a presiones intermitentes, se genera una diferencia de potencial que es capaz de iluminar el bombillo de neón (N). Esto se denomina *efecto piezoeléctrico*; si por el contrario, se le aplica corriente al cristal, se producen en él deformaciones mecánicas que envían ondas mecánicas al espacio. Esto se denomina *efecto piezoeléctrico inverso*.

Para generar el ultrasonido terapéutico se utilizan los llamados transductores electroacústicos (**Fig. 16.2**). Se trata de un generador de alta frecuencia y un cabezal que contiene el cristal o dieléctrico cristalino. Debe haber una estrecha relación entre el generador y el cabezal de tratamiento, en la mayor parte de los casos debe realizarse una calibración de este último, si se quiere utilizar en otro equipo.

Aunque la radiación del ultrasonido se produce por la cara de radiación, también se emite radiación ultrasónica en sentido posterior hacia el cabezal, pero la presencia de aire dentro del cabezal limita significativamente esta emisión. Cierto valor de vibración se transmite también hacia las paredes laterales de este y lo que está planteado es que esta radiación lateral parásita sea menor que 100 mW/cm². En los nuevos equipos se reduce a menos de 10 mW/cm².

En la **figura 16.2** se observa que en la parte anterior del cabezal está señalada el área de radiación efectiva (ERA), un área plana, redonda, algo más pequeña que el área geométrica de la cabeza de tratamiento.

Es importante determinar el ERA para definir la intensidad efectiva en una aplicación terapéutica. En la práctica diaria se ha podido contar con cabezales de diferentes ERA, generalmente de 5.0 cm^2, que se llaman comúnmente de cabezal grande y de 0.5 a 0.8 cm^2 que se denominan de cabezal chico.

Características del haz ultrasónico

Los emisores de ultrasonidos fabricados por el hombre se utilizan mucho en la industria, particularmente en el diagnóstico y comprobación de soldaduras entre metales y en la limpieza de piezas metálicas. Otras aplicaciones cada vez más importantes se presentan en el área médica, donde se utiliza, en primer lugar, como método diagnóstico en apoyo del trabajo de muchas especialidades médicas. En la medida que se mejora la resolución de la imagen, se logra no solo hacer diagnósticos, como la evaluación ósea,[4-9] sino apoyar intervenciones de mínimo acceso. La otra aplicación médica bien difundida se refiere a los métodos de influjo en los cuales se aprovechan los efectos fisiológicos de la onda ultrasonora.

El haz ultrasónico tiene como característica, a la salida del cabezal emisor, una forma cónica ligeramente convergente, hasta una distancia luego de la cual se convierte entonces en un haz cónico ligeramente divergente.

A esta primera región convergente se le ha denominado campo cercano o zona de Fresnel. En esta zona se producen fenómenos de interferencia derivados de la reflexión, sobre todo en los límites de transición de un tipo de tejido a otro (diferente impedancia acústica específica para cada tejido). Por este motivo, puede elevarse la intensidad en estas áreas de interferencia; en esta zona de campo cercano se constatan los mayores efectos biológicos de los ultrasonidos. Para un cabezal de 5 cm^2 de ERA, el campo cercano es de 10 cm, y para un cabezal de 0.8 cm^2 de ERA la dimensión del campo cercano es de 2 cm.

Le sigue la otra región del haz, que se le ha denominado campo distante o zona de Fraunhofer, donde se presenta un haz mucho más uniforme con ausencia de interferencia y donde disminuye significativamente la intensidad.

El haz que se produce con el ultrasonido no es homogéneo, por lo que aparece un fenómeno de interferencia dentro del propio haz, que puede producir picos de intensidad 10 veces superiores a los calculados previamente (en ocasiones 30 veces más alto). Este comportamiento no homogéneo del haz se expresa por el coeficiente de no uniformidad del haz (*beam non uniformity ratio*: BNR). El valor del BNR en los equipos modernos es menor que 6, quiere decir que no se esperan incrementos de intensidad mayores que 6 veces el calculado previamente.

La manera de evitar estos ascensos de intensidad por interferencia es mantener en constante movimiento el cabezal. De esta forma se distribuye adecuadamente la energía ultrasónica. Moverlo significa una combinación de rotación sobre su eje, acompañada de una traslación lenta y a corta distancia por el área correspondiente a la lesión.

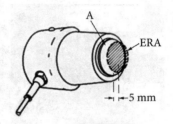

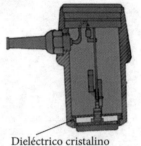

Dieléctrico cristalino

Figura 16.2. Esquema de un transductor de ultrasonido. Dentro del cabezal se encuentra ubicado el material dieléctrico que emite la vibración mecánica o ultrasonido hacia la placa anterior donde de define el ERA.

Cuando un transductor ultrasónico se coloca sobre la piel, la energía se transmite entre los distintos medios que atraviesa. Dado que el aire es muy mal conductor del sonido, se debe utilizar gel de contacto entre el transductor y la piel, de lo contrario la dispersión es tan grande que prácticamente se pierde el haz antes de llegar a la piel. Por esto cobra una especial importancia la presencia de gel ultrasónico u otro medio de acople para llevar a cabo este tipo de aplicación.

Interacción del ultrasonido con los tejidos biológicos

No hay suficiente evidencia biofísica para explicar todos los efectos descritos en los ultrasonidos terapéuticos, ya que no siempre se logran demostrar los cambios en el tejido vivo y en las condiciones biológicas de determinadas enfermedades. En gran medida, los efectos biofísicos del ultrasonido terapéutico se han examinado bien, a través de estudios *in vitro*.[10,11]

No siempre se tiene la explicación exacta del mecanismo por el cual, se logran los efectos terapéuticos. Es el resultado de trabajar con una herramienta eminentemente energética, sobre un medio tan complejo desde el punto de vista biofísico y bioquímico como el cuerpo humano.

No obstante, existe una amplia literatura que logra acumular datos sobre los fenómenos que fundamentan la aplicación médica del ultrasonido.

En la interacción con el tejido se obtienen valores en diferentes magnitudes físicas, como son:

- La longitud de onda del haz es variable y depende de la relación entre la frecuencia de emisión del equipo y la velocidad de propagación en el medio o en el tejido.
- La velocidad de propagación tiene relación directa con la densidad de masa del tejido. A mayor densidad de masa, mayor velocidad de propagación.
- La relación entre la densidad de masa del tejido y la velocidad de propagación determina la impedancia acústica específica de cada tejido. A su vez, la relación entre la densidad de masa y la impedancia específica, determinan la resistencia del tejido a las ondas ultrasónicas. Dentro del organismo humano, la mayor impedancia corresponde al tejido óseo (6.3×10^6 Z_s), mientras la impedancia más baja corresponde al tejido graso (1.4×10^6 Z_s) y la sangre o la piel (ambos con 1.6×10^6 Z_s).
- La reflexión del haz se produce en los límites entre tejidos, pero será mucho mayor si la diferencia de impedancia específica es mayor. En la práctica clínica, la mayor reflexión se produce cuando se está en el límite entre tejido blando y hueso. Hay que tener en cuenta que a este nivel, la reflexión es de alrededor de 30%, si se mantiene el cabezal de manera perpendicular, a la superficie ósea. Si el cabezal no queda perpendicular entonces el índice de reflexión es superior al 30%.
- El objetivo de la aplicación del ultrasonido es que se produzca la absorción de la radiación por el tejido. Solo de esta manera es que se pueden producir los efectos biológicos. La energía que se refleja o que se refracta no es útil para producir efectos biológicos. La absorción del ultrasonido por los tejidos biológicos varía. Cuando

se analizan los coeficientes de absorción, se encuentra que el más alto corresponde al tejido óseo (3.22 para 1 MHz) y el cartílago (1,16 para 1 MHz). El tejido óseo no absorbe la energía a 3 MHz, sin embargo esta frecuencia en el cartílago eleva el coeficiente de absorción a 3.48, y en el tejido tendinoso se eleva a 3.38.

Una interrogante que siempre está presente es la capacidad de penetración del ultrasonido terapéutico. En este sentido, la penetración va a depender de factores como:

- Potencia.
- Naturaleza del tejido.
- Frecuencia del haz.
- Dirección del haz.

Cuando el haz viaja paralelo a la fibra muscular, se puede alcanzar hasta 3 cm de profundidad, mientras que cuando es perpendicular a la fibra muscular solo alcanza 0.9 cm de profundidad. Las ondas ultrasónicas penetran en los tejidos de una forma inversamente proporcional a la frecuencia, la profundidad menor se alcanza cuanto mayor es la frecuencia. La absorción, refracción, reflexión y dispersión de la onda sónica se deben tener siempre en cuenta.[12,13]

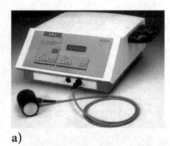

a)

La atenuación del ultrasonido en el tejido muscular, depende de varios factores. Si el haz ultrasónico es paralelo o no a las interfases miofasciales, se produce una reflexión pequeña entre los tejidos blandos, pero muy grande sobre la superficie del hueso. Los implantes quirúrgicos de metal constituyen una interfase artificial, con una impedancia acústica diferente a la de los tejidos biológicos; por tanto inducen una elevada reflexión con aumento de la energía por la producción de un patrón de ondas estacionarias y de concentración (interferencia). Esto no contraindica su aplicación, sino que es un factor a tener en cuenta a la hora de prescribir la dosis terapéutica.[14]

Resulta difícil el tratamiento de tejidos profundos en un área de tamaño limitado con un haz de diámetro pequeño. En caso de contar con aplicador de gran diámetro puede ser difícil mantener el contacto con el cuerpo (**Fig. 16. 3**).

Las reacciones biológicas que se producen dentro de un haz ultrasónico de intensidades terapéuticas del orden de 1 a 4 W/cm^2 están en relación directa con el movimiento de las partículas como consecuencia de la propagación de la onda. Es posible evaluar cuantitativamente la amplitud del desplazamiento de partículas en el medio cuando se producen alternativamente rarefacción y compresión. La amplitud del desplazamiento es del orden de 1 a 6×10^6 cm^2, la velocidad máxima de las partículas es de unos 10 a 26 cm/s, la aceleración a la que están sometidas es de aproximadamente 100 000 veces la de la gravedad, y la amplitud de la presión en las ondas es de alrededor de 1 a 4 atm.[14]

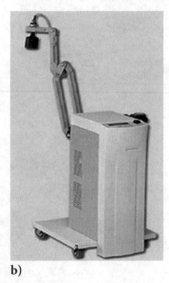

b)

Figura 16.3. Los equipos modernos reúnen todos los parámetros necesarios para garantizar la terapia y superan las desventajas de los equipos antiguos. *a)* Equipo de ultrasonido con un cabezal tradicional de 5 cm^2. *b)* Equipo con un cabezal moderno que permite el tratamiento de un área de superficie mayor por poseer un diámetro en el área de contacto de 10 cm^2. *Cortesía TECE S.A.*

Estas poderosas fuerzas mecánicas pueden producir efectos secundarios en los tejidos. Como en los medios biológicos siempre existen gases disueltos, puede ocurrir un fenómeno de cavitación gaseosa que es posible prevenir al aplicar una presión externa de suficiente magnitud.

Se ha demostrado que la absorción del ultrasonido se produce principalmente en las proteínas de los tejidos, aunque los elementos estructurales, tales como las membranas de las células son responsables de un grado menor de absorción.[15]

A unos 2 cm de profundidad, todavía se encuentra disponible la mitad de la intensidad existente sobre la superficie. La mayor parte de la energía se convierte en calor en la interfase ósea.

La distribución de temperatura producida por el ultrasonido presenta características únicas entre las modalidades de calentamiento profundo utilizadas en fisioterapia. El ultrasonido es el método de calor profundo más efectivo con que se cuenta.[16] De esta manera, cuando se aplica sobre una articulación, deben exponerse en forma directa todas las superficies de esta, para que la temperatura aumente lo más uniforme posible.

Efectos biológicos del ultrasonido terapéutico

La mayor parte de la influencia terapéutica del ultrasonido se deriva de dos efectos físicos: efecto mecánico y efecto térmico. No es fácil identificar el límite entre los cambios fisiológicos que se producen a consecuencia del calor, o los que se producen por el impacto de la onda ultrasónica; aunque el efecto mecánico es el primero en producirse, en la práctica diaria no es posible realizar un tratamiento basado absolutamente en uno de los dos efectos.

A principios del pasado siglo, se retoma con fuerza el papel "no térmico" de la aplicación del ultrasonido terapéutico. La hipótesis de *Lennart*,[17] acerca de la resonancia de frecuencia, incorpora a la investigación las propiedades mecánicas del ultrasonido (la absorción, la cavitación, etc.) dentro del campo de biología celular y molecular, específicamente la activación de proteínas que se produce como consecuencia de modificaciones en la función celular.

Efecto mecánico o efecto no térmico del ultrasonido

El efecto mecánico es el primer efecto que se produce al aplicar el ultrasonido terapéutico. Genera compresión y expansión del tejido en la misma frecuencia del ultrasonido. Este fenómeno, perfectamente se puede interpretar como un tipo de "micromasaje". El ultrasonido tiene una acción desgasificante, por reagrupar burbujas microscópicas, situación que puede dar lugar a los fenómenos de cavitación.[18,19]

El término *cavitación* parece haber sido usado primero por el señor *John Thornycroft* a principios del siglo XX, puede definirse como la "formación de burbujas" diminutas de gas en los tejidos, como resultado de la vibración del ultrasonido. La cavitación, fenómeno físico temido por la posibilidad de incrementar el daño hístico, se presenta fundamentalmente en estudios *in vitro*, es mucho más difícil que se presente en tejidos vivos, y sobre todo ante los parámetros de aplicación adecuados que se utilizan a diario. De cualquier manera se toman precauciones especiales a la hora de irradiar los tejidos pulmonar e intestinal con el ultrasonido.[11,20]

La estasis de células sanguíneas, debido al efecto mecánico del ultrasonido, descrito en estudios *in vitro*, es otro de los fenómenos físicos muy improbable de que ocurra en la práctica clínica con los pacientes.[21,22]

Desde finales de los 80 algunos estudios precisaron con éxito los efectos térmicos del ultrasonido dentro de los sistemas celulares.[23,24] Se puede sugerir que el ultrasonido primero "daña" la célula, luego, mientras produce un retraso del desarrollo, inicia una respuesta de recuperación celular, caracterizada por un aumento en la producción de proteínas. Hoy se sabe que estos resultados abarcan, tanto las emisiones continuas como las pulsadas del ultrasonido a niveles que van de 0.1 a 1.7 W/cm^2.

Diferentes informes plantean que el efecto no térmico del ultrasonido, promueve la respuesta inmunitaria, induce vasodilatación de arteriolas y activa los factores de agregación. Ambos procesos se regulan por mecanismos de transducción, los cuales se activan ante la irradiación ultrasónica y modifican la actividad celular. De manera que no se trata de la tradicional vasodilatación, mediada por un aumento local de la temperatura, sino por la activación específica de mecanismos subcelulares.[25-30]

Su mecanismo de acción se vincula al efecto que las presiones mecánicas generan en la membrana celular, que se traduce en el aumento de la permeabilidad de esta a los iones de sodio y calcio (lo que se considera que acelera los procesos de curación de los tejidos).[31]

Dentro de los fenómenos descritos que se derivan del efecto no térmico del ultrasonido terapéutico, están la variación de intensidad en los límites hísticos, por producirse una onda estacionaria derivada de la interferencia. O sea, que las ondas sonoras chocan en la interfase entre distintos tejidos; la onda que rebota choca, a su vez, con la onda que llega, y en la unión se produce interferencia y picos de intensidad que hay que tener en cuenta en la aplicación. Este fenómeno disminuye si se mueve continuamente el cabezal.

Se producen cambios de volumen celular que llegan a ser del 0.02%, lo que estimula el transporte de membrana. Ocurre la liberación de mediadores, por efecto de la vibración, lo cual influye activamente en el curso del proceso inflamatorio. Se estimula la fibra gruesa aferente con inhibición posexcitatoria de la actividad ortosimpática, con la reducción del tono y relajación muscular.[32]

Aumenta la peristalsis precapilar (de 2 a 3 por cada minuto hasta 31 por cada minuto) con el consiguiente aumento de la circulación sanguínea. Se estimulan los mecanismos que intervienen en la regeneración hística,[33-35] con aumento de la producción de fibroblastos, los cuales, a su vez, sintetizan fibras de colágeno para la matriz intercelular y su posterior orientación estructural.[3]

Posee efectos sobre los nervios periféricos a nivel de la membrana neuronal, lo que ayuda a comprender el efecto analgésico; disminuye la velocidad de conducción de los nervios periféricos, por lo que se pueden producir bloqueos temporales.[36-38] Se conoce que el tejido nervioso tiene una capacidad selectiva de absorción de la ultrasónica, las fibras tipo B y C son más sensibles que las de tipo A, de modo que se explica el efecto analgésico, con elevación del umbral de excitación de las aferencias nociceptivas.

Un número significativo de informes han demostrado que el ultrasonido afecta células que desempeñan un papel central en la respuesta inmunitaria. Modula el proceso de vasoconstricción, las propiedades del endotelio para la adhesión de linfocitos, la degranulación de mastocitos, la fagocitosis por parte de los macrófagos, la producción de factor de crecimiento por los macrófagos y el fluido de calcio en los fibroblastos. También regula la angiogénesis, la proliferación de fibroblastos, de células T, de osteoblastos y modula un número de proteínas asociadas con el proceso de inflamación y reparación hística (IL-1, IL-2, IL-6, IL-8, interferón-g, factor-b de crecimiento de fibroblastos, factor de crecimiento del endotelio vascular). [39-44]

En general, la mayor parte de estas investigaciones utilizaron frecuencias de 1 o 3 MHz, y rangos de intensidades entre 0.1 y 1.5 W/cm^2. Un protocolo alternativo empleó frecuencias de 45 kHz, un rango de intensidad de 5 a 100 mW/cm^2, y mostró un incremento de la producción de IL-1, IL-8, factor de crecimiento del endotelio vascular, promovió el crecimiento del hueso y aceleró la trombolisis. El ultrasonido con frecuencia de 45 kHz aumenta la profundidad de penetración y por eso parece ser más apropiado para promover la revascularización y el crecimiento óseo.

Por su parte, *Dyson* [40] obtuvo evidencia clara de que las úlceras varicosas tratadas con ultrasonido, curaban más rápido que las tratadas con aplicación simulada. Aplicaron 3 MHz, 1 W/cm^2, a pulsos del 20%; se logró estimulación mecánica de la regeneración hística, depósito acelerado de fibras colágenas y remodelación del colágeno cicatrizal. [45]

De cualquier manera, es muy difícil poder separar totalmente los efectos llamados térmicos y no térmicos, por lo que en la práctica no se puede definir un límite a partir del cual se separen estos efectos. [45, 46]

Efecto térmico del ultrasonido (diatermia por ultrasonido)

El ultrasonido es el agente físico más efectivo para elevar la temperatura de una manera localizada y profunda, es la única fuente que puede calentar el interior de las articulaciones. [47,48]

Es prácticamente inevitable este efecto; con mayor o menor intensidad, siempre se produce algún aumento de la temperatura de la zona irradiada. De manera que, si al hacer la prescripción terapéutica se tuvieran elementos para evitar absolutamente el calor, entonces es probable que el ultrasonido no sea la mejor indicación para este paciente, en este momento.

Se ha logrado realizar la medición *in vivo* de la temperatura del tejido durante el tratamiento del ultrasonido. *Draper*,[49,50] *Ashton*[51] y *Chan*[52] han insertado termoemisores a diferentes profundidades (menor que 5 cm) y medido el aumento en la temperatura del músculo, durante un tratamiento de 10 min con frecuencia de emisión de 1 y 3 MHz. La muestra refiere que el tratamiento con 1 o 3 MHz, produce un aumento de temperatura que depende del tiempo y de la dosis. Si se compara con otros métodos, es posible señalar que a 3 cm de profundidad y en 10 min de aplicación, una compresa caliente aumenta la temperatura en 0.8 °C, mientras el ultrasonido a esa misma distancia y tiempo, con 1 MHz, eleva la temperatura local 4 °C.

La cantidad de calor producido depende de múltiples factores. Se ha demostrado que con 10 min y 1 MHz, modo continuo, a una intensidad de 1.5 W/cm^2 con un cabezal de 20 cm^2, en un área de 80 cm^2, la temperatura en el músculo del gastrocnemius a una profundidad de 3 cm aumenta 5 °C. Es necesaria una aplicación de al menos 7 u 8 min para lograr un ascenso perceptible de la temperatura. Mientras, los mecanismos de homeostasis tenderán a neutralizar la elevación de la temperatura de los tejidos expuestos. El efecto térmico se produce debido a la fricción y está en correspondencia con la intensidad, duración del tratamiento, así como el tipo de emisión.[53-58]

La ventaja principal frente a métodos térmicos no acústicos es que los tejidos con colágeno abundante, se calientan selectivamente mucho más rápido que la piel o el tejido graso. Dentro de estos tejidos ricos en colágeno se encuentran tendones, músculos, ligamentos, cápsulas articulares, meniscos, fascias musculares, raíces nerviosas, periostio y hueso cortical.[59] En el tejido muscular, el aumento de temperatura puede ser tan rápido como 0.07 °C/s, para un ultrasonido continuo de 1 W/cm^2.

Este efecto tiene mayor expresión en los límites hísticos, según la impedancia específica y la generación de calor resultante no es uniforme. Como la frecuencia de 3 MHz se expone a una absorción 3 veces mayor que la de 1 MHz, entonces, con 3 MHz, la temperatura del tejido se eleva 3 veces más rápido. Esto se puede compensar con el movimiento semiestacionario del cabezal.[60]

Algunos trabajos informan que elevaciones térmicas de 1°C, sobre la temperatura base, estimulan el metabolismo y la reparación hística. Los incrementos de 2 a 3 °C alivian el dolor y el espasmo muscular, y los aumentos de 4 °C favorecen la extensibilidad del tejido colágeno y disminuyen la rigidez a nivel articular.

La elevación de la temperatura, a la vez que incrementa la elasticidad y calidad del colágeno sintetizado, permite una mejor movilidad de la cicatriz o tejido reparado. El incremento hasta 43 y 45 °C en tejidos profundos, induce cambios muy significativos desde el punto de vista circulatorio. Por encima de 3 °C de incremento, se elimina el espasmo muscular, se inhibe la función del uso muscular y se abren los canales linfáticos.[61-63]

Dentro de los fenómenos que se pueden describir, como derivados del efecto térmico del ultrasonido terapéutico, están:

- *Hiperemia.* Se produce un aumento de circulación sanguínea en la zona tratada, debido al efecto térmico y por la liberación de sustancias vasodilatadoras.
- *Activación del metabolismo local.* Como consecuencia del calor y de la agitación, se favorece la activación del metabolismo. Se produce un aumento de la permeabilidad de las membranas celulares.

  Lo anterior, junto al estímulo circulatorio, favorece los intercambios celulares y la reabsorción de líquidos y desechos metabólicos. Como consecuencia se obtiene un efecto antiinflamatorio y de reabsorción de edemas. Produce el estímulo de la fagocitosis, la degranulación de mastocitos, la activación de fibroblastos, y promueve la liberación de factor de crecimiento endógeno entre otras citoquinas.[64]

  Realmente, el ultrasonido no parece tener un efecto antiinflamatorio como tal, sino todo lo contrario, lo que hace es activar el proceso inflamatorio y acelerar el curso de sus fases fisiológicas, que logra la recuperación más rápida del tejido lesionado. Los parámetros más útiles para activar este proceso se pueden denominar como *tratamiento proinflamatorio*. Se trata de ultrasonido pulsado al 20%, a dosis de 0,5 W/cm^2 por 5 min, o ultrasonido continuo a dosis de 0.1 W/cm^2. Para el edema, es mejor utilizar la frecuencia de 3 MHz, a dosis de 1 a 1.5 W/cm^2.[60]

- *Modificación de las estructuras coloidales.* Se produce una despolimerización o fragmentación de las moléculas grandes, de modo que disminuye la viscosidad del medio; esto es útil en afecciones que cursan con tejidos "empastados" y rígidos, con diferentes grados de microadherencias. Se presenta rotura de los tabiques de fibrosis responsables de la formación de los nódulos celulíticos. Este efecto, junto al anteriormente descrito (fluidificación del medio) son de particular interés en el tratamiento de los procesos fibróticos.[65]

Disminuye la excitabilidad neuromuscular.[3] El efecto de la temperatura logra la relajación del espasmo muscular y de la contractura refleja.

Sobre los tejidos superficiales, los ultrasonidos aumentan la permeabilidad y elasticidad, lo que favorece la penetración de sustancias farmacológicamente activas.

Indicaciones y contraindicaciones para aplicación del ultrasonido terapéutico

El ultrasonido es el método más rápido y efectivo para la producción de calor en las estructuras articulares y periarticulares; resulta esencial en afecciones del sistema osteomioarticular (SOMA), aunque su poder de penetración y el área que abarca en el tratamiento es limitado frente a otros agentes fisioterapéuticos.[66-70]

El estudio de una serie de 218 pacientes[133] a los que se aplicó ultrasonido terapéutico en emisión continua, con una dosis entre 0.2 y 1 W/cm^2, mostró 85.5% de eficacia global en sólo nueve sesiones de tratamiento. El estudio se realizó en el CIMEQ, y se presentó en la VIII Jornada Nacional de Fisioterapia, en el año 2000. Para el tratamiento se utilizó el Sonopuls 434, de la firma holandesa Enraf Nonius. Se destacan los resultados en la epicondilitis, en la periartritis de hombro, lesiones ligamentosas, así como las algias vertebrales (**Fig. 16.4**).

Cuando se compara el estudio anterior con otra investigación realizada en el propio centro a 231 pacientes[134] a los que se aplicó ultrasonido terapéutico en emisión pulsada, se obtuvo un incremento en la eficacia global del 90.4% en 10,1 sesiones promedio, de tratamiento. Para el tratamiento se utilizó un equipo Sonopuls 434 de la firma holandesa Enraf-Nonius, con dosis que osciló entre 0.2 y 1.5 W/cm^2. En este caso, la eficacia máxima se alcanzó en los trastornos osteomioarticulares, como las lesiones tendinosas y ligamentosas, la sinovitis, el síndrome del túnel del carpo, la hernia discal y ruptura muscular.

También se obtienen muy buenos resultados en los síndromes radiculares, en los estadios iniciales de la enfermedad de Sudeck, en el manejo integral de las insuficiencias respiratorias y venosas. La eficacia menor, en este estudio, se relaciona con el tratamiento de serohematomas (**Fig. 16.5**).

Luego de realizar un amplio análisis de las evidencias científicas en la aplicación del ultrasonido, Díaz Borrego[71] señala las enfermedades en las que se encuentra mayor

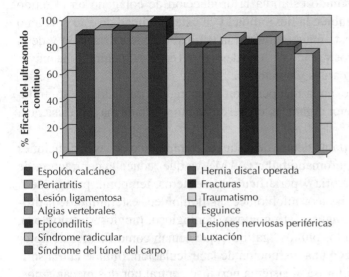

Figura 16.4. Comportamiento de porcentaje de eficacia del ultrasonido en emisión continua, en diferentes procesos patológicos. *Fuente:* Servicio de Fisioterapia del CIMEQ.

Leyenda Figura 16.4:
- ■ Espolón calcáneo
- ■ Periartritis
- ■ Lesión ligamentosa
- ■ Algias vertebrales
- ■ Epicondilitis
- ■ Síndrome radicular
- ■ Síndrome del túnel del carpo
- ■ Hernia discal operada
- ■ Fracturas
- ■ Traumatismo
- ■ Esguince
- ■ Lesiones nerviosas periféricas
- ■ Luxación

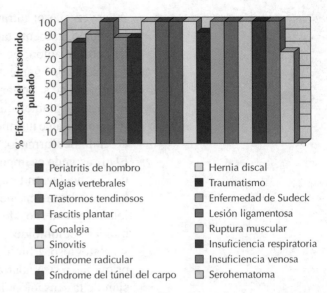

Figura 16.5. Comportamiento del porcentaje de eficacia del ultrasonido, en emisión pulsada, en diferentes procesos patológicos. *Fuente:* Servicio de Fisioterapia del CIMEQ.

Leyenda Figura 16.5:
- ■ Periatritis de hombro
- ■ Algias vertebrales
- ■ Trastornos tendinosos
- ■ Fascitis plantar
- ■ Gonalgia
- ■ Sinovitis
- ■ Síndrome radicular
- ■ Síndrome del túnel del carpo
- □ Hernia discal
- ■ Traumatismo
- ■ Enfermedad de Sudeck
- ■ Lesión ligamentosa
- □ Ruptura muscular
- ■ Insuficiencia respiratoria
- ■ Insuficiencia venosa
- □ Serohematoma

probabilidad de eficacia. Estas son: calcificaciones tendinosas del hombro, síndrome del túnel carpiano, osteorradionecrosis, fracturas recientes, pseudofracturas y retraso de consolidación. Pero en la práctica médica diaria son mucho más las afecciones donde se emplea con efectividad el ultrasonido terapéutico.

Indicaciones para aplicación del ultrasonido terapéutico

En general, las indicaciones que se describen son:

- Trastornos osteomioarticulares, fundamentalmente traumáticos y degenerativos, en los que suelen coincidir un trastorno circulatorio y la presencia de diferentes grados de fibrosis, que impiden el funcionamiento adecuado de las estructuras.[72,73]
- En el caso de fracturas óseas, se recomienda a dosis "proinflamatoria", 4 sesiones/semana, las primeras 2 semanas después del trauma, donde ayuda incluso, en la regeneración de epífisis.[60,74]
- Retracciones musculares, fibrosis musculotendinosas, contractura de Dupuytren, tenosinovitis, lesiones ligamentarias, lesiones de los cartílagos intraarticulares, etc. Se incluyen sus beneficios en el tratamiento de los procesos reumáticos, en el tratamiento de la fascitis plantar y el espolón calcáneo[75-79] (**Fig. 16.6**).
- Se ha reportado su efectividad en el tratamiento de casos complejos como esguinces cervicales, en grados I y II, sin signos de inestabilidad.[80] Incluso se reporta en un caso de reimplante de mano, donde si bien la cinesiterapia constituyó el factor principal de la rehabilitación, fue muy útil el ultrasonido, a partir de las 6 semanas, para liberar adherencias.[81]
- También, se han descrito la reparación de los tejidos blandos vinculados con el trauma. A través de la estimulación de la actividad de los fibroblastos, se produce un incremento en la síntesis proteica, regeneración hística e incremento del flujo sanguíneo en los casos de isquemia crónica de los tejidos.[61,82-84]

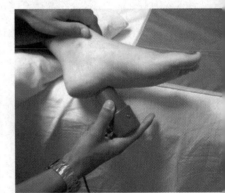

Figura 16.6. Aplicación de ultrasonido en una fascitis plantar. Se trabaja el cabezal de forma perpendicular sobre la piel, para evitar en todo lo posible, la reflexión del haz ultrasónico. *Cortesía del Servicio de Fisioterapia del CIMEQ.*

- A la vez que el ultrasonido estimula la producción de colágeno en el tejido lesionado, aumenta también la flexibilidad y la extensibilidad de este colágeno de neoformación; de esta manera mejora la calidad de la cicatrización y de la reparación de ligamentos y tendones, que devuelve a estas estructuras, una mayor capacidad de soportar cargas y presiones.[10,85-88]

- Por esto se plantea que, en la recuperación y reparación del tendón, este tratamiento produce una mejor organización del colágeno, y brinda mayor resistencia al tejido neoformado.[89]

- El ultrasonido es importante dentro del esquema terapéutico de las disfunciones de la articulación temporomandibular (ATM), ya que reduce la contractura de la musculatura masticatoria y periarticular: maseteros, temporal, pterigoideos interno y externo, digástrico, miohioideo, estilohioideo, esternohioideo, tirohioideo, omohioideo, lingual, faringogloso, geniogloso, hiogloso, estilogloso, y palatogloso. Elimina los puntos "gatillo", que actúan como fuentes de dolor primarias o secundarias a una disfunción de la articulación. Impide la transmisión de la sensación dolorosa al sistema nervioso central por dos mecanismos, separadamente, o de forma combinada:[61,90]
  - Por producir bloqueo de los impulsos nociceptivos.
  - Por facilitar la liberación de opiáceos endógenos.

- Para las afecciones de la ATM, se puede utilizar un ultrasonido de 3 MHz, en emisión continua (efecto térmico) o pulsada (no térmico), en función del objetivo terapéutico buscado. El ultrasonido pulsado se aplicará con unas intensidades de entre 0.2 W/cm^2 a 0.4 W/cm^2, el valor temporal del pulso de ultrasonido debe ser del 20% de la duración total del ciclo.

- Un apartado especial lo constituye el tratamiento de lesiones del hombro, donde el ultrasonido ha demostrado ser un método eficaz para el tratamiento de las estructuras anatómicas que conforman esta compleja articulación. En tal sentido, Ebenbichler [91,92] ha expuesto en varias oportunidades sus resultados sobre las calcificaciones del hombro. Otros autores también han incursionado en el tratamiento de las tendinopatías, tan frecuentes en esta articulación.[93,94]

- Christopher R. Carcía,[95] profesor asistente del Departamento de Terapia Física de la Universidad de Duquesne en Pittsburgh, enfatiza la importancia de la ubicación o posición del paciente, en la aplicación del ultrasonido, para lesiones del tendón del supraespinoso y el manguito rotador. Relacionado con esto, critica un estudio presentado por Kurtais Gürsel, et al.[96]

- El tema específico de la estimulación en la consolidación de fracturas se ha expuesto tanto en protocolos con experimentación animal como el de Wang,[97] Déniz[98] y Heckman,[99] pero también en estudios clínicos donde se obtuvieron resultados favorables como el de Dyson[100] y el de Kristiansen[101] con dosis bajas en el orden de los 0.3 W/cm^2.

- En el caso de la enfermedad de Dupuytren, el ultrasonido es el tratamiento de elección en fisioterapia, tratándola con intensidades de 1.5 W/cm^2 por 5 min; se puede compensar el dolor y la deformidad en esta enfermedad autolimitante, además de reducir el tiempo de resolución de la enfermedad que habitualmente es de 4 años.[102]

- No solo tiene aplicación en los fenómenos degenerativos. El ultrasonido se puede utilizar con efectividad en el tratamiento de puntos "gatillo" de dolor y en casos de neuroma doloroso del amputado; también es muy utilizado en el dolor posherpético, en la enfermedad de Peyronie, así como en procesos respiratorios crónicos.

- Se aplica en trastornos circulatorios, como en casos de estasis circulatorias y colecciones líquidas crónicas, como hematomas, fibrohematomas, así como en el tratamiento del linfedema posmastectomía, dolor mamario por ingurgitación, esclerosis mamaria posimplante, enfermedad de Raynaud, enfermedad de Buerguer y distrofia simpaticorrefleja, entre otras.[103-106]

  Se debe aplicar el ultrasonido cuando el hematoma ya tiene signos de organización y se presenta menor riesgo de un nuevo sangramiento, además se estudiarán los parámetros de coagulación del paciente, para saber si existe el menor riesgo de sangramiento.[13]

  La solución del hematoma se puede obtener en un período de 4 semanas, en comparación con los 3 meses promedio necesarios, reportados por otros autores;[107] aunque la recuperación espontánea de los hematomas puede tomar mucho más tiempo, sin contar con la posibilidad de complicaciones como las infecciones. Se ha reportado como antitrombótico, Neuman,[108] o como trombolítico, como es el caso del estudio de Devcic-Kuhar *et al*.[109]

- Se ha empleado con menos efectividad en las lesiones de nervios periféricos, sobre todo de tipo irritativas, neuropatías y dolor fantasma.
- También se emplea en trastornos dermatológicos subagudos, crónicos, fibrosis y trastornos de la cicatrización.[110,111] Se utiliza en la esclerodermia para aliviar las contracturas y la tensión de la piel, pero en este caso, es más útil el empleo de parafina, diatermia con onda corta y microondas.
- Se reporta en el tratamiento de úlceras cutáneas, aplicado en dosis bajas alrededor de la lesión (menos de 1 W/cm^2).[112,113]
- En el caso de fenómenos como la sinusitis, se realizó en el CIMEQ un estudio en una serie de 135 casos liderado por la técnica Elsa María Rodríguez Adams, presentado en la VIII Jornada Nacional de Fisioterapia,[135] en el 2000. Se obtuvo una eficacia global del 84%, solo se reportó cefalea en cinco pacientes, y quedó congestión nasal en uno de ellos, el resto de los síntomas como secreción mucopurulenta, dolor nasogeniano, y aumento del volumen palpebral, desaparecieron.

  Resultó muy interesante el hecho de no haber diferencia en la eficacia, entre el ultrasonido solo, o la combinación de este con láser o la sonoforesis antiinflamatoria. En todos los casos, la eficacia fue máxima, sin embargo, en la combinación entre ultrasonido y magnetoterapia, la eficacia no rebasó el 70% (**Fig. 16.7**).

- Ha sido reportado junto a otros medios físicos como la hidroterapia y la termoterapia, en el tratamiento previo a la movilización en pacientes encamados, así como en el tratamiento integral de algunos problemas viscerales.[114-117]

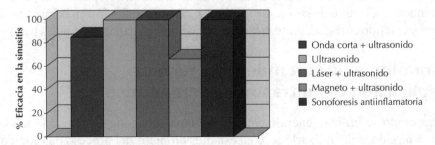

Figura 16.7. Comportamiento de porcentaje de eficacia de la fisioterapia en la sinusitis. *Servicio de Fisioterapia del CIMEQ.*

En los últimos años, y con el fin de dar respuesta a un grupo importante de trastornos estéticos, se han desarrollado métodos de aplicación especial del ultrasonido terapéutico. Un ejemplo de esto lo constituye la hidrolipoclasia ultrasónica, que consiste en la infiltración de soluciones en el tejido adiposo que provoca una sobrehidratación del adipocito para luego aplicar ultrasonido e inducir su destrucción; otra novedad es el *dermajet*, método que integra el masaje de despegue (endomasaje) y los ultrasonidos, aplicados de forma simultánea. Actúa a nivel hipodérmico. El doble método supone un menor trauma y mejores efectos positivos. Estos esquemas tienen resultados relevantes en el campo de la estética, en el tratamiento de celulitis y del sobrepeso, localizado sin necesidad de anestesia e incómodos posoperatorios de cualquier intervención quirúrgica.[118]

Contraindicaciones del ultrasonido terapéutico

Como contraindicaciones absolutas, están:

- La aplicación sobre los ojos (por la posibilidad de cavitación de los medios líquidos del ojo y provocar lesiones irreversibles).
- La aplicación sobre el área del corazón. Por haberse descrito cambios en el potencial de acción en aplicaciones directas.
- La aplicación sobre el útero grávido (por cavitación del líquido amniótico, la posibilidad de malformaciones por la hipertermia).
- La aplicación sobre las placas epifisiarias en los huesos en crecimiento por la posibilidad de inducir un proceso de osteogénesis e interrumpir el crecimiento normal del hueso.[119]
- La aplicación sobre el cráneo por la posibilidad de influir sobre el cerebro.
- La aplicación directa sobre los testículos por el daño que produce la hipertermia sobre las células germinativas.

Otro grupo de situaciones se describen como contraindicaciones relativas:

- La aplicación después de una laminectomía.
- Cuando hay pérdida de sensibilidad en la zona que se va a tratar.
- Cuando hay tromboflebitis y várices severas por la posibilidad de embolismos.
- Cuando hay infecciones con riesgos de diseminación.
- En pacientes con diabetes mellitus no compensada.
- En la vecindad de tumores por la posibilidad de estimular o acelerar el crecimiento tumoral; con determinada dosis, se logra destruir zonas tumorales.
- Contraindicado en los tejidos con irrigación inadecuada. Debido a que la elevación de la temperatura aumentará la demanda metabólica, sin que exista una respuesta vascular apropiada.

No hay contraindicación en el caso de presencia de osteosíntesis, pues no se produce un calentamiento selectivo de las piezas metálicas, sino una reflexión en la interfase entre el metal y el tejido corporal. Ante estas situaciones se aplican intensidades bajas.[38,120]

Metodología de tratamiento y técnica de aplicación del ultrasonido terapéutico

El ultrasonido se utiliza generalmente en la etapa subaguda e incluso la tendencia histórica ha sido la de utilizarlo solo en estadios crónicos del proceso patológico. Sin embargo, está planteado que los principales efectos se obtienen cuando se comienza después de las 24 h y antes de los 7 días de la lesión.[66]

Dosificación del ultrasonido

La intensidad necesaria para obtener los efectos terapéuticos es un tema donde todavía se encuentra discrepancia entre los autores; sin embargo, hay acuerdo en la mayor parte de los elementos. Los parámetros a tener en cuenta son: la intensidad o potencia, el modo de emisión que puede ser continuo o pulsado, la frecuencia de la aplicación que se utiliza, y por último el área de superficie de tratamiento del cabezal.

El modo pulsátil tiene la ventaja en el caso que se necesite suprimir o limitar el efecto térmico, permite elevar la intensidad, sin que esto provoque efectos nocivos sobre los tejidos recientemente lesionados.

La cifra de potencia estimada en los parámetros de tratamiento no representa lo que realmente llega al paciente; a él llega un valor medio de potencia, ya que esta se atenúa, ante la presencia de pulsos en la emisión, o se distribuye en una determinada área de tratamiento, en el contacto con los tejidos. En este sentido, una emisión en modo continuo, aporta mayor potencia; de la misma manera que al mantener la potencia constante, un cabezal grande de 5 cm^2 aportará menos energía que un cabezal chico de 0.8 cm^2.

El modo pulsado, a la vez que disminuye el efecto térmico, aumenta la energía y el poder de penetración del haz ultrasónico; la presencia de pulsos es muy importante para mejorar la elasticidad del colágeno, mientras que el modo continuo, es bueno para lograr dispersión y fluidificación.

Desde el punto de vista del efecto mecánico, no debe despreciarse el valor terapéutico del masaje que produce el cabezal a su paso por los tejidos.

Lo correcto, desde el punto de vista físico, es hacer la dosificación a través de la fórmula de la densidad de energía:

$$DE = P \times t/Ss$$

DE: densidad de energía (J/cm^2).
P: potencia (W).
t: tiempo de aplicación (s).
Ss: área de tratamiento del cabezal.

Si se desea calcular el tiempo que se necesita para lograr una densidad energética determinada, entonces, al despejar la variable tiempo en la fórmula anterior, queda:

$$t = DE \times Ss/P$$

De esta manera, se plantea que se debe utilizar una densidad de energía (DE) por debajo de 30 J/cm^2, cuando se tratan los procesos agudos, y por encima de este valor para casos en estadio crónico. Generalmente, se utilizan potencias altas de 1 ó 1.5 W, ya que por la misma fórmula, al quedar la potencia en el denominador, entonces se aprecia que con mayores potencias, se necesitará menos tiempo para obtener la misma densidad de energía.

En el caso de utilizar ultrasonido pulsado, hay que calcular la potencia y cuánto se reduce por la relación entre pulso y reposo; es decir, en cuántas partes se divide el ciclo y la potencia por este valor. Queda la cifra reducida de potencia, que es la que se utiliza en la fórmula de densidad de energía.

Quiere decir que con una emisión pulsada del 20%, entonces el valor de la potencia se tiene que dividir entre 5 y es ese el valor que se utiliza en la fórmula.

Existen recomendaciones específicas, como que en el calcáneo se utilice generalmente el modo pulsado más que el continuo. A esta afirmación se le agregan las ocasiones en que se trata una lesión en la vecindad del hueso que "se defiende" poco del calor. Cerca del hueso, en el periostio, se produce reflexión del haz, interferencia sumatoria de las ondas, que chocan y se desplazan en direcciones opuestas, lo que provoca distensión y compresión del medio, y de esta manera, puede haber daño y ruptura de estructuras celulares.

Una propuesta interesante resulta tener en cuenta la sensación térmica que recibe el paciente cuando se hace la aplicación, y utilizar esta sensación como referencia para la dosificación. En la **tabla 16.1** se expone la propuesta de los valores de la intensidad, según Draper y Prentice.[60]

Tabla 16.1. Valores de la intensidad térmica según Draper y Prentice.

Efecto	Incremento de temperatura	Aplicaciones
No térmico	No perceptible Basal 37.5 °C Temperatura corporal	Trauma agudo Edema Regeneración hística
Térmico ligero	Incremento de 1 °C 38.5 °C	Estadio subagudo Hematoma
Térmico - moderado	Incremento de 2 °C 39.5 °C	Dolor inflamatorio crónico Puntos "gatillos"
Térmico vigoroso	Incremento de 4 °C 41 °C	Fibrinolítico Estiramiento del colágeno

El área de superficie de tratamiento está determinada en el cabezal y se escoge en dependencia de la lesión que se quiere abordar; los cabezales de que se dispone generalmente son de 0.8 cm^2 y de 5 cm^2 (**Fig. 16.8**).

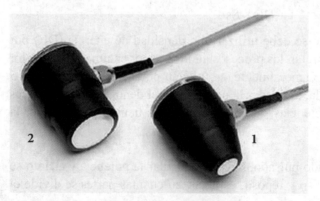

Figura 16.8. Diferentes cabezales de aplicación del ultrasonido. 1. Cabezal con superficie de tratamiento de 0.8 cm^2. 2. Cabezal de 5 cm^2 de superficie de tratamiento.

Históricamente en la práctica diaria se utiliza rangos bajos de intensidad. Por ejemplo, hasta 0.3 W/cm², para estimular la regeneración de tejido; entre 0.4 y 0.6 W/cm², para buscar efectos antiinflamatorios y analgésicos, en casos subagudos; y dosis mayores que 0.9 W/cm², para el tratamiento de fenómenos crónicos como las fibrosis y las calcificaciones.

Prescripción del tratamiento y técnica de aplicación

Antes de la sesión de tratamiento, al igual que en el resto de los métodos, lo primero que se hace es comprobar el funcionamiento adecuado del equipo. Si se quiere verificar el trabajo específico del cabezal, o sea, la emisión del haz ultrasónico, se colocan unas gotas de agua sobre la superficie de emisión del cabezal y se pone el aparato en funcionamiento; el resultado es la formación de pequeñas burbujas o partículas de agua a manera de nebulización.

A continuación, se programan en el equipo, y según la prescripción de fisioterapia, todos los parámetros de tratamiento:

- *Frecuencia de emisión.* Puede ser de 1 o 3 MHz. La frecuencia de 1 MHz desarrolla un menor coeficiente de absorción, por lo que se tendrá mayor posibilidad de penetración, e históricamente se preconiza cuando se tratan lesiones más profundas. La frecuencia de 3 MHz se absorbe mejor y, por lo tanto, se aprovecha en los tejidos más superficiales sin poder avanzar mucho en profundidad; pero es interesante aclarar que, debido a su más rápida absorción, logra aumentos de temperatura 3 veces más rápido que la de 1 MHz. De este modo, la frecuencia de 3 MHz es ideal para tratar estructuras peri o intraarticulares de ubicación superficial, así como el edema y las tradicionales lesiones de piel.
- *Modo de emisión.* Puede ser modo continuo o modo pulsado. En el caso del modo pulsado, debe especificarse el porcentaje de ocupación del ciclo o *duty cicle*, que se refiere a la relación entre tiempo de impulso o irradación, y el tiempo de reposo, dentro de un mismo ciclo de emisión. Cuando se tiene un *duty cicle* de 1:5, es lo mismo que decir pulsado al 20%; significa que por cada 10 s de ciclo, se tendrá 2 s de emisión, y 8 s de pausa. Mientras más tiempo de reposo tiene el ciclo, se refiere a que la técnica empleada es más pulsada y, por ende, se tendrá menor efecto térmico y predominará el efecto mecánico. El modo de emisión continuo garantiza los mayores efectos térmicos.
- *Tiempo de aplicación.* Generalmente se fija entre 5 y 15 min. No se justifica aplicaciones de más de 15 min ni áreas de exposición mayores de 75 a 100 cm², para el cabezal de 5 cm², en el método clásico de aplicación de ultrasonidos. Este es un método para tratar lesiones bien localizadas. Es posible que durante una sesión de trabajo se necesite tratar más de un punto de lesión (abordaje de varios puntos "gatillos"). En ese caso se recomienda utilizar la terapia combinada.
- *Intensidad o potencia de la aplicación.* Para el modo de emisión continuo, el rango de seguridad terapéutica para la intensidad se establece generalmente entre 0.1 y 2 W/cm². En el caso del modo de emisión pulsado, el límite superior de intensidad se eleva a 3 W/cm². Sobrepasar estos límites terapéuticos lleva a la posibilidad de generar daño hístico de variada magnitud. La explotación adecuada dentro de este rango de intensidad descrito está en relación con el objetivo de la sesión o del programa.

Para la ejecución de la prescripción, el tratamiento comienza con la aplicación del gel de contacto. En la aplicación del medio de contacto, se debe utilizar gel (de ultrasonidos) que debe tener características especiales para garantizar la calidad de la aplicación.

- *Medio de contacto.* Es necesario usar un medio de contacto entre la superficie del cuerpo a tratar y el cabezal de tratamiento para poder transferir toda la energía del ultrasonido. El aire es totalmente inadecuado como medio de contacto, debido a la reflexión casi completa del haz. El agua es buena como medio de contacto y en algunos lugares barata, si se usa debe desgasificarse lo más posible por ebullición, y en algunos casos debe esterilizarse, por ejemplo para el tratamiento de las heridas abiertas. La desgasificación evita el depósito de burbujas de aire en el cabezal de tratamiento y la parte tratada de cuerpo. En la práctica se usa gel, aceite y pomada. A veces con otras sustancias añadidas, además del agua.

En general, el medio de contacto debe ser:

1. Estéril, si existe riesgo de infección.
2. No demasiado líquido, excepto para el medio subacuático.
3. No absorbido con demasiada rapidez por la piel.
4. Incapaz de causar manchas.
5. Sin efecto marcado de irritación o enfriamiento de la piel.
6. Químicamente inerte.
7. Barato.
8. Dotado de buenas propiedades de propagación.
9. Carente de microburbujas gaseosas.
10. Transparente.
11. Carente de microorganismos y hongos.

El cabezal se deslizará sobre la superficie objeto de tratamiento, y mantendrá en todo momento el contacto con la piel. Es muy importante que esté en continuo movimiento, añadir gel en caso de que fuera necesario, para evitar la concentración e interferencia de ondas acústicas en los límites entre tejidos, lo que puede aumentar excesivamente la temperatura.

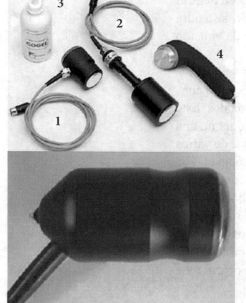

El movimiento del cabezal puede ser semiestacionario, con poco desplazamiento o traslación del cabezal, durante el tiempo calculado. El movimiento del cabezal evita una concentración de bandas de interferencia dentro del haz y mantener un BNR bajo.

Para facilitar el agarre del cabezal se han rediseñado los cabezales para hacerlos confortables para una jornada completa de trabajo (**Fig. 16.9**).

Figura 16.9. Diferentes cabezales de aplicación del ultrasonido. 1. Cabezal con la entrada del cable lateral. 2. Cabezal con la entrada del cable de manera axial. 3. Botella de gel de ultrasonido. 4. Moderno cabezal que permite un más amplio agarre por la mano del fisioterapeuta. Abajo, se observan los detalles de un cabezal de la empresa Physiomed, que tiene como característica, ser de tipo multifrecuencia, además de confortable para el trabajo del fisioterapeuta.

Otra metodología exige un desplazamiento permanente del cabezal, pero en este caso se debe tener en cuenta que el área total de exposición es la que se mide, para llevarla a la fórmula de la dosimetría; de este modo, la densidad de energía se dispersa en una mayor superficie y por esto será necesario un mayor tiempo de exposición para lograr los mismos resultados que en un método estacionario.

El equipo tiene un sistema de monitorización (óptico o sonoro) que avisa si la energía ultrasónica difiere del valor ajustado. Si no está el 80% del ERA en acople total con la zona a tratar, automáticamente se reduce la energía, se detiene el cronómetro y se prende la luz piloto en el cabezal. Cuando se logra un mejor acople del cabezal, se reinicia la emisión y se apaga la señal. Durante la sesión se debe tener en cuenta la presencia de tornillos o placas metálicas, para evitar los fenómenos de reflexión.

La velocidad de movimiento no debe ser excesivamente rápida, pero no debe dejarse el cabezal fijo o hacer simples rotaciones axiales, sin desplazamientos laterales sobre la piel.

El comienzo de las sesiones debe fijarse entre las primeras 24 a 36 horas del traumatismo agudo, con una frecuencia de una sesión por día. En estadios subagudos y crónicos se pueden extender las aplicaciones a 2 o 3 sesiones por semana.[121]

En caso de presentarse un cuadro doloroso agudo, daño en la superficie cutánea o alguna otra razón que impida el contacto directo del cabezal, por la producción de molestias dolorosas, se puede aplicar la técnica del hidrosonido. Esta no es más que aplicar el tratamiento con el área de tratamiento sumergida en agua, así como el cabezal. Tiene la ventaja de la buena transmisión de la onda ultrasónica dentro del agua, por lo que es una técnica ideal para el tratamiento de pequeñas articulaciones como la mano y el pie (**Fig. 16.10**). Una variante de este tratamiento es aplicar una bolsa de látex llena de agua entre la zona a tratar y el cabezal. Es importante que el agua esté hervida (desgasificada) para evitar las burbujas de aire que se generan cerca de la superficie corporal.

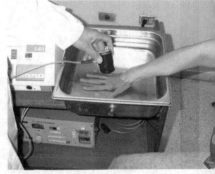

Figura 16.10. Con la técnica del hidrosonido se logra el tratamiento de superficies irregulares como las manos y los pies. El ultrasonido se transmite mejor dentro del agua que en otros medios. Los cabezales modernos son sumergibles. *Cortesía Servicio de Fisioterapia del CIMEQ.*

Se debe prestar atención, en todo momento, a la reacción del paciente. Es importante vigilar la sensación de dolor, que siempre señala una sobredosificación y el peligro de daño hístico.

Se recomienda una frontera en alrededor de 14 o 15 sesiones. Realmente no está documentado científicamente el número límite de sesiones, pero se ha observado que más de 14 sesiones pueden disminuir conteo de glóbulos rojos y blancos; por esto se recomienda descansar al menos 2 semanas luego de 14 sesiones.[60]

De cualquier manera, no está justificado tener que aplicar 20 sesiones o más de ultrasonido seguidas a un paciente, deben alcanzarse resultados en las primeras sesiones. De lo contrario, hay que revisar el diagnóstico o el tratamiento. Pocas entidades constituyen una excepción para esta afirmación.

Es muy importante la limpieza del área de tratamiento y sobre todo del cabezal, al final de la sesión, retirarle todo desecho del gel de contacto que pudiera hacer una

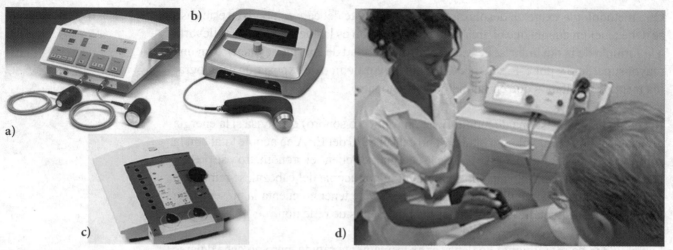

Figura 16.11. *a*) y *b*) Dos generaciones del equipo de ultrasonido de la empresa TECE S.A. *c*) Vista del equipo Sonopuls 491 de la empresa Enraf-Nonius. *d*) Aplicación de un tratamiento con el equipo Physioson-expert de la empresa Physiomed. En todos los casos se presentan con pantalla digital y fácil operacionalidad por parte del fisioterapeuta. *Cortesía Servicio de Fisioterapia del CIMEQ.*

costra, con consecuencias desde el punto de vista higiénico sanitarias; pero también las costras pueden interferir en la transmisión del haz, lo que influye sin dudas en el resultado terapéutico. El desarrollo tecnológico satisface cada vez más todas las necesidades para un adecuado tratamiento (**Fig. 16.11**).

Precauciones y efectos adversos del ultrasonido terapéutico

Las precauciones a tener en cuenta, así como los efectos adversos que pueden ocurrir son:

- Generalmente se produce un aumento de la temperatura mayor que 4 a 5 °C que puede llegar a nivel de hasta 6 o 7 cm de profundidad, lo cual es importante a tener en cuenta en pacientes con trastornos de la sensibilidad.
- El paciente debe estar relajado en posición cómoda.
- Se debe eliminar grasa cutánea y rasurar el área de tratamiento si es necesario, para facilitar el recorrido del cabezal por el área de tratamiento y favorecer el acople.
- Se debe evitar la aplicación sobre los ganglios neurovegetativos, sobre todo evitar la estimulación vagal en la cara anterolateral del cuello.[122]
- Es importante evitar las superficies óseas cercanas al sitio de irradiación. En este sentido hay que tener en cuenta, que por diferencia de impedancia, la reflexión es grande en el límite entre el tejido blando y el hueso. Si se pudiera utilizar el hueso como espejo y lograr que la irradiación reflejada en este volviera al tejido que es objeto del tratamiento, entonces en este caso sería útil la aplicación en las inmediaciones del hueso.

Aplicaciones especiales del ultrasonido terapéutico

Sonoforesis o fonoforesis

Se trata de la introducción de sustancias en el interior del organismo mediante energía ultrasónica, procedimiento por el que se introducen en el organismo, moléculas completas, a diferencia de la iontoforesis que introduce iones dependiendo de su polaridad.

Las moléculas introducidas se desdoblan en el interior de los tejidos diana, en elementos y radicales mediante procedimientos químicos naturales, y deben recombinarse con los radicales existentes en el organismo. Su profundización es bastante discutida. Las sustancias a introducir son muy variables. [2,123]

El éxito de todo sistema terapéutico transdérmico depende de la capacidad que tiene la sustancia de difundirse a través de la piel, en cantidades suficientes para lograr el efecto terapéutico deseado. Todos los sistemas de este tipo, que se encuentran actualmente en el mercado, contienen principios activos con un coeficiente de difusión dependiente de la naturaleza del polímero y del tamaño molecular del principio activo.

Una de las formas que ha sido estudiada con mayor rigor es la del uso de agentes promotores de la permeación. Esta opción pudiera ser la solución en aquellas sustancias con dificultad para atravesar el estrato córneo. Dentro de las vías para incrementar la difusión de sustancias activas a través de la piel a una velocidad relativamente baja, según las investigaciones, se encuentran la sonoforesis y la iontoforesis. [123-130]

En el caso de la sonoforesis, los autores sugieren que estas ondas causan cambios estructurales en el estrato córneo, y que pueden inducir el transporte convectivo a través de los folículos pilosos y los conductos sudoríparos de la piel. Sin embargo, se han presentado escasas evidencias para apoyar ambas hipótesis.[66,131]

Por ejemplo, a través del mecanismo de sonoforesis con ácido acético, se ayuda a penetrar y reabsorber el ion acetato y alterar la disgregación de los depósitos cálcicos, especialmente de algunos cristales agregados, como son los de hidroxiapatita. Este mecanismo facilita la activación de histiocitos y granulocitos neutrófilos, que pueden disminuir la calcificación mediante fagocitosis. Su eficacia en la modificación del tamaño de los depósitos cálcicos (59.6% de los hombros tratados) y su eficacia en la resolución del cuadro doloroso (disminución global de la intensidad del dolor en el 85% de la intensidad inicial), justifican el empleo de estas técnicas, que son, en gran medida, una alternativa a otras terapias, incluso invasoras como las infiltraciones.[32,92]

Dentro de las ventajas planteadas para la sonoforesis, se encuentran el hecho de que las partículas a introducir no tienen que tener carga eléctrica, no se producen efectos galvánicos y permite una introducción más profunda de la sustancia.

Es muy importante definir que los medicamentos para sonoforesis deben aparecer fundamentalmente con presentación en forma de geles hidrosolubles.[132] La metodología técnica de la aplicación para la sonoforesis no difiere de la del ultrasonido, lo que se agrega es el componente medicamentoso, en forma de gel, para garantizar una mayor absorción (**Fig. 16.12**).

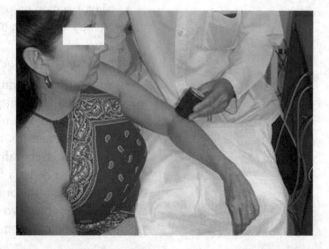

Figura 16.12. Aplicación de sonoforesis con gel antiinflamatorio en una paciente con epicondilitis del codo izquierdo. *Servicio de Fisioterapia del CIMEQ.*

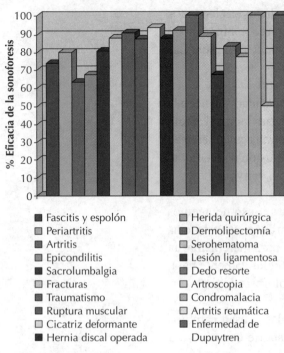

% Eficacia de la sonoforesis

- ■ Fascitis y espolón
- ■ Periartritis
- ■ Artritis
- ■ Epicondilitis
- ■ Sacrolumbalgia
- ☐ Fracturas
- ☐ Traumatismo
- ■ Ruptura muscular
- ☐ Cicatriz deformante
- ■ Hernia discal operada

- ■ Herida quirúrgica
- ■ Dermolipectomía
- ☐ Serohematoma
- ■ Lesión ligamentosa
- ■ Dedo resorte
- ☐ Artroscopia
- ☐ Condromalacia
- ☐ Artritis reumática
- ■ Enfermedad de Dupuytren

Figura 16.13. Comportamiento del porcentaje de eficacia de la sonoforesis en diferentes procesos patológicos. *Servicio de Fisioterapia del CIMEQ.*

El estudio en el CIMEQ de una serie de 1 010 pacientes que recibieron tratamiento con sonoforesis,[136] mostró el 80.5% de eficacia en 9.3 sesiones promedio de tratamiento. El estudio se presentó en la VIII Jornada Nacional de Fisioterapia, en el 2000. La dosificación empleada nunca rebasó 1 W/cm^2 y el régimen de trabajo fue continuo. La sonoforesis fue aplicada para tratar 122 enfermedades o trastornos remitidos por 14 especialidades médicas (**Fig. 16.13**).

En esta serie de pacientes la mayor eficacia se alcanzó en el tratamiento posdermolipectomía, la condromalacia y la enfermedad de Dupuytren; le siguen los trastornos de la cicatrización y los traumatismos. La eficacia más baja aparece relacionada con los procesos artríticos.

Técnica de terapia combinada

La terapia combinada fue introducida por *Gierlich*, que consiste en el tratamiento simultáneo de ultrasonido terapéutico y corrientes de baja y media frecuencias con objetivos fundamentalmente analgésicos.

Este tipo de combinación produce un efecto diferente a los estímulos separados; se produce un proceso de sinergia en la terapia, que tiene resultados superiores en el tratamiento. Es una metodología adecuada, tanto para tratamiento como para diagnóstico, de mucho valor en la ubicación de puntos "gatillos" de dolor. La presencia del ultrasonido evita o reduce el efecto de adaptación a la corriente, y es necesaria o suficiente una intensidad de corriente baja para localizar los puntos a tratar.

Ventajas de la terapia combinada:

- No se presenta excitación agresiva.
- Como el ultrasonido tiene un efecto sensibilizador, se logran localizar puntos dolorosos y puntos "gatillos", con intensidades mínimas de corriente; luego se pueden tratar de manera individual hasta la recuperación.
- Se eliminan los efectos galvánicos.
- Mayor acción en profundidad.
- No hay sensación desagradable con la apertura del circuito.

Técnica de aplicación de la terapia combinada:

- Se requiere un equipo específico para terapia combinada, el cual incluye las posibilidades de electroterapia y además, las posibilidades de ultrasonido.
- Se programa el equipo en el modo de terapia combinada.
- Se programan los parámetros de tratamiento de la corriente que se pretende combinar. Generalmente, se utiliza la corriente interferencial o una corriente analgésica de baja frecuencia de tipo bifásica (TENS). Se programan los parámetros del ultrasonido.
- El electrodo activo de carga (−) o cátodo queda ubicado en la cabeza de tratamiento del ultrasonido y se aplica en la zona objeto de tratamiento. El cabezal se

desplaza por el área de dolor realizando rotación a la vez que desplazamiento. En esta técnica, el movimiento constante del cabezal es importante para no producir concentraciones de corriente; solo está indicado el tratamiento estático cuando se está sobre un punto gatillo y se quiere influir sobre éste.

- El electrodo indiferente de carga (+) se establece en la parte (+) del cable del canal 2 del equipo correspondiente, mientras el segmento (–) del cable queda anulado durante el tratamiento. La ubicación de este electrodo indiferente será en un sitio cercano a la zona de lesión que se tratará. Si se utiliza una corriente bifásica, sea sinusoidal o rectangular, o lo que es lo mismo, si se está utilizando una corriente apolar, la ubicación puede ser proximal o distal al sitio de lesión. Siempre se debe procurar mantenerse dentro de una misma metámera, para lograr el efecto analgésico más efectivo (**Fig.16.14**).

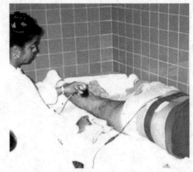

Figura 16.14. En la terapia combinada el electrodo indiferente positivo (+) se ubica en relación con la emergencia de las raíces afectadas, mientras que el cabezal del ultrasonido, convertido en electrodo negativo (–), realiza un recorrido lento por el área de irradiación del dolor. De esta manera se localizan todos los puntos "gatillos" y se garantiza un área de influencia terapéutica mucho mayor que con los métodos por separado. *Servicio de Fisioterapia del CIMEQ.*

- Se aplica un poco más de medio de contacto que de costumbre, teniendo en cuenta que se tiene un área de exploración más grande, al menos en las primeras sesiones.

- Para localizar puntos superficiales, el electrodo indiferente se ubica en el mismo plano que el activo, en la metámera correspondiente. Para localizar puntos más profundos, el electrodo indiferente se ubica en posición opuesta al activo.

- Tanto la intensidad de la corriente como la del ultrasonido al comienzo de la sesión, debe ser bien baja, para ganar la confianza del paciente, así como para que permita una exploración sin "sorpresas desagradables". El ultrasonido se aplica a bajas dosis, en el orden de 0.5 W/cm^2, con el cabezal de 5 cm^2, que se desplazará por la zona del dolor. Se ubica un límite bajo de intensidad de la corriente y se hace una exploración por el área, en busca de sitios de hiperalgesia, vinculados directa e indirectamente a la lesión.

- Lo habitual es que rápidamente se encuentren uno o más sitios de hipersensibilidad, que se relacionan con la molestia expresada por el paciente, o en áreas en las que se detectaron problemas durante el examen físico. De manera que, desde los primeros segundos, se conforma en áreas de "silencio" y áreas localizadas, de hipersensibilidad, en las cuales se deberá enfatizar el tratamiento.

- La intensidad de la corriente debe ser ajustada en un área hiperestésica que sirva como referencia, se le pide al paciente tolerar la máxima intensidad posible, sin que llegue a ser molesta o dolorosa. A este nivel, cuando se pasa el cabezal, desde un área de hipersensibilidad hacia un área de silencio, la sensación que percibe el paciente es de disminución de la intensidad, y viceversa.

- Se puede disminuir o elevar la intensidad durante el tratamiento y generalmente se tolerará cada vez, mayor intensidad. En ningún momento está justificado convertir la sesión en un "tormento" para el paciente. Por el contrario, hace falta comprometerlo, y que participe activamente en cada segundo de la sesión. A veces es preferible quedarse "por debajo" de lo previsto, antes de que el paciente haga un rechazo a la terapia.

- Por una parte, el paciente tendrá mayor confianza, por otra parte, se produce adaptación a la corriente, por último y más importante, el proceso mejorará y disminuye objetivamente la hipersensibilidad. Cada día se observará si el paciente tolera un nivel mayor de corriente. Este es un dato que se comparte con el paciente como método de *biofeedback* o retroalimentación. Es imprescindible que el fisioterapeuta mantenga una sistemática exploración del máximo de intensidad, que mantenga la sensación inicial alcanzada; de lo contrario, ocurre la adaptación a la corriente, no se activan los mecanismos neurofisiológicos que garantizan la analgesia y, por lo tanto, se pierde el tiempo y no se logra el objetivo propuesto.

- El nivel de intensidad del ultrasonido, el modo de emisión y la frecuencia de tratamiento, se manejan de manera similar a como se ha explicado anteriormente. Los parámetros hay que cambiarlos de manera dinámica, a medida que evoluciona el paciente. Si se desatiende esta área y durante 10 sesiones se mantienen los parámetros ultrasónicos "gentiles" de un inicio, se perderá una gran oportunidad de influir positivamente en la evolución del paciente.

- Durante el tratamiento hay que atender cuidadosamente cada reacción del paciente; hay que tener en cuenta las reacciones individuales, aprender a descartar un gesto, una expresión que manifiesta dolor, o si se trata de una contracción muscular fisiológica porque se pasó por encima de un punto motor, o se trata de una reacción de respuesta de un punto "gatillo" que se activó. En cada caso se consulta si se necesita variar la intensidad, si se tolera más, o si se tiene que bajar. Para un fisioterapeuta, una manifestación de "cosquilla" en el paciente durante alguna maniobra, puede ser la única señal de un fenómeno irritativo en una pequeña raíz nerviosa.

- Es muy frecuente que el punto o los puntos iniciales de hiperestesia se anulen poco a poco en el curso de los días. En la misma medida que se aumente el nivel de intensidad de corriente y se harán más "fuertes" los parámetros de ultrasonido, hay que mantener el esquema inicial de exploración del área. Con frecuencia aparecen otros puntos de hiperestesia que requieren tratamiento. Generalmente se trata de puntos "gatillos" o contracturas localizadas más alejadas de la zona primaria de lesión, que corresponden a fenómenos de compensación del organismo, a veces ni el mismo paciente se ha percatado de esto.

- La aplicación de terapia combinada produce hiperemia, pseudoanestesia y relajación muscular.

- Es importante tener cuidado con las corrientes con componente galvánico, y se debe poner el equipo siempre en el modo de voltaje constante (VC).

- Es necesario mantener suficiente espacio entre el electrodo indiferente y el cabezal de ultrasonido. Si hubiera poco espacio, el equipo podría generar un aviso de error.

- Para conseguir una buena conductividad de la terapia de estimulación y la terapia de ultrasonidos, se debe usar un gel adecuado para la buena conducción ultrasónica y eléctrica.

- Si el cabezal de ultrasonidos se levanta de la piel durante el tratamiento, la corriente estimulante, automáticamente será reducida a 0 mA; así se asegura que ambos modos de terapia (ultrasonidos y corrientes) siempre se apliquen de manera simultánea. Tan pronto como el cabezal de ultrasonido entra en contacto adecuado y suficiente, las corrientes estimulantes también se elevarán automáticamente en su intensidad.

Las indicaciones de la terapia combinada corresponden a las indicaciones de las corrientes de baja y media frecuencia. Las contraindicaciones son las mismas que las de las corrientes de baja y media frecuencia, además de las expuestas para los ultrasonidos.

Preguntas de Comprobación

1. ¿Qué es el ultrasonido terapéutico?

2. ¿Cómo se convierte la electricidad en un haz ultrasónico?

3. Diga las características del haz ultrasónico.

4. Explique el efecto mecánico del ultrasonido terapéutico.

5. Explique el efecto térmico del ultrasonido terapéutico.

6. Describa cómo viaja el haz ultrasónico dentro del tejido y los fenómenos físicos que se presentan.

7. ¿Cómo afecta el parámetro "frecuencia" la transmisión del haz dentro del tejido?

8. ¿Cuáles son las diferencias entre el ultrasonido pulsado y continuo?

9. ¿Cómo los efectos no térmicos pueden ayudar en el proceso de regeneración hística?

10. Relacione la intensidad y el tiempo de duración de la sesión, de acuerdo con el incremento de la temperatura en el tejido tratado.

11. Analice las indicaciones del ultrasonido terapéutico.

12. ¿Cuáles son los medicamentos que pueden aplicarse en la sonoforesis?

13. Mencione las contraindicaciones del ultrasonido terapéutico.

14. Elabore una prescripción de ultrasonido terapéutico con todos los parámetros necesarios para el tratamiento de un esguince de 72 h de evolución.

15. Mencione las características que debe tener el gel de contacto para el ultrasonido terapéutico.

16. Describa los pasos a seguir para la aplicación de una sesión de tratamiento.

17. Mencione los efectos adversos del ultrasonido terapéutico.

18. ¿Cuál es el propósito de la sonoforesis?

19. ¿Cómo puede el ultrasonido ser combinado con otras modalidades terapéuticas?

20. Describa la técnica de aplicación de la terapia combinada de ultrasonido con corriente de baja o media frecuencia.

Referencias bibliográficas

[1] Otón Sánchez C., Enriquez Hernández E., Sabaté Bel M. (1998). Ultrasonidos terapéuticos. En: Martínez Morillo M., Pastor Vega J. M. y Sendra Portero F. Manual de Medicina Física. Harcourt Brace de España; p. 294-307.

[2] Barranco Menor F. Ultrasonidos. [citado 29 de noviembre 2003]: [2 pantallas]. Disponible en: URL: http://www.estetik.com/datamed/Ob%C3% A9sit%C3%A9/ Electroterapia/ ultrason.htm

3. Stewart A., Reid D. M. (2000). Quantitative ultrasound or clinical risk factors which best identifies women at risk of osteoporosis? Br J Radiol; 73(866): 165-171.

4. Abril Carreresa M. A., *et al.* (2003). Densitometría ósea mediante ultrasonidos en pacientes con fractura de Colles. Rehabilitación. 37(3): 123-128.

5. Schott A. M., Weill-Engerer S., Hans D., Duboeuf F., Delmas P. D., Meunier P. J. (1995). Ultrasound Discriminates Patients with Hip Fracture Equally Well as Dual Energy X-Ray Absorptiometry and Independently of Bone Mineral Density. J of Bone and Mineral Research. (10): 243-249.

6. Roux C. (2000). Evaluación ósea por ultrasonidos. En: Roux C., Vellas B., eds. Osteoporosis. Prevención y tratamiento. Tomo I. Barcelona: Glosa; p. 65-70.

7. Rodríguez García A., Martín Peña G., Vázquez Díaz M., Díaz-Miguel Pérez C., Ormaechea Alegre I., García de la Peña Lefevre P. (2000). Estimación del riesgo de fracturas osteoporóticas mediante medición ultrasónica del hueso. Rev Clin Esp. (200): 193-197. [Medline]

8. Nairus J., Ahmadi S., Baker S., Baran D. (2000). Quantitative ultrasound: an indicator of osteoporosis in perimenopausal women. J Clin Densitom. (3): 141-147. [Medline]

9. Pluijm S. M., Graafmans W. C., Bouter L. M., Lips P. (1999). Ultrasound measurements for the prediction of osteoporotic fractures in elderly people. Osteoporosis Int. (9): 550-556.

10. Kerry G., Baker V., Robertson J. and Francis A. Duck. (2001). A Review of Therapeutic Ultrasound: Biophysical Effects, Phys Ther. 81(7): 1351-1358.

11. World Federation for Ultrasound in Medicine and Biology. Conclusions and recommendations on thermal and nonthermal mechanisms for biological effects of ultrasound. WFUMB News.1997; 4: 2-4.

12. Basford Jeffrey R. and Fialka-Moser Veronica. (2002). The Physical Agents, En: Bryan J O´Young, Mark A. Young, Steven A. Stiens. Physical Medicine and Rehabilitation Secrets. 2da. ed. Philadelphia: Hanley î Belfus Inc. p. 513-523.

13. Harpaz D., Chen X., Francis C. W., *et al.* (1993). Ultrasound enhancement of thrombolysis and reperfusion *in vitro*. J Am Coll Cardiol. 21: 1507-1511.[Abstract]

14. Justus F., Lehmann J. F. y De Lateur B. (1995). Diatermia y terapéutica superficial con calor, láser y frío. En: Medicina Física y Rehabilitación. Krusen, ed., Editorial Médica Panamericana; Cap. 13. p. 295-380.

15. Rodríguez Martín J. M. (2000). Ultrasonidos. En: Electroterapia en fisioterapia. Editorial Médica Panamericana; Cap. XV, p. 499-530.

16. Williams A. R., *et al.* (1980). Photometric detection of ATP release from human erythrocytes exposed to ultrasonically activated gasfilled pores. Ultrasound Med Biol. (6): 251-256.

17. Lennart D. (2002). Johns nonthermal effects of therapeutic ultrasound: The frequency resonance hypothesis. Journal of Athletic Training. 37(3): 293-299.

18. Hoogland R. (1986). Efectos biofísicos del U.S. Manual de terapia ultrasónica. Holland: Enraf Nonius Delt; p. 14-17.

19. Johns L. (2002). Nonthermal effects of therapeutic ultrasound, J Athl Train. 37(3): 293-299.

20. Holland C. K., Deng C. X., Apfel R. E., *et al.* (1996). Direct evidence of cavitation *in vivo* from diagnostic ultrasound. Ultrasound Med Biol. 22: 917-925. [Medline]

21. Wells P. N. T. (1997). Biomedical Ultrasonics. London, England: Academic Press; pp. 19-20.

22. Baker K. G., Robertson V. J., Duck F. A. (2001). A review of therapeutic ultrasound: biophysical effects. Phys Ther. 81: 1351-1358.

23. Dyson M. (1987). Mechanisms involved in therapeutic ultrasound. Physiotherapy. 73: 116-120.

24. Kitchen S. S., Partridge C. J. (1990). A review of therapeutic ultrasound. Physiotherapy. 76: 593-600.

25. Chokshi S. K., Rongione A. J., Freeman I., Gal D., Gunwald A. M., Alliger W. (1989). Ultrasonic energy produces endothelium dependent vasomoter-relaxation *in vitro* [abstract]. Circulation. 80 (suppl II): 565.

26. Fischell T. A., Abbas M. A., Grant G. W., Siegel R. J. (1991). Ultrasonic energy: effects on vascular function and integrity. Circulation. 84: 1783-1795.

27. Maxwell L., Collecutt T., Gledhill M., Sharma S., Edgar S., Gavin J. B. (1994). The augmentation of leucocytes adhesion to endothelium by therapeutic ultrasound. Ultrasound Med Biol. 20: 383-390.

28. Steffen W., Cumberland D., Gaines P., *et al.* (1994). Catheter-delivered high intensity, low frequency ultrasound induces vasodilation *in vivo*. Eur Heart J. 15: 369-376.

29. Hogg N., Landis R. C. (1993). Adhesion molecules in cell interactions. Curr Opin Immunol. 5: 384-390.

30. Pardi R., Inverardi L., Bender J. R. (1992). Regulatory mechanisms in leukocyte adhesion: flexible receptors for sophisticated travelers. Immunol Today. 13: 224-230.

31. Draper D., Prentice W. (2001). Therapeutic ultrasound. En: Prentice W., ed. Therapeutic modalities for physical therapists. New York: McGraw-Hill, p. 288.

32. Rioja Toro J., González Rebollo A., Romo Monje M., Cantalapiedra Puente E. (2001). Tratamiento combinado de la fascitis plantar crónica en el adulto de edad superior a los 50 años. Rehabilitación. 35(2): 90-94.

33. Hogan R. D., *et al.* (1982). The effects of ultrasound on microvascular hemodinamics in skeletan muscle: effects on arterioles. Ultrasound in Med and Biol. (1): 45-55.

34. Young S. R., Dyson M. (1990). Macrophage Responsiveness to Therapeutic Ultrasound. Ultrasound Med Biol. (16): 809-816.

35. Robertson V. J., Baker K. G. (2001). A review of therapeutic ultrasound: effectiveness studies. Phys Ther. 81: 1339-1350.

36. Dyson M. The effect of ultrasound on the rate of wound healing and the quality of scar tissue. Presented 9/11/81 at "An International Symposium of Therapeutic Ultrasound," Winipeg, Manitoba, Canada.

37. Plaja J. (2002). Analgesia por medios físicos. Madrid: McGraw-Hill Interamericana.

38. Plaja J. (2002). El médico rehabilitador ante el paciente con dolor crónico. En: Salvador S, *et al.*, eds. Dolor neurógeno en rehabilitación. Madrid: Entheos; 213-221.

39. Doan N., Reher P., Meghji S., Harris M. (1999). *In vitro* effects of therapeutic ultrasound on cell proliferation, protein synthesis and cytokine production by human fibroblasts, osteoblasts and monocytes. J Oral Maxillofac Surg. 57: 409-419.

40. Dyson M., Luke D. A. (1986). Induction of mast cell degranulation in skin by ultrasound. IEEE Trans Ultrason Ferroelectr Freq Control. 33: 194-201.

41. Johns L. D., Colloton P. A., Neuenfeldt J. (1999). Effects of therapeutic ultrasound on T cell proliferation and IL-2 production [abstract]. J Athl Train. 34(suppl): S24.

42. Reher P., Doan N., Bradnock B., Meghji S., Harris M. (1999). Effect of ultrasound on the production of IL-8, basic FGF and VEGF. Cytokine. 11: 416-423.

43. Young S. R., Dyson M. (1989). The effect of therapeutic ultrasound on angiogenesis. Ultrasound Med Biol. 16: 261-269.

44. Gaul G. B. (1999). Ultrasound thrombolysis. Thromb Heamost. 82 (suppl 1): 157-179.

45. Grey K. (1993). Surface Areas in Ultrasound Therapy. Scand J Rehabil Med. (25): 11-15.

46. Ter Haar G. (1999). Therapeutic ultrasound. Eur J Ultrasound. 9: 3-9.[Medline]

47. Gnatz Steve M. (2005). Dolor agudo. En: Susan J Garrison, Manual de medicina física y rehabilitación, 2nd. ed., McGraw-Hill Interamericana; Cap. 2, p. 10-23.

48. Michlovitz S. (1996). Termal agents in rehabilitation, Philadelphia, PA.

49. Draper D. O., Schulthies S., Sorvisto P., Hautala A. M. (1995). Temperature changes in deep muscles of humans during ice and ultrasound therapies: an *in vivo* study. J Orthop Sports Phys Ther. 21: 153-157.

50. Draper D. O., Castel J. C., Castel D. (1995). Rate of temperature increase in human muscle during 1-MHz and 3-MHz continuous ultrasound. J Orthop Sports Phys Ther. 22: 142-150.

51. Ashton D. F., Draper D. O., Myrer J. W. (1998). Temperature rise in human muscle during ultrasound treatments using Flex-All as a coupling agent. J Athl Train. 33: 136-140.

52. Chan A. K., Myrer J. W., Measom G., Draper D. O. (1998). Temperature changes in human patellar tendon in response to therapeutic ultrasound. J Athl Train. 33: 130-135.

53. Bishop S., Draper D., and Knight K. (2004). Human Tissue Temperature Rise During Ultrasound Treatments with the Aquaflex Gel Pad. J Athl Train. 39(2): 126-131.

54. Holcomb W., Blank C. (2003). The effects of superficial heating befote 1 MHz ultrasound on tissue temperature. J. Sport Rehabil. 12(2): 95-103.

55. Holcomb W., Joyce C. (2003). A comparison of temperature increases produced by 2 commonly used ultrasound units. J Athl Train. 38(1): 24-27.

56. Jennings Y., Biggs M. and Ingersoll C. (2002). The effect of ultrasound intensity and coupling medium on gastrocnemius tissue temperature. J Athl Train (Suppl). 37(2S): S-42.

57. Merrick M. A., Bernard K. D. and Devor S. T. (2003). Identical 3 MHz ultrasound treatments with different devices produce different intramuscular temperatures. J Orthop Sport Phys Ther. 33(7): 379-385.

58. Merrick M. A., Mihalyov M. R. and Roethemeier J. L. (2002). A comparison of intramuscular temperatures during ultrasound treatments with coupling gel or gel pads. J Orthop Sport Phys Ther. 32(5): 216-220.

59. Draper D. O., Sunderland S. (1993). Examination of the law of grotthus-draper: does ultrasound penetrate subcutaneous fat in humans? J Athl Train. 28: 246-250.

60. Draper D. O. and Prentice W. E. (2005). Therapeutic Ultrasound. En: Prentice WE. Therapeutic modalities in rehabilitation. 3ª ed. McGraw-Hill, Cap 12, p. 361-406.

61. Fernández Cervantes R., Patiño Núñez S., Martínez Rodríguez A., Viñas Diz S., Paseiro Ares G., Barcia Seoane M. (2003). Analgesia por medios físicos en la patología de la ATM. Fisioterapia. 25(05): 293-305.

62. Shamus E., Wilson S. H. (2005). The physiologic effects of the therapeutic modalities intervention on the body Systems. En: Prentice WE. Therapeutic modalities in rehabilitation, 3a. ed. McGraw-Hill, Cap 19, p. 551-568.

63. Castel J. C. (1993). Therapeutic ultrasound. Rehábil Ther Prod Rev. Jan/Feb: 22-32.

64. Houghton P. E. (2005). The role of therapeutic modalities in wound healing. En: Prentice W. E. Therapeutic modalities in rehabilitation, 3a. ed. McGraw-Hill, Cap 3, p. 28-59.

65. Crumley M., Nowak P., and Merrick M. (2001). Do ultrasound, active warm-up and passive motion differ on their ability to cause temperature and range of motion changes? J Athl Train. (Suppl): 36(2S): S-92.

66. Fernández García C., Ibarra Lúzar, *et al.* (1998). Distribución de la temperatura en la región lumbar en sujetos sanos tras la aplicación de fomento caliente, microondas y ultrasonido. Rehabilitación (Madrid). 32: 1-5.

67. Fishman S. M., Carr D. B. (1993). Mecanismos básicos del dolor. Hospital Practice. 8(3): 7-15.

68. Grau León I., de los Santos Solana L., y García J. (1998). Corrientes diadinámicas y ultrasonido en el tratamiento de las disfunciones temporomandibulares. Rev Cub Estomatol. 35(3): 80-85.

69. Meadows J. T. (2000). Caso cervical 4. Buen o mal pronóstico tras accidente de automóvil. En: Diagnóstico diferencial en fisioterapia. Ed. McGraw-Hill Interamericana, (parte II). p. 95-97.

70. Cívico Quitero H., Reyes Hernández D., Hernández Madan G., Ng Lio L., Delgado Ramírez M. (2002). Agentes físicos en el tratamiento de la enfermedad pulmonar obstructiva crónica. Rev Cub Med Milit. 31(2): 119-125.

71. Díaz Borrego P., Fernández Torrico J. M. (2002). Ultrasonidos: actualización en patología musculoesquelética, Rehabilitación. 36(05): 303-308.

72. Van der Windt D. A., Van der Heijden G J., Van den Berg S. G., *et al.* (2000). Ultrasound therapy for acute ankle sprains. Cochrane Database Syst Rev. 2: CD001250. [Medline]

73. Boone L., Ingersol C. D., and Cordova M. L. (1999). Passive hip flexion does not increase during or following ultrasound treatment of the hamstring musculature. J Athl Train. 34(2): S-70.

74. Conner C. (2003). Use of ultrasonic bonegrowth stimulator to promote healing of a Jones fracture. Athl Ther Today. 8(1): 37-39.

75. Montull Morer S., Salvat Salvat I., Inglés Novell M., Miralles Rull I. (2004). La mano reumatológica: exploración y tratamiento. Revisión, Fisioterapia. 26(02): 55-77

76. Díaz Petit J., Camp R. (2002). Rehabilitación en la artritis reumatoide. Barcelona: Masson.

77. Chapinal Jiménez A. (2002). Rehabilitación de las manos con artritis y artrosis en terapia ocupacional. 1.ª edición. Barcelona: Masson.

78. Casimiro L., Brosseau L., Robinson V., Milne S., Judd M., Well G., Tugwell P., Shea B. (2002). Therapeutic ultrasound for the treatment of rheumatoid arthritis. Cochrane Database of Systematic Reviews [electronic resource] [Cochrane Database Syst Rew] (3), AB003787.

79. Tiidus P., Cort J. and Woodruf S. (2002). Ultrasound treatment and recovery from eccentric-exercice-induce muscle damage. J Sport Rehabil. 2002;11(4):305-14.

80. Gómez-Conesaa A., Abril Belchíb E. (2006). Cervicalgias postraumáticas. Tratamiento fisioterapéutico en el primer nivel asistencial. Fisioterapia. 28(04): 217-225.

81. Marzo Valero G. (2004). A propósito de un caso de reimplante de mano. Fisioterapia. 26(02): 98-104.

82. Finucane S., Sparrow K. and Owen J. (2003). Low-intensity ultrasound enhances MCL healing at 3 and 6 weeks post injury. J Athl Train (Suppl). 38(2S): S-23.

83. Ziskin M., McDiarmid T. and Michlovitz S. (1996). Therapeutic ultrasound. In: Michlovitz S., ed. Thermal agents in rehabilitation. Philadelphia, PA.

84. Johns L., Colloton P. (2002). Effects of Ultrasound on Spleenocyte Proliferation and Lymphokine Production. J Athl Train (Suppl) 37(2S): S-42.

85. Lugo L. H. (1995). Síndromes dolorosos de tejidos blandos. En: Restrepo R., Lugo L. H., eds. Rehabilitación en salud. Medellín; Universidad de Antioquia; p. 72-83.

86. Berná-Serna J. D., Sánchez-Garre J., Madrigal M., Zuazu I. and Berná-Mestre J. D. Ultrasound therapy in rectus sheath hematoma: case report. Phys Ther. 85(4): 352-357.

87. Warden S. J., McMeeken J. M. (2002). Ultrasound usage and dosage in sports physiotherapy. Ultrasound Med Biol. 28:1075-1080. [Medline]

88. Speed C. A. (2001). Therapeutic ultrasound in soft tissue lesions. Rheumatology (Oxford). 40: 1331-1336. [Medline]

89. Gan B. S., Huys S., Sherebrin M. H. and Scilley C. G. (1995). The effects of ultrasound treatment on flexor tendon healing in the chicken limb. J Hand Surg. 20B: 809-814.

90. William Prentice. (2002). Therapeutic modalities for physical therapist. 2a. ed. McGraw-Hill, p. 33.

91. Ebenbichler G. R., Resch K. L., Graninger W. B. (1997). Resolution of calcium deposits after therapertic ultrasound of the shoulder (letter). J Rheumatol. 24: 235-236. [Medline]

92. Ebenbichler G. R., Erdogmus C. B., Resch K. L., *et al*. (1999). Ultrasound theraphy for calcific tendinitis of the shoulder. N Engl J Med. (340): 1533-1538. [Medline]

93. David Martin S. (1997). Shoulder pain: rotator cuff tendinopathy. Hospital Medicine. 33(12): 23-46.

94. Meadows J. T. (2000). Caso cervical 19. ¿Hombro congelado? En: Diagnóstico diferencial en fisioterapia. Ed. McGraw-Hill Interamericana, (parte II), p. 233-235.

95. Carcia C. R. (2004). Ultrasound efficacy, letters and responses, To the Editor. PhysTher. 84(10): 982-987.

96. Kurtais Gürsel, *et al*. (2004). Ultrasound in the management of soft tissue disorders of the shoulder: A randomized placebo-controlled trial. PhysTher. 84(4): 11-15.

97. Wang S. J., *et al*. (1994). Low intensity ultrasound treatment increase strength in a rat femoral fracture model. J Orthop Res. (12): 40-47.

98. Déniz A. S., *et al*. (1998). Aceleración de la consolidación de fracturas en ratas empleando ultrasonido a dosis terapéuticas. Rehabilitación (Madrid). (32): 247-253.

99. Heckman J. D., *et al*. (1994). Aceleration of tibial fracture-healing by non invasive. Low-intensity pulsed ultrasound. J Bone Joint Surg. 76(A): 26-34.

100. Dyson M., Brookes M. (1983). Stimulation of bone repair by ultrasound. In: Proceedings of the 3rd Meeting of the World Federation of Ultrasound in Medicine and Biology. Oxford: Pergamon Press; p. 61-66.

101. Kristiansen T. K. (1990). The effect of low power specifically programmed ultrasound on the healing time of fresh fractures using a colles model. J Orthop Trauma. (4): 227-228.

102. Kaori Nakano. (2001). A influência do frio. Algumas das orientações recomendadas pela National Collegiate Athletic Association, Starkey C & Ryan J (eds.); p. 520.

103. Oerlemans H. M., Oostendorp R. A., de Boo T., Van der Laan L., Severens J. L., Goris J. A. (2000). Adjuvant physical therapy versus occupational therapy in patients with reflex sympathetic dystrophy/complex regional pain syndrome type I. Arch Phys Med Rehabil. (81): 49-56. [Medline]

104. Cuello Villaverde E., Guerola Soler N., y López Rodríguez A. (2003). Perfil clínico y terapéutico del linfedema postmastectomía. Rehabilitación. 37(1): 22-32.

105. Balzarini A., Pirovano C., Diazzi G., Olivieri R., Ferla F., Galperti S. (1993). Ultrasound therapy of chronic arm lymphedema after surgical treatment of breast cancer. Lymphology. (26): 128-134.

106. Avellanet M., González Viejo M. A. (1997). Terapia física en el linfedema. En: Rehabilitación del linfedema postmastectomía. XVIII Jornadas Nacionales de la Sociedad Española de Rehabilitación 21-23 de mayo Tenerife (España) 1997. Madrid: Editorial Científica Faes.

107. Berná J. D., Zuazu I., Madrigal M., *et al*. (2000). Conservative treatment of large rectus sheath hematoma in patients under anticoagulant therapy. Abdom Imaging.25: 230-234. [Medline].

108. Neuman Y., Rukshin V., Tsang V., *et al*. (2003). Augmentation of instent clot dissolution by low frequency ultrasound combined with aspirin and heparin: an exvivo canine shunt study. Thromb Res. 112: 99-104. [Medline]

109. Devcic-Kuhar B., Pfaffenberger S., Groschl M., *et al*. (2002). *In vitro* thrombolysis enhanced by standing and traveling ultrasound wave fields. Ultrasound Med Biol. 28: 1181-1187. [Medline]

110. Pastor Vega J. M. y Martínez Morillo M. (1998). Microondas. En: Martínez Morillo M., Pastor Vega J. M. y Sendra Portero F. Manual de medicina física. Harcourt Brace de España; p. 224-231.

111. Davis S. C., Ovington L. G. (1993). Electrical stimulation and ultrasound in wound healing. Dermatol Clin. (11): 775-784.

112. Johannsen F., Nyholm A. and Karlsmark T. (1998). Ultrasound therapy in chronic leg ulceration: A Meta-analysis, Wound Repair Regn. 6: 121-126.

113. Nussbaum E. L., Biemann I., Mustard B. (1994). Comparison of ultrasound/ultraviolet-C and laser for the treatment of pressure ulcers in patients with spinal cord injury. Phys Ther. 74: 812-825.

114. Alcalde P., y Arañó N. (2005). Síndrome de inmovilidad. En: Montagut Martínez F., Flotats Farré G., Lucas Andreu E. Rehabilitación domiciliaria. Principios, indicaciones y programas terapéuticos. Masson SA; Cap. 19, p. 267-287.

115. Martín A. I. (2002). Síndrome de inmovilidad. En: Geriatría en atención primaria. 3a. ed., Madrid: s.n., p. 257-266.

116. Serra Llosa M. L. (2004). Tratamiento fisioterápico en el síndrome de dolor pélvico crónico en el varón: revisión bibliográfica. Fisioterapia. 26(05): 295-302.

117. Cameron M. (1999). Physical agents in rehabilitation. WB Saounders Company. Philadelphia.

118. Lehmann J. V. (1996). Selective heating effects of ultrasound in human beings. Arch Phys Med Rehabil. (47): 331-336.

119. Gann N. (1991). Ultrasound: current concepts. Clin Manage. 11(4): 64-69.

120. Plaja J. (2005). Analgesia por medios no farmacológicos. En: Montagut Martínez F., Flotats Farré G., Lucas Andreu E. Rehabilitación domiciliaria. Principios, indicaciones y programas terapéuticos. Masson SA; Cap. 7, p. 95-111.

121. Strapp E., Guskiewicz K. and Hackney A. (2000). The cumulative effects of multiple phonophoresis treatments on dexamethasone and cortisol concentrations in the blood. J Athl Train. 35(2): S-47.

122. Gnatz Steve M., Childers M. K. (2000). Acute pain. In: Grabois M., Garrison S. J, eds. Physical medicine and rehabilitation: the complete approach. Cambridge, MA: Blackwell Science.

123. Iglesias Alonso A. Los ultrasonidos en el tratamiento de la celulitis. [citado de 29 de noviembre 2003]: [1 pantalla]. Disponible en: URL: http://www.uca.es/escuela/ciencias_salud/electroterapia.htm

124. Rodríguez Orjales I. (1998). Agentes promotores de la permeación percutánea. Rev Cub. Farm. 32(1): 68-75

125. Taro O., Masahiro L., Paku T. (1995). Effect of various enhancers on transdermal penetration of indomethacin and urea, and relationship between penetration parameters and enhancement factors. J Pharm Sci. 84(4): 482-482.

126. Hurkmans J. F. G. M., Bodle H. E., Van Driel L. M. J., Van Doorne H., Junginger H. E. (1985). Skin irritation caused by transdermal drug delivery systems during long-term (5 days) application. Br J Dermatol. (112): 461-467.

127. Calpena A. C., Lauroba J., Sunol M., Obach R., Domenech J. (1994). Effect of d-Limonene on the transdermal permeation of Nifedipine and Domperidone. Int J Pharm. (103): 179-86.

128. William A. C., Barry B. W. (1992). Skin absorption enhancers. Crit Rev Ther Drug Carrier Syst. 9(3,4): 305-353.

129. Obata Y., Takayama K., Machida Y., Nagai T. (1995). Combined effect of cyclic mono-terpenes and ethanol on percutaneous treatments. Proceedings of the 14th Pharmaceutical Technology Conference Spain; Barcelona: 2a. ed., p. 670-676.

130. Escribano E., San Martín H., Calpena A. C., Moreno J., Obach R., Domenech J. (1995). Influence of the formulation on the transdermal penetration of piroxicam. Proceedings of the 14th Pharmaceutical Technology Conference Spain; Barcelona: 2a. ed. p. 676-680.

131. Cagnie B., Vinck E., Rimbaut S. and Vanderstraeten G. (2003). Phonophoresis versus optical application of ketoprofen: comparison between tissue and plasma levels. Phys Ther. 83: 707-712.

132. Shin S. M. (1997). Effect of indomethacin phonophoresis on the relief of temporomandibular joint pain. Cranio. 15(4): 345-348.

133. Joa Lajús T., García Delgado J. A., Martín Cordero J. E. (2000). Ultrasonido terapéutico continuo. En: VIII Jornada Nacional de Fisioterapia, Centro de Investigaciones Médico Quirúrgicas, CIMEQ, Ciudad de la Habana, 12 de mayo. (cartel)

134. Martín Cordero J. E., García Delgado J. A. (1999). Ultrasonido terapéutico pulsado. En: VII Jornada Nacional de Fisioterapia, Centro de Investigaciones Médico Quirúrgicas, CIMEQ, Ciudad de la Habana, 19 de febrero. (cartel)

135. Adams Rodríguez E. M., García Delgado J. A., Martín Cordero J. E. (2000). Fisioterapia en la sinusitis. En: VIII Jornada Nacional de Fisioterapia, Centro de Investigaciones Médico Quirúrgicas, CIMEQ, Ciudad de la Habana, 12 de mayo. (cartel)

136. Martínez Torres J., Martín Cordero J. E., García Delgado J. A. (1999). Sonoforesis. En: VII Jornada Nacional de Fisioterapia, Centro de Investigaciones Médico Quirúrgicas, CIMEQ, Ciudad de la Habana, 19 de febrero. (cartel)

Objetivos

1. Comprender los fundamentos biofísicos y los efectos biológicos de la tracción vertebral.
2. Interpretar la metodología del tratamiento para las diferentes técnicas.
3. Evaluar las ventajas de los diferentes tipos de tracción.
4. Describir las aplicaciones clínicas para los diferentes tipos de tracción.
5. Explicar los parámetros a tener en cuenta durante la prescripción.
6. Argumentar las ventajas del uso de la tracción manual en el segmento cervical.
7. Identificar las complicaciones y efectos adversos de la tracción vertebral.

Definición de tracción vertebral

Constituye un método terapéutico que se basa, como indica su nombre, en la tracción o estiramiento del raquis, generalmente dirigido a un segmento de este. Está incluido dentro de los métodos de tratamiento conservador de la enfermedad vertebral.[1-3]

Fundamentos biofísicos de la tracción vertebral

El efecto de tracción en un cuerpo depende de múltiples factores. Dentro de los más importantes se encuentran la dirección y la magnitud de la fuerza, el tiempo que dura el proceso de tracción y la distancia entre el punto de aplicación y el sitio de acción.

También se debe tener en cuenta que, cuando una fuerza de tracción se aplica a una estructura irregular, el estiramiento máximo ocurrirá en el área más débil; por ejemplo, el cuello es mucho más débil que el tronco.

La tracción actúa de manera pasiva y activa. Pasiva a través del reposo, al eliminar la carga excesiva. De manera activa, a través de la descompresión positiva del segmento vertebral. Así se tiene, que una sesión de tracción de corta duración puede ser tan beneficiosa, como un reposo de 3 días. O sea, la tracción va a facilitar la descompresión de estructuras, así como la flexibilidad de elementos para garantizar la amplitud del movimiento.

Sus efectos son muy limitados si constituye la única medida terapéutica a emplear, pero si se aplica incorporada dentro de un programa de rehabilitación integral, entonces será de gran utilidad para acelerar la recuperación.

Efectos biológicos de la tracción vertebral

Cuando se realiza cumpliendo todos los requerimientos que establece su metodología, un tratamiento de tracción vertebral produce varios efectos al nivel del raquis, en particular el resultado más significativo es el efecto mecánico directo en las estructuras involucradas.

En la literatura, el efecto se considera según diferentes hipótesis: Cyriax sugiere que la tracción logra separar los cuerpos y que el disco es sometido a una presión negativa capaz de reabsorber una posible protrusión del núcleo pulposo. Calliet atribuye los efectos de la tracción a la corrección de lordosis lumbar; mientras Wyke sugiere que la distracción inducida por la tracción vertebral afecta los mecanorreceptores espinales.

Otros autores creen que la tracción tiene la capacidad de normalizar el movimiento conjunto o colectivo de la columna vertebral, o que el efecto clínico del tratamiento se produce por una reducción del espasmo muscular. Lo que más se defiende es que reduce la presión de las estructuras que provocan el dolor, mejora las propiedades viscoelástica del tejido y aumenta la circulación.[4]

En general, se han planteado los efectos siguientes:
- Aumenta el espacio intervertebral, por separación de cuerpos vertebrales de alrededor de 1 o 2 mm, y de facetas articulares, con expansión de foramen intervertebral. La separación de las facetas articulares produce un alivio instantáneo de los síntomas irritativos en caso de compresiones recientes; además, evita los fenómenos degenerativos y mejora la nutrición del cartílago.[5]
- Reducción de la presión intradiscal.
- Elongación de músculos paravertebrales.
- Distensión de ligamentos intervertebrales.
- Estiramiento y relajación muscular. Se ha podido corroborar cómo desciende la actividad electromiográfica del músculo erector espinal. [6]
- Incremento de la circulación segmentaria.
- La tracción estimula el mecanismo de la llamada Ley de Wolf, que se activa fisiológicamente ante la carga compresiva o la carga por distracción de un hueso; en ambos casos la respuesta metabólica es osteoblástica y contribuye a fortalecer el tejido óseo. [5]
- Acción mecánica y progresiva sobre las curvaturas del raquis.

Indicaciones y contraindicaciones para aplicación de tracción vertebral

El efecto de la marcha bípeda del hombre, sin dudas, constituye un reto para el proceso de evolución de las especies. Parece que es muy poco el tiempo que ha transcurrido desde que al primero de nuestros ancestros se le ocurrió tomar el fruto del árbol y permanecer erguido. Es posible que el desarrollo del cerebro, la transformación de la mano y el mantenimiento de la postura bípeda, sean fenómenos evolutivos todavía en perfeccionamiento.

En el caso de la postura en bipedestación sostenida, se adicionan factores a la permanente influencia gravitacional, como son: el efecto de vivir bajo reglas sociales, la velocidad que impone la vida moderna, las normas laborales de estancias prolongadas de pie, la realización de esfuerzos físicos, las estancias prolongadas sentado, el uso creciente de la computación, el fenómeno de la navegación en red, la tendencia creciente a viajar en vehículos y a caminar cada vez menos, los hábitos higiénico dietéticos que llevan al sobrepeso, la competencia de múltiples tareas con las limitadas 24 horas del día, la falta de tiempo para hacer algún tipo de ejercicio, que lleva al sedentarismo. Todas estas situaciones de la vida diaria tienen como denominador común dos factores. Primero, aumento de la presión entre las estructuras óseas, sobre todo de la presión en el interior del disco intervertebral. Segundo, predisponen a restricciones de la movilidad segmentaria, y en última instancia, a limitaciones del funcionamiento de la columna vertebral como órgano único.

La tracción vertebral es un método controvertido en el ámbito de la ortopedia y la rehabilitación en general. Si bien se manifiesta que los efectos pueden ser muy temporales y asociados al tiempo y a la intensidad de la tracción, se puede afirmar que es un valioso complemento para el manejo integral de la enfermedad vertebral degenerativa.[7-12]

Este proceder está indicado para los casos siguientes:
- *Discopatía degenerativa.* Esta enfermedad suele estar caracterizada por una reducción en el espacio intervertebral, que puede estar asociado con la presencia de osteofitos en los ángulos anteriores de los cuerpos vertebrales adyacentes al disco degenerado. Puede localizarse dolor en los ligamentos o hipertonía en los músculos paravertebrales (miogelosis) o en los tendones (síndrome seudorradicular). En el caso de un estrechamiento del foramen intervertebral, se produce un efecto irritativo e inflamatorio de la raíz espinal que ocasiona un síndrome compresivo radicular. En este caso, la tracción puede ser útil para lograr una apertura del foramen, en dependencia de los parámetros que se utilicen.
- Está indicada en los casos de hernia del núcleo pulposo. La hernia discal es una emergencia clínica que ocurre a nivel lumbosacro generalmente y puede causar una lesión de las raíces, caracterizada por dolor severo, espasmo paravertebral y dolor irradiado según la raíz involucrada. Mathews ha demostrado a través de técnicas de epidurografía que, durante la aplicación, la fuerza de la tracción es capaz de devolver la protrusión a su sitio original. Este efecto, sin embargo, solo dura en relación con la fuerza aplicada, por consiguiente, es importante recordar que la tracción vertebral es parte de un programa del tratamiento conservador. Después que la protrusión del disco se ha reducido, el paciente debe guardar una postura en extensión, para conservar la corrección obtenida o completar la estabilización (la flexión anterior tiende a mover el núcleo herniado posteriormente).[5]
- Se aplica en los fenómenos degenerativos, como la artrosis, en los cuales el proceso inflamatorio se asienta en la articulación intervertebral, se pueden manifestar signos y síntomas de cervicobraquialgia o acroparestesias; si el proceso se localiza en el tracto del lumbosacro, puede manifestarse incluso, como una ciática o una cruralgia.
- Está indicada también en casos de desarreglo intervertebral menor (DIM), en el síndrome de hipomovilidad facetaria, en los casos de irritación de raíces nerviosas por compromiso del agujero intervertebral, así como en la escoliosis antálgicas.[13]

Contraindicaciones para aplicación de tracción vertebral

Como contraindicaciones absolutas, se tienen las siguientes:

- Pacientes con marcada insuficiencia ligamentaria o con inestabilidad del segmento, e hipermovilidad.
- Presencia de artritis reumatoide. Fundamentalmente cuando hay erosión vertebral de naturaleza reumatoidea, así como la presencia de artritis activa de origen no reumático.
- Síndrome de Down o síndrome de Marfán.
- Traumatismos recientes o la emergencia de un dolor severo.
- Enanismo acondroplásico u otras malformaciones estructurales.
- Insuficiencia vertebrobacilar.
- Presencia de tumores en el área o metástasis.
- Osteopenia y la osteoporosis.
- Infecciones vertebrales.
- Embarazo.
- Pacientes incapaces de conservar un estado de relajación.
- Mielopatía espondilótica, a menos que se indique expresamente por el facultativo, bajo cuidados especiales de los parámetros de la aplicación.

Se presentan como contraindicaciones relativas, las siguientes:

- Distorsiones.
- Espondilitis.
- Cardiopatía descompensada.
- Diabetes descompensada.
- HTA no controlada.
- Mielopatía cervical.
- Claustrofobia.

Metodología y técnica de aplicación de tracción vertebral

Tipos de tracción vertebral

Tracción vertebral electromecánica o mecánica continua. Se caracteriza por mantener la tracción inicial durante toda la sesión de tratamiento, puede durar desde minutos hasta horas. Se puede aplicar a través de aditamentos con determinados pesos (mecánica) o con la ayuda de aparatos electromecánicos (motorizada); es importante que durante la sesión, la tensión sea mantenida (**Fig.17.1**). Es muy útil cuando el objetivo sea el estiramiento de las partes blandas y la relajación muscular.[1,2]

Tracción vertebral motorizada intermitente. Se realiza con un equipo que aplica y retira la tracción por intervalos previamente definidos. Tiene un efecto más gentil que la tracción continua y debe utilizarse, en el caso de la tracción intermitente lumbar, la posibilidad de camilla con piso móvil para eliminar la fuerza de fricción (**Fig.17.2**). Es muy útil para lograr la separación de las estructuras óseas.[1,2]

Tracción vertebral manual. Es ejecutada normalmente por un profesional. Se aplica durante algunos segundos con intervalos cortos de pausa; tiene carácter diagnóstico, porque permite detectar fenómenos anatomofisiológicos en la zona, evalúa la condición del paciente, tiene carácter terapéutico específico porque permite aplicar solo la fuerza necesaria, por el tiempo necesario y en la dirección adecuada. En esta es importante ganarse la confianza del paciente, no se deben realizar movimientos bruscos que puedan

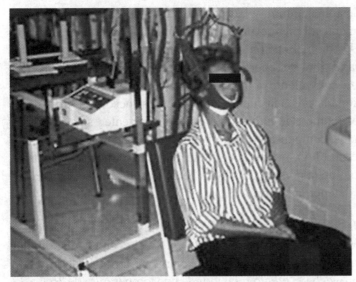

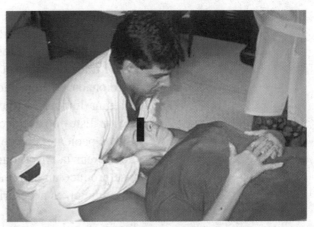

Figura 17.3. Tracción vertebral manual. *Servicio de Fisioterapia del CIMEQ.*

Figura 17.1. Tracción electromecánica cervical, cuando el asiento del paciente es independiente, es importante tener en cuenta que su ubicación define el ángulo de tracción. El paciente debe sentirse cómodo, relajado, en ningún caso la maniobra puede exacerbar el dolor previo. *Servicio de Fisioterapia del CIMEQ.*

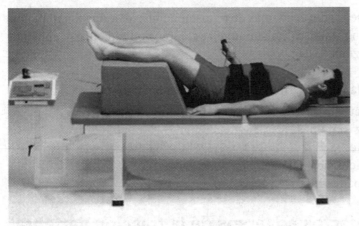

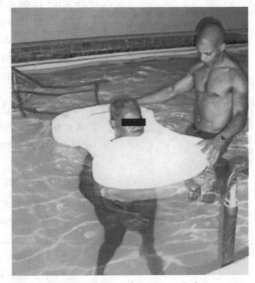

Figura 17.2. Tracción electromecánica lumbar. En la foto se aprecia la división en el apoyo del paciente, que elimina el efecto de la fricción durante la maniobra. Además obsérvese que el paciente tiene en su mano el *stop* de emergencia del equipo; la maniobra no debe incrementar, nunca, la molestia previa del paciente.

Figura 17.4. Tracción subacuática. En la foto, el técnico sostiene el sistema de flotadores (poliespuma), y solicita la progresiva relajación del paciente. En ningún caso la posición debe aumentar los síntomas. Tiene muy buena aceptación en pacientes con enfermedad discal cervical múltiple y en cuadros espondilíticos. *Servicio de Fisioterapia del CIMEQ.*

aumentar los síntomas o provocarle estrés al paciente. Por todos estos elementos, la tracción manual se utiliza como *test* de tolerancia, y se vincula frecuentemente a maniobras de masaje y manipulaciones (**Fig. 17.3**).[14,15]

Tracción postural. Se utilizan varias posiciones de inicio, almohadas, soportes, bloques, saquitos de arena, etc. Se obtiene una tracción de tipo longitudinal, se utiliza fundamentalmente cuando hay curvaturas laterales. Por tanto, tiene efectos sobre un solo lado de la columna.

Autotracción. Es la aplicación de un sistema de poleas para que el paciente desencadene la tracción. El propio paciente regula todos los parámetros, define la fuerza, el tiempo, etc.

Tracción gravitacional. Se aplica al inmovilizar con aditamentos especiales, la parte caudal del cuerpo, generalmente los pies del paciente. Luego es colocado sobre un plano inclinado que llega a los 90° de inclinación. En ese momento, la fuerza de gravedad ejerce tracción sobre la parte libre del cuerpo. De modo que la columna cervical es traccionada por una fuerza equivalente solo al peso de la cabeza, mientras que la columna lumbar es traccionada por una fuerza equivalente al peso de la mitad del cuerpo. Este tipo de tracción requiere de esfuerzo por parte del paciente y se recomienda solo en pacientes controlados, compensados y motivados con el tratamiento. Hay que monitorear la tensión arterial (TA), mientras el paciente está en tracción invertida; si se produce un incremento de la presión diastólica de 20 mm Hg, por encima de la toma inicial, es necesario detener la sesión.[5,16]

Tracción subacuática. Ha sido popularizada en los últimos años. Se trata de la utilización de flotadores especiales para fijar al paciente a nivel occipito-mandibular y que flote en el agua. Luego se agrega peso progresivamente a través de un cinto con distintas plomadas, aprovecha el efecto relajador de una temperatura de 36.5 a 38 °C, además del efecto degravitador y mecánico del agua. Produce además, relajación muscular, disminución significativa de la tensión intradiscal, disminuye la compresión radicular y mejora la circulación sanguínea de la zona (**Fig. 17.4**).

En este tipo de tracción se produce, además de relajación muscular, una disminución significativa de la tensión intradiscal, disminuye la compresión radicular y aumenta el riego sanguíneo de la zona.

Factores a tener en cuenta para determinar el tipo de tracción a utilizar:

- La enfermedad en cuestión.
- La intensidad de los síntomas.
- La edad del paciente.
- La personalidad psicofísica del paciente.
- El confort del equipamiento.

Precauciones y efectos adversos de la tracción vertebral

Al aplicar tracción vertebral es importante tener en cuenta que:

- Es imprescindible comprobar el óptimo funcionamiento del equipo. Se debe verificar las poleas y las correas, sean metálicas o sintéticas, ya que tienden a deshilacharse con el sobreuso. Si durante el proceder terapéutico se parte una cuerda, entonces el paciente recibirá un tironeamiento brusco del segmento, que puede empeorar el cuadro clínico. Todo debe estar bien lubricado y revisado, incluso las correderas del "piso móvil" de la camilla de tratamiento.
- Uno de los efectos adversos de la tracción vertebral cervical es el daño que puede producir a nivel de la articulación temporomandibular, por impactación del maxilar inferior sobre el superior. Hay que estar muy alerta con los pacientes que tienen marcada irritación de la articulación temporomandibular. Es preferible utilizar una metodología a expensas de la tracción suboccipital.[17]
- En el caso de pacientes con prótesis dental, y que serán sometidos a tracción vertebral del segmento cervical, es necesario poner una capa suave de gasa entre los dientes, o quitar la prótesis y aplicar una capa espesa de gasa entre los arcos dentales.

- Debe prestarse la atención especial a pacientes que muestran un alivio de dolor inmediato, después de la primera aplicación de la tracción. Para la segunda intervención debe ser reevaluado el caso.
- Pacientes que muestran vértigo y náusea, después de la primera aplicación. Es posible que en el ángulo de tracción se haya afectado alguno de los centros neurovegetativos que radican a nivel del cuello. Es importante reevaluarlo antes de una segunda aplicación.

Consideraciones especiales de la tracción vertebral

Consideraciones generales

- Comenzar el ciclo por debajo del peso previsto, luego aumentar cargas.
- Tanto la carga como la descarga deben ser graduales.
- Lograr una buena fijación antes de comenzar la sesión.
- Garantizar comodidad.
- Obtener relajación.
- El paciente debe estar confiado y seguro.
- En general, se supone que son suficientes unos 15 minutos de aplicación de la tracción. Es importante que esta cifra sea ajustada a cada paciente y a los objetivos de cada técnica.

Consideraciones específicas

Tracción cervical

- *Carga.* Judovich y Jackson fijan los límites de efectividad para la tracción cervical entre 11 y 20 kg, por su parte Daugherty y Erhard coinciden en una efectividad significativa con más de 4 kg, Rainer, con estudios en cadáveres, demostró daño estructural de los elementos que conforman la columna vertebral, solo cuando la carga excedió los 54 kg. En general, los límites de aplicación para columna cervical están entre 4 y 20 kg.[18] A pesar de que existe un buen margen de seguridad, la experiencia demuestra que no pasa de 10 o 12 kg, porque generalmente se producen molestias y se utiliza más con el límite del 10% del peso corporal. Siempre se hace la primera sesión, con menos de la mitad del peso que le corresponde al paciente, se evalúa la tolerancia y se incrementa el peso progresivamente.
- *Ángulo de tracción.* Colachis y Strohm proponen, para tener una mayor efectividad a nivel de columna cervical alta o primera unidad funcional (occipital-atlas-axis), un ángulo de tracción de 0°. Si se pretende una mayor influencia en el resto de los segmentos, entonces se propone (*Snidero*) un ángulo de 25 o 30° de flexión.
- *Mentonera.* Esta debe quedar en posición correcta, se debe evitar siempre la hiperextensión y proteger la articulación temporo-mandibular. Se puede introducir la posibilidad de sujeción axilar (**Fig. 17.5**).

Tracción lumbar

- *Carga.* Cyriax y otros autores plantean los límites entre 36 y 90 kg, mientras Judovich aconseja una tracción que implique el 50% del peso corporal como carga. En estudios de daño estructural en cadáveres, Rainier demostró rupturas

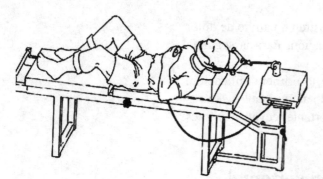

Figura 17.5. La mentonera debe quedar bien ajustada a la piel para evitar la fricción y los deslizamientos. En la figura obsérvese que el paciente mantiene en su mano el interruptor de emergencia para apagar el equipo ante cualquier señal de alarma o molestia.

de elementos con cargas de 181 kg. Harris describe daño con cargas de más de 399 kg. Generalmente, se utiliza como patrón, el 25% del peso corporal, para lograr efectividad.[19],[20]

- *Eliminar el coeficiente de fricción corporal.* Es conocido que cuando un cuerpo yace en decúbito, se pierde ¼ del peso corporal solo en superar la fricción que se genera sobre la superficie; también se sabe que una tracción mayor que el 50% del peso corporal, es suficiente para desplazar el cuerpo sobre la superficie. De modo que, teniendo esto en cuenta, la tracción lumbar solo sería efectiva con cargas entre el 25 y 50% del peso corporal. En la actualidad, el equipamiento moderno tiene en cuenta esta situación y se diseñan camillas con piso móvil (el segmento de apoyo lumbar queda libre), por lo que se elimina el coeficiente de fricción.[21]

- *Posición.* La tracción lumbar puede realizarse desde diferentes posiciones, la más frecuentemente utilizada es la supina. En este sentido es importante la posición de las piernas, que influye considerablemente en la relajación de la musculatura lumbar; de modo que se prefiere la posición de Williams y para esto existen los soportes que tienen los equipos. Hay que tener en cuenta el ángulo de tracción de las correas, y procurar la mayor separación de las estructuras, esto se logra cuando las correas se desplazan cerca del plano de la cama. El otro elemento que ayuda en este objetivo es la característica del aditamento de sujeción pélvica, que deben poseer las correas de tracción colocadas, donde se favorezca la tracción más adecuada (lateroposterior).

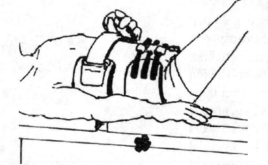

Fig. 17.6. Es ideal que las fajas de sujeción se fijen sobre la piel; en caso contrario, evitar que queden debajo de la faja objetos que puedan molestar al paciente durante la sesión.

- *Deslizamiento.* Si no existe una buena fijación del paciente, no se puede producir de ninguna manera una tracción efectiva, en cambio, puede haber daño y empeoramiento del cuadro clínico. Por esto, es necesario:
  - Los aditamentos de fijación deben quedar bien ajustados al paciente para evitar desplazamientos durante la sesión (**Fig. 17.6**).
  - Ubicar el arnés del tórax o de la pelvis, en posición de pie, ya que es mucho más fácil de controlar o de ajustar para evitar los deslizamientos.
  - Los aditamentos de fijación deben ser lo suficientemente resistentes para garantizar su posición a pesar de la carga; debe haber seguridad en que no se deformarán ni se romperán durante esta.
- Deben estar provistos de un material antideslizamiento, por su revestimiento interno, para facilitar la fijación.
- Deben brindar comodidad durante la ejecución del tratamiento.

En los equipos de tracción mecánica modernos, son muchos los parámetros que se pueden definir antes de comenzar el tratamiento, como son:

- El peso final al que se desea llegar en la sesión.
- El peso basal que se quiere mantener.
- La rampa de ascenso y descenso de la tracción que puede ser más lenta o más rápida.
- Se define tanto el tiempo que durará la tensión aplicada, como el tiempo que dura el intervalo de pausa.

La premisa fundamental durante cualquier tipo de tracción es el confort del paciente. No es posible el desplazamiento efectivo de las estructuras vertebrales, si no hay una actitud y una posibilidad objetiva de relajación del paciente; en caso contrario, la sesión de tratamiento se convertiría en una batalla entre la fuerza que aplica el equipo contra la resistencia muscular del paciente, el resultado de esta contienda siempre será un mayor grado de dolor para el paciente.

Preguntas de Comprobación

1. ¿Qué es la tracción mecánica vertebral y cuáles son sus efectos sobre los segmentos vertebrales y las estructuras blandas?

2. Compare los diferentes tipos de tracción, exponga las ventajas de cada método.

3. Describa la metodología del tratamiento para las diferentes técnicas.

4. Explique los parámetros a tener en cuenta para la prescripción.

5. Describa las aplicaciones clínicas de la tracción mecánica.

6. Identifique los factores a tener en cuenta para seleccionar el tipo de tracción.

7. Argumente el valor del uso de la tracción manual en el segmento cervical.

8. Mencione las contraindicaciones absolutas de la tracción vertebral.

9. Mencione las contraindicaciones relativas de la tracción vertebral.

10. Identifique las complicaciones y efectos adversos de la tracción vertebral.

11. ¿Cuáles son las indicaciones de las técnicas manuales de tracción?

12. ¿Cuáles son los parámetros a tener en cuenta para una adecuada tracción lumbosacra?

13. Enumere las precauciones y los efectos adversos de la tracción vertebral.

14. ¿Cuál es la importancia del coeficiente de fricción para la prescripción de la tracción lumbosacra?

Referencias bibliográficas

[1] Duane Saunders H. (1993). Trazione vertebrale. Chinesport-33100.

[2] Hinderer S. R. and Biglin P. E. (2002). Traction, manipulation and massage. En: O´Young B. J. , Young M. A. , Stiens S. A. Physical medicine and rehabilitation secrets. 2nd. ed., Philadelphia: Hanley î BELFUS. Inc. p. 528-531.

[3] Cotrel Y. (1976). Tracción dinámica del raquis. Información de la European Surgical Trade Association; p. 2-24.

4. Shamus E., Wilson S. H. (2005). The physiologic effects of the therapeutic modalities intervention on the body systems. En: Prentice WE. Therapeutic modalities in rehabilitation, 3rd. ed. McGraw-Hill; p. 551-568.

5. Hooker D. (2005). Spinal traction. En: Prentice W. E. Therapeutic modalities in rehabilitation. 3rd. ed. McGraw-Hill; Cap 15, p. 453-483.

6. Letchuman R., Deusinger R. (1993). Comparison of sacrospinalis Myoelectric Activity and Pain Levels in Patients Undergoing Static and Intermittent Lumbar Traction. Spine. 18: 1261-1365.

7. Rodríguez Rodríguez L. P., Miangolarra Page J. C. y Valero Alcalde R. (1998). Tracciones y manipulaciones. En: Martínez Morillo M, Pastor Vega JM y Sendra Portero F. Manual de medicina física. Harcourt Brace de España; p. 46-60.

8. Stone R. G. (1997). Simultaneous multiple-modality therapy for tension headaches and neck pain. Biomed Instrum Technol. 31(3): 259-262.

9. Meadows J. T. (2000). Caso cervical 3. Aparición brusca de dolor en el cuello y el brazo al levantar peso. En: Diagnóstico diferencial en fisioterapia. Ed. Mc Graw-Hill Interamericana; parte II, p. 193-195.

10. Hammill J. M., Cook T. M., Rosecrance J. C.(1996). Effectiveness of a physical therapy regimen in the treatment of tension-type headache. Headache. 36(3): 149-153.

11. Gluck N. I. (1996). Passive care and active rehabilitation in a patient with failed back surgery syndrome. J Manipulative Physiol Ther. 19(1): 41-47.

12. Cottingham J. T., Maitland J. (1997). A three-paradigm treatment model using soft tissue mobilization and guided movement-awareness techniques for a patient with chronic low back pain: a case study. J Orthop Sports Phys Ther. 26(3): 155-167.

13. Constantoyannis C. (2002). Intermittent cervical traction for cervical radiculopathy caused by large-volume herniated disks. J Manipulative Physiol Ther. 25(3): 188-192.

14. Katavich L. (1999). Neural mechanism underlying manual cervical traction. J Manual Manipulative Ther. 7(1): 20-25.

15. Donkin R. D. (2002). Possible effect of chiropractic manipula-tion and combined manual traction and manipulation on tension-type headache: a pilot study. J Neuromusc Syst. 10(3): 89-97.

16. Houlding M. (1998). Clinical perspective. Inversion traction: a clinical appraisal. NZJ Physiother. 26(2): 23-24.

17. Saunders D. (1998). The controversy over traction for neck and low back pain. Physiotherapy. 84(6): 285-288.

18. Harrison D. E. (2002). A new 3-point bending traction method for restoring cervical lordosis and cervical manipulation: a nonrandomized clinical controlled trial. Arch Phys Med Rehabil. 83(4): 447-453.

19. Meszaros T. F., Olson R. and Kulig K. (2000). Effect of 10, 30 and 60% body weight traction on the straight leg raise test of symptomatic patients with low back pain. J Orthop Sport Phys Ther. 30(10): 595-601.

20. Strapp E. J. (1998). Lumbar traction: suggestion for treatment parameters. Sport Med Update. 13(4): 9-11.

21. Krause M., Refshauge K. M., Dessen M. and Boland R. (2000). Lumbar spine traction: evaluation of effects and recommended application for treatment. Manual Ther. 5(2).

CAPÍTULO 18

Terapia por ondas de choque

Objetivos

1. Definir las ondas de choque dentro de la clasificación general de agentes físicos terapéuticos.
2. Comprender los fundamentos biofísicos y los efectos biológicos de la onda de choque.
3. Analizar las indicaciones y contraindicaciones de las ondas de choque.
4. Interpretar la metodología del tratamiento.
5. Identificar las precauciones y los efectos adversos de las ondas de choque.

Definición de terapia por ondas de choque

Se trata de impulsos acústicos generados por un equipo con características especiales, que son introducidos en el cuerpo mediante un aplicador de ondas de choque libremente móvil y afectan toda la zona de irradiación.

Elementos históricos acerca de la terapia por ondas de choque

En 1985 se difundió en el mundo la litotripsia extracorpórea por ondas de choque (LEOCH), que es hasta hoy, la terapia más moderna no quirúrgica para cálculos renales y biliares. De manera casual, se descubrió el efecto analgésico y antiinflamatorio que se produce en los tejidos próximos al hueso, durante la litotripsia extracorpórea. De este hallazgo, se han derivado las técnicas de tratamiento con estas ondas en procesos inflamatorios del sistema osteomioarticular.[1]

Solo 10 años después (1995), se comienza la aplicación de las ondas de choque en el campo ortopédico, donde poco a poco se han obtenido relevantes resultados.

En 1999 se distribuyeron en el mercado los primeros equipos litotriptores para ortopedia, llamados ESWT (por las siglas en inglés de, terapia externa por ondas de choque). Este equipamiento conserva todas las características y toda la tecnología de punta de los litotriptores de urología y se ha convertido en una alternativa no quirúrgica para un grupo importante de procesos ortopédicos.

Fundamentos biofísicos de las ondas de choque

La generación de las ondas de choque, con un equipo como el MASTER-PLUS® MP100, se realiza con aire comprimido, mediante una balística precisa en el aplicador de ondas de choque. El aire comprimido acelera un proyectil. El movimiento y el peso del proyectil, juntos, producen energía cinética. Cuando el proyectil choca con una superficie inmóvil (transmisor de choque), esta energía de movimiento se transforma

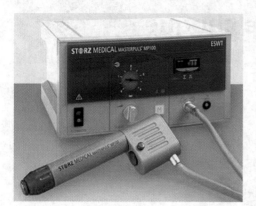

Figura 18.1. El MASTERPULS® MP100 es un generador de ondas de choque balístico accionado por aire comprimido.

en energía acústica. Este impulso acústico se acopla mediante una tapa de protección o con ayuda de gel en el tejido que se debe tratar (**Fig. 18.1**).

Existen otros mecanismos de producción de las ondas de choque que dependen del equipo utilizado. Puede ser de origen electrohidráulico, electromagnético, o piezoeléctrico como en el ultrasonido terapéutico.[2]

Como ocurre en el ultrasonido, este haz acústico de la onda de choque es un haz de propagación lineal. Está sometido a fenómenos de reflexión y refracción del haz sónico: cuando el haz pasa de un medio a otro, de diferente resistencia sónica (impedancia acústica), se refleja directamente proporcional a la diferencia de impedancia entre los medios.[3]

Se establece una presión de campo que se expresa en megapascal (MPa) y está en función del tiempo y del espacio. La presión máxima se produce en el centro del foco, pero los efectos terapéuticos no solo ocurren allí. Se establece, además, una densidad de flujo energético (energía proporcionada por unidad de superficie, mJ/cm^2) y finalmente una energía total (es la suma total de todas las densidades de energía proporcionadas).[1,4,5]

Las características particularidades de la onda de choque son:

- Presión positiva alta (entre 50 y 80 MPa, a veces superior a 100 MPa).
- Tiempo de instauración corto (10 ns).
- Ciclo de vida: corto (10 μs).

Los resultados de la terapia dependen de varios factores, como son, principio físico de cómo se produce la onda de choque, energía utilizada, patología a tratar, ubicación de la lesión, número de sesiones y tipo de la modalidad de tratamiento deseado. En este caso, es posible realizar la desintegración de la lesión, se puede inducir una neogénesis del tejido conectivo o una terapia solo analgésica.[6-10]

Desde el punto de vista físico, las ondas de choque no son iguales que las ondas de presión. En el caso de las ondas de choque, se trata de disturbios acústicos especiales en la dimensión de un microsegundo, con tiempos de subida de pocos nanosegundos y amplitudes de presión de aproximadamente 10 a 100 MPa. El retorno es lento pasando por valores negativos de –10 MPa. Por otro lado, las ondas de presión se refieren a la totalidad de fenómenos acústicos que se propagan en forma de ondas en un medio (por ejemplo, agua, tejido, etc.) (**Fig. 18.2**).

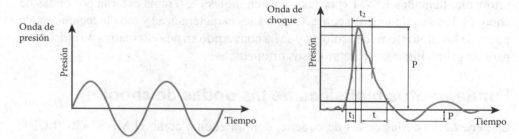

Figura 18.2. Diferencias entre las ondas de presión y las ondas de choque. Muestra la forma en que se propagan las ondas acústicas en un medio como el agua. Se observa las características que diferencian a la onda de choque, en las que se produce una súbita elevación de la presión con un tiempo mínimo de duración, lo cual logra el impacto físico que se busca con esta terapia. *Tomado del folleto del equipo MASTERPULS® MP100.*

Efectos biológicos de las ondas de choque

Se derivan de la interacción de la onda de choque con los tejidos. En esta interacción se producen reflexiones del haz en las interfases entre tejidos, que poseen una impedancia acústica específica diferente.[11]

Uno de los fenómenos más interesantes descrito, es la acción desgasificante y el fenómeno de cavitación: el haz ultrasónico, al actuar en el seno de un líquido, facilita la formación de pequeñas burbujas. Descubierto por *Boyle* y *Lehman*, el fenómeno de cavitación se debe al agrupamiento de microburbujas preexistentes en el líquido. Se producen cavidades, incluso aunque el líquido haya sido desgasificado previamente, pero se requieren intensidades muy altas de ultrasonido.[12]

Sin embargo, los fenómenos de "estrés" y el daño, que se genera dentro de la calcificación, y su propia rigidez, la hace intolerante a las deformaciones, por lo que esta se debilita y luego se destruye. Por otra parte, la onda de choque produce un efecto dispersivo, que es capaz de mezclar dos líquidos indisolubles.[13]

O sea, que en esencia, cuando se aplica la onda de choque, se produce estrés hístico a causa de las contracciones y distensiones a que se somete el medio. Estos fenómenos de deformaciones mecánicas ocurren en la misma dirección de propagación de la onda.

Los fenómenos de cavitación forman microburbujas que luego colapsan y provocan creando chorros microscópicos de agua de alta energía que destruyen la célula. Es a partir de aquí que se estimula un mecanismo de reparación hístico. A nivel del hueso, se produce estimulación osteoblástica con incremento de los niveles de factor de crecimiento, neovascularización y aumento de síntesis proteica.[14-16]

Se trata de una estimulación que se relaciona, en principio, con el daño hístico que genera la onda de choque. Se ha establecido que para favorecer la regeneración ósea, es importante mantener una dosis de menos de 2 000 pulsos, por encima de los cuales el daño es significativo y se retarda el proceso de regeneración. En este sentido, dosis por encima de 0.28 J/mm^2, producen daño en el osteocito y pueden retardar la consolidación de la fractura. [17]

Se describen, además de los efectos anteriores, la inducción y formación de hematomas, la estimulación de axones nerviosos y la producción de un efecto analgésico, así como el cambio en la consistencia en los depósitos de calcio. Aunque no todos los autores concuerdan en la importancia de estos efectos.[1,18,19]

Mecanismos de producción de analgesia por ondas de choque:

- Las ondas de choque destruyen las membranas celulares. Los nociceptores ya no pueden producir ningún potencial generador y, por lo tanto, no pueden emitir señales de dolor.
- Las ondas de choque estimulan los nociceptores, de manera que estos emiten muchos impulsos nerviosos. Como está descrito en la teoría de la puerta de entrada (*gate control*), se bloquea la transmisión del dolor al Sistema Nervioso Central.

- A causa de las ondas de choque, el medio ambiente químico de las células es sustituido por radicales libres que producen sustancias inhibidoras de dolor.
- Según la teoría de la memoria asociativa de dolor (*Wess*), las señales de dolor aferentes se transmiten en el Sistema Nervioso Central a través de múltiples conexiones sinápticas que hacen, en fin, que fibras eferentes controlen la tensión muscular. El mecanismo de los reflejos funciona como un circuito de regulación.

Durante el tratamiento con ondas de choque, se transmiten fuertes señales, que estimulan procesos químicos en los puntos de conexión sinápticos. La muestra compleja temporal y espacial de estímulos es almacenada, como un engrama, en las sinapsis en forma de modificaciones de larga duración.

El enlace asociativo patológico entre dolor y tensión de músculo o vaso, se rompe por el tratamiento con las ondas de choque por su fuerte estímulo y permite, de esta manera, la nueva impresión de muestras naturales de movimiento. De este modo la tensión muscular vuelve a su estado normal.

Indicaciones y contraindicaciones de ondas de choque

La terapia por ondas de choque es relativamente nueva y por eso está todavía en franca y permanente experimentación; se perfilan cada vez más las aplicaciones, así como los parámetros óptimos de tratamiento para cada una. En este sentido se llevan a cabo variados protocolos y ensayos, tanto en animales como en humanos.[20,21]

Mirallas Martínez,[21] realiza una revisión que incluye 957 artículos de tratamiento del dolor musculoesquelético y con tratamiento mediante ondas de choque extracorpórea. Refiere que hay pruebas de efectividad en el tratamiento de la tendinitis calcificada de hombro, en la epicondilitis humeral, en la epitrocleitis humeral, en la fascitis plantar, en la miogelosis del masetero, en el retardo en la consolidación de fracturas, y en la pseudoartrosis. El 73% de los artículos reportaron efectividad en la utilización de las ondas de choque; mientras el 11% de los estudios no arrojó resultados positivos con la aplicación del tratamiento; el 15% de los artículos reportan dudas sobre la efectividad del tratamiento.

Indicaciones para aplicación de ondas de choque

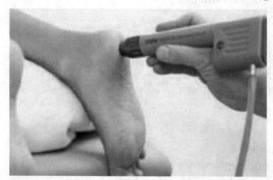

Figura 18.3. Aplicación de ondas de choque en un calcáneo, con el equipo MASTERPULS® MP100.

Fascitis plantar y espolón calcáneo. El tratamiento de la fascitis es una de las aplicaciones de la onda de choque que ha sido aprobada por la FDA. Los resultados tanto en fascitis como en el espolón calcáneo, han sido corroborados por varios autores. El nivel de efectividad reportada, en general, para esta enfermedad es del 56 al 75%[22-24] (**Fig. 18.3**).

Tratamiento del hombro doloroso. Se han reportado beneficios en el manejo de la afección dolorosa del hombro, fundamentalmente las tendinitis que se presentan a este nivel, así como los depósitos calcáreos que con frecuencia acompañan a la enfermedad del hombro. En general se ha reportado una efectividad del tratamiento para estas patologías de entre el 60 y 85%.[25-29]

Lesiones tendinosas. Un énfasis especial se ha hecho en la efectividad de esta terapia ante las lesiones de tendones. *Orthan*[28] ha examinado el valor de las ondas de choque en las lesiones tendinosas *Schmitt*[29] ha concentrado específicamente en las lesiones del supraespinoso; mientras que *Wang*[14] plantea el crecimiento y diferenciación de células precursoras de los osteocitos y condrocitos, incluso ha demostrado la activación de la neovascularización a nivel de la unión del tendón con el hueso. Se ha hecho un especial énfasis en el uso de ondas de choque radiales, para las cuales, presentan una mejoría significativa del dolor. Las mayores reducciones de dolor se obtienen en aquellos pacientes, que parten con puntuaciones iniciales elevadas en la escala del dolor.[30,31]

A nivel del tendón se plantean los mismos beneficios que en el tejido óseo. Se produce estrés mecánico en la matriz del tejido, cavitación que causa el mayor daño en la interfase entre el tendón y el hueso. Rompe *et al*,[32] plantean que dosis por encima de 0.28 J/mm^2 son muy agresivas para el complejo músculo tendinoso y pueden llevar a riesgo de ruptura.

Epicondilitis y epitrocleitis. En el caso de la epicondilitis crónica, Rioja[33] utilizó una densidad de energía media, 0.22 a 0.27 mJ/mm^2; se realizaron 1 500 disparos por sesión, a una frecuencia de 3 Hz, con un promedio de 4 sesiones. Al mes de finalizar el tratamiento, la disminución porcentual de la intensidad del dolor fue del 59.5%, y entre el tercer y el sexto mes, la disminución fue del 73.2%, definiendo la efectividad del tratamiento en la epicondilitis crónica. Esta es otra de las aplicaciones que ya han sido aprobadas por la FDA, y su efectividad en general se ha determinado entre el 47 y 81%.[17]

Entre otras indicaciones para la aplicación de las ondas de choque se encuentran las fibrosis miotendinosas, el tratamiento de puntos de "gatillo" (*trigger points*) musculares, así como la ayuda que puede brindar en el síndrome de estrés tibial.

En los últimos años se ha planteando su efecto en pacientes con endoprótesis articulares y entre otras.[34,35]

Contraindicaciones para aplicación de ondas de choque

Dentro de la aplicación de las ondas de choque, se han planteado también un número de procesos en los que estaría contraindicada la aplicación, por la naturaleza física de la onda y por las características fisiopatológicas de la propia lesión. Estos son:

- Infección crítica o purulenta del tejido blando/hueso.
- Epifisiolisis en foco.
- Trastornos de la coagulación (como la hemofilia) o medicación anticoagulante.
- Enfermedades primarias malignas.
- Embarazo.
- Presencia de marcapasos.
- Interposición entre la lesión y la onda de choque de tejido pulmonar, médula espinal, o nervios principales.
- Inmadurez esquelética.
- Trombosis.
- Polineuropatía diabética.
- Niños en edad de crecimiento.

Metodología de tratamiento y técnica de aplicación de ondas de choque

Desde el punto de vista metodológico, se pueden utilizar dos variantes. En el primer caso el aplicador de ondas de choque se coloca sobre una región específica del cuerpo, donde se aborda directamente una lesión. En el segundo caso, el aplicador de ondas de choque se coloca sobre la región de dolor, se acciona el pulsador disparador y se ajusta el modo de disparo continuo, mediante el dispositivo de retención fijado al lado del aplicador, se toma el aplicador de ondas de choque por detrás de la corona del transmisor de choque y se mueve cuidadosamente.

Se pueden utilizar tres niveles de energía, según Rompes:[32]

- Baja energía: hasta 0.28 mJ/cm^2. Su efecto es analgésico.
- Media energía: desde 0.28 mJ/cm^2 hasta 0.6 mJ/cm^2. Su efecto está basado en la estimulación de las reacciones metabólicas.
- Alta energía: a partir de 0,6 mJ/cm^2. Sus efectos derivan de la formación de burbujas de cavitación.

Se logran buenos efectos, aunque la energía que se utilice sea muy moderada. Martínez y Peña[36] emplearon contra tendinitis calcificada, ondas acústicas de 0.04 mJ/mm^2 de energía de 3 a 4 impulsos/s; comenzaron con 1 500 impulsos, que fueron incrementando, según la tolerancia del paciente en cada sesión, hasta 2 000 impulsos. El número de sesiones fue de 4.77 ± 1.31. Se evaluó el dolor con la Escala analógica visual (EAV), la recuperación funcional con la realización de un balance articular y la variación del tamaño de las calcificaciones mediante medición ecográfica. Disminuyeron su dolor previo: 91.48% de los pacientes de la muestra a medio plazo, y 93.75% a largo plazo, mejoraron la función 93.3% de los pacientes con alteraciones de la movilidad previa, y la imagen ecográfica 91.17% de los pacientes, con cambios en el tamaño de las calcificaciones.

Los autores recomiendan considerar el tratamiento con ondas de choque extracorpóreas, antes del tratamiento quirúrgico, en los pacientes con tendinitis y bursitis calcificadas subacromiodeltoideas refractarias al tratamiento médico rehabilitador convencional.

Precauciones y efectos adversos de ondas de choque

Como precaución, no se debe tratar con ondas de choque encima de tejidos llenos de aire (pulmón) o en áreas de nervios y vasos grandes, como la columna y cabeza. Como efectos secundarios se plantean enrojecimientos, petequias y lesiones de la piel, en el caso de un tratamiento anterior con cortisona, hasta 6 semanas antes del primer tratamiento con ondas de choque.

Uno de los problemas que tienen los tratamientos con ondas de choque es la producción de hematomas.[37,38] Se ha estudiado la cantidad de energía necesaria para producir, experimentalmente, daño vascular y se ha demostrado que las densidades de energía por debajo de 0.3 mJ/mm^2 no producen daño vascular, pues se necesitan densidades de energía de 0.4 a 0.6 mJ/mm^2 para producir una lesión vascular en grado variable, pero nunca de gran intensidad. Mientras el tratamiento se mantenga por debajo de 0.3 mJ/mm^2, no se debe tener ningún problema en este sentido.

Por último, se ha reportado la posibilidad de osteonecrosis como efecto adverso a largo plazo del tratamiento, este fenómeno se previene al utilizar dosis conservadoras.[39]

Preguntas de Comprobación

1. ¿Qué son las ondas de choque y cuál es su definición dentro de la medicina física?

2. Explique los efectos biológicos de la onda de choque.

3. Describa las indicaciones de la onda de choque.

4. Analice los mecanismos por los que se logra analgesia con la onda de choque.

5. Mencione las contraindicaciones de la onda de choque.

6. Explique la metodología de tratamiento con la onda de choque.

7. Enumere las precauciones y los efectos adversos de las ondas de choque.

Referencias bibliográficas

1. Rioja Toro J. Aplicaciones clínicas de las ondas de choque extracorpórea. Hospital Río Ortega, Valladolid, s.f.

2. Thigpen C. (2005). Extracorporeal shock wave. En: Willian E. Prentice. Therapeutic modalities in rehabilitation. Cap. 18, p. 537-547.

3. Gasos J., Stavroulakis P. (2003). Biological effects of electromagnetic radiation. New Cork, Springer-Verlag.

4. Nadler S. F. (2003). Complications from therapeutic modalities: results of a national survey of athletic trainers. Arch Phys Med Rehabil. 84(6): 848-853.

5. Cheng B., Wiley P. (2002). Extracorporeal shockwave therapy: a review. Sports Med. 34: 851-865.

6. Biundo J. J. Jr., Torres-Ramos F. M. (1991). Rehabilitation and biomechanics. Curr Opin Rheumatol. 3(2): 291-299. [Medline]

7. Ogden J. A., Alvarez R. R. (2001). Principles of shock wave therapy. Clinical Orthopaedics and Related Research, Lippincott Williams & Wilkins, 387, p. 8-17.

8. Jen Wang C., Yang Ko J., and Shiang Chen H. (2001). Treatment of calcifying tendinitis of the shoulder with shock wave therapy. Clinical Orthopaedics and Related Research, Lippincott Williams & Wilkins, 387, p. 83-89.

9. Thiel M. (2001). Application of shock waves in medicine. Clinical Orthopaedics and Related Research, Lippincott Williams & Wilkins, 387, p. 18-21.

10. Prentice W. E. (2005). The science of therapeutic modalities. En: Therapeutic modalities in rehabilitation. McGraw-Hill, 3rd. ed., Cap. 1, p. 11-13.

11. Manual Técnico de Orthima. DIREX Medical System Ltd., Euro Direx División, s.f.

12. Delius M., Ueberle F., Eisenmenger W. (1998). Extracorporeal shock waves act by shock wave-gas bubble interaction. Ultrasound Med Biol. 24: 1055-1059.

13. Zhu S., Cocks F. H., Preminger G. M., Zhong P. (2002). The role of stress waves and cavitation in stone comminution in shock wave lithotripsy. Ultrasound Med Biol. 28(5): 661-671.

14. Wang F. S., Yang R. F., Chen R. F., Wang C. J., and Sheen-Chen S. M. (2002). Extracorporeal shock wave promotes growth and differentiation of bone-marrow stromal cells towars osteoprogenitors associated with induction of TGF.B1. J Bone Joint Surg (Br). 84: 457-461.

15. Wang C. J., Wang F. S., Yang K. D., Weng L. H., Hsu C. C., Huang C. S., and Yang L. C. (2003). Shock wave therapy induces neovascularization at the tendon bone junction: a study in rabbits. J Orthop Res. 21: 984-989.

16. Wang F. S., Yang K. D., Wang C. J., Huang H. C., Chio C. C., Hsu T. Y., and Ou C. Y. (2004). Shockwave stimulates oxygen radical-mediated osteogenesis of the mesenschymal cells from human umbilical cord blood, J Bone Mine Res. 19: 973-982.

17. Thigpen C. (2005). Extracorporeal shock wave therapy. En: Prentice W. E. Therapeutic modalities in rehabilitation. McGraw-Hill; 3rd. ed., Cap 18, p. 537-547.

18. Buch M., Siebert W. (2000). Shock wave treatment for heel pain síndrome: a prospective investigation. In: Coombs R, Schaden W, Zhou SS (eds.): Musculoskeletal shockwave therapy. London, Greenwich Medical Media; p. 73-77.

19. Haake M., Thon A., Bette M. (2002). No influence of low-energy extracorporeal shock wave therapy (ESWT) on spinal nociceptive system. J Orthop Sci. 7(1): 97-101.

20. Tischer T., Milz S., Anetzberger H., Muller P. E., Wirtz D. C., Shmitz C., Ueberle F., Maier M. (2002). Extracorporeal Shock Waves Induce Ventral-periosteal New Bone Formation out of the Focus Zone-results of an In-vivo Animal Trials. Z Orthop Ihre Grenzeb may-jun; 140(3): 281-285.

21. Ohtori S., Inoue G., Mannoji C., Aisu T., Takahashi K., Mitsuhashi S., Wada Y., Yamagata M., Moriya H. (2001). Shock Wave Application to Rat Skin Induces Degeneration and Reinervation of Sensory Nerve Fibers. Neurosci Lett nov 23; 315(1-2): 57-60.

22. Mirallas Martínez J. A. (2005). Efectividad de las ondas de choque extracorpóreas basada en la evidencia, Rehabilitación; 39(02): 52-58.

23. Blázquez E., Rioja J., Romo M., González A. M., Alegre M. (2002). Ondas de choque: Valoración de su Eficacia en la Fascitis Plantar Crónica. Comunicación al 4to Congr. SERMEF. San Sebastián. Mayo.

24. Cosentino R., Falsetti P., Manca S., De Stefano R., Frati E., Frediani B., Baldi F., Selvi E., Marcolongo R. (2001). Efficacy of extracorporeal shock wave treatment in calcaneal enthesophytosis. Ann Rheum Dis, 60(11): 1064-1067.

25. Rompe J. D., Schoellner C., and Nafe B. (2002). Evaluation of low-energy extracorporeal shock-wave application for treatment of chronic plantar fascitis. JBJS. 84: 335-341.

26. Haake M., Rautman M., Wirth T. (2001). Assessment of the treatment costs of extracorporeal shock wave therapy versus surgical treatment for shoulder diseases. Int J Technol Assess Health Care. 17(4): 612-617.

27. Hammer D. S., Rupp S., Ensslin S., *et al.* (2000). Extracorporeal shock wave therapy in patients with tennis elbow and painfull heel. Arch Orthop Trauma Surg. 120: 304-307.

28. Crob M. W., Sattler A., Haake M., Schmitt J., Hildebrandt R., Muller H. H., and Engenhart-Cabillic R. (2002). The value of radiotherapy in comparison with extracorporeal shockwave therapy for supraspinatus tendinitis. Strahlenther Onkol. 178: 314-320.

29. Orthan Z., Alper M., Akman Y., Yavuz O., Yalciner A. (2001). An experimental study on the application of extracorporeal shock waves in the treatmement of tendon injuries: preliminary report. Orthop Sci. 6(6): 566-570.

30. Schmitt J., Haake M., Tosch A., Hildebrand R., Deike B., Griss P. (2001). Low energy extracorporeal shock-wave treatment (ESWT) for tendinitis of the supraspinatus. A prospective, randomised study. J Bone Joint Surg Br. 83(6): 873-876.

31. Wang C. J., Huang H. Y., Pay C. H. (2002). Shock wave enhance neovasculaization at the tendon-bone junction: an experiment in dogs. J Foot Ankle Surg. 41(1): 16-22.

32. Aristín González J. L., Saleta Canosa J. L., Fondevila Suárez E., García-Bujan Gallego D., Aristín Núñez B. (2005). Utilidad de las ondas de choque radiales en patología tendinosa. Fisioterapia. 27(06): 317-321.

33. Rompe J. D., Kirkpatrick C. J., Kullmer K., Schwitalle M., and Krischek O. (1998). Dose-related effects of shock waves on rabbit tendo achillis. J Bone Joint Surg (Br). 80: 546-552.

34. Rioja Toro J., González Rebollo A., Alegre Climent M., Antón Andrés M. J., Blázquez Sánchez E., Prada Espinel J. (2004). Tratamiento de las epicondilitis crónicas con ondas de choque. Rehabilitación. 38(04): 175-181.

35. Benes J., Hach J., Hani A. B., Sosna A., Sunka P. (2001). Effect of shock waves on hip prosthesis implantation (preliminary report). Sb Lek. 102(1): 37-40

36. Husain J., Lynn N. N., Jones D. K., Collins G. N., O'Reilly P. H. (2000). Extracorporeal shock wave therapy in the management of perynoie's disease: initial experience. BJU Int. sep; 86(4): 466-468.

37. Martínez Rodríguez M. E., Peña Arrebola A. (2005). Tratamiento de tendinitis y bursitis calcificadas subacromiodeltoideas con ondas de choque. Rehabilitación. 39(01): 2-7.

38. Seidl M., Steinback P., Hofstädter F. (1994). Shock wave induced endothelial damage: In situ-analysis by confocal laser scanning microscopy. Ultrasound Med Biol. 20: 571-578. [Medline]

39. Seidl M., Steinback P., Wörle K., *et al*. (1994). Induction of stress fibers and intercellular gaps in human vascular endothelium by shock waves. Ultrasonics. 32: 397-400. [Medline]

40. Durst H. B., Blatter G., and Kuster M. S. (2002). Osteonecrosis of the humeral head after extracorporeal shock-wave lithotripsy. J Bone Joint Surg (Br). 84: 744-746.

Parte 6

Electroterapia

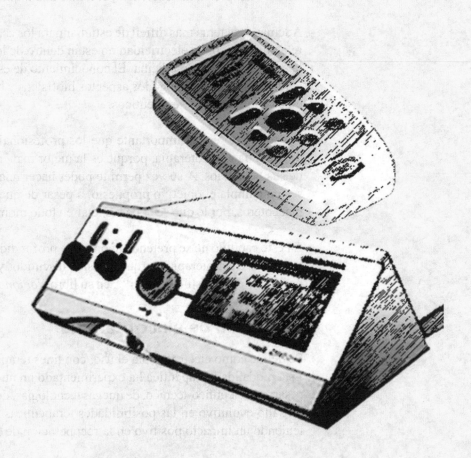

CAPÍTULO 19

Generalidades de electroterapia

Objetivos

1. Identificar los términos físicos relacionados con la electroterapia.
2. Definir las diferencias entre corriente directa, alterna, continua o pulsada.
3. Categorizar las características de diferentes formas de impulso.
4. Comprender los fundamentos biofísicos y los efectos biológicos de la electroterapia.
5. Interpretar la metodología del tratamiento.
6. Construir un ambiente seguro para el uso de equipos eléctricos.

La electricidad es el agente físico para el cual, con frecuencia, se encuentra resistencia por parte del paciente. Para otros agentes fisioterapéuticos, como el láser, el ultrasonido, o los campos electromagnéticos, el paciente difícilmente ha tenido una experiencia previa desagradable. Sin embargo, son popularmente conocidos los peligros de la electricidad. La vida moderna se vincula constantemente a equipos eléctricos y está latente siempre en la conciencia, el temor al choque eléctrico.

Además es el tema más difícil de estudiar para los especialistas. Los temas de la física relacionados con la electricidad no están dentro de los contenidos de la biología o en la propia carrera de medicina. El conocimiento de estos elementos es imprescindible para poder entender luego los aspectos biofísicos y bioquímicos, que anteceden a los efectos biológicos y terapéuticos.

Por todo esto es tan importante que los profesionales dedicados a la rehabilitación dominen la electroterapia, porque es la mejor manera de poder persuadir al paciente de sus beneficios. A su vez permite poder hacer una prescripción certera y que cada sesión cumpla el objetivo propuesto, a pesar de que el tratamiento no es de los más placenteros, por lo que se debe respetar en todo momento los "temores" del paciente.

En este capítulo no se pretende abordar en profundidad todos los conceptos introductorios a la electroterapia, porque han sido discutidos y presentados muy recientemente por el profesor Castillo Cuello[1-3], en su libro *Nociones de electroterapia excitomotriz*.

Definición de electroterapia

Se define como electroterapia el uso, con fines terapéuticos, de la corriente eléctrica. Esta modalidad terapéutica ha experimentado un nuevo auge en los últimos años. El desarrollo científico-técnico, de nuevas tecnologías, de microprocesadores, ha marcado un salto evolutivo en las posibilidades terapéuticas que, sin lugar a dudas, seguirán teniendo un impacto positivo en la recuperación de los pacientes.

En esta Era Moderna, se pone de manifiesto la integración entre todas las áreas del conocimiento científico (física, química, fisiología y patología), que tiene como resultado, la posibilidad de tratamientos cada vez más específicos y más personalizados. Este proceso se enriquece cada día más con la bioingeniería y la electrofisiología.[4]

Elementos históricos acerca de la electroterapia

El primer aporte conocido acerca de los fenómenos eléctricos, le corresponde a Tales de Mileto (600 a.C.), aunque ya se había aplicado el tratamiento de algunas artralgias con la descarga eléctrica producida por el pez torpedo (esta descarga es estudiada y descrita solo en el siglo XVIII por Walsh).

En el siglo XVI, William Gilbert, médico de la reina Isabel de Inglaterra, publica por primera vez un libro, donde se establecen diferencias entre los fenómenos eléctricos y magnéticos. En el siglo XVII, se establecen las bases para el desarrollo de la electroterapia; son imprescindibles, el descubrimiento de la corriente galvánica por Galvani (1789), además de los aportes de Volta; ellos determinaron el valor de la corriente directa o galvánica, descubrieron, entonces, que la electricidad podía excitar la contracción muscular.

Sus planteamientos fueron básicos para el desarrollo de la electrología, durante el siglo XIX. Michael Faraday descubre, en 1831, el fenómeno de inducción eléctrica y la incorpora a la práctica terapéutica. En aquellos momentos, cobró un nuevo auge la electroterapia, pero en los años 1890, cae en desuso tras las duras críticas encabezadas por Möebius.[5]

Duchenne de Boulogne suscribió el hecho de que ciertos músculos paralizados conservaban la excitabilidad inducida por la corriente farádica, mientras que otros la perdían, con lo que inició el camino del electrodiagnóstico. A finales del siglo XIX D´Arsonval comienza a hacer aplicaciones con corriente de alta frecuencia, demostró la inexcitabilidad muscular y la producción de calor en profundidad. Whitney introduce la diatermia por onda corta en 1910, mientras que en 1928, Schiliephake da inicio a la diatermia por onda radar.[6]

Ya para esta etapa, se acumulaba un extraordinario volumen de conocimientos científicos y experiencia práctica, que fundamentaban la electroterapia, por lo que era un contenido obligado en la formación médica y quirúrgica del momento.

Lo anterior se evidencia cuando se revisa el libro *Terapéutica general y aplicada de las enfermedades internas* de Krause & Garré. Este es un libro dirigido a profesionales médicos generales. Con la misma amplitud y detalle que aporta información sobre temas de nutrición, antibióticos y psicoterapia, también expone sendos capítulos dedicados a los tratamientos físicos, como la hidroterapia, termoterapia, climatoterapia, talasoterapia y electroterapia.

En el capítulo V del mencionado libro, Mann[5] resume con maestría los conocimientos acumulados hasta la época, los fundamentos físicos y fisiológicos; se habla sobre resistencia de la piel, variaciones en relación con la excitabilidad, así como los métodos de tratamiento. Ya se describían métodos de galvanización segmentaria, muy parecidos a las técnicas empleadas hoy y métodos de faradización. Aparecen reflejados los tratamientos con las corrientes de alta frecuencia y con campos electromagnéticos, que en aquel momento eran muy novedosos y con resultados insipientes.

El principio de los años 30 fue también de gran impulso a la electroterapia, sobre todo con el surgimiento y la incorporación del ultrasonido terapéutico. Luego, el siguiente período es de relativo estancamiento, durante la Segunda Guerra Mundial. En esta etapa ocurre el desarrollo y auge de la farmacología, de novedosos métodos de la kinesiología, que de alguna manera opacaron el ritmo de desarrollo de la electroterapia. En la década de los años 1980, cobran auge nuevamente los agentes fisioterapéuticos derivados de la corriente eléctrica. Esta última etapa, ha estado determinada por el desarrollo científico-técnico, de microprocesadores y de equipos sofisticados que garantizan excelentes prestaciones.

Fundamentos biofísicos de electroterapia

El cuerpo humano es un medio conductor de electricidad y al paso de la corriente se producen cambios fisiológicos. La corriente eléctrica crea un campo eléctrico en los tejidos biológicos. Se puede decir que interviene en el metabolismo celular, en el proceso de reparación hística, puede inducir una estimulación neuromuscular, o estimular directamente el músculo.[7]

No es posible entender las posibilidades terapéuticas de la corriente eléctrica si no se conocen los fundamentos físicos que la sustentan, de modo que es imprescindible el apoyo en materiales bibliográficos adicionales que ayuden a conocer la física de la electricidad, las propiedades del electromagnetismo, las leyes que rigen el comportamiento de las ondas electromagnéticas. Esta información se asocia luego, al conocimiento previo de las características y propiedades de los tejidos biológicos. Finalmente, para la electricidad, al igual que para el resto de los agentes fisioterapéuticos, se estudian los elementos biofísicos que se relacionan en la interacción del agente con el tejido.[4,6,8]

Términos importantes sobre electricidad

Electricidad. Es la manifestación de la liberación y circulación de la energía de los electrones. La corriente eléctrica se refiere al flujo de electrones. Los electrones son partículas cargadas negativamente con una masa muy pequeña.[9]

Diferencia de potencial. Refleja la fuerza de desplazamiento de electrones desde una zona de exceso a una de déficit. Unidad: volt (V).

Voltaje. No hay movimiento de electrones ni de ninguna otra partícula cargada, si no es establecida una diferencia de potencial entre un punto y otro. En este caso, el flujo de partículas cargadas siempre será desde donde hay mayor potencial hacia donde hay menor potencial, en busca del equilibrio. La fuerza electromotriz que produce el flujo de electrones se denomina volt (V) y se define como la diferencia entre la población de electrones, entre un punto y otro.[9]

Los electrones se desplazan de la zona de exceso ubicada en el cátodo (−) a la zona de déficit ubicada en el ánodo (+), con tendencia al equilibrio. Esto es importante para conocer que en las aplicaciones de electroterapia, los electrones siempre parten desde el electrodo negativo (–), lo cual define el sentido de la corriente cuando se aplica una técnica electródica con una corriente de carácter polar.

Amperio (A). Se refiere al movimiento de un coulomb (C), o lo que es lo mismo 6.25 × 1 018 electrones/s. El amperaje define el rango de fluido de electrones, mientras que el coulomb indica el número de electrones. En fisioterapia, generalmente se trabaja en el orden de los miliamperes (mA). El amperaje es la unidad de medida de la corriente.[9]

Intensidad (I). Cantidad de electrones que pasa por un punto en un tiempo determinado (s). Unidad: amperio (A).

La intensidad de la corriente es directamente proporcional a la de la estimulación. La intensidad es un parámetro con el cual se persigue un objetivo específico dentro del tratamiento electroterapéutico. Puede ser la estimulación de una fibra nerviosa gruesa para lograr el alivio de un dolor agudo, la estimulación de una unidad motora para lograr una contracción muscular, una estimulación intensa que llegue hasta los centros nerviosos superiores para controlar un dolor crónico o incluso, que se necesite solo un mínimo de corriente, suficiente para descomponer una molécula en iones y pasar estos a través de la piel. O sea, la intensidad no es un valor que se puede definir como "fijo", sino un valor individual para cada paciente, para cada momento, y en dependencia del objetivo que se haya propuesto.

En la práctica diaria, cuando se eleva la intensidad de la corriente, se establecen diferentes tipos de *umbrales* o límites, que se relacionan con una respuesta del paciente, y que se deben tener en cuenta.[9-11] Quiere decir que para los mismos parámetros de corriente, y con los electrodos ubicados en el mismo sitio, el cambio del valor de intensidad por sí solo va a determinar diferentes tipos de respuesta. Ejemplo: La ubicación de un electrodo activo sobre una placa motora de un músculo.

Un primer umbral denominado *sensitivo* aparece en un límite de corriente, a partir del cual, el paciente comienza a percibir la corriente; la intensidad tiene que ser suficiente para llegar, a través de las vías sensitivas nerviosas, a la región cortical del encéfalo y "hacerse consciente". El paciente puede incluso describir el tipo de sensación que le produce la corriente, que es distinta entre un tipo de corriente y otro. El umbral sensitivo sirve también como comprobación de que el equipo funciona adecuadamente.

Cuando se sigue subiendo la intensidad de la corriente, aparece un segundo umbral denominado *motor*, a partir del cual, se marca el inicio de una actividad o contracción muscular inducida por la corriente en cuestión. La intensidad de la contracción está en estrecha relación con la intensidad de la aplicación y con el resto de los parámetros como el tipo de corriente, la frecuencia y la duración del impulso.

A continuación, el incremento de la intensidad, aparece un tercer umbral, a partir del cual comienza la sensación de dolor (umbral de dolor). Este umbral de dolor varía mucho de una persona a otra, e incluso en una misma persona bajo diferentes circunstancias. O sea, que a partir de este nivel de intensidad, ya las terminaciones nerviosas libres y el resto de los neurorreceptores, desencadenan la señal de daño hístico.

Realmente, el punto de proyección cutánea de una placa motora (los denominados puntos motores musculares), es un área donde se garantizan las condiciones neurofisiológicas para que se puedan definir mejor estos tres umbrales. En el resto de las zonas de los músculos, los límites entre el umbral motor y doloroso no quedan bien definidos.

Esta es la razón por la cual, antes de ejecutar una estimulación muscular, es preciso ubicar el electrodo activo (–) en la placa motora para obtener la mayor efectividad terapéutica. Si se estimula en otra área, el umbral de dolor se encontraría rápidamente y esto no permitirá un nivel de intensidad que pueda inducir una buena contracción muscular. Entonces, la aparición de dolor durante una estimulación eléctrica muscular puede ser señal de una mala ubicación de los electrodos.

Por su parte, las corrientes con objetivo analgésico se fundamentan en alcanzar y sobrepasar el umbral de sensibilidad, producir estímulos sensitivos relativamente intensos (vibración, ardor u hormigueo), que ayuden a interferir la sensación del dolor. En determinados casos de manejo de dolor crónico, es aconsejable trabajar con intensidades en niveles subumbral doloroso o incluso dentro del umbral doloroso, para lograr alguna influencia en núcleos basales como el tálamo e inducir una respuesta eferente deseada.

Resistencia eléctrica (R). Freno que opone la materia al movimiento de electrones, al circular por esta (propiedad de la materia, no parámetro de electricidad). Unidad: ohmio (ohm, W).

Desde el punto de vista práctico, la piel ejerce mucho más resistencia, o es menos tolerante, al paso de la corriente de baja frecuencia, que a la corriente de media frecuencia.

El movimiento de los electrones está estudiado y cuantificado por las leyes de Ohm, Faraday y la electroquímica.

Ley de Ohm

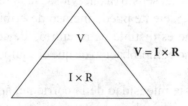

$$V = I \times R$$

Trabajo. Mide el trabajo conseguido y sus parámetros de obtención. Cálculo del producto potencia (W) por el tiempo de acción (s). Unidad: julio (J).

Polaridad. Explica el desplazamiento de electrones. Como se podrá apreciar a la hora de estudiar la clasificación, en la práctica profesional existen corrientes terapéuticas que pueden tener polaridad o no.

Potencia. Capacidad o potencial "acumulado" para realizar un trabajo. Expresa la velocidad con que se realiza un trabajo (velocidad de transformar una energía en otra).

Unidad: watt (W). Establece la rapidez con que se suministra energía a un paciente.

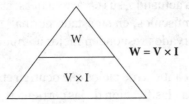

$$W = V \times I$$

Ley de Joule

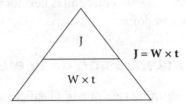

$$J = W \times t$$

Impedancia. Se refiere a la resistencia específica dentro del organismo y que se comporta diferente para cada tejido. Se tiene resistencia óhmica capacitiva y resistencia inductiva. En este caso, la relación entre el voltaje y la intensidad desfasada hace que el rendimiento sea mayor que 50% o igual que la energía.

Densidad de energía. Energía (E) suministrada en una superficie (S) determinada. En esta fórmula influye el tiempo de exposición, de manera directamente proporcional a la densidad de energía. A su vez, energía (E) es igual a potencia (P) multiplicada por el tiempo (t).

$$DE = \frac{E\,(J)}{S\,(cm^2)} \qquad DE = \frac{P\,(W) \cdot t\,(s)}{S\,(cm^2)}$$

Densidad de potencia. Potencia (P) suministrada en una superficie (S) determinada. No se le brinda especial importancia al tiempo de exposición y se le da el mayor peso, al impacto de una potencia o intensidad determinada de la radiación sobre una superficie.

$$DP = \frac{P\,(W)}{S\,(cm^2)}$$

Ciclo o período. Determina todo el recorrido que realiza la corriente, de acuerdo con la relación entre la intensidad y el tiempo. La corriente puede pasar por una fase positiva, o ambas (positiva y negativa), hasta que vuelve a estar en el punto cero en que se repite nuevamente el ciclo (**Fig. 15.1**).

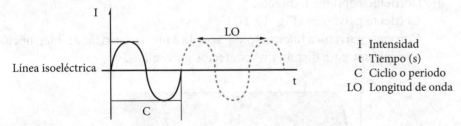

Figura 19.1. Esquema de un ciclo o período. Obsérvese que la corriente parte de una línea isoeléctrica, describiendo una semionda positiva y otra semionda negativa, hasta llegar nuevamente a la línea isoeléctrica y entonces comenzar otro ciclo similar. Se establece una relación entre la intensidad y el tiempo de duración del ciclo o período, en este caso se trata de una corriente de forma sinusoidal, pero se cumple con cualquier otra forma de corriente.

Desde el punto de vista práctico el ciclo determina, para un tipo de estímulo, el tiempo real en que el estímulo está actuando, sus características, así como el tiempo de reposo disponible. Mientras los músculos, en su estado normal, responden bien a impulsos cortos, los músculos denervados responden mejor a impulsos de larga duración.

Frecuencia. Se refiere a la cantidad de ciclos que ocurren en un segundo. La frecuencia marca pautas en cuanto a la clasificación de las corrientes. Algunos tejidos responden mejor a determinadas frecuencias; así por ejemplo, con frecuencias mayores que 100 Hz, se logra una estimulación selectiva de células nerviosas; esto es muy importante a la hora de tratar pacientes con dolor.

Clasificación y caracterización de la electroterapia

La corriente eléctrica que se utiliza se puede clasificar[10-14] según los parámetros siguientes:

- Frecuencia.
- Forma del impulso eléctrico.
- Polaridad.

Clasificación de electroterapia según frecuencia

Existen diferentes propuestas en la literatura, pero la clasificación más utilizada es la que divide el uso terapéutico de la corriente, según su frecuencia específica (**Tabla 19.1**).

Tabla 19.1. Clasificación de la electroterapia según su frecuencia y su relación con el efecto biológico fundamental y la técnica electrónica.

Frecuencia	Rango	Efectos	Técnica de ubicación de los electrodos
Baja	1 Hz – 1 kHz	Sensitivo Excitomotor	Directo sobre la piel
Media	1 kHz – 10 kHz	Sensitivo Excitomotor	Directo sobre la piel
Alta frecuencia	Mayor de 10 kHz – 24 a 50 MHz	Sensitivo Térmico	A cierta distancia de la piel

Clasificación de electroterapia según la forma de impulso

1. Corrientes monofásicas:
   - *a*) Corriente continua o directa.
   - Corriente galvánica (**Fig. 19.2**).
   - Corriente galvánica interrumpida: se aplica una frecuencia de interrupción a la anterior para disminuir sus efectos galvánicos.

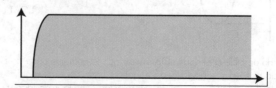

Figura 19.2. Esquema de una corriente galvánica. La intensidad de la corriente sube de manera progresiva cuando se abre el circuito, y se mantiene por todo el tiempo, hasta que se cierra el circuito.

b) Cuadrada o rectangulares: en la apertura del circuito la intensidad sube bruscamente hasta un límite predeterminado, se mantiene en meseta durante el tiempo previsto y luego cae repentinamente hasta el valor cero (**Fig. 19.3**).

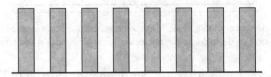

Figura 19.3. Esquema de una corriente monofásica de impulsos rectangulares.

- Farádica: similar a la anterior pero en forma de una onda muy breve y puntiaguda con duración de 1 ms, asociada a una onda inversa de baja amplitud y de mayor duración (corriente homofarádica) (**Fig. 19.4**).

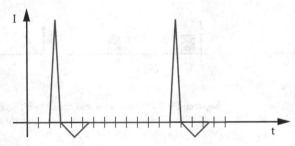

Figura 19.4. Esquema de una corriente farádica.

c) Exponenciales o progresivas: el establecimiento de la corriente se hace de forma exponencial o variable. En este caso se pueden incluir todas las corrientes, cuyos impulsos tienen una rampa de ascenso progresiva, como son las triangulares, trapezoidales o sinusoidales.
- Triangulares: el ascenso y el descenso de la intensidad se producen de forma progresiva, por lo que se le denomina también impulsos de pendiente variable (**Fig. 19.5**).

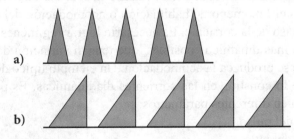

Figura 19.5. Corrientes monofásicas triangulare. *a)* Triangular típica con ascenso y descenso progresivo. *b)* Triangular con ascenso progresivo, pero con una rampa de descenso rápido, por lo que es denominada triangular en "diente de sierra".

- Trapezoidal.
- Sinusoidales y semisinusoidale: el ascenso y el descenso no es en línea recta, sino que describe un semicírculo o una sinusoide (**Fig. 19.6**).

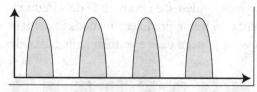

Figura 19.6. Esquema de una corriente monofásica semisinusoidal. Obsérvese que ha sido rectificada o eliminada la semionda negativa, de bifásica a monofásica, o de sinusoidal a semisinusoidal.

2. *Corrientes bifásicas o alternas.* Se denomina corriente bifásica, cuando en ambos polos, negativo y positivo, la corriente presenta una onda alterna. Puede ser de onda bifásica no prevalente (simétrica, o sea, el mismo valor para ambas fases) o prevalente (asimétrica, o sea, una de las dos fases tiene un valor mayor):

   a) Corrientes bifásicas consecutivas (**Fig. 19.7**).
   b) Corrientes bifásicas desfasadas (**Fig. 19.8**).
   c) Corrientes bifásicas asimétricas (**Fig. 19.9**).

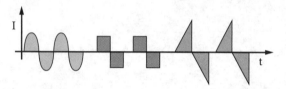

Figura 19.7. Esquema de corriente bifásica o alterna consecutiva. De izquierda a derecha, una secuencia de estímulos sinusoidales, rectangulares y triangulares o exponenciales. En cada caso las semiondas se suceden una a la otra.

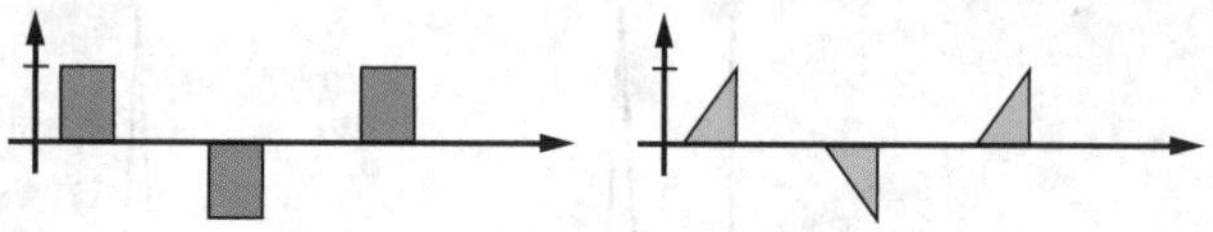

Figura 19.8. Esquema de una corriente bifásica o alterna desfasada. Observar cómo existe un período de tiempo entre la semionda positiva y la semionda negativa.

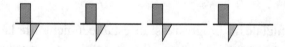

Figura 19.9. Esquema de una corriente bifásica o alterna asimétrica. Observar cómo una de las fases es prevalerte o es mucho más evidente que la otra fase.

3. *Corrientes moduladas.* En este caso, las corrientes pueden ser monofásicas o bifásicas pero se producen modulaciones en diferentes parámetros de la corriente durante su aplicación.

   Una de las causas más frecuentes de fracaso en el uso terapéutico de la corriente eléctrica, es el fenómeno de habituación o acomodación del organismo y los tejidos, al paso de la corriente. Es necesario lograr regímenes de estimulación que sean lo más dinámicos posibles, que tengan variación de los parámetros para que no se produzca la acomodación. Un ejemplo típico de modulación de la corriente lo constituyen las corrientes diadinámicas. Es posible encontrar modulación en diferentes parámetros:

   a) Altura del pulso.
   b) Ancho del pulso.
   c) Frecuencia.
   d) Incorporación de trenes de impulsos y pausas.

Clasificación de electroterapia según la polaridad de la corriente

En este acápite se debe señalar que las corrientes utilizadas en la práctica diaria pueden ser consideradas de dos formas posibles, polares o apolares.

Corrientes polares. Son todas las corrientes que cuentan con una sola fase (monofásicas). En estas queda bien definido un polo negativo y un polo positivo durante toda la aplicación. Pueden ser consideradas polares, también, las corrientes alternas (bifásicas), si las fases son diferentes entre las semiondas positiva y negativa (asimétricas).

Para las corrientes polares, quedan bien definidos los electrodos negativo (−) y positivo (+). Como la corriente eléctrica constituye un flujo de electrones, el electrodo considerado como activo es el electrodo negativo, que en los equipos se representa de color negro. Desde el electrodo negativo van los electrones hacia el electrodo positivo que generalmente se representa en los equipos de color rojo (aunque puede ser otro). A su vez, el electrodo positivo es denominado *ánodo*, porque es capaz de atraer las cargas negativas (aniones). Por su parte, el electrodo negativo es denominado *cátodo* porque es capaz de atraer cargas positivas (cationes).

Corrientes apolares. Son todas las corrientes alternas o bifásicas, cuyas fases son de similar magnitud (simétricas); la resultante es 0, o sea, se anulan entre éstas.

Para las corrientes apolares, como las fases alternas son similares, cada uno de los electrodos se comportan, a la vez, como negativo y positivo, pues continuamente varía el sentido de la corriente, y por ende, la polaridad. En realidad, existe la polaridad, lo que ocurre es que cambia constantemente en cada uno de los electrodos.

Aplicación de diferentes tipos de corriente

La aplicación de los distintos tipos de corrientes se puede expresar de la manera siguiente:

1. La aplicación de impulsos aislados se utiliza para:

    a) La exploración para el diagnóstico y la prescripción.
    b) La búsqueda de puntos motores.
    c) El tratamiento de parálisis.

2. La aplicación trenes de impulsos se utiliza para:

    a) La relajación muscular.
    b) Aumentar el trofismo muscular.
    c) Mejorar la sensibilidad propioceptiva.
    d) Activar las placas motoras y para lograr el bombeo circulatorio muscular.
    e) La potenciación muscular moderada aerobia, y la potenciación muscular intensa anaerobia.
    f) La analgesia en procesos mecánicos.
    g) La elongación muscular.

3. La aplicación de diferentes frecuencias se utiliza para:

    a) Incrementar el aporte energético de la corriente.
    b) Evitar el fenómeno de acomodación.
    c) Contribuir a influir un tipo determinado de tejido, buscando respuestas específicas, incluso se pueden lograr diferentes efectos sobre un mismo tejido. Ejemplo: analgesia sensitiva, vibraciones musculares o estimulación muscular.

4. La aplicación de modulación de parámetros se utiliza para:

   a) Evitar el fenómeno de acomodación.

   b) Hacer el tratamiento mejor tolerado por el paciente.

   c) Aumentar la profundidad de la acción de la corriente.

5. La aplicación de corriente de baja frecuencia se utiliza para:

   a) Lograr estímulo sensitivo.

   b) Lograr estímulo motor.

   c) Realizar electroforesis.

   d) Lograr un aporte energético determinado.

6. La aplicación de corriente de media frecuencia se utiliza para:

   a) Lograr estímulo sensitivo.

   b) Lograr estímulo motor.

   c) Realizar electroforesis (discutido).

   d) Lograr aporte energético al tejido.

7. La aplicación de corriente de alta frecuencia se utiliza para:

   a) Lograr un aporte energético significativo. La energía electromagnética se transforma en calor dentro del organismo, produciendo efectos biofísicos y biológicos terapéuticos, vinculados al efecto térmico.

   b) Producción de efectos físico-químicos, en dosis atérmica, con influencia en el metabolismo celular, la cicatrización y la inflamación.

Objetivos de aplicación de electroterapia

Cada vez que se indica alguna de las modalidades de la electroterapia, se deben tener objetivos muy bien definidos. De acuerdo con el objetivo es que se puede hacer la selección de los parámetros necesarios para la aplicación.

Efectos terapéuticos de corrientes eléctricas

1. *Cambios químicos.* Actúa sobre disoluciones orgánicas, influye en el metabolismo hístico y celular. Cualquier corriente de tipo polar ejercer cambios químicos debajo de los electrodos, sobre todo la corriente galvánica.[21]

2. *Influencia sensitiva.* En receptores nerviosos-sensitivos, buscando concienciación y analgesia, a través de diferentes mecanismos que pueden ser cambios bioquímicos en la vecindad de los receptores, o a través del mecanismo de interferencia sobre el envío del impulso doloroso hacia la médula, o través del mecanismo de la "puerta de entrada" (ver corrientes de baja frecuencia). Incluso, la influencia sobre los ganglios basales a nivel cerebral. Los efectos analgésicos se trabajan más con corrientes de baja frecuencia (menos de 1000 Hz).[22-24]

3. *Influencia motora.* Se puede buscar una influencia motora tanto en fibras musculares o nerviosa, siempre con frecuencias menores que 50 Hz. Cuando se estimulan en fibras nerviosas, se estimulan a su vez, las unidades motoras relacionadas (estimulación neuro-muscular), mientras, se pueden estimular, específicamente, diferentes tipos de fibras musculares.

4. *Relajación muscular.* Con parámetros de estimulación o dosis específicas se consigue una relajación muscular efectiva, que incluye una apertura circulatoria

con una mejoría del metabolismo muscular y, a su vez, se pone en acción la bomba circulatoria muscular. [25,26]

5. *Influencia en la regeneración hística.* Además del estímulo circulatorio con llegada de nutrientes y oxígeno para la reparación del tejido, se produce una influencia biofísica que estimula el metabolismo celular hacia la multiplicación y coadyuva en el reordenamiento y reestructuración de la matriz del tejido. El proceso de regeneración hística puede estar favorecido por un retardo o inhibición del crecimiento bacteriano. [27-31]

6. *Efectos térmicos.* Se genera calor al circular energía electromagnética en los tejidos (Ley de Joule). Este efecto es mucho más evidente cuando se emplea corrientes de alta frecuencia (más de 500 000 Hz).

   Las corrientes de baja y media frecuencia producen fundamentalmente los efectos 1; 2; 3; 4 y 5. Las corrientes de alta frecuencia producen los efectos 1 y 5 cuando son aplicadas en bajas dosis (dosis atérmicas), en dosis mayores pueden producir el efecto 4, pero fundamentalmente producen el efecto 6.

Factores a tener en cuenta en la práctica de electroterapia

Tal y como expresa el profesor español Rodríguez Martín,[14] cada vez que se realiza una prescripción de electroterapia, deben tener en cuenta diversos factores como son:

- El equipo generador con el que se va a realizar la aplicación.
- El paciente y todo lo relacionado con su estado biopsicosocial.
- El método de aplicación.

¿Cuáles son los elementos a tener en cuenta con respecto al aparato o equipo?

- Las opciones de presentación (posibilidades terapéuticas que brinda).
- Que los equipos cumplan con las normas de protección y seguridad establecidas.[9,32]
- Que las cajas estén protegidas de derivaciones y aisladas del paciente.
- Que posean un interruptor definido de encendido-apagado.
- Que los bornes de salida al paciente estén adecuadamente señalizados (+) roja, (–) negro u otro color.
- Que posea un selector del tipo de corriente.
- Que tenga un regulador de intensidad.
- Que posea un inversor de polaridad de corrientes interrumpidas.
- Si tiene o no un mando de aplicación intencionada.

¿Cuáles son los elementos a tener en cuenta en relación con el paciente?

- Es frecuente encontrar miedo o fobia a la electricidad, en cuyo caso hay que explicar exhaustivamente el tratamiento, transmitir confianza y aplicar el tratamiento de manera paulatina.
- Puede haber alteraciones psicológicas que dificulten la interpretación y la cooperación del paciente, en este caso se debe estar auxiliado por la familia y el resto del personal de salud.
- Puede haber alteraciones morfológicas, relacionadas con características topográficas de las zonas de aplicación.

- Considerar que tiene valor la experiencia anterior del paciente, en relación con el tratamiento.
- Influye el tipo de piel: grasa, húmeda, seca, rugosa, degenerada, lesionada y sucia.
- Tener en cuenta la presencia de trastornos sensitivos o circulatorios.
- Tener en cuenta para cada tratamiento, la posición del paciente para la aplicación. Un número significativo de pacientes acude con dolor por contractura y espasmo muscular, si en el objetivo está la relajación de esos músculos, se aplicará una postura de relajación previa al tratamiento.

  Por ejemplo: un paciente con cuadro de cervicalgia que presenta contracturas de la musculatura posterior del cuello. Se propone un tratamiento analgésico y miorrelajante con electroterapia; entonces, el paciente se encuentra con una correcta ubicación de los electrodos, pero sentado con la cabeza en hiperflexión sin apoyo, la cual no se puede elevar mucho debido a que se pierde el contacto con los electrodos. En este caso, el paciente está durante 10 minutos con un tratamiento miorrelajante, sobre determinados músculos, que no pueden relajarse debido a la demanda gravitatoria de la cabeza hacia delante. Por lo tanto, se produce una contradicción entre lo que se quiere y lo que se hace, en el mejor de los casos el paciente termina igual. Lo correcto es tener en cuenta una postura inicial que implique un apoyo de los brazos y de la frente sobre estos últimos, de modo que la cabeza está apoyada, se elevan los hombros, los extremos óseos se acercan y se favorece una relajación muscular que se potencia con el efecto de la corriente.
- Tener en cuenta las precauciones y contraindicaciones para la aplicación:
  - Las corrientes no deben ser molestas. Puede llegarse a la máxima intensidad soportable en el límite de lo agradable.
  - Luego de cierto tiempo, si existe acomodación, se debe aumentar la intensidad hasta el límite señalado anteriormente.
  - En las primeras sesiones, en pacientes inexpertos, es conveniente comenzar por debajo de lo señalado en el punto 1.
  - Considerar la impedancia o resistencia de la piel (alta para la corriente galvánica, menor para las corrientes variables y alternas). La impedancia o resistencia de la piel disminuye a mayor frecuencia de la corriente aplicada. Los cambios químicos que suceden normalmente en la piel, pueden hacerla más resistente al paso de algún tipo de corriente.[33]
  - Estar pendiente del estado del cable de alimentación del equipo. En caso de detectar un daño en la cobertura de este, comunicarlo a los servicios técnicos y evitar la utilización del equipo hasta la solución del problema. Nunca tirar del cable del equipo para desconectarlo. Evitar la utilización de extensiones para conectar el equipo.

Sin duda, la lesión iatrogénica más temida en fisioterapia es la quemadura, la cual es mixta (térmica y electroquímica) por definición. Se clasifican en cinco tipos de quemaduras fundamentales:

1. Quemaduras debidas a *flash* eléctrico sin contacto.
2. Quemaduras por resistencias eléctricas, al rojo y por llama (ignición de las ropas).
3. Quemaduras por arco voltaico.

4. Quemaduras por rayo (fulguración).
5. Quemaduras eléctricas verdaderas. Aunque la evolución de este tipo de quemaduras difiere de las quemaduras térmicas, ya que es más lenta y puede inducir a subestimar la gravedad inicial, el tratamiento y las secuelas son similares a las quemaduras producidas por un agente térmico. En un acto terapéutico inicial, son esencialmente importantes la realización de un electrocardiograma y la revisión oftalmológica, dado el riesgo de cataratas posteriores que algunas variedades de quemaduras eléctricas presentan. El plan de tratamiento debe ser integral, entre dermatólogos y fisioterapeutas, con vistas a evitar, sobre todo, las retracciones en las zonas de pliegue que hayan sido afectadas.[34]

Metodología de aplicación de electroterapia

Existen un grupo de consideraciones que tienen relación con la metodología que será aplicada. Con frecuencia se falla en el intento de una aplicación electroterapéutica por no considerar alguno de estos elementos.

La corriente es considerada como peligrosa por parte de los pacientes; de este modo, cuando se falla en el tratamiento, empeora el resultado, o se crea un nuevo prejuicio; automáticamente el paciente pierde la fe y la confianza en este tipo de terapia. Luego, cuando se quiere realizar otra prescripción el paciente se resiste.

Específicamente se deben tener en cuenta los electrodos a emplear, las consideraciones de la aplicación de la técnica, las acciones previas a realizar, la ejecución como tal del tratamiento y los aspectos relacionados con la evolución del paciente.

Acciones previas al tratamiento de electroterapia

- Tener claros los objetivos de prescripción.
- Definir la mejor técnica para cumplirlos y la zona a tratar.
- Disponer y preparar los electrodos adecuados y adaptarlos perfectamente al contorno corporal para evitar picos de corriente.
- Programar el equipo de acuerdo con lo propuesto.
- Definir y fijar el tiempo de la sesión.
- Prever las probables derivaciones eléctricas paciente-tierra, o a otros equipos eléctricos próximos.
- Nunca aplicar electrodos en áreas de cicatrices.
- Aumentar y disminuir la intensidad muy lentamente.
- Nunca retirar los electrodos sin apagar el equipo o confirmar que ya no pasa corriente.
- Explicar al paciente lo proyectado, advertir sensaciones y darle confianza.

Selección de electrodos

Hace apenas unos años, los electrodos más abundantes eran de láminas de plomo, con un gran número de desventajas. Hoy la mayor parte de los electrodos convencionales se confeccionan con caucho, lo que ayuda en su acople y durabilidad; se fabrican de diferentes formas y tamaños según sus aplicaciones; se aplican con una envoltura o almohadilla de material capaz de acumular agua para mejorar la conductividad del electrodo (**Fig. 19.10**).

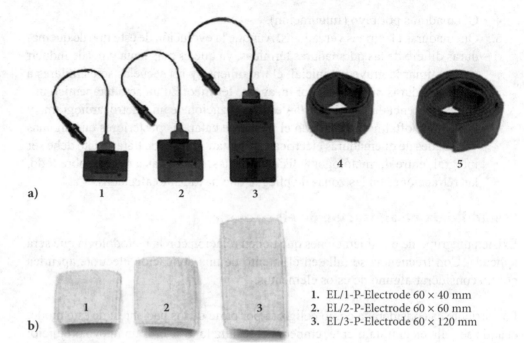

1. EL/1-P-Electrode 60 × 40 mm
2. EL/2-P-Electrode 60 × 60 mm
3. EL/3-P-Electrode 60 × 120 mm

Figura 19.10. *a)* Electrodos convencionales para fisiote-rapia, en sus tres tamaños estándar. *b)* Almohadillas para electrodos y bandas de sujeción con fijación por velcro.

El desarrollo tecnológico ha permitido grandes avances en el tema de los electrodos, por lo que se ha podido incrementar el número de prestaciones para la electroterapia, así como elevar el confort del paciente, así como del fisioterapeuta durante la aplicación del tratamiento.

A partir de las necesidades que demanda la asistencia médica, se han diseñado otros electrodos de carácter especial y específico. Ejemplo: los electrodos de lápiz o puntero, para la estimulación de pequeños músculos, así como electrodos de tipo transvaginal y transrectal, para el tratamiento de estimulación muscular al suelo pélvico u órganos internos (**Fig. 19.11**).

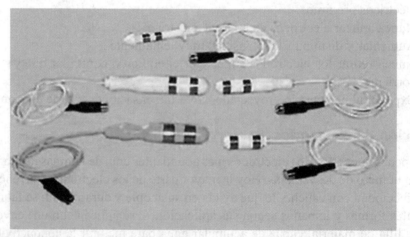

Figura 19.11. Electrodos para técnicas especiales en elec-troterapia. Diferentes electrodos para la aplicación transvaginal y transrectal.

Aplicación de técnica electródica

Una vez que se ha seleccionado el electrodo, se debe prever su sitio de colocación. En general y según el objetivo de la aplicación, pueden tener las ubicaciones siguientes:

- Por encima, debajo o alrededor de la zona dolorosa.
- En la zona dolorosa paraespinal, en la proyección de la raíz nerviosa o el trayecto de un nervio periférico.
- En el dermatoma correspondiente.
- A nivel de los puntos gatillos relacionados con la lesión.
- A nivel de un punto de acupuntura.
- En la zona contralateral a la dolorosa.
- En los puntos motores musculares.
- En algunos casos puede haber una ubicación vasotrófica o gangliotrófica.
- Pueden existir aplicaciones especiales (endocavitarias, rastreo del dolor).

Según la técnica electródica los electrodos se pueden ubicar de las siguientes maneras:

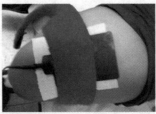

- Coplanar. Ambos electrodos a nivel cutáneo en el mismo plano.
- Transregional. Un electrodo frente al otro, abarcando transversalmente una zona determinada.
- Longitudinal. Un electrodo frente al otro abarcando longitudinalmente una zona.
- Bipolar. Electrodos proporcionales o no (normalmente el activo más pequeño y distal) en el origen o inserción de los músculos o grupos musculares.
- Monopolar. Electrodo activo pequeño (incluso puntero) a colocar en el punto motor o en el punto "gatillo", normalmente el (–), el indiferente según el objeto.
- Tetrapolar. Cuatro electrodos proporcionales ubicados que abarcan la articulación o el segmento donde se busca el efecto en profundidad.

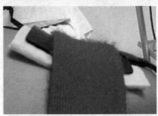

Otras consideraciones importantes, acerca de la técnica electródica son:

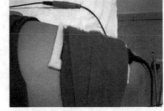

- En relación con la fijación del electrodo, se define que los electrodos deben estar en contacto uniforme y total con el área de aplicación; cualquier sitio puntual de acercamiento concentrará la corriente sobre ese punto, eleva la intensidad y, en determinada circunstancia, puede llegar a provocar una quemadura (**Fig. 19.12**).
- Es importante señalar el valor del agua en las almohadillas, lo que mejora la conducción de la corriente y evita efectos indeseables; pero al fijar adecuadamente los electrodos, se pueden comprimir más allá de lo deseado, por lo que es siempre aconsejable comprobar su grado de humedad y, en ciertas ocasiones, colocar agua adicional a la almohadilla, luego de fijado el electrodo.
- Para facilitar lo expresado en el punto anterior, y en presencia de almohadillas para cubrir electrodos, se debe ubicar el lado más grueso o la mayor cantidad de capas hacia el lado de la piel, y así garantizar una buena hidratación de la almohadilla. Para humedecer las esponjillas se debe usar idealmente agua destilada. En su defecto se puede utilizar agua del grifo.
- Es muy importante tener cuidado con la relación, entre el tamaño del electrodo y la intensidad de la corriente aplicada. Hay que tener en cuenta que el uso de corrientes monofásicas, tiene siempre un componente galvánico (por ejemplo, las corrientes diadinámicas, corriente de Träbert), que puede generar irritaciones o quemaduras bajo los electrodos. No se debe exceder una corriente media de una densidad de 0.1 mA/cm² y siempre guiarse por la sensibilidad individual del paciente en el momento de la aplicación[35] (**Tabla 19.2**).

Figura 19.12. Técnica de fijación de electrodos de goma con banda elastizada. *a)* El electrodo queda descentrado en relación con la almohadilla y queda expuesto sobre la piel (esto es una fijación incorrecta y puede causar daño al paciente). *b)* El electrodo está bien apoyado sobre la almohadilla, pero ha quedado muy apretado al centro, por lo que sus extremos se elevan sobre la piel (en este caso se produce una concentración de la corriente a nivel del centro). *c)* Colocación adecuada del electrodo con una fijación uniforme sobre la almohadilla y esta sobre la piel.

- Elegir el tamaño de los electrodos de acuerdo con el área tratada según el principio siguiente: área de los electrodos tan pequeña como sea necesaria, pero tan grande como sea posible. Un electrodo grande hace el tratamiento más soportable para los pacientes.
- Se deben lavar las almohadillas y los electrodos con agua (sin detergente), después de cada aplicación, y sobre todo después de su utilización para introducir un medicamento (iontoforesis). De esta manera se evitan posibles quemaduras.
- Es importante aclarar que las almohadillas que se utilicen para introducir un medicamento deben usarse solamente para ese medicamento específico.
- Si se utilizan electrodos adhesivos, se debe pegar bien el electrodo a la superficie de la piel. Se requieren electrodos que se adhieran perfectamente en toda su superficie.

Tabla 19.2. Densidad de corriente correspondiente según el tamaño de los electrodos.

Tamaño del electrodo (mm)	Área de la superficie del electrodo (cm²)	Densidad de corriente máxima que le corresponde (mA/cm²)
60 × 40	24	2.4
60 × 60	36	3.6
60 × 120	72	7.2

Nota: Los valores reflejados se cumplen solo para una corriente galvánica. Para el resto de las corrientes monofásicas hay que calcular el componente galvánico.

Consideraciones de la aplicación de electrodos de vacío

Uno de los métodos novedosos y prácticos de fijación de electrodos, es la aplicación de electrodos de vacío. La aplicación de electrodos de vacío no se puede considerar como un fenómeno pasivo. La terapia con vacío explota la hiperemia inducida en los tejidos por medio de la presión negativa que se aplica en la superficie cutánea. La técnica radica en la aplicación de un sistema de electrodos de copa, de goma flexible, conectados a un sistema neumático de aspiración pulsada; el efecto a lograr es el mejoramiento de la circulación y del metabolismo hístico local que resulta particularmente beneficioso en los edemas estáticos y circulatorios.

Se aplican los electrodos de manera que se adhieran perfectamente a la piel del paciente, se produce, mediante el vacío, un ambiente hermético en el que se alternan dos grados distintos de presión negativa. La duración e intensidad pueden ser ajustadas por el operador. Durante la fase donde se logra el máximo vacío es "atraída" una mayor cantidad de sangre, lo que provoca la dilatación de los capilares y aumenta su permeabilidad. En la fase de relajamiento, el vacío es todavía suficiente para mantener los electrodos adheridos a la piel. La elasticidad de los tejidos y el desequilibrio de la presión posibilitan el paso de los líquidos de los tejidos a la corriente sanguínea y linfática. Como consecuencia, se produce un aumento progresivo del metabolismo local, durante las primeras sesiones de tratamiento, que persiste incluso una vez que se ha terminado la terapia.

Por medio de electrodos especiales de copa de vidrio, es posible efectuar el tratamiento *vacuum* para el masaje; esto se realiza deslizando la copa sobre la piel en sentido centrípeto, después de interponer entre la piel y los electrodos un medio oleoso, para disminuir la fricción (**Fig. 19.13**).

Esta técnica se indica en insuficiencias circulatorias arteriales, en espasmos venosos y linfáticos, de variado origen, incluso en presencia de adiposidades localizadas. Una aplicación repetida en caso de retracción de cicatrices cutáneas y secuelas de heridas o quemaduras mejora la elasticidad y la vascularización de los tejidos.

El tratamiento está contraindicado para procesos inflamatorios, en casos de espasmos venosos o de afecciones que se acompañan de una marcada fragilidad vascular, venas varicosas y flebitis, entre otros.

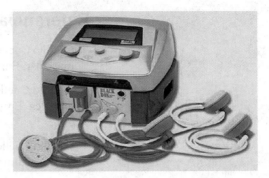

Figura 19.13. Técnica de electrodos de vacío. Acople del equipo de electroestimulación (modelo CLASSICO de la empresa TECE S.A.) con el equipo de vacío. De esta manera se combina la técnica de electroterapia con una técnica electródica de autosujeción.

En relación con la evolución del paciente:

- Comprobar resultados por interrogatorio diario por el profesional técnico, observación y examen.
- Luego de cinco sesiones sin ningún resultado, o con un empeoramiento manifiesto, debe reconsiderarse la situación. Ver la posibilidad de cambiar el tratamiento o una mayor precisión diagnóstica.
- Llevar registro evolutivo del paciente y parámetros de corriente.
- Culminar el tratamiento (ciclo) al alcanzar los objetivos sin prolongación innecesaria.

Preguntas de Comprobación

1. Identifique los términos físicos que más se relacionan con la electroterapia.
2. Defina las diferencias entre corriente directa, alterna, continua o pulsada.
3. Describa la clasificación de las corrientes utilizadas en fisioterapia.
4. Caracterice las diferentes formas de impulso.
5. Explique la clasificación según la frecuencia.
6. Explique la clasificación según los efectos biológicos.
7. Explique los fundamentos biofísicos de la electroterapia.
8. ¿Cuál es la relación entre el umbral sensitivo, el umbral motor y el umbral de dolor?
9. ¿Cuáles son los objetivos de la aplicación de electroterapia?
10. ¿Cuáles son los factores a tener en cuenta en la práctica de electroterapia?
11. ¿Cuáles son los efectos fisiológicos en respuesta a las corrientes?
12. ¿Cuáles son los tipos de corriente que se pueden reproducir en los electroestimuladores?
13. ¿Cuáles son los pasos que sigue el especialista para hacer una aplicación terapéutica de la corriente eléctrica?
14. ¿Por qué es importante la técnica electródica?
15. Explique la importancia de los electrodos de vacío.
16. Sintetice todos los elementos necesarios para crear un ambiente seguro en el uso de equipos eléctricos.
17. ¿Cuáles son los parámetros a tener en cuenta para hacer una prescripción en electroterapia? proponga un ejemplo.

Referencias bibliográficas

1. Castillo Cuello J. J.(2007). Bases fisiológicas de la transmisión nerviosa y de la contracción muscular. En: Nociones de electroterapia excito motriz. Editorial Ciencias Médicas; p. 1-16.

2. Castillo Cuello J. J. (2007). Principios físicos. Corrientes empleadas para la estimulación eléctrica. En: Nociones de electroterapia excito motriz. Editorial Ciencias Médicas; p. 17-36.

3. Castillo Cuello J. J. (2007). Métodos de estimulación. En: Nociones de electroterapia excito motriz. Editorial Ciencias Médicas; p. 37-57.

4. Martínez Morillo M., Pastor Vega J. M., Diez de los Ríos Delgado A. (1998). Electrología médica. Principios Físicos. En: Martínez Morillo M, Pastor Vega JM y Sendra Portero F. Manual de medicina física. Harcourt Brace de España; p. 115-132.

5. Mann L. (1929). Electroterapia. En: Krause & Garré. Terapéutica general y aplicada de las enfermedades internas. Tomo I, Métodos terapéuticos de las enfermedades internas. Manuel Marín Editor; p. 259-340.

6. Martínez Morillo M., Pastor Vega J. M., Sendra Portero F. (1998). Medicina física. En: Martínez Morillo M, Pastor Vega JM y Sendra Portero F. Manual de medicina física. Harcourt Brace de España; p. 1-22.

7. Shamus E., Wilson S. H. (2005). The physiologic effects of the therapeutic modalities intervention on the body systems. En: Prentice WE. Therapeutic modalities in rehabilitation. 3rd ed. McGraw-Hill; Cap 19, p. 551-568.

8. Castiella Muruzabal S., Alonso Bidegain M., Matos Muiño M. J., Cidoncha Dans M., Fernández Blanco M., Bañales Mendoza T. (2002). Eficacia analgésica de la electroterapia y técnicas afines: revisiones sistemáticas. Rehabilitación. 36(5): 268-283.

9. Prentice W. E. (2005). Basic principles of electricity. In: Therapeutic modalities in rehabilitation. 3rd ed. McGraw-Hill; Cap 5, p. 83-103.

10. Rioja Toro J. (1996). Apuntes de diferentes ponencias y conferencias durante el 8vo. Curso Internacional de Electroterapia. Valladolid, España.

11. Rioja Toro J. Bases de física eléctrica. En: Estimulación eléctrica transcutánea, muscular, neuromuscular y funcional. Ed. Hospital del Río Hortega, INSALUD Valladolid, SA, Cap. III, p. 49-64.

12. Rodríguez Martín J. A. (1994). Electroterapia de baja y media frecuencia. Ediciones Mandala; p. 354-367.

13. Spaich E. G., Taberning C. B. (2002). Estimulación eléctrica y espasticidad: una revisión. Rehabilitación. 36(3):162-166.

14. Rodríguez Martín J. M. (2000). Corrientes más utilizadas en electroterapia. En: Electroterapia en fisioterapia. Editorial Médica Panamericana; Cap. II, p. 61-86.

15. Grabois M., Garrison S. J., Hart K. A., *et al.* (2000). Physical medicine and rehabilitation: the complete approach. Blackwell Science.

16. King J., Chronic pain. In: Grabois M., Garrison J. S., Hart K. A., *et al.*, (2000). Physical medicine and rehabilitation: The complete approach. Blackwell Science.

17. Haarer-Becker R. y Schoer D. (2001). Electroterapia. En: Manual de técnicas de fisioterapia. Aplicación en traumatología y ortopedia. Editorial Paidotribo; p. 112-114.

18. Kahn I. (2000). Principles and practice of electrotherapy. Philadelphia, PA: Elsevier Health Sciences.

19. Nalty T., Sabbahi M. (2001). Electrotherapy clinical procedures manual. New York: McGraw-Hill.

20. Reed A., Low J. (2000). Electrotherapy explained: priciples and practices. Burlington M. A: Elsevier Science and Tecnology.

21. Houghton P. E. (2005). The role of therapeutic modalities in wound healing. En: Prentice W. E. Therapeutic modalities in rehabilitation. 3rd ed. McGraw-Hill; Cap 3, p. 28-59.

22. Fernández Cervantes R., Patiño Núñez S., Martínez Rodríguez A., Viñas Diz S., Paseiro Ares G., Barcia Seoane M. (2003). Analgesia por medios físicos en la patología de la ATM. Fisioterapia.25(05): 293-305.

23. Plaja J. (2003). Analgesia por medios físicos. Madrid: McGraw-Hill.

24. Rodríguez J. M. (2000). Terapia analgésica por corrientes variables. Técnica de estimulación nerviosa transcutánea sensitiva y motora. En: Electroterapia en fisioterapia. Madrid: Panamericana; p. 241-292.

25. Faghri P., Votto J., and Hovorka C. (1998). Venous hemodynamics of the lower extremities in response to electrical Stimulation. Arch Phys Med Rehábil. 79: 842-848.

26. Peters E. J., Armstrong D. G., Wunderlich R. P., Bosma J., Stacpoole-Shea S., and Lavery L. A. (1998). The benefit of electrical stimulation on enhance prefusion in persons with diabetes mellitus. J Foot Ankle Surg. 37(5): 396-400.

27. Rioja Toro J., *et al.* (1999). Señales eléctricas exógenas: su influencia en los procesos de reparación de los tejidos. Rehabilitación. 33(1): 25-37.

28. Yoneemori K., *et al.* (1995). Early effects of electrical stimulation on osteogenesis. Bone. (19): 173-180.

29. Zhuang H., Wang W., Seldes R. M., Tahernia A. D., Fan H., and Brighton C. T. (1997). Electrical stimulation induces the level of TGF-a1 mRNA in osteoblastic cells by a mechanism involving calcium/calmodulin pathway. Biochem Biophys Res Commun. 237: 225-229.

30. Chu C. S., McManus A. T., Manson A. D., Okerberg C. V., and Pruitt B. A. (1990). Multiple graft harvesting from deep partial-thickness scald wounds healed under the influence of weak direct current. J Trauma. 30: 1044-1050.

31. Guyton A. (2000). Textbook of medical physiology. 10 ed., Philadelphia, PA: WB Saunders.

32. Gersch M. R. (2000). Electrotherapy in rehabilitation. Philadelphia, PA: FA Davis.

33. Kitchen S., and Bazin S. (2001). Electrotherapy: evidence-based practice. Wernesville, PA: Harcourt Health Sciences.

34. Buendia Eisman A., Ruiz Villaverde R., Blasco Melguizo J., Serrano Ortega S. (2004). Problemas dermatológicos en la práctica diaria del fisioterapeuta. Fisioterapia. 26(01): 18-24.

35. Rodríguez J. M. (2001). Dosificación en electroterapia. Fisioterapia. 23 (monográfico 2): 2-11.

Corriente continua o galvánica

Objetivos

1. Definir la corriente galvánica y la galvanización dentro de la clasificación general de agentes físicos terapéuticos, y en específico dentro de la electroterapia.
2. Comprender los fundamentos biofísicos y los efectos biológicos de la galvanización.
3. Analizar las indicaciones y contraindicaciones de la galvanización.
4. Interpretar la metodología del tratamiento.
5. Identificar las precauciones y efectos adversos de la galvanización.

Definiciones de corriente continua y galvanización

Corriente continua o galvánica es aquella cuya dirección es constante y su frecuencia es de valor cero. Es de tipo polar, con polos muy bien definidos, y además monofásica, es decir, la onda posee una sola fase.

Se denomina *galvanización* al proceso de aplicación de la corriente galvánica con fines terapéuticos. En la aplicación de la corriente galvánica se distinguen: la *fase de cierre* del circuito, en que la corriente aumenta su intensidad de modo más o menos brusco, hasta alcanzar la intensidad previamente establecida; la *fase o estado estacionaria*, de intensidad constante, y luego la *fase de apertura* del circuito, al final de la aplicación, en la que la intensidad de la corriente desciende a cero (**Fig. 20.1**).

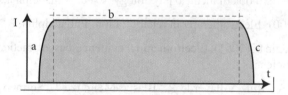

Figura 20.1. Esquema de la corriente galvánica. *a)* Fase de cierre del circuito, donde la intensidad (I) sube progresivamente. *b)* Fase de estado (meseta) donde la corriente permanece constante en el tiempo (t). *c)* Fase de apertura del circuito, donde la corriente desciende progresivamente hasta el valor cero.

En la corriente galvánica, se establece el flujo de cargas negativas (electrones) desde el electrodo negativo hacia el positivo. A su vez, debajo de cada electrodo, se produce el efecto fisicoquímico de atracción y repulsión de cargas.

En las aplicaciones médicas, se utiliza un tipo de corriente que, además de continua, es de intensidad constante. En cuanto a sus características físicas, la corriente galvánica es de baja tensión (60 a 80 V) y baja intensidad, como máximo 200 mA. Se le denomina también constante, porque mantiene su intensidad fija durante el tiempo de aplicación. [1-4]

Fundamentos biofísicos de la galvanización

Los efectos biofísicos que sustentan las aplicaciones médicas de la corriente galvánica, son:

1. *Efectos electrotérmicos.* El movimiento de partículas cargadas en un medio conductor que opone resistencia al paso de la corriente, produce microvibración y fuerzas de fricción que generan calor. Es el tipo de corriente a la que más resistencia se le ofrece por parte de la piel, esta llega a producir quemaduras debajo del electrodo, si no se maneja adecuadamente la intensidad de la aplicación.

2. *Efectos electroquímicos.* Está dado por la disociación electrolítica y la acumulación de iones, bajo cada electrodo (**Fig. 20.2**). Tradicionalmente, la corriente galvánica presenta, en su aplicación terapéutica, dos efectos característicos, denominados polares (los que se producen debajo de los electrodos) e interpolares (los que se producen en el interior del organismo, en el segmento orgánico situado entre los dos polos).

   Las respuestas fisiológicas directas principales, derivadas de la estimulación galvánica, son los cambios electroquímicos, que tienen lugar en las células y en los tejidos. Debido al flujo prolongado de la corriente galvánica, la amplitud de corriente debe ser extremadamente baja y, por consiguiente, el efecto directo se limita a los tejidos superficiales (piel, fundamentalmente).

3. *Efectos electrofísicos.* En el organismo existen moléculas cargadas eléctricamente (proteínas y lipoproteínas, entre otros) que, con el paso de la corriente galvánica, pueden migrar hacia uno de los polos, sin que la corriente produzca cambios en la configuración molecular.

   La principal consecuencia de este movimiento iónico es la excitación de nervios periféricos, donde, en presencia de una carga adecuada, el sodio y el potasio se mueven a través de la membrana celular. Estos efectos celulares directos pueden originar muchas respuestas indirectas distintas, como contracciones de la musculatura lisa o esquelética, activación de mecanismos analgésicos endógenos y respuestas vasculares.

   La *cataforesis* consiste en partículas cargadas positivamente, que se desplazan hacia el polo negativo o cátodo (situación más habitual). La *anaforesis*, son partículas cargadas negativamente, que se desplazan hacia el polo positivo o ánodo.[5]

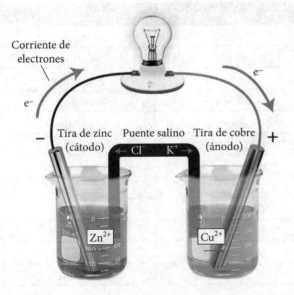

Figura 20. 2. Funcionamiento de una pila electroquímica o pila voltaica. Al colocar una tira de zinc y una tira de cobre en una disolución diluida de ácido sulfúrico, el zinc, que es un reductor, se oxida fácilmente, pierde electrones y los iones zinc positivos se liberan en la disolución, mientras que los electrones libres que quedan en la varilla de zinc, luego pasan al electrodo de metal (cobre) colocado en la disolución. Los electrones que están en este circuito fluirán hacia la disolución, donde serán atrapados por los iones hidrógeno positivos del ácido diluido. La combinación de iones y electrones produce gas hidrógeno, que aparece como burbujas en la superficie del electrodo. La reacción de la varilla de zinc y el ácido sulfúrico produce así una corriente en el circuito externo que se puede percibir en la bombilla.

Efectos biológicos de la galvanización

El cuerpo humano está compuesto fundamentalmente por agua y electrólitos, de este modo se expresa un comportamiento fisicoquímico al paso de la corriente eléctrica, que es similar al de una disolución de cloruro sódico. Estos iones son los más abundantes en el organismo. Si una molécula neutra de ClNa se introduce en agua, se disocia en un ion Cl^- y otro Na^+: el primero, con un electrón más del que corresponde a la estructura del cloro atómico, y el segundo, con un electrón menos del correspondiente al Na atómico, pero ambos elementos adoptan esta disposición por tener así completas sus órbitas externas y encontrarse en un estado de máxima estabilidad química. [6,7]

Si a un conductor electrolítico, como el que constituyen todos los líquidos intersticiales y corporales, se aplica un potencial eléctrico, se produce una disociación electrolítica: los iones con carga positiva se desplazan hacia el cátodo y los de carga negativa, hacia el ánodo. Los electrones circulan del cátodo al ánodo; el cátodo es una fuente de electrones en el interior de la disolución electrolítica, mientras que el ánodo actúa como un absorbente de electrones.

Cuando las reacciones químicas inducidas por la corriente galvánica no son excesivas ni lesivas, la respuesta normal del organismo es aumentar el flujo sanguíneo local para restaurar el pH hístico normal. Los cambios químicos que sobrepasan la capacidad del organismo para contrarrestarlos y restablecer el estado de equilibrio, originarán ampollas o incluso quemaduras químicas del tejido estimulado. Estos riesgos se minimizan al disminuir la amplitud de la corriente si se acorta el tiempo de tratamiento o revierte la polaridad cada pocos segundos o minutos.

Los efectos más significativos de la galvanización ocurren específicamente debajo de los electrodos. A estos se les denomina efectos polares y tienen sus características propias que se deben precisar para un mejor aprovechamiento de este tipo de terapia (**Tabla 20.1**).

Tabla 20.1. Relación entre algunas de las reacciones que se producen debajo de cada electrodo.

Polo o electrodo	Ánodo (+)	Cátodo (–)
pH	Bajo	Alto
Tipo de reacción	Ácida	Alcalina
Tipo de quemadura	Por ácido	Por álcalis
Reacción electrolítica	Oxidación	Reducción
Migración de iones	Anaforíca	Cataforíca
Aumenta la concentración de:	Ca(Cl)	K(Na)
Reacción de los vasos	Vasoconstricción	Vasodilatación
Permeabilidad de membranas	Disminuida	Aumentada
Reacción del plasma	Coagulación	Licuefacción
Actividad metabólica	Baja	Alta
Reacción de la colinesterasa	Aumentada	Disminuida
Acción general hística	Sedante	Excitante

Además de los efectos anteriores, hay otros no menos importantes, pero que se producen en tejidos que se encuentran entre los electrodos o debajo de un electrodo, cuando en este cambia la polaridad constantemente.

Efectos interpolares

Efecto vasomotortrófico. Durante la aplicación de la corriente galvánica sobre una región del cuerpo, al cabo de 20 min con una intensidad adecuada —calculada en función de la superficie de los electrodos (en condiciones normales, se soporta sin molestias de 6 a 9 mA)—, el paciente sentirá, en primer lugar, una sensación de pinchazos y picores en la zona de los electrodos. Poco a poco, la resistencia de la piel al paso de la corriente disminuye y el paciente, también de una manera gradual, tolera una mayor cantidad de electricidad. Si en un inicio se siente una sensación de pinchazos, después habrá una sensación de agradable calor.

Al finalizar el tratamiento se aprecia un enrojecimiento marcado de la piel, localizado en la superficie recubierta por los electrodos, normalmente esta coloración puede persistir de 10 a 30 minutos. Este cambio de coloración obedece a la respuesta de la piel al cambio del pH bajo los electrodos, se trata de una vasodilatación refleja y un aumento indirecto del flujo sanguíneo arterial a la piel. Una característica de la hiperemia galvánica es la facilidad para reaparecer posteriormente, de una manera intensa, ante cualquier estímulo térmico. La hiperemia o eritema que se produce bajo el cátodo, por lo general, es más pronunciada y duradera que la que se produce bajo el ánodo.

La acción vasomotora que tiene lugar en la zona interpolar condiciona un efecto trófico, al mejorar la nutrición hística, y un efecto analgésico y antiinflamatorio, al aumentar la reabsorción de metabolitos y disminuir el edema.

Acción sobre el sistema nervioso. El polo negativo tiene un definido efecto neuroestimulante, sin embargo no es fácil que se produzcan respuestas excitadoras sobre el sistema neuromuscular, con esta corriente.

La excitación nerviosa es difícil de obtener, al igual que la discriminación entre fibras sensitivas grandes, fibras motoras y fibras que conducen el dolor. En la práctica, es muy útil la corriente galvánica, debido a su capacidad para rebajar el umbral de excitación del sistema neuromuscular; entonces, se emplea como terapia previa a los tratamientos con corrientes variables, como por ejemplo, en los casos de parálisis periféricas. Con menor frecuencia se emplea para estimular músculos denervados.

Por su parte, bajo el polo positivo, se obtiene un efecto hipoestésico, sedante y analgésico, que se utilizará terapéuticamente. Aunque existen publicaciones clínicas que muestran la efectividad de la corriente galvánica en el alivio del dolor con iontoforesis o sin este, no puede considerarse el tratamiento de primera elección para lograr la electroanalgesia. Sin dudas, las corrientes pulsadas son más efectivas y más confortables para el paciente. No obstante, debe considerarse su utilización de primera elección, en los casos en que el dolor está provocado por estructuras muy superficiales, o en el caso de dolor de causa química.

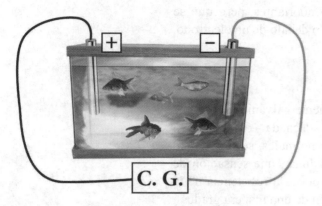

Figura 20.3. Galvanización descendente o galvanonarcosis según Leduc. Este científico colocó en dos extremos opuestos de una pecera sendos electrodos de un circuito de galvanización. Aplicó la corriente y observó que los peces se manifestaban inquietos y nerviosos hasta que todos quedaban orientados con la cabeza hacia el electrodo positivo (ánodo) y la cola hacia el negativo (cátodo) y en esta posición permanecían como paralizados.

Desde el punto de vista del Sistema Nervioso Central, se han descrito fenómenos como el vértigo voltaico, la galvanonarcosis, y la galvanización medular. Las técnicas de galvanización longitudinal, conocidas como galvanización ascendente y descendente, tienen su origen a principios del siglo XX, en los experimentos realizados por S. Leduc sobre peces (**Fig. 20.3**).

Desde el punto de vista del Sistema Nervioso Periférico, se ha descrito la hipoexcitabilidad que se produce bajo el ánodo, que lleva a un mecanismo de analgesia. Además, se describe la posibilidad de modificar el umbral excitomotor, con descenso de alrededor de 1 mA, para un impulso rectangular de 0.2 ms. Mientras que para la galvanización periférica ascendente, se observó una disminución significativa del umbral excitomotor medio.[8]

Efecto térmico. Depende de la dosificación, y esta, a su vez, está condicionada por el tamaño de los electrodos, la intensidad de la corriente, el tiempo de aplicación y la tolerancia individual del paciente. Es importante reconocer que para la corriente galvánica, los rangos de seguridad terapéutica son muy estrechos; o sea, que los parámetros utilizados para lograr un efecto terapéutico, son cercanos a los parámetros necesarios para provocar una sobredosificación, reacciones adversas, que llegan con relativa facilidad a provocar una quemadura considerable debajo de cualquiera de los electrodos. En la práctica clínica, se ha podido tratar alguna de estas lesiones, y aunque son infrecuentes, pueden ser graves y de difícil cicatrización.

Indicaciones y contraindicaciones para aplicación de galvanización

Indicaciones

- Posibilidad de ser una terapia previa a otras técnicas de electroterapia, por su capacidad de elevar la excitabilidad neuromuscular. De esta manera se necesitará menor intensidad en las otras corrientes para lograr los objetivos propuestos.[1,2]
- Puede ofrecer un efecto sedante general a través de la galvanización descendente y el baño galvánico.[1,9]
- Es útil en la activación de la cicatrización de úlceras poco irrigadas. En este sentido, es superada por otros tipos de medios físicos, incluso por otras técnicas de electroterapia, como la microcorriente, que tiene menos efectos adversos que la galvánica. Se utilizó desde los años 70´s para la consolidación ósea en el retardo de consolidación.[1,2,10,11] Pero hoy es superada por las posibilidades de consolidación que ofrecen los campos electromagnéticos, los cuales no tienen prácticamente efectos adversos.
- Ofrece un efecto analgésico fundamentalmente limitado al dolor de tipo bioquímico y localizado. Además, puede tener un efecto antiinflamatorio también limitado a procesos localizados. Se debe tener en cuenta que en ambos casos, su eficacia puede ser igualada o superada por otros medios fisioterapéuticos, con menores riesgos de efectos adversos.

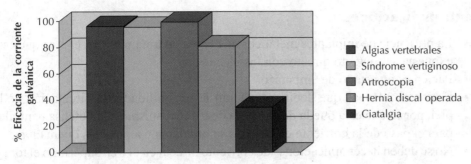

Figura 20.4. Comportamiento del porcentaje de la eficacia de la corriente galvánica en un grupo de procesos patológicos. *Fuente: Servicio de Fisioterapia del CIMEQ.*

En el CIMEQ se pudo apreciar en un estudio con 126 pacientes, a los que se aplicó electroterapia galvánica. El estudio se presentó en el marco del XVIII Congreso de la AMLAR, en 1999 (**Fig. 20.4**).[12] El equipo utilizado fue el Endomed-982. La eficacia global que se alcanzó fue del 93.3%. De esta muestra, 51 pacientes tuvieron un tratamiento combinado con magnetoterapia, por presentar un cuadro de síndrome vertiginoso de origen cervical. La mayor eficacia en la muestra se obtuvo en pacientes con un posoperatorio inmediato y doloroso, de artroscopia de rodilla. En este sentido, se corrobora el planteamiento de que la corriente galvánica puede cambiar el ambiente local de la zona de lesión, lo que disminuye la inflamación y aumenta el umbral de dolor. Se obtuvo una efectividad menor que el 40% para pacientes con ciatalgia, proceso con implicaciones regionales y metaméricas, en las que la galvanización tiene un menor impacto directo.

Un tema muy interesante es la potencialidad de utilizar la corriente directa en el manejo de tumores. En este sentido, se conoce que la corriente eléctrica directa potencia la acción antineoplásica de la radioterapia y quimioterapia, y minimiza los efectos colaterales que estas terapias inducen en el organismo.[13] El primero en utilizarla para el tratamiento de tumores malignos humanos fue Nordeström, en 1978, quién trató pacientes con cáncer de pulmón.[14]

El trabajo más completo que se ha citado, sobre estudios en seres humanos, fue el realizado por *Xin,*[15] en el cual se resume la experiencia de 10 años de tratamiento de tumores con corriente directa. Este autor tomó 8 240 pacientes que ya estaban desahuciados, a los cuales no se les pudo aplicar los métodos terapéuticos convencionales, por su delicado estado de salud. De estos, 7 642 presentaban tumores malignos y 598 presentaban tumores benignos. La proporción de supervivencia para 1; 2 y 5 años de los pacientes con tumores malignos, fue de 89.2; 56.0 y 36.0%, respectivamente. Sin embargo, la proporción de supervivencia para 1; 2 y 5 años de los pacientes con tumores benignos, fue de 100; 96.8 y 94.3%, respectivamente.

Los diferentes estudios realizados han demostrado que la corriente eléctrica directa de baja intensidad puede ser utilizada satisfactoriamente, en el tratamiento local de tumores sólidos malignos y benignos, ya que induce una significativa regresión. Esto se corrobora por la disminución del volumen tumoral, la aparición de necrosis tumoral (mayor que el 70%), o el retardo del crecimiento tumoral. Se ha planteado incluso, que la corriente directa induce la aparición de productos tóxicos en el tumor, como producto de las reacciones electroquímicas.[16-19]

Contraindicaciones

- La presencia de implantes metálicos en el área de tratamiento o el área que está expuesta al contacto directo con los electrodos.
- Pacientes en estado de embarazo.
- Lesiones cutáneas que debilitan, alteran la sensibilidad y la circulación de la piel, por lo que esta queda desprovista de los mecanismos de defensa naturales para el paso de la corriente eléctrica, y la predispone a posibles quemaduras.
- No se deben hacer aplicaciones de corriente directa en el tren superior o el tórax, en pacientes con marcapasos.
- Pacientes cuyo estado mental no les permite cooperar con la metodología del tratamiento.

Metodología de tratamiento y técnica de aplicación de galvanización

Los efectos preferiblemente buscados con la aplicación de la corriente galvánica, son los cambios bioquímicos que se producen bajo los electrodos. Estos cambios actúan sobre las disoluciones orgánicas e influyen en el metabolismo hístico. De manera que a la hora de realizar la aplicación, el área objeto de tratamiento debe estar en contacto directo con, al menos, uno de los electrodos.

Un efecto derivado de la afirmación anterior, es su capacidad para producir iontoforesis, o sea descomponer sustancias que genera un flujo o movimiento de iones, desde la sustancia en cuestión, que al interactuar con el tejido biológico desencadenan determinados efectos.

Además de este otro efecto directo, la corriente galvánica puede ser una gran aliada cuando "prepara" la piel para otras aplicaciones electrotera-péuticas. De esta manera, se puede decir que la corriente galvánica ejerce una influencia sensitiva, que se aprovecha cuando la colocación de los electrodos corresponde con el área que se quiere trabajar, posteriormente, con otro tipo de corriente y para la cual se necesita disminuir la resistencia de la piel.

La corriente galvánica puede influir en la regeneración de úlceras, ya que produce un estímulo del metabolismo local. Para esto, la ubicación de electrodos debe ser perilesional, o sea alrededor de la lesión, pero siempre con el cuidado de colocarlos en áreas donde la piel esté libre de cualquier lesión.

Es muy importante, explicar exhaustivamente, el tratamiento al paciente, transmitir confianza y aplicarlo de manera paulatina.

Durante la aplicación de los electrodos, se debe procurar que estén suficientemente humedecidos, luego de estar fijos, para mejorar la conductividad de la corriente y evitar sensaciones desagradables. Según la técnica electródica, para la corriente galvánica se pueden colocar los electrodos de manera coplanar, y también pueden ser ubicados de manera transregional.

Dosimetría y galvanización

Cuando se aplica corriente galvánica, es muy importante tener en cuenta la dosis aplicada para evitar la concentración de corriente debajo del electrodo, con el consiguiente daño al tejido, que puede llegar a la quemadura.

Algunos autores han propuesto hasta 0.5 mA/cm^2 de densidad de potencia recomendada. Sin embargo, se considera que se debe ser mucho más conservador, según los criterios del profesor Rodríguez Martín, quien propone utilizar una fórmula de solo 0.1 mA/cm,^{2} de esta manera se logra el efecto terapéutico requerido con el mínimo de posibilidades de daños colaterales. El cálculo se realiza siempre, teniendo en cuenta el electrodo más pequeño (en caso de que tuvieran tamaños diferentes). Donde el electrodo es más grande, la intensidad de la corriente será menor, por estar distribuida en una mayor área. De manera general, nunca se sobrepasa el límite de 12 mA de intensidad para corriente galvánica.

Lo correcto para este tipo de intervenciones, es subir lentamente la intensidad o potencia hasta obtener la sensación del paso de la corriente por parte del paciente, y de inmediato disminuir la intensidad al valor calculado con anterioridad. Esto es importante, porque si no se comprueba el paso de corriente, pudiera existir un desperfecto del equipo o de la técnica y no se está en realidad, aplicando el tratamiento indicado. Independientemente de que se hagan los cálculos y se tomen las precauciones, en última instancia se debe tener en cuenta la sensibilidad individual del paciente, que puede alertar de un aumento de la temperatura o de una sensación de ardor, quemazón o dolor.

En la práctica clínica, la dosimetría está estrechamente vinculada con denominado "componente galvánico de la corriente". Esto es muy importante, ya que no es la corriente galvánica la que con más frecuencia se emplea, sino que existen diferentes tipos de corrientes terapéuticas. En estas corrientes, el conocimiento de su componente galvánico permitirá determinar un nivel de intensidad, con un margen de seguridad y un menor riesgo de quemadura para el paciente.

Componente galvánico de la corriente

Por ejemplo: Para una corriente rectangular, con frecuencia de 100 Hz, pulso de 2 ms y reposo de 8 ms, su componente galvánico es del 20%.

Si se tiene un electrodo de 80 cm^2 y se aplica una corriente galvánica, no se debe subir la intensidad a más de 8 mA (0.1 mA $\times$ cm^2) que sería el límite sobre el cual aparece el riesgo de quemadura.

Si con este mismo electrodo de 80 cm^2, se aplica la corriente rectangular del primer ejemplo, que tiene 20% de componente galvánico, entonces se podría elevar la intensidad a 40 mA, sin riesgo de quemadura, acorde con la regla de tres.

Muchas veces, en la práctica diaria, es conveniente elevar la intensidad de la corriente, para lograr un efecto mayor de excitación y aportar una mayor cantidad de energía; en ambos casos el componente galvánico de la corriente debe ser bajo.

Por el contrario, si lo que se necesita es desarrollar los efectos polares debajo de cada electrodo, porque se quiere influir en el estado químico de la zona tratada, o se desea realizar una iontoforesis, entonces se necesitará corriente con un elevado componente galvánico.

Durante toda la sesión, se debe observar y estar al tanto de cualquier molestia o sensación desagradable que pueda sentir el paciente y prevenir riesgos de quemadura.

Luego de finalizado el tiempo de tratamiento, se debe bajar la intensidad o potencia, lentamente, y desconectar el circuito al paciente, así como indagar acerca del resultado de la sesión. El tiempo de aplicación es de 10 a 15 minutos, pero si la corriente es bien tolerada, se puede llevar hasta 30 a 40 min.

Galvanización ascendente y descendente

Se puede conseguir un efecto global de relajación o de excitación en el paciente, a través de los fenómenos denominados "galvanización descendente" y "galvanización ascendente" respectivamente. Ambos fenómenos pueden ser utilizados en la práctica diaria, como un complemento dentro de un programa de tratamiento médico-rehabilitador, y pocas veces constituyen un modo de terapia único.

Para la galvanización descendente, se ubica el electrodo (+) a nivel cefálico y el electrodo (–) a nivel caudal: se produce un efecto de relajación y sedación general. Para la galvanización ascendente, se ubica el electrodo (+) a nivel caudal y electrodo (–) a nivel cefálico: se produce un efecto de excitación general.

Estos términos suelen traer alguna confusión, porque durante la galvanización descendente, la corriente lo que hace es subir, desde el electrodo negativo hasta el positivo, de manera que el flujo de corriente es ascendente (o aferente). Sin embargo, se le ha puesto el nombre de galvanización descendente, dando mayor importancia al efecto descendente (o eferente), que se produce como respuesta a la corriente galvánica que se aplica. Lo contrario ocurre con la galvanización ascendente.

Con el desarrollo tecnológico es posible encontrar opciones como la bañera electrogalvánica (**Fig. 20.5**), que permite la aplicación óptima del principio de la galvanización. En este tipo de bañera, queda muy bien identificada la ubicación de los electrodos y asociado a las características propias del medio acuático, brinda máximas posibilidades de relajación. Se pueden combinar los beneficios mecánicos y térmicos del agua, del masaje subacuático, y además asociarlos a aplicaciones electroterapéuticas.

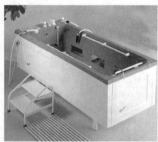
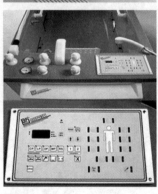

Figura 20.5. Bañera de masaje subacuático, con panel de control para baño electrogalvánico, del modelo UWA-EL. a) Dentro de la bañera, se observa el detalle de las placas metálicas que funcionan como electrodos y que se distribuyen en las 4 paredes. b) Detalles de los paneles de control de la temperatura, la presión de los *jets*, así como los del panel de control electrogalvánico. *Cortesía de BEKA.*

En la mayor parte de los servicios de asistencia, no se tiene un equipo tan sofisticado como este; sin embargo, eso no impide que se pueda aplicar un método de galvanización descendente o ascendente. En ese caso se utilizará un equipo electroestimulador convencional, y se aplica la corriente galvánica con una ubicación de los electrodos, donde el cefálico corresponde con la región frontal del paciente, y caudal corresponde con la región sacra del paciente. De esta manera, queda la mayor parte del sistema nervioso, ubicado dentro del área de influencia de los electrodos. Otra variante posible es utilizar como cefálica, la posición interescapular del paciente, y como región caudal se toma como referencia la ubicación de electrodos en ambas piernas, a nivel de los músculos gastrocnemius.

Precauciones y efectos adversos de la galvanización

Al aplicar la galvanización se deben tener las precauciones siguientes:

- Prever las probables derivaciones eléctricas paciente-tierra o a otros equipos eléctricos próximos.
- Tener en cuenta la presencia de trastornos sensitivos y circulatorios.
- Nunca aplicar electrodos en áreas donde existan cicatrices importantes.
- Aumentar la intensidad y disminuirla muy lentamente.
- Nunca retirar los electrodos sin apagar el equipo o confirmar que ya no pasa corriente.
- No utilizar electrodos metálicos.
- Es importante lavar muy bien los electrodos y las coberturas de estos luego de cada aplicación, para eliminar todos los residuos o desechos que puedan quedar como consecuencia de la electrolisis. Estos desechos pueden constituir un problema no calculado en próximas aplicaciones.
- Para evitar el riesgo de quemaduras con la corriente galvánica, se debe tener en cuenta los siguientes elementos:[20]
  - El tipo de corriente y su componente galvánico debe ser bien calculado.
  - Evaluar bien el estado de la piel.
  - Utilizar electrodos en buen estado y no unos deteriorados.
  - Debe existir una correcta fijación de electrodos, y luego de fijos una rehidratación de estos para mejorar la conductividad.
  - Medir siempre la superficie tratada bajo el electrodo más pequeño.
  - Calcular y definir el máximo de intensidad posible.

En los equipos modernos de electroterapia aparece una variante de "corriente galvánica interrumpida". A partir de una corriente de media frecuencia (entre 8 000 y 10 000 Hz), con pulsos muy cortos, con un componente galvánico muy alto, mayor que el 95%. Con esta variante, se obtiene una corriente galvánica mucho menos agresiva, con menor riesgo de quemaduras y a la cual se ofrece menor resistencia por parte de la piel.

Nuevas tecnologías

Recientemente y a partir del nuevo Programa de Rehabilitación en Cuba, en algunos de sus servicios de rehabilitación, se han realizado pruebas con el objetivo de introducir nuevas tecnologías en el campo de la fisioterapia. Uno de los que ha llamado la atención de los profesionales es el denominado BHL Ion cleanse. En esencia y como se promueve por los distribuidores, este equipo realiza la desintoxicación iónica de las toxinas y los residuos nocivos del cuerpo.

Todos los tejidos y procesos biológicos basan su funcionamiento en una relación de equilibrio y movimientos controlados de las cargas. Se supone que el organismo sano contiene un predominio de carga negativa (aniones), sobre la carga positiva (cationes). En individuos enfermos y en sujetos sometidos a estrés psicológico y biofísico, se puede constatar un predominio de cationes. Asímismo en el ambiente de las grandes ciudades donde se concentra toda la polución y una contaminación ambiental acústica, electromagnética, etc., también se puede constatar un incremento de cationes en el aire. Por esto los lugares que habitualmente escogen las personas para ir a descansar, tienen

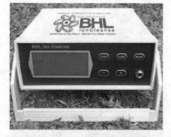

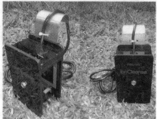

Figura 20.6. Equipo BHL Ion Cleanse. *a)* Estimulador. *b)* Electrodos que son introducidos en el agua. *Cortesía de ATHEL Aplicaciones y Tecnología.*

una atmósfera cargada de iones negativos, que son muy benéficos para restablecer el equilibrio eléctrico "endógeno" y la salud.

El dispositivo de drenaje de toxinas IonCleanse se diseñó a partir de experimentos clínicos de tradición herbolaria y tratamiento de desintoxicación. Constituye una especie de minibaño hidrogalvánico, en el que el paciente introduce los pies en una cubeta, donde hay agua y los electrodos conectados al equipo. Cuando se pone en funcionamiento, el equipo produce una corriente, esta pasa a los electrodos y de aquí al agua donde están los pies del paciente. Los resultados dependen de la interacción del tipo de corriente, las características especiales de los electrodos, los cambios electrolíticos que se producen en el agua, y entre esta y la piel del paciente (**Fig. 20.6**).

Bajo uso normal, el dispositivo le proporciona una manera relajante y conveniente, para descubrir los sitios donde se acumulan las toxinas en su propio cuerpo, y entender así su condición de salud. Las partículas, la grasa y los residuos mucosos encontrados en el agua después de bañarse, reflejan las toxinas que han salido del cuerpo durante la sesión minuciosa de 20 a 30 min. Además de lograr eliminar una gran cantidad de toxinas del cuerpo, este tratamiento aportará al cuerpo una gran cantidad de iones negativos. Esto justifica la sensación que expresan los pacientes de estar relajados y a la vez alerta, se sienten más ligeros y lúcidos después del tratamiento.

Lo que resulta más curioso son las reacciones del agua, la cual cambiará su color a causa del proceso de oxidación que produce la electrolisis. El cambio básico del color es un resultado de la reacción entre todas las variables en el agua y el aparato. Este cambio de color variará según a la cantidad de moléculas de agua separadas y del estado ácido-alcalino de la persona tratada (**Fig. 20.7**).

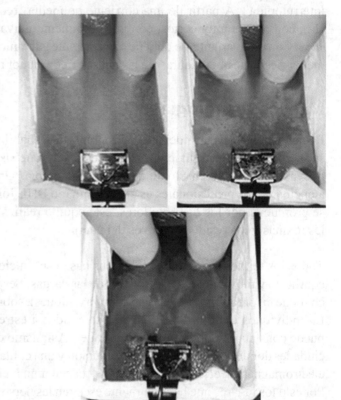

Figura 20.7. Equipo BHL Ion Cleanse. Evolución de las características del agua durante la sesión de tratamiento. Se observa el cambio de color y aparecen residuos de grasa y partículas en el agua, reacción que es diferente para cada paciente. *Cortesía de ATHEL Aplicaciones y Tecnología.*

Preguntas de Comprobación

1. ¿Cuál es la definición de corriente de galvánica, y cuál es su ubicación dentro de la clasificación general de agentes físicos terapéuticos?

2. Describa los fundamentos biofísicos de la corriente de galvánica.

3. Explique los efectos biológicos del galvanismo.

4. Compare las reacciones que ocurren bajo el electrodo positivo y el polo negativo, durante la aplicación de la corriente galvánica.

5. Mencione los efectos interpolares.

6. Argumente las indicaciones de la corriente galvánica.

7. Mencione las contraindicaciones de la galvanización.

8. Explique la metodología del tratamiento de la galvanización.

9. ¿Bajo qué criterios se establece la dosificación al aplicar la corriente galvánica?

10. ¿Por qué debe tenerse en cuenta el componente galvánico de una corriente?

11. Explique en qué consiste el galvanismo descendente.

12. ¿Cuáles son los factores que se deben tener en cuenta para evitar una quemadura con corriente galvánica?

13. Enumere las precauciones y los efectos adversos de la galvanización.

Referencias bibliográficas

1. Meijide Faílde R., Rodríguez Villamil-Fernández J. L. y Teijiro Vidal J. (1998). Corriente galvánica. En: Martínez Morillo M., Pastor Vega J. M. y Sendra Portero F. Manual de medicina física. Harcourt Brace de España; p.150-168.

2. Rioja Toro J. (1995). Usos terapéuticos de la corriente galvánica. Galvanismo médico e iontoforesis. Hospital de Río Hortega, INSALUD, Valladolid: Impreso por Angelma S.A. p. 11-119.

3. Rodríguez Martín J. M. (2000). Galvanismo. En: Electroterapia en fisioterapia. Editorial Médica Panamericana; Cap. V, p. 391-444.

4. Haarer-Becker R. y Schoer D. (2001). Electroterapia. En: Manual de técnicas de fisioterapia. Aplicación en traumatología y ortopedia. Editorial Paidotribo; p. 112-114.

5. Prentice W. E. (2005). Basic principles of electricity. In: Therapeutic modalities in rehabilitation. 3rd ed. McGraw-Hill; Cap 5, p. 83-103.

6. Shamus E., Wilson S. H. (2005). The physiologic effects of the therapeutic modalities intervention on the body systems. In: Therapeutic modalities in rehabilitation. 3rd. ed. McGraw-Hill; Cap 19, p. 551-568.

7. Castiella Muruzabal S., Alonso Bidegain M., Matos Muiño M. J., Cidoncha Dans M., Fernández Blanco M., Bañales Mendoza T. (2002). Eficacia analgésica de la electroterapia y técnicas afines: revisiones sistemáticas. Rehabilitación. 36(5): 268-283.

8. Avendaño Coy J., Ferri Morales A., Sánchez Sobrados E., Ceciaga Ajuria A. (2001). Efectos de la galvanización sobre el umbral excitomotor. Estudio sobre individuos sanos. Rev Iberoam Fisioter Kinesiol. 4(1): 8-13.

9. Gunther V. (1994). Fibromyalgia. The effect of relaxation and hydrogalvanic bath therapy on the subjective pain experience. Clin Rheumatol. 13(4): 573-578.

10. Ceballos A., Zayas J. D. (1984). La estimulación eléctrica en la consolidación de las fracturas tratadas por fijación externa. Rev Med Milit. (3): 67-69.

11. Ceballos A. (1986). El callo de la fijación externa y la electroestimulación. Ciudad de La Habana: Editorial CIMEQ.

12. Cejas González R., García Delgado J. E., Martín Cordero J. E. (1999). Electroterapia galvánica. En: XVIII Congreso de la Asociación Médica Latinoamericana de Rehabilitación AMLAR, Palacio de las Convenciones de La Habana, 25 al 29 de octubre. (cartel)

13. Bergues Cabrales L., Gómez Luna L. (2003). La electroterapia: una alternativa terapéutica para el tratamiento de tumores. Rev Cubde Med. 42(6).

14. Nordenström B. E. W. (1978). Preliminary clinical trials of electrophoretic ionization in the treatment of malignant tumors. IRCS Med Sci. 6: 537-540.

15. Xin Y. L. (1998). The electrical advance in application of echt within the past ten years. Report of the Chinease Medical Foundation and China-Japan Friendship Hospital, Beijing; p. 1-10.

16. Xin Y. L., Gu Y. N., Xu B. I., Fan D., Ni B. F. (1997). Effects of direct current on dog liver: possible mechanisms for tumor electrochemical treatment. Bioelectromagnetics. 18: 2-7.

17. Bergues L. C., Camué H. C., Pérez R. B., Súarez C. R., Hinojosa R. A., Montes de Oca L. G., *et al*. (2001). Electrochemical treatment of mouse ehrlich tumor with direct electric current. Bioelectromagnetics. 22: 316-322.

18. Bergues L. C., Camué H. C., Pérez R. B., Suarez C. R., Hinojosa R. A., Montes de Oca L. G., *et al*. (2000). Efectos de la corriente eléctrica directa en el tratamiento de tumores. Rev Cub Oncol. 16: 30-34.

19. Maintz D., Fischbach R., Schafer N., Turler A., Kugel H., Schafer H., Lackner K. (2001). Local therapy of liver metastases of colorectal carcinomas. Laser therapy vs. direct current treatment in the rat model. Rofo Forstschr Geb Rontgonstr Neuen Bildgeb Verfahr. 173: 471-477.

20. Buendia Eisman A., Ruiz Villaverde R., Blasco Melguizo J., Serrano Ortega S. (2004). Problemas dermatológicos en la práctica diaria del fisioterapeuta. Fisioterapia. 26(01): 18-24.

CAPÍTULO 21 | Iontoforesis

Objetivos

1. Comprender el mecanismo básico de la transferencia iónica.
2. Analizar las indicaciones y contraindicaciones de la iontoforesis.
3. Interpretar la metodología del tratamiento.
4. Diferenciar la iontoforesis de la sonoforesis.
5. Identificar las precauciones y efectos adversos de la iontoforesis.
6. Identificar los iones más frecuentemente utilizados en la iontoforesis.

Definición de iontoforesis

Es una técnica de electroterapia en la cual se introducen en el organismo radicales medicamentosos (iones y moléculas ionizadas). La entrada de estos se realiza por vía transcutánea, y con la ayuda de la corriente galvánica u otras corrientes derivadas de esta.[1]

Elementos históricos acerca de iontoforesis

La etapa científica del desarrollo de la electroforesis está relacionada con el surgimiento de la teoría de la disociación electrolítica, planteada en el siglo XIX por Faraday y Svante Arrhenius. Fue apoyada luego por los trabajos experimentales del científico francés *S Leduc*, en los primeros años del siglo XX. Esta técnica cobra auge en el ámbito científico de Rusia, a principios del pasado siglo, por científicos como DA Grusdev, NI Korotnev, MM Anikita y DA Markov.[2]

En 1936, ya Ichiaschi[3] tenía descritos los principios de la iontoforesis, tal y como se conoce hoy. Aspectos muy vinculados con la técnica electroterapéutica, como la densidad, la morfología y el tiempo de aplicación de la corriente fueron especialmente estudiados por Abramson y Gorin (1941), quienes establecieron los límites máximos de la aplicación.

A principios de los años 70´s la iontoforesis constituyó entre 20 y 25% de los tratamientos de fisioterapia que se realizaron en Rusia. Los fundamentos científicos que la sustentan y un volumen muy significativo de experiencias científicas, aparecen resumidos, en el libro del profesor VS Ulaschik[2] llamado *Teoría y práctica de la electroforesis terapéutica* publicado por la Editorial Bielorus Minsk, en 1976. Dedicado totalmente a la iontoforesis, esta obra recoge más de 200 investigaciones. Expone, de manera magistral, mediante numerosas tablas y gráficos, los detalles más importantes de cada una de las investigaciones llevadas a cabo *in vitro*, *in vivo*, en modelos animales y en humanos.

Aparecen estudiadas las características de la piel, incluso la permeabilidad de las distintas zonas corporales, los factores que pueden aumentar o disminuir la permeabilidad de la piel al paso de las sustancias, los mecanismos de introducción de los principios activos, el período de cada sustancia como depósito dentro de la piel y las características de su eliminación o entrada al organismo, los efectos locales y la distancia de los diferentes elementos introducidos, la metodología técnica y la dosificación, entre otros aspectos.

Este eminente científico radica actualmente al frente del Instituto Nacional de Fisiología de la Academia de Ciencias de Bielorrusia. Este libro y el resto de sus publicaciones constituyen un material obligado para la profundización del conocimiento en el campo de los agentes físicos. Su obra fue conocida en Cuba, de la mano de un grupo de asesores soviéticos que apoyaron el desarrollo de la fisioterapia a principios de los años 80´s. Su legado de conocimientos contribuyó significativamente con el desarrollo de la experiencia, en la aplicación de los agentes físicos, que tienen hoy el Hospital "Carlos J. Finlay" y el Centro de Investigaciones Médico Quirúrgicas, CIMEQ.

La experiencia acumulada en este campo se elevó posteriormente con los trabajos de Inada[4] et al., que corroboraron los cambios que el campo eléctrico produce sobre la epidermis humana y la influencia que tienen algunos factores, como el voltaje y el tiempo de aplicación, sobre estos. En ese período de finales del pasado siglo, la importancia del método como alternativa de administración terapéutica, acaparó la atención de muchos investigadores entre los que se presentan Sing et al.[5] y Nair et al.[6], quienes han continuado los estudios en el conocimiento de la piel como barrera limitante. Otros autores como Howard et al.[7] (1995) y Guffey et al.[8], pudieron comprobar también la importancia del pH como variable crítica de la iontoforesis por sus repercusiones sobre la piel y el flujo electroosmótico. Este último aspecto también lo investigó Gangarosa[9].

A pesar de toda la información y la experiencia acumulada, continúan los estudios sobre el tema del transporte de medicamentos por iontoforesis, sus mecanismos intrínsecos y la búsqueda de modelos experimentales que contribuyan a su mejor comprensión y desarrollo, expuestos por Bronaugh et al.,[10] Monteiro-Rivière,[11] Pikal et al.,[12] Banga et al.[13] Kalia et al.,[14] y Honda et al.[15]

Fundamentos biofísicos de iontoforesis

El cumplimiento de los requisitos físicos para que se produzca el efecto de la iontoforesis depende del componente galvánico de la corriente que se emplea. La corriente ideal para lograr los resultados es la corriente galvánica o corriente continua cuyo componente galvánico es del 100%. Con este tipo de corriente, se asegura la máxima transferencia de ión por unidad de superficie. Sin embargo, en determinadas circunstancias y con determinados pacientes, es posible que la corriente galvánica se considere algo "agresiva" (en presencia de dolor agudo o pacientes en edades límites, o con antecedentes de hipersensibilidad de la piel). En este caso se puede aplicar la iontoforesis, por ejemplo, con una corriente diadinámica de tipo difásica que, como se expondrá más adelante, posee componente galvánico del 66%, además, tiene un efecto analgésico y circulatorio por sus características físicas.

Desde el punto de vista cuantitativo, los fenómenos de la electrólisis fueron estudiados, por Faraday, quien formuló las leyes de la electrolisis:

1. El peso de la sustancia acumulada producto de la electrólisis es proporcional a la cantidad de electricidad que pasa a través de la solución y no depende de ningún otro factor.
2. Para la separación de la solución del electrólito, de un solo gramo equivalente de cualquier sustancia, será necesario dejar pasar, a través de la solución, 96 491 coulombs.

Sin embargo, la iontoforesis no se subordina totalmente a estas leyes, debido a que el método está condicionado por una serie de factores, entre los que se destaca, la actividad electroquímica propia de la piel.[16,17]

Desde el punto de vista biofísico, se han relacionado tres mecanismos que parecen asegurar la efectividad de esta técnica.[18-20] Estos son:

1. Electrorrepulsión.
2. Electroósmosis.
3. Perturbación física de la barrera que ofrece la piel al paso de corriente.

El más importante de estos mecanismos se basa en el fenómeno físico de repulsión-atracción de cargas eléctricas. Se introducen en el organismo iones colocados en el electrodo de su misma polaridad. Son utilizadas las reacciones polares para descomponer un medicamento e introducir sus principios activos. Para esto el medicamento se ubica bajo el electrodo que posee la misma carga o polaridad del principio activo que interesa introducir.[21-24]

Al contrario de la electrólisis —donde cada electrodo atrae los iones de signo contrario—, la iontoforesis se basa en la migración o transferencia iónica provocada por la corriente continua, que hace que los iones del polo de igual signo se repelen y migren hacia el polo de signo opuesto. Así, por ejemplo, los iones cargados con valencia positiva son repelidos en el electrodo positivo y a la vez impulsados dentro de la piel.

Durante la sesión de trabajo y en las sesiones subsiguientes, los radicales activos "que interesa introducir" se acumulan en pequeñas proporciones dentro de las capas superficiales de la piel, a nivel del espacio intersticial. Se forma así, lo que se conoce como *depósito cutáneo*. Está definido que las vías más efectivas para garantizar el transporte son los conductos naturales, como son las glándulas sudoríparas. Desde este depósito cutáneo, los iones se difunden lentamente. Se produce un drenaje de estos a través de la circulación, que los extrae poco a poco, y una vez que los radicales caen en el torrente capilar, en la microcirculación, o en los vasos linfáticos, pasan entonces a los tejidos diana para ejercer su efecto. Una parte de la sustancia que queda dentro del estrato córneo, puede eliminarse luego con las escamas córneas.

En todo este proceso se pudieran definir dos fases diferentes: la primera está relacionada con la permeabilidad de la piel y la formación del depósito cutáneo, la segunda fase es la de penetración definitiva de la sustancia al organismo, a esta fase también se le ha denominado de *eliminación*.

La concentración de radicales, que llega a su objetivo, es muy limitada y su efecto tiene un carácter fundamentalmente local, pero a la vez muy específico, según el objetivo que se persiga. La selección de la polaridad correcta del electrodo activo será, por lo tanto, muy importante, así como la colocación del electrodo activo lo más cercano posible al sitio de la lesión sobre la que se quiere influir.

Tal y como se puede apreciar en la obra del profesor *Ulaschik*, en la literatura internacional así como en sus propias investigaciones, se ha estudiado a nivel de detalles la permeabilidad de la piel para la iontoforesis. Se exponen numerosas tablas donde se refleja la cantidad de miligramos que penetra, para diferentes sustancias, en la piel de cada parte del cuerpo, según la concentración de la solución, y en relación con la edad del paciente. Dentro de las sustancias que se han estudiado se encuentran ácido ascórbico, novocaína, benzohexona, tiamina, heparina, salicilato de sodio y ácido nicotínico.[25]

Sin embargo para algunos medicamentos no se ha llegado a un acuerdo entre los diferentes autores. Un ejemplo resultan los esteroides. La experiencia de los autores rusos no es buena con el uso de los esteroides por vía de la iontoforesis. Sin embargo, el profesor *Rioja* [26,27] ha tenido muy buenos resultados en la iontoforesis con fosfato sódico de dexametasona en varios procesos inflamatorios; estos han sido compartidos por otros autores.[28,29]

Se pudiera pensar que aplicar el mismo medicamento a través de una infiltración local es mucho más rápido, seguro y efectivo, que hacerlo a través de la iontoforesis. Pero hay que tener en cuenta también los "costos" o los efectos adversos de cada uno de los procedimientos. En el caso de las infiltraciones, se sabe que pueden debilitar a la larga los tejidos y provocar rupturas como puede ocurrir, por ejemplo, en la fascitis plantar.[30,31]

Factores que influyen en la absorción transdérmica de medicamentos por iontoforesis

Existe un grupo de factores que influyen en el proceso de absorción transdérmica y penetración de los principios activos. A continuación se exponen en un orden lógico, acorde con el que se presenta.

Preparación de la solución. En la iontoforesis se deben evitar para los preparados terapéuticos que no son solubles en agua y se preparan en forma de suspensiones, como hidrocortisona y vitaminas solubles en grasa. Como es conocido, los diversos disolventes poseen distinta capacidad de provocar la disociación electrolítica de las sustancias en estas disueltas. Lo más oportuno es utilizar agua destilada, la cual coadyuva a una buena disociación de los medicamentos en la solución.[16]

Las soluciones de las sustancias medicinales, destinadas a la iontoforesis, deben ser limpias y solamente contendrán los preparados que estarán sometidos a la incorporación al organismo.[32]

Concentración de la solución. El aumento de la concentración de las soluciones eleva la cantidad de sustancia introducida por la piel. Sin embargo, no siempre se presenta como un proceso directamente proporcional. Existe un límite de concentración sobre el cual vuelve a descender la cantidad de sustancia introducida. Estas afirmaciones fueron corroboradas en los estudios de Shatrov, Parfenov y Tarachemko. Estos autores fueron citados por Ulaschik[33] (**Tabla 21.1**).

Tabla 21.1. Relación entre la acción anestésica de la electroforesis-novocaína y la concentración de las soluciones de trabajo.

Concentración de las soluciones (%)	Duración de la anestesia (min)	Variación (%)
0.10	20.2 +/– 2.4	100
0.25	26.5 +/– 3.0	132
0.50	37.2 +/– 2.1	184
1.0	42.9 +/– 1.6	212
2.0	34.8 +/– 2.3	172
5.0	32.0 +/– 1.8	158
10.0	30.3 +/– 2.6	150

Es importante observar que no hay correspondencia entre el contenido de la novocaína en la almohadilla y su acción anestésica. La máxima duración de la anestesia de la piel se observó después de la electroforesis con una solución de novocaína al 1%.

pH de la solución donante. El pH está determinado por la proporción de iones hidroxílicos (OH^-) e iones hidrógeno (H^+) de la solución. La importancia de este indicador fisicoquímico se explica por su influencia sobre la movilidad de la iontoforesis y la actividad farmacológica de las sustancias medicinales. El aumento de la acidez en la solución lleva al aumento de la permeabilidad de la piel para los aniones introducidos; mientras que una disminución de la acidez lleva al aumento de la permeabilidad para los cationes. Lo contrario ocurre para la alcalinidad de la solución[32].

Temperatura. El aumento en la temperatura de la solución, incrementa la velocidad de desplazamiento de los iones a través de la piel.[33]

Polaridad del medicamento o del principio activo que se quiere introducir. Debido a que la superficie de los poros de la piel tiene carga negativa, existirá una mejor penetración de los cationes que de los aniones.[33]

Polaridad del electrodo. Se debe tener el cuidado al hacer coincidir la carga eléctrica del ión que se pretende introducir, con el polo de igual signo. En caso contrario, no se producirá el efecto físico de repulsión esperado y, por ende, no se introducirá en la piel.[34]

Tipo de corriente utilizada. Lo clásico es trabajar con una corriente de tipo galvánica. Los equipos modernos aportan una corriente galvánica interrumpida que logra buena eficacia con menos riesgo. Se pueden utilizar, además, otros tipos de corrientes polares. Sin embargo, recientemente se encontró que una corriente alterna simétrica y rectangular puede aumentar el transporte transmembrana, tanto de las moléculas iónicas como las neutras.[35]

Intensidad de la corriente. Cuando se incrementa la intensidad, se eleva también la cantidad de sustancia que pasa a las capas de la piel. Dos maneras seguras de incrementar la intensidad sin riesgo de quemadura, serían utilizar una corriente con menor componente galvánico, lo cual permite elevar la intensidad, o aumentar el tamaño del electrodo y así aumenta el área de exposición a la corriente.

Duración de la corriente. Resulta muy interesante el hecho de que un tiempo de exposición entre 10 y 30 min no garantiza un incremento de la cantidad de sustancia transportada, sino que mantiene constantes los valores de permeabilidad. Mientras, un tiempo de exposición mayor de 60 min, trae consigo una disminución del índice de transportación o penetración de la sustancia a través de la piel.[33]

Pillai y su grupo encontraron que la permeabilidad para péptidos largos, como la insulina, depende de la intensidad y la duración de la corriente.[36]

Presencia concomitante de otras moléculas o de coiones. El uso de sustancias en base de grasa, disminuye la penetración a través de la piel; mientras, el uso de una combinación de alcohol y éter aumenta de manera significativa el índice de penetración, con una disminución de entrada de iones parásitos, que habitualmente se encuentran en la superficie de la piel.[33]

Grado de humedad de la piel. La humedad y la descamación previa de la piel, al aplicar una solución de hialuronidasa, favorecen el transporte; mientras la resequedad de la piel que produce la aplicación de formalina disminuye el transporte.

Zona de la piel donde se efectuará la aplicación. Se ha podido constatar que existen diferencias en cuanto a la permeabilidad de la piel en distintas partes del cuerpo. La mayor permeabilidad para la iontoforesis se ha demostrado en la piel del abdomen, le siguen el pecho, hombro, antebrazo, muslo y pierna.[33] Estos son hallazgos experimentales, de ninguna manera quiere decir que a un paciente con una afección de rodilla, se le hará la iontoforesis en el abdomen.

Características del principio activo y su penetración al organismo. Los iones y las sustancias introducidos pueden encontrarse en los depósitos cutáneos desde 1 a 2 días (como es el caso de la heparina, antibióticos, novocaína), hasta 15 a 20 días (como es el caso de la adrenalina y el zinc). La duración del depósito va a estar determinada por las características físico-químicas de las sustancias y su interacción con las proteínas de la piel.[16]

Finalmente y no menos importante, todo este proceso va a estar influenciado por el estado morfofuncional de la piel y el funcionamiento del Sistema Nervioso Central.[36]

Efectos biológicos de iontoforesis

Las sustancias introducidas por iontoforesis provocan una estimulación o irritación de los receptores y terminaciones nerviosas, y luego penetran en profundidad a través del drenaje circulatorio de la piel. El proceso es considerablemente lento, por lo que el estímulo a nivel de la piel perdura mayor tiempo, comparado con la misma cantidad de sustancia infiltrada en piel a través de una inyección. Al mismo tiempo, se reducen al mínimo las posibilidades de reacciones adversas de los medicamentos utilizados, estos son acumulados sin el daño, el dolor, y los daños secundarios que provoca la infiltración.[37]

Los efectos biológicos específicos, en el caso de la iontoforesis, están en relación con el tipo o género de medicamento utilizado. De esta manera, se puede utilizar un elevado número de compuestos con diferentes propósitos, como antiinflamatorios, medicamentos analgésicos, anestésicos, antihistamínicos, fibrinolíticos, antibióticos, entre otros.

La acción del ión específico dependerá de varios factores. Los iones penetran a través de los orificios de las glándulas sudoríparas, sebáceas y folículos pilosos, que son áreas de impedancia disminuida. La penetración es, generalmente, menor que 1 mm; la absorción más profunda se produce mediante la circulación capilar y el transporte transmembrana. Una vez traspasada la epidermis, los iones depositados se almacenan como componentes solubles o insolubles y actúan localmente.

Es posible que ciertas sustancias irritantes sobre la mucosa gástrica, como la hidrocortisona o los salicilatos, puedan introducirse localmente con pocos efectos adversos sobre la mucosa gástrica. Casi todas las sustancias utilizadas son elementos básicos, además de varios radicales de valor fisiológico. Al actuar localmente, se precisan concentraciones de iones muy bajas, para conseguir eficacia en su administración.

Es posible aumentar la penetración de la sustancia introducida, si se combina el tratamiento con otras técnicas de la medicina física, como puede ser la magnetoterapia, las altas frecuencias y el ultrasonido. El efecto final estará relacionado con los parámetros físicos utilizados en la combinación, así como con el orden en que se realiza la aplicación. En líneas generales, cuando se aplican los medios físicos antes de la iontoforesis, se estimula la permeabilidad de la piel y, por tanto, la introducción del principio activo. Este proceder es muy conveniente en el tratamiento de procesos superficiales.

Si se utiliza el agente físico después de la iontoforesis, se puede activar la absorción desde la piel hacia el torrente sanguíneo y llevar el efecto a una mayor distancia. Este aumento de la penetración es ideal en el tratamiento de enfermedades internas, según refleja el profesor Ulaschick,[38] y que ha sido verificado también en la experiencia de los compañeros del Servicio de Medicina Física y Rehabilitación del Hospital "Carlos J. Finlay", en Cuba.

Ha sido reportado que el ultrasonido aplicado a dosis de 0,5 W/cm^2, si se aplica 30 min antes de la iontoforesis, aumenta significativamente la permeabilidad de la piel. El campo eléctrico de la ultra alta frecuencia también aumenta la permeabilidad de la piel. En el caso de las microondas, producen un aumento de la permeabilidad de la piel, pero solo entre 1 y 3 h después de la aplicación. Las ondas centimétricas, aplicadas luego de la iontoforesis, coadyuvan a la eliminación reforzada (hacia el torrente sanguíneo) de las sustancias introducidas en la sección cutánea, aceleran y aumentan la penetración de estas sustancias hacia el organismo. Por su parte, las ondas decimétricas influyen de manera menos significativa en la permeabilidad de las sustancias introducidas con iontoforesis.[38]

Indicaciones y contraindicaciones para aplicación de iontoforesis

Indicaciones

Están muy relacionadas con el tipo de radical con el que se trabajará y con la técnica a emplear. Se debe tener en cuenta que los efectos son fundamentalmente limitados al área de acción.[39-49]

En la **tabla 21.2** de la siguiente página, se exponen las soluciones más utilizadas para la iontoforesis en la práctica clínica.

Tabla 21.2. Compuestos utilizados para la iontoforesis y sus efectos.

Compuesto	Disolución	Polo	Efecto
Ácido acético	2 - 5%	(–)	Resolutivo de calcificaciones, analgésico
Adrenalina	2%	(+)	Vasoconstrictor
Alfaquimiotripsina	1%	(+)	Antiedematoso, antiinflamatorio
Biclorohidrato de histamina	0.01%	(+)	Antiinflamatorio, vasodilatador utilizado en mialgias y artritis
Bromuro de K o de Na	2 - 5%	(–)	Sedante, hipotensor, promueve la circulación. Útil en casos de hipertonía, artritis séptica y úlcera gástrica
Carbonato de litio	2%	(+)	Antigotoso
Citrato potásico	1%	(+)	Antiinflamatorio
Cloruro de litio	2%	(+)	Antigotoso
Cloruro sódico	2%	(–)	Fibrolítico
Cloruro o sulfato de zinc	4%	(+)	Antiséptico, estimulante de la cicatrización, fijador de trombos
Cloruro cálcico o sódico	2 - 5%	(–)	Sedante, analgésico. Útil en la bursitis, osteomielitis hematógena, artrosis y procesos con presencia de calcificaciones
Cloruro de calcio	2%	(+)	Útil en la neumopatía de tipo inflamatoria, la rinitis la sinusitis y en fracturas óseas
Cloruro de potasio	1 a 5%	(+)	Útil en el tratamiento integral de la espasticidad
Fluoruro de sodio al 1%	1%	(–)	Se utiliza para disminuir la hipersensibilidad en las piezas dentarias
Fosfato de epinefrina	1%	(+)	Vasoconstrictor
Gentamicina (sulfato)	8 mg/mL	(+)	Antibiótico
Heparina (sal sódica)	5 000 - 10 000 ?µg × tratamiento	(–)	Fibrinolítico, antiinflamatorio, útil en la tromboflebitis
Hialuronidasa	Solución de 150 U	(+)	Resolutivo
Hidrocloruro de cobalto	0.5 - 1%	(+)	Útil en la tromboflebitis, osteoartritis y lesiones dermatológicas
Hidrocloruro de tetraciclina	10 000 U/mL	(+)	Antibiótico
Ioduro potásico o sódico	4 a 5%	(–)	Antiséptico, vasodilatador, antiartrítico, fibrinolítico, acción antimicrobiana y de reabsorción de infiltraciones, modifica propiedades elásticas del tejido conjuntivo una vez cicatrizado
Lidocaína	2%	(+)	Anestésico local, bloqueador neurovegetativo
Nitrato de plata	2 a 3%	(+)	Antiinflamatorio, astringente y bactericida. Útil en lesiones mucosas de la cavidad oral y orofaringe
Novocaína	Alcohol 80%	(+)	Anestésico local
Procaína	1%	(+)	Anestésico local
Salicilato sódico	3%	(–)	Descongestionante, antiartrítico y analgésico
Succinato de hidrocortisona	1%	(–)	Antiinflamatorio
Sulfato de cobre	0.8 - 2%	(+)	Antiséptico, fungicida, tratamiento de neumopatías inflamatorias, trastornos ginecológicos, úlceras y fístulas de larga evolución
Sulfato de magnesio	2 a 5%	(+)	Miorrelajante, cicatricial. Útil en el tratamiento de la espasticidad y la hipertonía
Sulfato de zinc	1 a 2%	(+)	Propiedades antiinflamatorias, antimicrobianas y astringentes. Útil en lesiones abiertas y úlceras purulentas y de mala cicatrización
Vitamina B1		(+)	Modificador tegumentario

Se le ha dedicado un gran esfuerzo en investigación, al tema del alivio del dolor. Nitin[34] comenta acerca de un parche medicamentoso aprobado por la FDA para aplicar con iontoforesis, que contiene lidocaína y epinefrina para el tratamiento del dolor localizado. Otros autores, como DuPont,[50] hacen aportes positivos al tratamiento del dolor de tipo superficial.

A pesar de que la absorción se produce a niveles muy superficiales de la epidermis, en el caso de la lidocaína al 4%, se ha corroborado una penetración hasta 1 cm de profundidad.[51,52] Existen muy buenos resultados en la utilización de iontoforesis en enfermedades que involucran elementos anatómicos de cierta profundidad. Por ejemplo, con ácido acético al 5%, Rioja[53] reporta el 94% de desaparición o remisión casi completa, del dolor en tendinitis y del 85% en los casos con tendinitis calcificante de hombro.

Al vincular la iontoforesis con ácido acético al 5%, con ultrasonido, Rioja[53] encontró cambios significativos en el tamaño de la calcificación (en el 46% de los hombros tratados desapareció la calcificación y en el 18% disminuyó). La hipótesis planteada es que la iontoforesis es capaz de transformar el fosfato y carbonato cálcico, insolubles, en un acetato cálcico soluble. La eficacia de la iontoforesis y su asociación con ultrasonido ha sido expuesta en otros estudios.[27,30]

Por su parte, Tagirov[54] recientemente reportó su experiencia en el tratamiento del dolor y la disfunción de origen visceral. Este autor agregó al tratamiento convencional de 140 pacientes con urolitiasis, electroforesis con tiosulfato de magnesio en la región renal. Este grupo de estudio tuvo un alivio mayor y más rápido de los síntomas. Se constató mejoría en relación con el control, en cuanto al índice de eliminación de piedras y parámetros de la función renal. Los reportes de efectividad en trastornos viscerales como gastritis, colecistitis, úlcera péptica, neumonía aterosclerosis, pancreatitis, y hepatitis, habían sido planteados por Ulaschik anteriormente.[55]

Uno de los modelos de tratamiento más estudiados es el de la hiperhidrosis palmoplantar. El mecanismo de acción de la iontoforesis en el caso de la hiperhidrosis ha sido ampliamente discutido por Sato et al.[56] Haulot et al.,[57] Wollina et al.,[58] Hill et al.,[59] Rioja et al.,[60] y Karakoc et al.,[61] en estos se observa una heterogeneidad de los hallazgos.

Aún cuando el mecanismo de acción de la iontoforesis, en el caso de la hiperhidrosis palmar, es un enigma sin resolver, estudios recientes han objetivado que la hiperhidrosis palmar implica cambios morfológicos en relación con la normalidad. El tratamiento por iontoforesis, más agua corriente (del grifo) permite abrigar la esperanza de una reversibilidad a medio plazo.
En general, la eficacia terapéutica de la corriente galvánica ha sido demostrada de forma exhaustiva, si bien autores, como Reinauer et al.[62] muestran la ausencia de menoscabo terapéutico con corriente alterna más corriente directa, y no observaron virtualmente ningún efecto con la corriente alterna pura. Luego, Reinauer et al.[63] en 1995, observaron también una disminución importante de los efectos electrobiológicos secundarios a esta terapéutica, con la administración de corrientes directas pulsadas de media frecuencia.

Béseler[64] expone una experiencia muy interesante al aplicar sustancias fibrinolíticas administradas mediante iontoforesis en sesión diaria: 100 U turbidométricas en 2 mL de suero fisiológico en polo negativo, 0.1 mA/cm^2, tiempo de aplicación de 10 min con el aparato Endomed 581. De esta manera alivia un caso de ciatalgia por fibrosis glútea.

En fisioterapia, frecuentemente, se analizan procesos patológicos que se expresan con algún grado de fibrosis.Las mucopolisacaridasas son enzimas de naturaleza proteolítica, con acción específica sobre la matriz fundamental del tejido conectivo, al disociar los puentes de colágeno por despolimerización de los ácidos condroitinsulfúrico e hialurónico. Esta sustancia se carga negativamente al paso de la corriente eléctrica y migra rápido desde el cátodo, si el pH es ácido. Por su parte, *Adamian et al.*[65] validan experimentalmente la aplicación electroforética de la hialuronidasa, en la prevención de adherencias posquirúrgicas.

Diversos trabajos recogen la utilidad de la iontoforesis en el tratamiento de la enfermedad de *Peyrone*, epicondilitis, en el tratamiento de úlceras venosas o en los casos de tendinitis calcificante, así como en fenómenos complejos, como el de Raynaud.[66-70]

Los medicamentos más utilizados en este medio y con resultados también significativos son los anestésicos, los fibrinolíticos y las vitaminas.[71]

Contraindicaciones para la aplicación de iontoforesis

Son similares a las mencionadas para la aplicación de la corriente galvánica.[72] A estas, se le adicionan las contraindicaciones correspondientes a cada molécula, medicamento o producto que será utilizado en la iontoforesis.

Metodología de aplicación de iontoforesis

Consideraciones sobre la técnica

Para aplicar satisfactoriamente la iontoforesis se debe considerar que:

- Se puede disminuir la densidad de corriente si se ubican los electrodos más grandes o se reduce la intensidad.
- En cuanto a la dosis, se debe tener en cuenta que, para aplicaciones de iontoforesis, la piel normal no tolera grandes densidades de corriente y que, conforme aumenta la duración de la aplicación, la impedancia de la piel disminuye, lo que incrementa el riesgo de producción de quemaduras químicas por debajo de los electrodos. Es preciso tener en cuenta, además, que la impedancia de la piel es, incluso, más baja en áreas donde esté lacerada o con cicatrices y en individuos de piel clara. Las reacciones electroquímicas bajo los electrodos, pueden disminuirse al reducir la densidad de corriente bajo el cátodo. Generalmente se trabaja con densidades de 0.1 mA/cm^2.
- Duración del tratamiento entre 10 y 30 min. El número de sesiones entre 10 y 20; la frecuencia de las sesiones, entre 5 y 3 veces por semana. Se puede repetir el ciclo, 4 semanas después de haber finalizado el primero.
- Tener en cuenta la ubicación del medicamento según su polaridad (**Fig. 21.1**).
- No se deben utilizar dos sustancias bajo el mismo electrodo, aunque tengan la misma polaridad.

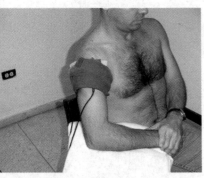

Figura 21.1. En la iontoforesis es importante la ubicación del electrodo activo, que corresponde con la polaridad del principio medicamentoso. El electrodo indiferente se ubica en zona contraria al anterior para facilitar el movimiento iónico. *Servicio de Fisioterapia del CIMEQ.*

- En el electrodo que será activo, se aplica solo el medicamento en papel de filtro (alrededor de ocho capas), algodón, gamuza o en varias capas de gasa, y encima de esta se pone el electrodo. Cuando se recubre el electrodo con una esponja o almohadilla, la cantidad de agua en esta debe ser mínima, para evitar que diluya la concentración del medicamento y disminuya la efectividad de la técnica.
- No utilizar iones en pacientes con alergia conocida.
- Las sustancias medicinales deben diluirse en agua destilada, con el fin de evitar la introducción de otros iones que no sean los que se necesita aplicar.

Dosis del medicamento

En las dosis de medicamentos a utilizar, se debe tener en cuenta que:

- En cuanto a la cantidad del medicamento, puede utilizarse como norma, la aplicación de 1 cc de disolución por cada 5 cm^2 de gamuza o gasa. La experiencia acumulada en Cuba, y en especial en el Servicio de Medicina Física del Hospital "Carlos J. Finlay", señalan que solo se introduce el 10% de la cantidad de medicamento aplicado.
- Para definir la cantidad de medicamento introducido es necesario tener en cuenta la relación entre los miligramos (mg) aplicados, el peso molecular (pm), la valencia (v), la constante de Faraday (F), la intensidad de la corriente (I), así como el tiempo (t).

Esta fórmula representa la Ley de Faraday. Esta ley dice que los miligramos de una sustancia transportada por la corriente galvánica dependen de:

$$mg = \frac{pm \cdot mA}{v \cdot 96500}$$

Donde:

mg = miligramos de sustancia transportada por la corriente galvánica
pm = peso molecular o equivalente electroquímico
mA = miliamperios
v = valencia del ión o molécula
96 500 = constante de Faraday
t = tiempo (s)

En la práctica clínica diaria, resulta difícil tener todos los datos y hacer todos los cálculos pertinentes para colocar el medicamento. Habitualmente, el consumo de la solución medicinal se determina mediante el cálculo de 10 mL de solución, como promedio, por cada 100 cm^2 de área de almohadilla.[32]

Ventajas de la iontoforesis

- Puede sustituir medicamentos que tienen efectos adversos de tipo digestivo.
- El medicamento tiene efecto fundamentalmente local, por lo que es muy baja la posibilidad de un efecto adverso a distancia, o una sobredosificación con el medicamento utilizado.
- La aplicación no es molesta.
- Facilita que compuestos de alto peso molecular difíciles de aplicar por vía tópica puedan introducirse en el organismo.

- El tiempo de absorción es más corto que la introducción pasiva del medicamento.
- Es capaz de lograr concentraciones plasmáticas máximas y mínimas, manteniendo nivel terapéutico.
- Se utilizan los canales fisiológicos existentes y no se rompen las barreras naturales de la piel, por lo que tiene mínima posibilidad de producir injuria al tejido.

Desventajas de la iontoforesis

- Deben utilizarse, en lo fundamental, medicamentos ionizables.
- Es difícil precisar dosis exacta.
- No es factible a altas concentraciones del medicamento.
- Hay que tener precaución con medicamentos de efecto potente a baja concentración.

Precauciones y efectos adversos de la iontoforesis

Hasta este punto, es muy beneficioso hacer algunas recomendaciones útiles para el trabajo diario con este tipo de aplicación terapéutica.[72] Estas son:

- Las almohadillas hidrófilas son para utilizar con un solo medicamento.
- Se coloca el medicamento en papel absorbente, algodón o gasa.
- En caso de introducir un antibiótico, hay que agregar una sustancia *buffer* (solución de dextrosa al 5%), para evitar la inactivación del principio activo.
- Recordar que la intensidad no debe ser superior a 0.1 mA/cm^2 de área del electrodo, según la sensibilidad individual del paciente, siempre que se utilice la corriente galvánica.
- Las soluciones se preparan con agua destilada o solución alcohólica de 2 a 5%.
- Las soluciones que se preparan para iontoforesis pierden sus cualidades o caducan luego de una semana.
- Durante la electroforesis se expulsan del organismo sustancias de polaridad opuesta a la introducida (electroeliminación), por ejemplo, salicílico, acrinina, fósforo, etc., que se depositan en la almohadilla y pueden producir quemaduras si no se higienizan adecuadamente. Se debe hervir en agua.
- La electroforesis aprovecha los efectos humorales y reflejos de la corriente, y los efectos farmacológicos del medicamento.
- Tiene acción específica compleja sobre los receptores cutáneos y a través de estos excita el Sistema Nervioso Central y los centros neurovegetativos.
- Debe evitarse el contacto entre electrodos, así como el contacto con superficies óseas.
- Mientras mayor sea la distancia entre los electrodos, menor será la penetración del medicamento.

Complicaciones de la iontoforesis

Uno de los principales riesgos de las aplicaciones electroterapéuticas (sobre todo en la utilización de la corriente galvánica), incluida la iontoforesis, son las quemaduras. La quemadura no debe ocurrir, si se realiza de manera correcta la metodología de la aplicación. La mayor parte de las veces se originan por uso inadecuado de la aplicación.

Suelen producirse quemaduras de origen químico, por la formación excesiva de hidróxido sódico en el cátodo. El hidróxido sódico produce una esclerosis del tejido, que tarda mucho en cicatrizar. Por lo general, inmediatamente después del tratamiento aparece una lesión elevada, rosada; horas más tarde, se convierte en una herida grisácea y exudativa. El tratamiento incluirá antibióticos y cura estéril.

Por su parte, las quemaduras debajo del ánodo son raras, debido a que la polaridad positiva produce un efecto esclerótico y endurece la piel; se caracteriza por un área indurada, roja, similar a una costra. Debe tratarse del mismo modo que una quemadura química. Puede estar relacionada con intensidades altas de corriente o, más probablemente, con densidades de corriente elevadas.

También se pueden producir quemaduras térmicas, debido al aumento excesivo de calor, en áreas donde las resistencias son elevadas, cuando los electrodos no están bastante húmedos, cuando las arrugas evitan el buen contacto de la piel con los electrodos o cuando un electrodo rígido no se adapta convenientemente a la superficie anatómica y deja espacios aéreos entre la piel y la superficie del electrodo.

Preguntas de Comprobación

1. ¿Qué es la iontoforesis y cómo puede ser utilizada?

2. ¿Cuáles son los mecanismos involucrados en el fenómeno de la iontoforesis?

3. Argumente los usos clínicos de la iontoforesis.

4. Mencione las contraindicaciones de la iontoforesis.

5. Describa la metodología del tratamiento de la iontoforesis.

6. ¿Cómo determinar la dosificación de la iontoforesis?

7. ¿Cuáles son las ventajas de la iontoforesis?

8. ¿Cuáles son las desventajas de la iontoforesis?

9. Mencione las precauciones que deben ser tenidas en cuenta y los efectos adversos de la iontoforesis.

10. Mencione cinco de las sustancias más utilizadas para iontoforesis.

Referencias bibliográficas

[1] Moreno Lorenzo C., Esteban Moreno B., García Ríos M. C., Fernández Fernández M. J., Villaverde Gutiérrez C., Guisado Barrilao R. (2004). Exploración y tratamiento fisioterapéutico de la hiperhidrosis palmar. Fisioterapia. 26(02): 105-113.

[2] Ulaschik V. S. (1976). Introducción. En: Teoría y práctica de la electroforesis terapéutica. Editorial Bielorus, Minsk; p. 1-7.

[3] Ichiaschi T. (1936). Effect of drugs on the sweat glands by cataphoresis and an effective retics and adiaphoretic. J Oriental Med. 25: 101-102.

[4] Inada H., Ghanem A. H., Higuchi W. I. (1994). Studies on the effects of applied voltage and duration on human epidermal membrane alteration/recovery and the resultant effects upon iontophoresis. Pharm Res. 11(5): 687-697. [Medline]

5. Sing P., Maibach H. I. (1994). Iontophoresis in drug delivery: basic principles and applications. Crit Rev Ther Drug Carrier Syst. 11(2-3): 161-213.

6. Nair V., Pillai O., Poduri R. (1999). Panchagnula R. Transdermal iontophoresis. Part I: Basic principles and considerations. Methods Find Exp Clin Pharmacol. 21(2): 139-151.

7. Howard J. P., Drake T. R., Kellogg D. L. Jr. (1995). Effects of alternating current iontophoresis on drug delivery. Arch Phys Med Rehabil. 76(5): 463-466. [Medline]

8. Guffey JS, Rutherford MJ, Payne W, Phillips C. Skin pH changes associated with iontophoresis. J Orthop Sports Phys Ther. 2000;(3082):109.

9. Gangarosa L. P., Park N. H., Wiggins C. A., Hill J. M. (1980). Increased penetration of non electroytes into mouse skin during iontophoretic water transport (iontohidrokinesis). J Pharmacol Exp Ther. 212(3): 377-381. [Medline]

10. Bronaugh R. L., Stewart R. F., Congddon E. R. (1982). Methods for in vitro percutaneous absorption studies. II. Animal models for human skin. Toxicol Appl Pharmacol. 62(3): 481-488. [Medline]

11. Monteiro-Rivière N. A. (1990). Altered epidermal morphology secondary to lidocaine iontophoresis: *in vivo* and *in vitro* studies in porcine skin. Fundam Appl Toxicol. 15(1): 174-185. [Medline]

12. Pikal M. J., Shah S. (1990). Transport mechanims in iontophoresis. II. Electroosmosis flow and transference number measurements for hairless mouse skin. Pharm Res. 7(3): 213-221. [Medline]

13. Banga A. K., Bose S., Ghosh T. K. (1999). Iontophoresis and electroporation: comparisons and contrast. Int J Pharm. 179(1): 1-19. [Medline]

14. Kalia Y. N., Guy R. H. (1995). The electrical characteristics of human skin *in vivo*. Pharm Res. 12(11): 1605-1613.

15. Honda H., Iwata T., Matsuda H., Moroe H., Kumasaka K., Kondo M. (2005). Comparison of muscarinic receptor and beta-adrenoceptor-mediated vasorelaxation between euthyroid and acute hyperthyroid rats. Comp Biochem Physiol C Toxicol Pharmacol. 141: 241-247.

16. Ulaschik V. S. (1979). Fundamentos teóricos de la electroforesis medicinal. En: Métodos físico-farmacológicos de curación y profilaxis. Editorial Bielarus; Minsk, Tomo I, Cap. 1, p. 3-34.

17. Nair V., Pillai O., Poduri R., Panchagnula R. (1999). Transdermal iontophoresis. Part I: Basic principles and considerations. Methods Find Exp Clin Pharmacol. 21(2):139-151.

18. Mitragotri S., Edwars D. A., Blakschtein D., Langer R. (1995). A mechanistic study of ultrasonically-enhanced transdermal drug delivery. J Pharm Sci. 84(6): 432-440.

19. Remington's pharmaceutical sciences. 18 ed. Easton: Mack; 1990. p. 1596-1602.

20. Bodde H. E. (1995). Percutaneous iontophoresis for smart drug delivery. International Federation of Pharmacy (FIP) (Memories).

21. Rioja Toro J., González Rebollo A., Romo Monje M., Cantalapiedra Puente E. (2001). Tratamiento combinado de la fascitis plantar crónica en el adulto de edad superior a los 50 años. Rehabilitación. 35(2): 90-94.

22. Meijide Faílde R., Rodríguez Villamil-Fernández J. L. y Teijiro Vidal J. (1998). Corriente galvánica. En: Martínez Morillo M, Pastor Vega JM y Sendra Portero F. Manual de medicina física. Harcourt Brace de España; p.150-168.

23. Rioja Toro J. (1995). Usos terapéuticos de la corriente galvánica. Galvanismo médico e iontoforesis. Hospital de Río Hortega. INSALUD, Valladolid, España. Impreso por Angelma S.A. p. 11-119.

24. Rodríguez Martín J. M. (2000). Iontoforesis. En: Electroterapia en fisioterapia. Editorial Médica Panamericana; Cap. VII. p. 205-240.

25. Ulaschik V. S. (1976). Método de cálculo por tablas de la dosificación de la electroforesis terapéutica. En: Teoría y práctica de la electroforesis terapéutica. Editorial Bielorus, Minsk; Cap. IV, p. 150-182.

26. Rioja Toro J., Prada Espinel J., Sacristán Martínez O., Rodríguez Hevia E., García Rodríguez I. (1994). Epicondilitis: valoración de los tratamientos con infiltraciones locales y diferentes técnicas de electroterapia mediante termografía de contacto. Rehabilitación. 28: 36-40.

27. Rioja Toro J., García Rodríguez I., Prada Espinel J., García Caballero M. L., Arroyo Rodríguez F., Rodríguez Hevia E. (1996). Eficacia de la iontodoresis-corticoide en el tratamiento del hombro doloroso. Estudio prospectivo. Rehabilitación. 30: 181-186.

28. Gudeman C. D., Eisele S. A., Heidt R. S., Colosimo A. J., Stroupe A. L. (1997). Treatment of plantar fascitis by iontophoresis of 0.4% dexamethasone. A randomized, double-blind, placebo-controlled study. Am J Sports Med. 25: 312-316. [Medline]

29. Chandler T. J. (1998). Iontophoresis of 0.4% dexamethasone for plantar fascitis. Clin J Sports Med. 8: 68-71.

30. Basford J. R., Malanga G. A., Kause D. A., Harmsen W. S. (1998). A randomized controlled evaluation of low-intensity laser therapy: plantar fascitis. Arch Phys Med Rehabil. 79: 249-254. [Medline].

31. Acevedo J. I., Beskin J. L. (1998). Complications of plantar fascia rupture associated with corticosteroid injection. Foot Ankle Int. 19: 91-97. [Medline]

32. Ulaschik V. S. (1976). Fundamentos físico-químicos y técnica de la electroforesis terapéutica. En: Teoría y práctica de la electroforesis terapéutica. Editorial Bielorus, Minsk; Cap. 1, p. 7-62.

33. Ulaschik V. S. (1976). Propiedades cuantitativas de la electroforesis de las sustancias medicinales. En: Teoría y práctica de la electroforesis terapéutica. Editorial Bielorus, Minsk; Cap. III, p. 109-149.

34. Nitin D., Vikas B., Sanjula B., Alka A., Javed A. (2007). Iontophoresis an approach for controlled drug delivery: a review. Curr Drug Deliv. 4(1): 1-10.

35. Yan G., Peck K. D., Zhu H., Higuchi W. I., Li S. K. (2005). Effects of electrophoresis and electroosmosis during alternating current iontophoresis across human epidermal membrane. J Pharm Sci. 94: 547-558.

36. Pillai O., Kumar N., Dey C. S., Borkute Sivaprasad N., Panchagnula R. (2006). Transdermal iontophoresis of insulin: III. Influence of electronic parameters, Methods Find Exp Clin Pharmacol. 26(6): 399-408.

37. Ulaschik V. S. (1976). Peculiaridades y mecanismos de acción de la electroforesis terapéutica. En: Teoría y práctica de la electroforesis terapéutica. Editorial Bielorus, Minsk; Cap. 2, p. 63-108.

38. Ulaschik V. S. (1976). Combinación de la electroforesis terapéutica con otros factores físicos terapéuticos. En: Teoría y práctica de la electroforesis terapéutica. Editorial Bielorus, Minsk; Cap. VI, p. 225-256.

39. Japour C. J., Vohra R., Vohra P. K., Garfunkel L., Chin N. (1999). Management of heel pain syndrome with acetic acid iontophoresis. J Am Pediatr Med Assoc. 89: 251-257.

40. Wieder D. L. (1992). Treatment of traumatic myositis ossificans with acetic acid iontophoresis. Phys Ther. 72: 52-56.

41. Kahn J. (1997). Acetic Acid iontophoresis for Calcium deposits: suggestion from the field. Phys Ther. 57: 658-659.

42. Capote Cabrera A., López Pérez Y. M., Bravo Acosta T. (2006). Unidad temática VI, Electroterapia de baja y media frecuencia. En: Agentes físicos. Terapia física y rehabilitación. Ciudad de La Habana: Editorial Ciencias Médicas; p.155-220.

43. Prentice W. E. (2005). Iontophoresis. En: Therapeutic modalities in rehabilitation. 3rd. ed. McGraw-Hill; Cap 7, p. 165-179.

44. Anderson C. R., Morris R. I., Boech S. D., *et al.* (2003). Effects of iontophoresis current magnitude and duration on Dexamethasone deposition and localized drug retention. Phys Ther. 83(2): 161-170.

45. Ciccone C. D. (2003). Evidence in practice… does Acetic Acid iontophoresis acelerate the resorption of Calcium deposits in calcific tendinitis of the shoulder? Phys Ther. 83(1): 68-74.

46. Nirschl R. P. (2003). Iontophoretic administration of dexamethasone sodium phosphate for acute epicondylitis: a randomized, double-blind, placebo-controlled study. Am J Sport Med. 31(2): 189-195.

47. Baskurt F. (2003). Comparison of effects of phonophoresis and iontophoresis of naproxen in the treatment of lateral epicondylitis. Clin Rehabil. 17(1): 96-100.

48. Sakukai T. (2003). Ontophoretic administration of prostaglandin E1 in peripheral arterial occlusive disease; Ann Pharmacother. 37(5): 747.

49. Ulaschik V. S. (1979). Informaciones fundamentales acerca de la electroforesis de determinadas sustancias medicinales. En: Teoría y práctica de la electroforesis terapéutica. Editorial Bielorus, Minsk; Cap. 3, p. 61-135.

50. DuPont J. S. (2004). Clinical use of iontophoresis to treat facial pain. Cranio. 2(4): 297-303.

51. Shamus E., Wilson S. H. (2005). The physiologic effects of the therapeutic modalities intervention on the body systems. En: Prentice W. E. Therapeutic modalities in rehabilitation. 3rd ed. McGraw-Hill; Cap 19, p. 551-568.

52. Sanderson J., DeRiel S. and Dixon R. (1989). Iontophoresis delivery of non-peptide drugs: formulation optimization for Skin Permeabiliy, J Pharm Sci. 78: 361-364.

53. Rioja Toro J., Romo Monje M., Cantalapiedra Puentes E., González Rebollo A., Blázquez Sánchez E. (2001). Tratamiento de la tendinitis calcificante del hombro mediante iontoforesis con ácido acético y ultrasonidos. Rehabilitación. 35: 166-174.

54. Tagirov N. S., Komarova L. A., Kirianova V. V. (2006). Drug electrophoresis in combined treatment of urolithiasis. Physiotherapy, Balneology and Rehabilitation.

55. Ulaschik V. S. (1976). Metodologías particulares de la electroforesis de las sustancias medicinales. En: Teoría y práctica de la electroforesis terapéutica. Editorial Bielorus, Minsk; Cap. v, p. 183-224.

56. Sato K., Timm D. E., Sato F., Templeton E. A., Meletiou D. S., Toyomoto T., Soos G., Sato S. K. (1993). Generation and transit pathway of H+ is critical for inhibition of palmar sweating by intophoresis in water. J Appl Physiol. 75(5): 2258-2264. [Medline]

57. Haulot A., Chiesa G., Menager D. (1992). Traitement de l hyperhidrose du moignon par iontophorèse: a propos de 31 cas. En: Simon L., Pélisier J., Hérrison C. Actualités en rééducation fonctionnelle et réadaptation. 17e série. Paris: Masson. p.100-104.

58. Wollina U., Uhlemann C., Elstermann D., Kober L., Barta U. (1998). Therapy of hyperhidrosis with iontophoresis. Positive effect on healing time and lack of recurrence in hand-foot eczema. Hautarzt. 49(2): 109-113. [Medline]

59. Hill A. C., Baker G. F., Jansen G. T. (1999). Mechanism of action of iontophoresis in the treatment of palmar hyperhidrosis. Pharm Sci. 88(4): 419-427.

60. Rioja J., Cantalapiedra E., Room M., González A., Prada J. (2001). Tratamiento iontoforético de la hiperhidrosis palmoplantar. Rehabilitación. 35(4): 219-224.

61. Karakoc Y., Aydemir E. H., Kalkan M. Y., Unal G. (2002). Safe control of palmoplantar hyperhidrosis with direct electrical current. Int J Dermatol. 41(9): 602-605. [Medline]

62. Reinauer S., Neusser A., Schauf G., Holzle E. (1993). Iontophoresis with alternating current and direct current offset (AC/DC iontophoresis): a new approach for the treatment of hyperhidrosis. Br J Dermatol. 129(2): 166-169. [Medline]

63. Reinauer S. E. (1995). Pulsed direct current iontophoresis as a possible new treatment for hyperhidrosis. Hautartz. 46(8): 543-547.

64. Béseler M. R., Girona G., Borrull C. (2002). Tratamiento mediante iontoforesis de un caso de ciatalgia por fibrosis glútea. Rehabilitación. 36(05): 309-312.

65. Adamian L. V., Mynbaev O. A., Strugatskii V. M. (1995). An experimental validation of hyaluronidase electrophoresis for the prevention of postoperative adhesions. Vopr Kurortol Fizioter Lech Fiz Kult. 3: 18-20. [Medline]

66. Stolman L. P. (1998). Treatment of hyperhidrosis. Dermatol Clin. 16: 863-869. [Medline]

67. Demirtas R. N., Oner C. (1998). The treatment of lateral epicondylitis by iontophoresis of sodium salicylate and sodium diclofenac. Clin Rehabil. 12: 23-29. [Medline]

68. Gheraldini G., Gurlek A., Evans G. R., Milner S. M., Matarasso A., Wassler M., *et al.* (1998). Venous ulcers: improved healing by iontophoresis administration of calcitonin generelated peptide and vasoactive intestinal popypeptide. Plast Reconstr Surg. 101-103.

69. Murray A. K., Herrick A. L., Gorodkin R. E., Moore T. L., King T. A. (2005). Possible therapeutic use of vasodilator iontophoresis. Microvasc Res. 69: 89-94.

70. Panchagnula R., Pillai O., Nair V. B., Ramarao P. (2000). Transdermal iontophoresis revisited. Curr Opin Chem Biol. 4(4): 468-473.

71. Hans-George Horn, Hans-Jürger Steinmann. (2005). Entrenamiento médico en rehabilitación y técnicas de tratamiento en la fisioterapia. En: Entrenamiento médico en rehabilitación. Editorial Paidotribo; Parte IV, Cap. 14, p. 331-360.

72. Haarer-Becker R. y Schoer D. (2001). Electroterapia. En: Manual de técnicas de fisioterapia. Aplicación en traumatología y ortopedia. Editorial Paidotribo; p. 112-114.

Electroterapia de baja frecuencia

En este capítulo se expondrá un grupo de modalidades de la electroterapia que tienen como característica principal, el hecho de tener frecuencias por debajo de 1 000 Hz. Estas modalidades terapéuticas son muy utilizadas en la práctica diaria. Aunque se pueden emplear como tratamiento único, generalmente se aplican de manera combinada con algún otro agente físico y con el ejercicio terapéutico. Se han ganado su popularidad por las aplicaciones con objetivos fundamentalmente analgésicos, tanto en el tratamiento del dolor agudo, como en el del dolor crónico.

Corriente de Träbert

La corriente de Träbert (ultraexcitante o farádica ultraexcitante) es una forma especializada[1] de estimulación eléctrica que está diseñada para reducir el dolor, en contraste con otras formas de estimulación eléctrica, que se utilizan para producir contracciones musculares o para introducir productos químicos en el interior del organismo. Este tipo de corriente fue descubierta por Träbert, el cual se basó en una corriente galvánica, interrumpiéndola cada 5 ms con un estímulo rectangular de 2 ms y una frecuencia resultante de 142 Hz (**Fig. 22.1**), adecuada para estimular fibras de contracción rápida.[2]

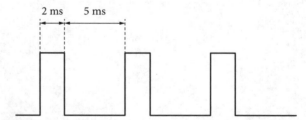

Figura 22.1 Esquema de la corriente de Träbert. Se trata de una corriente monofásica con impulso cuadrangular.

Dadas sus características físicas, el componente galvánico de esta corriente es del 28.5%, bastante importante como para generar cambios electroquímicos bajo los electrodos. Esto significa que pudiera tener valor para aplicar iontoforesis y, por ende, también se encuentra dentro de las modalidades de cuidado ante la posibilidad de quemaduras. En ambos casos depende de la correcta metodología de la aplicación.

Efectos y técnicas de aplicación de corriente de Träbert

Los efectos de la corriente de Träbert son:

- Contracciones musculares fugaces. Por esto también les llaman dinamogénicas o ultraexcitantes.
- El polo (–) favorece el trofismo y alcaliniza el medio; es muy adecuado para los procesos con bajo nivel inflamatorio y cúmulo de catabolitos. El polo (+) reduce la actividad metabólica, coagula y reduce la hiperexcitabilidad de las terminaciones nerviosas generadoras de dolor.
- Estimulación de circulación sanguínea. Se produce estimulación directa y efecto Joule sobre la piel, mejora la circulación como consecuencia de la relajación muscular y, por último, a nivel segmentario se produce una influencia ortosimpática. Este proceso es más evidente en polo negativo (–).
- Reducción del dolor. Se plantea que es capaz de aumentar el umbral doloroso entre dos y cuatro veces, por estimulación de fibras nerviosas aferentes gruesas y bloqueo de la sensación dolorosa a nivel de la médula, a través del mecanismo de la "puerta de entrada".[3-6] Actúa además, como un estímulo analgésico de contrairritación y vasodilatación regional, que estimula solo al componente sensitivo y no al componente motor.

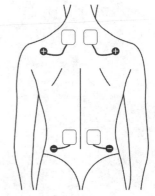

A través de la aplicación se consigue relajación de músculos, alivio de tensiones de las inserciones tendinosas, aumenta la elasticidad del tejido conjuntivo de la zona y la fluidez del ambiente intersticial por calor o movilidad, etc. Los mejores resultados se alcanzan con la aplicación sucesiva de varios efectos terapéuticos, como vibraciones musculares o trenes de faradización. Esto se consigue al combinar los beneficios de este tipo de corriente con alguna otra corriente o algún otro agente físico.

Figura 22.2. Aplicación cervical.

Técnica de aplicación. Se describen varias técnicas para utilizar este tipo de corriente. De estas, las más empleadas en la práctica diaria son las paravertebrales y las de abordaje de troncos nerviosos:

1. *Técnica paravertebral.* Para la corriente, según Träbert, se describieron cuatro métodos de colocación de los electrodos en la columna vertebral. Se debe emplear el método correspondiente antes de cualquier aplicación en los segmentos corporales:

    a) Método I (aplicación cervical). Se coloca el electrodo (–) proximal (C1-C2) y el electrodo (+) caudal (C6-D1) (**Fig. 22.2**). Se emplea en los tratamientos de la columna cervical. En caso de aplicar un tratamiento en los miembros superiores, se aplica primero la corriente en la columna cervical (segmento medular correspondiente al plexo braquial).

    b) Método II (aplicación dorsal). Se coloca el electrodo (+) proximal (parte alta de columna dorsal) y el electrodo (–) distal (parte media inferior de la columna dorsal) (**Fig. 22.3**).

    c) Método III (aplicación dorsolumbar). Se coloca el electrodo (+) proximal (parte inferior de la dorsal) y el electrodo (–) distal a nivel lumbar (**Fig. 22.4**).

    d) Método IV (aplicación lumbosacra). Se coloca el electrodo (+) en la región lumbar y el electrodo (–) en la región sacra. En caso de realizar un tratamiento a los dos miembros inferiores, una variante será colocar el

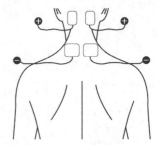

Figura 22.3. Aplicación dorsal.

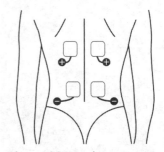

Figura 22.4. Aplicación dorsolumbar.

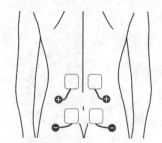

Figura 22.5. Aplicación lumbosacra.

electrodo (+) en la lumbar y utilizar dos electrodos negativos, uno encima de cada glúteo (**Fig. 22.5**).

2. *Técnica longitudinal.* Se aplica fundamentalmente en los miembros. El electrodo (+) ubicado de manera proximal y el electrodo (–) ubicado de manera distal. Siempre dentro del mismo segmento.

3. *Técnica para abordajes de troncos nerviosos.* Es similar a la anterior, pero en este caso el electrodo (+) ubicado a nivel de la emergencia de la raíz del nervio en cuestión y el electrodo (–) ubicado en algún lugar distal del recorrido del mismo nervio.

4. *Técnica transregional.* Diseñada específicamente para el trabajo en articulaciones. Ambos electrodos quedan contrapuestos, abarcando la articulación. Según la experiencia, no se aplica mucho este tipo de corriente con esta técnica por considerar otras modalidades físicas más efectivas.

5. *Técnica sobre puntos dolorosos.* En la práctica diaria, se comporta como la técnica para abordaje de nervios. Incluso, en el caso de un punto doloroso "gatillo" (*trigger point*) o de los que suelen tratarse en Medicina Tradicional China, lo que está establecido es colocar allí el electrodo (–), y el electrodo (+) quedaría en posición proximal.

Tipos de electrodos. Generalmente se utilizan electrodos de 6 × 8 cm u 8 × 12 cm.

Intensidad. Es muy importante, para el éxito con esta corriente llegar a una intensidad elevada, hasta el nivel máximo de tolerancia y luego considerar que puede existir un fenómeno de acomodación, ante el cual se debe elevar discretamente la intensidad. La sensación que produce en el paciente debe ser de presión o aplastamiento. La sensación de compresión en la zona de aplicación ofrece un nivel de seguridad, de que la transmisión del impulso se lleva a cabo por fibras nerviosas gruesas.

Mientras más largo sea el período evolutivo del paciente, mientras más difícil sea el manejo del dolor, es más importante llegar al máximo umbral de tolerancia de la corriente. Se debe lograr que el paciente esté muy motivado con el tratamiento, para que sea capaz de tolerar la corriente, incluso hasta pasar el umbral doloroso. En este sentido hay que recordar que el estímulo, para hacerse consciente, antes de llegar a corteza, debe llegar a los núcleos basales. Cuando la intensidad de este tipo de estímulo es significativa a nivel de los núcleos del tálamo, se producirán conexiones directas con el área hipotalámica, y a través de esta vía se estimula la liberación de opioides endógenos como las endorfinas. Estas últimas tienen un gran beneficio analgésico para el paciente.

En el caso de paciente con dolor agudo, el tratamiento de intensidades relativamente bajas (cosquilleo no desagradable) produce un mayor estímulo del mecanismo medular de analgesia a través del mecanismo de la puerta de entrada. Esto se debe a que esta corriente al tener una frecuencia mayor que 100 Hz, estimula directamente las fibras nerviosas gruesas mielinizadas, encargadas normalmente de la transmisión de sensación táctil y bloquea la transmisión de las fibras aferentes finas (responsables de la transmisión de la señal de dolor).

Duración de la sesión. Entre 15 y 20 min. Si se va a utilizar inversión de polaridad, hacerlo en la mitad de la sesión. No debe ser necesario aplicar más de cinco sesiones sin obtener resultados, generalmente se obtienen hacia la tercera sesión; en caso contrario hay que revisar una vez más el diagnóstico o utilizar otra estrategia de analgesia.

No se debe aplicar esta corriente sobre implantes metálicos o cerca de estos, ya que por su efecto electroforético, la placa provocaría en el interior del organismo un fenómeno de electrólisis y la consiguiente quemadura electroquímica. Los electrodos deben alejarse del implante metálico o endoprótesis, al menos una distancia que garantice que el campo eléctrico no se desviará hasta el metal (de 15 a 20 cm).

Precauciones. Se deben observan las siguientes:

- Explicar al paciente la sensación de fatiga que puede provocarle este tipo de corriente.
- Emplear esponjas gruesas y bien húmedas, debido a la presencia del componente galvánico de la corriente.
- Trabajar de manera muy cuidadosa al aumentar progresivamente la intensidad de la corriente, para no causar sensaciones desagradables al paciente.
- Evitar alcanzar el umbral doloroso.
- Tener en cuenta el resto de las precauciones descritas para la electroterapia.

Indicaciones para aplicación de corriente de Träbert

La indicación fundamental para la aplicación de la corriente de Träbert es el tratamiento del dolor, ya sea de tipo muscular, paravertebral o articular, el dolor derivado de contracturas o el dolor postraumático. Tiene especial efectividad en el tratamiento del dolor de tipo crónico, cuando se siguen de manera minuciosa los pasos en la técnica de aplicación, cuando la estructura lesionada es superficial o cuando se puede influir a través de la metámera, en procesos radiculares crónicos o en troncos nerviosos específicos.

En el CIMEQ se realizó un estudio de 305 pacientes a los que se aplicó corriente de Träbert.[103] Se obtuvo una eficacia alta (por encima del 90%) en el alivio del dolor en la periartritis, y en los traumatismos. La eficacia más baja se obtuvo para el alivio del dolor en la escoliosis (40%) y en las poliartralgias (60%). El resto de los procesos se comportó con una eficacia que rodea el 80%. El estudio presentado en la VII Jornada Nacional de Fisioterapia, en el año 1999. El equipo que se utilizo fue un Endomed 581 de fabricación holandesa. En todos los casos se aplicaron las medidas kinésicas convencionales. En 89 pacientes se empleó una combinación con calor IR, que hizo aumentar la eficacia del tratamiento al 84% (**Fig. 22.6**).

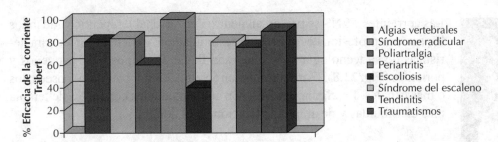

Figura 22.6. Comportamiento del porcentaje de eficacia de la corriente de Träbert en diferentes procesos. *Fuente Servicio de Fisioterapia del CIMEQ.*

Corriente TENS

La corriente TENS (*transcutaneos electrical nerve stmulation*) constituye una forma especializada de estimulación eléctrica, diseñada para reducir o tratar el dolor, a partir de una amplia gama de aplicaciones clínicas. El método de neuromodulación que respalda este tipo de aplicación se basa en la teoría de puerta-control (*gate-control theory*) de percepción del dolor, descrita por Melzack y Wall.[7]

Los impulsos dolorosos se transmiten a la médula espinal mediante fibras subcutáneas (delta), pequeñas o finas, desmielinizadas. Los TENS logran una hiperestimulación de fibras sensitivas gruesas. Se estimulan células T del cuerno posterior del asta dorsal de la médula espinal, a nivel de las láminas I y II; por esta estimulación se activa la sustancia gelatinosa, cuya actividad bloquea la transmisión sináptica de las fibras de pequeño diámetro a nivel medular. Como resultado queda la inhibición presináptica a nivel del propio segmento de la médula espinal o más alto.

Además, se produce una estimulación de las fibras C a nivel de los puntos "gatillos", por cortos períodos. Esto causa estimulación de las neuronas descendentes y afecta la transmisión de información de dolor que viene de la periferia. Esta estimulación provoca la liberación de neurotransmisores en el tronco cerebral. Tiene más utilidad en el tratamiento del dolor agudo y sobre todo cuando está bien focalizado.[8-10]

De esta manera, los dispositivos de TENS fueron diseñados para ser utilizados como estimulantes de las aferencias nerviosas, que proporcionan un alivio adecuado sin que se empleen procedimientos invasivos. Diversos estudios han mostrado que los estímulos TENS (**Fig. 22.7**) pueden provocar un efecto analgésico, al estimular la secreción de opiáceos endógenos. [11-13]

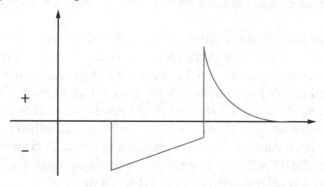

Figura 22.7. Esquema que representó inicialmente, la corriente TENS.

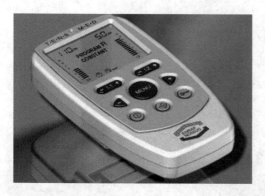

Las corrientes TENS se presentan dentro del "arsenal terapéutico" de todos los equipos profesionales para electroestimulación, y además por las características de su tecnología se han logrado llevar a equipos muy pequeños y portátiles (**Fig. 22.8**). Estos últimos son accionados por baterías y poseen dos o más canales. En algunos países, son actualmente las corrientes de terapia más distribuidas y de amplia aplicación en el domicilio.[14-17]

Figura 22.8. Equipo portátil de corriente TENS, modelo 931 cortesía de la empresa Enraf-Nonius®. En este caso, con salida por dos canales y que cuenta con un grupo de programas predeterminados para la resolutividad de diversas enfermedades dolorosas.

Metodología de tratamiento con las corrientes TENS

Los pulsos eléctricos de la corriente TENS pueden ser de forma cuadrada, rectangular o espiculada, bipolares simétricos o asimétricos, con las fases balanceadas, de forma que no exista un componente galvánico y evitar los efectos polares (cambios electroquímicos que se producen bajo los electrodos).

Para la utilización de las TENS, se emplean electrodos de superficie, colocados sobre la piel, se aplican estímulos de alta frecuencia y baja intensidad, que deben ser suficientes para producir parestesias, pero no sensación dolorosa o contracciones musculares.

Tipos de corriente TENS

1. Convencional o *high rate*:
   a) Estimulación continua bifásica (rectangular, asimétrica, con pequeño componente espicular negativo. Predomina componente polar) (**Fig. 22.9**).
   b) Objetivos: estimulación de mecanorreceptores cutáneos, zona álgida (fibras gruesas).
   c) Frecuencia: 50 a 150 Hz.
   d) Duración de los impulosos: 0.04 a 0.02 ms.
   e) Intensidad: agradable, no contracción muscular.
   f) Electrodos: en la metámera correspondiente, electrodo activo en el sitio del dolor.
2. Acupuntural o *low rate*:
   a) Dos modalidades: ambas favorables al tratamiento de procesos crónicos.
   b) Frecuencia: 1 a 4 Hz.
   c) Duración de los impulsos: 0.15 a 0.25 ms (no impulsos aislados, sino trenes cortos de 5 a 7 ms).
   d) Intensidad: alta contracción muscular rítmica con fondo parestésico.
3. *Burts* (salvas o ráfagas):
   a) Objetivos: válida en programas de estimulación.
   b) Frecuencia: 1 a 2 Hz.
   c) Duración de los impulsos: 0.1 a 0.2 ms (no impulsos aislados, sino trenes cortos de 5 a 7 ms).
   d) Intensidad: hasta la contracción muscular rítmica con fondo parestésico.

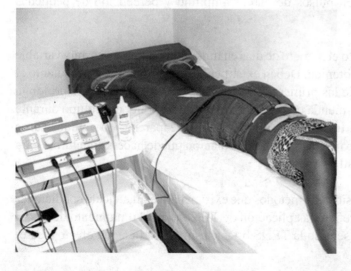

Figura 22.9. La TENS convencional es la más empleada en el ámbito práctico, tiene una gran efectividad en el dolor agudo, en los síndromes radiculares, síndromes facetarios, en la enfermedad discal aguda, entre otras indicaciones. Las aplicaciones se realizan con el método transregional, como en la foto, o con el método coplanar en la metámera en cuestión. Equipo modelo "Comby" de la empresa TECE.SA. *Servicio de Rehabilitación del CIMEQ.*

4. Breve o intensa:
   a) Objetivos: interrumpir dolores agudos o tratar puntos álgidos. Bloqueo octodrómico por vía nociceptiva de estímulos aferentes dolorosos y antidrómico por despolarización de la zona de estimulación.
   b) Frecuencia: 50 a 150 Hz.
   c) Duración de los impulsos: 0.15 a 0.5 ms.
   d) Intensidad: alta, límite umbral dolor.
   e) Electrodos: sobre zona dolorosa o proximal.

La acomodación que se puede producir durante la sesión hace que el tratamiento sea menos eficaz, de modo que se modulan todos los parámetros para evitar este fenómeno.

De los tipos de TENS el más aplicado en la práctica de la fisioterapia es TENS convencional, dentro del que se tienen dos tipos de corriente. Una de ellas llamada TENS bifásica simétrica (la más frecuente) y la TENS bifásica asimétrica. Ambas con gran utilidad en el campo del tratamiento del dolor. La estimulación del músculo se lleva a cabo a menudo, con corriente en forma de onda pulsada bifásica simétrica. Esta forma de onda tiene la característica de estar totalmente equilibrada (no hay componentes residuales de corriente directa), además de que la duración de fase especificada se aplica a ambas fases de pulso, lo cual dobla la cantidad de energía disponible en relación con la forma de onda de corriente pulsada asimétrica.

Para la estimulación convencional y modulada, al principio el tratamiento suele ser más prolongado, normalmente entre 30 y 60 min, aunque puede prolongarse hasta las 8 e incluso 24 horas en casos de dolor sostenido. El tiempo de aplicación es menor (20 a 30 min) en las formas de estimulación motora para las que la tolerancia es menor. Las aplicaciones más breves (15 a 30 s) se realizan en los casos de hiperestimulación.

La primera sesión es orientadora y nunca indica el éxito o el fracaso de la estimulación, tras la cual ha de hacerse una valoración de los resultados obtenidos. En la mayoría de los protocolos, se recomiendan dos aplicaciones diarias, si son de corta duración o una sesión larga al día. Cuando la intensidad es mínima, aparece una sensación de burbujeo y pulsos pequeños de poca amplitud (conveniente para tratamientos de mediana o larga duración); si la intensidad es máxima, aparece una sensación de contracciones fibrilares, con pulsos de mayor amplitud y percepción de pequeñas contracciones musculares.

La duración del tratamiento o el número de días en tratamiento también es muy variable y depende de la respuesta obtenida. Deben existir cambios significativos, en cuanto al control del dolor, al cabo de las primeras 10 sesiones. En algunos casos se prolonga durante 3 semanas. Se recomienda que el paciente pueda disponer del equipo durante unas semanas, después del tratamiento, por si el dolor reaparece. En algunos casos (ejemplo: dolor del miembro fantasma), la estimulación puede hacerse nocturna, para no interferir con la actividad diaria.

Teniendo en cuenta la diversidad de métodos que existen para el manejo de condiciones complejas y crónicas, se prefiere la aplicación de TENS para el tratamiento del dolor agudo y subagudo; en este sentido la TENS bifásica simétrica tiene un efecto discretamente menos agresivo, por su carácter apolar. Dentro de la práctica fisioterapéutica se procura combinar las TENS con otras modalidades terapéuticas. De esta manera, se logra un control del dolor más significativo.

En aquellos estudios que tuvieron una duración del tratamiento menor de 4 semanas, la eficacia de los TENS, para el alivio del dolor, no fue significativamente diferente que la del placebo. Hay evidencias que indican que los efectos neurorregulatorios y de modulación de la transmisión del dolor derivados del uso de TENS, son más efectivos cuando tienen una intensidad mayor,[18,19] como sucede en la aplicación similar a la acupuntura. En la actualidad se emplean modalidades AL-TENS, que utilizan pulsos de alta intensidad y baja frecuencia, que se aplican a los puntos somáticos de la acupuntura. Se ha demostrado incluso, que los AL-TENS aumentan el umbral del dolor.[20,21]

Para la reeducación muscular se aplican las TENS coordinadas, generalmente, con una secuencia de ejercicios. Con la ayuda de dos canales de estimulación, puede utilizarse una recíproca, donde la estimulación del músculo se alterna entre agonista y antagonista. Para esto se aplica un retraso entre un canal y otro, con una estimulación no sincronizada, de manera que, al activarse el canal dos, ya ha culminado el canal 1. De lo contrario, puede utilizarse una aplicación de cocontracción, donde dos canales operan sincronizadamente, hacia la contracción agonista y antagonista, o secciones diferentes de un grupo de músculos más largo.

En la aplicación de estas corrientes, los electrodos pueden ubicarse:
- Por debajo, encima o alrededor de la zona dolorosa.
- En el dermatoma correspondiente a la zona dolorosa.
- En los puntos "gatillos" de dolor.
- En puntos de acupuntura.
- En puntos motores.

Indicaciones para aplicación de corriente TENS

Se plantea que estas corrientes tienen el 95% de efectividad en el dolor obstétrico, músculo esquelético, posquirúrgico y postraumático. Se indica además, en lesiones nerviosas periféricas, en neuropatía periférica, en la distrofia simpática refleja, en la causalgia, así como en la regeneración hística y en úlceras.[22]

Son seguras en su aplicación con poca posibilidad de producir quemaduras, si se toman las medidas adecuadas, sobre todo con los equipos portátiles de baterías, con voltaje bajo y constante, que poseen mecanismos de protección ante variaciones bruscas de la intensidad.

Por su baja frecuencia, las TENS no tienen riesgo de producir efectos adversos en la profundidad, por lo que son una de las opciones en el tratamiento de pacientes con problemas complejos.[23-45] En este sentido, Miangolarra[23] y Negrón[24] han descrito la utilización de TENS aplicada a los miembros superiores, para lograr la disrupción de la estereotipia en pacientes afectados del síndrome de Rett. Por su parte Cheing[25] aborda en su estudio, las posibilidades de control del dolor agudo y crónico, tanto en el campo experimental como clínico.

Ahmed[27,28] ha reportado los beneficios en el tratamiento del herpes zóster, y en el dolor secundario a metástasis ósea. Pearl[29] pudo constatar un mejor control de síntomas inducidos por quimioterapia en el paciente oncológico. Benedetti[30] aborda con éxito el dolor posquirúrgico en intervenciones del tórax. Borjesson[31] aplicó esta corriente en casos de angina inestable, mientras Tekeoglu[38] utilizó TENS, para mejorar la calidad de vida en pacientes con infarto cerebral reciente.

Osiri[20] y su equipo realizaron una exhaustiva revisión del valor de la corriente TENS en el tratamiento de pacientes con osteoartritis de rodilla. En esta revisión se identificaron siete ensayos que fueron elegibles para ser incluidos por la calidad de su ejecución. Seis utilizaron TENS como el tratamiento activo, mientras que otro utilizó TENS semejantes a acupuntura (AL-TENS). Las cifras de pacientes en los grupos de tratamiento activo con TENS y con placebo fueron de 148 y 146, respectivamente. Demostraron la efectividad de la TENS en el alivio del dolor, en la disminución de la rigidez, en el estado funcional y en la evaluación global del paciente, además de los cambios imagenológicos de la articulación, en estudios con una duración de 1 año o más, todo esto comparado con grupos placebo.

Existen dos revisiones muy interesantes sobre los efectos de la TENS y de la electroestimulación sobre la mano reumatológica. Brosseau[46,47] plantea que la electroestimulación ha demostrado ser efectiva en la mano del paciente con artritis reumatoidea (AR), para mejorar la funcionalidad (evitar atrofia, aumento de la resistencia a la fatiga y de la fuerza de prensión).

Aunque la revisión de Broseau encontró que la única modalidad útil para reducir el dolor y aumentar la fuerza muscular es la TENS de baja frecuencia y elevada intensidad (acupuntura *like*), la calidad y el número de los textos revisados no hace que se deba descartar la utilización de la TENS convencional, aconsejada por los textos clásicos. [48,49]

Otro acápite, en el que parecen coincidir varios autores, es la necesidad de una neuroestimulación eléctrica transcutánea (TENS) o de la electroestimulación funcional como prevención del desarrollo del hombro doloroso en el paciente hemipléjico. [50-53]

Las TENS pueden ser utilizadas para contribuir con el objetivo de la relajación de los espasmos musculares. En pacientes sometidos a encamamiento prolongado, son útiles en la prevención o retraso de la atrofia muscular y de trombosis venosas, y en el mantenimiento o incremento del rango de movimiento articular. Pueden contribuir en el incremento de la circulación local. Con parámetros adecuados, contribuyen a la reeducación y el fortalecimiento muscular.

Están indicadas en el dolor neuropático o neurogénico crónico (dolor de muñón, compresiones nerviosas periféricas, lesiones por avulsión, etc.). En este caso los éxitos iniciales llegan de 60 a 65%, aunque después de 1 o 2 meses solo el 20 al 30% de los pacientes continúan con los efectos analgésicos.[54]

Sin embargo, son menos efectivas en el dolor, especialmente, si tiene una localización difusa y profunda.

Precauciones para el uso de corrientes TENS

Entre las precauciones para el uso de las corrientes TENS, están:

- La corriente no debe utilizarse en pacientes con marcapasos, o con severas demandas de tipo cardiaco.
- Estas corrientes no deben utilizarse directamente sobre lesiones cancerosas.
- No aplicar los electrodos de corriente sobre la región de los senos carotídeos.
- Evitar la aplicación de corriente a través de electrodos transcerebrales (a través de la cabeza).
- Se debe evitar la aplicación de electrodos de corriente transtorácica (la introducción de corriente eléctrica en el corazón puede causar arritmias serias).
- No se han podido precisar los efectos a largo plazo de la estimulación eléctrica crónica. Es decir, a un paciente que utilice el equipo portátil o individual por muchas horas diarias durante meses.
- No se ha establecido la seguridad en el uso de este tipo de estimulación eléctrica terapéutica durante el embarazo. Se debe evitar la aplicación en abdomen durante la menstruación.
- No se debe aplicar la estimulación sobre áreas de flebitis, tromboflebitis, venas varicosas, etc.
- Se deben tomar precauciones cuando se trata a pacientes con problemas de epilepsia.
- Evitar la aplicación cuando haya una tendencia a sufrir hemorragias seguidas de un trauma agudo o de una fractura.
- Cuando se aplica el tratamiento, después de procesos quirúrgicos recientes, se debe tomar mucha precaución, ya que la contracción del músculo puede interrumpir el proceso de curación.
- Evitar la aplicación sobre áreas de la piel con falta o ausencia total de sensibilidad.
- Algunos pacientes pueden notar irritación de piel o hipersensibilidad debido a la estimulación eléctrica o a través de un medio conductivo. La irritación generalmente se reduce utilizando un medio conductivo alternativo, o mediante la aplicación de electrodos alternantes.

Corrientes diadinámicas

Las corrientes diadinámicas o de Bernard son semisinusoidales de baja frecuencia a partir de la rectificación simple (50 Hz) o doble (100 Hz) de una corriente sinusoidal, aplicada en distintas modulaciones o combinaciones entre ambas frecuencias.[55,56]

La posibilidad de contar con diferentes formas de corriente, combinadas entre sí, permite el abordaje efectivo del paciente con dolor, en estadios muy agudos, además de influir en el fenómeno inflamatorio y en los trastornos de tipo circulatorio. Es por esto que son bastante utilizadas en los servicios de rehabilitación. Al igual que en los casos anteriormente descritos en este las corrientes diadinámicas tienen una influencia superficial, no penetran significativamente dentro del organismo.

Tipos de corrientes diadinámicas

Corriente diadinámica modalidad monofásica (MF). Tiene parámetros fijos. Está compuesta de impulsos semisinusoidales con eliminación de la fase negativa. La

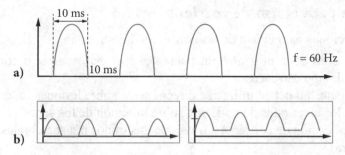

Figura 22.10. *a*) Esquema de la corriente diadinámica de tipo monofásica. *b*) Esquemas de la misma corriente pero con la base de galvánica en *off* (izquierda), y la misma corriente pero con la base galvánica en *on* (derecha). Obsérvese cómo se eleva la corriente sobre la línea isoeléctrica con la base galvánica en *on*, de manera que la intensidad de la corriente nunca llega a cero.

frecuencia es de 50 Hz, el impulso puede ser, según el fabricante, de 6, 8 o 10 ms (**Fig. 22.10**).

La corriente MF tiene una acción dinamogénica prolongada (sobre la sensibilidad, la motricidad, y el trofismo), produce efectos comparables al masaje del tejido conjuntivo. Se emplea fundamentalmente en combinación con otras modalidades de las diadinámicas.

Su principal indicación es el tratamiento del dolor, sobre todo en el dolor subagudo o crónico cuando el paciente es capaz de tolerar las discretas contracciones musculares que provoca en su aplicación.

Su componente galvánico es del 33%, pero en los equipos modernos se le puede agregar una base galvánica del 5%. Este incremento permite practicar, con esta corriente, una sesión de iontoforesis con estímulo sensitivo.

El tiempo de aplicación no debe ser superior a 2 o 3 minutos.

Corriente diadinámica modalidad difásica (DF) o llamada bifásica rectificada. Tiene una frecuencia de 100 Hz, y está compuesta de impulsos semisinusoidales de entre 6 y 10 ms, sin pausas (0 ms), con frecuencia de 100 Hz (**Fig. 22.11**).

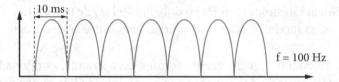

Figura 22.11. Esquema de la corriente diadinámica de tipo bifásica rectificada.

Tiene una enérgica acción analgésica y relajante en las contracturas musculares reflejas, aunque su efecto es poco duradero. Produce una acción dinamogénica poco durable y una inhibición precoz entre el primer y el segundo minutos. Activa los procesos de intercambio y estimula la circulación sanguínea.

Planteada para el tratamiento de neuralgias, dolores crónicos, y para realizar bloqueos simpáticos.

Se recomienda siempre como fase inicial de preparación a otras modalidades de corrientes diadinámicas, con el fin de elevar el umbral de sensibilidad en las algias intensas y disminuir la resistencia de la piel, facilitando así la penetración de la corriente.

Su componente galvánico es de 66%, y se le puede agregar, al igual que en la monofásica, una base galvánica, del 5%. Este incremento en el componente galvánico permite practicar una sesión de iontoforesis con más eficiencia que con la monofásica, sin embargo duplica el riesgo de quemadura, por lo que hay que calcular bien el límite de la intensidad a aplicar.

El tiempo de aplicación no debe ser superior a 2 o 3 min. Generalmente se inician todos los tratamientos, tiempos con de 2 min.

Corriente diadinámica modulada en cortos períodos (CP). Constituye una sucesión de las corrientes MF y DF, con duración de 1s cada una. Por este motivo, la frecuencia cambia entre 50 y 100 Hz (**Fig. 22.12**). Su componente galvánico es del 50%, aunque se le puede agregar una base galvánica del 5%.

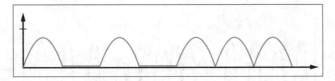

Fig. 22.12. Esquema de la corriente diadinámica modulada a cortos períodos. Después de un segundo con MF, le sigue otro segundo de corriente DF, y continúa así durante todo el tiempo de aplicación.

Se produce una combinación entre los efectos descritos anteriormente. Su valor principal está reservado para el tratamiento del paciente que posee dolor asociado a un componente inflamatorio, ya que contribuye significativamente a la reabsorción del edema.

El tiempo de aplicación de esta modalidad es generalemente entre 4 y 8 minutos.

Corriente diadinámica modulada en largos períodos (LP). Al igual que el caso anterior, la coriente diadinámica de largos períodos (LP), constituye una sucesión de las corrientes MF y DF. En este caso se combinan 5 s de corriente MF y 10 segundos de la corriente DF. (**Fig. 22.13**) Su componente galvánico es más difícil de determinar, aunque se le puede agregar una base galvánica del 5%.

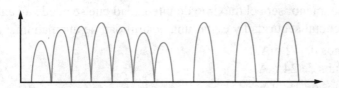

Fig. 22.12. Esquema de la corriente diadinámica modulada a cortos períodos. Después de un segundo con MF, le sigue otro segundo de corriente DF, y continúa así durante todo el tiempo de aplicación.

Con este tipo de corriente. Se obtienen efectos analgésicos más duraderos que con la DF simple, de hecho se considera la corriente analgésica por excelencia dentro de las diadinámicas. Son las mejor toleradas por el paciente, refiriéndose que son más "cómodas" que el resto.

No solo se produce modulación en la frecuencia, sino también en amplitud. Esos cambios periódicos de frecuencia y amplitud, retardan la acomodación, de modo que es posible lograr aplicaciones y efectos más prolongados.

Se recomiendan para la reabsorción de edemas y equimosis por activación de la circulación de retorno, por el efecto de bomba muscular durante las fases de contracción muscular. Tiene efecto antiinflamatorio específico, por movilización iónica en traumatismos recientes. Se emplea con éxito en las algias y procesos traumáticos o inflamatorios en fase aguda o subaguda. El tiempo de aplicación está generalmente entre 4 y 8 min.

Corriente diadinámica de tipo Soft. Se trata de un paso gradual entre 6 s de MF a DF y viceversa (**Fig. 22.14**).

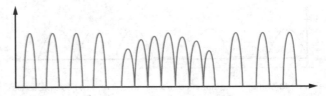

Figura 22.14. Esquema de la corriente diadinámica de tipo Soft.

Fuera de estos tipos descritos, se pueden incrementar los tipos de combinaciones en dependencia de los objetivos que se tengan. Dentro de la nomenclatura se puede encontrar el llamado ritmo sincopado, que vincula trenes de estimulación de 50 y 100 Hz, con un componente galvánico de solo el 16%. Se encuentra también con una combinación de MF y pausa de 1s cada una; es el esquema recomendado si hay que realizar estimulación muscular con corrientes diadinámicas.

Para todas las variantes de corrientes diadinámicas, en el manejo de la intensidad, es necesario tener en cuenta la relación entre el componente galvánico y la dosis de 1 m A/cm² de electrodo, descrita para la corriente galvánica; a causa de la posibilidad de quemaduras en una dosis excesiva.

Ejemplo: ¿Cuál sería la intensidad tope en que se debe mantener cuando se trabaja con un electrodo de 80 cm²? Mientras mayor es el componente galvánico de la modalidad que se emplea, menor será el máximo de intensidad que se puede alcanzar para tener un margen de total seguridad y evitar una posibilidad de quemadura.

- DF menos de 12 mA.
- MF menos de 24 mA.
- CP menos de 16 mA.
- LP menos de 14 mA.
- RS menos de 48 mA.

Además de tener en cuenta este cálculo de intensidad tope, lo más importante es atender a la sensibilidad individual del paciente. En caso de que el paciente sienta, aunque sea el mínimo de molestia dolorosa, independientemente de que no se halla llegado aún al límite de intensidad, se debe detener la aplicación y examinar el estado de la piel.

Consideraciones metodológicas para la aplicación de las corrientes diadinámicas

Se debe tener en cuenta:

- La variante DF que se propone en el comienzo de cualquier tratamiento con diadinámicas, sirve para preparar la zona de estimulación.
- En caso de dolor agudo se aplica DF por 30 s, a 2 min, seguida por LP de 5 a 8 min.
- La variante LP se propone como la forma más analgésica de corriente diadinámica y se utiliza ampliamente.
- En caso de dolor subagudo se aplica DF por 30 s, a 2 min, seguida de LP por 5 min y finalmente CP por 5 min (**Fig. 22.15**).
- En caso de inflamación o edema se aplica DF por 30 s, CP por 5 min y luego LP por 5 min.

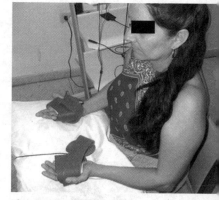

Figura 22.15. La combinación DF + LP tiene gran aceptación y efectividad, con la aplicación de un electrodo indiferente (+) en la base del cuello y dos electrodos (–) a nivel de las palmas de las manos, en casos de dolor cérvico-braquial bilateral. En este caso, si el paciente no tolera esta posición de manera cómoda, debe apoyar la cabeza hacia delante para descargar su peso y relajar la musculatura paravertebral y suboccipital. *Servicio de Fisioterapia del CIMEQ.*

La variante CP tiene un efecto circulatorio muy interesante, que se aplica con efectividad en afecciones reumáticas, o para aliviar el dolor de articulaciones inflamadas, experiencia que transmitió el profesor Martínez Navarro, del servicio de Medicina Física y Rehabilitación del Hospital "Hermanos Ameijeiras".

La variante MF tiene una acción menos analgésica y más apropiada para desarrollar acciones de potenciación a nivel del músculo según necesidades, y estimular el metabolismo celular. Sin embargo, como existen las otras combinaciones menos molestas, es infrecuente que se utilice sola.

En el trabajo con las corrientes diadinámicas, se ha logrado acumular una gran experiencia en Cuba. En este sentido se destaca la aplicación efectiva a pacientes con herpes zóster desde el primer día de evolución. Se comenzó con DF por 1 min, seguido de LP por 5 a 8 min, si existía un dolor intenso. La profesora Zoila Pérez preconiza la aplicación de DF, seguida de CP, y al final de la sesión, utilizar LP si fuera muy intenso el dolor.

Otra de las aplicaciones, donde se han obtenido muy buenos resultados, es en pacientes con cervicobraquialgia y lumbociatalgia, para el alivio del síndrome radicular. En una serie de 518 pacientes a los que se aplicó corriente diadinámica, que se presentó en el XVIII Congreso de la AMLAR, en 1999, y en la VIII Jornada Nacional de Fisioterapia en el 2000, se encontró una eficacia global por encima del 90% en un promedio de 9,6 sesiones. El estudio fue realizado en el CIMEQ y se utilizó el equipo Endomed 581 de la firma holandesa Enraf Nonius.[104] Se destacan los resultados obtenidos para las algias vertebrales, la hernia discal operada, las fracturas, la enfermedad de Sudeck, las contusiones, las sinovitis y las neuritis. La eficacia más baja, en esta serie, para el dolor del hombro en la hemiplejia, en la migraña, así como en la artrosis. En todos los casos se asoció el tratamiento con la actividad kinésica convencional. Un total de 91 pacientes llevaron además la inclusión de termoterapia superficial con calor IR (**Fig. 22.16**).

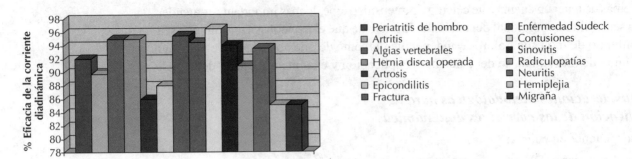

Figura 22.16. Comportamiento del porcentaje de eficacia de la corriente diadinámica en un grupo de procesos patológicos. *Fuente: Servicio de Fisioterapia del CIMEQ.*

Para influir en la regeneración hística, se aplica DF por más de 10 min con cambio frecuente de polaridad y una intensidad subumbral. Para obtener esto último, se requiere alcanzar el umbral sensitivo y luego se disminuye la intensidad, hasta que deja de percibirse.[57,58]

La sesión en general, debe ser corta para evitar la habituación o la acomodación. Con diadinámica DF no se debe sobrepasar 2 a 3min y con el resto 6 min, aún al invertir la polaridad y aplicar varias corrientes. No se debe sobrepasar de 10 min.

Si la aplicación es en el trayecto nervioso, se deben variar los puntos de aplicación en correspondencia con la evolución del dolor y ubicar el polo negativo distalmente. Para facilitar la aplicación se utiliza una especie de "manubrio" donde están colocados los electrodos (**Fig. 22.17**).

El tratamiento puede ser diario o dos veces al día. Debe existir un lapso entre una y otra aplicación no superior a 48 h. Se aconseja que luego de desaparecer los síntomas, se deben realizar 2 o 3 sesiones más. Algunos autores luego de 6 o 7 sesiones de mejoría, recomiendan interrumpir y continuar la próxima semana.

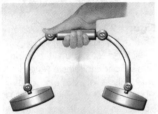

Figura 22.17. Manubrio para facilitar las aplicaciones de corrientes diadinámicas.

Corriente de alto voltaje

Es una modalidad cuya experiencia práctica es relativamente nueva. Se ha incorporado gracias a la introducción de modernos equipos dentro de la red de salud.

Se caracteriza por la ocurrencia de una pareja de pulsos triangulares de muy breve duración, entre 0.2 y 7 ms, con interfase de hasta 65 ms, en trenes de 0.1 a 0.4 ms seguidos de un largo intervalo de reposo, con frecuencias de 2 a 200 Hz casi siempre de 197 Hz (**Fig. 22.18**).

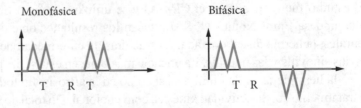

Figura 22.18. Esquema de la corriente de alto voltaje en sus variantes monofásica y bifásica.

Se denomina de alto voltaje, porque el estímulo tiene una intensidad de más de 500 V entre 2 y 2.5 A. Sin embargo, la atenuación que producen el resto de los parámetros físicos de la corriente, hace que el promedio de intensidad en la aplicación sea de 1.2 a 1.5 mA. Estas características físicas hacen la aplicación muy confortable y con ningún efecto térmico o químico agresivo en el tejido tratado.

La corriente galvánica pulsada de alto voltaje tiene gran variedad de aplicaciones fisiológicas. En los últimos 10 años, ha tenido éxito para el tratamiento de procesos dolorosos agudos y crónicos, así como en el caso de úlceras de larga evolución.[59]

En pacientes con dolor agudo, la frecuencia recomendada es de 50 a 120 Hz, y se sugiere la polaridad alternante, una duración de 30 min, así como una técnica bipolar con electrodos de características acorde con el área de dolor.

En pacientes con dolor de tipo crónico, la frecuencia recomendada es de 2 a 15 Hz, para lo que se sugiere también, la polaridad alternante. La duración debe ser de 10 a 15 min, con una aplicación de técnica bipolar con electrodos pequeños.

En el caso del tratamiento de úlceras, la frecuencia recomendada es de 100 Hz, se debe escoger la polaridad según el objetivo que se tenga. La intensidad debe ser suficiente para obtener una parestesia ligeramente punzante (en el caso de anestesia cutánea se eleva la intensidad hasta la fasciculación y luego se baja hasta que desaparezca la fasciculación, en este nivel se mantiene la intensidad), el tiempo de tratamiento será de 60 min, 5 días a la semana.[60,61]

En pacientes con fenómeno de contractura muscular de defensa, la frecuencia recomendada es de 100 a 125 Hz, con el uso de polaridad alternante, duración de 30 a 60 min de cada sesión y el empleo de una técnica bipolar.

Microcorrientes

Es también una de las modalidades terapéuticas con las que no ha existido una gran experiencia práctica en Cuba, y que acaba de estar diseminada en los equipos modernos distribuidos con el Programa de Rehabilitación.
Dentro de sus características se destacan, intensidad menor que 1 mA, generalmente con frecuencias variables muy bajas, por debajo de los 30 Hz, y *duty cicle* del 50%. Es una estimulación eléctrica que actúa a nivel subsensorial. Sus parámetros físicos la predestinan a una acción directa sobre la célula y los elementos subcelulares, fundamentalmente del tejido conjuntivo y vascular. Es utilizada, en la práctica, en casos en que existe daño hístico asociado a inflamación. Es la forma de electroterapia diseñada específicamente para estimular la regeneración hística.[62]

En pacientes con trastornos de la cicatrización, se aplican frecuencias ultrabajas entre 1 y 10 Hz e intensidades ultrabajas en el orden de los 10 a 100 μA.[63]

Para modular el dolor crónico, se aplican rangos de frecuencia de 3 Hz (electropuntura) hasta 30 Hz, con intensidades entre 150 y 600 μA.[64-68]

Indicaciones generales de corrientes de baja frecuencia

Son múltiples las posibilidades que brindan estas corrientes; su principal contribución a la fisioterapia es el tratamiento de los cuadros dolorosos, ya sean agudos, como es el caso específico de las corrientes TENS o las variantes DF y LP de las diadinámicas, o dolores crónicos como puede ser el caso de la corriente de Träbert, o las variantes MF de las diadinámicas. Pueden ser dolores de carácter visceral, somático, postraumático o neurogénico. [69-80]

En casos de dolor agudo, generalmente se utilizan variantes que garanticen una frecuencia de estimulación por encima de 100 Hz, ya que así evita estimular la contracción muscular, por lo que mantienen la zona lesionada en un "reposo" relativo, mientras que el envío de estímulos dolorosos es por parte de los nervios. Por su parte, en el tratamiento del dolor subagudo y crónico se escogen modalidades de corriente o parámetros con frecuencias por debajo de 50 Hz; de esta manera, se favorece una acción de bombeo muscular que puede llegar a la vibración, estimula la circulación local,[81,82] se inhibe la secreción de sustancia P y se contribuye a la liberación de endorfinas y encefalinas.[83]

Gómez-Conesaa escogieron un grupo de pacientes diagnosticados con traumatismos cervicales atendidos en una Unidad de Fisioterapia de Atención Primaria, y se analizó la efectividad del tratamiento en los esguinces cervicales en grados I y II, sin signos de inestabilidad. Este estudio mostró el 80% de mejoría con la aplicación combinada de TENS, ultrasonido pulsado, ejercicios (recorrido articular, fortalecimiento y reeducación óculo-cervical) e higiene postural.[84]

Otra de las contribuciones de este grupo de electroterapia es el efecto que se logra a nivel muscular, ya sea para tonificar como el caso de las corrientes TENS, diadinámicas o de alto voltaje, o también cuando se necesita relajación muscular utilizando otros parámetros de estas mismas corrientes. Por esto se han reportado como útiles para disminuir la espasticidad, y en la prevención de atrofias en pacientes con lesiones nerviosas periféricas, aunque en este último caso no hay evidencias de que se acelere el proceso de regeneración del nervio lesionado.[85-87]

También ofrecen posibilidades para influir en los procesos inflamatorios, mejoran la circulación local, ayudan en la reabsorción del edema periarticular, como es el caso de las corrientes diadinámicas en su modalidad MF, así como la corriente de alto voltaje. Estas experiencias se han reportado en tratamiento a pacientes reumáticos, con diferentes grados de osteoartrosis, así como en distrofia simpáticorrefleja.[88-93]

Poseen posibilidades de estimular la regeneración hística, donde pueden aplicarse diferentes alternativas, pero sin dudas, los resultados más importantes se logran con la aplicación de microcorrientes.[94]

Según Dayton[95], además de que el estímulo eléctrico genera alteraciones significativas en la cicatrización de heridas crónicas, este método aumenta la eliminación de los elementos lesivos que actúan en el lugar de la herida, previene o elimina de la infección (en caso de alteraciones locales en el pH, rechazo de iones bacterianos por el electrodo o estímulo de los fagocitos), garantiza una oxigenación adecuada, el desbridamiento y el bienestar sistémico, así como aumenta la resistencia de la herida con una mayor calidad de la cicatriz.

Han sido también señaladas las experiencias de aplicación de las corrientes de baja frecuencia en el campo de la pediatría. Se ha reportado la contribución de la estimulación eléctrica neuromuscular en niños, con daño cerebral, mayores de 18 meses, para ayudar en el fortalecimiento y el control motor durante el entrenamiento de la marcha; la estimulación recíproca de antagonistas para el tratamiento de la espasticidad, aunque con un efecto temporal; la estimulación eléctrica umbral (EEU), una estimulación nocturna de baja intensidad, que se ha utilizado para favorecer la función motora, especialmente del tronco y de la musculatura proximal en niños con parálisis cerebral (PC). Incluso se ha reportado su eficacia como ayuda a la rizotomía posterior, en la reducción del tono y la mejora de la función motora.[96-100]

A partir de la experiencia, la electroterapia no se utiliza con frecuencia en niños. Solo en casos de máxima necesidad, y siempre que sea posible se emplea la corriente de media frecuencia antes que la de baja frecuencia. La primera ofrece un mayor rango de seguridad, menos molestias y mayor tolerancia por parte del paciente.

Equipamiento de corrientes de baja frecuencia

Cada día son superiores en cantidad y en calidad las prestaciones de los nuevos equipos de electroterapia.

Estos modernos electroestimuladores poseen todos los tipos de corrientes necesarias para trabajar con electroterapia de baja y media frecuencia (**Fig. 22.19**).

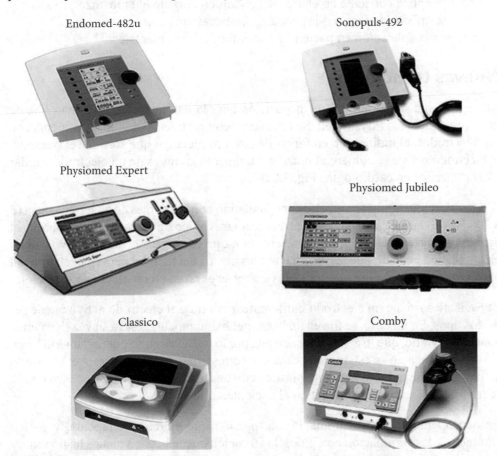

Endomed-482u

Sonopuls-492

Physiomed Expert

Physiomed Jubileo

Classico

Comby

Figura 22.19. Variedad de equipos de electroestimulación.

Contraindicaciones generales de corrientes de baja frecuencia

Las corrientes de baja frecuencia tienen las contraindicaciones siguientes:

- Aparatos controlados por telemetrías (marcapasos).
- Hipersensibilidad cutánea, quemaduras.
- Lesiones de piel en el lugar de aplicación.
- Tromboflebitis aguda.
- Hematomas o heridas recientes.
- Región craneal en epilépticos.
- Aplicación directa sobre procesos oncológicos.

Precauciones en la aplicación de corrientes de baja frecuencia

Al aplicar las corrientes de baja frecuencia se deben tener en cuenta las precauciones siguientes:

- Tener cuidado ante la presencia de endoprótesis-osteosíntesis. Cuando se utilizan corrientes polarizadas, puede existir la posibilidad de quemadura química local y algún grado local de resorción ósea.
- Evitar la aplicación en enfermedades crónicas descompensadas.
- No se aplica corriente en un paciente con fiebre.
- No se aplica corriente en el área del abdomen durante el embarazo.
- No se aplica corriente en las zonas anestésicas cutáneas.
- Evitar la aplicación en pacientes con enfermedades mentales.[101]

Nuevas tecnologías

Recientemente se ha puesto a la disposición para la fisioterapia el Hivamat-200, de la empresa alemana Physiomed. Se trata de un equipo ligero, portátil, que cuenta con dos electrodos, el indiferente en forma de cilindro metálico que sostiene el paciente, el electrodo activo se adhiere al brazo del terapeuta, a través de un electrodo similar a los utilizados en cardiología (**Fig. 22.20**).

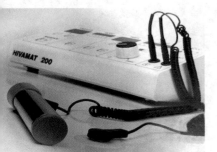

Figura 22.20. Equipo Hivamat-200. *Cortesía de la empresa Physiomed®.*

A pesar de que el equipo es un electroestimulador, con corrientes de baja frecuencia (5 a 200 Hz), lo que llega al paciente es un efecto mecánico de vibración. Y es porque el agente físico real que se aplica al paciente con este equipo es un significativo campo electrostático pulsátil, que se genera entre las manos del fisioterapeuta y el cuerpo del paciente, que perdura durante toda la sesión y se expresa en un efecto de vibración.

El paciente sostiene un electrodo indiferente, mientras, el electrodo activo puede ser de dos tipos. En un caso, se fija en un brazo del fisioterapeuta, este a su vez lleva unos guantes de vinilo, que lo aíslan del paciente, por lo que el circuito queda "abierto" y en el sitio del contacto se establece el campo electrostático. En el otro caso, el electrodo activo es un aplicador o manguito plástico con una almohadilla aislante, desde donde se transmite el campo electrostático al paciente.

En dependencia de la manipulación, la presión que ejerce el terapeuta, y de los parámetros de estimulación escogidos, la vibración puede llegar a planos hísticos muy profundos; así, se ejerce el mayor impacto sobre el tejido colágeno y sobre la red de

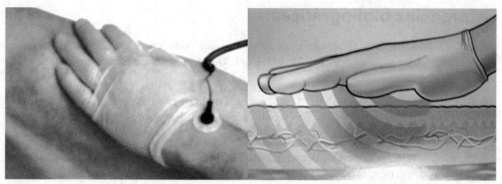

Figura 22.21. Equipo Hivamat-200. El electrodo activo se ubica en el brazo del terapeuta y la mano de este se aísla del paciente a través de un guante de vinilo. Se establece un campo electrostático que produce vibración y las ondas mecánicas derivadas de esta, se desplazan en la profundidad de los tejidos. *Cortesía de la empresa Physiomed®.*

capilares linfáticos. El principio físico de funcionamiento está basado en el efecto Johnson-Rahbeck y en la Ley de Coulomb (**Fig. 22.21**).

Según el objetivo, se puede modular la frecuencia hacia el tratamiento analgésico (más de 100 Hz), o hacia frecuencias de influencia en la actividad muscular (alrededor de 50 Hz), o estimulación de la circulación (entre 20 y 30 Hz), o gran influencia en el tejido conjuntivo de fascias, músculos, huesos y articulaciones. Otros parámetros regulables son el grado de profundidad de la acción, con ajuste del tiempo de impulsos y reposo, así como el porcentaje de la intensidad de la aplicación.

Este equipo se desarrolló a finales de los años 80 en Alemania, y hoy se encuentra diseminado en muchos centros hospitalarios de Europa, ha tenido una gran aceptación no solo entre el personal de rehabilitación sino también, en el personal de enfermería y del resto de las áreas clínicas. En este sentido, se destaca la experiencia en el posoperatorio del paciente oncológico, para la prevención y el tratamiento de complicaciones.[102]

Trabaja en un rango de frecuencias que permite cubrir objetivos de drenaje circulatorio linfático y venoso, relajante muscular, efectos antiinflamatorios, analgésicos, incluso radiculopatías, en contracturas musculares, así como en casos complejos como la distrofia simpaticarrefleja. Además, prepara muy bien las condiciones para las movilizaciones en pacientes con limitaciones articulares postraumáticas.

Preguntas de Comprobación

1. Caracterice los tipos de corrientes de baja frecuencia.
2. ¿Cuál es la corriente de Träbert?
3. ¿A qué se le denomina TENS?
4. ¿En qué se diferencian los tipos de corrientes de diadinámica?
5. ¿Qué es una corriente de alto voltaje?
6. ¿Para qué se utilizan las microcorrientes?
7. Argumente las indicaciones de las corrientes de baja frecuencia.
8. Mencione las contraindicaciones de las corrientes de baja frecuencia.
9. Mencione las precauciones de las corrientes de baja frecuencia.
10. Explique las ventajas que ofertan los nuevos electroestimuladores.

Referencias bibliográficas

1. Rioja Toro J. Bases de física eléctrica. En: Estimulación eléctrica transcutánea, muscular, neuromuscular y funcional. Ed. Hospital del Río Hortega, Insalud Valladolid, S.A., p. 49-64.

2. Rodríguez Martín J. M. (2000). Terapia analgésica por corrientes variables. Técnica de estimulación nerviosa transcutánea sensitiva y motora. En: Electroterapia en fisioterapia. Editorial Médica Panamericana, p. 241-292.

3. Capote Cabrera A., López Y., Bravo Acosta T. (2006). Unidad temática VI. Electroterapia de baja y media frecuencia. En: Agentes físicos. Terapia física y rehabilitación. La Habana: Editorial Ciencias Médicas. p. 155-220.

4. Ghoname E. A., Craig W. F., and White P. F. (1999). Percutaneous electrical nerve stimulation (PENS): An alternative to opioid analgesics for treating headache pain after electroconvulsive therapy. Headache. (39): 502-505.

5. Ghoname E. A., Craig W. F., White P. F., et al. (1999). Percutaneous electrical nerve stimulation for low back pain: a randomized crossover study. JAMA. (3); 281(9): 818-823 [Medline].

6. Ghoname E. S., Craig W. F., White P. F., et al. (1999). The effect of stimulus frequency on the analgesic response to percutaneous electrical nerve stimulation in patients with chronic low back pain. Anesth Analg. 88(4): 841-846 [Medline].

7. Melzack R., Wall P. (1965). Pain mechanisms: A new theory. Science. 150: 971-977.

8. Spaich E. G., Taberning C. B. (2002). Estimulación eléctrica y espasticidad: una revisión. Rehabilitación. 36(3): 162-166.

9. Gorman Peter H., et al. (2002). Electrotherapy. En: Physical medicine and rehabilitation secrets. Hanley î Belfus. Inc. p. 523-528.

10. Khan J. (1991). Principios y práctica de electroterapia. Barcelona: Editorial JIMS. p. 22-29.

11. Andersson S. A., Hansson G., Holmgren E., Renberg O. (1976). Evaluation of the pain suppression effect of different frequencies of peripheral electrical stimulation in chronic pain conditions. Acta Orthopaedica Scandinavia. 47: 149-157.

12. Grimmer K. (1992). A controlled double blind study comparing the effects of strong Burst Mode TENS and High Rate TENS on painful osteoarthritis knees. Australian Journal of Physiotherapy. 38(1): 49-56.

13. Mayer D. J., Price D. D. (1989). In: Snyder-Mackper L., Robinson A., editors. Clinical electrophysiology, electrotherapy and electrophysiologic testing. Baltimore, MD: Williams & Wilkins9. p. 141-201.

14. Béseler M. R., et al. (1999). Empleo de TENS en el ámbito domiciliario. Rehabilitación. 33(4): 243-248.

15. Bisschop G., Dumoulin J. (1991). Neurostimulation électrque transcutnée antalgique et excitomotrice. Paris: Ed. Masson. p.12-67.

16. Dersheid G. L., Garrick J. C. G. (1981). Medial collateral ligament injures in football: Non-operative management of Grade I and Grade II sprains. Am J Sports Med. 9: 365-368.

17. McLachlan, J. C. (1991). Transcutaneous electrical nerve stimulation. Lancet. 337-342.

18. Jette D. U. (1986). Effect of different forms of TENS on experimental pain. Physical Therapy. 66: 187-192.

19. Langley G. B., Shepperd H., Johnson M. (1984). The analgesic effects of TENS and placebo in chronic pain patients: a double-blind, non-crossover comparison. Rheumatology International. 4: 119-123.

20. Osiri M., Welch V., Brosseau L., Shea B., McGowan J., Tugwell P., Wells G. (2005). Estimulación eléctrica nerviosa transcutánea para la osteoartritis de rodilla (Cochrane Review). In: The Cochrane Library, Issue 2. Oxford: Update.

21. Yurtkuran M., Kocagil T. (1999). TENS, electroacupuncture and ice massage: comparison of treatment for osteoarthritis of the knee. American Journal of Acupuncture. 27(3/4): 133-140.

22. Basford Jeffrey R., Fialka-Moser V. (2002). The physical agents. En: O´Young B. J., Young M. A., Stiens S. A. Physical medicine and rehabilitation secrets. Philadelphia: Hanley î Belfus Inc, 2nd. ed. p. 513-523.

23. Miangolarra Page J. C., Carratala Tejada M., Luna Oliva L., y Pérez de Heredia M. (2003). Síndrome de Rett: Actualización del proceso de rehabilitación. Rehabilitación, 37(2): 93-102.

24. Negrón Lilia T., Nuñez Lilia T. (2001). Síndrome de Rett: Diagnóstico y tratamiento. En: Riviére A. y Marto J. El tratamiento del autismo. Nuevas perspectivas. Madrid: Ministerio de Trabajo y Asuntos Sociales. Asociación de Padres de Niños Autistas. p. 715-740.

25. Cheing G. L., Hui-Chan C. W. (1999). Transcutaneous electrical nerve stimulation: nonparallel antinociceptive effects on chronic clinical pain and acute experimental pain. Arch Phys Med Rehabil. 80(3): 305-312 [Medline].

26. McDowell B. C., McCormack K., Walsh D. M., et al. (1999). Comparative analgesic effects of H-wave therapy and transcutaneous electrical nerve stimulation on pain threshold in humans. Arch Phys Med Rehabil Sep; 80(9): 1001-1004 [Medline].

27. Ahmed H. E., Craig W. F., White P. F., et al. (1998). Percutaneous electrical nerve stimulation: an alternative to antiviral drugs for acute herpes zoster. Anesth Analg. 87(4): 911-914 [Medline].

28. Ahmed H. E., Craig W. F., White P. F., and Huber P. (1998). Percutaneous electrical nerve stimulation (PENS): a complementary therapy for the management of pain secondary to bony metastasis. Clin J Pain. 14(4): 320-323 [Medline].

29. Pearl M. L., Fischer M., McCauley D. L., et al. (1999). Transcutaneous electrical nerve stimulation as an adjunct for controlling chemotherapy-induced nausea and vomiting in gynecologic oncology patients. Cancer Nurs. 22(4): 307-311 [Medline].

30. Benedetti F., Amanzio M., Casadio C., et al. (1997). Control of postoperative pain by transcutaneous electrical nerve stimulation after thoracic operations. Ann Thorac Surg. 63(3): 773-776 [Medline].

31. Borjesson M., Eriksson P., Dellborg M., et al. (1997). Transcutaneous electrical nerve stimulation in unstable angina pectoris. Coron Artery Dis. 8(8-9): 543-550 [Medline].

32. Chen L., Tang J., White P. F., et al. (1998). The effect of location of transcutaneous electrical nerve stimulation on postoperative opioid analgesic requirement: acupoint versus nonacupoint stimulation. Anesth Analg. 87(5): 1129-1134 [Medline].

33. Hamza M. A., White P. F., Ahmed H. E., Ghoname E. A. (1999). Effect of the frequency of transcutaneous electrical nerve stimulation on the postoperative opioid analgesic requirement and recovery profile. Anesthesiology. 91(5): 1232-1238 [Medline].

34. Danziger N., Rozenberg S., Bourgeois P., et al. (1998). Depressive effects of segmental and heterotopic application of transcutaneous electrical nerve stimulation and piezo-electric current on lower limb nociceptive flexion reflex in human subjects. Arch Phys Med Rehabil. 79(2): 191-200 [Medline].

35. Ghoname E. A., White P. F., Ahmed H. E., *et al*. (1999). Percutaneous electrical nerve stimulation: an alternative to TENS in the management of sciatica. Pain. 83(2):193-199 [Medline].

36. Grant D. J., Bishop-Miller J., Winchester D. M., *et al*. (1999). A randomized comparative trial of acupuncture versus transcutaneous electrical nerve stimulation for chronic back pain in the elderly. Pain. 82(1): 9-13 [Medline].

37. Kruger L. R., Van der Linden W. J., Cleaton-Jones P. E. (1998). Transcutaneous electrical nerve stimulation in the treatment of myofascial pain dysfunction. S Afr J Surg. 36(1) :35-38 [Medline].

38. Tekeoglu Y., Adak B., Goksoy T. (1998). Effect of transcutaneous electrical nerve stimulation (TENS) on Barthel Activities of Daily Living (ADL) index score following stroke. Clin Rehabil. 12(4): 277-280 [Medline].

39. Treacy K. (1999). Awareness/relaxation training and transcutaneous electrical neural stimulation in the treatment of bruxism. J Oral Rehabil. 26(4): 280-287 [Medline].

40. Tsen L. C., Thomas J., Segal S., *et al*. (2000). Transcutaneous electrical nerve stimulation does not augment combined spinal epidural labour analgesia. Can J Anaesth. 47(1): 38-42 [Medline].

41. Walsh D. M., Lowe A. S., McCormack K., *et al*. (1998). Transcutaneous electrical nerve stimulation: effect on peripheral nerve conduction, mechanical pain threshold, and tactile threshold in humans. Arch Phys Med Rehabil. 79(9): 1051-1058[Medline].

42. Walsh D. M., Noble G., Baxter G. D., Allen J. M. (2000). A preliminary study on the effect of transcutaneous electrical nerve stimulation (TENS) parameters upon the RIII nociceptive and H-reflexes in humans. Arch Phys Med Rehabilitation. 81(3): 324-333.

43. Osiri M., Welch V., Brosseau L., Shea B., *et al*. (2008). Estimulación eléctrica nerviosa transcutánea para la osteoartritis de rodilla. En: La Biblioteca Cochrane Plus, número 3. Oxford, Update Software Ltd. Disponible en: http://www.update-software.com. (Traducida de The Cochrane Library, Issue, Chichester, UK: John Wiley & Sons, Ltd.)

44. Rodríguez Fernández A. L., Castillo de la Torre A., Bartolomá Martín J. L. (2008). Tratamiento mediante electroterapia de una epicondilalgia de origen miofascial. Fisioterapia. 30: 105-109.

45. Puett D. W., Griffin M. R. (1994). Published trials of nonmedicinal and noninvasive therapies for hip and knee osteoarthritis. Ann Intern Med. 121: 133-140.

46. Brosseau L. U., Pelland L. U., Casimiro L. Y., Robinson V. I., Tugwell P. E., Wells G. E. (2003). Electrical stimulation for the treatment of rheumatoid arthritis. Cochrane database of systematic reviews [electronic resource] [Cochrane Database Syst Rew] (3), AB003687.

47. Brosseau L., Yonge K. A., Robinson V., Marchand S., Judd M., Wells G., Tugwell P. (2003). Transcutaneous electrical nerve stimulation (TENS) for the treatment of rheumatoid arthritis in the hand. Cochrane database of systematic reviews [electronic resource] [Cochrane Database Syst Rew]; (3): AB004287.

48. Montull Morer S., Salvat Salvat I., Inglés Novell M., Miralles Rull I. (2004). La mano reumatológica: exploración y tratamiento. Revisión. Fisioterapia. 26(02): 55-77

49. Plaja J. (2002). Analgesia por medios físicos. Madrid: McGraw-Hill Interamericana.

50. Palazón García R., Alonso Ruiz M. T., Martín Márquez J., Berrocal Sánchez I. (2004). Hombro doloroso en el hemipléjico. Rehabilitación. 38(03): 104-107.

51. Chantraine A., Baribeault A., Uebelhart D. (1999). Shoulder pain and dysfunction in hemiplegia: effects of functional electrical stimulation. Arch Phys Med Rehabil. 80: 328-331. [Medline]

52. Price C. I., Pandyan A. D. (2000). Electrical stimulation for preventing and treating post-stroke shoulder pain. Cochrane Database Syst Rev. 4:CD001698. [Medline]

53. Daviet J. C., Morizio P., Salle J. Y., Parpeix F., Talon I., Sombardier T., *et al.* (2002). Technique de rééducation neuromusculaire apliquées à l'accidenté vasculaire cérébral adulte. Encycl Méd Chir, Kinésithérapie-Médecine physique-Réadaptation. 26-455-B-10, p. 8.

54. Díez Lobato R. (1995). Técnicas neuroquirúrgicas (II). En: Muriel Villoria C., Madrid Arias J. L., editores. Estudio y tratamiento del dolor agudo y crónico. Madrid: ELA. p. 395-404.

55. Kloth L. C., *et al.* (1990). Wound healing. Alternatives in management. Philadelphia PA: FA Davis Co. p. 2-45.

56. Rodríguez Martín J. M. (2000). Diadinámicas o moduladas de Bernard. En: Electroterapia en fisioterapia. Editorial Médica Panamericana. p. 293-310.

57. Feedar J. A., Kloth L. C., Gentzkov G. D. (1991). Chronic dermal ulcer healing enhanced with monophasic pulsed electrical stimulation. Phys Ther. (71): 639-649.

58. Szuminsky N. J., *et al.* (1994). Effect of narrow, pulsed high voltages on bacterial viability. Phys Ther. 74(7): 660-667.

59. Fitzgerald G. K., Newsome D. (1993). Treatment of large infected thoracic spine wound using high voltage pulsed monophasic current. Phys Ther. (73): 355-360.

60. Griffing J. W., Tooms R. E., Mendius R. A., *et al.* (1991). Efficacy of high voltage pulsed current for healing of pressure ulcers in patients with spinal cord injury. Phys Ther(71): 433-442.

61. Davis P. (1992). Microcurrent: a modern healthcare modality. Rheb and Therapy Products Review. (12): 62-66.

62. Leffmann D. (1994). Effect of microamperage stimulation on the rate of wound healing in rats: a histological study. Physical Therapy. 74(3): 111-117.

63. Kulig K. (1991). The effects of microcurrent stimulation on CPK and delayed onset muscle soreness. Phys Ther. 71(6): 431-433.

64. Smith G. (1993). Microcurrent influences on pain control and healing. Physical Therapy Forum. (4): 29-30.

65. Wolcot C. (1991). A comparison of effects of high volt microcurrent stimulation on delayed onset muscle soreness. Phys Ther. 71(6): 470-484.

66. Martín Martín J. (1998). Corrientes interferenciales. En: Martínez Morillo M., Pastor Vega J. M. y Sendra Portero F. Manual de medicina física. Harcourt Brace de España. p.194-200.

67. Vachey E. (2000). Effectiveness of 4microA electroanal-gesia during scaling. Odontostomatol Trop. 23(92): 19-24.

68. Vachey E. (1999). Effectiveness of 4microA electroanalgesia. Odontostomatol Trop. 22(92): 36-39.

69. Arregui R. (1995). La estimulación eléctrica en el tratamiento del dolor. Rev Clin Esp. Monográfico I. (195): 237-240.

70. Shealy C. N., Mauldin C. C. (1993). Modern medical electricity in the management of pain. Phys Med Rehab Clin North Am. (4): 15-86.

71. Daly J. J., Marsolais E. B., Mendell L. M., Rymer W. Z., Stefanovska A., Wolpaw J. R., *et al.* (1996). Therapeutic neural effects of electrical stimulation. IEEE Trans Rehabil Eng. 4: 218-230.

72. Cívico Quitero H., Reyes Hernández D., Hernández Madan G., Ng Lio L., Delgado Ramírez M.(2002). Agentes físicos en el tratamiento de la enfermedad pulmonar obstructiva crónica. Rev Cub Med Milit. 31(2): 119-125.

73. David Martin S. (1997). Shoulder pain: rotator cuff tendinopathy. Hospital Medicine. 33(12): 23-46.

74. García Chinchetru, M. C., *et al.* (2000). Síndromes dolorosos en relación con el accidente cerebrovascular: dolor de hombro y dolor central. Rehabilitación. 34(6): 459-467.

75. Linn S. L., Granat M. H., Lees K. R. (1999). Prevention of shoulder subluxation after stroke with electrical stimulation. Stroke. (30): 963-968.

76. Cianca J. (2005). Lesiones deportivas. En: Garrison S. J. Manual de medicina física y rehabilitación. McGraw-Hill Interamericana, 2nd ed. p. 296-309.

77. Plaja J. (2005). Analgesia por medios no farmacológicos. En: Montagut Martínez F., Flotats Farré G., Lucas Andreu E. Rehabilitación domiciliaria. Principios, indicaciones y programas terapéuticos. Masson SA. p. 95-111.

78. Plaja J. (2002). El médico rehabilitador ante el paciente con dolor crónico. En: Salvador S., *et al.*, eds. Dolor neurógeno en rehabilitación. Madrid: Entheos; 213-221.

79. Lucas E., Lisalde E., y Alonso B. (2005). Esclerosis múltiple. En: Montagut Martínez F., Flotats Farré G., Lucas Andreu E. Rehabilitación domiciliaria. Principios, indicaciones y programas terapéuticos. Masson SA. p. 303-312.

80. Castiella S., Bidegain M., Matos M. J., *et al.* (2002). Eficacia analgésica de la electroterapia y técnicas afines: revisiones sistemáticas. Rehabilitación. 36(5): 268-283.

81. Gnatz Steve M. (2005). Dolor agudo. En: Garrison S. J. Manual de medicina física y rehabilitación. McGraw-Hill Interamericana, 2nd ed. p. 10-23.

82. Grabois M. (2005). Dolor crónico. En: Garrison S. J. Manual de medicina física y rehabilitación. McGraw-Hill Interamericana, 2nd ed. p. 105-126.

83. Shamus E., Wilson S. H. (2005). The physiologic effects of the therapeutic modalities intervention on the body systems. En: Prentice WE. Therapeutic modalities in rehabilitation. McGraw-Hill, 3rd. ed. p. 551-568.

84. Gómez-Conesaa A., Abril Belchíb E. (2006). Cervicalgias postraumáticas. Tratamiento fisioterapéutico en el primer nivel asistencial. Fisioterapia. 28(04): 217-225.

85. Dewald J. P., Given J. D., Rymer W. Z. (1996). Long-lasting reductions of spasticity induced by skin electrical stimulation. IEEE Trans Rehabil Eng. 4: 231-242.

86. García Díez E. (2004). Fisioterapia de la espasticidad: técnicas y métodos. Fisioterapia. 26(01): 25-35.

87. Kemp K., y Vennix M. (2005). Neuropatía periférica y lesión del plexo. En: Garrison S. J. Manual de medicina física y rehabilitación. McGraw-Hill Interamericana, 2nd ed. p. 227-240.

88. Guirao L., Martínez C., *et al.* (1997). Lesiones ligamentosas de tobillo. Orientación diagnóstica y terapéutica. Rehabilitación. 31: 304-310.

89. Pardo J. (1997). Rehabilitación del paciente reumático. Medicina de Reabilitação. (46): 21-26.

90. Grau León I., de los Santos Solana L., y García J. (1998). Corrientes diadinámicas y ultrasonido en el tratamiento de las disfunciones temporomandibulares. Rev Cub Estomatol. 35(3): 80-85.

91. Rodríguez Heredia J. M. (1999). El dolor en enfermedades reumáticas. Medicina de Reabilitação. (51): 27-28.

92. Garrison S. J., Felsenthal G. (2005). Rehabilitación geriátrica. En: Garrison S. J. Manual de medicina física y rehabilitación. McGraw-Hill Interamericana, 2nd ed. p. 139-151.

93. Garden F. H. (2005). Fracturas de las extremidades. En: Garrison S. J. Manual de medicina física y rehabilitación. McGraw-Hill Interamericana, 2nd ed. p. 161-170.

94. Agne J. E., Lorenzini S., Bechman L., *et al.* (2004). Uso de microcorrientes en ratones Wistar con úlceras diabéticas: resultados histológicos. Fisioterapia. 26(03): 164-169.

95. Dayton P. D., Palladino S. J. (1989). Electrical stimulation of cutaneous ulcerations: a literature review. J Am Podiatr Med Assoc. 79: 318-321. [Medline]

96. Turk M. A. (2005). Medicina de rehabilitación pediátrica. En: Garrison S. J. Manual de medicina física y rehabilitación. McGraw-Hill Interamericana, 2nd ed. p. 190-226.

97. Benson M. K. D, Fixsen J. A., Macnicol M. F., *et al.,* (2002). Children´s orthopaedics and fractures. Philadelphia: Elsevier, 2nd ed.

98. Campbell S. K. (2000). Physical therapy for children. Philadelphia: WB Saunders, 2nd ed.

99. Delisa J., Gans B. (2003). Rehabilitation medicine: principles and practice. Philadelphia: Lippincott Williams & Wilkins, 4th ed.

100. Turk M. A. (2002). Disability and health management during childhood. Phys Med Rehab Clin North Am. 13: 775-1005.

101. García Díaz E., Vela Romero J. M. (1999). Fisioterapia en la enfermedad de Alzheimer. Rev Iberoam de Fisiot y Kinesiol. 2(3): 181-191.

102. Brenke R., Siems W. (1996). Adjuvante therapie beim lymphoedem. Lymphologie. (20) S: 25-29.

103. Rodrígues Almanza M., Martín Cordero J. E., García Delgado J. E. (1999). Corriente de Träbert. En: II Jornada Nacional de Electroterapia, Centro de Investigaciones Médico Quirúrgicas, CIMEQ, Ciudad de La Habana, 19 de febrero. (cartel)

104. Joa Lajús T., García Delgado J. A., Martín Cordero J. E. (1999). Corriente diadinámica. En: XVIII Congreso de la Asociación Médica Latinoamericana de Rehabilitación, AMLAR, Palacio de las Convenciones de La Habana, 25 al 29 de octubre. (cartel)

CAPÍTULO 23

Electroterapia de media frecuencia

Objetivos

1. Definir las corrientes de media frecuencia dentro de la clasificación general de agentes físicos terapéuticos, y en específico dentro de la electroterapia.
2. Comprender los fundamentos biofísicos y los efectos biológicos de las corrientes de media frecuencia.
3. Analizar las indicaciones y contraindicaciones de la electroterapia de media frecuencia.
4. Interpretar la metodología del tratamiento.
5. Identificar las precauciones de las corrientes de media frecuencia.
6. Describir la técnica del rastreo del dolor.
7. Identificar la corriente de Kots.

Definición de electroterapia de media frecuencia

Las corrientes de media frecuencia que habitualmente se utilizan en fisioterapia son denominadas corrientes interferenciales, o corrientes interferenciales de Nemec,[1] en memoria de su creador, el científico austriaco Ho Nemec. Se trata de corrientes alternas sinusoidales de media frecuencia (entre 1 000 y 10 000 Hz). Los equipos convencionales ofrecen corriente con frecuencias entre 2 000 y 10 000, en dos circuitos eléctricos que se cruzan, se mezclan o interfieren entre sí, con la característica básica de que, entre ambos circuitos, tiene que haber una diferencia de frecuencias de ± 100 Hz.

Se generan dos corrientes sinusoidales a 4 000 Hz de frecuencia. Uno de los circuitos tiene frecuencia fija de 4 000 Hz, y otro circuito con frecuencia de 4 200 Hz, que al aplicarlos con dos electrodos ubicados en forma perpendicular y cuatro electrodos ubicados en forma cruzada, se produce una variación de la frecuencia entre 4 000 y 4 200 Hz (**Fig. 23.1**).

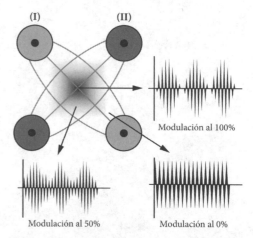

Figura 23.1. Corrientes de media frecuencia. En la zona donde se produce el cruce de los circuitos se obtiene una corriente modulada cuya frecuencia oscila entre 0 y 200 Hz, equivalente a la diferencia de las frecuencias de las dos corrientes iniciales; sus efectos excitomotores son semejantes a los producidos por las corrientes de baja frecuencia. Esta corriente se denominó corriente interferencial; su intensidad, al contrario de las corrientes individuales aplicadas, varía rítmicamente.

Efectos biofísicos de corriente de media frecuencia

Por sus propiedades físicas, las corrientes de media frecuencia brindan un grupo de ventajas frente a otras corrientes terapéuticas.[2-4]

Para las corrientes de media frecuencia, la piel ofrece poca o ninguna resistencia a su paso. Casi sin percibirla, la corriente alcanza niveles significativos en profundidad, y provoca una sensación muy confortable para el paciente.

Por otra parte, se trata de una corriente alterna sinusoidal, o sea bifásica, simétrica y por tanto, apolar. Debido a esto, es nulo el riesgo de quemaduras, porque no se producen las reacciones descritas bajo los electrodos. Se convierte en una aplicación muy segura para el paciente.

Sin embargo, las corrientes de media frecuencia no tienen los efectos biológicos que se describieron en las corrientes de baja frecuencia, o sea, esa influencia analgésica, antiinflamatoria, reguladora de la circulación, relajante o tonificante muscular, y además estimulante del trofismo.

Era esencial entonces, para los científicos buscar la manera de combinar la excelente tolerancia y la baja resistencia de la piel, para la corriente de media frecuencia, con las bondades terapéuticas de la corriente de baja frecuencia. Es exactamente esto lo que se hace con el equipo de corrientes interferenciales: se combinan dos corrientes de más de 1 kHz y de la interacción, queda una diferencia de frecuencia equivalente a una baja frecuencia que luego produce los efectos biológicos que se necesitan.

Por todo esto, las corrientes interferenciales se han convertido en grandes aliadas para el fisioterapeuta. Es probable que sean las corrientes más aplicadas en un departamento de fisioterapia, por seguridad y el poco riesgo de provocar quemaduras y por su buena tolerancia para las edades límites de la vida.

Efectos biológicos de corriente de media frecuencia

Disminución del dolor

Cuando se aplica corriente interferencial, disminuye el dolor. Esta analgesia es una de las más efectivas dentro de la fisioterapia. Para esto se describen varios mecanismos que se consideran como directos,[5-7] como son:

- La estimulación directa de las fibras mielínicas aferentes de diámetro grueso. Se activa el mecanismo descrito según la teoría de la "puerta de entrada" de Melzack y Wall; en este, la información sensitiva que viaja por fibras de calibre grueso (fundamentalmente tacto), compite a nivel de la médula espinal, con la llegada de la sensación de dolor, que viaja por fibras de pequeño calibre. La resultante es una disminución de la recepción de estímulos dolorosos.[8]
- Por otra parte, en el momento en que se ubican los electrodos dentro del mismo segmento, se estimula el nervio periférico en la totalidad de sus componentes. La llegada del estímulo eléctrico al nervio produce un flujo de corriente en ambos sentidos; una parte de la corriente se desplaza hacia la médula espinal favoreciendo el mecanismo antes señalado de la "puerta de entrada", pero otra parte del

estímulo eléctrico, se desplaza hacia la periferia. Para el caso específico de las fibras finas aferentes desmielinizadas, que transportan la información de dolor hacia la médula, la corriente que se desplaza hacia la periferia, en sentido anti-drómico, genera una "interferencia" o un bloqueo directo del estímulo doloroso, se genera una frecuencia de batido, y la resultante es siempre una disminución de la intensidad del estímulo doloroso que llega a la médula.

- Además de los mecanismos anteriores, cuando se estimula el nervio, se normaliza el balance neurovegetativo del segmento, mediante descargas ortosimpáticas procedentes de la estimulación de las fibras mielínicas aferentes, en este caso ya no del nervio, sino propias del músculo o de la piel, lo que provoca aumento de la microcirculación y la relajación.

Estos tres mecanismos fundamentan la analgesia, cuando se trabaja con barridos de frecuencia por encima de los 100 Hz, en los que hay seguridad de estar influenciando solo el sector del sistema nervioso. Son muy útiles para tratamientos de pacientes en estadio muy agudo.

Por ejemplo: un paciente con una ciatalgia aguda cuya máxima intensidad de dolor está referida al área del tríceps sural, en los gemelos derechos. Se le ubica un primer electrodo a nivel de las raíces lumbares bajas derechas, y el segundo electrodo en una de tres diferentes áreas, que pueden ser: sobre el área de dolor o inmediatamente proximal al área de dolor, aquí se cumplen los tres mecanismos anteriormente descritos; a nivel del tendón de Aquiles o a nivel plantar, o sea de manera distal al dolor, entonces "se pierde" o no se aprovecha el efecto del segundo mecanismo (el efecto de interferencia o del batido de frecuencias).

Cuando en un caso subagudo o crónico, se trabaja con barridos de frecuencia por debajo de los 100 Hz, entonces se producen efectos de bombeo, de drenaje, cambios significativos a nivel circulatorio, efecto antiinflamatorio y otros que también tienen efectos analgésicos.

Acción antiinflamatoria

La acción antiinflamatoria de las corrientes interferenciales se debe, fundamentalmente, a los cambios circulatorios que puede inducir.[9,10]

En barridos de frecuencia entre 30 y 80 Hz, aparece un efecto de activación de la "bomba muscular", que relaja zonas de espasmos y contracturas, lo que favorece la entrada de circulación y la salida de metabolitos de desecho, acumulados en los planos musculares y perimusculares.[11]

En barridos de frecuencia por debajo de 30 Hz, incluso muy bajas, se suman otros mecanismos de influencia directa sobre las fibras de la musculatura lisa vascular y linfática. Además, activa o estimula tejido conectivo en el sentido de lograr un efecto de drenaje muy efectivo en derrames y edema intersticial.[12]

En el tratamiento fisioterapéutico de la enfermedad articular, Prentice[13] propone dirigir los esfuerzos, con la electroterapia, a eliminar los puntos "gatillo" que actúan como fuentes de dolor primarias o secundarias a una disfunción de la articulación. En segundo lugar a impedir la transmisión de la sensación dolorosa al Sistema Nervioso Central por dos mecanismos, separadamente, o de forma combinada:

1. Bloqueo de los impulsos nociceptivos.
2. Liberación de opiáceos endógenos, encefalinas y β-endorfinas. [14]

Para conseguir estos efectos, se pueden emplear diferentes formas de electroterapia, pero generalmente, las más eficaces, son las TENS y las corrientes interferenciales.

Influencia sobre el músculo estriado

Las corrientes interferenciales sirven tanto para la relajación muscular como también son efectivas dentro de esquemas de reeducación y potenciación muscular. El efecto está relacionado con el barrido de frecuencias que se aplique.

En relación con la relajación muscular, el efecto de bombeo favorece la circulación y disminuye estados de espasmos y contracturas musculares. Específicamente con frecuencias bajas, se obtiene una sensación de vibración y se favorece mucho la relajación del músculo.

En la potenciación muscular, se plantea que la estimulación interferencial puede producir una contracción muscular más fuerte y significativamente más tolerable, que el estímulo de las corrientes de baja frecuencia.[15]

Están descritas técnicas para elongación muscular con corrientes interferenciales, que se utilizan en determinadas fases de la evolución, vinculadas con los programas de reeducación funcional del segmento afectado. En estas técnicas, se combina la corriente con un tratamiento con movilizaciones específicas. El efecto de estas técnicas *per se* suele ser temporal, pero bien aprovechadas pueden representar "saltos" en etapas evolutivas del paciente.

Fenómeno de acomodación

Este es un efecto que se produce con mucha facilidad en este tipo de corriente, pero que hay que evitarlo, por lo que se modulan los parámetros de corriente.[16,17]

En el caso de los tratamientos de dolor, se necesita mucha cooperación del paciente y la atención permanente del fisioterapeuta, debido a que el resultado analgésico está relacionado con mantener una sensación alta de corriente. De esta manera, es frecuente que se necesite subir gradualmente la intensidad para mantener el umbral de intensidad inicial de la sesión. En la práctica diaria, cada 2 min ya un paciente bien motivado le solicita subir la intensidad.

Otros efectos de las corrientes interferenciales

- Se describe una regulación funcional sobre órganos internos, que se debe a la influencia sobre la musculatura lisa circulatoria y visceral.[18] En Cuba se ha logrado mejorar o estimular en un significativo porcentaje, la función de vesículas biliares hipotónicas.
- Mejoría del metabolismo y la regeneración hística.[19] Estos se explican por el hecho de que la corriente interferencial permite trabajar en prácticamente todos

los niveles anatómicos y funcionales relacionados con la lesión. Tienen un papel protagónico, en este sentido, los cambios circulatorios con llegada de oxígeno y nutrientes al tejido, así como la salida de material de desechos.[20]

- La estimulación eléctrica neuromuscular facilita el incremento de actividad de enzimas oxidativas de la célula muscular y genera una mayor reserva de oxígeno. El efecto mecánico producido en los miembros inferiores mejora el retorno venoso y previene la trombosis.

- Se ha descrito la posibilidad de aplicar iontoforesis con las corrientes interferenciales. Como se trata de una corriente apolar, solo debe usarse para medicamentos o sustancias neutras, o que pueden penetrar por ambos polos.

Indicaciones y contraindicaciones para aplicación de corriente de media frecuencia

Indicaciones

Las corrientes interferenciales son muy bien toleradas por los pacientes, de manera que estas brindan un gran espectro de posibilidades para el profesional, ya que al poder modular los parámetros de estimulación, esta es la única corriente que permite el seguimiento de un paciente desde el primer día de evolución hasta el último, o sea desde un período muy agudo, hasta un período muy crónico.

Siempre es posible establecer un esquema con corriente interferencial. Se puede tratar dolor agudo, dolor crónico, inflamación, trastornos de la circulación, regeneración de tejidos y la potenciación muscular. Es una corriente que puede tener influencia sobre tejidos tan diferentes como los músculos estriado y liso, el tejido conjuntivo, el tejido nervioso, etc. Por esto se reportan para el tratamiento de diferentes procesos patológicos, que tienen en común la presencia de dolor o de algún grado de inflamación, en procesos con trastornos del trofismo, etc.[21-26]

Es así, que este tipo de corriente se indica para:

- El dolor de origen osteomioarticular de causa traumática, degenerativa o reumática. [27,28]
- En algias vertebrales. Es muy efectiva en el dolor de tipo postural, que se presenta en trabajadores que permanecen mucho tiempo de pie o sentado frente a una computadora.
- Desarreglos intervertebrales menores (DIM). En el caso de pacientes con diagnóstico de prolapsos y hernias discales o compresiones radiculares y que al examen físico se detectan contracturas de músculos paravertebrales, muchas de las cuales surgen por irritación o como compensación biomecánica a la lesión primaria.
- En los cuadros dolorosos crónicos donde está muy limitada la actividad física, o cuando son dolorosos los métodos de ejercicios, entonces es conveniente relajar la musculatura y puede ayudar mucho la aplicación de corriente interferencial.
- Cuando se realiza una reeducación muscular, luego de la recuperación del cuadro inflamatorio, traumático o degenerativo, o de un cuadro de encamamiento o hipocinesia, y se quiere acelerar la independencia funcional. En este sentido, los beneficios en el sistema osteomio-articular han llegado a ubicarla dentro de las herramientas de tratamiento integral de casos tan complejos como el implante protésico articular y el reimplante de mano.[29,30]

En los trabajos de Crielarard (1985), descritos por Galíndez,[31] se demostró que tras una sesión de electroterapia se podía llegar a aumentar en el 25% el nivel de endorfinas en sangre. Estas, junto con las encefalinas, son segregadas por la formación reticular del tronco cerebral, para lograr un efecto analgésico en la zona. Para lograr la aparición de esta sustancia en el torrente sanguíneo, utilizaron una onda bidireccional simétrica rectangular, con un impulso de 250 a 500 ms, una frecuencia baja modulada entre 2 y 8 Hz y una intensidad alta que generará en individuo o sujeto, fuertes contracciones. Colocaron los electrodos, de 100 a 150 cm² homolateralmente, paralelos a las masas paravertebrales y sobre la metámera afectada. El tiempo de aplicación fue de 30 min, ya que pasado este tiempo el nivel de endorfinas no aumentaba de forma considerable.

- Cuando el objetivo es una franca potenciación muscular, incluso en el caso de lesiones deportivas o en el entrenamiento de atletas.[32]
- Ante la presencia de contracturas o espasmos musculares, donde es necesario el efecto de bombeo circulatorio dentro del músculo.
- Se ha aplicado con resultados positivos en el tratamiento de la espasticidad,[28] donde el 80.2% de los pacientes disminuyó su grado de espasticidad y solo el 4.6% la aumentó. En estos resultados coinciden otros autores.[33-35]
- En el caso de enfermedades de la cavidad pélvica, cuando se necesita estimular la musculatura lisa y estriada de los órganos y el suelo pélvico. No solo en la mujer, sino también en el paciente masculino, como plantea Serra Llosa.[36] Ya sea con electrodos de superficie de forma bipolar o tetrapolar, o con electrodo endocavitario intrarrectal.
- Cuando se necesita un apoyo para estimular el trofismo hístico.

En el CIMEQ se realizó un estudio a 262 pacientes, a los que se aplicó corriente interferencial. Se obtuvo una eficacia global en alrededor del 90%. El estudio fue presentado en la VII Jornada Nacional de Fisioterapia, en 1999 (**Fig. 23.2**).[48] El síndrome radicular incluyó casos de ciatalgia, cervicobraquialgia y hernia discal. Los procesos neurológicos que se incluyeron fueron unos pocos pacientes con neuritis, polineuropatía, AVE y Parkinson. Para los procesos neurológicos y para la epicondilitis, la eficacia no superó el 80%. La mayor eficacia se observó en la sinovitis aguda y en las fracturas.

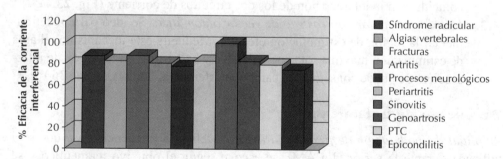

Figura 23.2. Comportamiento del porcentaje de eficacia de la corriente interferencial en un grupo de procesos patológicos. *Fuente: Servicio de Fisioterapia del CIMEQ.*

Contraindicaciones

Las contraindicaciones para la aplicación de la corriente interferencial son:

- Pacientes portadores de marcapasos.
- En zonas de hipersensibilidad cutánea, quemaduras o en zonas de anestesia.

- En áreas de tromboflebitis.
- No se aplica en el abdomen durante el embarazo.
- En áreas de hematomas o heridas recientes.
- No se aplica sobre procesos oncológicos.
- Pacientes con enfermedades crónicas descompensadas.
- Pacientes con fiebre.
- Son contraindicaciones relativas, la aplicación directa sobre glándulas endocrinas, y los pacientes con enfermedades mentales.[37]

Metodología de tratamiento para corriente de media frecuencia

Es necesario tener en cuenta las propiedades de la corriente de media frecuencia. En este caso se trabaja con una frecuencia de corriente portadora de 2 000 hasta 9 500 Hz. La modulación de frecuencia, AMF, puede ser desde 0 hasta 200 Hz. Se puede trabajar con modulación en amplitud, y en este caso, la frecuencia queda fija. Generalmente se modula la frecuencia (barrido de frecuencia, que ya lleva implícito la modulación en amplitud).

Técnica de aplicación

Existen distintos métodos para la aplicación de la técnica electródica:

1. *Método bipolar.* Dos polos. Las corrientes se interfieren dentro del aparato. La profundidad de modulación es igual en todas direcciones. La amplitud varía entre 0 y 100% siendo mayor en la línea que une a los electrodos. Con la técnica bipolar se ubican los electrodos en las mismas posiciones descritas para el resto de las corrientes (**Fig. 23.3**).

2. *Método tetrapolar (cuatro polos).* Se trata de dos corrientes alternas moduladas mediante circuitos separados. Las corrientes se interfieren dentro del tejido tratado. La profundidad de modulación depende de la dirección de la corriente, si la superposición es perpendicular, la modulación es del 100% en las diagonales. Es muy importante la ubicación de los electrodos, ya que la zona a tratar debe coincidir con la intercepción de los dos circuitos de corriente (**Fig. 23.4**).

3. *Método tetrapolar con rastreo de vector automático.* Se ideó para poder aumentar la región de estimulación efectiva. Mediante este mecanismo, el área de estimulación máxima rota hacia delante y hacia atrás en la región de intersección. Se puede conseguir un campo interferencial homogéneo de 360°.[38,39]

Parámetros de tratamiento

Amplitud de modulación de frecuencia (AMF). Define la frecuencia base que será utilizada durante la sesión. La AMF se escoge según el objetivo terapéutico y se relaciona estrechamente con la frecuencia biológica de cada tejido corporal. Por ejemplo, si se quiere obtener analgesia, hay que influir necesariamente en el tejido nervioso; para estimular fibras gruesas e influir a través del mecanismo de la puerta de entrada, hace falta un estímulo con frecuencia mayor que 100 Hz. Si se mantiene esa frecuencia fija, entonces en pocos minutos se produce acomodación y deja de constituir un estímulo. Por esto se necesita otro parámetro que haga variar constantemente la AMF.

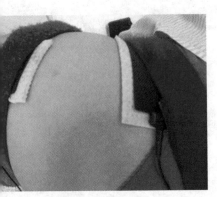

Figura 23.3. Aplicación interferencial con técnica electródica bipolar, coplanar y longitudinal para una lesión de cadera. *Servicio de Fisioterapia del CIMEQ.*

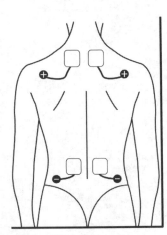

Figura 23.4. Aplicación interferencial con técnica electródica tetrapolar, coplanar y longitudinal para un tratamiento en columna dorsolumbar.

Espectro de frecuencia. Define el rango en que se transformará la AMF durante la sesión. En el ejemplo anterior, un espectro de 50 Hz significa que durante toda la sesión, la corriente de estimulación tendrá una frecuencia que oscilará entre 100 y 150 Hz. Esto permite una estimulación, en frecuencias propias, del sistema nervioso y evita la posibilidad de acomodación; el resultado final es el cumplimiento del objetivo inicial: analgesia.

En el trabajo con corrientes interferenciales, la aplicación de un espectro de frecuencias permite "barridos" de frecuencia, que pueden ser muy útiles en el cumplimiento de objetivos terapéuticos, tal y como ha expresado el profesor Rodríguez Martín.[3] En ocasiones se observa cómo son subutilizadas las posibilidades terapéuticas de estas corrientes, y se consideran solo parámetros con objetivos analgésicos.

En relación con el rango de frecuencias a utilizar, se debe tener en cuenta que:

- Un espectro amplio y superpuesto a AMF baja, causa sensaciones marcadas y/o contracciones en procesos subagudos y crónicos, por lo que debe evitarse en estos casos.
- Un espectro estrecho y superpuesto a AMF alta produce cambio de la sensación inapreciable, y la acomodación aparece con facilidad, por lo que debe evitarse.
- Un espectro, en barridos de 0 a 10 Hz, si se supera el umbral motor, provoca contracciones y relajaciones rítmicas y vibratorias; esto es útil en contracturas crónicas. A nivel de los vasos sanguíneos, se logra contracción mantenida de los vasos sanguíneos, pero no así de los linfáticos.
- Con un espectro en barridos de 1 a 50 Hz, se produce un bombeo activo de músculos estriados.
- Con un espectro en barridos de 0 a 100 Hz, si se supera el umbral motor, aparecen contracciones sostenidas, lo cual regula el tono y se logra un efecto "esponja" sobre líquidos contenidos en el músculo. A nivel de los vasos sanguíneos tiene un gran efecto antiedema (**Fig. 23.5**).
- Con un espectro en barridos de 80 a 100 Hz, se debe ser muy cuidadoso con la intensidad; no debe superarse el umbral motor, para no provocar fatiga, es excelente para la potenciación de la fibra rápida.
- Un espectro en barridos de más de 100 Hz, es específico para lograr analgesia en pacientes con dolor agudo.

Recorrido del espectro. Parámetro no constante en el equipamiento moderno, pero que define la velocidad o el tiempo en que se recorre, todo el rango de frecuencias.

Formas de ondas

Sinusoidal. La onda sinusoidal es la más convencional y tiene utilidad en todas las aplicaciones.

Corriente de media frecuencia cuadrada. Posee ascensos y descensos de la amplitud o intensidad muy rápidos, la sensación que ofrece es de que la corriente "salta". Es útil para trabajar la potenciación muscular en fibras musculares sanas.

Corriente de media frecuencia triangular. Posee ascensos y descensos de la amplitud o intensidad de la corriente, muy lentos y suaves.

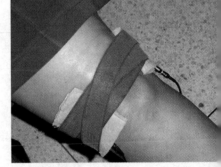

Figura 23.5. Con un espectro amplio, a partir de frecuencias bajas, se obtiene un significativo efecto antiinflamatorio, de drenaje circulatorio, así como de bombeo muscular con efecto a nivel de las estructuras periarticulares. Por toda la movilización hística que se genera, este tipo de espectro no se aconseja en el paciente en estadio agudo, por el contrario es muy recomendado en el estadio crónico. Aplicación transregional en una articulación. *Servicio de Fisioterapia del CIMEQ.*

Corriente de media frecuencia trapezoidal bipolar. Ofrece una alternativa intermedia entre el estímulo cuadrado y el triangular.

Tipos de electrodos

Para la aplicación de corrientes interferenciales, es ideal utilizar una variante de electrodos autoadhesivos, por su fácil ubicación y autofijación. Pueden ser desechables autoadheribles o electrodos de vacío. Si no se poseen alguno de estos, se utilizan los electrodos convencionales planos, almohadillas de cuatro polos o electrodos de lápiz, etc. Es conveniente emplear un tamaño de electrodo que permita abarcar mayor área muscular.

Duración de sesión y tratamiento

La duración de la sesión según la experiencia práctica es de alrededor de 15 min. Esto responde fundamentalmente a la necesidad de los pacientes y a la posibilidad de incluir la corriente interferencial dentro de un tratamiento integral de rehabilitación. Algunos autores hacen tratamientos solo con corriente interferencial y llevan el tiempo de la sesión hasta 30 a 45 minutos, incluso a más de 1 hora.

En algunos pacientes y en determinada fase evolutiva, es conveniente aplicar diferentes programas consecutivos de corriente. Ya en los programas predeterminados de los equipos modernos, se ofrecen muchas de estas posibilidades de combinación. Se trata, por ejemplo, de un programa que comienza por unos 8 min, con parámetros de corriente eminentemente analgésicos; luego pasa por otros 12 minutos a parámetros que logran relajación muscular, y finalmente pasa a otros 10 min de tonificación. En este caso, la aplicación dura 30 minutos, pero llevó incluido varios tratamientos y el paciente termina no solo con la sensación de alivio, sino con un "nuevo tono" muscular, que le brinda una sensación subjetiva de *confort*, además de una objetiva estabilización muscular del segmento.

El tiempo del tratamiento también es variable y depende del proceso. Puede ser 1 o 2 sesiones diarias en casos muy agudos, normalmente una sola sesión al día. No debe ser necesario aplicar de modo continuo un número mayor de 10 sesiones con los mismos parámetros de tratamiento, en este caso hay que reevaluar la indicación. Sin embargo, se puede extender el número de sesiones, siempre que exista evidencia de la efectividad o influencia de la corriente en el proceso patológico del paciente.

Otras consideraciones metodológicas según objetivos terapéuticos

Para lograr un efecto analgésico con corrientes interferenciales, se utiliza una frecuencia portadora mayor que 4 000 Hz, mientras más agudo es el dolor, más alta debe ser la frecuencia portadora. La AMF y el espectro de frecuencia deben ajustarse a barridos de frecuencia que queden entre 80 y 200 Hz, el tipo de onda más conveniente es la triangular que tiene el ascenso y descenso más lento. También se deben planificar trenes de impulso con rampas de ascenso y descenso, lentas. En caso de dolor subagudo, entonces se ajusta un barrido amplio entre 0 y 150 Hz, de manera que involucra todo tipo de tejido en el área de lesión.

Si se desea obtener relajación muscular, se utilizan frecuencias portadoras de menos de 4 000 Hz, frecuencias de AMF entre 1 y 6 Hz, que provocan un fenómeno de vibración muscular. Es posible aplicar un esquema con barridos entre 0 y 10 Hz con impulsos de contorno triangular, o barridos de 4 a 50 Hz con estímulos de contorno cuadrado. Se utilizan trenes de estimulación de breve período, con pausas que se acerquen al doble del tiempo que dure el tren de estimulación.

Si se necesita un efecto de bombeo circulatorio, entonces se emplean barridos de frecuencia entre 4 y 70 Hz, con estímulos de contorno preferiblemente trapezoidal, pero puede ser también cuadrada y bifásica. Los trenes de impulsos deben ser de 5 a 10 s con pausas superiores al 50%. Los electrodos se tratan de ubicar en los puntos motores de los músculos que se quieren estimular. La intensidad se eleva hasta conseguir una sensación de contracción muscular forzada por la corriente. Se pueden utilizar trenes de Kotz.

La potenciación muscular se puede lograr si se aplica diferentes variantes, preferiblemente estímulos de configuración cuadrada. La frecuencia portadora es menor que 4 000 Hz, pero en la práctica, se utiliza mucho la de 2 500 Hz. Si se quiere mejorar el tono muscular, se deben utilizar trenes de 80 Hz con duración de 2 a 5 s, tiempo de reposo de 2 a 7 s. La intensidad se eleva hasta conseguir una contracción muscular forzada por la propia corriente. Para obtener una potenciación muscular moderada, se debe elevar la duración de los trenes de impulso de 5 a 10 segundos, con pausas superiores a 10 segundos, la rampa de ascenso y descenso se hace más corta, se eleva la intensidad hasta un nivel alto, pero tolerable, y se suma al estímulo la contracción muscular activa con moderada resistencia.

Si se quiere obtener una potenciación muscular intensa, se eleva a más de 10 segundos la duración de los trenes de impulso. Es conveniente utilizar el mando de aplicación intencionada en los equipos que poseen esta alternativa. Se busca igualmente un nivel alto, pero tolerable, de intensidad, se emplea el trabajo muscular activo, y se ofrece una fuerte resistencia.

Precauciones para la corriente de media frecuencia

- No se debe aplicar la corriente con los electrodos sobre el área cardíaca, ni de manera transcraneal.
- Se debe evitar la aplicación en zonas de infección aguda, por la posibilidad de diseminación.
- Hay que tener cuidado con la aplicación de corriente interferencial en áreas donde se encuentren ostesíntesis metálicas. Esto no quiere decir que constituya una contraindicación absoluta, sino que es conveniente controlar la intensidad de la corriente y estar atentos a la evolución del paciente durante la sesión. La corriente de media frecuencia no es polarizada, por lo que no se producen riesgos de quemadura química y reabsorción ósea en las interfases tejido-metal.

Técnica del rastro del dolor con corriente de media frecuencia

Se trata de la aplicación de una corriente interferencial, con AMF de 100 Hz y espectro de frecuencias de 0 Hz; es imprescindible un equipo que permita la técnica de terapia combinada de corriente con ultrasonido.

Se utiliza el electrodo (+) o ánodo, que posee el cable de corriente (como electrodo indiferente) y el electrodo (–) o cátodo se sustituye por el cabezal del ultrasonido (se convierte en electrodo activo). Es como aplicar una terapia combinada convencional, pero en este caso, el ultrasonido se utiliza con intensidad cero. El electrodo (+) se ubica en la misma metámera o en una zona cercana a la zona a tratar, el cabezal del ultrasonido se desplaza lentamente sobre la zona a tratar. Se comienza con una mínima intensidad y se va elevando progresivamente al límite máximo de tolerancia para cada momento. Es importante señalar que en ningún momento, la intensidad debe llegar a ser insoportable o manifiestamente desagradable para el paciente.

Hay que tener una constante comunicación y transmitir confianza al paciente, para que entienda que el límite de la corriente depende de su decisión y tolerancia. Se recorre toda la zona desde un principio y se detectan los puntos de mayor dolor, en los cuales se hará énfasis en el resto de los minutos de tratamiento; ya ubicados encima del punto más doloroso, se lleva la intensidad al máximo tolerable, que puede llegar a ser una molestia dolorosa, pero no sobrepasar el umbral de dolor. En este límite se fija la intensidad durante los próximos 2 min, momento en que se reevalúa el valor de tolerancia del paciente en los puntos más dolorosos. A lo largo de la primera sesión se tolera mayor intensidad de corriente, es posible que aparezcan nuevos puntos dolorosos con niveles de intensidad mayor, a su vez y en las primeras sesiones disminuyen tanto la intensidad del dolor como la cantidad de puntos dolorosos (**Fig. 23.6**).

Esta técnica tiene una gran efectividad, según la experiencia, en el tratamiento del dolor radicular agudo o neurógeno, pero también tiene valor en otros dolores de origen somático. Tiene importancia diagnóstica, ya que detecta puntos "gatillos" relacionados con el cuadro actual, o con la causa de base. En estos puntos se produce mayor hiperemia y hay mayor sensibilidad, y no siempre son referidos por el paciente como puntos dolorosos, a pesar de que la terapia los expone con claridad.

Tiene un gran valor terapéutico, pues se logran disminuir la síntomas a través del tratamiento de los puntos encontrados, y tiene, además, un valor pronóstico, ya que se pueden detectar cambios significativos entre una sesión y otra. Si se controla la intensidad de corriente que tolera el paciente al inicio de la primera sesión, se demostrará cómo aumenta esta tolerancia durante la propia sesión y las sesiones subsiguientes.

No está justificado aplicar gran cantidad de sesiones con esta técnica, su mayor utilidad está en los cuadros de sintomatología difusa en los que se necesita más de dos electrodos, en casos de hiperalgesia y alodínea. Cuando se hacen 3 o 4 aplicaciones, se logra determinar una metámera en cuestión, que es la que domina el cuadro del paciente. Luego de 3 a 5 sesiones, generalmente quedan 1 o 2 puntos "gatillos" relevantes, y

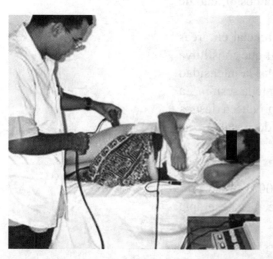

Figura 23.6. El fisioterapeuta realiza un recorrido cuidadoso de la zona a tratar. Los puntos gatillos se presentan muy hipersensibles, de modo que la intensidad de corriente a utilizar debe ser determinada sobre estos, una y otra vez, en la medida que mejora la tolerancia del paciente. La mayor tolerancia del paciente a la corriente generalmente resulta en una evolución más favorable. Dentro del punto detectado, se realiza un movimiento combinado de traslación y rotación del cabezal hasta que desciende la sensación de corriente. *Servicio de Fisioterapia del CIMEQ.*

estos pueden ser tratados con otras medidas fisioterapéuticas. A partir de este momento se puede aplicar una corriente interferencial con la metodología convencional, pero ya solo se necesitan 2 o 3 electrodos para cubrir el cuadro.

En el CIMEQ se realizó el estudio de 110 pacientes, a los que se aplicó la técnica del rastreo del dolor para aliviar un cuadro doloroso agudo. Se obtuvo una eficacia del 90% en solo 3.9 sesiones promedio. El estudio estuvo liderado por la Lic. Silvia Blanco y se presentó en la IX Jornada Nacional de Fisioterapia, en 2001.[49] Los mejores resultados se obtuvieron en el tratamiento de la hernia discal cervical y los síndromes compresivos radiculares (**Fig. 23.7**).

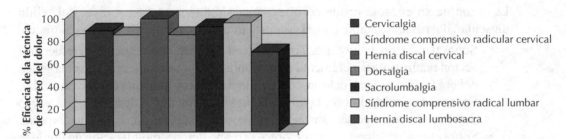

Figura 23.7. Comportamiento del porcentaje de la eficacia del rastreo del dolor en diferentes procesos patológicos. *Fuente: Servicio de Fisioterapia del CIMEQ.*

En el comportamiento de la escala analógico-visual, para el resultado del rastreo del dolor, se observa que las diferentes combinaciones terapéuticas empleadas tienen el mayor impacto en las primeras 3 o 4 sesiones. El cambio más significativo se presenta en la combinación de la técnica de rastreo del dolor y la crioterapia. En solo dos sesiones, la percepción del dolor baja de una puntuación de 10 a 2, dentro de la escala para esta combinación. Para la sesión tres de tratamiento, son similares los resultados de la combinación con crioterapia y la combinación con laserterapia. Para la sesión cuatro, no hay diferencias entre la aplicación del rastreo solo o su combinación con tres agentes físicos (**Fig. 23.8**).

Ha sido, según la experiencia, excelente la combinación de la técnica de rastreo con crioterapia, en forma de masaje con hielo, en este caso, al aplicar el masaje, luego del rastreo, y con la metodología que se explicó en el capítulo de crioterapia en la parte de termoterapia de este libro. Más recientemente, sus beneficios han sido reportados en el trabajo de la Dra. Yamilé López Pérez.[40]

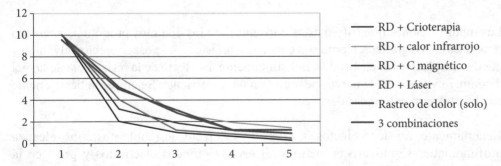

Figura 23.8. Comportamiento del resultado en la escala analógico-visual, según las sesiones de rastreo del dolor. La combinación más efectiva es la de rastreo y crioterapia, seguida por la combinación de rastreo y laserterapia, el resto de las combinaciones empleadas logran buenos resultados al cabo de la cuarta sesión de tratamiento. *Servicio de Fisioterapia del CIMEQ.*

Corriente rusa o corriente de Kots

Es una modalidad de corriente de media frecuencia propuesta por el científico ruso Yadou M. Kots, derivada de la corriente interferencial, cuya frecuencia portadora más utilizada es de 2 500 Hz. Está diseñada específicamente para la potenciación muscular en individuos sanos e incluso con aplicaciones en el deporte de alto rendimiento, por obtener contracciones mayores que el 100% de capacidad contráctil del músculo y provocar hipertrofia muscular. Se utilizan, además, para los tratamientos de adelgazamiento, remodelación corporal y particularmente para adiposidades localizadas, flaccidez y celulitis.[41-47]

La razón de su eficacia reside en que actúa, simultáneamente, a nivel del tejido muscular, del panículo adiposo y del sistema circulatorio periférico venoso y linfático.

- Sobre el músculo, induce una forma especial de trabajo isométrico, que refuerza la acción reafirmante e incrementa el metabolismo, provoca un consumo energético del organismo, quema calorías, corrige la flaccidez y aumenta el tono muscular.
- Sobre el panículo adiposo, favorece la movilización de los depósitos grasos y la degradación de las grasas almacenadas; produce reducción del contorno corporal.
- Sobre el sistema circulatorio, favorece la reabsorción y movilización de líquidos retenidos, aumenta considerablemente el drenaje linfático, tiene acción directa sobre la celulitis y los edemas, que sumados a los otros efectos, mejoran el típico "poceado" de la celulitis.

Las corrientes Kots o rusas son sinusoidales bifásicas simétricas, con modulación cuadrangular, forman trenes de impulsos con frecuencia de 50 Hz, la frecuencia base interna de los trenes es de 2 500 Hz, con 10 ms de estimulación y 10 ms de pausa (**Fig. 23.9**).

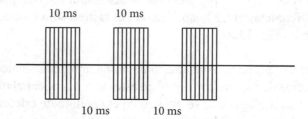

Figura 23.9. Esquema de la corriente rusa.

Las modificaciones que sufren estas corrientes, en los distintos programas aparecen reflejadas en los gráficos. Como son corrientes bifásicas, no poseen efecto galvánico y pueden emplearse los electrodos, indistintamente. El efecto de la resistencia de la piel disminuye y favorece la mayor penetración de la corriente. Se emplean básicamente en el fortalecimiento muscular.

Generalmente, no tiene efectos indeseables ni efecto de rebote posterior, alcanza profundidades significativas, permite el uso de grandes electrodos y provoca la contracción de amplias masas musculares. Se recomienda realizar más de dos sesiones por semana, de 30 min cada una, y no menos de 12 a 16 sesiones, según cada caso en particular, además es recomendable combinarla con otros métodos.

Preguntas de Comprobación

1. ¿Cuáles son las características de las corrientes de media frecuencia?

2. ¿Cómo se difieren las corrientes interferenciales dentro de la clasificación general de agentes físicos terapéuticos?

3. Analice los efectos biológicos de las corrientes de media frecuencia.

4. Argumente las indicaciones de las corrientes de media frecuencia.

5. Mencione las contraindicaciones de la electroterapia de media frecuencia.

6. ¿Cuál es el valor terapéutico de la contracción muscular inducida por la corriente interferencial?

7. Explique la técnica electródica para la corriente interferencial.

8. Sintetice los elementos que se tienen en cuenta, para la aplicación de la corriente de media frecuencia, según los objetivos terapéuticos.

9. ¿Cuáles son las ventajas del uso de la corriente interferencial sobre otros tipos de corrientes terapéuticas?

10. Enumere las precauciones de las corrientes de media frecuencia.

11. Describa la técnica del rastreo del dolor.

12. Caracterice la corriente de Kots.

13. Proponga una prescripción de corriente interferencial, con todos los detalles y parámetros, para un paciente con un cuadro de dolor agudo, de tipo compresión radicular. Argumente los cambios posteriores que usted le sugiere al tratamiento, si el paciente evoluciona favorablemente.

Referencias bibliográficas

1. Haarer Becker R. y Schoer D. (2001). Electroterapia. En: Manual de técnicas de fisioterapia. Aplicación en traumatología y ortopedia. Editorial Paidotribo. p. 112-114.

2. Eriksen B. C. (1989). Painful bladder disease in women: effect of maximal electric pelvic floor stimulation. Neurol Urodyn. (8): 362-363.

3. Rodríguez Martín J. M. (2000). Media frecuencia. Interferenciales y Koth. En: Electroterapia en fisioterapia, Editorial Médica Panamericana; Cap. XII. p. 391-444.

4. De Domenico G. (1982). Pain relief with interferential therapy. The Australian J of Physiotherapy. 28(3): 14-18.

5. Schmitz R. (1994). The effects of interferential current on perceived pain and serum cortisol in delayed onset muscle soreness model. J of Athletic Training. 29(2): 171.

6. Young S. (1991). Efficacy of interferential current stimulation alone for pain reduction in patients with osteoarthritis of the Knee: A randomized placebo control clinical trial. Phys Ther. 71(6): 65-68.

7. Van Poppel H. (1985). Interferential therapy for detrusor hyperreflexia in multiple sclerosis. Urology. 25(6): 607-612.

8. Malezic M., Hesse S. (1995). Restoration of gait by functional electrical stimulation in paraplejic patient: A modified programme of treatment. Paraplegia. 33(3): 126-131.

9. Nussbaum E. (1990). The effects of interferential therapy on peripheral blood flor. Physiotherapy. 76(12): 803-807.

10. Ganne J. (1988). Stimulation of bone healing with interferential therapy. The Australian J of Physiotherapy. 34(1): 9-20.

11. Shamus E., Wilson S. H. (2005). The physiologic effects of the therapeutic modalities intervention on the body systems. En: Prentice WE. Therapeutic modalities in rehabilitation, 3rd. ed. McGraw-Hill; Cap 19, p. 551-568.

12. Cook H., et al. (1994). Effect of electrical stimulation on lymphatic flow and limb volume in the rat. Phys Ther. 74: 1040-1046.

13. Prentice W. E. (2002). Therapeutic modalities for physical therapist. 2nd. ed. McGraw-Hill, p. 33.

14. Hooker D. N. (2005). Electrical stimulating currents. En: Prentice W. E. Therapeutic modalities in rehabilitation. McGraw-Hill, 3rd. ed.; Cap 6, p. 104-147.

15. Rioja J., et al. (1993). Corrientes alternas de media frecuencia. En: Electroterapia y electrodiagnóstico. Ed. Universidad de Valladolid, Cap. VIII., p. 101-112.

16. Bower W. F., Moore K. H., Adams R. D., Shepherd R. (1998). A urodynamic study of surface neuromodulation versus sham in detrusor instability and sensory urgency. J Urol. 160(6 Pt 1): 2133-2136.

17. Palmer S. T., Martin D. J., Steedman W. M., Ravey J. (1999). Alteration of interferential current and transcutaneous electrical nerve stimulation frequency: effects on nerve excitation. Arch Phys Med Rehabil. 80(9): 1065-1071 [Medline].

18. Dickinson R. (1988). Effects of qhiropractic spinal adjustments and Interferential therapy in the restoration of peripheral circulatory impairment in the Lower extremities of diabetics. Chiropractic. (4): 18-24.

19. Gubler B. and Hildebrandt M. (1993). Interference versus low frequency. A comparison of two methods of electric muscle stimulation. Schweiz Z Sportmed. 41 (1): 15-19.

20. Hougthton P. E., Kincaid C. B., Lovell M., et al. (2003). Effect of electrical stimulation on Chronic leg ulcer size and appearance. Phys Ther.83(1): 17-28.

21. Arregui R. (1995). La estimulación eléctrica en el tratamiento del dolor. Rev Clin Esp. Monográfico I. (195): 237-240.

22. Quirk A. (1985). An evaluation of interferential therapy, Shortwave diathermy and exercise in the treatment of osteoarthrosis of the Knee. Physiotherapy. 71(2): 55-57.

23. Shealy C. N., Mauldin C. C. (1993). Modern medical electricity in the management of pain. Phys Med Rehab Clin North Am. (4): 15-86.

24. Padrón S. L .J. (1986). Las corrientes sinusoidales moduladas en el tratamiento de la epicondilitis. Trabajo de tesis.

25. González R. (1992). Las corrientes interferenciales en el tratamiento del dolor lumbosacro crónico. Rev Cub Ortop Traumatolog. 6(1): 54-60.

26. Johnson M. I., Tabasam G. (1999). A double-blind placebo controlled investigation into the analgesic effects of interferential currents (IFC) and transcutaneous electrical nerve stimulation (TENS) on cold-induced pain in healthy subjects, physiother. Theory Practice. 15(4): 217-233.

27. Rodríguez Heredia J. M. (1999). El dolor en enfermedades reumáticas. Medicina de reabilitação. (51): 27-28.

28. Johnson M. I. (1999). The mystique of interferential currents when used to manage pain, physiotherapy; 85(6): 294-297.

29. Ordoñez López P., Sánchez Sánchez J. L., Martín Nogueras A. M., Calderón Díez L., Orejuela Rodríguez J., Calvo Arenillas J. I. (2006). Fisioterapia en las prótesis de hombro. Protocolo de actuación. Fisioterapia. 28(01): 7-16.

30. Marzo Valero G. (2004). A propósito de un caso de reimplante de mano. Fisioterapia.26(02): 98-104.

31. Galindez Ibarbengoetxea X. (2004). Técnicas de fisioterapia en patología deportiva: fase aguda. Fisioterapia. 26(01): 36-40.

32. Fernández C., Galán F., Mingolarra J. C. (2002). Electroterapia en la práctica deportiva. En: Espinosa L., Ramos J., González R., editores. I Curso de fisioterapia ante los riesgos derivados de la práctica deportiva. Madrid: Servicio de publicaciones. Universidad Rey Juan Carlos. p. 870-950.

33. Spaich E. G., Taberning C. B. (2002). Estimulación eléctrica y espasticidad: una revisión. Rehabilitación. 36(3): 162-166.

34. Dewald J. P., Given J. D., Rymer W. Z. (1996). Long-lasting reductions of spasticity induced by skin electrical stimulation. IEEE Trans Rehabil Eng. 4: 231-242.

35. Daly J. J., Marsolais E. B., Mendell L. M., Rymer W. Z., Stefanovska A., Wolpaw J. R., *et al*. (1996). Therapeutic neural effects of electrical stimulation. IEEE Trans Rehabil Eng. 4: 218-230.

36. Serra Llosa M. L. (2004). Tratamiento fisioterápico en el síndrome de dolor pélvico crónico en el varón: revisión bibliográfica. Fisioterapia. 26(05): 295-302.

37. García Díaz E., Vela Romero J. M. (1999). Fisioterapia en la enfermedad de Alzheimer. Rev Iberoam de Fisioterapia y Kinesiologia. 2(3): 181-191.

38. Currier D. (1986). Effect of graded electrical stimulation on blood flow to healthy muscle. Phys Ther. 66(6): 937-943.

39. Ward A. R., Robertson V. J. (1998). Variation in torque production with frequency using medium frequency alternating current. Arch Phys Med Rehabil. 79(11): 1399-1404 [Medline].

40. López Pérez Y. M., García Delgado J. A., Martín Cordero J., y Bravo Acosta T. (2004). Eficacia de dos métodos de electroanalgesia combinada con frío y calor en la sacrolumbalgia aguda-subaguda. File://A:\MAGAZINE KINESICO-YAMILE_archivos \index1_ archivos\167.htm, Publicado 26 de marzo.

41. Martín Martín J. (1998). Corrientes interferenciales. En: Martínez Morillo M., Pastor Vega J. M. y Sendra Portero F. Manual de medicina física. Harcourt Brace de España. p. 194-200.

42. Weber D. C., Brown A. W. (2000). Physical agent modalities. In: Braddom R, ed. Physical medicine & rehabilitation. Mosby, 2nd ed. p. 453-455.

43. DiMartino T. (1989). Pumping up muscle with electricity: goodbye anabolic steroids? Pharmacy Times. p. 109-112.

44. Snyder-Mackler L. (1989). A comparison of torque generation capabilities of three diferent electrical stimulating currents. JOSPT. (2): 197-300.

45. Electroterapia, tratamientos corporales en medicina estética. [citado de 1 de diciembre 2003]: [2 pantallas]. Disponible en: URL: http://www.thinsystem. com.ar/corporal.htm

46. Delitto A. (2002). Introduction to «russian electrical stimulation». Putting this perspective into perspective. Phys Ther. 82(10): 1017-1018.

47. Ward A., Shkuraova N. (2002). Russian electrical stimulation: The early experiments. Phys Ther. 82(10): 1019-1030.

48. Noa Noa M., García Delgado J. A., Martín Cordero J. E. (1999). Corriente interferencial. En: VII Jornada Nacional de Fisioterapia. Centro de Investigaciones Médico Quirúrgicas, CIMEQ, Ciudad de La Habana, 19 de febrero. (cartel)

49. Blanco Aleaga S., Pedroso Morales I., Martín Cordero J. E., López Pérez Y. (2001). Técnica del rastreo del dolor con interferenciales, combinada con otros agentes físicos. En: IX Jornada Nacional de Fisioterapia. Centro de Investigaciones Médico Quirúrgicas, CIMEQ, Ciudad de La Habana, 7 al 11 de mayo. (cartel)

CAPÍTULO 24

Electroterapia excitomotriz

Objetivos

1. Valorar la electroterapia excitomotriz, en el marco de la electroterapia.
2. Comprender los fundamentos biofísicos.
3. Describir los efectos biológicos de la electroterapia excitomotriz.
4. Interpretar la metodología del tratamiento.
5. Analizar las indicaciones de la electroterapia excitomotriz.
6. Identificar las precauciones de la electroterapia excitomotriz.

Definición de electroterapia excitomotriz

La electroterapia excitomotriz es la utilización de la corriente excitomotriz con fines terapéuticos.

Se denominan corrientes excitomotrices a aquellas que provocan contracciones en el sistema músculo esquelético, por estimulación directa de las fibras eferentes motoras, en un tronco nervioso o en un punto motor del músculo.

El efecto visible o palpable de la estimulación eléctrica es la contracción muscular. El músculo inervado responde con una contracción al estímulo eléctrico, que le llega a su placa motriz a través del nervio correspondiente. Esta respuesta sigue la ley del "todo o nada", es decir, cuando la intensidad, el tipo y duración del estímulo, así como la frecuencia, son las adecuadas, se produce el efecto contráctil. La repetición del estímulo precisa de un tiempo de recuperación de la fibra muscular, de forma que sea compatible con su fisiología.

En un músculo sano normalmente inervado la estimulación eléctrica provoca su contracción, ya sea por excitación del nervio motor o por una estimulación muscular directa. Esto es posible, porque las fibras nerviosas son capaces de excitarse con estímulos de corta duración, mientras que la respuesta muscular directa se obtiene con estímulos más prolongados.[1]

Se pueden diferenciar dos términos:

- *Estimulación eléctrica neuromuscular (EENM)*. Es la estimulación eléctrica del músculo inervado, que se realiza a través de las fibras nerviosas motoras que lo inervan.
- *Estimulación eléctrica muscular (EEM)*. Es la estimulación que se aplica directamente en el músculo parcialmente denervado, y cuyo objetivo primordial es mantener su trofismo.

Con el fin de obtener una contracción parecida a la fisiológica normal, se aplican impulsos a frecuencia tetanizante, moduladas en forma de trenes o salvas de ascenso y descenso progresivo.[2,3,4]

Efectos biofísicos de estimulación excitomotriz

La magnitud de una contracción muscular depende del tipo de unidad motora, del número de unidades motoras reclutadas, de su frecuencia de descarga y de la velocidad de contracción de sus fibras musculares.[1]

Para entender los fundamentos de la electroestimulación neuromuscular, es necesario dominar algunos elementos de tipo morfofuncionales de las estructuras involucradas. Además de conocer las características de las fibras nerviosas, es importante conocer las características de las fibras musculares.

La electroestimulación puede producir potenciales de acción en una unidad motora, que son indistinguibles de los generados por la acción del sistema nervioso. Se estimulan tanto fibras motoras como sensitivas y neurovegetativas. En el capítulo anterior, se explicó que los potenciales de acción, generados por cualquier tipo de electroestimulación del nervio periférico, se transmiten en ambas direcciones a partir del sitio de estimulación. O sea, hay propagación del estímulo en ambas direcciones.
Cuando en una fibra determinada, el desplazamiento de la electricidad es en el mismo sentido que la dirección del impulso nervioso se denomina *estimulación ortodrómica*, cuando la dirección del flujo eléctrico es contraria a la dirección de una fibra nerviosa determinada, entonces se denomina *estimulación antidrómica*.

Ha de tenerse en cuenta que resulta imposible reproducir una secuencia de contracción muscular global y fisiológica por electroestimulación. En la contracción voluntaria o normal, las unidades motoras son reclutadas desde las más pequeñas a las más grandes, conforme las necesidades de fuerza aumentan. Sin embargo, la estimulación eléctrica invierte este patrón de reclutamiento, que se realiza desde las fibras que suelen localizarse más superficiales, correspondientes a motoneuronas grandes que inervan a las fibras musculares rápidas.

La estimulación eléctrica tiene selectividad de reclutamiento de las unidades motoras de contracción rápida; o sea, las fibras musculares tipo II y las fibras superficiales que están inmediatamente bajo los electrodos, son más fácilmente activadas por la estimulación. Estas están compuestas predominantemente por fibras tipo II. De esta manera, las contracciones voluntarias no producen cansancio, al inicio del ejercicio, como lo hacen las contracciones eléctricas inducidas. Las fibras de menor diámetro, localizadas a mayor profundidad, que inervan fibras musculares lentas y resistentes, son estimuladas conforme la intensidad del estímulo aumenta lo suficiente.

No obstante, este patrón de inversión de reclutamiento no siempre es estable, ya que, si los axones que inervan las fibras musculares lentas, se encuentran muy cerca de los electrodos, estas unidades pueden ser reclutadas antes que las unidades más rápidas y de menor resistencia.

La aparición precoz de fenómenos de fatiga muscular, con electroestimulación es, en parte, debida tanto a la inversión en el patrón de reclutamiento, como a su descarga sincrónica. También ha de considerarse, como otro factor añadido, la falta de un entrenamiento muscular previo.

El reclutamiento muscular es determinado por la intensidad, duración (carga de fase o de pulso) y frecuencia del estímulo. Después de superado el umbral de estimulación motora, aumentos pequeños de la intensidad producen incrementos relativamente grandes de la tensión muscular y el reclutamiento de unidades aumenta rápidamente. Por esto, los aumentos en la intensidad han de efectuarse con cuidado, para evitar contracciones demasiado intensas e indeseables, que pueden resultar peligrosas. La tetanización de la fibra muscular, producida por estimulación eléctrica, es función estricta de la frecuencia; no depende de la intensidad aplicada.

Los músculos estriados están compuestos por fibras musculares que no son homogéneas, según la clasificación de Dubowitz y Brooke; las características de las fibras musculares son responsables del comportamiento del músculo en cuestión. De este modo, se pueden encontrar músculos caracterizados por ser tónicos o lentos y músculos caracterizados por ser fásicos o rápidos (**Tabla 24.1**).

Tabla 24.1. Comparación entre las características de los tipos de fibra muscular estriada.

Parámetros	Fibra tipo I	Fibra tipo IIa	Fibra tipo IIb
Diámetro miofibrilas	Pequeño	Mediano	Grande (el doble)
Irrigación capilar	Abundante	Abundante	Pobre
Velocidad de contracción	Lenta	Rápida	Rápida
Tipo de contracción	Larga (20-100 ms)	Intermedia	Corta (10-15 ms)
Duración del impulso	1-5 ms	Intermedio	Menor que 1 ms
Frecuencia	8-30 Hz	Intermedia	80-100 Hz
Umbral	Bajo	Intermedio	Alto
Tipo de trabajo	Aerobio	Anaerobio	Anaerobio
Lugar en la secuencia de contracción	Se contraen antes	Intermedio	Se contraen después
ATPasa miofibrilar	Escasa	Elevada	Elevada
Actividad oxidativa	Elevada	Intermedia	Baja
Contenido mitocondrial	Alto	Alto	Bajo
Actividad glucolítica	Baja	Elevada	Elevada
Contenido de glucógeno	Bajo	Elevado	Elevado
Contenido de mioglobina	Elevado	Elevado	Bajo
Tipo de kine recomendada	Ejercicios lentos, suaves y mantenidos	Intermedia	Ejercicios rápidos y con gran esfuerzo (método D´lorme)

Los músculos tónicos contienen fibras tipo I, muy vascularizadas, de gran resistencia, con elevada cantidad de mitocondrias y citocromo-oxidasa, que le confieren el color rojizo; se les conoce como fibras de contracción lenta, por lo que requieren estimulación de baja frecuencia (8 a 25 Hz).

Los músculos fásicos contienen fibra tipo II, que pueden realizar una actividad de gran potencia durante cortos períodos, tienen poca resistencia, liberan energía rápidamente, son pobres en mitocondrias, lo que les confiere un color blanquecino, son más jóvenes filogenéticamente e inervadas por motoneuronas-alfa, por lo que se requiere de mayores frecuencias de estimulación. Este conocimiento permite establecer parámetros para estimular determinados tipos de músculos y no otros.

Las diferentes fibras musculares se agrupan en lo que se denomina unidades motoras; cada unidad motora está inervada por una motoneurona. Las unidades motoras de fibras tipo I están inervadas por pequeñas motoneuronas, que presentan una baja velocidad de conducción, pequeñas amplitudes de impulso y una frecuencia de descarga baja. Las unidades motoras de fibras tipo II están inervadas por grandes motoneuronas, con elevada velocidad de conducción, grandes amplitudes de impulso y frecuencia de descarga superior.

La existencia de proporciones diferentes de unidades motoras en cada músculo, permite la existencia de músculos con capacidad para responder adecuadamente a las necesidades posturales y locomotoras. El contenido muscular específico de los distintos tipos de fibras musculares, en gran parte, es determinado genéticamente, y solo un pequeño porcentaje depende de la forma en que se solicite la musculatura.

Por ejemplo, el músculo vasto externo del muslo, posee del 50 a 60% de fibras tipo I y del 40 al 50% de fibras tipo II; otro músculo, en este caso el sóleo, presenta hasta el 80% de fibras tipo I, mientras que los músculos gastrocnemius (gemelos) presentan hasta el 80% de fibras tipo II.

Tipo de corriente a emplear. Aunque se han planteado las ventajas de la corriente rusa en la potenciación muscular, los resultados obtenidos por Brasileiro[5,6] sugieren que no hay diferencia entre la capacidad de generación de torque, a partir de la estimulación de baja frecuencia y la corriente rusa. Plantea que las dos producen índices de torque próximos de aquellos recomendados para inducir eléctricamente un fortalecimiento muscular. Cuando se habla de torque, se requiere expresar el "momento" físico en que se rompe la inercia, para desencadenar o efectuar el movimiento.

Como el proceso de fortalecimiento muscular eléctricamente inducido, parece necesitar de altas intensidades de estimulación o principio de sobrecarga,[7] la incomodidad sensorial generada por las corrientes pasa a ser el principal factor limitante de esta terapéutica. En este sentido, se atribuye a la corriente rusa una sensación más agradable a la estimulación, pues este tipo de corriente en función de la alta frecuencia de su onda portadora (2 500 Hz) minimizará la incomodidad sensorial a nivel de la piel, lo que permite que la estimulación sea más intensa y profunda, que resultará en una mayor inducción de la fuerza de contracción muscular. Además de que es una corriente que según demostró Andrianova,[8] puede llegar a estimular las fibras profundas de un músculo, al electroestimular de forma directa.

Todo lo anterior son análisis que corresponden a músculos en estado normal. Hay que tener en cuenta si el músculo está en condiciones normales, o si se encuentra con algún grado de atrofia, normalmente inervado o si posee algún grado de denervación. Cada una de estas condiciones fisiopatológicas determinará condiciones biofísicas diferentes, en cuanto al patrón de respuesta muscular. Para cada condición existen parámetros ideales de estimulación que se expondrán a continuación.

Efectos fisiológicos de la electroterapia excitomotriz

Las corrientes más utilizadas para el fortalecimiento muscular son las de tipo bifásicas (BF), las monofásicas, las interferenciales, las farádicas y las corrientes rusas (o de Kotz). Está demostrado que la estimulación eléctrica sigue un orden de secuencia, que es el de estimulación sensorial primero, seguido por la estimulación motora y después la estimulación dolorosa. Según lo anteriormente planteado, las corrientes BF son las más eficaces, porque en niveles máximos de estimulación motora logran alcanzar efectos de fortalecimiento e hipertrofia muscular sin dolor.

Además, es un tipo de corriente útil para el fortalecimiento tanto del músculo sano como del enfermo, ya que incluye mecanismos similares a los del entrenamiento físico; sirve para reeducar y permite el reclutamiento selectivo de las fibras II, lo cual ofrece mayores posibilidades de ganancias en fuerza. Esta corriente tiene la ventaja adicional, que retarda los cambios bioquímicos e histológicos que acompañan la atrofia muscular de los cuádriceps, como por ejemplo, después de cirugías de reconstrucción de rodilla. Estos resultados obtenidos con las corrientes BF, no se logran con otras corrientes como las farádicas, ya que estas solo logran mantener la fuerza y el trofismo muscular en niveles próximos al umbral de intolerancia.[9]

Hoy día se conoce perfectamente, el mecanismo mediante el cual, el estímulo eléctrico genera una contracción muscular. Lo primero que ocurre es una despolarización a nivel de la membrana de la célula muscular o nerviosa. Se origina un potencial de acción que es, a su vez, el encargado de producir la contracción muscular. La contracción muscular resultante está influenciada por varios factores. Entre los factores que influyen en la respuesta neuromuscular se encuentran la intensidad, la duración del impulso, la pendiente del impulso, así como la frecuencia empleada.[10,11]

Factores que influyen en la respuesta neuromuscular

Intensidad. Si se estimula un músculo o un nervio a partir de una intensidad cero, los primeros estímulos no provocan contracción muscular. Si se aumenta la intensidad, el primer umbral que generalmente se consigue es el sensitivo, o momento en que el paciente percibe el paso de la corriente. Si se aumenta más subiendo la intensidad, llega un momento en el que el músculo comienza a contraerse; a este estímulo se le denomina *estímulo umbral*. Este umbral de excitación marca el límite entre una intensidad eficaz e ineficaz. Al aumentar la intensidad del estímulo, la contracción se hará cada vez más evidente, hasta que llega un momento en el que la amplitud de la contracción deja de aumentar y permanece estable, llegando al *estímulo supramáximo*.

No se debe olvidar lo citado por Poumarat *et al.*[12] que a mayor intensidad de estimulación, mayor contracción muscular; sin embargo, se debe tener precaución de no producir sensaciones muy molestas en el paciente, ya que este es otro factor del cual depende el éxito de un programa de electroestimulación.

Reobase. Cuando se habla de la intensidad de la corriente, mención especial merece el concepto de reobase; que se define como el valor de la intensidad del estímulo umbral cuando se utiliza impulsos rectangulares de 1 segundo de duración.

Duración del impulso. De manera general, cuanto menor sea la duración del impulso, mayor será la intensidad que se tiene que emplear para producir una contracción umbral.

Cuando la relación de intensidades y las duraciones de impulso se registran en un sistema de coordenadas, se conforma una curva a manera de hipérbole equilátera, que se denomina curva intensidad-tiempo (curva I/t). Esta curva es la resultante de un procedimiento muy útil que se denomina electrodiagnóstico, y que define para cada paciente individual, y para cada etapa evolutiva en particular, los parámetros ideales de estimulación para alcanzar los objetivos propuestos.

Es posible comprobar que tiempos de impulso por encima de 1 ms son útiles para estimular el músculo. Mientras que tiempos de impulso por debajo de 1 ms son útiles para estimular directamente el nervio. Siempre es muy importante tener en cuenta el tiempo o período de reposo (período refractario) para cada estimulación.

Cronaxia. Se define como el valor de la duración de un impulso rectangular capaz de producir una contracción umbral, cuando se utiliza una intensidad el doble de la reobase. En la práctica, un valor amplio de cronaxia se relaciona con un mayor grado de denervación. O sea que se requiere un mayor tiempo de impulso para reclutar la cantidad de unidades motoras para la contracción muscular.

Pendiente del impulso. Consiste en la rapidez con la que la corriente alcanza su máxima intensidad. Se plantea que si la corriente se establece progresivamente, no se produce la contracción muscular, a menos que se eleve la intensidad suficientemente. Es decir, si la pendiente es muy larga, se deben emplear intensidades altas para producir la contracción. A este fenómeno se le llamó acomodación y al calcularlo, tiene valores comprendidos entre 4 y 6, cuando se trata de un músculo normal.

El músculo en su estado normal responde bien a corrientes con impulsos rectangulares de corta duración (menor que 10 ms) denominados *estímulos farádicos.* Como se sabe, los impulsos rectangulares tienen siempre una pendiente de ascenso y descenso, muy abrupta. Si a un músculo normal se le aplica una corriente con un impulso de ascenso lento como puede ser sinusoidal o triangular, en la medida que aumenta la intensidad, se produce el proceso de acomodación y la resultante es que no se obtiene la contracción que se quiere, aunque sí es posible encontrar el umbral de dolor y hacerse intolerable la corriente. Por su parte un músculo atrofiado, necesita impulsos de mayor duración que permitan "despertar" o estimular la mayor cantidad de unidades motoras, incluso si posee algún grado de denervación, entonces no es posible conseguir una buena contracción, si no se utilizan estímulos de corrientes progresivas, como la triangular y la sinusoidal.

Frecuencia del impulso. Este es un parámetro que se puede utilizar en dependencia del tipo de fibra muscular que se quiere estimular; se trataría de estimular a la fibra muscular con frecuencias similares a las propias de la fisiología muscular como se vió en la **tabla 24.1**.

Metodología de aplicación de electroterapia excitomotriz

Los distintos autores destacan la importancia de la selección de onda más cómoda para el paciente, la apropiada humedad de las esponjas para aumentar la conductividad y la tolerancia del sujeto a la electroestimulación y el correcto contacto de los electrodos con la superficie muscular, con el fin de activar la mayor cantidad de unidades motoras y lo cual dependerá de la distancia entre el axón y el electrodo activo.[5]

La electroterapia excitomotriz se aplica mediante electrodos de contacto con la piel, a los cuales se le interpone una esponja o espuma de goma, humedecida en agua o

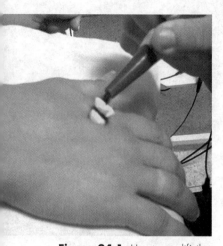

Figura 24.1. Una tarea difícil es conseguir la estimulación ideal para trabajar la musculatura vinculada con la actividad de la mano. En la figura se observa el trabajo con un electrodo de lápiz, en este caso se constituye el electrodo (–) mientras el electrodo (+) se ubica en posición proximal. Para los músculos intrínsecos se convierte en una aplicación monopolar.

un gel conductor; según la forma de ubicar o colocar los electrodos, se plantean dos métodos fundamentales de aplicación:[10,11]

1. *Método bipolar.* Los dos electrodos son del mismo tamaño y quedan ubicados dentro del músculo que se quiere estimular. Generalmente se aplica en músculos grandes y alargados.

2. *Método monopolar.* El electrodo indiferente es mayor que el electrodo activo y se ubica fuera del músculo en cuestión, generalmente de modo proximal al electrodo activo. Se utiliza en músculos pequeños o para estimular selectivamente puntos motores (**Fig. 24.1**).

Conviene hacer previamente una galvanización de la zona, de 10 minutos de duración, para mejorar la vascularización, disminuir el umbral de excitación del músculo y precisar intensidades de estímulo menores, para obtener una contracción muscular.

Tratamiento diario. Ciclo de 3 semanas, luego de las cuales se reevalúa el tratamiento.

El tamaño de los electrodos se debe tener en cuenta, cuando se quiere lograr la despolarización de un nervio; a mayor superficie de un electrodo, menor será la densidad de corriente, de modo que un electrodo es más activo si se disminuye su tamaño y se acerca al nervio o al *punto motor* (zona para la óptima estimulación de músculos esqueléticos, por lo general ubicados en el área donde el nervio motor penetra el epimisio).

Para este tipo de estimulación no deben utilizarse sucesiones de impulsos, sino trenes de impulsos con pausas de al menos el doble de tiempo de acción, para evitar la fatiga.

Es más conveniente utilizar corriente bifásica que corriente alterna sinusoidal, debido a que es más tolerada, no tiene riesgos de producir perturbaciones del ritmo cardíaco con intensidades altas, y permite aparatos miniaturizados.

Programas de estimulación de 10 Hz de frecuencia mejoran la resistencia; mientras que frecuencias de 50 Hz mejoran la potencia.

Se debe respetar el objetivo del tratamiento. Por ejemplo: cuando se persigue una potenciación muscular de los cuádriceps, no se logra el objetivo de la sesión si no se consigue una extensión significativa de rodilla. En caso que no haya existido durante la sesión ningún movimiento de la pierna (colocada en flexión), puede ser señal de deficiencias en la ubicación y fijación de los electrodos, selección del tipo de corriente y de la frecuencia y de una insuficiente intensidad, entre otros factores.

Muchos estudios coinciden en que la electroestimulación y los esquemas o programas de ejercicios de contracción voluntaria, tienen el mismo potencial para proporcionar ganancias en fuerza,[13,14] pero juntos producen mayor fuerza que cuando se usan de forma independiente. Para fortalecer un músculo atrofiado, se recomienda el uso de la electroestimulación antes que del ejercicio físico libre o con implementos, ya que la electroestimulación actúa preferentemente sobre las fibras tipo II (las más afectadas en atrofias musculares).

Recomendaciones de electroestimulación en un músculo inervado

• El electrodo activo se sitúa a nivel del punto motor; el electrodo indiferente, se ubica en los miembros, proximalmente, o en las regiones de los plexos cervical o lumbar. Se puede utilizar el método monopolar o bipolar. Se deben utilizar preferiblemente corrientes de tipo bifásica por trenes de impulsos rectangulares o sinusoidales.

- Objetivos principales de la estimulación en el músculo inervado.
  - Relajación del músculo en espasmo postraumático.
  - Prevenir la atrofia por inmovilidad.
  - Participar en la reeducación muscular.
  - Potenciación muscular.
  - Estimulaciones previas al posoperatorio de la pared abdominal y diafragmática como ayuda a la ventilación.

Recomendaciones de electroestimulación en un músculo parcialmente denervado

- Es muy difícil conseguir el punto motor. Antes se pensaba que se desplazaba distalmente (reacción de Huet), pero hoy se sabe que desaparece el punto motor en la neurotmesis; de modo que la reacción de Huet se explica por la mayor facilidad del área cercana al tendón para transmitir la contracción al músculo.[10,15]
- Se ubica el electrodo activo en el punto que brinde mayor respuesta, o los dos electrodos del mismo tamaño; el electrodo activo se colocará más proximal al músculo estimulado. Se deben utilizar preferiblemente corrientes bifásicas por trenes de impulso con forma triangular o sinusoidal.
- Se puede utilizar el método monopolar y bipolar.
- Objetivos principales de la estimulación del músculo con denervación:
  - Retardar la progresión de la atrofia.
  - Disminuir la aglutinación intrafascicular y la esclerosis del tejido areolar.
  - Disminuir la espasticidad.
  - Mejorar la circulación y nutrición del músculo.

Indicaciones de electroterapia excitomotriz

Para diseñar un buen programa de estimulación excitomotriz, se debe partir de los resultados que brinda el electrodiagnóstico; esta prueba no invasora, y al alcance de cualquier fisioterapeuta, brinda información diagnóstica, pronostica y sugiere los parámetros ideales de tratamiento para cada etapa. En este sentido se recomienda el trabajo del profesor Castillo.[16]

La electroestimulación es una técnica empleada en el ámbito de la rehabilitación para diferentes propósitos. Uno de estos es el fortalecimiento muscular.[17-20] Sirve para facilitar una contracción voluntaria insuficiente,[17,18,21] como complemento de la reeducación muscular, así como en la prevención y el tratamiento de la atrofia. Un ejemplo concreto es la etapa después de la cirugía o la inmovilización que ocasiona atrofia por desuso;[20] otros son el mantenimiento del rango de movimiento, el tratamiento de la espasticidad, la técnica asistencial para la recuperación de la función muscular después de lesiones ortopédicas, la reducción de contracturas y edema, entre otros beneficios.[21-27]

Entre las indicaciones para la aplicación de la electroterapia excitomotriz se pueden mencionar:

- Evitar o tratar la atrofia por desuso.
- Potenciar el efecto de bomba muscular, para mejorar la circulación de retorno y evitar la trombosis.

- Ayudar a la reeducación muscular.
- Relajación de contractura refleja o antiálgica.
- Tratamiento del paciente espástico.
- Tratamiento de la incontinencia urinaria.
- Potenciación muscular para conseguir mayor estabilidad articular.
- Potenciación muscular para influir en la postura.
- Potenciación muscular para mejorar el rendimiento físico. Preparación deportiva.
- Recuperar las sensaciones propioceptivas de la contracción muscular, perdidas o disminuidas tras inmovilizaciones prolongadas.

Evitar o tratar la atrofia por desuso

Un tratamiento clásico es la estimulación por trenes de pulsos. Actualmente, muchos aparatos permiten programar tratamientos con pulsos compensados y trenes modulados. Más sofisticada es la posibilidad de programar fases sucesivas de tratamiento en la misma sesión (calentamiento o preparación, trabajo o contracción eficaz y final o relajación). La especialización llega a un nivel tan alto, que se pueden encontrar en el mercado, equipos diseñados específicamente para atender determinada enfermedad[30] (**Fig. 24.2**).

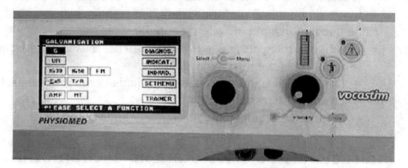

Figura 24.2. Equipo de electroestimulación "Vocastim". Está diseñado específicamente para el electrodiagnóstico y la reeducación de la musculatura vinculada con el área laríngea en los trastornos del lenguaje.

En el caso del paciente con lesión nerviosa periférica, el estímulo eléctrico puede contribuir a evitar una mayor atrofia, pero no hay evidencia que acelere el proceso de regeneración del nervio lesionado.[31]

Potenciación del efecto de bomba muscular

En pacientes comatosos, anestesiados o con parálisis centrales, periféricas o muy debilitados, la falta de actividad muscular disminuye o anula el efecto de bomba muscular imprescindible para una adecuada circulación de retorno. Las contracciones musculares rítmicas por neuroestimulación contribuyen a la profilaxis de la trombosis. La aplicación clásica es con impulsos simples, pero la utilización de pulsos compensados y trenes modulados provee contracciones más prolongadas y mejor toleradas.

Reeducación muscular

Numerosos estados patológicos, al pasar la fase aguda de la enfermedad, ponen al fisioterapeuta ante el objetivo de la recuperación funcional e independencia para las actividades de la vida diaria. La magnitud e intensidad del proceso patológico, así como el tiempo de evolución, derivan en diferentes grados de hipotrofia muscular y de desentrenamiento. En este sentido, generalmente se necesitan acciones a favor de una reeducación muscular, ya sea global o segmentaria, pero que es esencial en la recuperación funcional del paciente. No solo se trata de afecciones propias del sistema osteomioarticular, sino de cualquier enfemedad que lleve un período prolongado de reposo o de hipocinesia.[32,33]

La estimulación selectiva, sincronizada con el intento de control voluntario, ayuda a la reorganización del esquema motor; la estimulación debe vincularse simultáneamente con la contracción voluntaria, esto requiere colaboración por parte del paciente, pero es como se obtienen los mejores resultados (**Fig. 24.3**).[34-36]

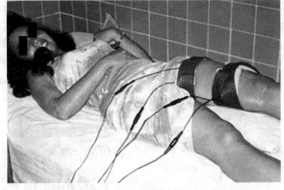

Figura 24.3. Aplicación de electroestímulo asociado con la contracción voluntaria del paciente. Nótese cómo queda limitado el recorrido del movimiento, debido a la posición de la paciente. En decúbito supino, las fibras del cuádriceps se encuentran previamente acortadas, por lo que se limita el proceso de contracción. La posición adecuada es sentada con la pierna en 90° de flexión de cadera y rodilla.

En algunos casos, la aplicación de la electroestimulación, además de contribuir en la reeducación muscular, ayuda a evitar o controlar la aparición de dolor articular. La propuesta generalizada de la utilización de neuroestimulación eléctrica transcutánea (TENS) o de la electroestimulación funcional, como preventiva del desarrollo del hombro doloroso ha sido planteada por diferentes autores.[37-40]

No siempre es posible obtener resultados con la ayuda de la electroestimulación. En el caso de la escoliosis, algunos estudios ofrecen resultados positivos, pero poseen una mala calidad metodológica. La electroestimulación superficial (EES) ha sido suficientemente analizada para estos pacientes y se ha demostrado que es ineficaz, comparada con los beneficios del corsé ortopédico.[41,42]

Relajación de contractura refleja o antiálgica

Las contracciones rítmicas tienen un efecto descontracturante muscular, útil en casos de lumbalgia o dolores articulares. Es importante definir el tipo de contractura y así seleccionar los parámetros adecuados para disminuirla.

Tratamiento del paciente espástico

Existe indicación del uso de la electroestimulación cuando la espasticidad es intensa y difusa e interfiere con la actividad motora conservada. La sesión de tratamiento no debe ser aislada y debe seguirse con ejercicios activos o actividades diarias.[43,44] La electroestimulación tiene diferentes aplicaciones para el paciente espástico. Uno de los objetivos puede ser la relajación muscular, a través de frecuencias muy bajas y aplicadas en el vientre muscular. Siempre se debe estar alejado de la zona cercana al tendón que se comporta como "gatillo", para el mecanismo de la espasticidad.

Otra vía puede ser la de buscar parámetros de estimulación adecuados para músculos antagonistas de los músculos espásticos. De esta manera, se estimula el mecanismo neurofisiológico de la ley de inervación recíproca, que plantea que la estimulación de un músculo va acompañada con la relajación del antagonista.

El tipo de estimulación que más se preconiza, es el destinado a la estimulación eléctrica funcional. En este caso, se programan secuencias de contracción de diferentes músculos, que tienen un objetivo funcional específico y que "recuerdan" los circuitos neurofisiológicos entrenados en la vida diaria; de esta manera, se contribuye a la inhibición de los patrones espásticos. Estos programas, no solo contribuyen a contrarrestar o evitar la instalación de los patrones espásticos, sino también con la mejoría de los pacientes que ya presentan algún grado de espasticidad. En Cuba se han desarrollado modelos de estimulación eléctrica funcional, proceso liderado por el profesor Julio Zamarreño, del Centro Nacional de Rehabilitación. En el mundo, es un campo que está en constante desarrollo.

Se realiza la terapia tonolítica directa e indirecta; la terapia tonolítica por estimulación ofrece la sensación de estabilización articular.[45]

Tratamiento de la incontinencia urinaria

Un campo donde la electroestimulación ha tenido notables avances, ha sido en la rehabilitación de la incontinencia urinaria.

Desde finales del año 1997 a abril de 2002, González Rebollo[46] realizó un estudio prospectivo clínico y manométrico, en 79 mujeres diagnosticadas de incontinencia urinaria, con una edad media de 53 años y 5 meses. Se les sometió a un programa de tratamiento con las técnicas de mayor éxito publicadas hasta esa fecha. Su programa incorporó la kinesiterapia específica del suelo pélvico, asociada a electroestimulación endocavitaria vaginal bajo *biofeedback*-EMG. En la electroestimulación endocavitaria del suelo pélvico se usó un electrodo vaginal[47,48] y la contracción eléctrica inducida se reforzó mediante la contracción activa de la musculatura pelviperineal, asociándose a *biofeedback* visual y auditivo.[49,50] Se utilizó una corriente bifásica simétrica, con una duración de la fase de 250 a 300 µs (estímulos cronáxicos) y frecuencia entre 40 y 50 Hz. La rampa de ascenso y descenso y el tiempo de mantenimiento, estuvieron determinados por las pruebas manométricas, realizadas en la segunda visita hospitalaria. La intensidad se determinó según el nivel máximo de tolerancia de cada paciente.[51] En todos estos estudios los resultados clínicos de éxito oscilan entre el 60 y 85% de los casos.[52-57]

Potenciación muscular

Para obtener potenciación muscular, la electroestimulación está indicada tras períodos de reposo, en que se ha hecho evidente la presencia de atrofia muscular. También se aplica en el tratamiento de desequilibrios musculares, que causan inestabilidad en articulaciones de carga como las rodillas y luego provocan cambios degenerativos intraarticulares. Se utiliza en la preparación deportiva. Se realiza en músculos sanos con buena tolerancia al esfuerzo. La mayoría de los programas utilizan frecuencias medias de 50 a 100 Hz.[58] Debe mantenerse un trabajo muscular activo, adecuado para mantener los resultados, conseguidos con la electroestimulación.

La Dra. Tania Bravo,[59,60] en una reciente publicación, recomienda el uso de la electroestimulación, en el tratamiento de niños con deformidades articulares y podálicas por desequilibrios musculares. Asímismo, la propone para el manejo integral de la escoliosis, según la técnica planteada por Bobechko en 1972.

Para lograr el objetivo de una electroestimulación para fortalecimiento muscular es muy importante primeramente, seleccionar bien los parámetros de la corriente; en segundo lugar, el método o técnica a utilizar, y por último, no menos importante, adaptar estos parámetros a las características anatomofisiológicas del músculo a estimular.

Los tiempos de respuesta de una fibra lenta son mayores que los de una fibra rápida, por lo que se puede afirmar, que las fibras lentas necesitan tiempos de impulso más largos y frecuencias más bajas, cuyos valores dependerán de la fisiología de cada músculo.

Las fibras rápidas necesitan tiempos de impulso de alrededor de 300 ms y frecuencias superiores a 50 Hz; mientras que en las lentas, el tiempo de impulso será superior al de las rápidas y la frecuencia inferior; hay que tener siempre en cuenta que no solo existen dos tipos de fibras, sino que hay fibras intermedias.

Basa García[61] hace una propuesta de trabajo para el fortalecimiento muscular en atletas de alto rendimiento. En esta, se refiere a tres metodologías de estimulación: electroestimulación estática en acortamiento muscular; electroestimulación dinámica y electroestimulación estática en estiramiento. Con esta última no solo logra su estiramiento, sino el refuerzo al máximo de la musculatura.

Uno de los músculos más estudiados con el tema de la electroestimulación es el cuádriceps. Diversos estudios indican que la electroestimulación mantiene y aumenta la circunferencia y fuerza de este músculo, además de prevenir la atrofia muscular e incrementar la resistencia y capacidad de trabajo. En este caso, se utilizan con mayor frecuencia las corrientes bifásicas y las corrientes rusas. Se indica una intensidad de estimulación, seleccionada a partir de la sensación subjetiva del paciente, o en un rango del 60 al 87% de la contracción voluntaria máxima.

La frecuencia de pulso, para corrientes bifásicas, es de 40 a 70 Hz ya que con éstas se observa una mayor producción de fuerza del cuádriceps. La duración del impulso se selecciona en un rango de 200 a 300 ms y la relación estímulo-reposo de 1:5, es la más efectiva por desencadenar menos fatiga. La colocación de los electrodos se realiza sobre los puntos motores. Es frecuente el uso de la dinamometría para cuantificar la fuerza producida y el *biofeedback* electromiográfico, para monitorizar la contracción voluntaria máxima.[62]

La estrategia de fortalecimiento del cuádriceps, en los pacientes con afecciones degenerativas de rodilla, como la artrosis, logra un grado de estabilidad mayor de la articulación, que se traduce en un alivio significativo del dolor. Miranda-Filloy[63] demostró mejoría tanto del dolor como de la rigidez y función física del paciente, al terminar el tratamiento, y se mantiene la respuesta conseguida con el estímulo al menos un mes; estos planteamientos se contraponen a los de su grupo placebo. Lo más interesante es que estos resultados se pueden extrapolar de alguna manera al resto de las articulaciones del cuerpo, en cada una de las cuales existe un músculo que es protagonista en su estabilización.

Recuperar las sensaciones propioceptivas

Las contracciones derivadas del estímulo eléctrico favorecen la llegada de información aferente a los diferentes niveles hasta la corteza cerebral, esto, a su vez, desencadena respuestas eferentes específicas y fisiológicas que estimulan la recuperación.

Precauciones generales de electroterapia excitomotriz

- Evitar las aplicaciones a nivel del tórax.
- No es aconsejable la electroestimulación en nervios que tienen una relación directa sobre funciones orgánicas, como el frénico o los esfinterianos. Este tipo de aplicación solo está indicada si los objetivos son influir sobre las funciones orgánicas descritas.[1]
- Se debe evitar las aplicaciones en mujeres embarazadas. Nunca aplicarlas sobre el abdomen.
- Se debe tener cuidado en las proximidades de un aparato de diatermia (onda corta y microondas), porque las ondas electromagnéticas alteran los parámetros de aplicación y esto puede ocasionar algunos trastornos al paciente.
- Se debe tener cuidado cuando las corrientes han de atravesar zonas con gran cantidad de tejido adiposo (pacientes obesos). La interposición de un gran panículo adiposo hace necesaria una mayor intensidad de corriente,[64] lo cual puede alterar los resultados esperados.
- No se aconseja en personas muy seniles, enfermos mentales o pacientes con cualquier alteración, donde no es posible obtener una adecuada información del nivel de estimulación que el paciente está percibiendo.
- Según Poumarat *et al*.[12] la electroestimulación aplicada a grandes músculos proporciona un mayor potencial de riesgo de lesión estructural con dolor tardío y aumento significativo de la actividad simpática.
- Contraindicado en trastornos vasculares, como tromboflebitis o trombosis, así como en zonas donde exista una influencia directa sobre una neoplasia, metástasis o infecciones. No aplicar en portadores de marcapasos.
- No aplicar sobre el seno carotídeo.

Preguntas de Comprobación

1. ¿Cuál es la importancia de la electroterapia excitomotriz, en un tratamiento integral en rehabilitación?
2. Describa la metodología del tratamiento para estimulación eléctrica muscular.
3. ¿Cómo puede ser utilizada la corriente en el músculo denervado?
4. ¿Cuáles son los objetivos que pueden conseguirse con la electroterapia excitomotriz?
5. Argumente la comparación entre estimulación muscular y estimulación neuromuscular.
6. Describa los parámetros de tratamiento que deben ser considerados para la estimulación eléctrica muscular.
7. Mencione las precauciones a tener en cuenta para la electroterapia excitomotriz.
8. ¿Cuál es el valor de la electroestimulación funcional?
9. Elabore una prescripción de estímulos eléctricos para un cuádriceps, en un paciente con prótesis total de rodilla.
10. Describa los pasos a seguir para ejecutar la prescripción anterior.

Referencias bibliográficas

1. Pastor Vega J. M. y Cayuelas Antón C. (1998). Electroestimulación neuromuscular. En: Martínez Morillo M., Pastor Vega J. M. y Sendra Portero F. Manual de medicina física. Harcourt Brace de España; p.169-184.

2. Haug J., Wood L. T. (1988). Efficacy of neuromuscular stimulation of the quadriceps femoris during continuous passive motion following total knee arthroplasty. Arch Phys Med Rehab. (69): 423-424.

3. Cayuelas Antón C. y Pastor Vega J. M. (1998). Electrostimulación. En: Martínez Morillo M., Pastor Vega J. M. y Sendra Portero F. Manual de medicina física. Harcourt Brace de España; p.133-149.

4. Rodríguez Martín J. M. (2000). Faradización. En: Electroterapia en fisioterapia. Editorial Médica Panamericana, Cap. XI, p. 353-390.

5. Brasileiro J. S., Castro C. E. S., Parizotto N. A., Sandoval M. C. (2000). Estudio comparativo entre la capacidad de generación de torque y la incomodidad sensorial producidos por dos formas de estimulación eléctrica neuromuscular en sujetos sanos. Rev Iberoam Fisioter Kinesiol. 3(2): 23-29.

6. Brasileiro J. S., Villar A. F. S. (2000). Comparação dos torques gerados por estimulação elétrica e contração voluntária no músculo quadríceps femural. Rev Brasileira de Fisiot. 4(2): 74-81.

7. Delitto A., Snyder-Mackler L., Robinson A. J. (2001). Estimulação elétrica do músculo: técnicas e aplicações. En: Andrew J. Robinson e Lynn Snyder-Mackler. Eletrofisiologia clínica-eletroterapia e teste eletrofisiológico. Porto Alegre: Artmed Editora, 2a. ed.; p. 119-145.

8. Ward A., Shkuratova N. (2002). Russian electrical stimulation: the early experiments. Phys Ther. ;10.

9. Laufer Y., Ries J., Leininger P., Alon G. (2001). Quadriceps femoris muscle torques and fatigue generated by neuromuscular electrical stimulation with three different waveforms. Phys Ther. 81(7): 1307-1316. [Medline].

10. Rioja Toro J. Estimulación eléctrica neuromuscular. Bases fisiopatológicas. En: Estimulación eléctrica transcutánea, muscular, neuromuscular y funcional. Valladolid, SA: Ed. Hospital del Río Hortega, Insalud, Capítulo IV. p. 65-86.

11. Rioja Toro J. Estimulación Eléctrica muscular, En: Estimulación eléctrica transcutánea, muscular, neuromuscular y funcional. Valladolid, SA: Ed. Hospital del Río Hortega, Insalud, Capítulo V. p. 87-103.

12. Poumarat G., Squire P., Lawani M. (1992). Effect of electrical stimulation superimposed with isokinetic contractions. J Sports Med Phys Fitness. 32(3): 227-233. [Medline]

13. Caggiano E., Emrey T., Shirley S., Craik R. L. (1994). Effects of electrical stimulation or voluntary stimulation for strengthening the quadriceps femoris muscles in an aged male population. J Orthop Sports Phys Ther. 20(1): 22-28. [Medline]

14. Hainut K., Duchateau J. (1992). Neuromuscular electrical stimulation and voluntary exercise. Sports Med. 14: 100-113. [Medline]

15. Hoogland R. (1989). Fortalecimiento y elongación muscular por medio de la corriente eléctrica. Enraf-Nonius, Delft; p. 2-24.

16. Castillo Cuello J. J. (2007). El electrodiagnóstico de estimulación. En: Nociones de electroterapia excitomotriz. La Habana: Editorial Ciencias Médicas; Cap. 4, p. 59-71.

17. Coarasa A., Moros T., Marco C., Comín M. (2001). Fuerza muscular inducida y tolerancia en diferentes corrientes excito motoras. Rehabilitación. 35(5): 279-286.

18. Coarasa A., Moros T., Marco C., Comín M. (2001). Variación de parámetros de electroestimulación con corrientes bifásicas de baja frecuencia y fuerzas evocadas. Rehabilitación. 35(5): 287-294.

19. Lake, D. (1992). Neuromuscular electrical stimulation: An overview and its application in the treatment of sports injuries. Sports Med. 13(5): 320-336. [Medline]

20. Vanderthommen M., Crielaard J. (2001). Muscle electrical stimulation in sports medicine. Rev Med Liege. 56(5): 391-395. [Medline].

21. Capote Cabrea A., López Pérez Y. M., Bravo Acosta T. (2006). Unda Temática VI. Electroterapia de baja y media frecuencia. En: Agentes físicos. Terapia física y rehabilitación. La Habana: Editorial Ciencias Médicas. p. 199-220.

22. Alaejos Fuentes, et al. (1998). Polineuropatía del enfermo crítico. Tratamiento rehabilitador. Rehabilitación. (32): 263-270.

23. Cuello Villaverde E., Ashi S., Monfort Pitarch B., et al. (1995). Terapia física del paciente inmovilizado. Rehabilitación. (29): 383-390.

24. Bayón M., Suárez, et al. (1997). Rehabilitación de la parálisis femoral en la prótesis total de cadera. Rehabilitación. (31): 279-282.

25. Rioja J., et al. (1993). Nueva sistematización del tratamiento de la parálisis facial periférica. Rehabilitación. 27(4): 276-284.

26. Gadsby G., Flowerdew M. (1997). Nerve stimulation for low back pain. A review. Nurs Stand. 16; 11(43): 32-33. [Medline]

27. Paternostro-Sluga T., Fialka C., Alacamliogliu Y., et al. (1999). Neuromuscular electrical stimulation after anterior cruciate ligament surgery. Clin Orthop. (368): 166-175. [Medline]

28. Castillo Cuello J. J. (2007). Indicaciones para la estimulación eléctrica. En: Nociones de electroterapia excitomotriz. La Habana: Editorial Ciencias Médicas; Cap. 6, p. 89-105.

29. Castillo Cuello J. J. (2007). Sugerencias terapéuticas. En: Nociones de electroterapia excitomotriz. La Habana: Editorial Ciencias Médicas; Cap. 7, p. 107-135.

30. Pahn Johannes, Ptok Martin, Radü Hans-Joachim, Witt Gabriele. (2003). Electric current therapy of larynx paresis, aphasia, dysphasia, dysarthria and dysphagia. Interdisziplinär Jg. 11(3): 176-178.

31. Kemp K., y Vennix M. (2005). Neuropatía periférica y lesión del plexo. En: SJ Garrison. Manual de medicina física y rehabilitación. McGraw-Hill Interamericana, 2nd ed., Cap. 16, p. 227-240.

32. Haarer-Becker R. y Schoer D. (2001). Electroterapia. En: Manual de técnicas de fisioterapia. Aplicación en traumatología y ortopedia. Editorial Paidotribo. p. 112-114.

33. Montull Morer S., Salvat Salvat I., Inglés Novell M., Miralles Rull I. (2004). La mano reumatológica: exploración y tratamiento. Revisión. Fisioterapia. 26(02): 55-77.

34. Baker L. (1999). Electrical stimulation to increase functional activity. En: Roger M. N., Karen W. H., Dean P. C., eds. Clinical electrotherapy. Stanford, Aplleton & Lange; 3rd ed. p. 355-410.

35. Swearingen J. V. (1999). Electrical stimulation for improving muscle performance. En: Roger M. N., Karen W. H., Dean P. C., eds. Clinical electrotherapy, Stamford, Aplleton & Lange; 3rd ed. p. 143-182.

36. Brasileiroa J. S., Castrob C. E. S., Parizottob N. A., Sandovalc M. C. (2001). Estudio comparativo entre la capacidad de generación de torque y la incomodidad sensorial producidos por dos formas de estimulación eléctrica neuromuscular en sujetos sanos. Rev Iberoam de Fisiot y Kinesiolog. 4(2): 56-65.

37. Palazón García R., Alonso Ruiz M. T., Martín Márquez J., Berrocal Sánchez I. (2004). Hombro doloroso en el hemipléjico. Rehabilitación. 38(03): 104-107.

38. Chantraine A., Baribeault A., Uebelhart D. (1999). Shoulder pain and dysfunctionin hemiplegia: effects of functional electrical stimulation. Arch Phys Med Rehabil. 80: 328-331. [Medline]

39. Price C. I., Pandyan A. D. (2000). Electrical stimulation for preventing and treating poststroke shoulder pain. Cochrane Database Syst Rev. 4:CD001698. [Medline]

40. Daviet J. C., Morizio P., Salle J. Y., Parpeix F., Talon I., Sombardier T., et al. (2002). Technique de rééducation neuromusculaire apliquées à l'accidenté vasculaire cérébral adulte. Encycl Méd Chir, Kinésithérapie-Médecine physique-Réadaptation. 26-455-B-10: 8.

41. Condon Huerta M. J. (2001). Ortopedia infantil en rehabilitación. Rehabilitación. 3(1): 11-30.

42. Lowe T. G., Edgard M., Margulis J. Y., Miller N. H., Raso V. J., Reinker K. A., et al. (2000). Current concepts review. Etiology of idiopathic scoliosis: current trends in reesearch. J Bone Joint Surg. 82-A: 1157-1168.

43. García Díez E. (2004). Fisioterapia de la espasticidad: Técnicas y métodos. Fisioterapia. 26(01): 25-35.

44. Rémy-Néris O., Denys P., et al. (1997). Espasticidad. En: Kinésithérapie-médecine physique-réadaptation. París: Elsevier. p. 8.

45. Stefanovska A., Rebersek S., Bajd T., Vodovnik L. (1991). Effects of electrical stimulation on spasticity. Crit Rev Phys Rehab Med. (3): 59-99.

46. González Rebollo A., Blázquez Sánchez E., Romo Monje M., Rioja Toro J. (2003). Tratamiento rehabilitador de la incontinencia urinaria femenina. Rehabilitación. 37(02): 79-85.

47. Magnus F., Sivert L. (1991). Electrical stimulation. Urol Clin North Am. 18: 393-407. [Medline]

48. Caputo R., Benson T., McClellan E. (1993). Intravaginal maximal electrical stimulation in the treatment of urinary incontinence. J Reproduct Med. 38: 667-671.

49. Berghmans L. C., Frederiks C. M., De Bie R. A., et al. (1996). Efficacy of biofeedback, when included with pelvic floor muscle exercises treatment, for genuine stress incontinence. Neurourol Urodyn. 15: 37-52. [Medline]

50. Stein M., Discippio W., Davia M., Taub H. (1995). Biofeedback for the treatment of stress and urge incontinence. J Urol. 153: 641-643. [Medline]

51. Esteban M., Salinas J., Bravo de Rueda C., et al. (1995). Resultados clínicos del tratamiento de la incontinencia urinaria con estimulación eléctrica periférica. Act Urol Esp. p. 551-559.

52. Rodrigues M. F. L. (1999). Incontinência urinária feminina. Medicina Física de Rehabilitaçâo. 7: 7-13.

53. Robles García J. E. (2001). Incontinencia urinaria. Departamento Urología CUN, Facultad Medicina UN. p. 249-257.

54. Igual Camacho C., Valverde Gil D., López Bueno L., Sánchez Frutos J. (2003). Fisioterapia en la incontinencia uri-naria en la mujer. Rev Iberoam Fisioter Kinesiol. 6(1): 50-54.

55. Espuña M. (1999). Actualización sobre la reeducación del suelo pélvico en la mujer. Ediciones Mayo S.A. p. 19.

56. Esteban M., Salinas J., Verdejo C. (1996). Estudio prospectivo de la rehabilitación perineo-esfinteriana mediante conos vaginales en la incontinencia de orina de esfuerzo. Toko-Gin Pract. (55): 440-450.

57. Gómez-Conesa A., Pelegrín Molina M. A., Martínez-González M. (2003). Disfunciones vesicointestinales en esclerosis múltiple. Fisioterapia, Monogr. 1: 12-23.

58. Esch M., Hoogland R. (1991). Electroterapia de alta frecuencia. Enraf-Nonius, Delft.

59. Bravo Acosta T. (2007). Afecciones de columna dorsolumbar. En: Diagnóstico y rehabilitación en enfermedades ortopédicas. La Habana: Editorial Ciencias Médicas; Cap. 9, p. 170-304.

60. Bravo Acosta T. (2007). Afecciones en el niño. En: Diagnóstico y rehabilitación en enfermedades ortopédicas. Ciudad de La Habana: Editorial Ciencias Médicas; Cap. 1, p. 3-44.

61. Basas García A. (2001). Metodología de la electroestimulación en el deporte. Fisioterapia. 23 (Mong. 2): 36-47.

62. Linares M., Escalante K., La Touche R. (2004). Revisión bibliográfica de las corrientes y parámetros más efectivos en la electroestimulación del cuádriceps. Fisioterapia. 26(4): 235-244.

63. Miranda-Filloy J. A., Barbazán Álvarez C., Monteagudo Sánchez B., Graña Gil J., Galdo Fernández F. (2005). Efecto de la estimulación eléctrica transcutánea del músculo cuádriceps en la sintomatología de la artrosis de rodilla. Rehabilitación. 39(04): 167-170.

64. Montes R., Martín M. (1995). Potenciación muscular mediante electroestimulación del nervio o del músculo: estudio comparativo. Fisioterapia. 17(2): 71-80.

Parte 7

Campos eléctricos y electromagnéticos

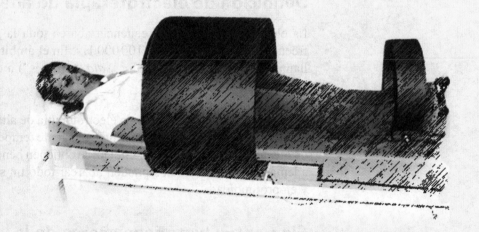

CAPÍTULO 25

Campos eléctricos o electroterapia de alta frecuencia

Objetivos

1. Definir la electroterapia de alta frecuencia.
2. Ubicar las diatermias dentro de la clasificación general de agentes físicos terapéuticos.
3. Comparar los tipos de electroterapia de alta frecuencia.
4. Comprender los fundamentos biofísicos y los efectos biológicos de las electroterapia de alta frecuencia.
5. Discutir las aplicaciones clínicas e indicaciones terapéuticas.
6. Interpretar la metodología del tratamiento.
7. Diferenciar entre inducción y capacitancia, en la aplicación de las diatermias.
8. Identificar las precauciones de las electroterapia de alta frecuencia.
9. Comparar las diatermias y el ultrasonido en la producción de calor profundo.

El campo eléctrico y el campo electromagnético se encuentran estrechamente vinculados. Sin embargo, en el campo generado por las corrientes de alta frecuencia predomina el campo eléctrico sobre el campo electromagnético, mientras que en los equipos generadores de campo electromagnético, este último predomina por encima del campo eléctrico.

Definición de electroterapia de alta frecuencia

La electroterapia de alta frecuencia abarca toda la gama de corrientes alternas de frecuencias superiores a los 100 000 Hz. En el ámbito médico, con frecuencia se les llama diatermias (*thermy* "calor", *dia* "a través") a cualquiera de las variedades de corrientes de alta frecuencia.

En el campo de la fisioterapia, la electroterapia de alta frecuencia, específicamente la onda corta y la microonda, constituye el agente terapéutico más eficaz para conseguir un efecto mediado por calor; también, se obtienen beneficios a corto y mediano plazos, además de que los efectos pueden abarcar todo un segmento corporal en extensión y en profundidad.

Elementos históricos acerca de la electroterapia de alta frecuencia

Según Prentice,[1] en los últimos años del pasado siglo las altas frecuencias han recobrado una mayor utilización. Esto puede deberse a que se han fabricado equipos más sofisticados, que facilitan la explotación y ponen en evidencia sus ventajas. Por ejemplo, en 1997, Draper[2] y su grupo reportaron que una diatermia por onda corta puede producir la misma magnitud de calor y a la misma profundidad en un músculo que un ultrasonido de 1 MHz, con la diferencia de que la superficie de acción es 25 veces mayor, que la del ultrasonido, y que el calor que se produce es mucho más uniforme.

El origen de las altas frecuencias se remonta a 1891, cuando D´Arsonval obtuvo frecuencias elevadas al modificar el oscilador de Hertz y demostró la inexcitabilidad del sistema neuromuscular al paso de estas corrientes. Se llegó a pensar que estas no atravesaban el organismo, y se limitaban a circular por su superficie; que esta sería la razón que justificaría la inexcitabilidad. Hoy se plantea el hecho de que las altas frecuencias no brindan un tiempo material para que se produzcan altas concentraciones de iones, en las membranas celulares, capaces de generar un potencial de acción, pero sí se conoce su amplia capacidad de penetración en todos los tejidos biológicos.[3-5]

Tipos de corrientes de alta frecuencia

La diferencia fundamental entre un tipo y otro, de corriente de alta frecuencia, utilizada en fisioterapia, está en la frecuencia de emisión y la longitud de onda.

- *Darsonvalización.* La corriente de alta frecuencia que corresponde específicamente a 300 m de longitud de onda, es llamada D´Arsonval. Consiste en una corriente sinusoidal, cuya producción de calor no llega a ser manifiesta (por la poca intensidad). Este tipo de corriente no tiene acción excitante sobre las estructuras musculares contráctiles. Se suministra por un electrodo al vacío. Posee o tiene una importante influencia circulatoria, analgésica y bactericida. Todavía se utiliza en tratamientos superficiales de la piel y el cuero cabelludo, fundamentalmente con objetivos estéticos (**Fig. 25.1**).
- *Diatermia.* Así se denominó al tratamiento con corriente de alta frecuencia, que tuviera un rango entre 30 y 300 m de longitud de onda. Se presenta en forma de trenes de ondas de amplitud decreciente, separados por períodos de pausa. Son de bajo voltaje y alto amperaje. Producen mucho más calentamiento en la piel y los tejidos superficiales que a nivel del músculo. Constituye la forma más antigua de electroterapia de alta frecuencia que se utiliza. Estos equipos necesitan de condiciones especiales de local, jaula farádica, entre otros requerimientos técnicos por la elevada probabilidad de interferencia con otros equipos médicos.[6]

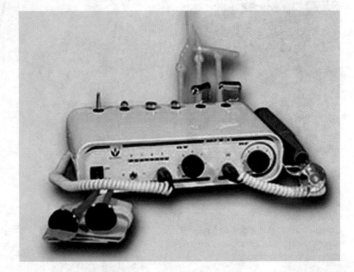

Figura 25.1. Equipo para darsonvalización. En este caso, el equipo tiene otras prestaciones electroterapéuticas. Los aplicadores para la darsonvalización son hechos de cristal. Llaman la atención por la producción de un destello de luz azul-violeta al paso de la corriente por el gas ionizado que contienen los cabezales de cristal.

Curapuls-970

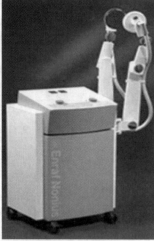

Marconi-11

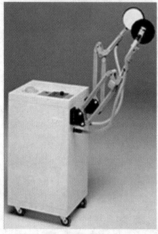

Physioterm-S

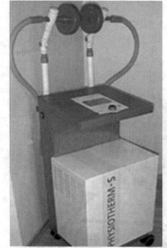

Figura 25.2. Equipos de diatermia por onda corta. Todos estos equipos de electroterapia de alta frecuencia, cuentan con brazos para ayudar en la ubicación de los aplicadores en la zona corporal a tratar.

- *Diatermia por onda corta*. Se trata de una corriente de alta frecuencia con longitud de onda entre 1 y 30m. No posee períodos de pausas y las ondas son de igual amplitud. Se establecen 3 tipos de frecuencias: 40.68 MHz; 27.12 MHz, y 13.56 MHz. Desde 1948 se define la onda corta para uso médico con una longitud de onda de 27.12 MHz, lo cual corresponde a 11.06 m de longitud de onda. Esta normativa internacional se aplica para cada equipo, y facilita una frecuencia que no interfiere con las ondas de radio convencional. En ocasiones se les llama terapia VHF (**Fig. 25.2**).
- *Diatermia por microondas*. Las denominadas microondas constituyen una radiación electromagnética generada por corrientes de frecuencias mucho más altas. Las emisones de radiación pueden ser de 434 y 915 MHz de frecuencia; en este caso, se les ha denominado también, *ondas decimétricas*, teniendo en cuenta sus 69 y 32.8 cm de longitud de onda respectivamente. En el segundo grupo de las microondas, se encuentra una frecuencia de 2 456 MHz, a las que se le denomina, *ondas centimétricas*, por sus 12 cm de longitud de onda[2] (**Fig. 25.3**).
  La importancia terapéutica de las microondas radica en que se absorben de manera selectiva, en tejidos con alto contenido de agua, como es el caso del tejido muscular, los vasos sanguíneos, la piel y los órganos internos, lo que permite su calentamiento selectivo y homogéneo. Esencialmente, cuanto mayor es el contenido en agua del tejido, mayor es la absorción. La característica de poseer mayor frecuencia hace que tenga menor poder de penetración, por lo que una gran parte del calor queda en tejidos superficiales. [2]

Con frecuencias de alrededor de 900 MHz, existen menos posibilidades de desarrollar "núcleos de calor" en la interfase músculo-hueso, se produce menos absorción de calor en las capas subcutáneas, y se calientan más uniformemente los tejidos incluyendo el músculo.[7]

Radarmed-950   **Radar-12**

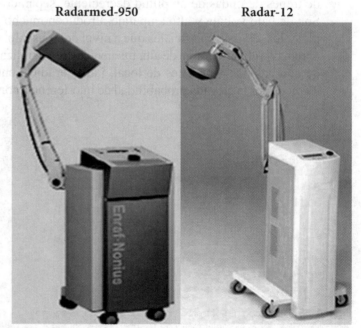

Figura 25.3. Equipos de diatermia por microondas. Se observa el brazo extensible donde está ubicado un emisor focal, que puede tener variadas formas.

Efectos biofísicos de las altas frecuencias

Hay que considerar que, cuando se pone en funcionamiento el equipo se genera un campo eléctrico. Este está formado por líneas de fuerza, y dentro de ese campo se colocará el segmento corporal que será sometido al tratamiento.

Los efectos de las altas frecuencias sobre los tejidos biológicos dependen, por una parte, de las características de la radiación. La frecuencia, la potencia, el modo de emisión y la duración de la exposición, son parámetros físicos que influyen en los efectos. Por otra parte, influyen también la estructura de los tejidos, o sea sus propiedades eléctricas (constante dieléctrica, resistencia específica), su contenido de agua, así como fenómenos como la reflexión, que se produce cada vez que la radiación encuentra en su trayecto, tejidos con características diferentes (**Tabla 25.1**).

Tabla 25.1. Constante dieléctrica de diferentes tejidos y elementos.

Elemento	Constante dieléctrica (K)
Músculo	85-100
Hígado	88-93
Bazo	135-140
Riñón	120-130
Médula ósea	7-8
Cerebro	110-114
Agua	81
Aire	1
Tejidos grasos	11-13

El cuerpo humano está formado por partículas y moléculas. Los iones, cuando están sumergidos en un campo eléctrico que varía rápidamente, tienden a moverse primero en una dirección y luego en la dirección contraria. Como la frecuencia de estas corrientes es muy alta, no llega a producirse un verdadero movimiento, sino una vibración de los iones.

Todos los tejidos son fundamentalmente conductores electrolíticos, por lo que, bajo la influencia de las altas frecuencias, se producen vibraciones de los iones y rotaciones de los dipolos; mientras, la tendencia de cada molécula es encontrarse siempre lo más lejos posible del electrodo cargado eléctricamente con igual signo. Las fuerzas endógenas, que reaccionan al alineamiento de los dipolos con el campo eléctrico, pueden equipararse a fuerzas de fricción que causan el calentamiento de la materia. La consecuencia directa de este fenómeno es la producción de calor por disipación.

El calor en los tejidos está relacionado con la presencia y la distribución del campo eléctrico; donde hay mayor densidad de campo (concentración de las líneas de fuerza) se produce un mayor calentamiento de los tejidos y viceversa. Así, la finalidad siempre será alcanzar la máxima uniformidad posible del campo, mediante una apropiada colocación de los electrodos.

En la diatermia con ondas cortas, las líneas de fuerza se distribuyen en el espacio entre los dos electrodos, la densidad del campo eléctrico resulta normalmente más alta cerca de los electrodos, por lo cual los tejidos superficiales están sujetos a un calentamiento mayor en relación con los tejidos más profundos. Debido a que los tejidos biológicos del hombre poseen una constante dieléctrica media, las líneas de fuerza del campo tienden a ocupar todo el tejido del paciente y a difundirse a medida que penetran a mayor profundidad.

En los materiales conductores se produce un desplazamiento de las cargas eléctricas libres (electrones de conducción en los metales, iones en los conductores electrolíticos) y movimientos giratorios de las moléculas, con estructura fuertemente polar, que son estimuladas por el campo eléctrico variable, a orientarse paralelamente al campo mismo.

En los conductores metálicos, que no presentan moléculas de estructura eléctrica polar, las pérdidas por conducción de cargas eléctricas libres resultan mínimas y por tanto, dichos materiales reflejan casi completamente las microondas. Por esto algunos metales no elevan su temperatura significativamente cuando están dentro del campo. En este último caso, hay que tener en cuenta la variación de temperatura del tejido biológico circundante, porque la reflexión concentra las líneas de fuerza en la interfase metal-tejido.

Análogamente, en los conductores electrolíticos, las pérdidas por conducción de los iones resultan mínimas; mientras que las moléculas, que presentan una estructura eléctrica fuertemente polar, están sujetas, por efecto de la variabilidad del campo eléctrico de alta frecuencia de las microondas, a fenómenos de disipación debidos al continuo alineamiento de los dipolos moleculares con la dirección del campo mismo.

El agua y casi todas las sustancias orgánicas que la contienen en gran cantidad presentan una estructura molecular fuertemente asimétrica, por lo que la frecuencia de las microondas interaccionan con los campos electromagnéticos, disipan y casi absorben apreciables cantidades de energías (**Fig. 25.4**).

Naturalmente, como las microondas son fuertemente absorbidas por el agua, se produce un calentamiento apreciable en los tejidos muy irrigados; mientras, en los tejidos con bajo contenido de líquidos, que no presentan asimetrías moleculares ni cargas eléctricas libres, las corrientes de alta frecuencia son transmitidas, sin que se produzcan efectos energéticos importantes. Solo el tejido adiposo es virtualmente un aislante, por lo cual el campo eléctrico produce sobre este, únicamente un efecto de distorsión molecular.

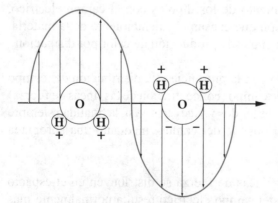

Figura 25.4. Representación esquemática de la molécula del agua, de estructura fuertemente polar, activada por el campo eléctrico de una onda electromagnética.

Efectos biológicos de las altas frecuencias

Lehmann estableció que un incremento de temperatura de 1 °C, puede reducir una inflamación moderada e incrementar el metabolismo hístico. Un incremento de 2 o 3 °C puede disminuir el dolor y el espasmo muscular; mientras, un incremento de 3 a 4 °C aumenta la extensibilidad y flexibilidad del tejido, y permite tratar los trastornos del tejido conectivo.[8]

La generación de calor se produce en las capas más profundas de tejido, ya que la energía de alta frecuencia penetra, casi sin disipación, a través de la capa que asegura la protección térmica del cuerpo, es decir, el tejido adiposo subcutáneo. Por otra parte, la piel se calienta considerablemente, lo que resulta en un aumento indirecto de la circulación (hiperemia refleja). Esto es algo importante, al evaluar la dosificación según la sensación de calor del paciente.

Cuando se aplican las dosis adecuadas de la energía de alta frecuencia, se genera una dilatación duradera de los vasos, con un flujo sanguíneo en aumento e hiperemia, lo que mejora el metabolismo. Aumentan además, la resorción y los efectos bactericidas de la sangre, transportadora de anticuerpos. En general, se produce una activación del intercambio natural y reacciones de defensa. Se estimula la función de las glándulas endocrinas, y se logran efectos espasmolíticos y analgésicos.

Al mejorar las funciones fisiológicas, esto tiene influencia directa en las estructuras celulares. Se produce un aumento de los procesos de intercambio, y del efecto fagocítico de los leucocitos.

La termogénesis selectiva es especialmente importante. Debido a las diferentes constantes eléctricas, las estructuras celulares y el tejido, tanto macroscópica como microscópicamente muestran diferencias locales de temperatura, por lo que los procesos de intercambio se aceleran. En este sentido, los responsables de la eficacia terapéutica son los procesos térmicos.

Últimamente, los efectos terapéuticos que no incluyen un calor perceptible han sido descritos como efectos atérmicos concretos. Esta denominada dosificación atérmica es promovida por el punto máximo de potencia de los impulsos, mientras que la dosificación de energía es limitada. La dosificación atérmica puede ser especialmente recomendada para el tratamiento de los sistemas hormonal y reticuloendotelial (SRE), en la promoción de defensas endógenas.

Los efectos que se derivan de la aplicación de las altas frecuencias para facilitar la comprensión, dependen de cada tipo de tejido, así:

- *Sobre la piel.* El organismo puede ser considerado como un electrólito central, recubierto por una capa de mayor resistencia óhmica, que es la piel. Como respuesta del organismo al calor, se activan los mecanismos de la sudación.
- *Sobre el tejido óseo.* La onda corta atraviesa el hueso, como corriente de desplazamiento, y calienta su interior, como corriente de inducción, por lo que produce calor en estas. Es obligado tener presente este hecho, sobre todo en las aplicaciones cercanas a la cabeza, para evitar el calentamiento cerebral. En modo pulsado, se favorecen los depósitos de fibrina y orientación de las fibrillas, aumento de producción y orientación del colágeno. W. Prentice[1] ha establecido

que las ondas cortas se absorben mejor por el tejido óseo, mientras las microondas se absorben mejor por los tejidos blandos, como los músculos.

- *Sobre el tejido muscular.* El aumento de la temperatura muscular produce una relajación. Las fibras musculares se contraen y se relajan con una mayor rapidez, por lo que la potencia de la contracción muscular se mantiene. Por otra parte, la relajación de los músculos antagonistas facilita la contracción de los músculos agonistas. Todo esto, junto con el aumento del riego sanguíneo, proporciona condiciones óptimas para la contracción muscular.[9]

- *Sobre el tejido conectivo.* En este tejido el calor modifica sus propiedades elásticas y aumenta la extensibilidad de los tejidos fibrosos, ricos en colágeno. El calor facilita la desnaturalización de proteínas estructurales del colágeno en zonas de fibrosis, fenómeno que puede ser aprovechado con técnicas kinesiológicas para aumentar la flexibilidad y la amplitud del movimiento articular. En relación con los cambios que se producen en el colágeno, el consenso entre autores es que se necesita una elevación de 3 a 4 °C de temperatura por encima de la basal, en el sitio de lesión. [2,10,11]

- *Sobre el aparato circulatorio.* Se produce un aumento de la vascularización local que se traduce en una vasodilatación de arterias, arteriolas y capilares, además del estímulo a la formación de nuevos vasos. Disminuye la frecuencia cardíaca y mejora la conductibilidad interventricular.

- *Sobre el metabolismo.* Se aumenta el aporte de nutrientes y de oxígeno, y se acelera la eliminación de catabolitos.

- *Sobre el tejido nervioso central y periférico.* Se contribuye a la disminución del tono, en las contracturas y en los problemas espásticos, de corta duración. Aumento de la velocidad de conducción nerviosa. Reducción del tono gamma que provoca después, relajación muscular. Aumenta el umbral de excitación de los receptores. Si el calor no es excesivo, disminuye la excitabilidad de los nervios periféricos. La aplicación de calor sobre el área de un nervio periférico produce un aumento del umbral del dolor en la zona inervada por este, de esta manera se contribuye a un efecto analgésico.

- *Efecto antiinflamatorio.* Es secundario a la hiperemia, se combinan el aumento del riego sanguíneo con el aumento de la leucocitosis, la fagocitosis, y la mayor eliminación de los detritos celulares. Todo esto lleva consigo una disminución de los factores irritantes en el sitio de la lesión, y un incremento de los factores anabólicos y de reparación.

- *Estimulación de los procesos inmunológicos y la producción de anticuerpos.* Se produce la activación de fibroblastos y macrófagos, provoca una absorción selectiva sobre el tejido conectivo.[12]

- *Otros efectos.* Intensifica el metabolismo de los carbohidratos, aumenta la eliminación de amoníaco y urea, mejora la función secretora del páncreas, aumenta la función glucocorticoidea de las suprarrenales, aumenta la diuresis, disminuye la albuminuria y reabsorbe infiltrados en el aparato urinario.

En resumen, se produce aumento en el número y actividad de las células situadas en la zona de lesión, disminución del tiempo empleado en la reabsorción de los hematomas, y reducción del edema y de la inflamación. En dependencia del efecto térmico aumentan los depósitos de fibrina y orientación de las fibrillas, un aumento de los depósitos de colágenos y de su orientación y estímulo del crecimiento. Sin embargo, una elevación mayor de la temperatura provoca un efecto fibrinolítico que también suele ser utilizado en algunos casos.[13-15]

Indicaciones y contraindicaciones para aplicación de corrientes de alta frecuencia

Indicaciones

Antes de decidir la aplicación de las altas frecuencias, es importante estar convencidos de la necesidad, en el paciente en cuestión, de un efecto terapéutico, fundamentalmente, mediado por calor. O al menos, la certeza de que el efecto de hiperemia no será contraproducente con la fisiopatología del proceso actual. Salvo la aplicación de la darsonvalización, que tiene objetivos muy precisos, superficiales y generalmente de carácter estético, tanto la aplicación de la onda corta como de las microondas, debe provocar cambios significativos desde el punto de vista circulatorio. Se deben aprovechar, además, los efectos espasmolíticos, la activación del metabolismo y de las glándulas endocrinas. De esta manera, las indicaciones[16,17] más precisas son procesos inflamatorios fundamentalmente subagudos y crónicos. Sin embargo, Gnatz defiende su valor, cuando es utilizada con dosis mínimas adecuadas, en los procesos agudos, sobre todo se utiliza el régimen pulsado. [18,19]

Aplicaciones en el sistema osteomioarticular. Las diatermias por onda corta y por microonda han sido sistemáticamente aplicadas en afecciones del aparato locomotor, ya sean traumáticas como contusiones, esguinces, sinovitis, derrame sinovial, así como en entidades de carácter degenerativo, como la osteoartrosis. Se han convertido en una herramienta muy útil cuando se necesita la aplicación de un calor profundo, cuando existe una intolerancia por dolor o distensión para el contacto de las manos del fisioterapeuta (cuando es imposible aplicar una manipulación o un masaje), cuando hay mucha sensibilidad para tolerar el contacto del cabezal ultrasónico o el área corporal, objetivo de tratamiento, excede por extensión, las posibilidades de atención por el ultrasonido.[1]

En el caso de artropatía degenerativa, como la artrosis, contribuye a aumentar la circulación de las estructuras articulares y periarticulares, produce alivio significativo al paciente. Es muy efectiva en el paciente de la tercera edad, que refiere en la consulta que "su peor momento es al levantarse en la mañana y que al pasar el día va mejorando"; esta mejoría reiteradamente la asocian a una mayor movilización en las actividades de la vida diaria. Este tipo de paciente se beneficia mucho de una aplicación matutina de alta frecuencia, especialmente cuando se realiza una aplicación longitudinal entre rodilla y cadera (articulaciones más frecuentemente afectadas), a una dosis II-III.[20,21]

No todos los autores reportan los mejores resultados con las altas frecuencias. Recientemente, Ruiz-Sánchez[22] ha confirmado un mayor descenso del dolor y una mejoría funcional, en los pacientes tratados con ácido hialurónico, en relación con aquellos tratados con altas frecuencias. Estos resultados apuntan cada vez más a la combinación de determinadas técnicas fisioterapéuticas, con otras medidas terapéuticas convencionales. En este sentido, se debe recordar que el músculo retiene el calor 60% de tiempo más cuando se aplica una alta frecuencia que cuando se aplica ultrasonido. Esto es muy importante a la hora de aplicar una técnica de kinesioterapia, inmediatamente después de la aplicación del calor. Otra ventaja inmediata es que la aplicación de la diatermia no demanda la presencia y la atención constante del fisioterapeuta, durante la sesión, como lo hace el ultrasonido. [1,23]

Se utiliza con frecuencia en el tratamiento integral de las algias vertebrales, fundamentalmente en los casos de sacrolumbalgia subaguda y crónica. Se realizan aplicaciones transregionales a nivel lumbosacro, además los casos de fenómenos articulares crónicos. Así, se demuestra en un estudio realizado en el CIMEQ, con 275 pacientes, a los que se aplicó onda corta continua. Se obtuvo una eficacia del 95.4% global, para los problemas ortopédicos. El estudio fue presentado en el XVIII Congreso de la AMLAR, en 1999 (**Fig. 25.5**).[58] Sobresalen la eficacia para la sinovitis crónica, las algias vertebrales y el manejo integral de la hernia discal; sin embargo para el tratamiento posartroscopia la eficacia fue del 82%. En cada caso el tratamiento se aplicó en conjunto con las medidas kinesiológicas convencionales.

Al comparar los resultados anteriores, con otro estudio a 77 pacientes en los que se aplicó la onda corta en modo pulsátil, se demuestra que la eficacia para los problemas ortopédicos desciende en 80 a 85%. Este estudio fue realizado en el mismo centro y presentado en la IX Jornada Nacional de Fisioterapia, en 2001 (**Fig. 25.6**).[59] En ambas investigaciones el equipo utilizado fue una onda corta de la firma holandesa Enraf-Nonius (Curaplus 419). Independientemente de que los resultados arrojan una efectividad superior a 80%, se puede interpretar cierta ventaja de las ondas cortas en modo continuo, para el tratamiento de procesos óseos, articulares y periarticulares crónicos.

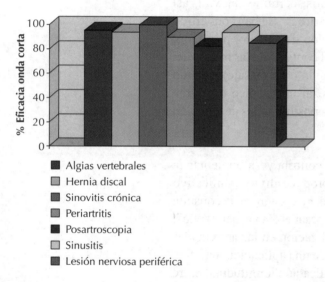

- ■ Algias vertebrales
- ▨ Hernia discal
- ▦ Sinovitis crónica
- ▤ Periartritis
- ■ Posartroscopia
- ▢ Sinusitis
- ■ Lesión nerviosa periférica

Figura 25.5. Comportamiento del porcentaje de eficacia de la onda corta, en modo continuo, para diferentes procesos patológicos.

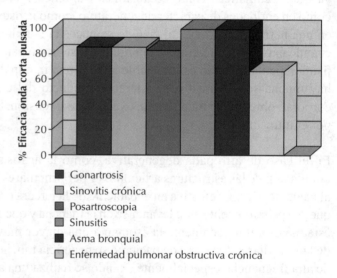

- ■ Gonartrosis
- ▨ Sinovitis crónica
- ▦ Posartroscopia
- ▤ Sinusitis
- ■ Asma bronquial
- ▢ Enfermedad pulmonar obstructiva crónica

Figura 25.6. Comportamiento del porcentaje de eficacia de la onda corta en modo pulsado, para diferentes procesos patológicos.

Por su parte, Meadows[24] reporta buenas experiencias en cervicalgias postraumáticas, en la disminución del espasmo muscular y las contracturas. Están indicadas en las afecciones reumáticas, las mialgias y las artropatías inflamatorias; pero en el caso de las enfermedades reumáticas, hay que ser muy conservador con la dosis y el número de sesiones, ya que el calor intenso y sostenido, puede alterar el ritmo de recuperación y reparación del tejido conectivo en estos pacientes, y a la larga, dañar las estructuras articulares y periarticulares.

Por ejemplo, están contraindicadas en la fase de brote de la artritis reumatoidea o de la sinovitis aguda, ya que provoca un aumento de la actividad de la colagenasa y la

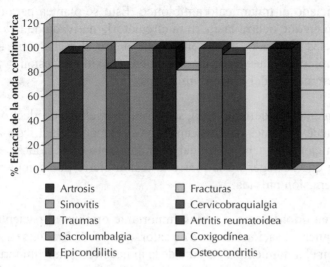

Figura 25.7. Comportamiento del porcentaje de eficacia de la onda centimétrica para diferentes procesos patológicos.

destrucción del cartílago, al aumentar la temperatura de 33 a 36 °C. Sin embargo, luego de la etapa aguda, la diatermia de onda corta continua puede contribuir a minimizar el dolor y el espasmo muscular, reducir la inflamación, además de ejercer un efecto positivo sobre la rigidez, al aumentar la *compliance* del tejido conectivo.[25-27]

En relación con la aplicación de microondas del tipo de las ondas centimétricas, en el CIMEQ también existe una experiencia acumulada. En un estudio de 210 pacientes, cuyos resultados se presentaron en el XVIII Congreso de la AMLAR, en 1999 (**Fig. 25.7**),[60] se obtuvo una eficacia global del 92.4% en 10.8 sesiones promedio. En este caso, la eficacia fue máxima para los casos de sinovitis, sacrolumbalgia, epicondilitis, cervicobraquialgia, coxigodínea y osteocondritis. Como es de esperar, la menor eficacia en este estudio fue en los casos de fractura (82.3%) y en los traumatismos (84.2%).

Las altas frecuencias o diatermias están indicadas, pero es realmente difícil la aplicación en pacientes con poliartritis, en los que por su compromiso en más de una articulación, deben beneficiarse más con algún método terapéutico sistémico, como la hidroterapia o la magnetoterapia.

Independientemente de las indicaciones generales de las altas frecuencias, y que en todos los casos se rebasa 80% de eficacia terapéutica, cuando sea posible escoger o elegir entre los diferentes tipos, es preferible el uso de onda corta para procesos óseos y articulares crónicos, mientras las microondas se prefieren en procesos agudos, subagudos o con gran compromiso muscular.

Aplicaciones dermatológicas. Están indicadas en las condiciones inflamatorias y purulentas como forúnculos, abscesos, hidradenitis, paroniquia, panadizo. En todas estas puede haber una respuesta favorable. En la fase aguda de la inflamación no deden ser aplicadas.

En un estadio más avanzado se acelera la fibrinólisis, y la reabsorción del proceso. En todos los casos en que se asocie un proceso infeccioso, debe ser indicado un antibiótico específico y deben comenzarse las sesiones de alta frecuencia, 48 horas después de iniciado el tratamiento antibiótico. Esto se plantea para garantizar que en el momento en que ocurra la apertura circulatoria derivada de la alta frecuencia, ya existan niveles adecuados de antibiótico en sangre. Por una parte, se garantiza la entrada de antibiótico y nuevas células de defensa al sitio de lesión, y por otra parte, se evita la diseminación del proceso infeccioso.

Para los tratamientos en dermatología, se recomienda el uso de electrodos de bobina (campo de inducción) antes que los capacitivos (campo dieléctrico). A medida que la condición mejora, se debe continuar el tratamiento en sesiones seguidas, luego alternas, hasta que se regenere la piel y la lesión cierre por completo. Se utilizan regímenes de emisión pulsada.

Aplicaciones en odontología. Es muy importante orientar al paciente y estar muy atentos a cualquier sensación excesiva de calor, que pueda irradiarse a zonas vecinas, para interrumpir el tratamiento. A la hora de la indicación es muy importante consultar al paciente, la presencia de implantes dentales, empastes, puentes, prótesis o barras de metal que puedan producir calentamiento por resonancia, además de la presencia de glaucoma o descompensaciones de la presión intraocular. Están indicadas en los abscesos dentarios, luego de extracciones dentales, una vez finalizada la fase hemorrágica, y en caso de trastornos de la articulación temporomaxilar.

Aplicaciones en aparato respiratorio. Pueden ser aplicadas en las inflamaciones subagudas y crónicas, en la zona de los senos paranasales y en el canal auditivo externo. La infección aguda del oído medio es una conocida contraindicación para cualquier aplicación local de calor, por lo que no se debe aplicar ninguna modalidad de alta frecuencia. En estas indicaciones hay que tomar medidas de precaución extremas en relación con el tipo de electrodo a utilizar, que debe ser de un campo reducido de acción, así como los parámetros de la aplicación que no deben ser para nada agresivos.

En relación con la onda corta continua (ver **Fig. 25.5**) se reporta una eficacia de 93.6% para la sinusitis, sin embargo, la eficacia se eleva a 100% cuando se aplica el régimen pulsado (ver **Fig. 25.6**). En el caso de la onda corta, debe esperarse que el efecto dependa específicamente del calentamiento de las estructuras óseas que componen los senos paranasales; el régimen pulsado permite, además, un mayor tiempo de apertura circulatoria y, por tanto, una influencia mayor sobre la mucosa y su situación defensiva inmunológica (**Fig. 25.8**).

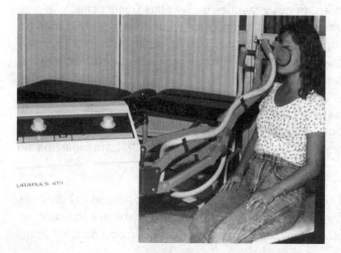

Figura 25.8. Aplicación de un tratamiento con onda corta para sinusitis. Equipo CURAPULS 419.
Servicio de Fisioterapia del CIMEQ.

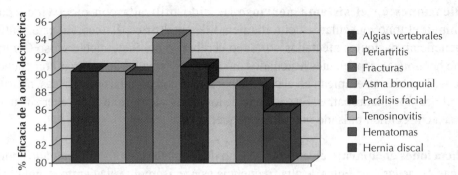

Figura 25.9. Comportamiento del porcentaje de eficacia de la onda decimétrica para diferentes procesos patológicos.

Se pueden obtener beneficios de su aplicación, en procesos inflamatorios subagudos y crónicos de las vías respiratorias, traqueítis, bronquitis, bronquiectasias, abscesos, empiema, neumopatía inflamatoria y enfisema pulmonar.[28]

En Cuba se han obtenido buenos resultados en tratamientos con onda pulsada para el asma (**Fig. 25.6**). Lo cual se corroboró además en un estudio realizado a 120 pacientes, en los que se aplicó la onda decimétrica (modalidad de microonda).[61] Este estudio lo dirigió el Lic. Reinaldo Cejas y fue presentado en el I Congreso de Hospitales Militares, en el año 2000 (**Fig. 25.9**).

Se utilizó un equipo de la marca Pomawka, de alta frecuencia, de procedencia rusa. Se obtuvo una eficacia general de 90.8%, fueron necesarias 12.7 sesiones promedio para lograr estos resultados. La eficacia más alta fue para el asma bronquial (94.1%), mientras que para los procesos ortopédicos la eficacia estuvo en alrededor del 90%. La mayor parte de los casos estuvieron acompañados del programa de kinesiología establecido según la enfermedad. Cuando se combinó la onda decimétrica con la sonoforesis antiinflamatoria, la efectividad se elevó a 95.4%, mientras que cuando se combinó la onda decimétrica con láser de baja potencia, la eficacia no superó el 80%.

El programa de tratamiento debe asociarse al resto de las medidas convencionales, junto a la ingesta abundante de líquido que llevan estos pacientes. Las altas frecuencias contribuyen con un aumento de la circulación mucosa, porque se fluidifica la secreción, producen un efecto relajante y espasmolítico de las fibras lisas y coadyuvan en el proceso de expectoración de secreciones bronquiales (**Fig. 25.10**). En este sentido, se puede utilizar en combinación simultánea con la aerosolterapia.

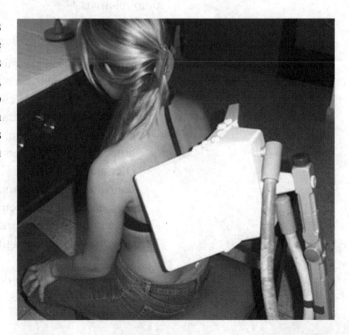

Figura 25.10. La aplicación de electrodos de diferentes formas y dimensiones permite el tratamiento de amplias zonas. En la foto, flexiplode ubicado en las bases pulmonares. *Servicio de Fisioterapia del CIMEQ.*

Aplicaciones en el sistema nervioso. Ha sido utilizada con efectividad para disminuir el tono muscular, en el tratamiento de cuadros espásticos. En este sentido se benefician pacientes afectados por daño cerebral o del Sistema Nervioso Central, como hemipléjicos, pacientes lesionados medulares y secuelas de traumas craneoencefálicos. También se emplean en el caso de pacientes con parálisis periféricas, neuritis, neuralgias y polineuropatías. En cada uno de los casos, siempre se debe tener en cuenta que sea en régimen pulsado y en dosis pequeñas.[30]

Aplicaciones en aparato circulatorio. Uno de los sistemas más influenciados por la aplicación de las corrientes de alta frecuencia es precisamente el aparato circulatorio. En este sentido, Oerlemans[31] ha reportado buenos resultados en el tratamiento de la distrofia simpático refleja. Chang[32] ha sostenido que el tratamiento tiene excelente efectividad en los pacientes con linfedema de diferente etiología. Además, se aplica en el fenómeno de Raynaud, así como en los casos de insuficiencia circulatoria periférica, cuando la etiología no es aterosclerótica.

Se ha considerado siempre una contraindicación, la aplicación en pacientes con cáncer, sin embargo, Balzarini[33], a inicios de los 90, reportaba los beneficios del ultrasonido y las altas frecuencias en pacientes con linfedema posmastectomía. Estos resultados fueron respaldados luego por Gan[34] en 1996, el cual realizó tratamientos con microondas en este tipo de pacientes, un año después, Avellanet[35] y Cuello Villaverde[36], en 2003, respaldan estos fundamentos. A pesar de estos reportes, en Cuba, se mantiene todavía vigente la preocupación en relación con respecto a la posibilidad de estimulación de células neoplásicas residuales, si se aplica el tratamiento a este tipo de pacientes.

Contraindicaciones para aplicación de corrientes de alta frecuencia

La aplicación de una corriente de alta frecuencia para nada es inocua, existen condiciones en las que la aplicación puede acarrear serios problemas para el paciente. Por esto, los médicos y terapeutas, debe dominar tanto las contraindicaciones absolutas como relativas.[5,37,38]

Contraindicaciones absolutas. Las altas frecuencias no se deben aplicar:

- Sobre tumores malignos.
- A pacientes que tienen marcapasos, ya que puede provocar una fibrilación ventricular. Asimismo, cualquier otra persona con marcapasos, debe mantenerse fuera de la zona del tratamiento durante la terapia de onda corta.
- En zonas de isquemia, en las que al aparato circulatorio no puede responder al aumento de la temperatura.
- Durante el embarazo. Incluso, se ha reportado la posibilidad de algún tipo de daño durante el embarazo, en fisioterapeutas expuestos indirectamente a las altas frecuencias. Por esto cuando una fisoterapeuta está embarazada, debe permanecer alejada del equipo a más de 2 m.[39]
- En zonas de hemorragia reciente, por la posibilidad de producir fibrinólisis del coágulo y resangrar.
- En los días previos o durante la menstruación.
- En casos de trombosis, por la posibilidad de que se desprendan émbolos durante el tratamiento.

- Cuando el paciente tiene fiebre.
- Bajo los efectos (ni inmediatamente después) de la anestesia local.
- En pacientes con tuberculosis.
- Ante la presencia de trastornos graves de la circulación arterial.
- En los estados agudos, como artritis séptica y ataques de gota agudos; pudiera evaluarse la aplicación de una influencia con régimen pulsado a baja dosis.

Contraindicaciones relativas. Se debe estar atento en los siguientes casos:

- Al tratar pacientes con hiperestesia e hipoestesia térmica.
- Procurar que los pacientes cardiópatas, tengan su tratamiento específico y estén debidamente compensados antes de iniciar un tratamiento de altas frecuencias.
- Para la aplicación en estados infecciosos agudos, se debe garantizar el tratamiento de 24 a 48 horas con antibiótico; comenzar con régimen pulsado y luego pasar al continuo.
- Ser conservador en la aplicación de la dosis en un paciente con osteoporosis conocida.
- Si se fuera a prescribir, en un caso de inflamación hepática, se debe usar la terapia de calor, después de pasar la etapa de la ictericia, en dosis muy bajas, en régimen pulsado y en posición de decúbito supino, que es la que garantiza una mejor perfusión de sangre al órgano.
- Ante la presencia de material de osteosíntesis, debe considerarse la posibilidad de una aplicación pulsada, en baja dosis.
- Debe tenerse cuidado en pacientes que están sometidos a terapia anticoagulante, así como a personas hemofílicas, que no tengan su tratamiento establecido.

Metodología de aplicación de altas frecuencias

Para poder ejercer una adecuada metodología de la aplicación, se deberán tener en cuenta un grupo de factores que se explicarán a continuación.

Tamaño de los electrodos

Está relacionado con el tamaño de la zona a tratar: se utilizan electrodos grandes cuando la zona es extensa (por ejemplo bases pulmonares) y pequeños, cuando esta sea más limitada e irregular (ejemplo senos paranasales). Es muy interesante el hecho de que, para las microondas, los aplicadores circulares alcanzan la máxima temperatura en la periferia del campo electromagnético, mientras que los aplicadores rectangulares producen la máxima temperatura al centro del campo electromagnético. Esto debe tenerse en cuenta a la hora de ubicar los electrodos, en relación con la lesión específica que se quiere abordar.[2]

Distancia electrodo-piel

La distancia entre los electrodos y la piel debe ser tan amplia como lo permita la emisión del aparato. Cuanto mayor sea esta, mayor será el efecto térmico-profundo y más homogéneo será el calentamiento, aunque nunca se deben superar los 6 cm, contando ambos inductores. Lo anterior es importante, tanto para el calentamiento absoluto, como para el reparto de calor entre profundidad y superficie. Así, cuanto mayor es la distancia electrodo-piel, mayor es el efecto térmico profundo relativo

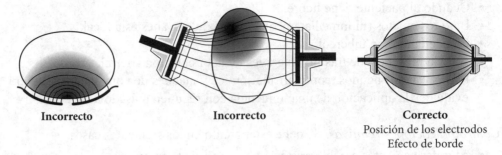

Incorrecto   Incorrecto   Correcto

Posición de los electrodos
Efecto de borde

Figura 25.11. Para las ondas cortas, cualquier condición en la que un electrodo quede más cerca de la piel que otro, producirá una concentración de la irradiación con incremento de la temperatura a ese nivel.

y, por lo tanto, más homogéneo es el calentamiento, debido a que la superficie de calentamiento de los tejidos es mayor que la de los electrodos.

Sin embargo, el calentamiento absoluto se comporta de manera opuesta, es decir, es mayor cuanto menor sea la distancia electrodo-piel, ya que al acercar el electrodo a la piel, aumenta la densidad de flujo de corriente y con esto el calentamiento. Si se utilizan electrodos de igual tamaño y un electrodo se coloca más cerca del la piel que el otro, la sensación de calor es mayor bajo el que está más próximo, debido a la mayor densidad de líneas de campo en dicha superficie (**Fig. 25.11**). Es posible que en un momento dado se necesite una concentración de las líneas de fuerza, para abordar un área específica localizada dentro del tejido global.

Una distancia electrodo-piel mayor conduce a un flujo más uniforme a través del tejido y, como consecuencia, a un efecto en profundidad "relativamente" mayor. Hay que procurar que la superficie del electrodo sea paralela a la superficie corporal. En caso contrario, aparecerá el "efecto punta", es decir, una concentración de líneas de fuerza en las partes más prominentes (**Fig. 25.12**).

En las partes del cuerpo con forma cónica, si los electrodos se sitúan paralelos entre sí, se producirá una concentración de energía, donde los electrodos se encuentren más cerca de la piel, y si son paralelos a esta, la energía se concentrará donde los electrodos estén más cerca el uno del otro. Para evitar estas situaciones y lograr un efecto más uniforme, los electrodos deben colocarse en una posición intermedia, paralelos entre sí y con la piel. Es posible obtener diferentes grados de calor, si se varía la distancia electrodo-piel y el tamaño de los electrodos. Así, puede transformarse un electrodo en activo, al disminuir su tamaño y distancia en relación con la piel, y el otro en inactivo, si se selecciona uno de gran tamaño y se aleja del cuerpo.

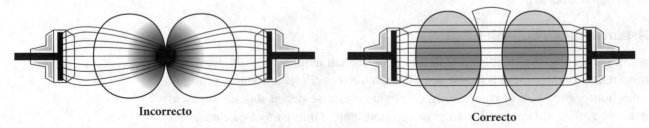

Incorrecto   Correcto

Figura 25.12. Esquema donde se pone en evidencia la manera correcta de abordar una aplicación transversal de rodilla bilateral. De esta manera, se evita el "efecto punta" que se ve en la figura inferior.

Método de trasferencia del calor

En la práctica, las corrientes de alta frecuencia pueden atravesar el organismo de dos maneras. Como corriente de desplazamiento (método capacitivo), de menor efecto térmico, o como corriente de inducción (método inductivo), de mayor efecto térmico. De esta manera, se transfiere la energía al paciente a través de dos métodos, en los que la temperatura puede aumentar en 4 a 6 °C, a una profundidad de 4 a 5 cm:[6]

1. *Acoplamiento capacitivo.* En este caso el calor es más marcado en tejidos de alta impedancia y poco hidratados como la grasa, el cuerpo actúa como un dieléctrico en un circuito en serie.
2. *Acoplamiento inductivo.* En este caso el cuerpo funciona como un receptor, el calor más intenso se concentra en tejidos de baja impedancia y ricos en agua como el músculo.

Para esto existen diferentes tipos de electrodos:

- Electrodos de contacto directo (electrodo de contacto con la piel y electrodos intracavitarios).
- Electrodos condensadores (electrodos de aire regulables y electrodos flexibles).
- Electrodos de inducción (cable de inducción y electrodo en espiral de pancake) (**Fig. 25.13**).

Tipos de aplicaciones

Para las ondas cortas existen tres tipos de aplicaciones fundamentales, según la colocación de los electrodos:

- *Aplicación coplanar.* En este caso, los electrodos están situados en un mismo plano sobre la región corporal que se quiere tratar. Los electrodos deben estar localizados en el mismo plano, en un lado de la parte del cuerpo que hay que tratar. Con esta disposición de los electrodos, la absorción de la energía se lleva a cabo fundamentalmente en las capas superficiales. Es muy utilizado en el tratamiento de afecciones a nivel del tronco (**Fig. 25.14**).

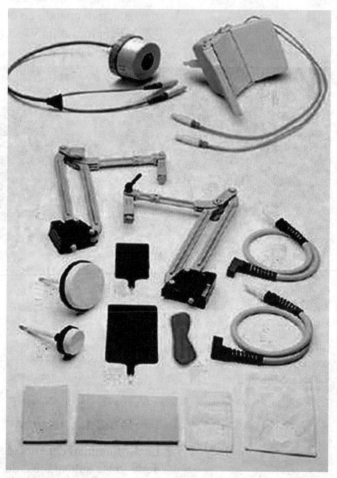

Figura 25.13. Diferentes opciones de electrodos para la aplicación de la diatermia por onda corta. Arriba de izquierda a derecha, electrodos tipo monode y diplode (flexiplode). Debajo de estos se observan los brazos accesorios para la aplicación. En el centro y a la izquierda se encuentran los electrodos redondos tipo Schiliephake, a la derecha de estos, los electrodos cuadrados, tipo condensador, de goma, y a la derecha de estos, encontramos los cables de alimentación de los electrodos. Estos cables especiales tienen un grueso revestimiento aislante de protección.

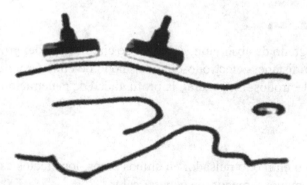

Figura 25.14. Aplicación coplanar. Se utiliza fundamentalmente para abarcar planos musculares, del dorso y en los segmentos proximales de los miembros, así como cuando se desea tener una influencia visceral.

- *Aplicación transversal.* Se ubican los electrodos de manera que las diferentes capas de tejidos estén situadas entre las dos placas del emisor de altas frecuencias. Los electrodos se colocan en superficies opuestas, de forma que el campo eléctrico se dirija a los tejidos profundos. Las capas hísticas, desde el punto de vista eléctrico, se encuentran conectadas en serie. Aquel tejido (grasa) que tenga mayor resistencia, será el que presente mayor calentamiento (**Fig. 25.15**).
- *Aplicación longitudinal.* En este caso, los electrodos deben estar ubicados de manera que las capas del tejido a tratar estén dispuestas siguiendo la dirección del campo eléctrico; se puede considerar que los tejidos están conectados en paralelo. La corriente en este caso fluirá por los tejidos que conduzcan mejor o de menor resistencia (músculos y otros tejidos ricos en agua e iones), y se producirá un mayor calentamiento de estos. Este tipo de aplicación es muy útil en el tratamiento de zonas corporales, así como de fenómenos musculares, muy efectivo cuando en el proceso patológico se involucran dos articulaciones (por ejemplo rodilla y tobillo) (**Fig. 25.16**).

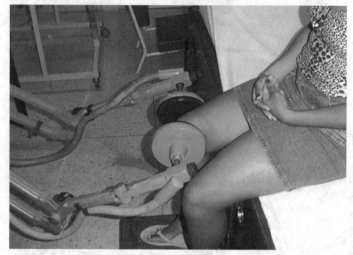

Figura 25.15. Aplicación transversal en una rodilla. Esta aplicación es muy utilizada para el tratamiento de articulaciones, lográndose una influencia de calentamiento sobre todas las estructuras intraarticulares, así como las periarticulares. Hay que evitar la aplicación si existiera colección líquida por la posibilidad de sobrecalentamiento. *Servicio de Fisioterapia del CIMEQ.*

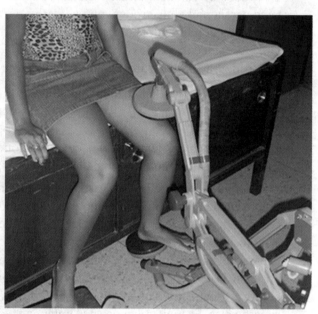

Figura 25.16. Aplicaciones longitudinales. *Servicio de Fisioterapia del CIMEQ.*

Profundidad de penetración

La profundidad depende del grado de absorción, del nivel de circulación, del grosor de la grasa subcutánea, de la distancia electrodo-piel, del modo de emisión y de la técnica de ubicación de los electrodos. En general, la profundidad de penetración no rebasa los 7 cm.

Modo de emisión

Puede ser en modo continuo o en modo pulsado; en ambos casos, los efectos están vinculados con la capacidad, mayor o menor, de generar calor.[40,41]

Existen teorías que afirman que el mecanismo de acción de la onda corta pulsada ocurre a nivel del potencial de membrana celular. Las células dañadas sufren despolarización, lo que provoca una disfunción celular, que puede ocasionar pérdida de la división celular y de las capacidades de regeneración. La onda corta pulsada podría repolarizar las células dañadas y corregir su disfunción.[2,42]

También se ha sugerido que el sodio tiene tendencia a acumularse en la célula, porque se produce un descenso en la actividad de la bomba de sodio durante un proceso inflamatorio; se crea así, una carga negativa en el entorno. Cuando se induce un campo electromagnético, la bomba de sodio resulta activada y la célula recupera su balance iónico normal.[2]

Vestuario

La ropa dificulta la disipación del calor y, si está ajustada, dificulta la circulación, lo que puede dar lugar a irritaciones o quemaduras. Además, si la zona está cubierta, aumenta rápidamente la sensación de calor, lo que limita la intensidad del tratamiento. Hay que prevenir la concentración de humedad debida a la transpiración.

Las fibras sintéticas (perlón, nylon, etc.) se caracterizan por su baja absorbencia, lo que puede provocar que la piel debajo se humedezca rápidamente. Por lo tanto, se recomienda que las zonas del cuerpo a tratar estén completamente libres de ropa y la piel del paciente esté seca, en particular en los pliegues de la piel, donde se acumula la transpiración. Esto se cumple, especialmente, al aplicar una alta dosificación. Sin embargo, no existe ningún riesgo al aplicar irradiación de onda corta en zonas vendadas, siempre que las vendas estén completamente secas.

Dosimetría en la aplicación de altas frecuencias

La potencia que indica el equipo representa solo la potencia de salida y no indica la energía que penetra en los tejidos. La dosimetría se determina por la percepción térmica subjetiva del paciente. La energía media aplicada oscilará entre 40 y 80 W en función de la intensidad de la reacción inflamatoria; la relación entre estas dos magnitudes es inversamente proporcional. Cuando los signos de la inflamación aguda sean más intensos, la intensidad media será menor dentro de los valores antes expresados.[40]

En la práctica se recomiedan los niveles sugeridos por Delpizzo y Joyner (citado por Pastor Vega[38]):

- *Dosis I Baja.* No hay sensación térmica.
- *Dosis II Media.* Sensación térmica tenue, pero todavía aparente.
- *Dosis III Alta.* Percepción de calor moderada, agradable y perfectamente tolerable.

Otra propuesta de dosificación, es la excelente clasificación realizada por el profesor Rodríguez Martín (**Tabla 25.2**).

Tabla 25.2. Dosificación de las altas frecuencias según el nivel sensitivo.

Grado	Categoría de dosis	Sensación térmica
I	Subliminar	No hay sensación de calor
II	Suave	Se detecta algo de calor, una sensación muy agradable
III	Moderado	Sensación evidente de calor
IV	Intenso	Siente mucho calor pero no quema
V	Quemante	Quemadura manifiesta

Como la dosis depende de la sensibilidad del paciente, es importante comprobarla antes del tratamiento, así como reajustar la intensidad pasados 5 minutos de la sesión.

La aparición de molestias o dolor constituye un signo de alarma. Como la sensación térmica depende de receptores ubicados en piel, cuando el paciente siente dolor puede considerarse que ya la temperatura a nivel del músculo puede estar en 45 °C.

La duración de la sesión no debe rebasar los 20 minutos (promedio 10 min.), aunque en la práctica se utilizan 5 min. para los procesos agudos. Tiempos inferiores a 5 min se consideran insuficientes para obtener buenos efectos. El ciclo promedio de tratamiento es de 10 a 20 sesiones.

La dosimetría todavía depende en gran parte de factores biológicos (el terapeuta se guía por la sensación de calor que experimenta el paciente).[7] También está influida por otros factores como son: el tipo de electrodo, el tamaño, la ubicación, la distancia electrodo-piel, la vascularización del área de lesión, la existencias de relieves óseos, y la termosensibilidad del paciente.

La potencia se aumenta progresivamente, hasta llegar a la dosificación correcta, a partir de la sensación subjetiva de calor que refiere el paciente. Al finalizar el tiempo de tratamiento, se bajará la intensidad a cero y se desconectará el equipo.

La aplicación más gentil o pulsada de un equipo de alta frecuencia, logra algún grado de efecto térmico, por lo que el término dosis "atérmica" es realmente relativo. Estas aplicaciones "suaves" están dirigidas a determinados procesos agudos.[43]

La zona a tratar debe estar exenta de objetos metálicos externos (cadenas, pulseras, etc). En el caso de elementos metálicos internos (prótesis, material de osteosíntesis) constituyen una contraindicación relativa. Quiere decir que cuando se considere necesario el tratamiento, se hará bajo una rigurosa observación de la dosificación, y en modo de emisión pulsada, para evitar complicaciones.

Precauciones al utilizar campos electromagnéticos de alta frecuencia

La aplicación de los campos electromagnéticos de alta frecuencia requiere de las precauciones siguientes:

- El equipo se debe intalar de manera que no exista peligro para el paciente, operador, u otras personas. Se debe elegir un lugar adecuado para ubicar el equipo, tener en cuenta las medidas estructurales para evitar, durante el tratamiento, el contacto del personal o del paciente con materiales conductores conectados a tierra, o con gran capacidad a tierra (ejemplo, tuberías de calefacción, llaves de agua, sillas o camas de metal u otros dispositivos a tierra).
- El equipo debe ser instalado de manera que la liberación (normal) de radiación electromagnética, durante la operación, no afecte la función de otros dispositivos o soporte de datos. Para esto se necesita un mínimo de 2 m de distancia de otros equipos. Hay que tener en cuenta que la radiación puede, fácilmente, traspasar paredes, techos y pisos.

- La habitación debe estar climatizada y el lugar debe ser lo suficientemente grande, como para que el equipo pueda ser manejado desde el frente; los electrodos no deben quedar en una posición incómoda.

- Antes de poner el equipo en funcionamiento, se debe controlar que los electrodos y el cable de conexión no estén dañados y estén correctamente conectados a la unidad. Nunca se debe hacer funcionar el equipo con las salidas abiertas, es decir, sin electrodos. No poner en funcionamiento el equipo por un período sin carga (sin el paciente), especialmente en el modo de bobina (campo de inducción). Si se hace funcionar sin potencia de salida, los electrodos del campo de inducción pueden destruirse por recalentamiento. Hay que tener cuidado con la unión entre el electrodo y el cable, ya que es el sitio de mayor posibilidad de rotura por manipulación.

- Para las aplicaciones de la onda corta, antes era obligatorio contar con una Jaula de Faraday; los equipos modernos tienen muchos más sistemas de protección. Hay que evitar el contacto de los cables con la piel, y estos no pueden tener contacto entre sí. La silla o la mesa de tratamiento debe carecer de piezas metálicas. Sin embargo, algunos autores, para el caso de la microonda, han sugerido que se pueden utilizar camillas metálicas, se puede tocar el equipo durante su funcionamiento, por lo que esta resulta segura.

- Se debe verificar la toma a tierra, que el voltaje sea correcto, y se mantendrá encendido el aparato durante unos minutos antes de iniciar el tratamiento. La presencia y distribución del campo de radiación puede verificarse mediante detectores fluorescentes, algunos de los cuales también permiten la detección de la energía reflejada.

- Limpie y desinfecte el equipo solo si no está conectado a la alimentación eléctrica (interruptor principal apagado y clavija de alimentación desconectada). Limpie y desinfecte el equipo solo con un paño. Si rocía alguna sustancia en *spray*, la penetración de líquido puede dañar el equipo. Nunca limpie el equipo con abrasivos, desinfectantes o solventes que puedan dañarlo o rayar la cubierta.

- Antes de la primera sesión, hay que comprobar la sensibilidad cutánea, para lo cual pueden utilizarse tubos de agua caliente o fría. Si la sensibilidad está alterada, no debe realizarse el tratamiento, o hacerlo con toda la precaución y cuidado que se ha expresado.

- La región a tratar debe estar al desnudo y con la piel bien seca. El individuo debe estar relajado, en posición de sentado o decúbito.

- La principal precaución que se puede tener, con las corrientes de alta frecuencia, es evitar quemaduras. Las causas fundamentales de las quemaduras son:
  - Concentración del campo eléctrico. Se debe evitar la presencia de un metal, debido a las posibles concentraciones de alta frecuencia; puede producirse una hipertermia por las intensificaciones de los campos o efectos máximos, esto incluye accesorios de metal como botones, presillas, hilos metálicos, etc. Lo anterior debe cumplirse estrictamente para las aplicaciones de onda corta, no así para las microondas.
  - Debe retirarse cualquier prenda o vendaje húmedo. En caso que se tuviera que hacer una aplicación a un niño, hay que tener especial atención por la posibilidad de tener micciones inesperadas durante al sesión.
  - La quemadura también puede estar producida por aproximación indebida o mala colocación del electrodo, o como consecuencia del "efecto punta" en

alguna parte prominente del organismo. En este sentido se debe tener cuidado en las zonas de prominencias óseas.[8]

– Se debe tener cuidado con los materiales conductores que estén cerca del paciente ya que implican cierto peligro. No debe haber relojes, lentes, joyas ni cualquier otro objeto metálico en la zona donde se realice el tratamiento.

– Exceso de corriente. Esto ocurre cuando la sensibilidad térmica está alterada, si el enfermo está dormido durante el tratamiento o en pacientes con problemas de comunicación (niños muy pequeños, enfermos mentales, ancianos con cierto grado de demencia, entre otros). El exceso de corriente también puede ocurrir al inicio del tratamiento, si se eleva la intensidad de manera rápida.

– Hipersensibilidad de la piel. Se produce en enfermos que han recibido previamente radioterapia, o aplicación de linimentos que aumentan la sensibilidad de la piel.

– Alteración del flujo sanguíneo. Impide la disipación del calor. Esto ocurre, por ejemplo, cuando existe una compresión sobre la zona de tratamiento.

• *Shock* eléctrico. Ocurre al contactar directamente, el paciente o el fisioterapeuta, con el circuito del aparato cuando está conectado.

• Hay que tener mucho cuidado en las aplicaciones cercanas a los ojos. El cristalino debe considerarse un órgano crítico, porque no está atravesado por la red de los capilares y por tanto, el calor que se acumula en este por exposición a microondas, es eliminado muy lentamente con el riesgo de un excesivo aumento de la temperatura del órgano y su consecuente deterioro (catarata). Asímismo, se debe evitar la aplicación cercana a los ojos cuando hay evidencias de descompensación de la presión intraocular.

• Precauciones especiales se han de tomar también en relación con los órganos genitales, ya que un excesivo aumento de la temperatura en estos puede inducir a la esterilidad. De manera que los genitales deben mantenerse fuera del campo del capacitor (dieléctrico).

• Una deficiente aplicación puede producir fibrosis en cicatrices de intervenciones quirúrgicas recientes, por falta del control de la temperatura local. Debido al daño por sección de vasos sanguíneos, y de nervios, luego del trauma, el tejido está imposibilitado de defenderse del aumento de la temperatura. Por una parte, tiene dificultades con la llegada de información proveniente de los receptores cutáneos (interrupción de la vía nerviosa) y por otro lado, no se produce la respuesta adecuada de apertura circulatoria para disipar el calor (interrupción de la vía circulatoria). Todo esto trae consigo una sobrecarga de calor local, que al superar los 45 °C, produce necrosis celular, hística y luego fibrosis. Estos fenómenos se pueden observar con dosis Grado III y IV. Por esto, hay que ser muy cuidadoso, ya que la aplicación es poco tolerada la aplicación, en pacientes con algodistrofia.

• Evitar sobredosificación. Se produce, en algunos casos, cuando se tratan procesos agudos con dosis superiores a las que están indicadas. Se agravan los síntomas, el dolor y la inflamación.

• Ante aparatos electrónicos como las prótesis auriculares y los marcapasos, está contraindicados este tipo de tratamiento.

• Las úlceras y las heridas deben limpiarse y descubrirse. En estas no se debe aplicar pomadas, cremas u otros medicamentos, antes del tratamiento. En caso de que se haya indicado una cura convencional con estos, debe eliminarse todo el residuo de medicamentos antes de la aplicación.

- Estar muy atentos en pacientes hemofílicos y pacientes con terapias anticoagulantes, por la posibilidad de algún sangramiento. Siempre se investigará y comprobará que no haya alteraciones vasculares primarias o secundarias, en la región a tratar.
- Cuando se aplican electrodos condensadores, se debe tener en cuenta que la mayor densidad de corriente se encuentra en la grasa subcutánea, debajo de los electrodos y en la musculatura superficial entre los electrodos.
- Se pueden aplicar electrodos internos pequeños, contra otro mayor en la superficie, así se logra el control de la temperatura de los órganos de la pelvis.[7]
- Se debe saber que los aplicadores con bobinas de inducción producen una mayor absorción de energía en los tejidos profundos con alto contenido acuoso, que en la grasa subcutánea. El orden de magnitud de conductividad eléctrica del músculo es mayor que el de la grasa, por lo que el músculo tiene una intensidad de absorción mayor.[44]
- Evitar la irradiación transversal prolongada a través del cráneo, ya que existe peligro de impacto en la base del cerebro.
- Todas las personas, incluido el fisoterapeuta, deben mantener una distancia mínima de 1.5 m de los emisores, ya que estos liberan corriente al campo circundante.
- Se recomienda que las operadoras que estén embarazadas no permanezcan en las cercanías inmediatas al aplicador, mientras el equipo esté activado. El efecto de los campos de alta frecuencia en los niños por nacer no ha sido investigado.
- Es aconsejable colocar advertencias a la vista, para los usuarios de marcapasos en las habitaciones donde se aplica terapia de alta frecuencia, sobre todo la de onda corta.
- Se debe mantener una distancia igual o superior a 2 m entre el equipo y cualquier terapia de baja frecuencia que se esté llevando a cabo al mismo tiempo.
- Nunca subestimar el efecto placebo que puedan generar los tratamientos con estas máquinas voluminosas en tamaño.

Hipertermia

Es un tipo de aplicación de alta frecuencia. Se ha utilizado en el campo de la oncología desde hace más de 30 años, especialmente como apoyo a los tratamientos de radioterapia,[45,46] pero solo en 1994 fue introducida en Europa como método de tratamiento en rehabilitación y medicina deportiva.

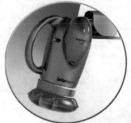

La respuesta circulatoria a la aplicación de la hipertermia ha sido estudiada por varios autores. Para producir un incremento significativo de la circulación en el tejido, la temperatura tiene que elevarse por encima de los 42 °C, sin embargo, debe mantenerse por debajo de los 45 °C, que es la temperatura señalada como límite antes de la destrucción del tejido. Otro factor determinante es el tiempo en que se mantiene esta apertura circulatoria, de manera que está planteado que debe ser entre 5 y 30 min para obtener los mayores efectos.

El equipo posee un cabezal único que se acopla directamente al paciente, con una interfase líquida que posee en la punta del cabezal, o sea una bolsa que se acopla a la zona a tratar (**Fig. 25.17**).

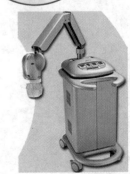

Figura 25.17. Equipo de hipertermia. Detalle del cabezal, se observa la presencia de la bolsa que se acopla a la piel del paciente.

Los resultados apoyan la hipótesis de que la hipertermia combinada con la quimioterapia induce una respuesta antiinflamatoria fuerte, pero reversible en los pacientes con cáncer durante la terapia. Esta respuesta está mediada por un cambio en la relación entre los tipos de linfocitos a favor de los *natural killers*.[47]

La hipertermia produce analgesia a través de dos mecanismos: primero porque "limpia" el tejido de los metabolitos de desecho, reduciendo la descarga de los receptores nociceptivos, y en segundo lugar, por el efecto de relajación muscular. La hipertermia retrasa además, el proceso degenerativo intraarticular y disminuye la intensidad de las fases del proceso flogístico, provee mejores resultados que otras modalidades convencionales de termoterapia, en la recuperación del trofismo de la zona de lesión, además de que la hipertermia asegura un efecto de mayor duración en el tiempo.[47]

Su efectividad ha sido demostrada en el tratamiento precoz de las lesiones musculares en atletas.[48,49]

Se utiliza para el tratamiento del dolor lumbar y la gonartrosis; mientras, Sabatini, ha estudiado la influencia de la hipertermia en el síndrome del túnel del carpo, con seguimiento de los pacientes a través de EMG, US y termografía.[50]

Existe evidencia que sugiere que una hipertermia local profunda, puede tener un gran valor terapéutico para determinadas condiciones reumáticas, debido a su impacto directo sobre la membrana sinovial, la inhibición de sistemas enzimáticos como la colagenasa, y la ciclooxigenasa.[51-53]

Uno de los más recientes prometedores sistemas de termoterapia es la hipertermia que opera con un sistema de enfriamiento superficial, con una fuente generadora de microondas de 434 MHz, y que eleva la temperatura de los tejidos profundos entre 41 y 45 °C, mientras, la temperatura de la piel se mantiene cerca de los 36 °C.[54-57]

Preguntas de Comprobación

1. ¿Cuáles son los tipos de campos electromagnéticos de alta frecuencia?
2. Compare los efectos fisiológicos del uso de onda corta continua, pulsada y las microondas.
3. Compare las técnicas capacitiva e inductiva.
4. Explique ¿cómo se aplica la onda corta y cuales son los electrodos más utilizados?
5. ¿Cómo se obtienen los mejores resultados cuando se trabaja con microondas?
6. ¿Cuáles son las aplicaciones clínicas de las diatermias?
7. ¿Cuáles son las precauciones más importantes para el uso de las diatermias?
8. Establezca una comparación entre las microondas y la onda corta.
9. Establezca una comparación entre el ultrasonido y las diatermias.
10. ¿Cuáles son las aplicaciones clínicas de la hipertermia?

Referencias bibliográficas

1. Prentice W. E., and Draper O. D. (2005). Shortwave and microwave diathermy. En: Prentice W. E. Therapeutic modalities in rehabilitation. McGraw-Hill, 3rd ed.; Cap. 10, p. 259-289.

2. Draper D. O., Castel J. C., Knight K., *et al.* (1997). Temperature rise in human muscle during pulsed shortwave diathermy: does this modality parallel ultrasound? J Athl Train. 32: S-35.

3. Kroeling P., Gross A., Goldsmith C. H., Hougton P. E., Cervical Overview Group. (2008). Electroterapia para los trastornos cervicales. En: La Biblioteca Cochrane Plus, número 3. Oxford, Update Software Ltd. Disponible en: http://www.update-software.com. (traducida de The Cochrane Library, Issue. Chichester, UK: John Wiley & Sons, Ltd).

4. Rodríguez Martín J. M. (2001). Dosificación en electroterapia. Artículo. 23(2): 2-11.

5. Borrajo Sánchez J., *et al.* (1998). Corrientes de alta frecuencia. Onda corta. En: Martínez Morillo M., Pastor Vega J. M. y Sendra Portero F. Manual de medicina física. Harcourt Brace de España; p. 210-223.

6. Basford Jeffrey R., and Fialka-Moser V. (2002). The physical agents. En: O'Young B. J., Young M. A., Stiens S. A. Physical medicine and rehabilitation secrets. Philadelphia: Hanley î Belfus Inc; 2nd. ed.; p. 513-523.

7. Arzumanov Y. L. (1994). An overview of the third worhshop "Use of millimeter waves in medicine". Millimetrovie Volni u Biologii Medicine. (3): 104-107.

8. Lehmann J. F. (1965). Comparison of relative heating patterns produced in tissues by exposure to microwave energy with exposures at 2450 and 900 megacycles. Arch Phys Med Rehabil. 46: 307.

9. Merrick M. A. (2001). Do you diathermy? Athletic Therapy Today. 6(1): 55-56.

10. Draper D., Miner L., Knight K. (2002). The carry-over effects of diathermy and stretching in developing hamstring flexibility. J Athl Train. 37(1): 37-42.

11. Peres S., Draper D., and Knight K. (2002). Pulsed shortwave diathermy and long-duration stretching increase dorsiflexion range of motion more than identical stretching without diathermy. J Athl Train. 37(1): 43-50.

12. Hill J. (2002). Pulsed short-wave diathermy effects on human fibroblast proliferation. Arch Phys Med Rehabil. 83(6): 832-836.

13. Rodríguez Martín, J. M. (2000). Alta frecuencia "termoterapia profunda". En: Electroterapia en fisioterapia. Editorial Médica Panamericana; Cap. XIII, p. 445-478.

14. Salinas Sánchez Y. (1990). Electroterapia. Molina Ariño A. Rehabilitación: fundamentos, teoría y aplicación. Médico Europa.

15. Enraf-Nonius Delf. (1986). Los efectos fisiológicos de la OC terapia de OC pulsátil y continua. Holland. p. 18-23.

16. Comorosan S., *et al.* (1993). The effect of diapulse therapy on the healing of decubitus ulcer. Romanian J of Physiol. 30(1-2): 41-45.

17. Del Pozo Martín C., *et al.* (1990). Valoración clínica de distintos métodos de terapia en una serie de lumbalgias. Rehabilitación. 24(6): 73-76.

18. Gnatz Steve M. (2005). Dolor agudo. En: Garrison S. J. Manual de medicina física y rehabilitación. McGraw-Hill Interamericana; 2nd ed., Cap. 2, p. 10-23.

19. Gnatz Steve M., Childers M. K. (2000). Acute pain. In: Grabois M., Garrison S. J., eds. Physical medicine and rehabilitation: the complete approach. Cambridge, M. A.: Blackwell Science.

20. Nicholas J. J., Kevorkian G. (2005). Artritis. En: Garrison S. J. Manual de medicina física y rehabilitación. McGraw-Hill Interamericana; 2nd ed., Cap. 4, p. 50-66.

21. Haarer-Becker R., y Schoer D. (2001). Electroterapia. En: Manual de técnicas de fisioterapia. Aplicación en traumatología y ortopedia. Editorial Paidotribo; p. 112-114.

22. Ruiz-Sánchez F., Rull-García S., González-García M., Cotrina-Acuña M. D., Salinas-Sánchez I. (2006). Valoración clínico-funcional tras tratamiento con ácido hialurónico y onda corta en pacientes con artrosis de rodilla. Rehabilitación. 40(05): 241-247.

23. Rose S., Draper D. O., Schulthies S. S., and Durrant E. (1996). The stretching window part two: rate of thermal decay in deep muscle following 1 MHz ultrasound. J Athl Train. 31: 139-143.

24. Meadows J. T. (2000). Caso cervical 4. Buen o mal pronóstico tras accidente de automóvil. En: Diagnóstico diferencial en fisioterapia. McGraw Hill Interamericana; parte II, p. 95-97.

25. Montull Morer S., Salvat Salvat I., Inglés Novell M., Miralles Rull I. (2004). La mano reumatológica: exploración y tratamiento. Revisión. Fisioterapia. 26(02): 55-77.

26. Biundo J. J., Rush P. J. (2001). Rehabilitation of patients with rheumatic diseases. In: Kelly W. N., Harris E. D., Ruddy S., *et al.*, eds. Textbook of rheumatology. Philadelphia: WB Saunders; 6th ed., p. 763-775.

27. Nicholas J. J. (2000). Rehabilitation of patients with rheumatological disorders. In: Braddom R. L., ed. Physical medicine and rehabilitation. Philadelphia: WB Saunders; 2nd ed., p. 743-761.

28. Lehmann J. F., *et al.* (1989). Therapeutic heat. In: Lehmann J. F., ed.: Therapeutic heat and cold. Baltimore: Williams & Wilkins; 4th ed.

29. Serra Llosa M. L. (2004). Tratamiento fisioterápico en el síndrome de dolor pélvico crónico en el varón: revisión bibliográfica. Fisioterapia. 26(05): 295-302.

30. Rémy-Néris O., Denys P., *et al.* (1997). Espasticidad. En: Kinésithérapiemédecine physi-queréadaptation. París: Elsevier; p. 8.

31. Oerlemans H. M., Oostendorp R. A., de Boo T., Van der Laan L., Severens J. L., Goris J. A. (2000). Adjuvant physical therapy versus occupational therapy in patients with reflex sympathetic dystrophy/complex regional pain syndrome type I. Arch Phys Med Rehabil. (81): 49-56. [Medline]

32. Chang T. S., Han L., Gan J. L., Huang W. Y. (1989). Microwaves: an alternative to electric heating in the treatment of peripheral edema. Lymphology. (22): 20-24.

33. Balzarini A., Pirovano C., Diazzi G., Olivieri R., Ferla F., Galperti S. (1993). Ultrasound therapy of chronic arm lymphedema after surgical treatment of breast cancer. Lymphology. (26): 128-134.

34. Gan J. G., Sheng L., Cai R., Chang T. (1996). Microwaves heating in the management of postmastectomy upper limb lymphedema. Ann Plast Surg. (36): 576-581. [Medline]

35. Avellanet M., González Viejo M. A. (1997). Terapia física en el linfedema. En: Rehabilitación del linfedema posmastectomía. XVIII Jornadas Nacionales de la Sociedad Española de Rehabilitación 21-23 de mayo Tenerife (España), Madrid. Editorial Científica Faes.

36. Cuello Villaverde E., Guerola Soler N., y López Rodríguez A. (2003). Perfil clínico y terapéutico del linfedema posmastectomía. Rehabilitación. 37(1): 22-32.

37. Arranz Álvarez A. B., *et al.* (1999). Tratamiento del dolor. Rev Iberoam de Fisiot y Kinesiol. 2(3): 167-180.

38. Pastor Vega J. M. y Martínez Morillo M. (1998). Microondas. En: Martínez Morillo M., Pastor Vega J. M. y Sendra Portero F. Manual de medicina física. Harcourt Brace de España; p. 224-231.

39. Shields N. (2002). Short-wave diathermy: current clinical and safety practices. Physiother Res Int. 7(4): 191-202.

40. Murray C. C., Kitchen S. (2000). Effect of pulse repetition rate on the perception of thermal sensation with pulsed shortwave diathermy. Physiother Res Int. 5(2): 73-84.

41. Castel J. C., Draper D. O., Knight K., Fujiwara T., and Garret C. (1997). Rate of temperature decay in human muscle after treatments of pulsed shortwave diathermy. J Athl Train. 32: S-34.

42. Low J. (1995). Dosage of some pulsed shortwave clinical trials. Physiotherapy. 81(10): 611-616.

43. Michaelson S. M. (1989). Bioeffects of high frequency currents and electromagnetic radiation. In: Lehmann J. F. (ed.) Therapeutic heat and cold. Baltimore: Williams & Wilkins; 4th ed.

44. Guy A. W., Lehmann J. F., and Stonebridge J. B. (1974). Therapheutic applications of electromagnetic power. Proc IEEE. (62): 55-75.

45. Gabriele O., Amichetti M., Orecchia R., Valdagni R. (1995). Radiation therapy and hyperthermia in advanced or recurrent parotid tumors. Cancer. 75: 908-913.

46. Gaard J., González F., Hulshof M. C. M. M., Arcangeli J., Dahl O., Mella O. (1995). Randomized trial of hyperthermia as adjuvant to radootherapy for recurrent or metastatic malignant melanoma. Lancet. 345: 540-543.

47. Ahlers O., Hildebrandt B., Dieing A., Dejal M., Böhnkel T., Wust P., Riess H., Gerlach H., and Kerner T. (2005). Stress induced changes in lymphocyte subpopulations and associated cytokines during whole body hyperthermia of 41.8 - 42.2 °C. European J of Applied Physiology. Published online: 12 August.

48. Giombini A., Casciello G. F., *et al.* (2001). A controlled study on the effects of hyperthermia at 434 mhz and conventional ultrasound upon muscle injuries in sport. J Sports Med Phys Fitn. 41: 521-527.

49. Gum S. L., Reddy G. K., Stehno-Bittel L., Enwemeka C. S. (1997). Combined ultrasound, electrical stimulation and laser promote collagen synthesis with moderate cahnges in tendon biomechanics. Am J Med Rehabil. 76: 288-296.

50. Sabatini L., Giannini F., Karradsheh S., Rabeen R., Cioni R. (1996). Local hiperthermia: a new treatment for carpal tunnel syndrome. Proc 7th Int. Congr on Hyperthermic Oncology, Vol II, Rome C3C: 370-373.

51. Fadilah R., Lev A., Pinkhas S., Weinberger A. (1987). Heating rabbit joint by microwave applicator. Arch Phys Med Rehabil. 68: 710-712.

52. Spiegel T. M., Hirschberg J., Taylor J., Paulus H. E., Furst D. E. (1987). Heating rheumatoid knees to an intra-articular temperature of 42.1 °C. Ann Rheum Diseases. 46: 716-719.

53. Akyurekli D., Geri L. H., Raaphorst G. P. (1997). Changes in muscle blood flor distribution during hyperthermia. Int J Hyperthermia. 13: 481-496.

54. Overgaard J., González G., Hulshof M. C. M. M., Arcangeli G., Dahl O., Mella O. (1995). Randomized trial of hyperthermia as adjuvant to radiotherapy for recurrent or metastatic malignant melanoma. Lancet. 345: 540-543.

55. Giombini A., Di Cesare A., Casciello G., Sorrenti D., Dragoni S., Gabriele P. (2002). Hyperthermia at 434 MHz in the treatment of overuse sport tedinopathies: a randomised controlled clinical trial. Int J Sports Med. 23: 207-211.

56. Bowman A. F. (1981). Heat Transfer and termal dosimetry. L Microwave Power. 16: 121-133.

57. Marini P., Guiot C., Biotto B., Gabriele P. (2001). The influence of the circulating water bolus on temperature and the thermal estimation of the penetration depth of MW aplicator in a muscle equivalent phantom. Physics Med Biol. 21: 122-125.

58. Blanco Aleaga S., Pedroso Morales I., García Delgado J. A., Martín Cordero J. E. (1999). Onda corta continua. En: XVIII Congreso de la Asociación Médica Latinoamericana de Rehabilitación AMLAR, Palacio de las Convenciones de La Habana, 25 al 29 de octubre. (cartel)

59. Pedroso Morales I., López Pérez Y., García Delgado J. A., Martín Cordero J. E. (2001). Onda corta pulsada. En: IX Jornada Nacional de Fisioterapia, Centro de investigaciones Médico Quirúrgicas, CIMEQ, Ciudad de La Habana, 7 al 11 de mayo. (cartel)

60. García Delgado J. A., Martín Cordero J. E. (2000). Onda centimétrica. En I Congreso de Hospitales Militares, Palacio de Convenciones de La Habana, 3 de noviembre. (cartel)

61. Martín Cordero J. E., García Delgado J. A. (2000). Onda decimétrica combinada con otros agentes físicos. Experiencia CIMEQ. En: I Congreso de Hospitales Militares, Palacio de Convenciones de La Habana, 3 de noviembre. (cartel).

CAPÍTULO 26

Magnetoterapia

Objetivos

1. Definir la magnetoterapia dentro de la clasificación general de agentes físicos.
2. Reconocer la evolución histórica de la técnica.
3. Comprender los fundamentos biofísicos y los efectos biológicos de la magnetoterapia.
4. Analizar las indicaciones y contraindicaciones de la magnetoterapia.
5. Interpretar la metodología del tratamiento.
6. Identificar las precauciones para la magnetoterapia.
7. Enumerar las ventajas de la magnetoterapia.

Definición

El campo magnético es la región del espacio en la cual las sustancias magnéticas experimentan la acción de una fuerza engendrada por imanes, las corrientes eléctricas o el globo terrestre. El campo magnético es invisible, pero su fuerza ejerce acciones sobre la materia, dotada de características físicas apropiadas, por lo cual es fácil comprobar su presencia, ponerlo de manifiesto y medir su intensidad.[1] La magnetoterapia se define como la acción en la que se utilizan imanes permanentes o equipos generadores de campos electromagnéticos, para lograr un objetivo terapéutico. Cuando el campo magnético es generado a partir de la circulación de electricidad por un conductor, se denomina campo electromagnético.

El hecho de que el campo electromagnético sea invisible es muy interesante, puesto que se desarrolla una acción terapéutica que el paciente no ve y, en la mayoría de las ocasiones, tampoco "siente"; estas dos características se suman a la ansiedad y la incertidumbre de un tratamiento poco conocido en el ámbito popular, de modo que se requiere una explicación detallada del procedimiento, al menos para la primera sesión de tratamiento.

Elementos históricos

Las aplicaciones terapéuticas del magnetismo no son un suceso para nada nuevo. Desde la época de las grandes civilizaciones de la antigüedad, Grecia, Roma, ya se conocían los poderes de la piedra imán. Se reportaba entonces, el uso de polvo de piedra imán, para aplicar en las heridas y acelerar su curación. De la misma manera, utilizaban piedras magnéticas para extraer fragmentos metálicos de la piel, luego de las batallas. Pero incluso en China, 200 años a.C., ya se conocían las propiedades curativas de las piedras magnéticas.[2-5]

Tuvieron que pasar casi 20 siglos para que se diera un "salto" cualitativo en el conocimiento y las aplicaciones médicas del magnetismo.

A finales del siglo XVIII y principios del XIX, se investigaron simultáneamente las teorías de la electricidad y de los campos magnéticos.

En 1819, el físico danés Hans Christian Oersted llevó a cabo un importante descubrimiento al observar que una aguja magnética podía ser desviada por una corriente eléctrica. Este descubrimiento, que mostraba una conexión entre la electricidad y el magnetismo, fue desarrollado por el científico francés André Marie Ampere, que estudió las fuerzas entre cables por los que circulan corrientes eléctricas, y por el físico francés Dominique François Arango, que magnetizó un pedazo de hierro colocándolo cerca de un cable recorrido por una corriente.

En 1828, se reúnen Alexander Von Humboldt con el mayor matemático alemán de su tiempo, Carl Friedrich Gauss, y su colega Weber y construyeron un laboratorio para el estudio del magnetismo en el que, entre otras cosas, inventaron el primer telégrafo magnético.

En 1831, el científico británico Michael Faraday descubrió que el movimiento de un imán, en las proximidades de un cable, induce en este una corriente eléctrica; este efecto era inverso al hallado por Oersted. Así, Oersted demostró que una corriente eléctrica crea un campo magnético, mientras que Faraday demostró que puede emplearse un campo magnético para crear una corriente eléctrica.[6]

La existencia de ondas electromagnéticas no fue sospechada hasta 1864, cuando el científico escocés, James Maxwell publicó un estudio. La velocidad que determinó para estas ondas resultó ser muy cercana a la medida experimentalmente para la luz. Esto llevó a Maxwell a concluir que la luz era un tipo de onda electromagnética.

Maxwell se dispuso a la tarea de generalizar todo el conocimiento acumulado de electrostática, corriente eléctrica, magnetismo y electromagnetismo, para escribir así unas leyes simples de las cuales todo lo demás podría derivarse. Él resumió sus resultados en un juego de cuatro ecuaciones que planteaban la relación entre los campos eléctricos y magnéticos. Expresó la existencia de un resultado experimental inédito hasta entonces: que un campo eléctrico cambiante da lugar a un campo magnético cambiante. Esta asunción, junto con otros hechos conocidos de electricidad y el magnetismo, dio lugar a las cuatro ecuaciones que llevan el nombre de Leyes de Maxwell.[7]

Los estudios posteriores sobre el magnetismo se centraron cada vez más en la comprensión del origen atómico y molecular de las propiedades magnéticas de la materia. En 1905, el físico francés Paul Langevin desarrolló una teoría sobre la variación, con la temperatura, de las propiedades magnéticas de las sustancias, basada en la estructura atómica de la materia. Esta teoría es uno de los primeros ejemplos de la descripción de propiedades macroscópicas a partir de las propiedades de los electrones y los átomos.

Posteriormente, la teoría de Langevin fue ampliada por el físico francés Pierre Ernst Weiss, que postuló la existencia de un campo magnético interno, molecular, en los materiales como el hierro. Este concepto, combinado con la teoría de Langevin, sirvió para explicar las propiedades de los materiales fuertemente magnéticos como la piedra imán.

Las aplicaciones del electromagnetismo han contribuido, de manera significativa, en el desarrollo científico-técnico. En el ámbito de la medicina también ha tenido un desarrollo impresionante. En el campo del diagnóstico médico, el ejemplo más importante son los equipos de resonancia magnética nuclear, y en el campo de la terapéutica se han desarrollado sistemáticamente, equipos cuyo nivel de prestaciones dan respuesta a las necesidades asistenciales de muchas especialidades médicas.

En Cuba los equipos de campos electromagnéticos de baja frecuencia se comenzaron a utilizar a inicios de los años 80´s. En 1984, la profesora Zoila Pérez Rodríguez logra incorporar al servicio del Sanatorio "Topes de Collante" varios equipos de campo electromagnético local que procedían de la antigua URSS. Esta experiencia se extendió en los servicios médicos de las Fuerzas Armadas y el Ministerio del Interior. En 1986, se adquirió un equipo de campo electromagnético regional "Biomagnetics" de procedencia alemana, el cual se instaló en el Servicio de Medicina Física y Rehabilitación del CIMEQ, donde radicaban el profesor José Ángel García Delgado y la profesora Martha Iris Marante. Desde entonces y en varias instituciones del país, se han incorporado equipos y se ha desarrollado una experiencia donde el Servicio del CIMEQ y el del Hospital "Carlos J. Finlay" tienen un lugar relevante. En este último hay que destacar los aportes realizados en el campo de la magnetoterapia, por el profesor Zayas Guillot.

Clasificación y características de los imanes

En general, los imanes pueden clasificarse en naturales y artificiales. Dentro de los imanes naturales se incluyen las fuentes más grandes conocidas de campo magnético, como son los pulsares o los llamados agujeros negros del espacio, las estrellas como el sol y planetas, tanto grandes como pequeños, como el nuestro. También se encuentran, como imanes naturales, los minerales ricos en hierro, magnetita, siderita y pirita.[1]

Como imanes artificiales, se tienen los llamados imanes permanentes, estructuras desarrolladas por el hombre, generalmente a partir de metales; poseen un campo magnético constante. Se utilizan ampliamente en la industria, presentan diferentes formas, en dependencia del uso, ya sea como barras, cilindros o en forma de herradura. También dentro de los imanes artificiales se considera el denominado campo electromagnético, que es generado por corriente eléctrica. Estos últimos producen un campo electromagnético pulsado, y las características del pulso están relacionadas con el tipo de corriente.

La intensidad del campo magnético primeramente se medía en Oersted (Oe), en homenaje al científico que evidenció, en 1820 por primera vez, que una corriente genera un campo magnético a su alrededor. Un Oersted equivale al campo que se genera cuando pasa 1 A de corriente por un conductor en forma de aro de 2 cm de diámetro. Actualmente, se utiliza como medida el Gauss (G). Un Gauss es equivalente a un Oersted, por su parte, un Tesla (T) es equivalente a 10 000 G.

Fundamentos biofísicos de la magnetoterapia

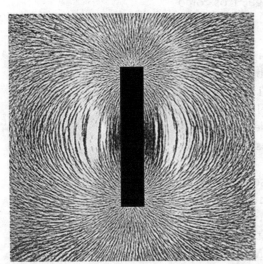

Figura 26.1. Barra imantada, sobre la cual se echó limadura de hierro. La limadura se alinea y pone en evidencia las líneas de fuerza del campo. Se observa que las líneas de fuerza salen de un extremo y se curvan para llegar al otro extremo; estas líneas pueden considerarse como bucles cerrados, con una parte del bucle dentro del imán y otra fuera. En los extremos del imán, donde las líneas de fuerza están más próximas, el campo magnético es más intenso; en los lados del imán, donde las líneas de fuerza están más separadas, el campo magnético es más débil.

Una barra imantada o un cable que transporta corriente pueden influir en otros materiales magnéticos sin tocarlos físicamente, porque los objetos magnéticos producen un campo magnético. Los campos magnéticos suelen representarse mediante líneas de campo magnético o líneas de fuerza. En cualquier punto, la dirección del campo magnético es igual a la dirección de las líneas de fuerza, y la intensidad del campo es inversamente proporcional al espacio entre las líneas. Según su forma y su fuerza magnética, los distintos tipos de imán producen diferentes esquemas de líneas de fuerza. La estructura de las líneas de fuerza creadas por un imán o por cualquier objeto que genere un campo magnético pueden visualizarse si se utiliza una brújula o limaduras de hierro. Los elementos o estructuras con propiedades magnéticas tienden a orientarse, siguiendo las líneas de campo magnético (**Fig. 26.1**).

Para objetivos terapéuticos, se pueden utilizar los imanes permanentes, que producen un campo magnético de tipo continuo, y pueden tener una potencia en el orden de varios miles de Gauss. La otra modalidad, muy frecuente, es utilizar los generadores de campo electromagnético. Estos últimos emiten campos magnéticos pulsados de baja intensidad y frecuencia, denominados también PEMF(*pulsating electromagnetic fields*) y ELF (*extremely low frequency*). Generalmente los equipos emiten campos de intensidades de hasta 400 Gauss y frecuencias de hasta 100 Hz; en un futuro próximo podremos contar con equipos de campo local de hasta 1 000 G. Además, los imanes permanentes pueden ser de varios miles de Gauss, incluso siendo de pequeño tamaño, en ocasiones la emisión es de muy alta intensidad. Para poder aprovechar este agente fisioterapéutico en todas sus potencialidades, se deben entender los mecanismos fisiológicos a través de los cuales logra los efectos planteados.

Todos los seres vivos están sometidos a la acción de un campo magnético terrestre, que si bien es de poca intensidad (4 G), es imprescindible para la vida. A lo largo de los siglos han existido fluctuaciones de la intensidad del campo magnético que han provocado problemas a la salud. Entonces, lo primero que se debe considerar es que el campo magnético es un agente que aporta energía a los sistemas biológicos. Como ya se conoce, los sistemas biológicos del cuerpo humano son, en esencia, el resultado de la interacción de procesos eléctricos y movimientos iónicos.

Para un buen funcionamiento del organismo debe existir un equilibrio en la interacción de los procesos, y para esto es necesario un determinado nivel energético que garantice las reacciones. La pérdida del nivel energético en la célula lleva a la disfunción de esta, y por ende afecta el proceso hístico donde la célula interviene. De esta manera, se establecen las bases para una disfunción orgánica, y más allá hay una disfunción del organismo como un todo; en ese momento; el organismo se encuentra enfermo. La experiencia clínica demuestra que el campo magnético, con determinados parámetros de localización, intensidad y frecuencia, ofrece un flujo de energía que el organismo está en condiciones de transformar y aceptar para su recuperación.

El mecanismo por el cual actúa este campo es a través de un reordenamiento de los dipolos magnéticos. Se le denomina dipolo al elemento o molécula cuya conformación incluye cargas positivas y negativas. Un ejemplo de dipolo es el átomo, que reúne varios elementos en determinado equilibrio como son los protones y electrones. Cada átomo tiene un "momento orbital y *spin*", o un "momento magnético", que se relaciona con su capacidad de girar y orientar sus cargas ante la presencia de las líneas de fuerza del campo magnético. Esto quiere decir que en el interior de la materia existen pequeñas corrientes cerradas al movimiento de los electrones que contienen los átomos, cada una de estas origina un microscópico imán. Cuando los átomos de un material están orientados en todas direcciones sus efectos se anulan mutuamente y el material no presenta propiedades magnéticas; en cambio, si todos los átomos se alinean, actúan como un único imán, en ese caso se dice que la sustancia se ha magnetizado.[8,9]

De manera que toda sustancia tiene un nivel de respuesta ante la presencia de un campo magnético. De acuerdo con los diferentes tipos de comportamiento magnético, los materiales pueden clasificarse en, diamagnéticos, paramagnéticos, y ferromagnéticos.[10]

Materiales ferromagnéticos

El ejemplo típico de material ferromagnético, para los sistemas biológicos son los magnetosomas. Se trata de cadenas proteicas que contienen oxido ferroso y se ubican, fundamentalmente, en las membranas biológicas. En el caso de algunas bacterias, los magnetosomas le sirven como órganos de orientación en relación con el campo magnético terrestre. También se relacionan con la capacidad de orientación de algunas aves y peces en sus migraciones. En el caso del hombre, se han aislado en la glándula hipófisis, en los senos etmoidales y la glándula pineal. Se comportan además como ferromagnéticas, las moléculas orgánicas que contengan hierro, níquel, cobalto y muchas de sus aleaciones.

El ferromagnetismo tiene su origen en las intensas fuerzas que los "momentos magnéticos" atómicos ejercen entre sí, de modo que en una pequeña región del material, los momentos se alinean entre sí, incluso sin campo externo, como ocurre en los minerales magnéticos. Al aplicar un campo magnético externo, los dipolos tienden a alinearse en la dirección de las líneas de fuerza del campo, produciéndose la magnetización del material. La intensidad de magnetización en cada dipolo individual es pequeña, pero una distribución completamente ordenada de tales momentos produce una gran magnetización.

Cuando el campo aplicado se hace muy intenso, la sustancia se magnetiza totalmente y se alcanza la saturación. Si posteriormente se anula el campo, el material no retorna al estado original, y queda una magnetización remanente (imán permanente). Para anular completamente la magnetización hay que aplicar un campo de sentido contrario, campo coercitivo.[9]

Los materiales ferromagnéticos se caracterizan por poseer magnetización espontánea. Esta existe en volúmenes pequeños, aunque macroscópicos, dentro del material en que se produce una alineación uniforme de los momentos magnéticos, en ausencia de campos externos. Otras de las características importantes de los materiales ferromagnéticos es que poseen una temperatura crítica de transición de fase, llamada temperatura de Curié.

Aunque las interacciones en el interior un material ferromagnético son intensas, el desorden producido por el efecto de los choques térmicos asociados a la temperatura es capaz de superarlas a partir de un valor de temperatura particular y característico, por encima del cual la agitación térmica destruye la relación entre los dipolos y el material pasa a ser paramagnético. La agitación térmica que se produce al elevarse la temperatura disminuye las propiedades ferromagnéticas. Así, por ejemplo, el hierro (Fe), a 769 °C (su temperatura de Curié) deja de ser ferromagnético para pasar a ser simplemente paramagnético, pese a que a esa temperatura es aún un sólido cristalino.

Materiales paramagnéticos

En esta clase de materiales, los momentos magnéticos de los átomos individuales no llegan a interactuar y la magnetización se torna cero en ausencia de un campo magnético externo. En presencia de un campo externo, se produce un alineamiento parcial de los momentos atómicos con el campo externo, resultando en una magnetización neta positiva y susceptibilidad magnética positiva. El paramagnetismo se presenta en materiales cuyas entidades microscópicas poseen momento magnético permanente.

Estos momentos magnéticos están dispuestos al azar en ausencia de campo magnético, pero bajo la acción de este tienden a alinearse. El efecto de alineamiento del campo externo se dificulta por el movimiento térmico, debido a la temperatura del material y de hecho la susceptibilidad magnética es función inversa de la temperatura, según la Ley de Curié del paramagnetismo. Muchos minerales que contienen hierro son paramagnéticos a temperatura ambiente; ejemplos son la siderita, pirita, biotita y nontronita.[9]

En los sistemas biológicos se encuentran como ejemplo de paramagnetismo el oxígeno, las sustancias alcalinas, y sobre todo las proteínas que conforman las enzimas (catalizadores biológicos), que dominan el ritmo y velocidad de todas las reacciones orgánicas.

Materiales diamagnéticos

No manifiestan una fuerte interacción magnética, por lo que no aparecen magnéticamente ordenados. Esto se debe a la respuesta (desorganizada) de los momentos orbitales atómicos, a la aplicación de cualquier campo magnético exterior. En muchas sustancias, el diamagnetismo se encuentra enmascarado, y aquellas en que se manifiesta con claridad, están compuestas por átomos cuyo momento magnético neto es cero (debido a que los orbitales se encuentran llenos y no existen electrones desapareados). Expuestas a un campo magnetizante, se produce una magnetización inducida, de signo opuesto al del campo exterior, y determina valores negativos de susceptibilidad. Otra propiedad característica de los medios diamagnéticos es que su susceptibilidad es independiente de la temperatura.[4]

Algunas sustancias diamagnéticas conocidas son el cuarzo (SiO_2), la calcita ($CaCO_3$) y el bismuto. Dentro de los sistemas biológicos se encuentran como ejemplo de sustancias diamagnéticas, el agua, las proteínas, sobre todo las que están integradas en las membranas biológicas y que se especializan en transporte, partículas de carbohidratos, fósforo y agua.

Interacción del campo magnético con los tejidos biológicos

Cada átomo del organismo humano, cada molécula, le corresponde un tipo de respuesta ante la presencia de un campo magnético externo, incluso los materiales diamagnéticos, tienen un nivel de respuesta o de orientación "en contra" de las líneas de fuerza del campo exterior. Cuando se aplica la sesión de magnetoterapia, se pretende estimular los mecanismos biológicos, a través de la influencia sobre estos materiales distribuidos en toda la economía.

Cuando los dipolos se reorganizan, desde el punto de vista físico, se producen los efectos llamados *magnetomecánicos*. Cuando se expone al organismo a un campo magnético variable, se inducen potenciales eléctricos débiles. Este efecto se denomina *magnetoeléctrico*.

En la actualidad se diseñan los campos terapéuticos según tres modelos de interacción descritos: por actuación en membrana, los modelos físicos de la resonancia ciclotrónica y de la resonancia electrónica paramagnética.[8]

- En el modelo de actuación en membrana, el campo magnético actúa sobre los iones y macromoléculas relacionados con la membrana celular. Este modelo nos permite entender los cambios significativos que se producen en el mecanismo de transporte de membrana a todos los niveles.
- El modelo ciclotrónico se basa en el hecho de que una partícula cargada, en el seno de un campo magnético, adquiere una trayectoria circular, del mismo modo que una piedra lanzada al aire toma una trayectoria parabólica. Cuando dicha partícula se encuentra en un medio fluido, donde tiene alguna libertad de movimiento, se producen giros y desplazamientos que aumentan el nivel de energía de las reacciones. La mayor parte de las veces, la partícula solicitada por las líneas de fuerza del campo, están restringidas de movimiento, insertadas dentro de la estructura de macromoléculas y organelos subcelulares. En este caso, la partícula vibra en la misma frecuencia del campo; de esta manera también aumenta el nivel de energía de las reacciones involucradas. Este modelo permite entender el efecto vibrador o de micromasaje que realizan los campos magnéticos sobre el área del organismo expuesta.
- Todas las teorías han confluido en el modelo IPR *(Ion Paramagnetic Resonance)* descrito por Lednev[9], que explica el efecto de los campos alternos y pulsados. Este modelo permite entender el valor que tiene hacer coincidir la frecuencia del campo que se aplica, con la frecuencia de resonancia del tejido expuesto. De esta manera, se obtiene un fenómeno de resonancia en el cual se logra el máximo de energía, el máximo de estimulación de la función efectiva, y por tanto, los mejores resultados. Este modelo no expresa del todo los efectos que se consiguen con la aplicación de campos continuos (imanes). En este caso, el efecto puede explicarse a través del fenómeno de magnetocinética química a través de la cual se obtienen los resultados esperados.[8]

Efectos biológicos de los campos electromagnéticos

Con la información brindada hasta aquí se puede afirmar que los campos magnéticos deben tener un impacto en todos los niveles. Producen efectos tanto a nivel bioquímico, a nivel celular, como a nivel del propio tejido.[10,11]

Desde el punto de vista bioquímico, los campos magnéticos pueden producir desviaciones de las partículas con carga eléctrica en movimiento, inducción de corriente intracelular, efecto piezoeléctrico sobre hueso y colágeno, y aumento de la solubilidad de diversas sustancias.

A nivel molecular se facilita la cohesión de las proteínas y concatenantes proteicos, se optimiza la organización molecular, y se modula la actividad enzimática. Asimismo, activan el metabolismo celular a través del estímulo de la función mitocondrial, y mejoran la capacidad de respuesta celular. Se produce la interacción entre moléculas de aminoácidos, dicarboxílicos, multiamínicos del organismo, cuyas cargas se orientan durante la exposición al campo magnético, de tal manera que pueden mejorar las condiciones metabólicas de las células y su aprovechamiento de oxígeno en el medio. Esta acción magnetobiológica restaura el equilibrio iónico de la bomba de sodio-potasio, incrementa el transporte de membrana y restablece la diferencia de potencial transmembrana alterado ante cualquier problema o lesión hística.[12]

En el caso específico de la actividad enzimática, la estimulación es selectiva. Por ejemplo, la superóxido dismutasa (SOD) de los linfocitos incrementa su actividad a los 40 min; mientras que la exposición no afecta el nivel de actividad de la SOD en eritrocitos.[13]

A nivel de la columna circulatoria, los campos magnéticos aumentan la capacidad de transporte de oxígeno por la hemoglobina y disminuyen la afinidad de la hemoglobina por el oxígeno a nivel hístico. Contribuye a la estabilización de las proteínas plasmáticas (albúmina), normaliza la tensión coloidosmótica y disminuye la viscosidad de la sangre.[14]

Efectos terapéuticos de los campos electromagnéticos

Desde el punto de vista hístico y orgánico, la magnetoterapia presenta diferentes acciones biológicas. Una gran parte de las acciones se explican a través de los efectos terapéuticos, que a su vez, determinan las indicaciones para la aplicación de los campos magnéticos.[10,11,15,16]

- Efecto sobre el aparato cardiovascular y específicamente sobre la microcirculación.
- Aumento de la presión parcial de O_2 en los tejidos.
- Efecto sobre el metabolismo de hueso y del tejido colágeno.
- Efecto sobre la actividad muscular.
- Efecto antiinflamatorio.
- Efecto regenerador de tejidos.
- Efecto analgésico.
- Influencia inmunológica.

Efecto sobre el aparato cardiovascular

Cuando se aplica un campo magnético, se produce una apertura del número de capilares o pequeños vasos sanguíneos que funcionan, por unidad de volumen hística; esto provoca hiperemia o aumento de la circulación en la zona tratada. No solo ocurre la vasodilatación por acción sobre la pared del vaso, sino que actúa sobre la columna circulatoria.[10,11]

Las acciones sobre la columna circulatoria dan lugar a otros dos efectos: el primero, llamado efecto HALL, se logra porque las líneas de fuerza del campo reorganizan el flujo laminar. Quiere decir que por redistribución de cargas eléctricas, las células y macromoléculas viajan hacia el centro del vaso, mientras que los elementos más pequeños se ubican hacia la periferia.

Unido al efecto anterior, se incrementa la capacidad de pleomorfismo o de deformación del eritrocito, y disminuye su tensión superficial, lo que impide su tendencia a la formación en "pila de monedas" que adoptan normalmente. En estas condiciones, los eritrocitos viajan "solos" y con mayor flexibilidad para pasar por capilares angostos. Se produce un efecto sobre la pared del vascular, y en particular, sobre los capilares. Todo esto deriva en otro efecto que es llamado efecto reológico (aumento de la circulación que no depende de la vasodilatación).

La consecuencia directa de estos mecanismos es el un incremento de la oxigenación hística, incremento de la alcalinización de los fluidos corporales, disminución del depósito de placas en las paredes de los vasos sanguíneos, y disminución de la resistencia periférica. Además, se reportan disminución de la influencia de catecolaminas en el corazón, de la frecuencia cardiaca y disminución discreta de la presión arterial.

A partir de la hiperemia local, se produce un significativo efecto trófico, por un mayor aporte de nutrientes y oxígeno a la zona, y además, un efecto antiinflamatorio, por la acción de regulación circulatoria, que ayuda a controlar el edema y contribuye a eliminar de la zona metabolitos de desecho, que irritan y perpetúan el daño.

Un acápite sumamente interesante resulta el efecto que tiene un campo magnético externo sobre la morfofisiología microvascular. La influencia de las líneas de fuerza son capaces de contribuir a recuperar la arquitectura normal del *maguito perivascular*, ubicado en la membrana basal del endotelio vascular. Este manguito está constituido por una fina red de proteoglicanos o glucosaminoglicanos (GAG) que soportan y protegen las delgadas células endoteliales. Otra función importante es sustituir la capa media muscular que el capilar no tiene. Normalmente el manguito es el encargado de impulsar la onda esfígmica que sale desde el corazón y que de otra manera no llegaría al cabo venoso del capilar. Esta influencia del campo magnético es muy importante, ya que en todas las entidades que cursan con microangiopatía, el denominador común es la desorganización de los proteoglicanos y la desintegración local del manguito. La ruptura del manguito favorece el edema e interrumpe la microcirculación, mientras que la aplicación del campo magnético restituye el manguito.[17]

Todas las acciones que se desencadenan a nivel microvascular, el intercambio gaseoso a nivel del tejido y las particularidades del transporte entre la luz del vaso y el intersticio, pueden sustentar la capacidad de los campos magnéticos para la reabsorción de colecciones líquidas en cualquier parte de la economía.

Estos cambios a nivel microvascular no explican totalmente el efecto de apertura circulatoria que se observa a nivel cerebral y que constituye uno de los fundamentos para la aplicación de la magnetoterapia, en los procesos isquémicos cerebrales. Aunque se ha logrado comprobar una influencia sobre la barrera hematoencefálica, esta solo se ha evidenciado en estudios *in vitro*.[18,19]

En Cuba se han estudiado con casos de ataque transitorio isquémico (ATI), donde no solo se encontraron signos de disminución del sufrimiento cortical, sino que fue muy interesante cambio que se produjo a nivel de la neurodinámica cerebral. Algo característico del paciente con enfermedad cerebrovascular son los signos de fatiga o inercia a nivel de la neurodinámica, medidos a través del analizador cutaneocinestésico. En la referida investigación, se encontró una activación o un aumento de la movilidad de la neurodinámica. Teniendo en cuenta que la aplicación se realizó de manera transcraneal, es muy posible que se hayan estimulado también, otras áreas cerebrales no evaluadas.[20]

Un punto interesante es que los efectos beneficiosos se observan, fundamentalmente, con parámetros físicos en el rango utilizado en la práctica clínica. Villoresi ha comprobado que otras influencias electromagnéticas, como por ejemplo, las derivadas de las tormentas solares que afectan a la Tierra, son capaces de incrementar el riesgo de enfermedades coronarias y cerebrovasculares.[21]

Aumento de la presión parcial de oxígeno en los tejidos

El primer evento que garantiza el aumento de la presión parcial de oxígeno es la apertura circulatoria. A la vez se produce un aumento de la capacidad de disolución del oxígeno atmosférico en el agua y, asimismo, en el plasma sanguíneo. Con esto, la presión parcial del oxígeno puede incrementarse notablemente. Dado que el O_2 es paramagnético, el campo magnético ejerce una acción de migración alineada sobre el oxígeno disuelto en el líquido, lo que ocasiona un cambio en la concentración del elemento dentro de la célula. Debido a estos factores, el O_2 se acumula en los sitios donde la intensidad del campo magnético es máxima. Al aumentar la intensidad de campo, hay mayor concentración de oxígeno que ha de beneficiar aquellos tejidos isquémicos, donde la circulación arterial se encuentra empobrecida.

Se han realizado mediciones de la liberación transcutánea de oxígeno, las cuales podrían dar una idea indirecta de la magnitud de oxigenación hística global. Se sabe que cuando se aplica la magnetoterapia, se eleva en más de 100% la liberación transcutánea de este elemento.[10]

Efecto sobre el metabolismo óseo y el colágeno

Un efecto trascendental de la magnetoterapia es su capacidad demostrada para el estímulo trófico del hueso y del colágeno. Lo anterior está vinculado con la producción local de corrientes inducidas de muy débil intensidad, que estimulan la osteogénesis por activación del mecanismo de la piezoelectricidad, o también llamada, en este caso, *magnetostricción*.[22-25]

Las investigaciones en humanos han mostrado que el potencial eléctrico de una fractura sufre variaciones significativas durante la fase de la reparación. En particular, las áreas activas que están regenerando tienen potencial electronegativo en relación con las áreas de tejido indemne. En el sitio específico de la fractura, el potencial negativo es 4 a 5 veces más alto que el potencial negativo máximo de hueso íntegro cuando está bajo tensión. La diferencia de potencial disminuye en la medida que la fractura se consolida. Por el contrario, en los casos de retardo de consolidación, no se encuentra diferencia de potencial entre la zona de fractura y el hueso normal. Es este uno de los niveles de acción de los campos magnéticos.[26-28]

Según Guirao[29] y McLeod[30], las corrientes inducidas en el hueso, por los campos magnéticos, tendrían el efecto de transformar el estrés mecánico en un estímulo eléctrico (o electromagnético) capaz de estimular, en los condrocitos, la formación de los componentes de la matriz del cartílago. Por su parte, Zhuang[31] agrega que los campos magnéticos regulan la osteogénesis y estimulan la actividad de los factores de crecimiento. Este hecho es apoyado por Aaron[32] y Shankar[33].

Los efectos de la magnetoterapia sobre la osteogénesis, fueron los primeros en ser reconocidos en Estados Unidos, y la terapia fue aprobada por la FDA desde 1979, como método no invasiva en el tratamiento de la consolidación de fractura, retardo de consolidación, injerto óseo fallido y la pseudoartrosis. Junto con el tejido óseo, los campos magnéticos estimulan de manera significativa al tejido conectivo, asi como la producción de colágeno, lo cual es de interés en cualquier proceso de cicatrización. Además de esto, se reduce la pérdida de masa ósea en la osteoporosis y en la distrofia simpaticorrefleja.[34,35]

Bassett[36] reportó que desde 1974 a 1994, 250 000 pacientes con retardo de consolidación habían recibido magnetoterapia. Había sido considerado el tratamiento más efectivo en cuanto a costo, en relación con injerto y además, se había mantenido exento de efectos adversos significativos. Además, los pacientes mostraban una rápida mejoría de los índices inmunológicos.

A partir de estos resultados en la actualidad se utiliza la magnetoterapia, en casos cuyo objetivo principal es la regeneración de tejido óseo. En la **figura 26.2**, se representa la experiencia de una paciente que sufrió una fractura de codo. Se le realizó tratamiento quirúrgico con colocación de clavo intramedular; al cabo de 8 semanas, mientras se esperaba una mayor consolidación, se le recomendó algunos ejercicios libres y progresivos, durante los cuales se fracturó el clavo intramedular. La paciente es reintervenida quirúrgicamente y se le coloca un nuevo clavo. Luego de 5 semanas de tratamiento con magnetoterapia apareció una imagen ecogénica que ocupó el espacio de la fractura y que corresponde a un callo óseo.

Es importante señalar que la mejoría radiológica es más lenta que la mejoría clínica. Resulta significativa la rápida disminución del dolor y los fenómenos inflamatorios asociados al cuadro, luego de comenzar la magnetoterapia, además de la prevención de importantes complicaciones.

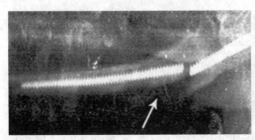

a)

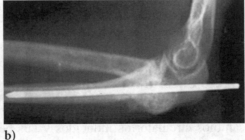

b)

Figura 26.2. Dos vistas de una fractura de codo. *a)* Se observa la fractura del clavo intramedular, nótese el espacio radiotransparente o ecolúcido en la zona de la fractura ósea. *b)* En el sitio descrito, una imagen ovalada y ecogénica que corresponde al callo óseo.

Se han obtenido resultados satisfactorios en el tratamiento de la osteomielitis, planteándose una contribución positiva, incluso en pacientes con un largo tiempo de evolución e independientemente del tipo de germen presente.[36]

Díaz Borrego[37] dividió su muestra en un grupo control y dos grupos de tratamiento; el primero con campos electromagnéticos mediante bobinas de Helmholtz, dispuestas en paralelo, y el segundo en el interior de un solenoide. Luego de 18 sesiones de 1 h de duración en días alternos, consiguió un hueso más elástico que el del grupo control. Es de esperar, que las características del callo óseo obtenido brinden al hueso en general, una capacidad de absorción de cargas mucho más cercana a la del tejido óseo fisiológico.

Finalmente, la combinación de factores da lugar a una reducción del proceso inflamatorio y el control del proceso degenerativo fibrinoide, originados en las rupturas del tejido conectivo.

Efecto sobre la actividad muscular

Los campos magnéticos tienen un importante efecto de relajación muscular, tanto por su influencia sobre la fibra lisa como la estriada. Este efecto de relajación se debe a la disminución del tono simpático y por tanto, del nivel de contracción involuntaria de estos músculos.[38,39]

Independientemente del efecto directo que pueda tener el campo magnético sobre la célula muscular, en el orden de equilibrar su metabolismo y su potencial de membrana, no son despreciables los efectos indirectos.

La mayor parte de los pacientes, presentan diferentes grados y ubicación de contracturas musculares, que muchas veces son la causa principal de los síntomas, aunque suelen ser consecuencia de verdaderos problemas. La contracción muscular involuntaria y sostenida (contractura), cuando no depende de una miopatía o una irritación de origen neuromuscular, generalmente constituye un ineficiente sistema de "defensa" para inmovilizar la metámera y proteger la zona de lesión de un daño mayor.

En este contexto, la apertura circulatoria, el efecto antiinflamatorio y el efecto regenerador de los campos magnéticos, mejoran el ambiente regional en el área de lesión. Se extraen los desechos metabólicos, se controla el edema, se aportan nutrientes, O_2 y elementos celulares y humorales del sistema inmune. Finalmente, disminuye la influencia de los factores que contribuyen al daño y, por ende, disminuyen los mecanismos de solicitación muscular. Todo esto, unido a los efectos en el sistema nervioso, promueven una sensación de bienestar general, que activa la evolución del paciente.

En su actuación sobre la fibra lisa, la magnetoterapia presenta un efecto relajante y antiespasmódico, en espasmos digestivos, de las vías biliares y urinarias, así como en el árbol respiratorio.

Efecto antiinflamatorio

Este es el efecto que puede manifestarse más precozmente. Ya se expresaron los cambios circulatorios inducidos y sus beneficios. Todo esto es apoyado, además, por el efecto de regulación del transporte de la membrana celular y la activación de diferentes proteínas y/o enzimas, a nivel plasmático, que repercuten de forma efectiva en la disminución de la hipoxia y el edema, incluso, y específicamente, en pacientes con microangiopatía.[10,17,40]

El efecto antiflogístico del campo magnético, tiene una magnitud que depende de la etiología y del tiempo de evolución. Es mucho más efectivo en el estadio agudo y traumático, que en un proceso crónico y degenerativo.[41,42]

Si un tema resulta interesante, es el efecto de los campos electromagnéticos de baja intensidad y frecuencia, en la actividad de los receptores de adenosina A_2A. Esta relación descrita recientemente por Varani[43], puede esclarecer aún más los mecanismos que justifican la acción antiinflamatoria del campo magnético, así como su papel en la modulación de la respuesta inmune. Se ha demostrado la presencia de receptores A_2A de adenosina en el neutrófilo humano, lo que sugiere la idea de que la adenosina pudiera desempeñar un papel importante en la modulación de los procesos inmunes e inflamatorios. La adenosina ha estado reconocida como un agente antiinflamatorio endógeno y la activación de receptores de A_2A en el neutrófilo humano, afecta la respuesta inmune en el cáncer, así como en las enfermedades autoinmunes y neurodegenerativas.

Efecto regenerador de tejidos

A través de los campos magnéticos, el efecto regenerador se puede lograr a cualquier nivel de profundidad, y no solo limitado a la piel. A diferencia de otros agentes terapéuticos, que a menudo encuentran barreras biológicas, los campos magnéticos se transforman en la energía propia del organismo, oponiendo este último, poca resistencia. Su efecto está limitado solo por las posibilidades físicas del imán con que se cuenta al hacer la terapéutica, su radio de acción, su potencia y su frecuencia, entre otros parámetros.

En su estudio, Varani[43] puede evidenciar que la curación completa de heridas depende de la presencia de receptores agonistas A_2A de adenosina. En este sentido, pudo determinar que el tratamiento con campos electromagnéticos de baja frecuencia provoca un aumento significativo de receptores A_2A de adenosina, que demostró incluso, una relación dosis-respuesta.

Existen diferentes efectos que pueden influir en la capacidad de los campos magnéticos para estimular los procesos de regeneración hística. Dentro de estos, la inducción de microcorrientes y el estímulo electromecánico, la apertura circulatoria, la estimulación de la función de los elementos celulares propios del tejido en el sentido de renovar todo el material dañado, y la estimulación de los sistemas antioxidantes, son solo algunos ejemplos.[44-46]

En la experiencia de varios colegas cubanos, existen resultados positivos, al aplicar tratamiento con magnetoterapia a pacientes con psoriasis y dermatitis atópicas. En la mayor parte de los casos, hay mejoría histológica, pero la mayor evidencia ocurre en el área clínica. Las lesiones se aplanan, disminuyen los síntomas de activación, el prurito y el eritema. Es probable que asociado a los cambios tróficos locales en el área de lesión, una parte del efecto se derive de la sedación general y la influencia antiestrés que provee el campo magnético.

Efecto analgésico

El efecto analgésico de los campos magnéticos se deriva en gran medida, de los efectos antiflogísticos, una vez que se libera la compresión a que son sometidos prácticamente todos los receptores sensitivos en el lugar de la lesión, además del efecto de regular el potencial de membrana ayuda a elevar el umbral de dolor en las fibras nerviosas sensitivas; de este modo, se puede decir que tiene una intervención indirecta y también directa sobre los mecanismos del dolor. Son conocidas las posibilidades de regeneración en lesiones nerviosas periféricas de determinada envergadura.[47,48]

Influencia inmunológica

Hay evidencias de las acciones de los campos magnéticos en el proceso de la inflamación, ya sea en el orden de la inflamación "inespecífica", véase los efectos antiflogísticos, como en los mecanismos de inflamación "específica", ya sean en el orden humoral como celular, con influencia directa en la estimulación de la actividad de linfocitos.[49,50]

Con los campos magnéticos no se presenta un efecto bactericida directo. Sin embargo, tiene una gran influencia en el control de la sepsis, por estimular los mecanismos de defensa propios del organismo, en cuanto a inmunidad inespecífica y específica.[10]

Indicaciones y contraindicaciones para la aplicación de magnetoterapia

Indicaciones

Tal y como ha planteado el profesor Zayas, las más recientes investigaciones acerca de la influencia del campo magnético, sobre los organismos vivos, han despertado nuevas expectativas sobre la función que el electromagnetismo puede desempeñar en la medicina clínica. De manera general, se expresa que el cuerpo humano es un verdadero universo de interacciones electromagnéticas.[51]

Aparato osteomioarticular. En relación con la recuperación de lesiones óseas, los campos magnéticos están indicados en los casos de fracturas, en casos de retardo de consolidación, en la osteomielitis, en la pseudoartrosis, en pacientes sometidos a injertos óseos, casos a los que se colocó fijadores externos, en la osteoporosis, en la fascitis y el espolón calcáneo, así como en la atrofia de Sudeck en todos sus estadios. Sin embargo, se reduce significativamente el grado de efectividad en los estadios más avanzados de la enfermedad.[52-58]

La aplicación de campos magnéticos en la consolidación ósea fue la primera indicación demostrada y aprobada en la medicina moderna occidental, contando con la aprobación de la *Food and Drug Administration* (FDA) desde 1979. Es una terapia que ha demostrado éxito en casos complejos de retardos de consolidación o pseudoartrosis, en la distrofia regional y en la osteoporosis general o localizada.[59]

En el caso de la pseudoartrosis séptica de tibia, Mrad Cala[60] describe la eficacia del tratamiento coadyuvante de campo electromagnético con fijadores externos; que ha tenido como resultados la ausencia de secreciones, la normalización de la eritrose-dimentación, la desaparición de los secuestros y esclerosis de bordes, así como la consolidación de la pseudoartrosis, antes de los primeros 6 meses, en la mayor parte de los pacientes. Un dato muy interesante, que se manifiesta en este trabajo, es que la infección ósea fue eliminada mucho más rápidamente, con una diferencia promedio de 115 días menos de tratamiento que el grupo control.

La aplicación de campos electromagnéticos para la consolidación, en pacientes con pseudoartrosis, se ha realizado en Cuba desde hace más de 10 años. El equipo de trabajo de los profesores Ceballos y Zayas[61] ha trabajado el tema de la consolidación con medios físicos desde hace dos décadas; en 1995, informaron una tasa de éxito del 88,8%, con tiempos de consolidación de 18 semanas como promedio, encontraron que en los pacientes con defectos óseos se restableció la continuidad en un período de 13 semanas, y que además, se logró la curación de la sepsis en todos los pacientes tratados, sin utilizar los tratamientos ortopédicos habituales para la curación de la infección ósea. Estos resultados coinciden con los reportes internacionales y corroboran al campo electromagnético como una opción de tratamiento que evita las acciones invasoras en el tratamiento de estos pacientes y de sus complicaciones.[62]

Se utiliza en el paciente cuando concurren fenómenos de origen muscular, como el espasmo, contusiones, desgarros, tenosinovitis, e incluso, en entidades de fisiopatología compleja como la fibromialgia.[10,63,64]

La aplicación de campos electromagnéticos se recomienda en las enfermedades articulares, fundamentalmente las artritis en estadio agudo, ya sean de origen traumática, metabólica (como la gota), o reumática; en las lesiones ligamentosas y el esguince; en las entidades periarticulares como las bursitis, la epicondilitis, la trocanteritis y la periartritis escápulo humeral; en el túnel del carpo; ha contribuido positivamente con casos sometidos a sustitución protésica articular, sobre todo durante los primeros meses de evolución; en los fenómenos articulares degenerativos como la osteoartrosis. Con menor efectividad, se ha reportado en la necrosis avascular de la cabeza del fémur, y en la enfermedad de Perthes (**Fig. 26.3**).[10,65-67]

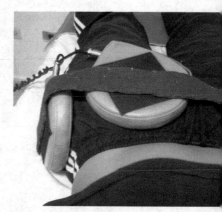

Figura 26.3. Aplicación de campo electromagnético local en una cadera. Las líneas de fuerza entre ambas bobinas, irradian la zona de la articulación coxofemoral a pesar de que la posición sea una transregional en ángulo de 90°. *Servicio de Fisioterapia del CIMEQ.*

Sañudo[68] realizó un estudio prospectivo, placebo-controlado y a doble ciegas, en pacientes con osteoartritis (30 min, 50 G y 5 sesiones por semana, hasta 20 sesiones de campo electromagnético). El dolor lo evaluó mediante una Escala Analógica Visual (EVA), el índice TOTPAR *(Total Pain Relief)* y PAR *(Pain Relief)*, las actividades de la vida diaria (AVD) las analizó con el cuestionario WOMAC y el test de Lettinen.

Obtuvo mejoría superior a 50%, con mayores beneficios que los del grupo placebo, durante todo el estudio. Sin embargo, la máxima diferencia en cuanto a la mejora en los parámetros evaluados aparece al mes de finalizar el tratamiento. Lo anterior corrobora la posibilidad de efecto acumulativo de la aplicación. Sus resultados, en porcentaje de mejoría, son parecidos a los obtenidos por Peloso *et al.*[69], que compararon la asociación de dosis progresivas de codeína y acetaminofén frente a placebo; sin embargo, estos últimos obtuvieron mejoras (45% de mejoría) que desaparecen inmediatamente después de dejar de suministrar los fármacos y, además, mostraron un porcentaje de efectos adversos elevado.

De manera que el campo magnético se convierte en una alternativa efectiva para este tipo de pacientes, e incluso, en los casos que tengan alguna contraindicación para los tratamientos farmacológicos convencionales.

Trock *et al.*[70], realizaron un estudio similar al de Señudo. Aplicaron sesiones de magnetoterapia a intensidad progresiva entre 10 y 25 G, y obtuvieron resultados inferiores a 37% de mejoría, lo cual pudiera estar relacionado con una dosis muy baja. Sin embargo, coincide una vez más, que los resultados son máximos al cabo de un mes de la última sesión. En el caso de fenómenos inflamatorios complejos y agudos, como el de la mano reumática, se han podido demostrar los beneficios de los campos electromagnéticos. [71]

También se han realizado ensayos clínicos aleatorios a doble ciegas, en pacientes afectados de gonalgia y/o limitación del balance articular, secundarios a gonartrosis. Se aplicó campo electromagnético pulsado y no se obtuvieron mejores resultados que con el uso del placebo. [72,73]

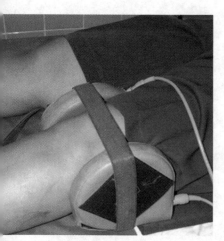

Figura 26.4. Aplicación transregional de campos magnéticos. Indicada en el tratamiento de afecciones articulares y periarticulares. Una bobina frente a la otra garantizan la existencia de un campo mucho mayor que el de una sola bobina, en dimensión, y que conserva intensidades efectivas para el tratamiento. *Servicio de Fisioterapia del CIMEQ.*

Sin embargo, Trock *et al.*,[74] reportó éxito en un estudio a doble ciegas, realizado a pacientes con cervicoartrosis y gonartrosis (**Fig. 26.4**), sobre todo en el alivio del dolor, que coincidió en sus resultados con Zizic *et al.*[75]

En el año 1999, en la VII Jornada Nacional de Fisioterapia en el CIMEQ, se presentó un estudio de 1 000 pacientes, a los que se aplicó campo electromagnético regional; se denominó "Biomagnetics. Una experiencia del CIMEQ".[132] Se obtuvo 92.4% de eficacia general, en apenas 12.4 sesiones promedio. En todos los casos, la eficacia estuvo por encima del 90%, excepto en las lesiones nerviosas periféricas (85.7%). La mayor eficacia correspondió a las algias vertebrales agudas (97%) y los traumas (95.8%). Se manejaron casos de síndrome del estrecho torácico superior (SET) y pacientes con enfermedad cerebrovascular isquémica (ECV); en estos, los objetivos de la aplicación de la magnetoterapia estaban muy definidos y relacionados con síntomas asociados al proceso de base. En todos los casos la magnetoterapia resultó ser un complemento útil para el tratamiento convencional (**Fig. 26.5**).

Dos años más tarde se presentó otro trabajo titulado "Magnetoterapia, experiencia del CIMEQ", en la IX Jornada Nacional de Fisioterapia, 2001.[133] El estudio liderado por el Lic. Omar Llanes, se realizó a 969 pacientes. En este caso, se amplió la cantidad de entidades en las que se aplicó la terapia. La eficacia general del método superó 80%, para 10.9 sesiones promedio; el diagnóstico más beneficiado fue la fractura ósea para el 100%, mientras, el diagnóstico menos beneficiado fue la osteoporosis con el 63.8% (**Fig. 26.6**).

Gualtieri,[76] realizó un estudio a dobleciegas, con pacientes con implantes protésicos, encontrando un incremento en la densidad ósea de todos los pacientes que se les aplicó el campo electromagnético, comparado con un incremento del 60% en el grupo control. Konrad[77] también ha reportado resultados positivos, en pacientes que presentaron un fracaso aséptico del implante protésico.

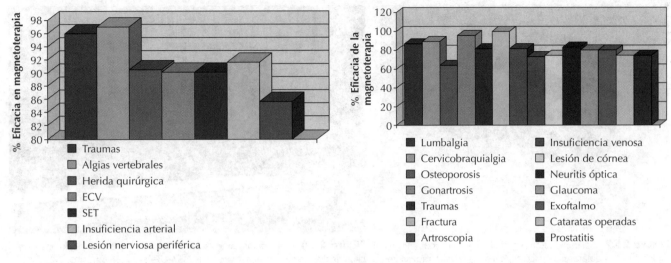

Figura 26.5. Comportamiento del porcentaje de eficacia de la magnetoterapia regional en un grupo de entidades. *Fuente: Servicio de Fisioterapia del CIMEQ.*

Figura 26.6. Comportamiento del porcentaje de eficacia de la magnetoterapia regional en un grupo de entidades. *Fuente: Servicio de Fisioterapia del CIMEQ.*

El campo magnético ha sido ampliamente utilizado en pacientes con afecciones de columna vertebral. En los casos de enfermedad degenerativa del disco intervertebral, en entidades que tienen compromiso radicular, como la cervicobraquialgia, dorsalgia, sacrolumbalgia y lumbociatalgia, así como la mielopatía espondilótica cervical. También se indica ante la coccigodínea traumática y sacroileítis, y solo para aliviar algo los síntomas en la espondilitis anquilopoyética, en la espondilolisis y espondilolistesis.[78]

En Cuba se tienen experiencias muy interesantes en el tratamiento del síndrome vertiginoso de origen cervical, en el cual se han indicado aplicaciones craneocervicales de baja intensidad (entre 10 y 20 G), con frecuencias del orden de los 50 Hz; ha sido muy frecuente que desaparezcan los síntomas antes de las 10 sesiones (**Fig. 26.7**).

En el estudio de Perjes,[79] se aplicaron campos magnéticos a pacientes que habían sido sometidos a una intervención quirúrgica de hernia discal. Al tiempo de abandonar el hospital, el 52% de los pacientes que habían sido tratados con campo magnético no tenían molestia alguna, mientras que entre los que no habían sido expuestos a los campos, solo salían sin molestias el 30%.

El campo magnético está indicado en los estados postraumáticos, el politrauma y los pacientes con quemaduras, fundamentalmente por fricción. En el caso de los pacientes politraumatizados, se emplea solo cuando hay seguridad de estabilidad clínica, generalmente cuando el paciente ya se encuentra fuera de la sala de cuidados especiales y cuando no tiene peligro de sangramiento a ningún nivel. Se comienza por intensidades bajas y se incrementan en el decursar de los días, en dependencia de la evolución. Desde el inicio del tratamiento, mejora significativamente el estado general del paciente.

Aparato cardiovascular. El campo electromagnético está indicado en los pacientes con trastornos circulatorios, pie diabético, en la flebitis, en el linfedema, y en las microvárices[80,81] (**Fig. 26.8**).

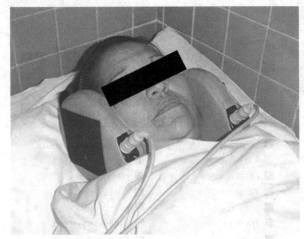

Figura 26.7. Aplicación transregional a nivel cervical, muy útil en los cuadros dolorosos cervicales, en los síndromes radiculares y vertiginosos de origen vertebral. *Servicio de Fisioterapia del CIMEQ.*

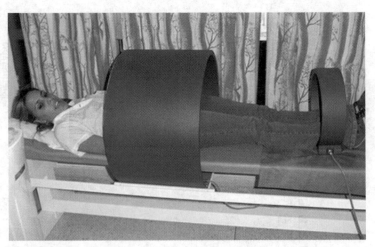

Figura 26.8. Colocación de los solenoides para atender los trastornos circulatorios de los miembros inferiores. *Servicio de Fisioterapia del CIMEQ.*

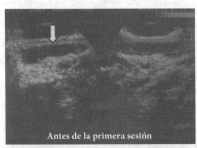

Antes de la primera sesión

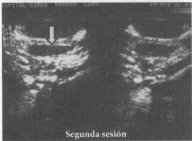

Segunda sesión

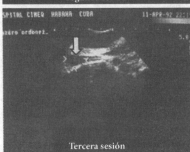

Tercera sesión

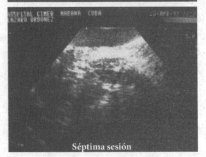

Séptima sesión

Una indicación que tiene resultados muy rápidos y alentadores es el caso de pacientes que presentan hematomas por diferentes causas. Una vez que pasa la fase de sangramiento activo, se comienza el tratamiento y no solo ayuda a la reabsorción más rápida, sino que evita complicaciones frecuentes como son la tabicación, la infección o la calcificación.

En Cuba hay una gran experiencia acumulada, no solo en casos de hematomas postraumáticos, sino que se abordan, y también se evitan, complicaciones posquirúrgicas como los fallos de cicatrización y cuadros sépticos. Existe una relación y una cultura de trabajo con los servicios quirúrgicos y se solicitan cada vez que sospechan o tienen evidencia de la presencia de un serohematoma. Generalmente, son pacientes que evolucionan de manera rápida y satisfactoria (**Fig. 26.9**).

Piel. Se indica ante las úlceras de causa diversa, en los casos de dehiscencia de sutura, abscesos, quemaduras, dermatitis, lesiones herpéticas y posherpéticas, acné y en los casos de envejecimiento prematuro de la piel.[82,83]

Las doctoras Meneses y Calderín[84] realizaron un estudio en 1997 donde aplicaron magnetoterapia en pacientes con liquen plano. Si bien no se pudo actuar sobre la causa específica o curar este tipo de entidad, sí se influyó en la evolución de la enfermedad al obtener el efecto antiinflamatorio, y además de este, el efecto sedante y relajante de los campos magnéticos; de esta manera, se disminuyeron los efectos del estrés y la tensión emocional, que empeoran significativamente el cuadro clínico de estos pacientes. Se colocaron los polos magnéticos a ambos lados de la nuca y se aplicó un campo magnético sinusoidal en modo continuo, equivalente a 270 G y 50 Hz de frecuencia, por 10 minutos cada sesión. Los resultados fueron positivos en el 83% de los pacientes y el tiempo de aplicación del tratamiento fue de 24 sesiones.

Figura 26.9. Evolución de una paciente con serohematoma de la pared abdominal, que surge como complicación posquirúrgica. Obsérvese que en la sesión 7 ya no se puede precisar el sitio de lesión, por ultrasonido. *Cortesía, profesor José Ángel García Delgado.*

Los resultados coinciden con la experiencia, en el sentido del efecto benéfico obtenido en lesiones de piel, que cursan con prurito, edema e irritación cutánea. A menudo estos pacientes sufren de insomnio debido al prurito y, frecuentemente, se producen lesiones de rascado durante el sueño.

El campo electromagnético actúa a través del sistema simpático-adrenérgico, que se activa débilmente al inicio del tratamiento, y al cabo de la séptima sesión induce la inhibición de los receptores beta-adrenérgicos, con un importante papel en la formación del efecto antiestresante. Esto hace que el tratamiento con campo magnético también haya sido indicado y se obtengan resultados alentadores en enfermedades como la psoriasis, la esclerodermia y las neurodermitis.

Sistema nervioso. Los campos magnéticos tienen una influencia sobre el tejido nervioso, que depende también de los parámetros físicos de la aplicación. Existe la evidencia suficiente para indicarlo en entidades del sistema nervioso central (**Fig. 26.10**); en este sentido, hay que agradecer los numerosos aportes de un científico estadounidense, Sandyk, que ha llevado a cabo todo a una línea de estudios en este sentido.

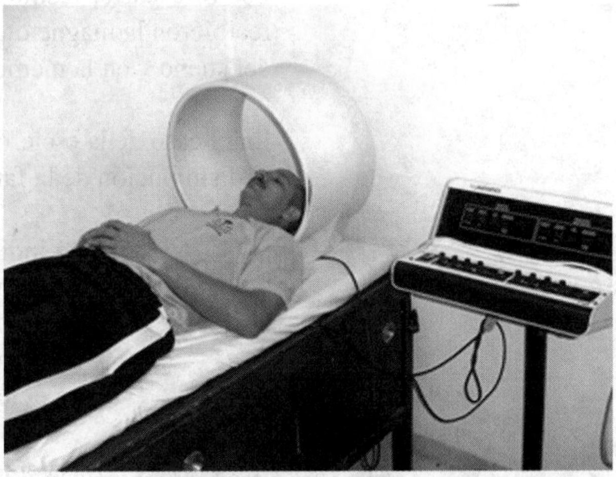

Un ejemplo del valor del campo electromagnético es la aplicación en la enfermedad de Parkinson, donde se reporta disminución del temblor, la rigidez y mejoría de la coordinación de los movimientos.[85-91]

Figura 26.10. Aplicación de magnetoterapia de tipo transcraneal, con el equipo alemán "Biomagnetics". La ventaja de la bobina en forma de solenoide garantiza un campo mucho más uniforme en todos los puntos interiores. Esta aplicación se utiliza en las afecciones del sistema nervioso central. *Servicio de Fisioterapia del CIMEQ.*

Con la aplicación a pacientes con enfermedad cerebrovascular, se disminuye la extensión de la lesión, se acelera la recuperación, mejora la coordinación de los movimientos e incluso, aplicado precozmente, ante factores de riesgo, pudiera ser capaz de prevenir el ictus.[10,92-94]

En el CIMEQ se estudió un grupo[20] de pacientes afectados por ataques transitorios isquémicos (ATI); a pesar de tener una "n" muy pequeña, y los pacientes no tener déficit motor o sensitivo, en los estudios iniciales con las tres variables de respuestas, se obtuvieron resultados positivos. El método estesiométrico demostró afectación en la neurodinámica del analizador cutaneocinestésico, para la mayor parte de los pacientes; hubo déficit de perfusión cerebral medido por *Spect* cerebral en la mayor parte de los casos; también se observó signos de sufrimiento cortical en la mayor parte de los enfermos, cuando se realizó electroencefalograma cuantitativo Medicid (**Fig. 26.11**).

Los resultados preliminares mostraron una tendencia a la mejoría de los pacientes, luego de aplicado el programa de magnetoterapia. Se observó mejoría en los parámetros que evalúan la neurodinámica a través de la estesiometría. Se produjeron cambios a favor de la disminución de los signos de déficit de perfusión, fundamentalmente, en el sentido de convertir áreas difusas de déficit de perfusión, en déficits más restringidos a áreas específicas. Se produjeron cambios a favor de la disminución de los signos de sufrimiento cortical, fundamentalmente en el sentido de convertir zonas de sufrimiento cortical global, en áreas de sufrimiento local (**Fig. 26.12**).

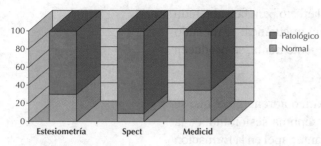

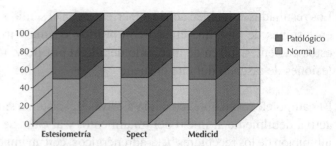

Figura 26.11. Resultados iniciales de los estudios con las tres variables de respuesta, para el total de la muestra. *Fuente: Servicio de Fisioterapia del CIMEQ.*

Figura 26.12. Resultados finales de los estudios con las tres variables de respuesta pra el total de la muestra. *Fuente: Servicio de Fisioterapia del CIMEQ.*

Por otra parte, resultó muy interesante el hecho de que todos los pacientes que recibieron la magnetoterapia en este estudio, manifestaron una mejoría en la calidad del sueño y en la memoria.

En el caso de la esclerosis múltiple, la magnetoterapia tiene un efecto importante en la disminución de la fatiga y para alargar el período de intercrisis.[95-100]

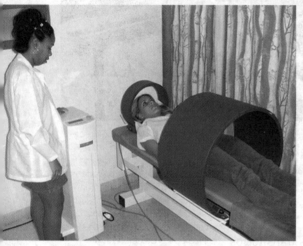

Figura 26.13. Aplicación *total body* con la cama magnética Mag-80. Obsérvese que no se ubican los solenoides en los extremos de la camilla, ya que en este caso, se pierde mucha potencia del campo en la zona intermedia. *Servicio de Fisioterapia del CIMEQ.*

Está indicado en las lesiones nerviosas periféricas (**Fig. 26.13**), como neuralgias, parálisis (cuando se trata de neuropraxias), parálisis facial, en las plexitis, parálisis braquial obstétrica, polineuropatías nutricional y diabética, así como en el síndrome de Guillain-Barré. Tiene utilidad para evitar la neuritis posherpes zóster.[101,102]

En la práctica clínica diaria, es muy frecuente el reporte de los pacientes acerca de la mejoría de trastornos del sueño, disminución de trastornos de la memoria o una disminución de una cefalea tensional, o incluso de una migraña crónica, siempre que no sea por vasodilatación cerebral, en cuyo caso, debe aumentar el dolor.

Con menos efectividad, la aplicación de campos electromagnéticos está indicado en casos con ansiedad, estados depresivos, tratamiento integral del paciente con daño medular, traumatismo craneoencefálico, así como en la enfermedad de Alzheimer.[103,104]

Los pacientes con Alzheimer experimentan una mejoría significativa en la memoria visual y en la habilidad para dibujar, como consecuencia de tratamiento con campos electromagnéticos de frecuencia entre 5 y 8 Hz. También mejoran otras funciones cognoscitivas, incluyendo orientación espacial, humor, memoria a corto plazo y habilidades sociales.[105] El profesor Llibre[106], realizó un estudio controlado y aleatorizado dividiendo su muestra de pacientes, y encontró que el 60% de los enfermos que recibieron campos electromagnéticos tuvieron una mejoría del cuadro clínico.

En el estudio de Mecseki,[107] se examinaron los efectos de campos electromagnéticos pulsados, aplicados con un equipo de Gyuling-Bordacs, en pacientes que padecen parálisis de músculos periféricos. El tratamiento consistió en exposiciones de 20 minutos con campos de 70 G y una frecuencia de 2 a 50 Hz. Los resultados mostraron que con la frecuencia de 50 Hz, los campos electromagnéticos presentaban el nivel más eficaz de tratamiento, y que con esa terapia disminuía, además, la irritabilidad del músculo en los pacientes de parálisis periféricas.

Aparato respiratorio. En el árbol respiratorio, está descrito el tratamiento con campos electromagnéticos para la insuficiencia respiratoria crónica, bronquitis crónica, asma bronquial en estadio intercrisis, y en los casos de sinusitis. Recientemente se ha acumulado una modesta experiencia, en el tratamiento de las afecciones inflamatorias de las cuerdas vocales, y los resultados preliminares son prometedores.[108-110]

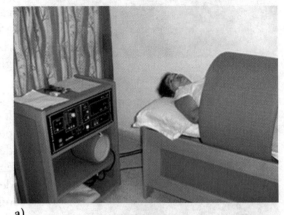

a)

Aparato digestivo. No se posee mucha experiencia en aplicaciones para afecciones digestivas, pero está reportado su uso en la gastro-duodenitis, en la úlcera péptica, en el colon irritable, los cólicos intestinales, la hemorroides y la constipación crónica.

Aparato urinario. El tratamiento produce alivio en los síntomas que acompañan las prostatitis. Además está reportado en la litiasis renal, ureteral y vesical, en la cistitis y la uretritis.[111-114]

Aparato ginecológico. El efecto de los campos electromagnéticos es muy útil en el tratamiento de la enfermedad inflamatoria pélvica aguda, en la dismenorrea, en el llamado síndrome "premenstrual" en que la mujer presenta molestias y dolor en los días previos al ciclo menstrual, en la cervicitis, en el herpes genital, siempre y cuando los tratamientos se hagan en etapas en que no haya un sangramiento activo. El campo magnético, por sus efectos antiin-flamatorios, puede contribuir en el tratamiento de la infertilidad femenina y en la endometriosis.[115,116]

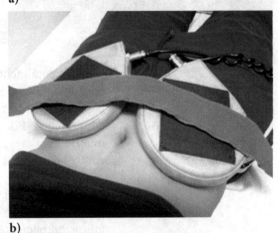

b)

Figura 26.14. *a)* Aplicación con solenoide a nivel de la cavidad abdominal y pélvica. En este caso con la cama magnética "Plurima". *b)* Aplicación coplanar para cavidad pélvica. Ambas posiciones son útiles para la atención de problemas ginecológicos. *Servicio de Fisioterapia del CIMEQ.*

Se han obtenido buenos resultados en pacientes con várices pelvianas, a las que se les ha ayudado a eliminar un síntoma muy molesto e invalidante (**Fig. 26.14**).

Afecciones oftalmológicas. Está reportada la utilidad en el tratamiento de la conjun-tivitis (no hemorrágica), la úlcera de córnea, el chalazión, el glaucoma, la neuritis óptica, en el manejo integral de la retinopatía diabéticas y en el exoftalmos postiro-toxicosis.[117-119]

Fue muy interesante la experiencia en el tratamiento integral de la neuritis óptica que afectó a Cuba a inicios de los 90 s. En este sentido se destacaron los trabajos hechos por el equipo de la Dra. Deysi Santos, del Hospital "Carlos J. Finlay". Trabajos que fueron apoyados desde otras instituciones y que llevaron incluso, a diseñar y construir equipos de magnetoterapia.[120]

En el trabajo de Bisvas,[118] se utilizó un campo de 33 mT, para tratar el glaucoma, con sesiones de 10 min/día durante 10 días y otros tantos de descanso. Al término de 4 a 5 meses de terapia, se evaluaron resultados. Un total de 29, de 30 pacientes, tuvieron mejoría en las variables de respuesta.

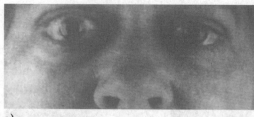

a)

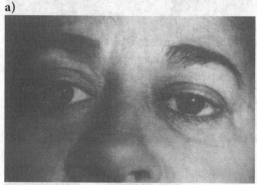

b)

Figura 26.15. *a)* Presencia de exoftalmos, o protrusión del globo ocular, predominantemente derecha con signos de retracción palpebral y lagrimeo. *b)* Paciente luego de concluir el ciclo de tratamiento.

El profesor José Ángel García Delgado ha llevado a cabo una investigación en exoftalmos postirotoxicosis, que será publicada próximamente. En este estudio se ha logrado una reducción significativa de síntomas muy invalidantes como el dolor y la diplopía, además de que hay evidencia a través de tomografía axial computarizada, de una disminución promedio de 4 mm para la protrusión del globo ocular (**Fig. 26.15**).

Campo magnético y cáncer. Por más de 20 años se han relacionado los campos electromagnéticos de baja potencia, como los generados por las líneas de alta tensión, con la posibilidad de aumentar el riesgo de leucemia en niños. Existen muchos estudios, incluso metaanálisis, en los cuales no se han encontrado evidencias al respecto. Se trata de campos con intensidades muy bajas, de alrededor de 4 μT, que resultan el 1% de la intensidad del campo magnético terrestre. Tampoco se ha encontrado evidencia de algún mecanismo biológico creíble acerca de que campos magnéticos muy débiles puedan influir en el desarrollo de leucemia.[121-124]

Experimentalmente, se ha demostrado la posibilidad de una regresión tumoral inducida por los campos electromagnéticos de baja frecuencia, en ratas a las que se les implantó hepatoma de Morris. En este estudio, Fedorowski[125] propone dos posibles mecanismos combinados. Por una parte, el efecto directo de las ondas electromagnéticas en la muerte celular y, por otra, la estimulación de una respuesta inmune efectiva en el control del proceso neoplásico.

Los resultados de Ogorodnikova[126] sugieren cómo con 20 a 30 sesiones de magnetoterapia, administradas en el preoperatorio, se incrementó el nivel de resistencia al tumor en pacientes aquejados de cáncer pulmonar. Los resultados de este estudio demostraron que la combinación de campo electromagnético de baja frecuencia e intensidad, suplementados con antioxidantes es beneficiosa en el tratamiento de pacientes que padecen cáncer de lengua, mejorando su capacidad de hablar, su nivel de dolor y su tolerancia a la quimioterapia. Otros autores[127] han reportado sus beneficios para paliar los efectos adversos de la radioterapia, en la osteonecrosis.

Contraindicaciones para aplicación de magnetoterapia

No se han reportado contraindicaciones absolutas para el empleo de la magnetoterapia. Sin embargo, existen situaciones que requieren una especial consideración; son las siguientes:[128,129]

- Hemorragias o tendencia a la hemorragia. El efecto más inmediato de los campos magnéticos es una vasodilatación, por lo que puede agravar una hemorragia. Debido a esto, se debe evitar el tratamiento durante el período menstrual. Consideración especial hay que tener con pacientes hemofílicos, pero, cuando existe un control de la enfermedad y el tratamiento es adecuado, con factores de coagulación, es posible hacer aplicaciones a intensidades muy bajas, que suelen ser muy efectivas en los procesos hemartrósicos que padecen estos pacientes.
- Anemia severa. En este caso el organismo, no se encuentra en condiciones de responder a la demanda de oxígeno que se presentará inmediatamente después de la aplicación.

- Enfermos portadores de marcapasos. Por la posibilidad de interferencias con el equipo.
- Embarazo. Aunque no hay muchos trabajos que se refieren a esta temática, habitualmente no se aplica ningún medio físico a la mujer embarazada.
- Enfermedades virales, micosis, que se encuentren en peligro de diseminación.
- Hipotensión, por la posible producción de una lipotimia.

La presencia de placas o implantes metálicos no constituye una contraindicación para la magnetoterapia de baja intensidad y frecuencia, debido a que su posibilidad de calentamiento es limitada. No obstante, la intensidad debe ser limitada (máximo del 25%) teniendo en cuenta el efecto mecánico de vibración del metal, ante la influencia del campo. También se puede reducir el tiempo de aplicación si existiera alguna sensación de calor por parte del paciente.

Efectos colaterales de la aplicación de la magnetoterapia

Como efectos colaterales se tienen:
- Inducción del sueño, sobre todo en el momento del tratamiento y también mejora la calidad del sueño, durante la noche.
- Puede presentarse ligera cefalea en el transcurso de la sesión. Es importante tenerlo en cuenta en pacientes que padecen de cefalea o migraña, y en cuya fisiopatología intervenga un mecanismo de vasodilatación cerebral.
- Al principio del tratamiento, puede ocurrir una intensificación de los síntomas, pero la tendencia es la disminución a partir de la tercera o cuarta sesión. Esta reacción inicial es indicativa de reactividad ante el tratamiento y generalmente se relaciona con una evolución posterior muy favorable.
- Puede existir un aumento discreto en la diuresis durante las aplicaciones.
- Se puede presentar una sensación de hormigueo en la parte tratada. Generalmente se justifica por los cambios circulatorios que ocurren a ese nivel.
- Acelera los procesos de supuración presentes, en el caso de infecciones; de este modo, se favorece la eliminación de cuerpos extraños.
- Durante los períodos menstruales no se recomienda la aplicación de tratamiento por la posibilidad de un mayor sangramiento.

Ventajas de la magnetoterapia

Esta técnica tiene como principales ventajas:
- Influencia eminentemente fisiológica, que estimula al organismo en el sentido de su propia curación.
- No tiene como objetivo específico la sustitución de ningún método terapéutico convencional, sino que se logra complementar muy bien con la mayoría de estos.
- Elevado poder de penetración, incluso con efectos directos sobre el tejido óseo, cosa que no ocurre con los campos de alta frecuencia, como la diatermia por onda corta o diatermia por microonda.
- No produce un efecto térmico en los tejidos irradiados.
- Tiene relativamente pocas contraindicaciones.
- Resulta una terapia indolora.
- No necesita tener contacto directo con el cuerpo del paciente para ejercer su efecto terapéutico.

- Los efectos obtenidos siempre perduran más allá del final del tratamiento. En este sentido, puede tener que ver un proceso físico denominado histéresis. Los materiales fundamentalmente ferromagnéticos retienen estados de orden producidos por magnetizaciones previas a las que han sido sometidos. Este comportamiento provoca que la magnetización de una muestra presente una traza característica denominada ciclo de histéresis. Pudiera explicar, en parte, que los efectos de una sesión de magnetoterapia dure hasta 30 horas después de la exposición.
- Es una terapia productiva para el fisioterapeuta pues los inductores y solenoides se colocan sin riesgos o peligros para el paciente, mientras los equipos tienen señales de aviso al final del tratamiento.
- No requiere de un grado significativo de privacidad ya que el tratamiento se puede aplicar con el paciente vestido.
- La magnetoterapia amplía el rango de acción de la fisioterapia, ya que permite el abordaje muy precoz del paciente, y llega con su influencia noble y a la vez estimulante, hasta los rincones más profundos del cuerpo humano.
- Se combina realizando sinergia con la mayor parte de los medios fisioterapéuticos.

Metodología de tratamiento de la magnetoterapia

En la práctica diaria, el campo electromagnético de baja frecuencia se aplica a través de diferentes tipos de equipos.

Generadores de campo electromagnético local. Se les llama así, porque están destinados al tratamiento de determinados segmentos corporales. Los equipos son generalmente pequeños, no más grandes que un electroestimulador convencional. Para la aplicación, poseen diferentes tipos de electrodos o bobinas (**Fig. 26.16**).

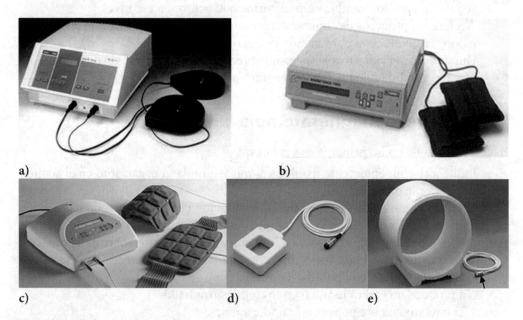

a)   b)

c)   d)   e)

Figura 26.16. Equipos de magnetoterapia local: *a)* Modelo Mag-200. *b)* Modelo Magneto-1000. *c)* Equipo de magnetoterapia local, modelo Easy Flexa. y Electrodos en forma de *pads* que contienen 12 imanes y generan un campo de gran aplicación en procesos superficiales. *d)* Bobina de aplicación local. *e)* Solenoide, dentro del cual se coloca la parte de un miembro, superior o inferior, que va a ser irradiada.

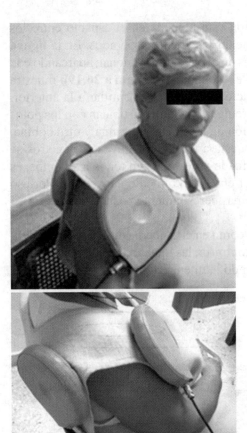

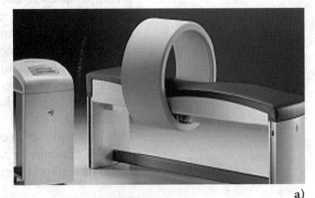

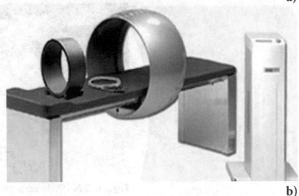

Figura 26.17. Colocación de dos bobinas para el tratamiento de una lesión de hombro. En este caso, las bobinas del equipo Mag-200 se adosan a un chaleco para hacer más fácil su fijación al área de tratamiento. *Servicio de Fisioterapia del CIMEQ.*

a)

b)

Figura 26.18. Equipos der magnetoterapia regional. *a)* Cama magnética PMT-QUATRO-PRO, que tiene la opción de mover el solenoide de manera automática. *b)* Cama Magnética Mag-80. En ambos casos la consola de control posee opciones de programas predeterminados para un grupo de enfermedades.

En estos equipos el enrollado (bobina de Heltmholtz), que a su vez generará el campo electromagnético, se acopla al paciente (**Fig. 26.17**).

Camas magnéticas. Se han diseñado para el tratamiento de grandes regiones corporales, o incluso para hacer tratamiento a todo el cuerpo (*total body*) (**Fig. 26.18**).

Generalmente estas camas están equipadas con solenoides, que garantizan un campo magnético más amplio, además, la distribución de las líneas de fuerzas, es más uniforme que en las bobinas. Sin embargo, no son los solenoides la única opción de accesorios para las camas, existen los llamados colchones magnéticos; en este caso, el paciente se acuesta sobre un colchón o cojín que es el que contiene el enrollado eléctrico. El campo electromagnético generado decrece mucho en la medida que hay separación del colchón. Por esto, en el caso de un paciente que está en decúbito supino, probablemente esté recibiendo un campo con valores terapéuticos solo en la zona posterior (columna vertebral).

Aplicación del tratamiento

Si se compara con otros procederes fisioterapéuticos, la magnetoterapia es bastante fácil de aplicar, desde el punto de vista técnico. No es necesario tener una gran privacidad, ya que el paciente no requiere retirar su ropa, o desnudar el área de tratamiento, no hace falta hacer una limpieza de la piel, ni eliminar de esta residuos de pomada, crema o loción alguna.

Lo que sí es imprescindible, es que la lesión esté ubicada en el espacio entre los electrodos, o sea dentro del campo, para obtener los efectos esperados. En la **figura 26.19a** se observa la aplicación de dos bobinas de manera transregional, abarcando con el campo la lesión objeto de tratamiento; en el esquema de la **figura 26.19b** muestra el comportamiento del campo en una aplicación transregional, similar a la anterior. Cada bobina tiene un enrollado por donde circula la corriente, se ubican con los polos opuestos de frente, para que exista la atracción de las líneas entre una y otra bobina, de esta manera la lesión a tratar queda expuesta a un campo, cuyos parámetros se logran controlar. La intensidad del campo creado no es igual en todos los puntos, es mayor en las cercanías de la bobina y menor en el punto medio entre estas. Por eso es recomendable que las bobinas queden lo más cercanamente posible a la lesión.

Toda esta explicación es válida si se expone, como en el esquema de la **figura 26.19b**, los polos opuestos de cada bobina. En caso contrario, las líneas se repelen en el punto medio de distancia entre bobinas, concentrando la intensidad en esta región.

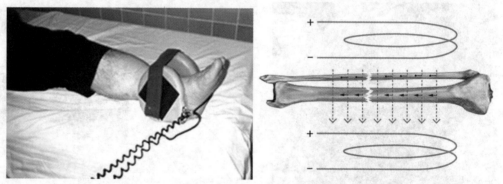

Figura 26.19. La corriente que pasa por ambas bobinas, genera un campo electromagnético, cuyas líneas de fuerza atraviesan el espacio entre estas e irradian el hueso. En la matriz ósea aparecen corrientes de inducción.

Otro aspecto a tener en cuenta es que el campo que se genera, es mayor en espacio, que el correspondiente al tamaño de las bobinas o el solenoide, las líneas de fuerza van más allá de sus límites, aunque la intensidad cae muy rápidamente en la medida en que se alejan de la superficie de la bobina. En la **figura 26.20** se observa un esquema de los campos generados por dos bobinas y por un solenoide.

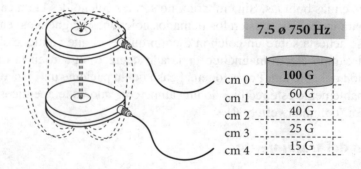

Figura 26.20. a) Distribución de las líneas de fuerza del campo entre dos bobinas, nótese la manera en que se combinan las líneas entre las bobinas, creando un campo que es mucho mayor, en extensión, que el campo individual de cada bobina. b) Esquema de un solenoide de 7.5 cm de diámetro, y la relación entre el pico de intensidad y la distancia. Obsérvese que en apenas 2 cm de distancia ya se pierde la mitad de la intensidad.

Entre dos solenoides, las líneas de fuerza se distribuyen de un modo más uniforme, con una dirección que responde a la regla de la mano derecha (física del electromagnetismo); las líneas entre los solenoides se conectan formando un "tubo" magnético que abarca todo el cuerpo.

Es importante que la lesión a tratar quede dentro de los solenoides, donde la intensidad en los diferentes puntos del espacio es mucho más regular que en las bobinas. Sin embargo, fuera del solenoide, si bien es cierto que las líneas de fuerza sobresalen al solenoide, su intensidad cae dramáticamente a los 5 cm de distancia por fuera de este.

Técnica de ubicación de las bobinas

Dentro de la técnica de ubicación de las bobinas, se pueden encontrar los métodos coplanar, transregional o longitudinal, que se expusieron en el capítulo de las altas frecuencias (**Fig. 26.21**).

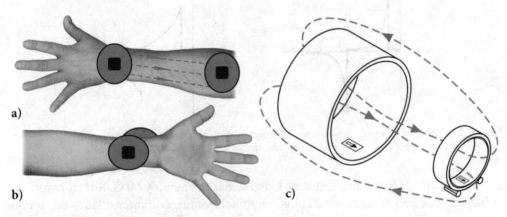

Figura 26.21. *a)* Esquema de una técnica de ubicación coplanar de las bobinas. *b)* Se representa una ubicación transregional a nivel de la muñeca. *c)* Representación de las líneas de fuerza en una ubicación a cuerpo total o *total body.*

Intensidad del campo magnético

Al igual que para el resto de los agentes físicos, se indican intensidades bajas para procesos agudos; esto permite una mejor estimulación de los procesos biológicos, pero también contribuye a "probar" los efectos iniciales en el paciente. Hay muchos pacientes que tienen una sensibilidad especial, al menos en esa etapa evolutiva y reaccionan muy bien con bajas intensidades.

Muchos de los equipos tienen divisiones en la emisión de potencia, porcentajes del total, quiere decir que pueden proponer 25, 50, 75 y 100% de la intensidad. La potencia media de emisión en las camas magnéticas que utilizan solenoides, está en alrededor de los 100 G; mientras que los equipos locales, generalmente llegan a potencias más altas que pueden ser de entre 200 y 400 G. Lo anterior está relacionado, con el alto nivel de pérdida que ocurre en las bobinas, en virtud de la distancia con el tejido.

Al aplicar, entonces, el campo magnético se debe tener en cuenta que la intensidad fijada como parámetro de tratamiento, considerada como la potencia pico, solo se pondrá en evidencia directamente sobre la bobina o el solenoide. La potencia o intensidad que llega verdaderamente al tejido es inferior (potencia media). Además de la distancia, que es el factor más importante, existen otros factores que contribuyen a disminuir la potencia media, como es el caso del tipo de onda de corriente utilizada. La forma de la corriente influye directamente sobre la forma del impulso magnético (**Fig. 26.22**). En las corrientes con impulso de tipo rectangular, es lógico que la potencia pico se mantenga más tiempo que en una corriente de tipo sinusoidal. Por último, influye también el modo de emisión. Un modo de emisión pulsado aporta una potencia media inferior que un modo de emisión continuo.

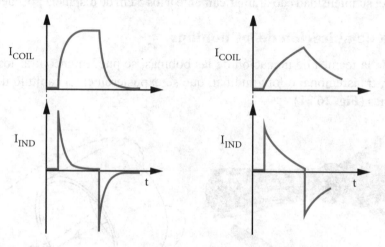

Figura 26.22. En la figura se muestran dos impulsos de similar duración pero de diferente forma (abajo), en ambos casos se generan diferentes formas de impulso magnético (arriba).

La mayor parte de los tratamientos en Cuba se hacen entre 5 y 60 G. Sin embargo, en la literatura se han descrito resultados muy interesantes, con intensidades de campo tan conservadoras como del orden de los picoteslas (millonésima de millonésima de tesla) que actúan sobre el cerebro, y valores de militeslas que actúan sobre los tejidos no nerviosos.[130]

En las aplicaciones craneocervicales no se aplican más de 20 o 25 G, incluso si la idea es influir específicamente en el tejido cerebral, se utilizan intensidades menores, de alrededor de los 10 G. Cuando se hacen tratamientos analgésicos se deben, también, mantener niveles bajos de intensidad, que no deben superar los 30 G. El resto de las indicaciones agudas y subagudas, pueden llevar intensidades intermedias hasta del 50%. Luego, en procesos crónicos, se emplean intensidades entre el 50 y 75%.

En la práctica médica cubana habitualmente no se utiliza el 100% de intensidad. Generalmente, un caso que requiere una gran intensidad con campos magnéticos, es posible que necesite otro tipo de intervención con agentes físicos más "agresivos". Una excepción resulta el tratamiento de la osteonecrosis, para la cual se recomienda 100% de la potencia emitida por el generador.

Frecuencia del campo

Es un parámetro que desde el punto de vista físico también aumenta la intensidad, ya que una alta frecuencia es capaz de aportar más energía. Sin embargo, este no es el aspecto más importante. Al igual que en electroterapia, es posible estimular un tejido específicamente si se fija su frecuencia de trabajo o, mejor aún, su frecuencia de resonancia. De esta manera, se puede hacer una aplicación que afecte solo a un tejido predeterminado.

Las frecuencias más bajas dentro de la práctica le corresponden a las lesiones del sistema nervioso, o sea, cuando hay evidencia de un daño a nivel neuronal, la frecuencia propuesta es muy baja, de alrededor de 2 Hz.

Las frecuencias de elección para influir en el tejido colágeno están de entre 10 y 30 Hz, estas últimas son específicas para la recuperación del cartílago intraarticular.

En el caso de que exista un componente vascular, inflamatorio asociado, se recomienda combinarlo con frecuencias de alrededor de 50 Hz, que tienen un efecto importante en la circulación, así como en la actividad muscular.

Para la atención de las úlceras, se recomienda entre 50 y 65 Hz, que promueven cambios fundamentalmente circulatorios.

Para tratar el edema en general, ya sea postraumático o no, se recomiendan valores entre 50 y 100 Hz.

Dentro de este rango se recomienda específicamente una corriente de estímulo cuadrado de 72 Hz, para el manejo de enfermedades ortopédicas, aunque el caso de la fractura se puede estimular con 12 Hz.

Las frecuencias más altas, incluso por encima de los 100 Hz están predeterminadas para el tratamiento del dolor.

Duración del tratamiento. Experiencia en Cuba

Sobre este acápite hay muchas opiniones y poco consenso. Hace casi 15 años, lo que se establecía era que las sesiones no debían durar más de 15 min.

Hoy es abundante la bibliografía, casi todos los equipos tienen opciones de tratamientos predeterminados, donde se establece un período para la sesión.

Sin embargo, se debe tener en cuenta la evidencia científica y adaptarla a las condiciones específicas que se tengan. La pregunta es, si es mejor atender menor número de pacientes, durante un mayor tiempo de sesión, y que estos terminen más pronto el tratamiento y con mejores resultados.

Actualmente el tiempo de sesión propuesto como promedio está en 30 min. Queda establecido que no se debe sobrepasar este tiempo en los casos atendidos por dolor, ni las aplicaciones cervicocraneales ni los casos de artritis en estadio agudo. Aunque en esta última, pueden aplicarse dos sesiones al día.

El máximo de tiempo de exposición, se establece para el tratamiento del retardo de consolidación, la osteonecrosis y los implantes protésicos, que puede ser de hasta 8 horas/día por un período de 2 hasta 4 meses.

Tiempos intermedios, le corresponden al tratamiento de la atrofia de Sudeck, las lesiones nerviosas periféricas y en los síndromes canaliculares, como el túnel del carpo.

En estos casos, se proponen tratamientos de entre 4 y 6 horas/día, por un período de hasta 2 meses.

Períodos inferiores de sesión, se proponen para el tratamiento de grandes articulaciones y del edema postraumático. Para estos se establecen períodos de entre 1 y 2 horas, por 1 mes. Mientras que para el tratamiento de la osteoporosis, se recomiendan períodos de 1horas/día por 1 mes, dos veces al año.

Por supuesto, estos tiempos de exposición en ocasiones no son posibles de cumplir a cabalidad. Además, estas propuestas se hacen bajo investigaciones en las cuales solamente se aplicó el campo magnético. En la práctica clínica diaria, son numerosas las combinaciones terapéuticas que se pueden realizar. De este modo, se producen sinergias en los efectos y se obtienen buenos resultados.

Se sugiere establecer algunas categorías, para acercarse a la experiencia internacional. Así se propone que el tratamiento más corto sea de 15 minutos, intermedio de 30 minutos, y el largo de 1 hora. Es mucho mejor aplicar 1 hora que 15 minutos, para una patología en la que se recomiendan 8 horas. Debido al efecto acumulativo que se explicó, se recomienda aplicar 30 sesiones, para procesos crónicos degenerativos. Habitualmente se aplican 10 sesiones diarias, y luego se alterna el resto. Si se requieren dos sesiones por día, se debe esperar, al menos, 6 horas entre una y otra.

Precauciones para la aplicación de la magnetoterapia

Como precausiones para la aplicación de campos electromagnéticos se tienen:

- Tomar medidas y aplicar tratamientos muy conservadores en pacientes con tendencia a la hemorragia.
- No se debe aplicar tratamiento luego de comidas copiosas, a causa de la vasodilatación periférica que se produce y que deriva el flujo sanguíneo fuera del abdomen.
- Se deben evitar joyas, fundamentalmente anulares que concentran las líneas de fuerza, siempre deben retirarse los relojes durante la sesión por la posibilidad de daño para estos.
- Durante el tratamiento no deben realizarse rayos X, TAC, RMN o radioterapia, debido a que se consideran agresiones de tipo físicas mucho más potentes, que de alguna manera "borran" los efectos sutiles de la magnetoterapia, a nivel molecular y subcelular.
- Por los efectos sistémicos de las aplicaciones regionales en las camas magnéticas, debe evitarse la combinación con los baños totales que se aplican en hidroterapia. Ambos tratamientos son significativamente energéticos y constituyen un factor de agresión al organismo. En caso de necesidad para la combinación, se recomienda su separación por un intervalo de alrededor de 6 horas.
- No se ha encontrado fundamento científico para la asociación de magnetoterapia con campos electromagnéticos de alta frecuencia. Físicamente no son compatibles, porque el campo eléctrico alternante despolariza los dipolos y bloquea el efecto del campo magnético; por otra parte, el calor intenso que generan las altas frecuencias, debilita la acción magnetizadora sobre las sustancias ferromagnéticas.
- Se debe evitar el tratamiento después de las 9:00 p.m. Existen trabajos internacionales que plantean una disminución de liberación de la hormona melatonina, cuando se aplican campos magnéticos luego de esta hora.

Varios años de investigación le permitieron al doctor Kioichi Nakagawa, científico japonés, formular su teoría del «síndrome de deficiencia de campos magnéticos». Esta afección se produce en personas que permanecen gran parte de su tiempo dentro de edificaciones, cuyo soporte lo constituyen inmensos enrejados de cabillas (todos los edificios modernos), que apantallan las líneas de fuerzas del campo magnético terrestre, de manera similar a lo que les ocurre a las ondas de radio cuando pasan por debajo de un puente.

El síndrome puede ser eficazmente combatido si se garantiza un mayor contacto con la naturaleza en ambientes abiertos y alejados de edificaciones, equipos y tendidos eléctricos. Caminar descalzos por el césped con frecuencia es una terapia muy recomendable para todos los que viven en las ciudades bajo las condiciones descritas. Los síntomas de esta enfermedad «moderna» son, entre otros, malestares no registrados por los exámenes clínicos y físicos; entre ellos, rigidez en los hombros, espalda y cuello, dolores en el pecho, jaquecas, pesadez en la cabeza, insomnio y cansancio general.[131]

Consideraciones del tratamiento con imanes permanentes

Una verdadera consulta sobre la experiencia cubana se le debe hacer al profesor Zayas, que lleva muchos años de trabajo en este campo, desde su centro, el Hospital "Carlos J. Finlay".

La mayor parte de los conceptos que se han expuesto en este capítulo están enmarcados en lo que se llaman efectos interpolares de los campos magnéticos, quiere decir, cuando el área del organismo está justo dentro del campo.

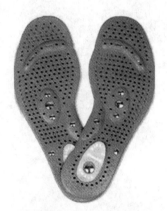

La ventaja principal del campo electromagnético en relación con el campo magnético de un imán permanente, radica en el modo de emisión pulsada. La presencia de una frecuencia determinada o un rango de frecuencia, brinda la posibilidad de tener una influencia directa sobre un tejido específico, sobre todo a nivel de tejidos excitables, como el tejido nervioso y muscular.

La ventaja más importante del campo magnético de un imán permanente en relación con el campo electromagnético radica en la presencia de polos bien definidos en el primero. De este modo, existe la posibilidad de poner el tejido biológico, en contacto solo con uno de los polos, lo cual induce una respuesta específica.

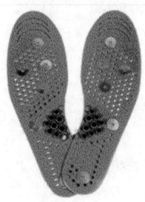

Otra diferencia esencial está en el tiempo de exposición. Habitualmente la aplicación de campo electromagnético se hace una institución y la duración del tratamiento casi nunca excede la hora. Sin embargo, los imanes permanentes se pueden poner en contacto con el organismo durante horas. De hecho, tienen una amplia aplicación en formato de aditamentos, como plantillas (**Fig. 26.23**) para el calzado, otros tipos de órtesis como férulas, en las que se ubican un número de pequeños imanes, en disposición específica para lograr el objetivo terapéutico. También se colocan pequeños imanes en joyas, como collares o pendientes, que se mantienen en contacto con la piel del paciente durante horas. En este sentido y de una manera muy modesta, se ha podido constatar el efecto analgésico que proporciona la ubicación del polo norte en contacto con la piel en el área de lesión, a través de la aplicación de fajas, férulas y otros aditamentos.

Figura 26.23. Existen un gran número de posibilidades de encontrar, en el mercado, aditamentos magnéticos, como las plantillas. Según los fabricantes, su diseño permite incorporar pequeños imanes en áreas desde las cuales ejercen contacto y presión sobre puntos específicos de la planta del pie, para estimular zonas reflexógenas e influir en procesos biológicos.

Generalmente se toma como referencia la intesidad de 3 000 G, para definir si el imán es de baja o de alta potencia.

En el libro del profesor Bansal[2], se recomienda un método, en el cual se proponen cinco posibilidades de ubicación según la patología que se quiere tratar. Se tienen en cuenta el carácter de los polos del imán, la ubicación de la zona de lesión dentro de las líneas de fuerza entre los dos imanes y la distribución de la energía (Qi) dentro del cuerpo humano.

Según este método, cuando el polo norte se ubica bajo la palma de la mano derecha y el polo sur bajo la palma de la mano izquierda, posición (I), esta se ha utilizado para el tratamiento de enfermedades de la parte superior del cuerpo, como artritis de las manos, artrosis de los hombros y codos, etc. Si se coloca el polo norte en el pie derecho y el sur en el izquierdo, entonces se denomina posición (V). Esta última se indica en las afecciones de la parte inferior del cuerpo, lesiones de los miembros inferiores, pelvis, columna lumbosacra, genitales, próstata. Así sucesivamente, existen otras tres posiciones diagonales que abarcan todas las zonas de la economía corporal (**Fig. 26.24**).

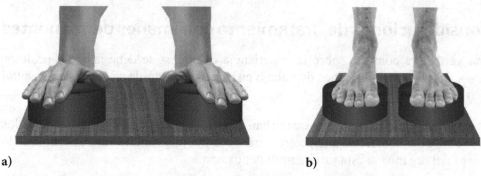

a)   b)

Figura 26.24. a) En la figura se muestra el esquema de la posición I, y b) el esquema de la posición V.

Preguntas de Comprobación

1. ¿Cuál es la definición de campo magnético?
2. ¿Cuál es la ubicación de la magnetoterapia dentro de la clasificación general de agentes físicos?
3. Mencione los usos que se le ha dado a los imanes a lo largo de la historia.
4. ¿A qué se denomina sustancia ferromagnética?
5. Explique los efectos biológicos y terapéuticos de los campos magnéticos.
6. Argumente las indicaciones de la magnetoterapia.
7. Mencione las contraindicaciones para la magnetoterapia.
8. Describa los parámetros a tener en cuenta en la metodología del tratamiento.
9. Compare los tratamientos locales y los regionales.
10. Argumente la importancia de la ubicación de los solenoides o las bobinas.
11. ¿Cuál es el papel de la frecuencia como parámetro de tratamiento?
12. ¿Cuáles son las precauciones para la magnetoterapia?
13. Sintetice las ventajas de la magnetoterapia.
14. Elabore una prescripción de magnetoterapia, en un caso con hematoma postraumático.

Referencias bibliográficas

1. De Galiana Mingot T. (1988). Campo magnético. Magnetismo. En: Pequeño Larousse de Ciencia y Técnica, La Habana: Editorial Científico-Técnica; p.201.
2. Bansal H. L. (1993). Magnetoterapia. Libro de Autoayuda. s.l: s.e.
3. Bistolfy, F. (1986). Campi magnetici in medicina. Torino: Minerva.
4. War Baskin I. (1986). La bobina magnética. Medical and surgical. Giorgia: Biomagnetics Corporation.
5. División Médica-Electrónica de Sauna Italiana: Magnetoterapia. Programa magneto. 1994.
6. Rubira Zaragoza. (1999). Magnetoterapia. En: Medicina física. España, Cap. 22.
7. Alex Ward. (2006). Sound and electromagnetic waves. In: Biophysical bases of electrotherapy. Elsevier; Chap. 9, p: 214-246.
8. Madroñero de la Cal A. (2004). Utilización terapéutica de los campos magnéticos. I: Fundamentos del biomagnetismo. Patología del Aparato Locomotor. 2(1): 22-37
9. Lednev V. V., Srebnitskaya L. K. (1996). IL'Yasova En: Rozhdestvenskaya Z. E., Klimov A., Tiras KhP. Magnetic parametric resonance in biosystems. Experimental verification of the theoretical predictions with the use of regenerative planarians dugesia tigrina as a test-system. Biofizika. ;41: 815-825.
10. Martín Cordero J. E., García Delgado J. A. (2002). Efectos biológicos. En: Introducción a la magnetoterapia. La Habana: Editorial CIMEQ; p. 19-26.
11. Díaz Borrego P., Fernández Torrico J. M., y Pérez Castilla J. (2003). Efectos biológicos de los campos electromagnéticos sobre el tejido óseo. Rehabilitación. 37(5): 252-255.
12. Basset C. A. L. (1982). Pulsed electromagnetic fields: a new method to modify cell behaviour in the calcified and non calcified tissues. Calcified Tissue International. 34: 1.
13. Bordiushkov I. N., et al. (2000). Structural-functional changes in lymphocyte and erythrocyte membranes after exposure to alternating magnetic field. Vopr Med Khim. 46(1): 72-80.
14. Jerabek J. (1994). Pulsed magnetotherapy in czechoslovakia-A review. Rev Environ Health. 10(2): 127-134.
15. Vallbona C., Richards T. (1999). Evolution of magnetic therapy from alternative to traditional medicine. Physic Med and Rehab Clin of North Am. (10): 729-753.
16. Martínez Morillo M., Pastor Vega J. M. y Sendra Portero F. (1998). Medicina física. En: Manual de medicina física. Harcourt Brace de España; p. 1-22.
17. Curri S. B. (1986). Campi ELF, tessuto connecttivo e microvascolarizzazione. En: Franco Bistolfy. Campi magnetici in medicina. Torino; p. 441-457.
18. Miasnikov I. G. (1992). Magnetotherapy of initial manifestation of cerebrovascular disorders in hypertension. Zh Nevropatol Pskhiatr. 92(1): 63-67.
19. Schirmacher A., et al. (2000). Electromagnetic field (1.8 GHz) increases the permeability to sucrose of the blood-brain barrier in vitro. Bioelectromagnetics. 21(5): 338-345.
20. Martín Cordero J. E., García Delgado J. A., Vega Treto H., Bravo Acosta T. (2006). Magnetoterapia en el ataque transitorio isquémico. Rev Investigaciones Medico Quirúrgicas. 2(8): 50-59.
21. Villoresi G. (1995). Effect of interplanetary and geomagnetic disturbances on the increase in number of clinically serious medical pathologies (myocardial infarct and stroke). Biofísica. 40(5): 283-293.
22. Martínez Llanos R., Pérez Castilla J., Moruno García R. (2002). Estudio comparativo del efecto de la calcitonina, difosfonatos y magnetoterapia en el tratamiento de la osteoporosis postmenopáusica. Rehabilitación. 36(1): 19-28.
23. Bodamayali T., Bhatt B., Hughes F. J., Winrow V. R., Kanczler J. M., Simon B., et al. (1998). Pulsed electromagnetic fields simultaneously induce osteogénesis and upregulate transcription of bone morphogenetic proteins 2 and 4 in rats osteoblast in vitro. Biochem Biophys Res Commun. (250): 458-461. [Medline]
24. Guerkov H. H., Lohmann C. H., Liu Y., Dean D. D., Simon B. J., Heckman J. D., et al. (2001). Pulsed electromagnetic fields increase growth factor release by non-union cells. Clin Orthop. (384): 265-279. [Medline]

25. Capote Cabrera A., López Pérez Y. M., Bravo Acosta T. (2006). Unidad temática IX. Magnetoterapia. En: Agentes físicos. Terapia física y rehabilitación. La Habana: Editorial Ciencias Médicas; p. 249-262.

26. Otter M. W., McLeod K. J., Rubin C. T. (1998). Effects of electromagnetic fields in experimental fracture repair. Clin Orthop. (355): 90-104. [Medline]

27. Grace K. L., Revell W. J., Brookes M. (1998). The effects of pulsed electromagnetism on fresh fracture healing: osteochondral repair in the rat femoral groove. Orthopedics. (21): 297-302. [Medline]

28. Lohmann C. H., Schwartz Z., Liu Y., Gerkov H., Dean D. D., Simon B., et al. (2000). Pulsed electromagnetic field stimulation of MG63 osteoblast-like cells affects differentiation and local factor production. J Orthop Res. (18): 637-646. [Medline]

29. Guirao L, Martínez C, et al. Lesiones ligamentosas de tobillo. Orientación diagnóstica y terapéutica. Rehabilitación. 1997;31:304-10.

30. McLeod K. J., Rubin C. T. (1992). The effect of low frequency electrical fields on osteogenesis. J Bone Joint Surg. 174A: 920-929.

31. Zhuang H., Wang W., Seldes R. M. (1997). Electrical stimulation induces the level of FGF-B1 mRNA in osteoblastic cells by a mechanism involving calcium/calmodulin pathway. Biochem Byophys Res Comm. 237: 225-229.

32. Aaron R. K., Ciombor D., Jones A. R. (1997). Bone induction by decalcified bone matrix and mRNA of TGFb and IGF-1 are increased by ELF field stimulation. Trans Orthop Res Soc. 22: 548-554.

33. Shankar V. S., Simon B. J., Bax C. M., Paziana M., Moonga B. S., Adebanjo O. A., et al. (1998). Effects of electromagnetic stimulation on the functional responsiveness of isolated rat osteoclasts. J Cell Physiol. 176: 537-544. [Medline]

34. Bassett C. A., et al. (1982). Pulsing electromagnetic fields treatment in ununited fractures and failed arthrodeses. JAMA. 247(5)5: 623-628.

35. Bassett C. A. (1989). Fundamental and practical aspects of therapeutic uses of electromagnetic fields. Crit Rev Biomed Eng. 17(5): 451-529.

36. Bassett C. A. (1994). Therapeutic uses of electric and magnetic fields in orthopedics. In: Carpenter D. O. & Ayrapetyan S. (eds.). Biological effects of electric and magnetic fields. Volumen II: Beneficial and Harmful Effects, San Diego: Academic Press; p. 13-48.

37. Díaz Borrego P., Pérez Castilla J., Álvarez Sala M., Sánchez Doblado F. (2006). Efectos biomecánicos de los campos electromagnéticos en el hueso en crecimiento de conejos. Rehabilitación. 40(05): 235-240.

38. Narbona. Aplicación de medios físicos en el tratamiento de roturas fibrilares musculares. Sevilla: Universidad de Sevilla; 1986. [Tesis Doctoral].

39. Cook M. R., Graham C., Coher H. D. (1992). A replication study of human exposure to 60 Hz field; effects on neurobehavioral measures. Bioelectro-magnetics. 13(4): 261-285.

40. Kovalshuk V. I., et al.(1994). Use of extremely low frequency magnetic fields in clinical practice. Fizicheskaia Meditzina. 4(1-2): 87-89.

41. Nindl G., Balcavage W. X., Vesper D. N., Swez J. A., Wetzel B. J., Chamberlain J. K., et al. (2000). Experiments showing that electromagnetic fields can be used to treat inflammatory diseases. Biomed Sci Instrum. (36): 7-13. [Medline]

42. Guillerminault C. & Pasche B. (1993). Clinical effects of low energy emission therapy. Los Angeles: Bioelectromagnetics Society, 15th Annual Meeting, 13-17 June.

43. Varani K., Gessi S., Merighi S., Iannotta V., Cattabriga E., Spisani S., Cadossi R., & Borea P. A. (2002). Effect of low frequency electromagnetic fields on A2A adenosine receptors in human neutrophils. British J of Pharmacology. 136(1): 57-66.

44. Ieran, M., et al. (1990). Effect of low frequency pulsing electromagnetic fiedls on skin ulcers of venous origin in humans: A double-blind study. J Orthop Res. 8(2): 276-282.

45. Salzberg C. A., et al. (1995). The effects of non-thermal pulsed electromagnetic energy on wound healing of pressure ulcers in spinal cord-injured patients: a randomized, double-blind study. Wounds: a Compendium of Clinical Research and Practice. 7(1): 11-16.

46. Sharrard, W. (1990). A double blind trial of pulsed electromagnetic fiedls for delayed union of tibial fractures. J Bone and Joint Surg [Br]. 72: 347-355.

47. Krylov O. A., et al. (1991). The action of an impulse magnetic field on the motor function recovery of the peripheral nerve trunks. Vopr Kurortol Fizioter Lech Fiz Kult. (6): 40-44.

48. Shiman A. G., et al. (1993). Use of combined methods of magnetotherapy in the treatment for polineuropathies. Vopr Kurortol fizioter Lech Fiz Kult. (5): 38-41.

49. Woods M., Bobanovic F., Brown D., Alexander D. R. (2000). Lyn and syk tyrosine kinases are not activated in B-lineage lymphoid cells exposed to low-energy electromagnetic fields. FASEB J. 14(14): 2284-2290.

50. House R. V., McCormick D. L. (2000). Modulation of natural killer cell functions after exposure to 60 Hz magnetic fields: confirmation of the effect in mature B6C3F1 mice. Radiat Res. 153(5 Pt 2): 722-724.

51. Zayas Guillot J. D. (2001). Magnetoterapia, su aplicación en la medicina. Rev Cub Med Milit. 30(4): 263-271

52. Díaz Borrego P., Fernández Torrico M., y Pérez Castilla J. (2003). Electromagnetismo: aplicaciones clínicas en aparato músculo esquelético. Rehabilitación. 37(3): 145-151.

53. Trock D. H. (2000). Electromagnetic fields and magnets: investigational treatment for musculoskeletal disorders. Rheum Dis Clin of North Am. (26): 51-62.

54. Ryaby J. T. (1998). Clinical effects of electromagnetic and electric fields on fracture healing. Clin Orthop. 35(5 Suppl): 205-215.

55. Martínez Escudero C., Capellas Sans L., Tinoco Gonzalez J. (2001). Magnetoterapia en retardos de consolidación. Rehabilitación. (35): 312-313.

56. Ito H., Shirai Y. (2001). The efficacy of ununited tibial fracture treatment using pulsing fields: relation to biological activity on nonunion bone ends. J Nippon Med Sch. (68): 149-153. [Medline]

57. Rubin C. T., Donahue H. J., Rubin J. E., McLeod K. J. (1993). Optimization of electricf field parameters for the control of bone remodeling. Exploitation of an indigenous mechanism for the prevention of osteopenia. J Bone Miner Res. (8): 573-581. [Medline]

58. Romero B., Pérez-Castilla J., Armas J. R., Álvarez M., García C. (1995). Osteoporosis experimental: respuesta a los campos magnéticos y al tratamiento con calcitonina. Rehabilitación. (29): 63-71.

59. Sadlonova J., Korpas J. (1999). Personal exeprience in the use of magnetotherapy in diseases of the musculoskeletal system. Bratil lek listy (Slovakia). 100: 678-681.

60. Mrad Cala C. (2000). Tratamiento coadyuvante con campo electromagnético en la seudoartrosis séptica de la tibia con fijación externa. MEDISAN. 4(3): 4-8.

61. Del Toro Placido G. E., Zayas Guillot J. D., Ceballos Mesa A., Ayala Chinea A. (1995). Campo electromagnético pulsátil en el tratamiento de pseudoartrosis y defectos óseos. Rev Cub de Med Militar.

62. Ito H., Shirai Y., Gembun Y. (2000). A case of congenital pseudarthrosis of the tibia treated with pulsing electromagnetic fields. 17-year follow-up. J Nippon Med Sch. (67): 198-201. [Medline]

63. Detlav I. E. (1987). The Influence of constant and pulsed electromagnetic fields on oxidation processes in muscle. In: Detlav I. E. (ed.). Electromagnetic therapy of injuries and diseases of the support-motor apparatus. International Collection of Papers, Riga, Latvia: Riga Medical Institute; p. 12-16.

64. Alfano A. P,. Taylor A. G., Foresman P. A., Dunkl P. R., McConnell G. C., Conaway M. R., et al. (2001). Static magnetic fields for treatment of fibromialgia: a randomized controlled trial. J Altern Complement Med. (7): 53-64. [Medline]

65. Jacobson J. I., Gorman R., Yamanashi W. S., Saxena B. B., Clayton L. (2001). Lowamplitude, extremely low frequency magnetic fields for the treatment of osteoarthritis knees: a double-blind clinical study. Altern Ther Health Med. (7): 54-64. [Medline]

66. Segal N. A., Toda Y., Huston J., Saeki Y., Shimizu M., Fuchs H., et al. (2001). Two configurations of static magnetic fields for treating rheumatoid arthritis of the knee: A double-blind clinical trial. Arch Phys Med Rehabil. (82): 1453-1460. [Medline]

67. Harrison M. H., Bassett C. A. (1997). The result of a double-blind trial of pulsed electromagnetic frequency in the treatment of Perthes disease. J Pediatr Orthop. (17): 264-265.

68. Sañudo Martín I. M., Ortiz Fandiño J., Rodríguez Nieva N., Martínez Torres M. J., Tejero Sancho J., Vilarrasa Sauquet R. (2003). Efecto analgésico y antiinflamatorio de los campos magnéticos pulsantes en la osteoartritis de rodilla. Patología del Aparato Locomotor. 1(3): 179-189.

69. Peloso P., Bellamy N., Bensen W., Thompson G., Harsanyi Z., Babul N., *et al.* (2000). Double blind ran-domized placebo control trial of controlled release codeine in the treatment of osteoarthritis of the hip or knee. J Rheumatol. 27: 764-771.

70. Trock D., Bollet A., Dyer R. (1993). A double-blind trial of the clinical effects of pulsed electromagnetic fields in osteoarthritis. J Rheumatol. 20: 456-460.

71. Van Nguyen J., Marks R. (2002). Pulsed electromagnetic fields for treating osteoarthritis. Physiotherapy. 88(8): 458-470.

72. Pipitone N., Scott D. L. (2001). Magnetic pulse treatment for the knee osteorthritis: a randomised, double-blind, placebo controlled study. Curr Med Res Opin. 17: 190-196.

73. Tejero Sánchez M., Muniesa Portolés J. M., Díaz Santos P., *et al.* (2003). Efectos de la magnetoterapia en gonalgia secundaria a gonartrosis. Estudio prospectivo a doble ciego. Patología del Aparato Locomotor. 1(3): 190-195.

74. Trock D. H., Jay Bollet A., Markoll R. (1994). The effect of pulsed electromagnetic fields in the treatment of osteoarthritis of the knee and cervical spine. Report of randomized, double blind, placebo controlled trials. J Rheumatol. 21: 1903-1911.

75. Zizic T. M., Hoffman K. C., Holtp A., Hungerford D. S., O'Dell J. R., Jacobs M. A., Lewis C. G., Deal C. L., Caldwell J. R., Cholewczynski J. C. (1995). The treatment of osteoarthritis of the knee with pulsed electrical stimulation. J Rheumatol. 22: 1757-1761.

76. Gualtieri G., *et al.* (1997). The effect of pulsed electromagnetic field stimulation on patients treated of hip revesions with transfemoral approach. Bologna: Second World Congress for Electricity and Magnetism in Biology and Medicine, 8-13 June.

77. Konrad K. (1996). Therapy with pulsed electromagnetic fields in aseptic loosening of total hip protheses: a prospective study. Clinical Rheumatollogy. 15(4): 325-328.

78. Bravo A. T., Santos D. D., García J. A., Fernández M. I. (2002). Utilidad de la magneto-terapia en la sacrolumbalgia crónica. Rev de Investigac Médico Quirúrgicas. 1(1).

79. Perjes K. (1987). Effect of magnetotherapy on recovery after herniated disk surgery. Szekesfehervar: Hungarian Symposium on Magnetotherapy, 2nd Symposium; p. 159-162.

80. Dovganiuk A. P. (1995). Balneologic and physical therapy of chronic venous insufficiency of extremities. Vopr Kurortol Fizioter Lech Fiz Kult. 2: 48-49.

81. Kirillov Y. B., *et al.* (1992). Magnetotherapy for obliterative disease of the vessels of the legs. Vopr Kurortol Fizioter Lech Fiz Kult. 3: 14-17.

82. Alekseenko A. V., Gusak V. V. (1991). Treatment of trophic ulcers of the lower extremities using a magnetic field. Klin-Khir. 44(11-12): 485-488.

83. Rioja Toro J. (1993). Magnetoterapia. En: Electroterapia y electrodiagnóstico. Valladolid: Secretariado de Publicaciones Universidad de Valladolid; p. 219-231.

84. Meneses Ferry M. R., Calderín Rodríguez A. (1997). Tratamiento del liquen plano con magnetoterapia. Rev Cubana Med Milit. 26(1): 38-43.

85. Sandyk R. (1996). Reversal of acute parkisonian syndrome associalted with multiple sclerosis application of weak elecromagnetic fields. International Journal os Neurosci. 86(1-2): 33-45.

86. Sandyk R. (1994). Reversal of a visuoconstructional deficit in parkinson's disease application of external magnetic fields: a report of five cases. International Journal of Neurosci. 75(3-4): 213-228.

87. Sandyk R. (1994). Improvement in word-fluency performance in parkinson's disease by administration of electromagnetic fields. International Journal of Neurosci. 77(1-2): 23-46.

88. Sandyk R. (1995). Improvement in short-term visual memory by weak electromagnetic fields in parkinson's disease. International Journal of Neurosci. 81(1-2): 67-82.

89. Sandyk R. (1995). Parkisonian micrographia reversed by treatments with weak electromagnetic fields. International Journal of Neurosci. 81(1-2): 83-93.

90. Sandyk R. (1995). Improvement of body image perception in parkinson's disease treatment with weak electromagnetic fields. International Journal of Neurosci. 82(3-4): 269-283.

91. Sandyk R. (1996). Freezing of gait in parkinson´s disease is improve by treatment with weak electromagnetic fields. International Journal of Neurosci. 85(1-2): 111-124.

92. GilinsKaia N. Y. (1991). Magnetic fields in treatment os vascular diseases of the brain. Magnitologiia. 1: 13-17.

93. Grant G., et al. (1994). Protection against focal carebral ischemia following exposure to a pulsed electromagnetic field. Bioelectromagnetics. 15(3): 205-216.

94. Gorbunov F. E, et al. (1996). The effect of combined transcerebral magetic and electric impulse therapy on the cerebral and central hemodynamic status of stroke patients in the early rehabilitation period. Vopr Kurortol Fizioter Lech Fiz Kult. (3): 21-24.

95. Sandyk R. (1994). Further observations on the effects of external pico tesla range magnetic fields on visual memory and visuospacial functions in multiple sclerosis. International Journal of Neurosci. 77(3-4): 203-227.

96. Sandyk R. (1995). Resolution of dysarthria in multiple sclerosis tretament with weak electromagnetic fields. International Journal of Neurosci. 83(1-2): 81-92.

97. Sandyk, R. (1995). Premenstrual exsacerbation of symptoms in multiple sclerosis is attenuated by treatment with weak electromagnetic fields. International Journal of Neurosci. 83(3-4): 187-198.

98. Sandyk R. (1996). Application of weak electromagnetic fields facilitates sensory-motor integration in patients with multiple sclerosis. International Journal of Neurosci. 85(1): 101-110.

99. Sandyk R. (1996). Treatment with weak electromagnetic fields improves fatigue associated with multiple sclerosis. International Journal of Neurosci. 84(1-4): 177-186.

100. Sandyk R. (1997). Progressive cognitive improvement in multiple sclerosis from treatment with electromagnetic fields. International Journal of Neuroisci. 89(1-2): 39-51.

101. Monteagudo J. L. (1981). Aplicación biomecánica de los estímulos magnéticos. Valencia: Pros IV Simps Soc Iber Biomecánica.

102. Sartucci F., et al. (1997). Human exposure to oscillating magnetic fields produces changes in pain perception and pain related somatosensory evoked potentials. Second World Congress for Electricity and Magnetism in Biology and Medicine, Bologna, 8-13 june.

103. Kirkcaldie M. T., et al. (1997). Transcranial magnetic stimulation as therapy for depression and other disorders. Aust N Z J Psychiatry. 31(2): 264-272.

104. Conca A., et al. (1996). Transcranial magnetic stimulation: a novel antidepressive strategy. Neuropsychobiology. 34(4): 204-207.

105. Sandyk R. (1994). Alzheimer's disease: improvement of visual memory and visuoconstructive performance treatment with picotesla range magnetic fields. Int J Neurosci. 76: 185-225.

106. Llibre Rodríguez J. J., Samper Noa J. A., y Pérez González Z. (1995). Tratamiento de la demencia senil tipo Alzheimer con campo magnético y ozono. Rev Cub de Medicina Militar.

107. Mecseki L. (1987). The study of the efficacy of magnetotherapy in peripheral paralysis. Szekesfehervar: Hungarian Symposium on Magnetotherapy; p. 149-158.

108. Mozhaev G. A. & Tikhonovskii L. I. (1992). The prevention and treatment of suppurative-inflamatory complications in the bronchopulmonary system during prolonged artificial ventilation. Anesteziol Reanimatol. (4): 47-51.

109. Gaidashev E. A., et al. (1995). An evaluation of the effect of magnetic-laser therapy on external respiratory function in complicated forms of acute pneumonia in children. Vopr Kurortol Fizioter Lech Fiz Kult. (3): 12-14.

110. Tarasov D. I., et al. (1995). Effectiveness of local magnetic field of the acoustic frequency in the treatment of patients with acute inflammatory diseases of the larynx. Vestn Otorinolaringol. (6): 11-15.

111. Sheriff M. K., et al. (1996). Neuromodulation of detrusor hyperreflexia functional magnetic stimulation of the sacral roots. British Journal of Urology. 78(1): 39-46.

112. Razumov A. N., Karpukhin I. V., Li A. A. (2000). The use of physical factors in the rehabilitative treatment of patients with stone fragments in the upper urinary tract after extracorporeal shockwave lithotripsy. Vopr Kurortol Fizioter Lech Fiz Kult. (4): 22-25.

113. Avdoshin V. P., *et al.* (1994). Assessment of magne-tolaser therapy in comparison with other methods of treatment of patients with urolithiasis. Fiz Med. 4(1-2): 102-103.

114. Lebedev V. A. (1995). Treatment of neurogenic dysfunction of the bladder and enuresis in children with a Skenar aparatus. Vopr Kurortol Fizioter Lech Fiz Kult. (4): 25-26.

115. Sodi Pallares D. (1993). Terapéutica con campos magnéticos pulsados y su relación con el tratamiento metabólico. Traducido en Argentina. Buenos Aires: Magirat, Cap II, p. 56-109.

116. Strugatskii V. M., *et al.* (1996). A permanent magnetic field in the combined treatment of acute endometritis after an artificial abortion. Vopr Kurortol Fizioter Lech Fiz Kult. (6): 21-24.

117. Ibáñez Morales M., Rodríguez Romero A., Ferrer Mahojo L. A., y Fernández Sifontes G. (1996). Estudio comparativo de dos métodos terapéuticos en el glaucoma crónico simple. Rev Cubana Oftalmol. 9(2).

118. Bisvas, *et al.* (1996). Possibilities of magnetotherapy in stabilization of visual function in patients with glaucoma. Vestn Oftalmol. 112(1): 6-8.

119. Zobina L. V., *et al.* (1990). Effectiveness of magnetotherapy in optic nerve atrophy. a preliminary study. Vestn Oftalmol. 106(5): 54-57.

120. Santos Díaz D., Fernández Mulens I., Ferrer Mahojo L. A., *et al.* (2008). Magnetoterapia en el tratamiento de la neuropatía óptica epidémica. Rev Cub de Oftalmolog. 1995. Disponible en: http://www.bvs.sld.cu/revistas/oft/vol8_1_95/oft03195.htm . (30 de marzo)

121. Dickinson H. O. (2005). The causes of childhood leukaemia. BMJ; 330: 1279-1280 [Full Text].

122. Hocking B. (2004). Magnetic fields and leucemia. The New England J of Med. p. 351-359.

123. Childhood Cancer Study Investigators. Childhood cancer and residential proximity to power lines. Br J Cancer. 2000;83 :1573-1580. [Medline].

124. Dockerty J. D., Elwood J. M., Skegg D. C., Herbison G. P. (1999). Electromagnetic field exposures and childhood leukaemia in New Zealand. Lancet. 354: 1967-1968. [Medline].

125. Fedorowski A., Steciwko A., and Rabczynsky J. (2004). Low-frequency electromagnetic stimulation may lead to regression of morris hepatoma in buffalo rats. The Journal of Alternative and Complementary Medicine; 10(2): 251-260.

126. Ogorodnikova L. S. (1980). Morphological criteria of lung cancer regression under the effect of magnetotherapy. Vopr Onkol. 26: 28-34.

127. Hofmann S., Mazieres B. (2000). Osteonecrosis: natural course and conservative therapy. Orthopedic. (29): 403-410. [Medline].

128. Hulme J., Robinson V., DeBie, Wells G., Judd M., Tugwell P. (2002). Electromagnetic fields for the treatment of osteoarthritis (Cochrane Review). The Cochrane Library, Issue 1

129. Bassett C. A. (1993). Beneficial effects of electromagnetic fields. Journal of Cell Biochem. 51(4): 387-393.

130. Madroñero de la Cal A. (2004). Utilización terapéutica de los campos magnéticos. II. Revisión de sus diferentes aplicaciones. Patología del Aparato Locomotor. 2(2): 90-104.

131. Pérez Goveal A. (2002). La naturaleza, el hombre y el magnetismo. Rev Cub Med Gen Integr. 18(1): 73-75.

132. Llanes Acosta O., García Delgado J. A., Martín Cordero J. E. (2000). Electromagnetoterapia regional. Equipo Biomagnetics. Una experiencia CIMEQ. En: VIII Jornada Nacional de Fisioterapia, Centro de Investigaciones Médico Quirúrgicas, Ciudad de La Habana, 12 de mayo. (cartel)

133. Llanes Acosta O., García Delgado J. A., Pedroso Morales I., Martín Cordero J. E. (2001). Magnetoterapia. Experiencia CIMEQ. En: IX Jornada Nacional de Fisioterapia, Centro de investigaciones Médico Quirúrgicas, Ciudad de La Habana, 7 al 11 de mayo. (cartel).

Parte 8

Fototerapia

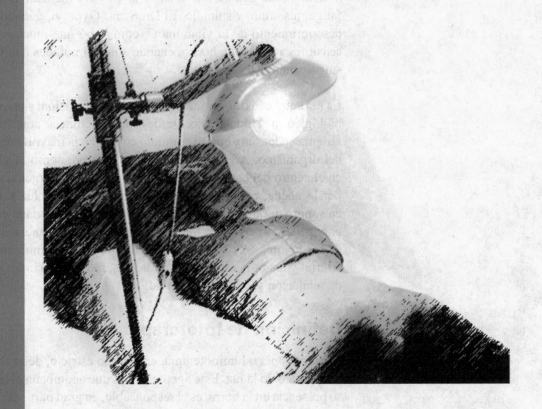

CAPÍTULO 27

Generalidades de la fototerapia

Objetivos

1. Definir los componentes de la luminoterapia dentro del espectro electromagnético.
2. Comprender los aspectos biofísicos relacionados con la luminoterapia.
3. Aplicar las leyes que rigen el comportamiento de las ondas electromagnéticas.

En los organismos vivos y específicamente en los seres humanos, la luz tiene influencia sobre diferentes funciones fisiológicas, entre ellas la fertilidad y los cambios de humor. Estos datos han sido comprobados en países como Finlandia y Noruega, que tienen largos inviernos con meses "sin luz". Se ha encontrado relación directa entre la disminuida exposición al sol y la elevada incidencia de irritabilidad, depresión, fatiga, insomnio y suicidio. El Dr. Szent-Gyorgyi, ganador del premio Nobel por el descubrimiento de la vitamina C, comprobó que muchas enzimas y hormonas son sensibles a la luz; de hecho, cuando son estimuladas con diferentes colores, pueden sufrir cambios moleculares.

La luz entra a los ojos no solo para provocar la visión, sino para estimular nuestro reloj biológico en el hipotálamo. Desde esta estructura, se controlan el sistema nervioso y el sistema endocrino, que en conjunto controlan la mayoría de las funciones reguladoras del organismo. Algunas glándulas del cuerpo, como la glándula pineal (localizada en el centro del cerebro), establece su ritmo de liberación de la hormona melatonina por la noche, cuando no existe estimulación de la luz y tiene los menores valores en sangre durante el día. Esta hormona está relacionada con la protección contra la oncogénesis. Los seres humanos responden de manera diferente ante la presencia de los colores. Por lo general, el color rojo es estimulante, puede elevar la presión arterial y los movimientos respiratorios, mientras el color azul aumenta la sensación de relajación y calma la ansiedad.[1]

Definición de fototerapia

La fototerapia o luminoterapia, en sentido estricto, debe entenderse como el empleo terapéutico de la luz. Este agente físico, que acompaña al hombre desde que se inició su presencia en la tierra, es el responsable, en gran parte, de la vida tal como se conoce actualmente, y así mismo desde la antigüedad, el hombre conocía de algunos de sus beneficios para la salud.[2-4]

Características biofísicas de la fototerapia

La luz forma parte de las denominadas radiaciones electromagnéticas. El conjunto de todas las radiaciones electromagnéticas conocidas constituye un espectro continuo de extraordinaria amplitud, que se extiende desde las ondas radioeléctricas más largas hasta los rayos gamma más energéticos. En el espectro electromagnético, las diferentes radiaciones se disponen en orden decreciente de longitud de onda (lo que equivale a un orden creciente de frecuencia)[5-10] (**Fig. 27.1**).

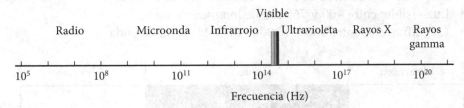

Figura 27.1. Esquema del espectro electromagnético, donde se representa la relación de vecindad entre las diferentes regiones del espectro que deben ser del conocimiento del fisioterapeuta.

La luz visible por el ojo humano constituye solo una porción muy reducida del gran espectro electromagnético. De gran interés terapéutico para las fisioterapeutas, son la luz infrarroja, la luz ultravioleta y la luz láser, las que se explicarán en estos capítulos.

El ojo humano es capaz de captar solo una pequeña parte del espectro, pero el cuerpo humano es, en gran medida, permeable a estas ondas electromagnéticas. De hecho en esta vida moderna se está constante e intensamente sometidos a la influencia de diferentes frecuencias de onda. Basta pensar en la cantidad de equipos electrodomésticos que existen, y que se comparten la tarea de emitir y recibir todo tipo de ondas. En los últimos años se ha agregado, con mayor fuerza cada vez, la presencia de los teléfonos móviles o celulares. Estos equipos han sido criticados por la posibilidad de estimular, con sus frecuencias de emisión, el desarrollo de células malignas.

A temperatura normal, la mayoría de la radiación electromagnética que emiten los diferentes materiales, tienen las frecuencias en la porción infrarroja del espectro. Cuando un material se calienta, las moléculas dentro de este adquieren mayor energía y se mueven más vigorosamente. Una consecuencia es que la radiación electromagnética producida, tiene una media frecuencia superior. Por ejemplo, si un pedazo de metal está primero, a la temperatura ambiente, emite solo radiación infrarroja, pero cuando la temperatura aumenta, el metal se pone rojo, luego blanco, y finalmente azul. La radiación emitida cambia su frecuencia pasando a una de mayor energía.[11]

El calor que irradia un cuerpo está determinado por el movimiento de las moléculas que lo integran. A medida que hay mayor movimiento entre las moléculas, aumenta la temperatura y por ende, la irradiación de calor. Es posible acelerar este proceso cuando se aplica una fuente externa de energía, por ejemplo cuando le aplicamos un calor externo a un recipiente con agua. En este caso se contribuye con una mayor agitación de las moléculas. Al cabo de unos minutos se aprecia a simple vista el movimiento de la masa de agua y cómo comienza la evaporación. La magnitud de la reacción depende, entre otros factores, del tipo de sustancia y del estado de agregación que presente en ese momento, o sea, si se trata de un sólido, un líquido o un gas. En el caso de una molécula compleja, como una proteína grande, que contiene muchos átomos y muchos enlaces entre estos, una proporción significativa de la energía en forma de calor aparecerá a causa de la vibración en el interior de la molécula.

La gama del espectro que corresponde a la luminoterapia o fototerapia incluye el rango desde 200 nm hasta 10 000 nm de longitud de onda (**Fig. 27.2**), distribuidos de la forma siguiente :

- Luz ultravioleta: entre 200 y 400 nm de longitud de onda.
- Luz visible: entre 400 y 760 nm de longitud de onda.
- Luz infrarroja: entre 760 y 10 000 nm de longitud de onda.

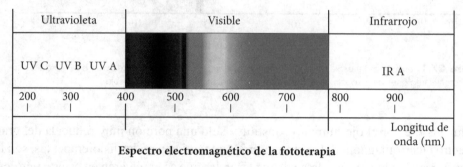

Figura 27.2. Esquema del espectro electromagnético que incluye las regiones contenidas en la luminoterapia.

Leyes físicas de utilidad en luminoterapia

Para las aplicaciones médicas de las radiaciones empleadas en fototerapia, es muy importante tener en cuenta una serie de leyes y propiedades que rigen el comportamiento de las ondas electromagnéticas.[12]

Ley del inverso del cuadrado de la distancia. Establece que la intensidad de una radiación electromagnética, que incide sobre una superficie determinada, está en relación inversa con el cuadrado de la distancia entre el foco emisor y la superficie. De este modo, en la medida que se separa el foco emisor de la superficie de tratamiento, esta pierde significativamente energía. Esta ley se evidencia cada día cuando se aplican diferentes radiaciones en el ámbito de la fisioterapia. Cuando se aleja el emisor del sitio de lesión, la intensidad disminuye en correspondencia y por ende, disminuye la dosis aplicada. Este hecho por sí solo, puede ser la causa del fracaso de un programa de tratamiento, cuando se aplica menos de la dosificación propuesta.

Ley del coseno de Lambert. Establece que la máxima intensidad de la irradiación, sobre una superficie, se obtiene cuando el haz incide perpendicularmente sobre esta. Si la incidencia no es perpendicular, por el fenómeno de reflexión, se "pierde" parte de la radiación y por tanto, disminuye la intensidad. En este caso, y por la forma del cuerpo humano, generalmente hacemos aplicaciones en regiones corporales que son de forma cónica, entonces se debe tratar en lo posible que la zona objeto de tratamiento quede en una ubicación perpendicular al sentido de desplazamiento de la radiación. No es el caso de la aplicación del láser, para el cual es imprescindible lograr la mayor perpendicularidad entre el rayo y la superficie de exposición. Este principio es fácil de cumplir, ya que el tamaño de los cabezales y el *spot*, es pequeño.

Ley de Bunsen-Roscoe. Establece que el producto de la intensidad de la radiación por el tiempo de aplicación, elevado a una potencia n (exponente de Schwazchild), es constante. Se refiere a la importancia de un mínimo de intensidad al para obtener los efectos, y que esta intensidad está en relación inversamente proporcional con el tiempo de aplicación, para obtener la misma densidad de energía y por consiguiente, los mismos efectos. De alguna manera, esta ley confirma las anteriores. Se debe estar atento a la hora de calcular la dosis, y tener en cuenta todos los factores que pueden afectar la intensidad de la radiación, en el recorrido hacia la zona de lesión.

Ley de Grotthus-Draper. Indica que, desde el punto de vista de los efectos biológicos, solo es eficaz la radiación absorbida. De este modo, en la metodología de tratamiento, cuando se calcula una dosis, se hace a partir de la energía que se va a absorber, por lo que se evita a toda costa la reflexión, la dispersión en otros tejidos; además se tiene en cuenta la capacidad de transmisión o penetración y la longitud de onda utilizada. Todo esto es importante para aplicar la dosis requerida al tejido que se quiere estimular.

Propiedades físicas de la luz en su interacción con el tejido

Todos los fenómenos que se mencionarán ocurren a la vez. En muchos casos, uno de estos fenómenos predomina hasta excluir, prácticamente a los otros. Solo la fracción de un haz luminoso que, al incidir sobre un tejido, consigue un efecto determinado, será aquella que realice el fenómeno de absorción (Ley de Grottus-Draper).

Reflexión. Al interactuar con el tejido biológico, parte de los fotones pueden ser reflejados en todas las interfases; en el caso de la piel, en la interfase aire-epidermis, en la interfase epidermis-dermis, en la interfase dermis-hipodermis y así sucesivamente, en dependencia de la capacidad de penetración del haz incidente. La menor reflexión se produce cuando el ángulo de incidencia del haz sobre la superficie es de 90°, situación que debe buscarse para evitar la pérdida de energía. Debido a las características que poseen los tejidos biológicos, de constituir superficies e interfases muy irregulares, la reflexión que se produce es de tipo difusa.

Refracción. Tiene lugar siempre que un haz de luz pasa de un medio a otro con diferente índice de refracción. La consecuencia inmediata es la desviación de la trayectoria de dicho haz al atravesar la interfase entre ambos medios. El ejemplo práctico clásico y más popular se observa al introducir una cuchara en un vaso de agua. A simple vista pareciera que la cuchara se deforma, sin embargo lo que ocurre es que los rayos de luz se desvían al atravesar los medios de diferente densidad y diferente índice de refracción.

Transmisión. Se refiere al recorrido del haz incidente dentro del tejido, es la proporción de flujo radiante que atraviesa el medio. Depende fundamentalmente del fenómeno de absorción y de la reflexión, siendo inversamente proporcional para ambos casos. Se relaciona con el término de profundidad de penetración.

Dispersión. Es la proporción del flujo radiante que "se entretiene" dentro del tejido, puede ser la suma de la energía que se refleja y se refracta. Aunque la dispersión atenúa de alguna manera la transmisión, se plantea que puede constituir un paso previo a la absorción. De modo que la dispersión de la luz, en los tejidos, tiene tres importantes repercusiones: aumento de la reflexión, incremento de la absorción y distribución de la luz más isotrópica en la región distal a la superficie.

Absorción. Es el proceso que constituye el objetivo de la fototerapia, significa la cantidad de energía que adquiere el tejido. Son múltiples las posibilidades de niveles de absorción, podrá ser una macromolécula contenida en la membrana celular, o una molécula en la matriz de un organelo subcelular, o puede que la absorción ocurra dentro del material genético del núcleo celular, incluso en una molécula libre en el intersticio o un átomo determinado. Es la única porción de energía que desencadena un efecto biológico y por ende, un efecto terapéutico. Depende en primer lugar, de la longitud de onda utilizada, además de la intensidad y el tiempo de exposición. Existen varios factores que disminuyen la absorción. Todos deben ser bien conocidos por los fisioterapeutas.

Comportamiento óptico de los tejidos

Cuando se irradian estructuras no homogéneas, como son los tejidos biológicos, se producen, conjuntamente, absorción y dispersión en el seno de estos. Si bien la forma de realización de ambas depende de datos físicos, como la longitud de onda de la radiación o el tamaño de las partículas hísticas, en la absorción tiene importancia un factor adicional: la presencia de determinados pigmentos, elementos cromóforos, como la melanina, hemoglobina, mioglobina, etc. Estos marcan claramente las diferencias de absorción, de un tejido a otro. El grado de penetración de una longitud de onda determinada dependerá de la absorción de estos pigmentos y de la absorción competitiva de otros elementos celulares o intersticiales. No puede dejar de tenerse en cuenta en este punto, que la absorción que muestran los tejidos biológicos a la luz varía con la actividad metabólica de estos[2]. De esta manera, cuando existe un déficit circulatorio o un déficit de oxígeno hístico, es de esperar que disminuya la capacidad de absorción y por esto aumenta la capacidad de penetración y transmisión dentro del tejido.

Profundidad de penetración

La radiación infrarroja tiene frecuencias que corresponden al movimiento molecular y atómico, y a las diferencias en la frecuencia de vibración entre dos modos de movimiento dentro de una sustancia determinada. Son frecuencias que no "tocan" la integridad del átomo en cuestión. De esta manera, la radiación infrarroja puede producir calor directamente (de tipo "calor radiante"), pero tiene una profundidad de penetración muy pequeña.

Por su parte, la radiación ultravioleta tiene frecuencias que corresponden, directamente, a la diferencia en la frecuencia natural entre dos energías, en las que se pueden desenvolver los electrones en los átomos. O sea, se trata de frecuencias en las que interactúan directamente los átomos, o partes de este, como son los electrones. Es tanta la energía en juego que en la interacción entre dos átomos se puede "perder" un electrón, o incluso un electrón puede absorber tanta energía, que pasa a un estado de excitación. En ambos casos, se convierte al átomo en un elemento "inestable" y "listo" para otra interacción inmediata en busca de su equilibrio natural. Este tipo de radiación solo puede inducir las reacciones químicas y no puede asociarse directamente con la producción de calor.

Por debajo de las longitudes de onda correspondientes a las radiaciones ultravioletas, aparecen en el espectro, las llamadas radiaciones ionizantes. Es importante tenerlas en cuenta por el peligro de mutaciones celulares, que pueden producir. La energía que se mueve es tanta, que sin dudas, se altera la estructura del átomo y tiene la potencialidad de generar en los tejidos biológicos, las llamadas mutaciones. Con frecuencia, una mutación es tan grave que desencadena sucesos que terminan en la muerte celular. Otra posibilidad es que ocurran cambios en una proteína estructural de la célula y se produzca un estado de disfunción celular de mayor o menor magnitud. La posibilidad más grave es que el daño a la célula ocurra dentro del material nuclear y se afecte directamente el ADN. En este último caso, pueden desencadenarse cambios que lleven a la producción de cáncer en el tejido.

No hay ninguna línea definida que divida el límite entre radiación ionizante y radiación no ionizante. El límite se supone entre las frecuencias que corresponden con la región ultravioleta lejana del espectro (UV-C). Esto quiere decir que una frecuencia o una longitud de onda correspondiente a la parte ultravioleta lejana del espectro, puede separar definitivamente los electrones de un átomo, produciendo iones. Esto causaría daños irreversibles a las moléculas biológicas. Por lo tanto, al aplicar rayos ultravioletas se debe ser muy cuidadoso con el tipo de radiación, dentro del espectro que brinda el equipo y con la técnica de aplicación.

Cuando se analiza todo el rango del espectro, que corresponde con la luminoterapia, se observa que a mayor frecuencia, o menor longitud de onda, la capacidad de penetración es menor. Quiere decir que las radiaciones de mayor frecuencia y menor longitud de onda, tienen su máxima absorción en las capas superficiales de la piel.

De las longitudes de onda que corresponden a la región ultravioleta, solo la radiación UV-A pasa por la lámina basal de la epidermis hacia la dermis.[5]

Por su parte, las frecuencias más bajas o longitudes de onda más altas, como las que corresponden a la región infrarroja, tienen una menor absorción a nivel de las capas superficiales, por tanto, una mayor transmisión y mayor penetración. Estas longitudes de onda pueden, incluso, atravesar la piel y llegar al tejido celular subcutáneo. En este sentido, la mayor profundidad de penetración con la luminoterapia, se obtiene con longitudes de onda entre 800 y 950 nm, que corresponde al infrarrojo cercano. La cantidad de radiación que atraviesa la piel con estas longitudes de onda puede llegar a ser y tener una influencia directa por debajo de esta (**Fig. 27.3**).

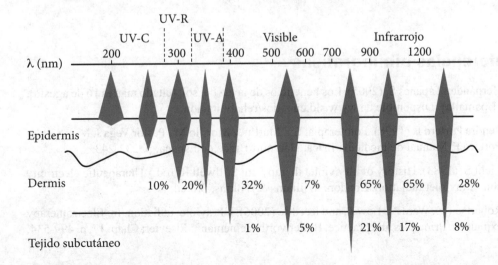

Figura 27.3. Esquema que representa los diferentes rangos de profundidad de penetración en correspondencia con la longitud de onda de la radiación aplicada sobre la piel. Este esquema varía en dependencia de factores como la raza, el tipo de piel, y el estado metabólico, entre otros.

Aplicaciones médicas de la luz visible

Una de las aplicaciones de fototerapia más conocidas, dentro del ámbito médico, es el que se realiza para el tratamiento de la hiperbilirrubinemia del recién nacido. Utilizado desde 1950, este tratamiento consiste en la exposición a la luz blanca intensa, especialmente con rangos de longitud de onda en la gama de los 460 nm (azul), que hace que en la piel y el tejido subcutáneo se produzcan isómeros de bilirrubina y lumirrubina; estos son más hidrosolubles, y se eliminan por el hígado y el riñón, sin necesidad de conjugación. De esta manera se trata la ictericia (coloración amarilla de piel y mucosas) del recién nacido. Para esto existen lámparas especiales, que se adaptan a las incubadoras o a las cunas. El recién nacido se expone desnudo; es preciso proteger sus ojos con material opaco, para evitar una lesión de retina.

Existen otras utilizaciones de la luz visible, dentro de las que se destacan las relacionadas con el tratamiento integral de la demencia y otros desórdenes mentales.[13-16]

En la actualidad se fabrican lámparas de tubos fluorescentes con todo el espectro de luz, para ser colocadas en escuelas y lugares de trabajo. Esta medida ha sido adoptada por cientos de compañías alrededor del mundo, que reconocen el efecto del espectro de luz en la fisiología humana.[1]

Preguntas de Comprobación

1. ¿A qué se le denomina luminoterapia?

2. Mencione la clasificación de la luminoterapia según su ubicación dentro del espectro electromagnético.

3. ¿Cuáles son los fenómenos físicos que se ponen de manifiesto al interactuar el haz de luz con los tejidos biológicos?

4. Explique la importancia del fenómeno de la absorción.

5. Explique las leyes del cuadrado de la distancia, del coseno de Lambert, de Bunsen-Roscoe, y de Grotthus-Draper.

Referencias bibliográficas

[1.] Hernández Tápanes S. (2005). Los beneficios de la luz del sol. [citado martes 16 de agosto], [1 pantalla]. Disponible en www.sld.cu/sitios/rehabilitacion

[2.] Sendra Portero F. (1998). Fototerapia. En: Martínez Morillo M., Pastor Vega J. M. y Sendra Portero F. Manual de medicina física. Harcourt Brace de España; p. 232-243.

[3.] Licht S. (1983). History of ultraviolet therapy. In: Stillwell K. (ed.) Therapeutic electricity and ultraviolet radiation. London: Williams &Wilkins, 3rd ed.

[4.] Robertson V., Ward A., Low J., and Reed A. (2006). Ultraviolet radiation. In: Electrotherapy explained. Principles and practice. Butterworth Heinemann: Elsevier; Chap. 17, p. 499-534.

5. Robertson V., Ward A., Low J., and Reed A. (2006). Infrared and visible radiation. In: Electrotherapy explained. Principles and practice. Butterworth Heinemann: Elsevier; Chap. 16, p. 459-498.

6. Harlen F. (1982). Physics of infrared and microwave therapy. In: Docker M. F. (ed.) Physics in physiotherapy. London: Hospital Physicists Association Conference report series 35; p. 18.

7. Balibar F. (2005). Einstein 1905. Dall´etere ai quanti. Roma: Editorial Kami.

8. Born M. (2004). Física atómica. Torino: Bollati Boringhieri.

9. Einstein A. (2004). L´ evoluzione della Fisica. Torino: Bollati Boringhieri.

10. Frederick J. E., Liao Y. (2005). Photosyntetically active sun-light at high southerns latitudes. Photochem Photobiol. 81: 603-608.

11. Alex Ward. (2004). Sound and electromagnetic waves. In: Biophysical bases of electrotherapy. Mount Waverley: Excell Biomedical Publications, Chapter 9, p. 214-246.

12. Robertson V., Ward A., Low J., and Reed A. (2006). Electromagnetic radiation. In: Electrotherapy explained. Principles and practice. Butterworth Heinemann: Elsevier; Chap. 14, p. 425-440.

13. Rohan K., Lindsey K., Roecklein K., Lacy T. (2004). Cognitive-behavioral therapy, light therapy, and their combination in treating seasonal affective disorder. J Affect Disord. 80: 273-283.

14. Forbes D., Morgan D., Bangma J., *et al*. (2004). Light therapy for managing sleep, behaviour, and mood disturbances in dementia. Cochrane Database Syst Rev. 2.

15. Skjerve A., Bjorvath B., Holsten F. (2004). Light therapy for behavioral and psychological symptoms of dementia. Int J Geriatr Psychiatr. 19: 516-522.

16. Martiny K., Simonsen C., Lunde M., *et al*. (2004). Decreasing TSH levels in patients with seasonal affective disorder (SAD) responding to 1 week of bright light therapy. J Affect Disord. 79: 253-257.

Objetivos

1. Definir la radiación ultravioleta (UVR), en el espectro electromagnético.
2. Comprender los fundamentos biofísicos y los efectos biológicos de la UVR.
3. Analizar las indicaciones y contraindicaciones para la aplicación de la UVR.
4. Interpretar la metodología del tratamiento.
5. Identificar los efectos adversos de la UVR.
6. Reconocer el efecto de la exposición prolongada a la UVR.

Como es conocido, la luz solar ha sido empleada para el tratamiento de la artritis, el edema, la ictericia, los trastornos de la piel, la obesidad y hasta la parálisis, desde los tiempos de Grecia y Roma clásicas. Están descritos beneficios del aire puro y la luz solar sobre las úlceras indolentes, la tuberculosis, el raquitismo, el edema y la hipertensión arterial. Estos beneficios han sido de alguna manera atribuidos a la presencia de rayos ultravioletas dentro de la luz solar.

Definición de la radiación ultravioleta

Se refiere a emisiones de radiación con longitudes de onda entre 200 y 400 nm.

Sobre la atmósfera superior inciden alrededor de 1 350 W/m^2 de radiación electromagnética. A pesar de que gran parte de la radiación se dispersa, llegan a nivel del mar, 30 W/m^2 de radiación. Del volumen de radiación que llega al nivel del mar, 40% corresponde al espectro infrarrojo y 8% corresponde al ultravioleta.[1,2]

Clasificación de los rayos ultravioletas

El rango de radiación correspondiente a la región ultravioleta en el espectro electromagnético, se divide a su vez en tres áreas (ver la **figura 27.2**), que tienen características particulares:

- **UV-A.** En la radiación UV-A, se relacionan rayos con longitudes de onda entre 320 y 400 nm. Estos producen bronceado inmediato con mínimo de eritema cutáneo (por oxidación de melanina), que aparece 1 hora después de la exposición y desaparece en días. Pueden generar también un bronceado retardado (por cambio de la distribución de la melanina y aumento del volumen del melanocito), aparece 2 a 3 días después de la exposición y desaparece luego de 2 semanas.

- **UV-B.** Rayos con longitudes de onda entre 290 y 320 nm. Tiene mucho más riesgo de quemadura que el UV-A, está relacionado con los cambios degenerativos conocidos como fotoenvejecimiento de la piel. Sus efectos fototóxicos son empleados en algunas indicaciones.[3]

  En el rango de UV-B, se activa el proceso de fotosíntesis de vitamina D, esta incrementa la absorción de calcio y de fósforo por el intestino, y estimula la mineralización ósea.[4]

- **UV-C.** Rayos con longitudes de onda entre 200 y 290 nm. Ejercen el efecto más energético de todo el espectro UV; desde el punto de vista natural, este tipo de radiación no llega hasta el nivel del mar. Tiene gran poder bactericida.[3]

  Es el tipo de luz ultravioleta más comúnmente utilizada en el tratamiento de úlceras crónicas. Se ha planteado que las aplicaciones en estas longitudes de onda contribuyen en la proliferación y migración del tejido epitelial, estimulan la liberación de mediadores químicos que modulan la respuesta inflamatoria y promueven la circulación local. Su gran poder bactericida, es producido por efecto directo de la UV-C en el material nuclear de la bacteria, demostrado para el estafilococo dorado meticilin resistente, y para el enterococo fecal vancomicin resistente. El efecto más potente se ha observado con longitud de onda de 254 nm. En estudios *in vitro* la efectividad puede ser de 100% en solo 90 s.[5-7]

  La utilización de lámparas portátiles de UV-C, de 254 nm, reduce el posible efecto carcinógeno de los rayos UV-A y UV-B. La lámpara se mantiene a una distancia de una pulgada de la piel, en posición que la luz incida perpendicularmente sobre la piel. En úlceras crónicas la duración de la aplicación debe ser de 180 s.

Efectos biofísicos de los rayos ultravioletas

Fisiología de la piel

Para poder entender los efectos biofísicos que se relacionan con la aplicación de la radiación UV, es importante recordar algunos elementos de la fisiología de la piel y sus capas, sobre todo la epidermis y la dermis.

Al menos 80% de las células epidérmicas son queratinocitos, los cuales sintetizan y liberan una proteína fibrosa llamada queratina. El resto de las células que forman la epidermis, incluyen los melanocitos (productoras de pigmento como la melanina), células de Langerhans (células del sistema inmune) células basales (células indiferenciadas con capacidad de transformarse en cualquiera de los anteriores tipos de células especializadas).[8]

El llamado "tiempo de tránsito epidérmico" es el que transcurre mientras una célula va desde el estrato basal hasta el estrato córneo. Se demora como promedio 28 días (Chu *et al.*, 2003), pero puede llegar a ser de 45 a 70 días. Debe existir una correspondencia entre el ritmo de producción o mitosis celular basal y el tiempo de tránsito epidérmico, de lo contrario, la epidermis pudiera debilitarse o volverse densa. En cualquiera de los casos ocurriría un trastorno de las funciones de la piel. El ritmo de división de las células basales es controlado por una variedad de factores, que incluye la fricción y las escoriaciones de la superficie de la piel. La pérdida de la integridad de la piel estimula la actividad de los queratinocitos, tal y como hacen los rayos UV.[9]

La melanina determina el color del pelo, de la piel y de los ojos. Es producida por los melanocitos en la lámina basal de la epidermis. El número de los melanocitos es variable. Estos distribuyen el pigmento fundamentalmente en la lámina basal de la epidermis y ayudan a proteger a los queratinocitos de los rayos UV. La actividad de los melanocitos es estimulada por radiaciones de 290 a 400 nm. El mecanismo no está totalmente esclarecido, pero involucra la actividad enzimática y hormonal de la glándula pituitaria, la actividad adrenocorticotrópica y el metabolismo de los estrógenos.

El curtido de la piel o el bronceado producido por la exposición a la radiación UV, está en relación con el tipo de exposición, la dosis aplicada y la susceptibilidad del individuo. El proceso es notado generalmente a las 48 h después de la exposición.

La pigmentación, por su parte, es fuertemente estimulada por el eritema, derivado de la exposición a 300 nm, además del resto de longitudes que abarcan los UVA y la radiación visible.

Clasificación de la piel según su respuesta ante la radiación UV. Wolff *et al.* describieron a finales de los años 70, una clasificación de la piel a su respuesta ante la exposición a radiación UV. De cualquier manera esta reacción está mediada por un grupo de factores.[10] Se definen los tipos de piel siguientes:

- *Tipo I.* Piel blanca, siempre se quema, nunca se curte.
- *Tipo II.* Piel blanca, siempre se quema, se curte muy ligeramente.
- *Tipo III.* Piel blanca a veces se quema, siempre se curte.
- *Tipo IV.* Piel mestiza clara, raramente se quema, siempre se curte.
- *Tipo V.* Piel mestiza oscura, nunca se quema, siempre se curte.
- *Tipo VI.* Piel negra, nunca se quema, siempre se curte.

Factores que influyen en la respuesta de la piel a la exposición a rayos UV:
- Potencia de la lámpara.
- Distancia entre la lámpara y la piel.
- Ángulo de incidencia de los rayos en relación con la superficie de la piel.
- Duración de la exposición.
- Tipo de piel.
- Sensibilidad de la piel.
- Antecedente de una exposición anterior a los rayos UV.

Efectos físico-químicos de los rayos UV:
- Los rayos ultravioletas tienen poca capacidad de penetración en los tejidos (máximo 2 mm), esto ocurre porque hay una gran absorción en las capas más superficiales como la piel. Cerca del 90% de la radiación queda en la epidermis y el resto se absorbe a nivel de la dermis. Un cristal ya es suficiente para bloquear la radiación B y C, solo permite el paso de la radiación UV-A.[11]
- Este tipo de radiación electromagnética no ionizante, produce efectos fisiológicos por mecanismos no térmicos, sino fotobiológicos.[12] Estos son:
  - Fenómeno de fluorescencia. Los rayos ultravioletas normalmente no son captados por la retina, excepto cuando se producen los fenómenos de fluorescencia, los cuales son una propiedad de determinadas sustancias.

– Acción fotoquímica. Por su elevada frecuencia es capaz de desencadenar reacciones químicas, como fenómenos de oxidación, de reducción, polimerización, etc.[1,13-15]

– Acción fotoeléctrica. Este tipo de radiación provoca una emisión de electrones en los metales cargados negativamente.

Efectos biológicos de los rayos ultravioletas

Los efectos biológicos logrados con la aplicación de la radiación UV, están relacionados, fundamentalmente, con los fenómenos fotoquímicos. Dentro de estos, se deben tener en cuenta los que repercuten directamente a nivel cutáneo, los cambios circulatorios, los efectos cutáneos que tienen repercusión metabólica, así como los efectos en el control del crecimiento bacteriano.[16]

Efectos cutáneos

Los efectos biológicos que repercuten directamente a nivel cutáneo son:

- *Eritema.* Es el enrojecimiento de la piel producido como consecuencia de la exposición a este tipo de radiación.[1,13-15]

  Se produce un incremento de la circulación sanguínea por dilatación capilar. La dilatación de los vasos, en este caso, no depende de un aumento de la temperatura, sino que ocurre como una respuesta refleja a la destrucción celular. Las células son destruidas como resultado de cambios químicos, causados por la absorción de la radiación.

  Como consecuencia de esto, aparece el eritema. Esta reacción es producida fundamentalmente por un rango de longitudes de onda entre 250 nm (UV-C) y 300 nm (UV-B). La reacción no es inmediata y tiene su máxima expresión en las primeras 72 h.

- *Pigmentación.* En muchas culturas se utilizan las sesiones de "bronceado" con la luz solar. Este efecto se debe a la pigmentación derivada de la exposición a los rayos ultravioletas. La pigmentación es un fenómeno que se produce como respuesta de protección de la piel a la exposición. Puede aparecer luego de 1 hora de exposición. Se hace evidente al cabo de las 8 h de la exposición y puede demorar en retirarse, por varias semanas.

  El efecto de pigmentación se produce por la conversión del aminoácido tirosina en melanina. La acumulación de melanina en la epidermis es estimulada por el mismo rango de rayos UV que causan el eritema, pero en adición, los rayos UV-A de 340 nm, en bajas dosis, pueden producir un curtido de la piel o bronceado sin eritema previo.

- *Descamación.* Se produce por eliminación de células epidérmicas superficiales muertas. Esto puede tener valor en el tratamiento de enfermedades cutáneas, como el acné y la psoriasis.

- *Cambios en la estructura de la piel.* Como consecuencia de la exposición repetida a los rayos UV, se produce una estimulación de la división celular a nivel de la capa basal de la epidermis. En un esfuerzo del organismo por brindar protección, tal y como ocurre cuando hay erosiones de la piel, es más rápido el ritmo de división celular basal, que el tiempo de tránsito hasta la capa córnea. El resultado de esto es una acumulación anormal de células en las diferentes capas que constituyen la epidermis. La piel se vuelve más densa o espesa, pierde su elasticidad fisiológica y se altera su circulación.

Si el conjunto de los fenómenos que se producen a nivel de la piel se asocian, se tienen los elementos para comprender el proceso de "curtido", o los cambios que se producen en respuesta a la exposición sistemática a los rayos UV. En casos severos de exposición reiterada, aparece la llamada "piel de cuello de granjero".

Efectos cutáneos con repercusión metabólica

El efecto metabólico más importante, como consecuencia de la exposición a los rayos UV, está relacionado con los niveles de vitamina D y su función en el metabolismo del calcio.

Es importante recordar que siete octavas partes del calcio que se ingiere con la dieta, se elimina en las heces fecales, debido a que muchos compuestos de calcio son insolubles. Por otra parte, es muy difícil la absorción de cationes bivalentes por la mucosa digestiva. La vitamina D posee una acción intensa, no solo porque aumenta la absorción de calcio a nivel del intestino, sino que ejerce acciones sobre el depósito y la reabsorción de calcio en los huesos. Sin embargo, no es la vitamina D la sustancia activa que tiene estos efectos. Ella tiene que pasar por un proceso de transformación en el hígado y riñón hasta llegar al producto activo final, el 1.25-dihidroxicolecalciferol. En realidad constituyen una familia de compuestos vitamínicos D, derivados de los esteroles, de los cuales el más importante es el colecalciferol o vitamina D_3. Esta sustancia se produce a nivel de la piel, por irradiación del 7-dehidrocolesterol con rayos UV. En consecuencia, una adecuada exposición al sol evita la deficiencia de vitamina D.

Se ha descrito que la longitud de onda más activa en esta transformación a nivel de la piel es de 300 nm, correspondiendo a la radiación UVB.[4,17]

Han sido descritos otros efectos, como el aumento del metabolismo proteico, la excreción de ácido úrico, la disminución del glucógeno hepático y muscular, la disminución de la glicemia, el estímulo de la glándula tiroides y la inhibición de la glándula paratiroides.

Efectos bactericidas

Las longitudes de onda UV-C, fundamentalmente las de alrededor de 250 nm, son muy efectivas para destruir bacterias de manera directa. Esto es de gran utilidad en el tratamiento de úlceras cutáneas crónicas, además de que el estímulo de la circulación contribuye a mejorar los niveles de defensa inmunológica y celular de la zona afectada. Por esto se pueden encontrar en el mercado lámparas de rayos UV, que emiten solo a 254 nm y que se utilizan fundamentalmente en el tratamiento de úlceras cutáneas.

Indicaciones y contraindicaciones para aplicación de rayos ultravioletas

Indicaciones

Psoriasis. Una de las indicaciones fundamentales es para el tratamiento integral del paciente con psoriasis. En este caso, existen técnicas descritas desde la época de Goekerman en 1925. Aplicaban un tipo de aceite en las placas, la noche antes. Al otro día retiraban casi todo, dejando una finísima capa del producto y se realizaba una dosis mínima de radiación UV-B.[18,19]

Sin dudas, esta es una entidad muy compleja y los factores que se vinculan a su origen y comportamiento, todavía no están del todo dilucidados. Se conoce que el tiempo de tránsito epidérmico se reduce desde los 28 días normales hasta apenas 36 horas, y que prácticamente se duplica el número de células proliferativas. De esta manera, la piel se torna gruesa, rígida, quebradiza, con tendencia a la descamación, cuarteaduras y sangramientos.

En los últimos años Alex[20], Markham[21] y Thair[22] han planteado que la influencia de los rayos UV sobre la psoriasis se considera mediada, en parte, por el efecto inmunosupresor, por una influencia fototóxica sobre linfocitos de la piel o el efecto sobre una función inmune alterada. En la práctica, el principal uso de los rayos UV-A es en combinación con drogas fotosensibilizantes como el 8-metoxi-psoralén para el tratamiento de la psoriasis.

Vitíligo. Esta es una enfermedad de la piel caracterizada por la ausencia de melanocitos, en forma de máculas o manchas de tamaño y distribución más o menos típica. Para los pacientes de piel oscura, los "parches" blancos que se producen en determinadas regiones del cuerpo pueden convertirse en un serio problema estético.

Para su tratamiento se están utilizando rayos UV-A, específicamente a 311 n, con resultados alentadores y apoyados por recientes trabajos como el de Hartmann *et al.*[28] Durante el tratamiento, es muy importante proteger toda la piel sana circundante, para evitar el oscurecimiento de esta y el derivado aumento del contraste entre las áreas.[23-25]

Déficits de vitamina D. No hace falta una exposición intensa para activar los niveles de vitamina D_3. Sin embargo, una exposición excesiva puede incrementar del riesgo de malformaciones congénitas, particularmente defectos del tubo neural.

En una época, el tratamiento del raquitismo era una de las principales indicaciones de los rayos ultravioletas.

Infecciones crónicas. Sus propiedades citotóxicas le ubican un espacio en el tratamiento de lesiones infectadas como en los casos de ántrax, micosis fúngica, así como úlceras cutáneas crónicas y en la acné.[26-28]

Otras indicaciones pierden su valor a causa de los riesgos que se corren. Sin embargo, han estado descritas, como el psoralén combinado con rayos UV-A en linfomas cutáneos de células T, también en el tratamiento la dermatitis atópica, dermatitis seborreica, el liquen plano, la esclerodermia y en la mastocitosis cutánea.[29]

Contraindicaciones

Las principales contraindicaciones para la aplicación de rayos ultravioletas son:

- No se deben aplicar los rayos ultravioletas en pacientes con albinismo, o en la piel con cicatrices atróficas.
- Lesiones herpéticas agudas y subagudas.

- Lesiones neoplásicas de la piel.
- Xeroderma pigmentario.
- Pelagra.
- Eccema agudo.
- Insuficiencia renal o hepática.
- Hipertiroidismo.
- Arterioesclerosis avanzada.

- Lupus eritematoso sistémico.
- Porfiria.
- Sarcoidosis.
- Psoriasis aguda.
- Diabetes descompensada.
- Dermatitis generalizada.
- Tuberculosis pulmonar activa.

Efectos adversos

En los cambios que ocurren durante el daño por exposición desmedida a los rayos UV, aparece una depleción de células de Langerhans y, consecuentemente, una disminución significativa de la respuesta inmune de la piel. El eritema puede ser inmediato o en las horas que siguen a la exposición, progresivamente aumenta y aparecen signos inflamatorios, de irritación y edema, asociados. Si la exposición fue intensa, ocurre descamación de la epidermis superficial. Se estimula la lámina basal para recuperar la zona de lesión. Los efectos de reacción por exposición a rayos UV, acumulados a largo plazo, dan lugar al fenómeno denominado *fotoenvejecimiento de la piel*. En alguna literatura se llama piel de "cuello de granjero". Este fenómeno está caracterizado por un engrosamiento e hiperplasia de la piel, deshidratación, falta de flexibilidad e incremento de invaginaciones o arrugas. Según Walker *et al.*[30] cursa con una hiperproducción de fibra colágena de mala calidad, que además se estructura de manera desorganizada.

La aplicación de radiación UV puede generar también respuestas anormales de la piel como son:

- Respuesta idiopática adquirida (prurito actínico y urticaria solar).
- Fotodermatosis por reparación de defectos en el ADN (xeroderma pigmentario).
- Fotosensibilización por drogas o químicos exógenos (reacciones excematosas).
- Dermatosis exacerbadas por rayos UV (acné, herpes simple y psoriasis).[30,31]
- Inflamación oftálmica (conjuntivitis por UV-B y UV-C, fotoqueratitis), para el aparato ocular, la longitud de onda de 270 nm es la más dañina.
- Cataratas por rayos UV-A, según Honigsmann *et al.*[32]

Rayos UV y cáncer

La radiación UV-B es la más involucrada no solo en la génesis, sino en la promoción de lesiones neoplásicas de la piel. Se produce por una alteración directa a nivel del ADN. Las exposiciones repetidas pueden desarrollar una queratosis actínica, la cual puede luego convertirse en un carcinoma de células escamosas (SCC). Además, las mutaciones celulares derivadas de la exposición a rayos UV están asociadas con el desarrollo del carcinoma de células basales (BCC). Otra lesión que ha sido relacionada es el melanoma maligno. Para los fisioterapeutas es muy importante conocer que ha sido determinada la exposición a la luz solar, como la principal causa de estas mutaciones, mucho más que el riesgo a la exposición de índole terapéutica con los rayos UV, según plantean Langley *et al.*[33]

Para el carcinoma de células escamosas, se describe un índice de metástasis del 5% de los casos, pero en el caso del melanoma maligno, las metástasis se describen en un alto porcentaje de los pacientes. Sin embargo, para esta temible entidad, el rango de cura sobrepasa el 95% con la detección precoz y el tratamiento.

Recientemente, ha sido sugerido que el componente UV-A de la luz solar, posee más riesgo de estimular la aparición de un melanoma maligno. Esto se debe a una mayor penetración de estas longitudes de onda y la posibilidad de "llegar" con mayor energía hasta los melanocitos y las células basales.[34,35]

Sustancias fotosensibilizantes

Un acápite muy importante a tener en cuenta cuando se trabaja con radiación ultravioleta, es la existencia de un grupo de drogas que se comportan como sustancias fotosensibilizantes (**Tabla 28.1**). Se destacan algunas con las que se está acostumbrado a trabajar a diario y no siempre se advierte al paciente de los riesgos de exponerse al sol, mientras las está consumiendo. Se mencionan como efectos adversos, pero en realidad también se pudieran ubicar dentro de las precauciones. Se trata de sustancias que aceleran o a agravan los efectos de la radiación y, por tanto, pueden provocar efectos adversos.[36]

Cuadro 28.1. Ejemplos de drogas fotosensibilizantes.

Drogas fotosensibilizantes	
• *Antibióticos* – Sulfonamida – Sulfaprim – Sulfatiazol – Tetraciclina – Demaclocicline – Doxiciclina – Ácido nalidíxico	• *Antihistamínicos* – Ciprohestadina – Difenhidramina
• *Hipoglicemiantes* – Acetohexamida – Tolazamida – Tolbutamida	• *Drogas antipsicóticas* – Clorpromazina – Flufenazina – Haloperidol – Prometazina – Thioridazina – Trimeprazina
• *Antidepresivos* – Amitriptilina – Desipramina – Imipramina	• *Citóstáticos* – Metrotexate – Dacarbazina – Fluoracilo – Vinblastina
• *Diuréticos* – Furosemida – Clorotiazida – Hidroclorotiazida – Metolazona	• *Otros* – Naproxeno – Amiodarona – Todas las hormonas

Los furocumarínicos son un grupo especial de componentes que existen de manera natural en el limón, el perejil y la espinaca. Son también encontrados como componentes de perfumes y fragancias cosméticas. Actúan como sensibilizadores a los rayos UV-A y UV-B. Estas sustancias son fotomutagénicas; en especial asociadas a rayos UV, producen un daño genético mucho mayor que el de los rayos UV por sí solos. De manera que estas sustancias se han asociado a un incremento del riesgo de malignidad y carcinogénesis. Debido a su existencia natural en muchos productos, en algunos casos, se ha podido encontrar furocumarínicos en lociones que se venden para protección solar. Por el peligro que esto representa, la Comisión Europea ha limitado por bioseguridad, el contenido de estas sustancias en productos cosméticos a una parte por millón.[37]

Metodología de aplicación de radiación ultravioleta

Fuentes de radiación ultravioleta

En la práctica médica, las aplicaciones de rayos ultravioletas se pueden hacer a través de aparatos de arco o de lámparas de mercurio o carbón, especiales para este propósito.[3] Existen en varios tipos de lámparas, las que se exponen a continuación.

Lámparas de arco de mercurio. Existen dos tipos fundamentales, las de alta y las de baja presión, funcionan con mercurio, que es un metal pesado en estado líquido, contenido en un recipiente de cuarzo. Cuando se calienta el mercurio a altas temperaturas, comienza a evaporarse, produce incandescencia y emite gran cantidad de radiación en el rango de luz infrarroja, visible y ultravioleta. En este último rango, se emiten longitudes de onda entre 184 y 253 nm, sin embargo la pared de cuarzo es capaz de bloquear la radiación. De esta manera, el 95% de la radiación UV que emiten estas lámparas está en el orden de los 253,7 nm, la cual tiene un gran poder bactericida (**Fig. 28.1**).

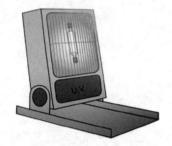

Figura 28.1. Esquema que representa una lámpara de mercurio. En su fabricación se tienen en cuenta muchas medidas de seguridad.

Lámparas fluorescentes. Constituyen lámparas de mercurio de baja presión que poseen fósforo, este último es capaz de absorber la radiación UV que emite el mercurio, y la reemite, pero en longitudes de onda más grandes, digamos en el orden de los 300 a 400 nm. De esta manera su emisión queda dentro del rango de UVB y UVA (**Fig. 28.2**).

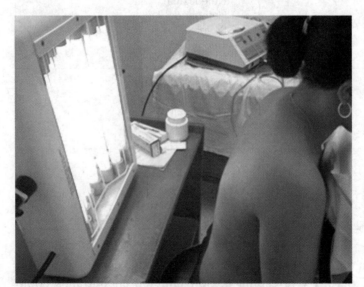
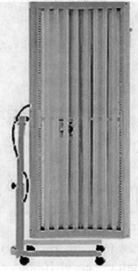

Figura 28.2. Lámpara de rayos ultravioletas, por tubos fluorescentes. Se aplica localmente. En la actualidad se pueden encontrar equipos para diferentes aplicaciones, regional o todo el cuerpo. *Servicio de Medicina Física y Rehabilitación del CIMEQ.*

Los tubos fluorescentes, empleados clínicamente para los tratamientos con rayos UV, son similares, en apariencia, a los utilizados en los hogares, en forma y tamaño. Son tubos de descarga de baja presión de mercurio (los átomos de mercurio son excitados), que contienen una capa especial de fósforo, lo que contribuye a producir una irradiación continua de espectro entre 250-280 nm y 380 nm (con un pico a nivel de 313 nm), frecuencias específicas entre la parte visible azul y verde del espectro electromagnético. En su salida emiten rayos UV-A, UV-B, pero no UV-C.[8]

Los tubos fluorescentes de UV-A pierden progresivamente la potencia de salida, particularmente después de las primeras 200 horas de uso. Por esta razón, es esencial la medición regular y sistemática de estos.[38]

Lámparas de arco de xenón compacto. Emiten en una longitud de onda entre 320 y 400 nm. Contienen xenón encerrado en un recipiente de vidrio a 20 atm de presión.

Lámparas de arco de carbono. Emiten en una longitud de onda entre 350 y 400 nm, requieren un gasto eléctrico elevado, se deterioran fácilmente y despiden un olor desagradable cuando se utilizan.

Dosificación

En relación con la dosificación es muy importante buscar la dosis mínima de eritema (MED). Los tratamientos con UV se prescriben con frecuencia en forma de un múltiplo de MED. La dosis requerida para provocar mínimo eritema es determinada 72 horas después de la exposición. Para el test se utilizan rayos UV-A a dosis de 0.5, 1, 2, 3 y 4 J/cm^2. Con una plantilla de 5 agujeros, se aplican dosis progresivas de radiación, de la misma duración (15"), con la misma lámpara y a la misma distancia. Se aplica a nivel de la cara interna del antebrazo. De esta manera se obtiene los cuatro grados de eritema (**Tabla 28.1**):

Tabla 28.1. Relación de comparación en las características de los diferentes grados de eritema.

Grado de eritema	Periodo lactancia	Apariencia	Duración	Sensación en piel	Descamación	Relación con E_1
E_1	6-12 horas	Rosa medio	> 24 horas	Nada	Nada	× 1
E_2	6 horas	Bien rosado	2 días	Ardor	Tipo talco	× 2.5
E_3	3 horas	Rojo	3-5 días	Calor-dolor	Escamas finas	× 5
E_4	< 2 horas	Muy rojo	1 semana	Mucho dolor	Escamas gruesas	× 10

- Eritema de primer grado o dosis tónica. Desaparece en 1 o 2 días sin dejar pigmentación.
- Eritema de segundo grado o dosis estimulante. El enrojecimiento desaparece en 3 días y se acompaña de descamación y ligera pigmentación.
- Eritema de tercer grado o dosis inflamatoria. Enrojecimiento intenso con discreto edema y descamación. Persiste por 1 semana dejando pigmentación manifiesta.
- Eritema de cuarto grado o dosis bactericida. Enrojecimiento intenso que aparece en alrededor de 2 horas luego de la aplicación y aumenta hasta la aparición de un exudado cutáneo y la formación de vesículas. Persiste durante semanas y deja una fuerte pigmentación.

Existe una relación entre el límite de superficie corporal que puede ser tratada y el nivel de eritema tope para esa sesión de tratamiento. De esta manera el tratamiento en todo el cuerpo (*total body*) está solo permitido cuando la dosis aplicada no lleva a ningún grado de eritema. De la misma forma, la exposición con una dosis que genera un eritema grado 4 solo estaría permitida para tratar un área ajustada al tamaño de una úlcera crónica (**Tabla 28.2**).

Tabla 28.2. Relación entre el nivel de eritema y superficie corporal expuesta.

Nivel de eritema	Superficie corporal posible a exponer a tratamiento
E_0	Todo el cuerpo
E_1	50% de la superficie corporal
E_2	20 a 25% de la superficie corporal
E_3	4% de la superficie corporal
E_4	Área que incluye la úlcera cutánea

Para las aplicaciones de radiación ultravioleta, el tiempo de tratamiento descrito es de 4 semanas como máximo. A partir de aquí, se elevan las probabilidades de efectos adversos o indeseables.

Precauciones en el tratamiento con rayos ultravioletas

- Proteger los ojos del terapeuta y del paciente para prevenir la conjuntivitis, queratitis, daño del cristalino y de la retina. Para esto se prescriben unas gafas protectoras que bloquean el paso de la radiación.[5]
- Proteger con toalla húmeda o vendajes, áreas atróficas de la piel, cicatrices, injertos y todas aquellas vulnerables que no deban ser expuestas a la radiación.
- Los reflectores de las lámparas deben estar siempre bien limpios, porque pueden afectar significativamente la calidad de la radiación emitida (**Fig. 28.3**).

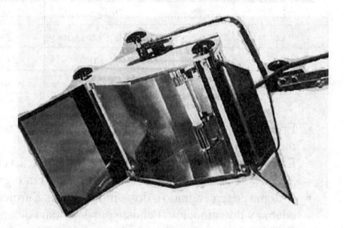

Figura 28.3. Lámpara ultravioleta de "cuarzo caliente" donde se aprecia el quemador y el reflector. Tiene la posibilidad de limitar el área de exposición con las aletas del reflector. Sin embargo la radiación puede escapar.

Preguntas de Comprobación

1. ¿Cuáles son los factores que influyen en la respuesta de la piel a la exposición?

2. Explique el efecto bactericida de la radiación ultravioleta.

3. Describa el test de sensibilidad a la radiación ultravioleta.

4. ¿Cuál es la ubicación de la radiación ultravioleta dentro del espectro electromagnético?

5. ¿Cuáles son los efectos de la exposición prolongada a la radiación ultravioleta?

6. ¿Cuáles son los pasos a seguir para ejecutar un tratamiento con radiación ultravioleta?

7. ¿Cuáles son las aplicaciones clínicas de la radiación ultravioleta?

8. Mencione las contraindicaciones para la radiación ultravioleta.

9. ¿Cuáles son las precauciones cuando se utiliza la radiación ultravioleta?

10. Enumere los efectos adversos en la aplicación de la radiación ultravioleta.

11. Mencione cinco sustancias fotosensibilizantes.

Referencias bibliográficas

1. Jefrey R. Basford. (1995). Terapéutica con radiación ultravioleta. En: Medicina física y rehabilitación. Krusen, (ed.) Editorial Médica Panamericana; Cap. 14. p. 381-387.

2. Zati A., Valent A. (2006). Fototerapia (terapia con raggi ultravioletti). In: Terapia fisica, nuove tecnologie in medicina riabilitativa. Torino: Edizioni Minerva Medica; Cap. 2, p. 9-22.

3. Davis J. M. (2005). Ultraviolet therapy. En: Prentice W. E. Therapeutic modalities in rehabilitation. McGraw-Hill, 3rd ed., Cap. 14, p. 433-450.

4. Lemke E. (1993). The influence of UV irradiation on vitamin D metabolism in children with chronic renal deseases. Int Urol Nephrol. 25(6): 595-601.

5. Houghton P. E. (2005). The role of therapeutic modalities in wound healing. En: Prentice WE. Therapeutic modalities in rehabilitation. McGraw-Hill, 3rd ed., Cap. 3, p. 28-59.

6. Thai T. P., Houghton P. E., Campbell K. E., Keast D. H., and Woodbury M. G. (2004). Effects of ultraviolet light C (UVC) on bacterial colonization of chronic wounds. Ostomy Wound Manage.

7. Thai T. P., Houghton P. E., Campbell K. E., Keast D. H., and Woodbury M. G. (2002). The role of ultraviolet light C (UVC) in the tratment of chronic wounds with MRSA. Ostomy Wound Manage. 48(11): 52-60.

8. Robertson V., Ward A., Low J., and Reed A. (2006). Ultraviolet radiation. In: Electrotherapy explained. Principles and practice. Butterworth Heinemann: Elsevier; Chap. 17, p. 499-534.

9. Chu D., Haake A., Holbrook K., Loomis C. (2003). The structure and development of skin. In: Freedberg I., Eisen A., Wolff K., Austen K, Goldsmith L., Katz S. (eds.). Fitzpatrick´s dermatology in general medicine. New York: McGraw-Hill, 6th ed., vol. 1, p. 58-88.

10. Wolff K., Gschnait F., Honigsmann H., *et al.* (1997). Phototesting and dosimetry for photoche-motherapy. Br J Dermatol. 96: 1-10.

11. Robertson V., Ward A., Low J., and Reed A. (2006). Infrared and visible radiation. In: Electrotherapy explained. Principles and practice. Butterworth Heinemann: Elsevier; Chap. 16, p. 459-498.

12. Shamus E., Wilson S. H. (2005). The physiologic effects of the therapeutic modalities intervention on the body systems. En: Prentice WE. Therapeutic modalities in rehabilitation. McGraw-Hill, 3rd ed.; Cap. 19, p. 551-568.

13. Sendra Portero F. (1998). Fototerapia. En: Martínez Morillo M., Pastor Vega J. M. y Sendra Portero F. Manual de medicina física. Harcourt Brace de España; p. 232-243.

14. Sendra Portero F. (1998). Radiación ultravioleta. En: Martínez Morillo M., Pastor Vega J. M. y Sendra Portero F. Manual de medicina física. Harcourt Brace de España; p. 276-286.

15. Rioja J., *et al.* (1993). Radiaciones lumínicas. En: Electroterapia y electrodiagnóstico. Ed. Universidad de Valladolid; Cap. 14, p. 233-273.

16. Halaban R., Hebert D., Fisher D. (2003). Biology of melanocytes. In: Freedberg I., Eisen A., Wolff K., Austen K, Goldsmith L., Katz S. (eds.). Fitzpatrick´s dermatology in general medicine. New York: McGraw-Hill, 6th ed., vol. 1, p. 127-148.

17. Kochevar I., Taylor C. (2003). Photopysics, photo-chemistry, and photobiology. In: Freedberg I., Eisen A., Wolff K., Austen K, Goldsmith L., Katz S. (eds.). Fitzpatrick´s dermatology in general medicine. New York: McGraw-Hill, 6th ed., vol. 1, p. 1267-1275.

18. Hudson-Peacock M., Diffey B., and Farr P. (1994). Photoprotective action of emollients in ultraviolet therapy of psoriasis. Br J Dermatol. 130(3): 361-365.

19. Christophers M., Mrowietz U. (2003). Psoriasis. In: Freedberg I., Eisen A., Wolff K., Austen K, Goldsmith L., Katz S. (eds.). Fitzpatrick´s dermatology in general medicine. New York: McGraw-Hill, 6th ed., vol. 1, p. 407-427.

20. Ward A. (2004). Electromagnetic waves for therapy. In: Biophysical bases of electrotherapy. Mount Waverley: Excell Biomedical Publications; Chap. 11, p. 271-303.

21. Markham T., Rogers S., Collins P. (2003). Narrow-band UV-B (TL-01) phototherapy vs. oral o methoxypsoralen psoralen-UVA for treatment of crhonic plaque psoriasis. Arch Dermatol Mar. 139(3): 325-328.

22. Thair R., Mujtaba G. (2004). Comparative efficacy of psoralen-UVA photochemotherapy versus narrow-band UVB phototherapy in the treatment of Psoriasis. I. Coll Physicians Surg Pak. 14(10): 593-595.

23. Orotonne J., Bahadoran P., Fitzpatrick T., *et al.* (2003). Hypomelanoses and hypermelanoses. In: Freedberg I., Eisen A., Wolff K., Austen K, Goldsmith L., Katz S. (eds.). Fitzpatrick´s dermatology in general medicine. New York: McGraw-Hill, 6th ed., vol. 1, p. 836-881.

24. Hartmann A., Lurz C., Hamm H., Brocker E. B., Hofmann U. B. (2005). Narrow-band UVB 311 nm vs. broad-band UVB therapy in combination with topical calcipotriol vs. placebo in vitiligo. Int J Dermatol. 44(9): 736-742.

25. Mason C. P., Gawkrodger D. J. (2005). Vitiligo presentation in adults. Clin Exp Dermatol. 30(4): 344-345.

26. Cameron M. H. (2003). Physical agents in rehabilitation: from research to practice. Toronto: WB Saunder´s, 2nd ed.

27. Kloth L. C., McCulloch J. M. (2002). Wound healing alternatives management. Philadelphia, PA: Davis F. A.; 3rd ed.

28. Kunimoto B., Gulliver W., Cooling M., Houghton P., Orsted and Sibbald R. G. (2001). Recommendations for practice: prevention and treatment of venous leg ulcers. Ostomy Wound Manage. 47(2): 34-50.

29. Thiboutot and Staruzz J. (2003). Diseases of the sebaceous glands. In: Freedberg I., Eisen A., Wolff K., Austen K, Goldsmith L., Katz S. (eds.). Fitzpatrick´s dermatology in general medicine. New York: McGraw-Hill, 6th ed., vol. 1, p. 672-687.

30. Walker S., Hawk J., Young A. (2003). Acute and chronic effects of ultraviolet radiation on the skin. In: Freedberg I., Eisen A., Wolff K., Austen K, Goldsmith L., Katz S. (eds.). Fitzpatrick´s dermatology in general medicine. New York: McGraw-Hill, 6th ed., vol. 1, p. 1275-1282.

31. Hawke J., Norris P., Honigsmann H. (2003). Abnormal responses to ultraviolet radiation: idiopathic, probably immunologic and photoexacerbated. In: Freedberg I., Eisen A., Wolff K., Austen K., Goldsmith L., Katz S. (eds.). Fitzpatrick´s dermatology in general medicine. New York: McGraw-Hill, 6th ed., vol. 1, p. 1283-1298.

32. Honigsmann H., Szeimes R., Knobler R., *et al.* (2003). Photochemotherapy and photodynamic therapy. In: Freedberg I., Eisen A., Wolff K., Austen K, Goldsmith L., Katz S. (eds.). Fitzpatrick´s dermatology in general medicine. New York: McGraw-Hill, 6th ed., vol. 1, p. 2477-2493.

33. Langley R., Barnhill R., Mihm M., *et al.* (2003). Neoplasm: cutaneous melanoma. In: Freedberg I., Eisen A., Wolff K., Austen K., Goldsmith L., Katz S. (eds.). Fitzpatrick´s dermatology in general medicine. New York: McGraw-Hill, 6th ed., vol. 1, p. 917-947.

34. Agar N., Halliday G., Barnetson R., *et al.* (2004). The basal layer in human squamous tumours harbors more UVA than UVB fingerprint mutations: a role for UVA in human skin carcinogenesis. Proc Natl Acad Sci USA. 101: 4954-4959.

35. Bergner T., Przybilla B. (1992). Malignan melanoma is association with phototherapy. Dermatology. 184(1): 59-61.

36. Lim H. (2003). Adnormal responses to ultraviolet radiation: photosensivity induced by exogenous agents. In: I. Freedberg A. Eisen K., Wolff K., Austen L., Goldsmith S. Katz (eds.). Fitzpatrick´s dermatology in general medicine. New York: McGraw-Hill, 6th ed., vol. 1, p. 1298-1308.

37. Scientific Committee on Cosmetic Products and Non-Food Products (SCCNFP). Furocumarins in sun protection and bronzing products. Stagement of the European Commision. 2003, SCCNFP/0765/03.

38. Ward A. (2004). Dosage and safety considerations. In: Biophysical bases of electrotherapy. Mount Waverley: Excell Biomedical Publications; Chap. 12, p. 304-331.

Objetivos

1. Definir la radiación infrarroja dentro del espectro electromagnético.
2. Comprender los fundamentos biofísicos y los efectos biológicos de la radiación infrarroja.
3. Analizar las indicaciones y contraindicaciones de la radiación infrarroja.
4. Interpretar la metodología del tratamiento.

Definición

La radiación infrarroja (IR) es una radiación electromagnética cuya longitud de onda comprende desde 760 a 780 nm, límite del color rojo en la zona visible del espectro, hasta 10 000 o 15 000 nm (según diferentes autores), límite de la región del espectro a la que pertenecen las microondas. El sol es la principal fuente natural de radiación IR. Constituye 59% del espectro de emisión solar y 40% de la radiación que llega a la superficie terrestre.[1,2]

Es muy importante tener en cuenta, que la mayor parte de las modalidades terapéuticas por calor o frío producen formas de energía radiante que tienen una longitud de onda y frecuencias correspondientes a la región infrarroja dentro del espectro electromagnético. Se incluyen aquí las compresas de Hydrocollator, los baños de parafina y las aplicaciones con hielo. También están los baños de inmersión en agua caliente y fría, que son modalidades de la hidroterapia. En este capítulo, se hará énfasis en la aplicación de radiación infrarroja a través de lámparas.[2]

Son considerados también los animales, y en el caso del cuerpo humano generalmente emite energía o radiación en el rango del infrarrojo lejano, con un máximo de 10 000 nm.[3]

Clasificación

La Comisión Internacional de Iluminación o CIE (*Commission International d' Èclairage*) ha establecido tres bandas en el IR:

- *Infrarrojo A*. De 760 a 1 400 nm.
- *Infrarrojo B*. De 1 400 a 3 000 nm.
- *Infrarrojo C*. De 3 000 a 10 000 nm.

Sin embargo, a efectos prácticos, suelen dividirse en:

- *IR distales*. Entre los 15 000 y 1 500 nm.
- *IR proximales*. Entre 760 y 1 500 nm.[4]

Elementos biofísicos de la radiación infrarroja e interacción con el tejido

Las fuentes artificiales de producción de IR son los emisores no luminosos (que emiten infrarrojos distales) y las lámparas o emisores luminosos (infrarrojos proximales).

Los emisores luminosos son lámparas especiales, constituidas por filamentos de tungsteno (en ocasiones, de carbono) dispuestos en una ampolla de cristal, que contiene un gas inerte a baja presión, con su reflector correspondiente para mejorar la direccionalidad del haz (**Fig. 29.1**). Este filamento se calienta hasta temperaturas de 1 900 °C y emite gran cantidad de IR proximal (entre 760 y 1 500 nm), además de abundante luz visible (**Fig. 29.2**). Su radiación alcanza unos niveles de profundidad entre 2 y 10 mm bajo la piel.

La radiación IR constituye una forma de calentamiento por radiación. Dadas las características de absorción, se trata de un calor superficial, que es el principal responsable de los efectos sobre el organismo.[5]

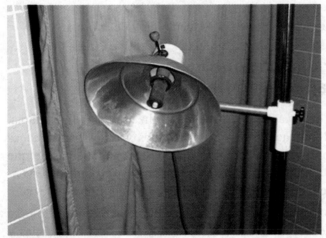

Figura 29.1. La ubicación de reflectores sobre las lámparas de radiación infrarroja garantiza una mayor direccionalidad de la radiación para mejorar la eficiencia de estas. *Servicio de Fisioterapia del CIMEQ.*

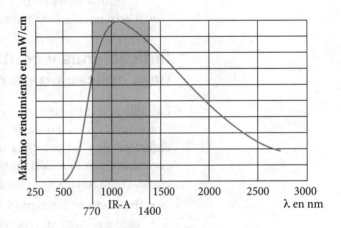

Figura 29.2. La banda de emisión de estas lámparas se localiza alrededor de los 1000 nm, plenamente dentro del espectro de los IR-A.

Efectos biológicos de radiación infrarroja

Las lámparas de radiación infrarroja tienen la ventaja de que no es necesario entrar en contacto directo con la superficie de la piel del paciente, pero tienen el inconveniente de que al constituir un calor seco, disminuye su capacidad de penetración. La energía de la radiación infrarroja puede tener una profundidad de penetración, en la superficie de la piel, que no rebasa 1 cm. Afecta directamente los vasos cutáneos y los nervios cutáneos. Los efectos derivados del aumento de la temperatura se explicaron en el capítulo dedicado a la termoterapia.

En general el agua y las proteínas absorben la mayor parte de la radiación infrarroja que incide en la piel. La vasodilatación comienza a los 2 minutos (descrita desde 1959 por Crockford y Hellon), que da origen a un eritema transitorio de alrededor de 30 minutos luego de la exposición.[3,6]

Desde el punto de vista terapéutico, la radiación IR es una forma de calor radiante, que genera un eritema de modo inmediato, debido a una vasodilatación subcutánea, con dilatación de arteriolas, capilares y venas superficiales causada directamente por el aumento de la temperatura. El efecto puede persistir entre 10 y 60 min. La piel oscura absorbe un porcentaje mayor de radiación que la clara. Los efectos son: [7-13]

- Disminución de la presión arterial, aumento de la frecuencia cardiaca y de la alcalinidad sanguínea, así como aumento y profundización del ritmo respiratorio.
- Efecto antiinflamatorio, debido al mayor aporte de nutrientes y células defensivas, proporcionados por la hiperemia, que estimula el trofismo celular e hístico.
- Aumento de la sudación, producido por el calor en la piel.
- Relajación muscular, por lo que prepara el músculo para el ejercicio, con un efecto antiespasmódico sobre la musculatura lisa, así como el aumento de la velocidad de conducción de los nervios periféricos.
- Incremento de la disociación de la hemoglobina a nivel del tejido, que favorece la disponibilidad de oxígeno para el tejido en recuperación.[13]
- Sedación y relajación generalizada de todo el organismo, debido tanto a la acción del calor ligero sobre todas las terminaciones nerviosas, como a la relajación muscular sistémica.
- Disminución del volumen y aumento de la concentración de la orina.

Indicaciones y contraindicaciones para aplicación de radiación infrarroja

La radiación infrarroja es uno de los agentes físicos más utilizados en la fisioterapia. Constituye un medio de fácil aplicación, de efectos rápidos y útiles para muchas enfermedades. Se combina muy bien con otras formas de terapia, además de que contribuye significativamente a preparar la zona de tratamiento, para otras intervenciones como son las técnicas de kinesiología.[14] Sus indicaciones más importantes son:

- Indicado en los espasmos musculares y contracturas, producidas por patología osteoarticular subyacente, artritis reumatoidea, artrosis, cervicobraquialgias y lumbociáticas, estados de tensión muscular postraumática o tras el esfuerzo deportivo. El dolor cervical de origen radicular no supera los efectos del láser de baja potencia.[12]
- En la enfermedad oclusiva arterial, para mantener el flujo adecuado de sangre, con la precaución de no elevar excesivamente la temperatura. Estos tratamientos deben ser cuidadosamente controlados y debe vigilarse que no se produzca discrepancia circulatoria. Los signos de alarma son el dolor y, especialmente, la cianosis.
- En erosiones superficiales de la piel en zonas húmedas, como pliegues inguinales y glúteos, o en zona perineal se emplean aplicaciones muy suaves, con lámparas de 40 W. El objetivo, además de aprovechar el efecto trófico y antiinflamatorio, es contribuir a secar la zona, pues la humedad de los pliegues dificulta la cicatrización de las erosiones.
- Dolores irritativos, que no soporten el contacto con termóforos, como neuritis y neuralgias.[15,16]
- En medicina deportiva. A veces, se usan toallas húmedas para cubrir la zona a tratar, para no expulsar la sangre del lecho capilar tratado y provocar una estasis más importante en la zona, pues el calor seco favorece la expulsión de la sangre

una vez que se ha aumentado el flujo sanguíneo. Hay que vigilar la piel y retirar periódicamente las toallas, con el objeto de evitar quemaduras.

- Para preceder el ejercicio o el masaje.[17,18]
- Para acompañar las aplicaciones posteriores de barros y algas.
- Para aumentar la circulación subcutánea e influir en la absorción de medicamentos por vía cutánea.

Contraindicaciones

Las contraindicaciones para la aplicación de la radiación infrarroja son:

- Pacientes con enfermedades cardiovasculares graves descompensadas, ni aquellos que padecen de hipotensión.
- Tener mucha precaución o evitar en pacientes con alteraciones de la circulación periférica o con alteraciones de la sensibilidad (zonas anestésicas) en la piel.
- Casos de inflamación aguda, debido al aumento del edema y el dolor.
- Evitar la aplicación durante el período menstrual, o en pacientes que tuvieron hemorragia reciente.

Metodología para la aplicación de la radiación infrarroja

Precauciones para la aplicación

La radiación infrarroja no es inocua, de hecho puede causar daño en la piel cuando existe un prolongado tiempo de exposición (por ejemplo, las personas que trabajan frente a fogones con la piel expuesta). También pueden acelerar el envejecimiento de la piel en menor magnitud que los rayos UV, como plantean Schieke et al.[19] Se han mencionado también casos de quemaduras: Harley y Dziewulski[20] reportaron una amplia quemadura del abdomen en una paciente. Sisto et al.[21] han descrito el daño por exposición prolongada en ojos, donde se afecta directamente al cristalino, lo que provoca catarata.

Es necesario tener en cuenta una serie de medidas de precaución para evitar pérdidas de tiempo por tratamientos insuficientes, además de lamentables accidentes. Estas son:

- Los reflectores deberán estar limpios y brillantes, para aprovechar al máximo el rendimiento.
- Revisar la conexión eléctrica, que debe estar conectada a tierra física.
- Tener en cuenta el precalentamiento de la fuente, en el caso de las fuentes no luminosas.
- Según la potencia de la lámpara (150 a 1 300 W), esta se dispondrá a suficiente distancia de la piel, habitualmente entre 40 y 60 cm. La lámpara debe colocarse de forma que el haz incida perpendicularmente sobre la piel. Se recomienda no ponerlas en la vertical del enfermo, para evitar accidentes en caso de caídas.
- El paciente debe estar en una posición cómoda y relajada, ya que el tratamiento durará varios minutos. Deberá quitarse la ropa de la zona que hay que tratar, que estará desnuda y sin ningún tipo de cremas.
- En ocasiones, se aplicarán medicamentos localmente, ya sean antiinflamatorios, analgésicos, etc., para aprovechar la hiperemia y la dilatación de los poros que produce el calor; así se favorece la absorción del fármaco. En ningún caso se hará antes, sino después de la aplicación de IR, para evitar el posible sobrecalenta-

miento de la zona. Esta precaución es importante, ya que con relativa frecuencia se aplican sustancias en dermatología y luego se aplica calor infrarrojo; en este caso se pudieran esperar dos efectos: el primero es que la sustancia en cuestión se sobrecaliente demasiado y resulte en una sobredosis de calor para el paciente con riesgo de quemadura, la segunda posibilidad es que los principios activos del medicamento se afecten estructuralmente como consecuencia del calor y no se obtenga la misma respuesta.

- Hay que tener en cuenta que la radiación infrarroja no tiene ninguna actividad fotobiológica como la luz ultravioleta y el láser, sino que basa sus efectos en el aumento de la temperatura de la zona. De modo que lo correcto es lograr una vasodilatación de la piel, una apertura de los poros con la aplicación del calor, y solo luego, aplicar el medicamento que seguramente tendrá una mejor absorción.

- Deben quitarse todos los elementos metálicos como joyas, etc., y deben ser protegidas todas las zonas que no han de tratarse.

- Generalmente el tratamiento oscila entre 10 y 20 min. No se debe olvidar que una aplicación de IR se finaliza cuando el paciente inicia la sudación, se puede considerar, que el proceso de termorregulación ha sido suficiente, como para impedir el cúmulo de calor dañino para las células y tejidos.

- Otra solución, para evitar posibles riesgos es realizar una aplicación de poca potencia (lámpara más distanciada) y mayor tiempo de sesión.

- Se debe vigilar la reacción de la piel durante el tratamiento, cada 5 min, especialmente en las primeras sesiones (**Fig. 29.3**).

- Las lámparas de calor infrarrojo, además de su relativo bajo costo y facilidad de manejo hacen que sean consideradas aptas para tratamientos prolongados, que puedan realizarse en casa. Tienen menor probabilidad de producir quemaduras que otros tratamientos térmicos domésticos.

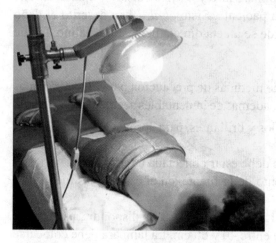

Figura 29.3. La observación de las reacciones de la piel es importante para evitar accidentes. Hay que estar alerta con la fijación de la lámpara cuando quede ubicada encima del paciente, por el riesgo de caída de la lámpara y posible quemadura. *Servicio de Fisioterapia del CIMEQ.*

Dosificación de aplicación de radiación IR

La unidad de medida de la intensidad de radiación IR se denomina pirón y equivale a 1 cal / g/cm^2/min, equivalente a 69.7×10^{-3} W/cm.^{2}

En la práctica, suele emplearse la sensación subjetiva de calor como referencia; por ejemplo:

- Calor moderado (corresponde a 0.5 pirones): sensación de calor ligero y agradable.

- Calor intenso (corresponde a 1 pirón): sensación de calor intenso, no agradable, pero soportable.
- Calor intolerable (corresponde a 1.5 pirones): calor muy intenso, sensación de dolor, eritema intenso y sudación.

Así, el efecto analgésico puede obtenerse con un calor moderado durante un tiempo breve (10 a 15 minutos); el efecto antiinflamatorio puede obtenerse con una dosis media (entre 0.5 y 1 pirón) durante un tiempo más largo (alrededor de 30 minutos). Para los baños de radiación IR, suele emplearse calor moderado durante más tiempo.[8-12]

Es importante considerar que con la terapia de rayos infrarrojos, la dosificación utilizada normalmente, es la que garantiza una sensación térmica de calor medio confortable o placentero al cabo de los 5 minutos de exposición. Por esto es muy importante la cooperación y atención del paciente. Los niños y los ancianos deben ser constantemente interrogados por el fisioterapeuta para garantizar el alcance de la dosis que se quiere. El paciente no debe estar "entretenido" en ninguna otra actividad que demande su atención. Si a los 5 minutos no se produzca la sensación de calor confortable, debe ajustarse nuevamente la distancia entre el paciente y la lámpara.[22]

Preguntas de Comprobación

1. ¿A qué se denomina radiación infrarroja?
2. Describa los efectos biológicos de la radiación infrarroja.
3. Argumente las aplicaciones clínicas de la radiación infrarroja.
4. Mencione las contraindicaciones para la aplicación de la radiación infrarroja.
5. Describa la metodología de tratamiento para las radiaciones infrarrojas.
6. ¿Cuáles son las precauciones a tener en cuenta para las radiaciones?
7. Elabore una prescripción de tratamiento para un proceso degenerativo de columna cervical en un paciente de 75 años.

Referencias bibliográficas

[1.] Harlen F. (1982). Physics of Infrared and microwave therapy. In: Docker M. F. (ed.) Physics in physiotherapy. London: Hospital Physicists Association Conference report series 35; p. 18.

[2.] Bell G. W., and Prentice W. E. (2005). Infrared modalities. En: Prentice W. E. Therapeutic modalities in rehabilitation. McGraw-Hill; 3a. ed.; Cap. 11, p. 290-359.

[3.] Robertson V., Ward A., Low J., and Reed A. (2006). Infrared and visible radiation. In: Electrotherapy explained. Principles and practice. Butterworth Heinemann: Elsevier; Chap. 16, p. 459-498.

[4.] Shamus E., Wilson S. H. (2005). The physiologic effects of the therapeutic modalities intervention on the body systems. En: Prentice W. E. Therapeutic modalities in rehabilitation. McGraw-Hill; 3a. ed. Cap. 19, p. 551-568.

5. Sendra Portero F. (1998). Fototerapia. En: Martínez Morillo M., Pastor Vega J. M. y Sendra Portero F. Manual de medicina física. Harcourt Brace de España; p. 232-243.

6. Crockford G., Hellon R. (1959). Vascular responses of human skin to infrared radiation. J Physiol. 149: p. 424-432.

7. Sendra Portero F. (1998). Radiación ultravioleta. En: Martínez Morillo M., Pastor Vega J. M. y Sendra Portero F. Manual de medicina física. Harcourt Brace de España; p. 276-286.

8. Rioja J., *et al*. (1993). Radiaciones lumínicas. En: Electroterapia y electrodiagnóstico. Ed. Universidad de Valladolid; Cap. 14. p. 233-273.

9. Rodríguez Martín J. M. (2000). Infrarrojos. En: Electroterapia en fisioterapia. Editorial Médica Panamericana; Cap. XVI, p. 531-546.

10. De la Fuente González M. (1997). Manejo de la espectro y la electroterapia en rehabilitación. En: Rehabilitación médica. Masson SA; p. 49-61.

11. Parreño Rodríguez Jr. (1994). Rehabilitación en geriatría. Madrid: Editores Médicos; p. 1-56.

12. García Díez E. (2004). Fisioterapia de la espasticidad: técnicas y metodos. Fisioterapia. 26(1): p. 25-35.

13. Cameron M. (1999). Physical agents in rehabilitation. Philadelphia, PA: WB Saunders.

14. Nosaka K., Sakamoto K., and Newton M. (2004). Influence of pre-exercise muscle temperature on responses to eccentric exercise. J Athl Train. 39(2): 132-137.

15. Fedorczyk J. (1997). The role of physical agents in modulating pain. J Hand Ther. 10(2): 110-121 [Medline].

16. González Roig J. L., Gutiérrez Álvarez A., y Rossi Pichardo J. (1997). Estudio comparativo entre el láser y los rayos infrarrojos en el tratamiento del dolor cervical. Rev Cub Ortop Traumatol. 11(1-2): 72-75.

17. Alaejos Fuentes, *et al*. (1998). Polineuropatía del enfermo crítico. Tratamiento rehabilitador. Rehabilitación. (32): 263-270.

18. Cuello Villaverde E., Ashi S., Monfort Pitarch B., *et al*. (1995). Terapia física del paciente inmovilizado. Rehabilitación. (29): p. 383-390.

19. Schieke S., Schroeder P., Krutmann J. (2003). Cutaneous effects of infrared radiation: from clinical observations to molecular response mechanism. Photodermatol Photoimmunol Photomed. 19: p. 228-234.

20. Harley O., Dziewulski P. (2003). Accidental burns caused by domestic infrared muscle massaging device. Burns. 29: p. 173-174.

21. Sisto R., Pinto I., Stacchini N., Giuliani F. (2000). Infrared radiation exposure in traditional glass factories. J Sci Occ Environ Hlth Safety. 61: p. 5-10.

22. Alex Ward. (2006). Biophysical bases of electrotherapy. Elsevier; C 12, p. 304-331.

CAPÍTULO 30

Laserterapia

Objetivos

1. Reconocer la evolución histórica de la luz láser.
2. Explicar los principios físicos utilizados para producir la luz láser.
3. Identificar los tipos de láser.
4. Comprender los fundamentos biofísicos y los efectos biológicos de la laserterapia.
5. Contrastar las diferencias entre luz ordinaria y láser.
6. Analizar las indicaciones y contraindicaciones de la laserterapia.
7. Interpretar la metodología del tratamiento.
8. Analizar la aplicación del láser en las úlceras, la inflamación y en dolor.
9. Identificar las precauciones de la laserterapia.
10. Interpretar las consideraciones de seguridad.

Elementos históricos acerca de la luz láser

La luz láser, término derivado de las siglas *Light Amplification by Stimulated Emission of Radiation*, es una creación moderna, aunque desde el siglo XIX varios escritores del género novela-aventura-científica dieron rienda suelta a su imaginación con rayos potentes creados y controlados por el hombre.

En la actualidad, y fundamentalmente desde la segunda mitad del pasado siglo, la tecnología láser forma parte inseparable de nuestras vidas. Se ha vuelto imprescindible para el desarrollo científico-técnico, destacándose sus aplicaciones en el campo de las telecomunicaciones y en el desarrollo de muchos avances médicos. Sin embargo, donde más se han aprovechado sus ventajas y posibilidades tecnológicas, ha sido en el desarrollo de la carrera armamentista llevada a cabo por los países más desarrollados.

En su creación fueron importantes los estudios realizados por: Max Planck (Nobel 1917), quien en 1900 introduce el concepto de "fotón" o paquete de energía luminosa; Bohr (Nobel 1922), quien en 1913 fundamenta la emisión espontánea de energía (fotón) o la absorción espontánea, y Einstein, quien en 1917 anuncia la existencia de otro tipo de emisión fotónica denominada emisión inducida o estimulada. Las teorías de estos científicos y la nueva mecánica cuántica, crearon las bases del efecto láser. No fue posible hasta 1960, que se reunieran las condiciones objetivas para que surgiera la luz láser. Este agente físico nació de la mano de Maiman (**Fig. 30.1**), quien construyó el primer láser (máser óptico de rubí, por entonces).[1,2]

En este capítulo se expondrán las características generales de la luz láser y la interacción con el tejido, los efectos biológicos, indicaciones, contraindicaciones y metodología de tratamiento. El límite entre el láser de baja potencia y el de alta potencia, es el impacto en el tejido con potencia de 1 W/cm^2.

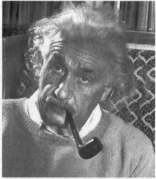

a)

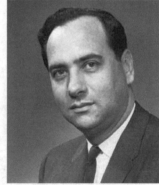

b)

Figura 30.1. *a)* Albert Einstein, eminente científico que sentó las bases fundamentales para el surgimiento del láser, al describir el mecanismo de la emisión estimulada en el año 1917. *b)* Theodore Harold Maiman, nacido en julio de 1927, fue el físico estadounidense que construyó el primer equipo operacional de láser, en 1960.

Principio de funcionamiento de un equipo láser

Absorción y emisión espontánea de radiación

En la teoría sobre la estructura atómica propuesta por Bohr en 1913, se explican satisfactoriamente las características observadas en el espectro de radiación electromagnética, emitida por ciertos átomos de estructura simple. El átomo tiende, de acuerdo con la regla general de la naturaleza, a permanecer en estado fundamental de mínima energía y constituye un sistema estable. Cuando existe un aporte externo de energía, alguno de sus electrones puede absorberla y alcanzar una órbita superior, con lo que el átomo adquiere un nivel de energía superior. Esto es lo que se conoce como *estado de excitación*. Pero este estado de excitación no se mantiene en el tiempo, por lo que el átomo tendrá la tendencia espontánea a liberar energía para regresar a su estado de normal estabilidad y equilibrio. Los procesos de absorción y emisión espontánea de energía por parte de los átomos ocurren constantemente en la naturaleza. Sin embargo, existen átomos mucho más fáciles de excitar, mientras otros se comportan de manera muy estable.

Para excitar un átomo se debe provocar un desplazamiento de sus electrones a órbitas o niveles de mayor energía, suministrándole la energía necesaria para realizar el salto. El suministro de energía puede ser en forma de energía térmica, cinética o electromagnética.

Emisión estimulada de radiación

En 1917, es Einstein quien expone la posibilidad de una nueva forma de emisión. En el momento que están todos los átomos en la forma de emisión inducida (estimulada), se hace incidir un flujo inductor de fotones, lo que provoca la transición del nivel superior al inferior, liberando en ese proceso fotones con características idénticas al fotón inductor (similar longitud de onda), esta forma de "emisión estimulada" es la responsable del efecto láser.

Para lograr el efecto y su producto que es la luz láser, se debe contar con un amplificador o resonador óptico; este es un dispositivo capaz de mantener un nivel determinado de emisión de la radiación, además de otros componentes, los cuales son:[1,3,4]

- *Medio activo.* Se necesita un tipo de elemento que sea inestable en su comportamiento o que sea excitable. Este es el compuesto que será estimulado, excitado o sobre el cual se realiza la inducción de la emisión. En este sentido, existen láseres sólidos, como el láser a diodo semiconductor, láseres gaseosos, como el láser helio neón (HeNe) o el láser de CO_2, y láseres líquidos, como el láser de colorante.
- *Fuente de energía.* Garantiza el funcionamiento del sistema.
- *Sistema de bombeo.* Para producir agitación o excitación del medio activo, existen diferentes sistemas de bombeo en dependencia del tipo de medio activo, entre los más frecuentes está el bombeo eléctrico y el bombeo lumínico.
- *Resonador o dispositivo de retroalimentación.* Se trata de una cavidad, espacio o superficie que contiene el medio activo, donde se amplifica la reacción debido a que controla la salida de luz solo por una pequeña área.

Funcionamiento del resonador

Dentro del resonador se encuentra el medio activo. A través del sistema de bombeo, se estimulan los átomos del medio activo, los electrones de estos átomos captan la energía y "saltan" a órbitas más energéticas. En este momento, el átomo está en estado de excitación, y su tendencia natural es la de ceder la energía que "le sobra" para volver a su estado de reposo. Sin embargo, al estar bajo el "bombardeo" no llega a poder desligarse totalmente y se mantiene en excitación. La energía liberada, en el esfuerzo por regresar al estado de reposo, es en forma de fotones, que a su vez puede colisionar con otro átomo directamente y causar su excitación.

En el curso del proceso, la liberación de fotones ocurre en todas direcciones, pero se encuentran con la pared del resonador (cubierta de espejos)y regresan nuevamente, por reflexión, a impactar otros átomos. El momento en que la mayor parte de los átomos se encuentra en estado de excitación, se denomina "inversión de población". Es en este momento, en que un nuevo impacto al átomo, causa la emisión de dos fotones. Este fenómeno se denomina "amplificación". Finalmente en un extremo del resonador se encuentran un espejo semipermeable, el cual permitirá la salida de un haz de luz con las características de la luz láser.

De este modo se logra el efecto que le da el nombre, amplificación de la luz por emisión estimulada de radiación (láser).

Clasificación de los equipos de láser

Existe diversidad de equipos de láser, cuya clasificación facilita el estudio de éstos. La clasificación puede abarcar elementos tan generales como el tipo de uso. En este sentido, están los láseres que se utilizan en diferentes industrias y láseres que se utilizan en medicina. A continuación se expondrán los elementos más importantes que se consideran para clasificar los láseres, específicamente los que se utilizan en las ramas médicas.

1. *Según el tipo de medio activo*:
   a) Gaseoso:
      - Atómicos, como el helio neón (HeNe).
      - Moleculares (como el de CO_2).
      - Iónicos (como el de argón).
   b) Sólido. De estructura cristalina dielectroscópica, diodo a semiconductores.
   c) Líquido. Láser de colorante.
   d) De plasma.
2. *Según la banda del espectro electromagnético en que se emite*. Se les denomina por la longitud de onda específica; de esta manera, se le puede decir "láser de 670 nm", pero a este mismo láser se le puede decir "láser rojo", mientras otro equipo emite un "láser de 904 nm", al cual se le puede llamar, también, "láser infrarrojo".
3. *Según su nivel de potencia*. Existen fundamentalmente dos grupos, los de alta potencia, y los de baja potencia. Por muchos años se ha considerado el límite entre uno y otro a nivel de los 700 mW a 1 W. Esta cifra está fundamentalmente referida a la potencia que llega al tejido, ya que gracias al aprovechamiento del pulso, se pueden utilizar láseres de mucho más de 1 W de potencia pico o de salida.

4. *Según sus efectos biológicos*:
   a) Láseres, cuyos efectos tienen origen en fenómenos fotoquímicos, o fotobiológicos. Este tipo de láser es el que se utiliza fundamentalmente en fisioterapia, y coincide con el llamado láser de baja potencia del punto anterior.
   b) Láseres que tienen un efecto directamente mediado por calor. En dependencia de la magnitud de éste, pueden tener un efecto ablactivo o un efecto coagulador de proteínas, etc. Este tipo de láser es el que se utiliza fundamentalmente en las especialidades quirúrgicas.

Actualmente y luego de más de 30 años de experiencia, se han borrado los límites del uso de determinado tipo de láser por determinada especialidad médica. En la práctica, la mayor parte de las especialidades pueden beneficiarse del uso de los distintos tipos de láser. El mejor ejemplo en Cuba, lo constituye el manejo integral de las úlceras. No existe un mecanismo de limpieza más exhaustivo para una lesión, que la aplicación de un láser quirúrgico o de alta potencia. Luego de esta limpieza, es cuando mejor efecto se obtiene con la aplicación del láser de baja potencia para activar los mecanismos regeneradores.

Características de los tipos de láser

A continuación se expondrán algunas de las cualidades de los láseres, que más empleo tienen en el ámbito médico.

Láser gaseoso

Se trata de un tubo cilíndrico, hermético y alargado, que contiene el gas o mezcla de gases. El tubo, en sus extremos, posee sendos espejos paralelos entre sí, con el fin de conseguir reflexiones infinitas de los rayos. Uno de los espejos presenta en su centro una pequeña zona del 5 al 20% de semitransparencia. El tubo soporta dos electrodos destinados a aplicar descargas eléctricas sobre los gases para ionizarlos o estimularlos. Posee un generador y un amplificador de impulsos eléctricos de alto voltaje, que están destinados a excitar o ionizar al gas. Los impulsos eléctricos, producto de la descarga de alto voltaje a la mezcla de gases, hacen que los electrones salten de su órbita y formen los fotones de luz. Los fotones toman sentido paralelo a la longitud del tubo y son reflejados, repetidas veces, por los espejos y se obtiene una amplificación luminosa. Por el centro del espejo, saldrá un pequeño haz de luz.

Láser helio-neón (He-Ne)

Fue el primero que se aplicó en fisioterapia, en los años 70's del pasado siglo. Se genera en un tubo o cámara con mezcla de gas helio y gas neón. Tiene una longitud de onda de 632.8 nm (633), en la banda visible de luz roja. El haz tiene una divergencia mínima (menos de 3 mrad). Emerge en la forma de haz paralelo, colimado y muy fino, sin pérdida de la potencia a la distancia.

Es un láser de emisión continua y la potencia emitida es la eficaz (puede hacerse pulsado). Su potencia en emisión constante llega hasta 15 mW en los equipos de consola y hasta 30 mW en los cañones con espejos. Se absorbe muy pronto y la penetración directa con rayo coherente es de 0.8 mm en las partes blandas; la indirecta, ya con rayo difuso, puede llegar hasta 10 a 15 mm. Sus efectos se apoyan en transformaciones bioquímicas y síntesis de aminoácidos y cadenas proteínicas, en las que se requiere el aporte de luz visible.

Láser de dióxido de carbono (CO_2)

Procede de la mezcla de ambos gases, por lo que el sistema de producción se realiza por la metodología del cañón con tubo de gas. Emerge en forma de haz paralelo, colimado y muy fino, sin pérdida de potencia con la distancia. Se emite en la banda de los infrarrojos con una longitud de onda entre 905 y 1 006 nm. Para su control visible se le superpone, como guía, otro haz de He-Ne. Es de emisión continua y puede hacerse pulsado. Las sesiones para fisioterapia deben ser cortas; son buenas las potencias de 0.1 a 10 W. Siempre deben aplicarse en barridos de toda una superficie (pues en un punto provocan quemadura).

Es un láser muy potente, absorbido intensamente por el agua de los tejidos, que puede llegar a destruir o volatilizar el tejido, por lo que con potencias elevadas tiene utilidad en cirugía y oncología. En fisioterapia solo se puede aplicar en forma desenfocada y a baja frecuencia. La penetraciónes solo de 10 mm, lo que es útil en cirugía, pero inadecuado para fisioterapia. Sus efectos se apoyan en el aporte energético que la electroquímica del organismo requiere para acelerar su metabolismo energético y de síntesis.

Láser sólido de diodo

Se consigue por un pequeño componente electrónico denominado diodo. El diodo, se compone de dos minerales de distintas características eléctricas, los cuales puestos en contacto dejan pasar una corriente eléctrica en un solo sentido. A cada uno de los prismas del diodo, se le aplica sendos electrodos por los que circula corriente eléctrica. En la unión o caras de contacto de ambos prismas de minerales semiconductores, se transforma la energía a ondas electromagnéticas. La longitud de onda depende del tipo de mineral utilizado. Se emite un pulso de luz láser, pero realmente se irradian varias longitudes de onda próximas entre sí; no es tan perfecto como el sistema de gases.

Por el tamaño tan pequeño del diodo y la alta potencia de la corriente, pueden hacer que se funda en poco tiempo; para evitar esto, se interrumpe el paso de corriente con el fin de permitir el enfriamiento del diodo. De esta manera, se trata que su emisión no sea continua. Por ejemplo, con el arseniuro de galio dopado con telurio y zinc, se obtendrá un haz de luz, en la gama de los infrarrojos con longitud de onda comprendidas entre 780 y 850 nm.

Láser de arseniuro de galio (As-Ga)

Usado desde los años 80's, se genera por diodo. El diodo de As-Ga emite en una longitud de onda típica de 780 y 904 a 905 nm, siempre en la gama infrarroja no visible. En emisión continua, el diodo se calienta rápidamente y pierde potencia, a menos que el aparato posea un sistema de refrigeración controlada. Casi siempre se emplea en forma pulsada de 2 a 300 Hz, lo que permite una potencia de pico que puede alcanzar 0.1 a 100 o hasta 200 mW según la frecuencia y duración de los impulsos.

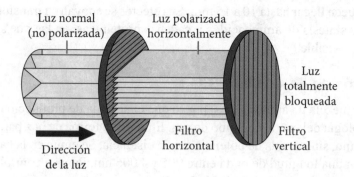

Figura 30.2. Esquema que muestra parte de un resonador óptico, donde se establece un sistema de filtro que libera solo los fotones que se desplazan en fase.

Se absorbe muy poco por la hemoglobina y el agua, lo que permite una penetración de 3 a 4 mm con 50% de intensidad y una penetración indirecta difusa de hasta 50 mm, ya sin las propiedades láser. Se aplican mediante un cabezal, punto a punto o por cañón con barrido divergente (en los que superan 1 W de potencia eficaz). Por seguridad, estos emisores tienen un haz paralelo de luz roja, que señala su trayectoria y punto de aplicación.

Características de la luz láser

Todo este desarrollo de la ciencia, la técnica y la tecnología permite crear una luz, al estimular y amplificar la radiación, con características que la hacen muy diferente a la luz que conocemos de manera ordinaria. Es muy importante para los rehabilitadores conocer las particularidades de la luz láser, que son: coherencia, monocromaticidad, direccionalidad y brillantez.

Coherencia

A partir de que el haz de luz que se obtiene está formado solo por fotones que viajan o se desplazan en el mismo plano (**Fig. 30.2**), se considera que sus fotones están "en fase" y es, por tanto, una luz polarizada o coherente. La luz convencional emite fotones que se desplazan en diferentes fases, se trata de una luz no coherente y por esto pueden ser utilizadas para iluminar un local. Por el contrario, el láser puede servir solo para concentrar la luz solo en un punto determinado y a una distancia determinada.

Monocromaticidad

Al constituir una emisión de fotones "idénticos" que viajan en fase, queda definida una longitud de onda específica para la radiación. Esta es una diferencia muy significativa en relación con la luz convencional (**Fig. 30.3**). Como la emisión queda reducida a una longitud de onda específica, entonces le corresponde un lugar, también específico, dentro del espectro electromagnético.

Por ejemplo, la emisión de un láser de He-Ne tiene una longitud de onda de 632.8 nm. Como todos los fotones emitidos se desplazan con esta longitud de onda, lo que se observa como resultante es una luz rojo-naranja, que es el color que le corresponde a esa longitud de onda dentro del espectro electromagnético. Nunca se obtendrá con un

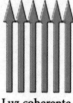

Luz no coherente

Luz coherente

Figura 30.3. Esquema que muestra la diferencia entre un foco incandescente convencional (izquierda) y una emisión del haz láser (derecha). El foco emite radiación de muchas longitudes de onda. Solo los fotones que emite dentro de la región visible del espectro, tienen un color específico. Cada fotón se va a desplazar en diferentes fases. La resultante es una luz de color predominantemente amarillo. De manera que el foco emite una luz no polarizada o no coherente.

láser de He-Ne una luz verde, porque siempre su emisión será en la longitud de onda señalada anteriormente. De este modo, como a cada láser le corresponde una longitud de onda específica, se puede afirmar que el láser es una luz monocromática. Por supuesto, si se tiene una emisión de un láser diodo de 904 nm, no se podrá ver (queda en la región infrarroja del espectro), no obstante, también se considera monocromática.

Si se compara la emisión, entre un láser He-Ne y una lámpara infrarroja, la diferencia fundamental está en la monocromaticidad del láser, o en el hecho de tener una sola longitud de onda, o de ser una luz de tipo coherente (**Fig. 30.4**). Por su parte, la lámpara infrarroja emite radiación en una amplia gama de longitudes de onda. Si se comienza por las que corresponden a la región roja del espectro y en la medida que aumenta la intensidad, se incorporan longitudes de onda mayores, hasta llegar al infrarrojo lejano. Para el ojo humano, la lámpara va a emitir una luz roja parecida a la del láser, por lo que no nos vamos a percatar del resto de las longitudes de onda que emite. Esta diferencia en el ámbito físico, tiene una repercusión muy significativa en el biológico, como se verá posteriormente.

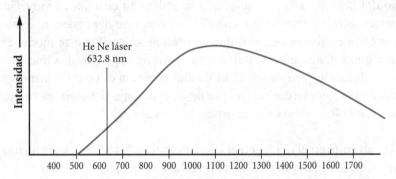

Figura 30.4. Esquema que muestra una comparación entre la salida de un láser He-Ne y una lámpara infrarroja.

Direccionalidad

Otra de las diferencias en relación con la luz convencional es que el haz láser tiene poca divergencia; quiere decir que al salir del cabezal, es capaz de mantenerse con un área más o menos regular en una distancia muy superior a la de un haz de luz.

Por ejemplo, cuando una linterna se enciende en una noche oscura, se observa inmediatamente que el haz de luz se abre (haz divergente) a la salida de la pantalla, para iluminar una amplia área, también se percibe que, en la medida que se aleja del foco de emisión, la intensidad disminuye significativamente. Por el contrario, cuando en un salón de conferencia el profesor utiliza un puntero con el que se emite un pequeño haz de luz roja, que le ayuda a señalar en la pantalla, incluso desde una distancia considerable, se pone en evidencia que el haz de luz láser (del puntero) es direccional.

Otro ejemplo de direccionalidad se observa en una película de acción, donde utilizan armas con "mira láser" que apuntan a un objetivo, con un pequeño punto rojo desde distancias considerables.

La mayor parte de los láseres son direccionales, pero algunos, como el láser infrarrojo de 904 nm, tienen mayor divergencia; por esto muchos de los equipos se deben acercar directamente sobre la piel.

En la actualidad, a los diodos se les adicionan dispositivos colimadores de la radiación para garantizar mayor direccionalidad, por lo que no hace falta el contacto directo con la piel. De cualquier manera, se debe tener en cuenta la Ley de la distancia de foco y acercarnos lo más posible al objetivo.

Brillantez

Los láseres que emiten dentro del espectro visible tienen la característica de producir una luz muy brillante. Esto se puede deber a una combinación de factores físicos, como son la posibilidad de emitir en color muy bien definido o monocromaticidad, la concentración del haz por la poca divergencia, además de la intensidad de la emisión concentrada en un área de spot (área de salida) muy pequeña.

Biofísica e interacción con el tejido del láser de baja potencia

En el caso del láser de alta potencia, que se utiliza en cirugía, es muy fácil entender los mecanismos de interacción con el tejido, ya que dependen directamente del grado de energía en forma de calor que aportan al tejido. De este modo, es posible identificar algunos macroefectos del láser. Dentro de estos, los dos más importantes son la fotodestrucción (propia del láser de alta potencia cuyo mecanismo es aportar intenso calor) y la fotoactivación (propia de láser de baja potencia, cuyo mecanismo es mediado por la fotoactivación de procesos biológicos).

Si se realiza un corte en el tejido, en el lugar exacto de la incidencia de un haz de láser de alta potencia, por ejemplo de CO_2 (**Fig. 30.5**), se evidenciarán todos los llamados macroefectos del láser. En la **figura 30.5** se observa que ambas flechas parten de un pequeño punto de incidencia del haz.

La flecha que hace su recorrido hacia la izquierda muestra la extensión en diámetro de los efectos hacia las zonas circundantes de tejido (el efecto *scatering*). Se representa, proximalmente, el espacio en que se manifiestan los efectos de la alta potencia (HLLT), y representa, distalmente, el espacio en que se manifiestan los efectos de la baja potencia (LLLT).

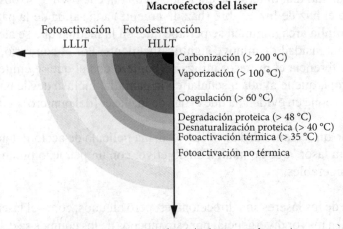

Macroefectos del láser

Fotoactivación
LLLT

Fotodestrucción
HLLT

Carbonización (> 200 °C)
Vaporización (> 100 °C)

Coagulación (> 60 °C)

Degradación proteica (> 48 °C)
Desnaturalización proteica (> 40 °C)
Fotoactivación térmica (> 35 °C)

Fotoactivación no térmica

Figura 30.5. Esquema que muestra, en un corte de tejido, los macroefectos de un corte o incisión con el láser de alta potencia.

La flecha que hace su recorrido hacia abajo, representa la transmisión y la profundidad de penetración del haz. En el contacto con el tejido, las moléculas, y sobre todo el agua, absorben la energía. De esta forma, en el lugar del contacto, cuando la temperatura sea superior a los 200 °C, se producirá la carbonización del tejido. En la medida que el haz penetra "se enfría" y mientras la temperatura sea superior a los 100 °C, ocurrirá la evaporación. En una zona más profunda, donde la temperatura disminuye, pero continúa por encima de los 60 °C, se producirá coagulación. A este nivel de profundidad, el tejido no desaparece, hasta aquí llega el efecto de corte del láser. A más profundidad y con una temperatura por encima de los 40 °C, se produce degradación y desnaturalización proteica, pero en la zona donde haya una temperatura de alrededor de 35 °C, aparecen los mecanismos de fotoactivación propios del láser de baja potencia, utilizado normalmente en fisioterapia.

Se concluye que siempre que se aplique el láser, ya sea de baja o de alta potencia, habrá efectos fotobiológicos. En el caso del láser, en fisioterapia, tendremos los efectos a nivel superficial, en el caso del láser quirúrgico, se obtendrán los efectos a un nivel más profundo.

El láser de alta potencia primero corta el tejido, pero también coagula y hace un aporte fotobiológico. Esto explica el hecho de que pacientes operados con bisturí láser, tienen menor tendencia de sangramiento, de diseminación de focos infecciosos y de diseminación de células neoplásicas, así como el hecho de que tienen una mejor calidad de cicatrización.

En los últimos años, se ha avanzado de forma significativa y se han acumulado elementos que permiten cerrar cada vez más el cerco e intentar dilucidar los mecanismos biofísicos, bioquímicos y fisiológicos que fundamentan los efectos biológicos del láser de baja potencia. Se conoce mucho de las propiedades físicas del láser, pero poco de los fenómenos que ocurren cuando esta luz penetra a través de las capas más superficiales de la piel.

El tema principal está en el desconocimiento que todavía se tiene del funcionamiento de la célula y de ese enorme órgano que es el espacio intersticial. Para avanzar más, se debe conocer totalmente el funcionamiento de las membranas biológicas, así como de las macromoléculas vinculadas con los procesos metabólicos y su reacción ante la presencia de ondas electromagnéticas de determinadas frecuencia o longitud de onda.

Aplicación del láser de baja potencia

Cuando el haz toca la piel, se producen una serie de fenómenos de origen biofísico que desencadenan una cascada de reacciones bioquímicas, ya sea de forma directa como indirecta (la forma más frecuente), que deriva en los diferentes efectos biológicos del láser y finalmente en efectos terapéuticos palpables.

En esta interacción y como toda onda electromagnética, se cumplen los fenómenos de reflexión, refracción, transmisión, dispersión y absorción. Estos se repiten constantemente cada vez que el haz pasade un medio a otro, como son las diferentes capas de la piel, las membranas biológicas celulares, de organelos, etc., y es preciso señalar

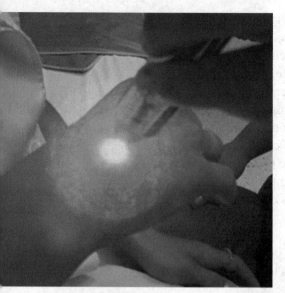

Figura 30.6. Fenómeno del *efecto scatering*. Se puede observar una iluminación en forma de anillos concéntricos, en los que la mayor intensidad aparece desde el centro a la periferia. El *spot* es de apenas 3 mm, de manera que el resto de la energía que se dispersa tiene poco valor biológico.

que solo la energía que se absorbe es útil para desarrollar las reacciones biológicas (Ley de Gotthus-Draper); este fenómeno en láseres que emiten en longitudes del espectro rojo-naranja se evidencia a simple vista en lo que se denomina el *efecto scatering* (**Fig. 30.6**). Es posible comparar el diámetro de la fibra óptica por donde sale el haz (generalmente 3 mm para láser de cabezal de diodo), con el diámetro del área en la que se aprecia el efecto. De modo que es importante tener en cuenta esto y así lograr que la mayor cantidad de la energía utilizada llegue a su destino, o sea, tratar de lograr la mayor absorción.[5-8]

Una vez que la irradiación pasa a través de la piel, se produce un proceso fotofísico, en el cual hay absorción de la energía (cuantos) por las proteínas de los tejidos. En segundo lugar, se produce un efecto fotoeléctrico, caracterizado por la aceleración del movimiento de los electrones alrededor del núcleo, esto dará un paso al estado de excitación atómica, una transformación de la energía cinética en calor y así la ionización de los tejidos. Además se produce un efecto fotoquímico, caracterizado por diferentes transformaciones químicas con la formación de nuevos precursores de sustancias complejas con actividad biológica específica.

Por último, hay un efecto fotobiológico, en el cual se evidencia la acción de estas sustancias "activadas" sobre los tejidos, que provoca cambios funcionales en órganos y sistemas. Todo lo explicado hasta aquí está en relación directa con las características particulares de la luz láser. El hecho de que el láser sea una luz coherente y monocromática, le otorga ventajas desde el punto de vista terapéutico. Al incidir con el tejido, el láser es capaz de actuar sobre moléculas muy específicas y no en otras. Es capaz de actuar en un paso específico dentro de una cadena metabólica.

Teoría de los fotorreceptores

Es la teoría que ha sobrevivido el paso del tiempo, para dar explicación a los efectos biológicos del láser. Plantea la presencia, en el tejido, de un grupo de moléculas que funcionan como fotorreceptores especializados, y otras como fotorreceptores no especializados, que tienen la función de consumir o absorber la energía del láser. Estas sustancias o moléculas, a su vez forman parte de los diferentes procesos biológicos. Al final y bajo la influencia de la radiación, se activan mecanismos o funciones biológicas.[5-7]

Dentro de los fotorreceptores biológicos, específicos y conocidos, se mencionan la clorofila, la rodopsina, la bacteriorrodopsina y los fotocromos, entre otros.

De los fotorreceptores no especializados, que han tenido un auge en las investigaciones del láser en los últimos años del pasado siglo, llamados también "fotoaceptores", se ha dicho que constituyen moléculas de fermentos de muy variada morfología, distribuidas a lo largo de todas las células del organismo humano. Estas moléculas intervienen en el metabolismo celular sin necesidad de energía luminosa, pero en cambio, al incidir sobre éstas una irradiación de determinada longitud de onda, absorben los fotones aportados por tal emisión y provocan una variación del metabolismo celular. Dentro de éstas se mencionan, las flavoproteínas, las porfirinas (catalasas, citocromoxidasas) y las metaloproteínas (sobre todo en las que interviene el cobre), entre otras.

La idea esencial es que la irradiación llega hasta una molécula o fotoproducto débil. Éste se convierte en un fotoproducto estable, que desempeña su papel como intermediario en las diferentes reacciones biológicas. En este sentido, se refieren a enzimas específicas o sus cofactores, lo cual es posible si se tiene en cuenta lo lábiles que resultanlos mecanismos de regulación enzimática.

Por ejemplo, el papel de la radiación láser en el control de distintos procesos oxidativos fue demostrado por Karu[9,10] y otros autores. Estos sugieren que los citocromos, componentes importantes de la cadena respiratoria, son importantes fotorreceptores sobre los que actuaría la radiación láser. A través de la estimulación de estos, el láser activa el proceso de oxidación llevado a cabo a nivel mitocondrial, para la obtención de energía por parte de la célula. Con esto se produce un incremento en el metabolismo celular y en el caso de los fibroblastos, se traduce en un incremento en la síntesis de colágeno.

Un ejemplo más del valor de una longitud de onda o una frecuencia específica, en la activación de determinados procesos metabólicos, se puede apreciar cuando estudiamos el comportamiento de las curvas de absorción de diferentes moléculas.

Es posible comparar la curva de absorción de la hemoglobina con la curva de absorción del agua (**Fig. 30.7**). Se observa cómo la primera, tiene una preferencia en absorción por longitudes de onda más pequeñas, pero muy cerca de los 600 nm, su nivel de absorción baja significativamente. Mientras, el agua eleva su nivel de absorción para longitudes de onda correspondientes al infrarrojo lejano. Esto quiere decir que, si se quiere atender una lesión como un hemangioma, se debe trabajar con un láser de argón, que emite sobre los 500 nm. Con este láser se garantiza que la mayor absorción ocurra a nivel de la hemoglobina mientras "se respeta" el resto de las estructuras. Por otra parte, un láser de CO_2 trabajaría específicamente a nivel del agua contenida en los tejidos, por lo que se utiliza como bisturí láser y evapora el agua en la zona del corte.

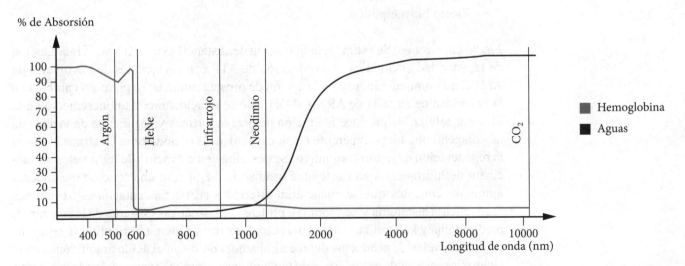

Figura 30.7. Comparación entre las curvas de absorción del agua y la hemoglobina en relación con las longitudes de onda. Aparecen de izquierda a derecha, la ubicación de diferentes láseres utilizados en medicina. El primero es un láser de argón, le sigue He-Ne, infrarrojo, neodimio, y finalmente CO_2. Se aprecia que un láser de diodo infrarrojo o un láser de neodimio, no son útiles si se quiere influir sobre la hemoglobina o el agua en el tejido, ya que ninguna de las dos tiene una significativa absorción de las longitudes de onda de estos láseres.

Ha existido mucho avance en la investigación sobre el láser. Sin embargo, en el tema de la interacción con el tejido, no se han logrado desentrañar todos los mecanismos involucrados entre la emisión a nivel del cabezal, y el efecto terapéutico conseguido. Siguen teniendo un peso fundamental, los resultados prácticos y continúan faltando elementos que contribuyan a entender mejor el proceso. Resulta muy difícil, por tratarse de una energía que se desaparece dentro del tejido y cuyo efecto está influenciado por numerosos factores metabólicos. Sin embargo, el camino donde parece haber la mayor cantidad de respuesta, está en el conocimiento creciente de las moléculas que componen el organismo y su respuesta ante la influencia de determinadas radiaciones electromagnéticas, ya sea en el terreno experimental o en terreno clínico, afirmación en la que concuerdan otros autores.[11,12]

Por ahora se trabaja sobre la base de que los láseres rojos tienen longitudes de onda que parecen activar un poco más los mecanismos inherentes a la regeneración hística, la división celular, la activación de la cadena respiratoria de la mitocondria y un mejor almacenamiento de energía. Mientras que los láseres infrarrojos parecen tener un efecto un poco más significativo a nivel de las membranas celulares y sus potenciales, de manera que tienen una influencia mayor sobre el tratamiento del dolor. Aquí puede intervenir el hecho de que estos últimos tienen una pequeña ventaja en profundidad de penetración, y también el hecho de que muchos láseres infrarrojos emiten radiación en el modo pulsado.

Efectos biológicos de la laserterapia de baja potencia

En el caso del láser, desde el punto de vista fotobiológico y como resultado de todo lo anteriormente expuesto, se producen fundamentalmente tres efectos primarios, cuyas características dependen directamente de los parámetros de irradiación.[5-7,13] Estos efectos primarios son:

- Efecto bioquímico.
- Efecto bioeléctrico.
- Efecto bioenergético.

Efecto bioquímico. Se estimula la liberación de sustancias vasoactivas, la modulación de la actividad enzimática, la producción de ATP con variaciones de los niveles de AMPc, así como un bloqueo de la acción de prostaglandinas; se plantean cambios en la velocidad de síntesis de ARN y ADN, que se relacionan con un incremento de la división celular. Se produce liberación de betaendorfinas y regulación de la síntesis de colágeno que luego repercute en su capacidad de remodelar la cicatrización y en la regeneración de tejido conjuntivo. Se describe una elevación de los niveles de succinato deshidrogenasa en los tejidos irradiados. Se liberan una serie de mediadores químicos, entre los que se encuentran diferentes sustancias eutacoides[14] o aminas vasoactivas (histamina y serotonina), proteasas plasmáticas (sistema de las quininas, bradiquinina y kalicreína, sistema del complemento y sistema fibrinolítico), se modifican los niveles de productos del metabolismo, como son el ácido araquidónico, vía ciclooxigenasa, endoperóxidos, prostaglandinas y trombohexano. Además se liberan constituyentes lisosómicos (proteasas neutras), radicales libres derivados del oxígeno y fosfoglicéridos-alquil-acetilados, todos vinculados al proceso fisiopatológico.

Efecto bioeléctrico. Se plantea una estabilización del potencial de membrana (dada por variaciones en la movilidad iónica, y aumento del ATP intracelular), se produce una estimulación de la bomba Na-K, con hiperpolarización de la membrana celular. Sobre este acápite, se evaluó hace algunos años, el valor del carácter pulsado y la acción específica de determinadas frecuencias en las membranas de las células nerviosas, de algunos tipos de láser. Este concepto se ha refutado por la efectividad de modernos láseres de emisión continua. De este modo, ha prevalecido la importancia de determinadas longitudes de onda que tienen una acción específica sobre las membranas biológicas, específicamente en las células del sistema nervioso.

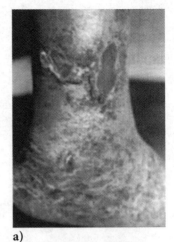

a)

Efecto bioenergético. Se planteó desde épocas tan tempranas como el año 1923, en que un científico (Gurvich) postuló que existía un lenguaje intercelular que va más allá de la estructura anatómica y se establecía en un nivel energético superpuesto a esta estructura. Posteriormente Popp, en 1960, definió el rango de irradiación electromagnética de este lenguaje celular entre 625 y 700 nm y planteó un posible mecanismo de inducción biológica que derivaba en un fenómeno de cascada. Años más tarde, Inyushin, de la escuela soviética, propuso, basado en éstos y otros experimentos, la teoría del bioplasma y describió una estructura funcional energética sobre la estructura morfológica conocida de la célula, este nivel energético donde actúa la irradiación y de esta manera se explican los efectos biológicos del láser.

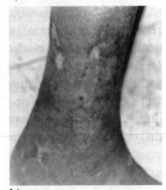

b)

Efectos terapéuticos del láser de baja potencia

A partir de la combinación de los efectos primarios, se logra una estimulación circulatoria y antiedematosa, denominada por algunos autores, como los efectos indirectos. De esta manera, se propician las condiciones para producir los efectos generales o la influencia terapéutica fundamental del láser de baja potencia,[5-7] estos son:

- Acción trófica y regeneración hística.
- Acción antiinflamatoria.
- Acción analgésica.

Acción trófica y regeneración hística

La acción trófica del láser de baja potencia es su principal atributo. Contribuyen a este efecto, el aumento de la circulación periférica y del número de polimorfonucleares, activación fagocitaria, activación de la función mitocondrial, aumento en los niveles de ATP mitocondrial, síntesis activa de ARN y producción de ADN; además, la modulación de la actividad enzimática, incremento en el número y actividad de los lisosomas (más autolisis), estimulación de la mitosis y aumento de la celularidad (neovascularización y granulación), regulación de la fibrilogénesis por los fibroblastos y, por último, mayor calidad del proceso de cicatrización.[15-18] (**Fig. 30.8**).

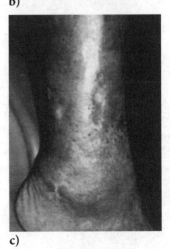

c)

Figura 30.8. Evolución de un paciente con úlceras crónicas de origen vascular. Además de la reducción del área de la úlcera, nótese la mejoría del trofismo de la zona, la coloración y la textura de la piel. *a)* Imagen inicial. *b)* Dos semanas después (10 sesiones). *c)* Al cabo de 6 semanas (20 sesiones) del inicio del tratamiento. *Servicio de Fisioterapia del CIMEQ.*

Estudios experimentales en cultivo de células describen que cuando se irradia con láser de baja potencia en pequeñas dosis, se estimula de manera significativa la proliferación celular, a partir de la activación de los ADN y la síntesis proteica. Igualmente se ha comprobado un incremento dela enzima succinildehidrogenasa, cuya actividadestá íntimamente relacionada con la síntesis proteica.[19-24]

En los modelos animales investigados, se ha puesto en evidencia el control de la infección y la mejor calidad de la cicatrización. Incluso, desde estos niveles de experimentación, se ha planteado la importancia de programar un tratamiento dinámico, que tenga cambios en los parámetros de estimulación según la evolución de la lesión.[25-27]

Se ha logrado la activación de ADN precolágeno, así como la dilatación de los retículos endoplasmáticos de las células. Además de esto, el aumento en el número de mitocondrias sugiere la gran actividad celular dedicada a la síntesis de colágeno. El colágeno es la sustancia fundamental para el soporte en cualquier tipo de tejido, es imprescindible para conformar la arquitectura hística en un proceso de cicatrización. La formación acelerada de fibras colágenas y elásticas, inducida por el láser de baja potencia, es capaz de estimular, incluso, la regeneración de estructuras complejas comoun tendón,[28,29] después de una tenotomía. Se ha demostrado que el láser puede estimular la capacidad de diferenciación celular a favor de las necesidades del tejido, de esta forma se logra que los fibroblastos se transformen en miofibroblastos.[30]

Esta producción de proteína colágena y su distribución en forma guiada y organizada, permite la cicatrización de las heridas en un tiempo menor que el fisiológico y plantea la posibilidad de una cicatrización sin escaras hipertróficas o queloides.[31-36]

Por la acción del láser sobre las células del endoteliovascular, se incrementa la actividad mitótica y se producen aceleradamente yemas o brotes de los vasos existentes, lo que modula la neoformación de microcapilares.[37]

Paralelamente, el láser de baja potencia estimula la proliferación de células osteoblásticas e incrementa la capacidad reparativa del tejido óseo en vivo. Se ha demostrado, además, que en fracturas de fémur irradiadas con láser de baja potencia, la expresión de fosfatasa alcalina se incrementa comparada con un grupo control no irradiado. En este sentido, también se ha comprobado la aceleración en la mineralización del callo óseo, cuando se utiliza este tipo de radiación. Se plantea que este efecto bioestimulativo para la mineralización, puede estar dado por la fotobioactivación y, secundariamente, por la fotoacústica generada por los láseres pulsados.[38-43]

En el campo de la estomatología se han tenido diversas experiencias en la reparación hística de lesiones inflamatorias y degenerativas. En uno de estos estudios realizados Cuba, la Dra. Garrigó[44] describe 40 pacientes que presentaban procesos periapicales crónicos, a los que se les realizó tratamiento pulporradicular y láser. Describe cómo el láser estimula la proliferación celular y se aumenta la capacidad reparativa del hueso. Se acelera un proceso de osteogénesis que normalmente dura entre 6 meses y varios años. De los 40 pacientes atendidos, 21 presentaron una total reparación ósea en un período de tiempo menor que 3 meses (52.5%); 6 pacientes lo lograron entre los 3 y 6 meses (15%); 9 entre 6 meses y 1 año (22.5%), en 4 no se logró la reparación ósea (10%). Los resultados coinciden con los de otrosautores.[44-46]

Además, se realizó un estudio a 122 pacientes en los que se aplicó el láser He-Ne para estimular la regeneración de tejidos. Este trabajo se presentó en la V Jornada de Medicina Física y Rehabilitación, en 1997. Se obtuvo una eficacia global de 93.4%, en un tratamiento de 16.5 sesiones promedio. En el caso específico de las complicaciones de herida quirúrgica, se adicionó una submuestra de 94 pacientes; en este caso específico se obtuvo 98.6% de eficacia. Esto reafirmó el hecho de que sus valores terapéuticos principales estriban en la estimulación de la regeneración en estadio agudo.

El efecto regenerador es el que más se ha estudiado para el láser de baja potencia. Ha sido objeto de amplios estudios que incluyen algunas revisiones Cochrane. En una de éstas acerca de tratamiento de úlceras venosas, se escogieron estudios controlados, aleatorizados como los de Flemming y Cullum y los de Mendez *et al.*, 2004, donde los autores concuerdan en que los principales resultados y el mayor avance se obtienen en los primeros 7 días. Además, afirman que las dosis no sobrepasan de los 20 J/cm^2 para lograr los objetivos.[47-49]

La laserterapia permite a los rehabilitadores intervenir en procesos médicos complejos y agudos. Permite ejecutar acciones que tienen una repercusión significativa en la evolución y evitar posteriores complicaciones. En la **figura 30.9** se observan las imágenes de un paciente joven que sufrió episodios de pancreatitis aguda. El cuadro se complicó con una importante úlcera abdominal. Este paciente fue sometido a tratamiento desde la Sala de Terapia Intensiva, una vez que los parámetros metabólicos estuvieron controlados. Dentro del esquema se utilizó láser de baja potencia de 670 nm (LASERMED-670), con una dosis entre 7 y 10 J/cm^2 asociado a la limpieza y cura convencional del servicio de enfermería.

Acción antiinflamatoria

La influencia del láser de baja potencia en el proceso inflamatorio es otro de los efectos más estudiados. Incluso es posible afirmar que gran parte de su capacidad analgésica depende del control local de la situación inflamatoria y el edema intersticial.

Se asocia una influencia de apertura circulatoria en el sitio de lesión que favorece el recambio, la llegada de O$_2$, nutrientes y otros elementos, a la vez que estimula el drenaje y la salida de material de desecho del metabolismo celular.

Se producen cambios en la presión hidrostática del capilar, reabsorción del edema y eliminación de catabolitos de desecho (fundamentalmente ácido láctico y ácido pirúvico). Se describe un incremento de la actividad fagocitaria, ya sea por células nativas como por células mesenquimales derivadas a macrófagos, como también por las células importadas vía sangre a través de factores quimiotácticos. Los efectos no solo se pueden evidenciar a nivel local, sino que es posible encontrar efectos sistémicos, por ejemplo, un aumento de liberación de hormonas hipofisiarias, con un incremento de liberación de cortisol. Se ha logrado comprobar mediante tomografía de emisión monofotónica, la correlación entre la mejoría clínica e imagenológica, en pacientes con procesos inflamatorios articulares graves.[13,15,50,51]

El efecto directo más estudiado en su influencia antiinflamatoria ha sido su gran capacidad para estimular la degranulación del mastocito y desencadenar la liberación de mediadores de la respuesta inflamatoria.[52]

Una investigación realizada a 733 pacientes a los que se les aplicó láser He-Ne, fue presentada en la VII Jornada Nacional de Fisioterapia, y en el XVIII Congreso de la AMLAR, en 1999, así como en la VI Jornada Nacional de Láser en Medicina, en el 2000. El estudio fue liderado por la Lic. Marianela Rodríguez Almanza. Se utilizó un láser He-Ne de la firma italiana ASA con potencia de 15 mW, mediante el método puntual y zonal. La eficacia global fue de 89%. El análisis se realizó según los tres objetivos principales de tratamiento (**Fig. 30.10**).

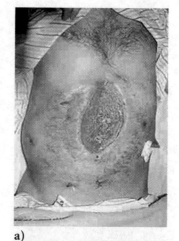
a)

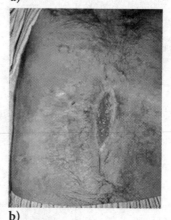
b)

Figura 30.9. Secuencia de un paciente a quien se le presentó una úlcera abdominal con graves complicaciones de una pancreatitis aguda. *a)* Situación en el momento que se inicia el tratamiento. *b)* Imagen a las 4 semanas de tratamiento (20 sesiones). *Cortesía del licenciado Leonardo Sánchez. Servicio de Fisioterapia del CIMEQ.*

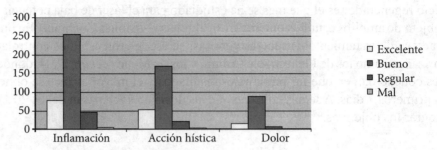

Figura 30.10. Comportamiento de los resultados por objetivo de tratamiento. *Servicio de Fisioterapia del CIMEQ.*

Dentro de la muestra predominaron los pacientes con procesos inflamatorios, en los que se incluyeron 115 pacientes con traumatismos, el resto correspondía a procesos periarticulares. Dentro del objetivo de regeneración hística se incluyeron pacientes con úlcera de piel, complicaciones de heridas quirúrgicas, hematomas, lesiones herpéticas y dermatitis.

Acción analgésica

Como se dijo anteriormente un gran aporte a la capacidad analgésica del láser lo brindan sus efectos antiinflamatorios. Dentro de los efectos analgésicos conseguidos por el láser, se describen algunos con influencia central y otros de actuación más periférica. Se plantea una estimulación por vía reflexógena de la formación de péptidos endógenos y acción sobre receptores opiáceos del asta anterior de la médula espinal. Se regula la información sensitiva por inhibición de liberación de sustancia "P". Existe una reorientación de lipoproteínas y una activación de la bomba Na-K a nivel de las membranas, que produce hiperpolarización de las células nerviosas. Esto provoca una estabilización de los potenciales de las membranas celulares y subcelulares. Al final se asocian la reducción de la inflamación local y la disminución del efecto álgido de las bradiquininas, con un aumento del umbral doloroso de las neuronas comprometidas con el área en cuestión.[53-55]

Algunos autores, como Bradley y Rebliini,[56] afirmaron en su trabajo que la aplicación de láser podría ser tan efectiva como la infiltración de esteroides en la articulación temporomandibular. Sus planteamientos acerca del valor analgésico del láser de baja potencia han sido corroborados por otros autores, no solo en el manejo integral del dolor periarticular agudo, sino también en el dolor periarticular crónico.[57-61]

En un estudio, Garrido[62] investigó 189 pacientes con dolor neuropático en distintas entidades, se utilizó el equipo LASERMED 102 MD He-Ne, 2.5 mW, 30 segundos, equivalente a 4 J/cm^2 de densidad energética por zona de impacto. Presentaron mejoría el 96%, constatada hasta los 6 meses. El efecto se atribuye, entre otros factores, a la posibilidad del láser de establecer el equilibrio de la bomba Na-K, por lo que repolariza y puede hiperpolarizar la membrana previamente despolarizada, en situación de dolor. En estos planteamientos, coincidieron con lo que había propuesto Harazaki[63] anteriormente. Se obtuvo resultados por encima del 80% de efectividad en 4 semanas, para la neuralgia del trigémino, el herpes zóster, en este caso, sin incidencia de la neuralgia posherpética, incluso con mejoría significativa de los casos que sí habían ingresado al estudio con una neuritis posherpética. Tuvieron significativa mejoría en

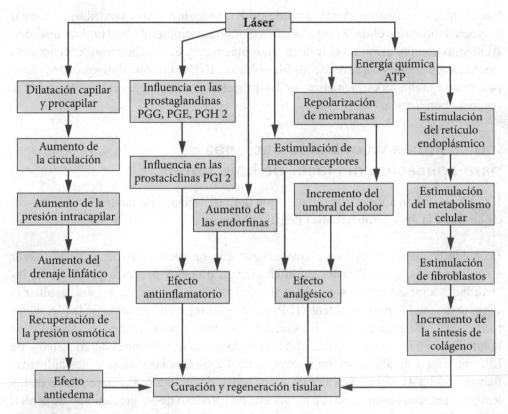

Figura 30.11. Esquema que muestra algunos de los procesos mediante los cuales el láser de baja potencia puede contribuir a estimular la regeneración hística.

el síndrome del túnel del carpo con una disminución de las intervenciones quirúrgicas, así como en los pacientes con grado I de enfermedad de Sudeck.

En la **figura 30.11** se resumen las posibilidades de influencia que tiene el láser de baja potencia para contribuir en el objetivo de la curación, cicatrización o regeneración. Se describen al menos cinco vías que pueden ayudar en este propósito, una vez que se decide trabajar con el láser.

Por una parte, el láser produce una vasodilatación y, por ende, una apertura circulatoria, esta provoca un aumento del drenaje linfático, imprescindible para sacar material de desecho del tejido y da lugar a la recuperación de la presión osmótica, con lo cual se arrastra líquido hacia el interior del vaso y disminuye el edema intersticial.

En segundo lugar, hay una liberación de mediadores químicos e influencia sobre las prostaglandinas PGG, PDE y PGH2, con lo cual se contribuye al efecto antiinflamatorio.

En tercer lugar, se muestra el efecto del láser al disminuir la liberación de sustancia "P" en la médula y lograr la liberación de endorfinas, elementos que contribuyen luego a modular las señales de estrés del tejido lesionado.

En cuarto lugar, el estímulo directo de la longitud de onda y el pulso sobre los mecanorreceptores desencadena el mecanismo de control del dolor a través de la "puerta de entrada" (ver en *Electroterapia de baja frecuencia*), lo que produce analgesia.

Por último, se activa un mecanismo de origen bioquímico que contribuye a cargar energéticamente la célula. Se repolariza la membrana eincrementa el umbral de dolor. Al mismo tiempo, estimula el retículo endoplásmico y el metabolismo, e incrementa la síntesis de colágeno a nivel de los fibroblastos. Estos son solo algunos de los ejemplos que se pudieran esquematizar de los procesos por los cuales el láser estimula la regeneración hística.

Indicaciones y contraindicaciones para aplicación del láser de baja potencia

Hasta aquí se han aportado elementos que permiten visualizar cuáles son las indicaciones para la aplicación del láser de baja potencia.

De cualquier manera, es importante aclarar que independientemente de la mayor efectividad y las posibilidades de intervenir en diversos procesos patológicos, las cualidades terapéuticas no son solo atribuidas al láser. Landa[64] se propuso evaluar la eficacia de una luz pulsada intensa (LPI) en el fotorrejuvenecimiento de la piel de las manos de 18 pacientes; es una luz concentrada, pero que no reúne los requisitos de la luz láser. Se aplicaron en todo el dorso de la mano tres sesiones de un sistema de LPI, no láser y no ablactivo, en intervalos de 4 a 6 semanas. Las energías aplicadas fueron de 32 a 41 J/cm^2. Se valoraron, por separado, el grado de aclaramiento de los lentigos (manchas oscuras que se producen en el proceso de envejecimiento de la piel, y que cubren, con variados tamaños, la piel del dorso de las manos y los antebrazos) las arrugas y la textura de la piel. Al final del estudio, el autor refiere que los pacientes estuvieron muy satisfechos con los resultados.

En la práctica médica se deben conocer los efectos biológicos, las contraindicaciones y la metodología de aplicación de los diferentes agentesfísicos, es lo que realmente define las posibles indicaciones terapéuticas. No obstante, se describe un grupo de indicaciones, de las cuales unas son más tributarias de la laserterapia que otras. Un consejo oportuno puede ser, tener en cuenta que por sus características físicas, el láser de baja potencia es un agente fisioterapéutico con mejores resultados en la atención de procesos agudos que procesos crónicos. De la misma forma, es más efectivo en el tratamiento de procesos superficiales que profundos. En esencia, es más efectivo en la misma medida que pueda tener un mejor grado de contacto con el tejido lesionado.[65,66]

Aparato osteomioarticular. El láser se utiliza para el tratamiento de lesiones articulares inflamatorias agudas y crónicas, ya sean de causa traumática odegenerativa. Por ejemplo, la sinovitis, osteoartritis, osteoartrosis, osteocondritis y disfunción de la ATM e incluso en la hemartrosis.

Se indica en lesiones que rebasan el límite articular y que tienen una fisiopatología compleja, como periartritis escapulohumeral, bursitis calcificada, epicondilitis, tenosinovitis y lesiones ligamentosas. Además, en las entidades que afectan la columna vertebral y producen síndromes, como cervicalgia, cervicobraquialgia, dorsolumbalgia, sacrolumbalgia, sacroileítis, coccigodínea, además de la hernia discal; lesiones de origen traumático, como desgarres musculares, contusiones, luxaciones, fracturas, y esguinces. También se indica en síndromes complejos y que pueden tener compromiso sistémico o no, como enfermedad de Dupuytren, dedo resorte, síndrome del túnel del carpo, fibromiositis, fascitis plantar, síndrome del tarso y síndrome de Sudeck.[67-74]

En un estudio realizado a 101 pacientes tratados con láser He-Ne para epicondilitis, se encontró una eficacia que superó el 85%, en 8.3 sesiones promedio. Este trabajo se presentó en 1999, en la VII Jornada Nacional de Fisioterapia, así como en la VI Jornada de Láser en Medicina, en el año 2000. Se utilizó un equipo de la firma ASA de láser diodo semiconductor con potencia pico de 27 mW, frecuencia variable hasta 5 000 Hz y otro de He-Ne de la misma firma con potencia de15 mW. En ambos casos, la dosis de tratamiento que se empleó fue de 5 J/cm^2.

En otro estudio con 107 pacientes, en que todos presentaban algias vertebrales, fueron tratados con láser infrarrojo (As-Ga). Este se presentó en la VI Jornada Nacional de Láser en Medicina, en el año 2000. Se obtuvo el 79% de eficacia, en 9.8 sesiones promedio por tratamiento (**Fig. 30.12** y **30.13**).

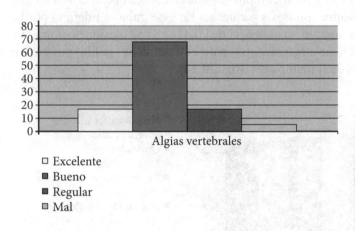

Algias vertebrales

☐ Excelente
■ Bueno
■ Regular
☐ Mal

Figura 30.12. Comportamiento de los resultados del tratamiento con láser de baja potencia en las algias vertebrales. *Servicio de Fisioterapia del CIMEQ.*

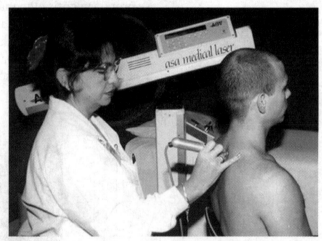

Figura 30.13. Aplicación del método puntual con láser diodo infrarrojo en el tratamiento de algias vertebrales. *Servicio de Fisioterapia del CIMEQ.*

Uno de los aportes más interesantes, realizados en los últimos años, tiene que ver con el valor del láser de baja potencia en el tratamiento de los procesos reumáticos y fundamentalmente, la mano reumatológica. Según la bibliografía consultada, la aplicación del láser sobre mano en la artiritis reumatoide, presenta efectos beneficiosos, a corto plazo, sobre el dolor y la rigidez matutina.[75-76]

Gur[77] y su grupo plantean los beneficios que han obtenido al combinar el láser de baja potencia con el ejercicio en la patología de rodilla, en este caso, con estudios controlados a doble ciegas. Por su parte, Hakguder[78] identifica el valor de trabajar sobre los puntos de acupuntura asociados en los cuadros de cervicalgia, con énfasis en la efectividad de un diodo de 780 nm.

Afecciones dermatológicas. Los efectos obtenidos con el láser en la esfera dermatológica son mucho más significativos. La explicación está en la física del láser. Al tratarse de una luz, la primera prioridad es garantizar la aplicación directamente en la zona de lesión. En este sentido, siempre que se trate un dolor articular o una lesión ligamentosa, se hace a través de la piel, por lo que el tratamiento es indirecto. Mientras que en las lesiones dermatológicas, el láser es capaz de actuar directamente sobre el proceso patológico y por eso son más rápidos los resultados.

Se ha indicado el láser en los diversos tipos dedermatitis, acné rosácea, forunculosis, piodermitis y los abscesos. También para ayudar en la reabsorción de hematomas. En los trastornos de la cicatrización, la úlcera de etiología diversa, el mal perforante plantar, la cicatriz quirúrgica, las quemaduras, las cicatrices hipertróficas, el queloides y enfermedades de la mucosa oral. En infecciones virales como el herpes simple y zóster. Además, se ha indicado en la psoriasis, con mucha menos efectividad en la alopecia areata y en la hiperhidrosis.[79-81]

En Cuba se realizó un estudio a 146 pacientes afectados por procesos dermatológicos, en los cualesse aplicó láser He-Ne, que se presentó en el XVIII Congreso de AMLAR, en el año 1999, y en la VIII Jornada Nacional de Fisioterapia, en 2000.La dosis utilizada fue de 7.5 J/cm^2, en aquellos momentos se preconizaban estas dosis bajas, hoy se proponen dosis algo más altas, pero siempre se tiene en cuenta que la estimulación de procesos biológicos se logra con dosis pequeñas. En este trabajo, liderado por la licenciada Silvia Blanco, se obtuvo una eficacia de 90.4% en 15.9 sesiones promedio de tratamiento. La mayor eficacia se consiguió para el tratamiento del herpes zóster y la menor fue en los casos de liquen plano (**Fig. 30.14**).

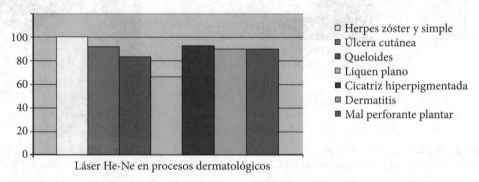

Figura 30.14. Comportamiento del porcentaje de eficacia del láser He-Ne en procesos dermatológicos. *Servicio de Fisioterapia del CIMEQ.*

En el caso del herpes zóster muchos pacientes han mostrado una buena respuesta a la terapiacon láser. Moore *et al.*,[82] han encontrado una reducción en los niveles de dolor del 74%. Los pacientes fueron tratados con un láser diodo de GaAIAs (830 nm: 60 mW) con el láser aplicado en contacto con el centro de una superficie de 2 cm^2, a lo largo de toda el área afectada, se aplicó 24-30 J/cm^2 a cada punto. El tratamiento fue realizado 2 veces a la semana durante 5 semanas.

Con un protocolo idéntico, pero durante un período más extenso (12 semanas), Kemmotsu *et al.*[83] obtuvieron una atenuación del dolor al final del tratamiento del 89%. Otsuka[84] utilizó un láser He-Ne de 8.5 mW, para tratar las vesículas agudas del herpes zóster. Una vez que las vesículas de la piel habían sido aliviadas, se utilizó un láser diódico de GaAIAs (830 nm: 60 mW). En el primer mes de tratamiento el dolor fue reducido en el 76%, con una mejora al final del tratamiento del 97%. La pronta introducción de la terapia láser produce una rápida resolución del herpes zóster agudo y reduce la incidencia de la neuralgia postherpética.

Afecciones ginecológicas. El láser está indicado en procesos superficiales y locales como la vulvitis, la vaginitis, y la úlcera vulvar. Asímismo, en herpesgenital y si se accede con un espéculo y una fibraóptica, se pueden tener buenos resultados en la cervicitis y en la fístula uretrovaginal. Tiene mucho menos efectividad en la enfermedad inflamatoria pélvica aguda.

En Cuba se realizó investigación a 50 pacientes con diagnóstico de cervicitis, a las que se aplicó láser de baja potencia (He-Ne). El estudio fue liderado por la Dra. Ivonne García Blanco, y se presentó en 1999, en la VII Jornada Nacional de Fisioterapia y segunda Jornada Nacional de Electroterapia. El equipo utilizado fue un Asa Medical Laser de He-Ne, potencia de 15 mW, con emisión continua y dosis de 4.3 J/cm^2, durante 9 minutos, con frecuencia de una vez al día, de lunes a viernes durante 15 sesiones. El resultado final fue satisfactorio para el 84%, al cabo de las15 sesiones. Un punto importante constituye la disminución de la sintomatología, la cual es discapacitante y compromete la calidad de vida de la paciente. Todos los síntomas tuvieron una disminución significativa y esto se evidenció en el grado de satisfacción de las pacientes (**Fig. 30.15**).

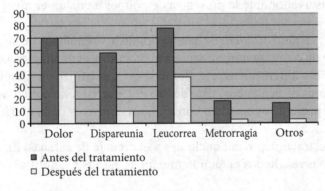

Figura 30.15. Comportamiento de los síntomas asociados a la cervicitis, luego de la aplicación del láser de baja potencia. *Servicio de Fisioterapia del CIMEQ.*

Gizinger[85] hace un estudio muy interesante en mujeres que presentaban infección vaginal por clamidia. En estas, se detectó una disfunción de los neutrófilos granulocíticos de la secreción del cervix.

Quiere decir que la infección estaba asociada con una depresión de los sistemas de inmunidad locales (sin poder descifrar si era causa o efecto). La aplicación del láser de baja potencia estimuló no solo los fagocitos, sino también, la generación intracelular de formas activas de oxígeno en neutrófilos, y de esta manera, se restableció el papel protector de la secreción mucosa cervical y se eliminó la infección.

Afecciones de las vías urinarias. El láser está indicado en las lesiones superficiales como balanitis y uretritis. No es del todo satisfactorio en la enfermedad de Peyronie.

Afecciones vasculares. Existen fundamentos para la aplicación del láser en microvárices, la linfangitis, y las hemorroides. También está indicado en el tratamiento integral del paciente con síndrome de Sudeck y en la enfermedad de Raynaud. Se ha reportado también, pero con menos éxito, en el linfedema y en la angiopatía diabética.[86-88]

Robledo[89] aplicó este método a una serie de pacientes con várices menores de 1 mm y teleangiactasia, a los cuales previamente se les resolvió su hipertensión venosa mediante escleroterapia con o sin ligadura del cayado de la safena interna; en este trabajo se demostró la ventaja de combinar el tratamiento convencional con el láser diodo. Pero no se obtuvieron los mismos resultados, en el caso que la teleangiectasia se ubique a nivel del rostro.[90]

Afecciones del sistema nervioso. A nivel del sistema nervioso periférico, se utiliza para aliviar las contracturas asociadas al síndrome compresivo radicular y la cefalea de origen cervical. Rioja defiende su aplicación en todos los estadios de la parálisis facial. Es mucho más efectivo en el tratamiento del herpes zóster que en la neuritis posherpética, una vez que está establecida. Se puede asociar al tratamiento integral de la lesión nerviosa periférica (plexitis y polineuropatía).[91,92]

Afecciones de otorrinolaringología. Tiene utilidad en las afecciones de la mucosa nasal, como la rinitis, amigdalitis y laringitis hipertrófica. También se ha utilizado con algún resultado en la sinusitis, en la otitis catarral y media. Puede beneficiar en el control de las contracturas suboccipitales en pacientes con vértigos de origen cervical. Se debe ser conservador ante la presencia de pólipos a cualquier nivel.

Aplicación en la cirugía estética. Se han reportado los beneficios de láser en la modulación del ritmo de cicatrización, se acelera el proceso y evita infecciones o trastornos como las cicatrices hipertróficas, etc. Por todo esto, se utiliza en rinoplastias, mastoplastias, y colgajos miocutáneos. Está dentro del arsenal terapéutico descrito para el tratamiento del paciente quemado o con lesiones abrasivas de la piel.[93]

Se utiliza para el tratamiento del queloides y el drenaje de safenas. En cambio, no se han tenido buenos resultados en el tratamiento de estrías y celulitis.

Aplicaciones de Laserpuntura. Las posibilidades que brinda el láser de baja potencia en los tratamientos por vía refleja o sus posibilidades de modulación energética, no son despreciables. En este sentido, resulta interesante el trabajo de Acosta Cabrera[94] y su grupo, el cual le aplicó láser de He-Ne a 40 pacientes traumatizados con peligro para la supervivencia por el tipo de lesiones presentes. A través de la laserpuntura, estos especialistas obtuvieron propiedades inmunomoduladoras que al utilizarlas oportunamente, en este tipo de pacientes, se logró disminuir la incidencia de complicaciones y fallecimientos. Se describen en el trabajo los puntos de actuación para lograr una acción sobre la inmunidad celular, la capacidad fagocitaria, el proceso de bacteriólisis, formación de linfocitos T y B, puntos de actuación para lograr una influencia sobre la inmunidad humoral, niveles de anticuerpos circulantes y acciones antitóxicas, como la deshidrogenasa succínica. Además de esto, puntos de acción sobre el eje hipotálamo-hipófisis-suprarrenal y sobre el timo. El incremento o aporte de elementos defensivos, tanto humorales como celulares, que promueve el láser de baja potencia, también ha sido reportado por otros autores.[95-97]

En particular, el aumento de la serie megacariocitoide pudiera responder a una acción directa de la terapia láser, en unión de la acupuntura como citan otros autores y a su acción antiinflamatoria e inmunoestimulante celular y humoral, con disminución consecuente de la colonización bacteriana, sobre todo gramne gativa, que influye en la disminución del conteo plaquetario.[98,99] La estimulación de puntos reflejos[100] con radiación de láser blando tiene la finalidad de realizar un depósito energético que circule a través del organismo hacia la zona lesionada y que ésta tome la cantidad de energía necesaria para restablecer su función.

La base teórica de la interacción láser punto deacupuntura[101-103] se apoya en el descubrimiento de que los organismos vivientes tienen ciertos mecanismos para almacenar y emitir ondas electromagnéticas en la región óptica, y se señala que la piel funciona como un filtro óptico para la absorción de los tejidos subyacentes. Según se plantea, con la radiación láser se logra el equilibrio energético en puntos biológicamente activos, se mejora la conductividad eléctrica y se normaliza gradualmente la conductividad de la piel, lo cual indica la restauración del equilibrio funcional y energético.

La Dra. Valiente y la Dra. Garrigó[104] han expuesto el tratamiento de diversas afecciones odontológicas, tratadas a través de puntos acupunturales.

Contraindicaciones

En la actualidad, solo se acepta como contraindicación "absoluta", la incidencia directa del haz de luz láser en la retina. No obstante, si se tienen todas las medidas de protección, son amplias las intervenciones posibles en el área facial.

Excepto esta limitación, son contraindicaciones relativas las siguientes:

- Hematoma reciente.
- Presencia de marcapasos.
- Procesos agudos infecciosos.
- Presencia de procesos neoplásicos.
- Cardiopatías en etapas de descompensación.
- Hipertiroidismo.
- Embarazo.
- Epilepsia.
- Antecedentes de fotosensibilidad.

Realmente si se analiza el amplio espectro de posibilidades terapéuticas según diagnósticos, con el escaso número de señalamientos en cuanto a contraindicaciones, es un privilegio el contar con un medio terapéutico tan noble y poco invasor.

Metodología del tratamiento para la laserterapia

La capacidad de lograr el efecto terapéutico deseado con un láser depende de la buena elección de los parámetros intrínsecos del láser, como longitud de onda, densidad de energía, irradiación, tamaño del *spot* y anchura de pulso.[105]

La aplicación se puede realizar en forma directa o indirecta. En el primer caso se utiliza el haz láser tal y como sale de su resonador, sin que ningún elemento module sus características.

En el segundo caso, se modulan las características del haz con diferentes elementos que facilitan las aplicaciones: fibras ópticas, lentes, espejos, sistema de *scanner* o barrido,

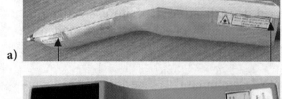

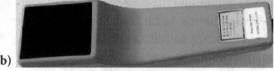

a)

b)

Figura 30.16. Dos tipos de cabezales del equipo "Las-Expert" de la empresa alemana Physiomed. *a)* Puntero principal, que además de la emisión de láser, puede también detectar puntos de acupuntura. *b)* Cabezal que posee varios diodos que trabajan simultáneamente a manera de "ducha" láser y que ayuda en el tratamiento de zonas corporalesmás extensas.

sistema de *scanner* puntual, puntal o puntero (**Fig. 30.16**). Todos estos aditamentos permiten conducir, dirigir y transformar las características de la luz, para llevarla al sitio de lesión. De esta manera, garantizan una explotación eficiente y segura de los equipos.

En cuanto a metodología de tratamiento es necesario primero, tener en cuenta sobre "qué estructura" o tejido se dirigirá la irradiación. De esta forma se pueden realizar:

- Aplicación local (directamente sobre la lesión, como ocurre en dermatología).
- Aplicación regional (se trata la lesión dentro de la región, pero no directamente sobre ésta, como en el sistema osteomioarticular).
- Aplicación general (cuando se abordan vías reflexógenas que tienen una repercusión sistémica, como con la laserpuntura o el reflexoláser).
- Aplicación intracavitaria (se refiere a aplicaciones en las cavidades vasculares, digestivas, respiratorias, etc.) (**Fig. 30.17**).

Una vez analizado esto, es necesario tener en cuenta la forma o el "cómo" se hará la intervención; de este modo puede ser:

- *Aplicación puntual*. Se establece una dosis en cada depósito puntual. Se hace un recorrido punto a punto de la estructura o la zona lesionada. Este tipo de aplicación garantiza la máxima densidad energética. La distancia entre un punto y otro, no debe ser mayor que 2 cm (**Fig. 30.18**).

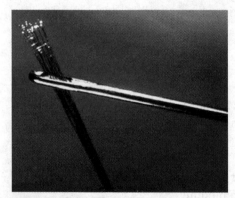

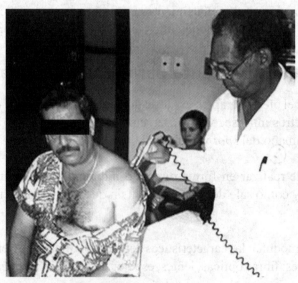

Figura 30.18. Tratamiento con láser diodo, en forma de irradiación regional a nivel del hombro, con aplicación de tipo puntual, dejando depósitos energéticos extendidos en los puntos de proyección de las estructuras afectadas. *Cortesía Lic. Juan Pablo Hechevarría, Servicio de Fisioterapia del CIMEQ.*

Figura 30.17. Fragmento de fibra óptica que puede pasar cómodamente por el agujero de una aguja. A través de diferentes tipos y diámetros de fibras ópticas, la luz láser se puede llevar a las cavidades más recónditas del organismo.

- *Aplicación zonal*. Dosis de tipo desfocalizada, se aleja el cabezal, para producir una inducción en el tejido, no debe aplicarse como única forma de tratamiento por no garantizar unaadecuada densidad energética.
- *Aplicación por pincelado*. Se establece al realizar un recorrido lento, y muy cerca de la lesión, utilizado en várices, heridas y estrías.

Dentro de los principios del manejo terapéutico del láser de baja potencia, un acápite imprescindible es el cuidado y preparación de la zona. Una gran parte de los fracasos clínicos de esta terapia recae, en el descuido de estos principios. Resulta fundamental eliminar toda posible barrera que pueda interferir para que la luz llegue al tejido viable, así:

- Se debe realizar una limpieza escrupulosa dela zona.
- Realizar un buen desengrasado de la piel.
- No se debe aplicar sustancias previas, que puedan bloquear o absorber la irradiación.
- Mantener, en la medida de lo posible, la perpendicularidad de la fibra o puntal.

Tratamiento con láser de baja potencia en úlceras y fístulas

Dentro del ámbito de la fisioterapia, una de las indicaciones por excelencia es el tratamiento de las úlceras de etiología diversa. Paradójicamente, es también amplio el número de úlceras en las cuales no hay progreso luego de un número de sesiones. La mayoría de las veces estos fracasos se deben a factores subjetivos que no se han tenido en cuenta a la hora de hacer y/o ejecutar la prescripción.[106]

Lo primero que hay que dejar muy claro es que el láser de baja potencia no es el tratamiento de elección ante una úlcera cutánea. Mucho menos si se trata de una úlcera crónica. La úlcera crónica es un problema médico que lleva un enfoque y un manejo multidisciplinario.

Esto no se refiere a un individuo sano, que tuvo algún tipo de trauma en el cual queda, como secuela, una pérdida de tejido más menos importante. Casi independientemente de la magnitud de la úlcera de origen traumático, la tendencia a la curación es obvia, incluso sin la ayuda del láser. Se trata de que los mecanismos naturales de alarma, y los mecanismos naturales de reparación hística del individuo, estén intactos. Además se debe poseer condición metabólica y nutricional adecuada, que permita la entrega de suficiente materia prima. Entonces el láser lo que puede, apenas, será acelerar el proceso fisiológico. Esto muchas veces explica, los resultados espectaculares que tienen algunos investigadores cuando ejecutan modelos animales. Toman ejemplares sanos y los someten a cortes de tendones, o de nervios, o quemaduras y por supuesto, evolucionan bien.

En esencia, en la práctica clínica diaria, hay que tener muy en cuenta la condición previa del sujeto que tiene la lesión. Lo difícil está en enfrentar una úlcera crónica. Se deben entender los complejos mecanismos fisiopatológicos que condicionan la aparición y persistencia de una úlcera crónica. Solo en ese marco, se puede establecer una estrategia efectiva de tratamiento con láser. La úlcera crónica es señal del fracaso de los mecanismos naturales de reparación hística.

Hay que compensar primero estos mecanismos, para lograr las condiciones en las que el láser puede inducir o estimular los mecanismos de reparación. Por ejemplo, es muy difícil obtener buenos resultados en pacientes con trastornos metabólicos descompensados, sobre todo con problemas endocrinos como la diabetes. Generalmente, estos pacientes van a tener un daño a nivel microvascular y tendencia a la infección. Tampoco se obtienen buenos resultados en un paciente que está sometido constantemente a hipoxia hística, como los que tienen anemia severa, EPOC o enfermedades vasculares, con compromiso de la circulación. Otro fenómeno muy importante que va en contra de una evolución favorable, es la desnutrición. Por último las enfermedades neurológicas y condiciones que obliguen a un estado de postración. Todas estas son condiciones sistémicas que van a favorecer el surgimiento y a entorpecer la evolución de la úlcera.

Además, se debe tener en cuenta, que las malas condiciones higiénicas, las altas temperaturas y los altos niveles de humedad, propician un ambiente favorable a la proliferación bacteriana.

Existen otros factores que pueden condenar al fracaso la terapia, se relacionan con las condiciones locales de la lesión. Ejemplo: una úlcera sobre una herida quirúrgica que se abre (dehiscencia de sutura) por rechazo al material de sutura; mientras no se extraiga todo el material que el organismo está considerando como "cuerpo extraño", se producen reacciones a manera de "granulomas" y es muy difícil controlar la situación. Esto mismo ocurre cuando dentro de la lesión o cerca de ésta, existe un material de osteosíntesis, un tornillo, una placa o un alambre de un fijador externo. Pasaría igual con fragmentos de prótesis de cualquier tipo. Vamos a encontrar muchos pacientes que no hacen reacciones de rechazo, pero si así fuera, podemos estar seguros de que la cicatrización va a fallar.

Es importante considerar situaciones en las que el lecho de la úlcera se expone sistemáticamente a secreciones orgánicas químicamente agresivas o contaminantes como por ejemplo, contacto con heces fecales, con orina, o con secreción gástrica, pancreática, etc. No es exagerado esperar que el daño diario que acarrea el contacto es, en magnitud, más lesivo, que los beneficios diarios que aportaría el láser. Asimismo, se considera negativa la presencia evidenciada de infección dentro de ésta, hay gérmenes como la Pseudomonas, muy difíciles de controlar. En este sentido, la posibilidad de limpiar una úlcera con láser quirúrgico antes de la aplicación del láser de baja potencia ha abierto todas las esperanzas; se ha comprobado la eliminación máxima de gérmenes y de tejido no viable después del láser quirúrgico, y queda el campo limpio y libre para la exposición con el láser de baja potencia y se induce los efectos fotobiológicos.

Este proceder de combinar el láser quirúrgico con el láser de baja potencia ha sido muy exitoso. Existe una experiencia muy interesante llevada a cabo por el profesor Alfredo Ceballos Mesa[107] (pionero en la introducción del láser en la ortopedia y la traumatología) y su equipo de trabajo, en casos con úlceras crónicas y osteomielitis de larga evolución.

Existen otras condiciones a evaluar, propias de la lesión. Por ejemplo, la existencia o no de un tejido de granulación. En este caso, cuando el tejido tiene un "grano grueso" y crece por encima de los bordes de la piel, se puede asegurar que será difícil el cierre.

Es diferente cuando existe o se sustituye el anterior, por un tejido de granulación de un grano más fino.

Otra observación es si existe tensión mecánica. Hay úlceras en que por cualquier motivo, los bordes quedan a tensión. Si la tensión es en contra de las líneas de fuerza de la piel, la tendencia es a resistirse al cierre. En caso que cicatrice, los puentes de tejido se constituyen de fibras largas, por lo que la cicatriz será ancha, hiperplásica, pálida, rígida, con mucha tendencia a la cicatriz hipertrófica y al queloide. Cuando la tensión en los bordes esa favor de las líneas de fuerza de la piel en la región, entonces se observa una tendencia de la úlcera a adoptar una forma ovalada, luego elíptica; la cicatriz es fina, vascularizada, elástica, con mucha menor tendencia al queloide.

A partir de todo lo anterior, se pudiera considerar que ya no hace falta aplicar el láser. Aquí es, entonces, cuando se afirma que en dos pacientes con úlceras de similares proporciones, y el control de los factores antes mencionados, en el paciente que se le aplica láser, la úlcera cierra más rápido, con mejor evolución y con mejor calidad de cicatrización.

El momento de hacer la aplicación en una úlcera. Como el láser es una luz, se debe garantizar que haga contacto con el tejido que queremos estimular. Es necesario eliminar todo obstáculo que se interponga en el camino, de lo contrario, se pierde mucho tiempo en irradiar costras, tejido necrótico, polvo, sangre coagulada, secreciones, lociones, pomadas, etc. De modo que lo primero que corresponde es hacer una limpieza exhaustiva de la lesión, incluso en los lugares donde no quede expuesto el tejido vital no vale la pena aplicar la irradiación.

El láser forma parte del tratamiento convencional, entonces, el momento ideal es cuando se realiza la cura de la lesión por parte del personal de enfermería, e inmediatamente después se realiza el tratamiento antes de aplicar cualquier otro producto que esté indicado. Una vez concluida la sesión, se puede continuar con los procederes de la cura, tal y como estaba previsto. En este punto siempre es bueno aclarar, que no se debe utilizar ningún producto de los que tiñen la lesión, porque este disminuirá ostensiblemente la absorción de la luz por parte del tejido en la próxima sesión.

Cuando la úlcera está bien limpia, es el momento de poner mucha atención en los bordes. Esta es la zona de la lesión de la que más se puede esperar cambios favorables. El borde es la zona de "lucha", hasta donde llega la circulación, donde hay más cúmulo de células defensivas, es el límite desde donde todavía funcionan los mecanismos fisiológicos de reparación. Por esto la mayor cantidad de energía de la sesión, se le debe dedicar al borde. Luego se ubican puntos en el lecho de la lesión, siempre entre 1 y 2 cm de distancia entre estos.

Sin dudas, los modernos láseres de *scanner* o barrido logran densidades energéticas adecuadas para el manejo de la úlcera, pero se convierten, al final, en un tratamiento despersonalizado. La laserterapia ideal sería empezar el tratamiento con una limpieza con láser de alta potencia, luego en cada sesión, hacer un depósito de puntos cuidadosamente ubicados en el borde de la lesión, con el puntero, y luego planificar una dosis de barrido para toda la lesión.

Otra consideración no menos importante: si existe la posibilidad de escoger la longitud de onda, es mejor la que más se acerca a los 700 nm, que corresponde al mayor estímulo de la división celular. Esto no quiere decir que otra longitud no sea útil para regeneración hística.

Para el caso del tratamiento en fístulas, es importante el estudio previo de la cavidad con métodos imagenológicos contrastados, para definir en la superficie, la proyección del trayecto. El láser se aplica sobre el fondo de la lesión y no a los bordes del agujero como primer acercamiento, debido a la frecuencia con que se producen cierres en falso.

Finalmente, se mencionarán los factores que dependen de la condición del paciente. Ejemplo: paciente diabético, cardiópata, con trastornos circulatorios periféricos, y desnutrido, pero que además tiene una úlcera o una fístula. No quiere decir que no se le pueda aplicar láser, sino que los objetivos terapéuticos en él, no necesariamente son cerrar la lesión. En este caso, el láser será útil en el control de la infección, pues su capacidad bacteriostática puede contribuir a mantener la calidad de la piel circundante y evitar el crecimiento de la lesión.

Tratamiento con láser de baja potencia en las articulaciones

Para el tratamiento de lesiones articulares, hay que dejar los depósitos puntuales, en los sitios de proyección de las estructuras específicas lesionadas. Para esto es necesario acomodar la articulación en una posición donde queden expuestas esas estructuras. Es fácil aplicar el láser en una articulación metacarpofalángica, sin embargo cuando se quiere irradiar la inserción del supraespinoso, esta queda enmascarada por el acromion. Entonces es necesario poner el hombro del paciente en rotación interna del brazo, con la mano en la espalda, y de esta manera queda expuesto el tubérculo mayor del húmero por delante del acromion. Se deben atender los "puntos gatillos" relacionados con el cuadro clínico.

Afecciones de columna vertebral. En el caso de la columna vertebral, el principio puede ser el mismo. Es importante localizar puntos dolorosos a nivel de procesos óseos y tratar "puntos gatillo"; debe evaluarse la columna como un solo órgano y puede ser muy útil un sistema *scanner* puntual.

Dosimetría con láser de baja potencia

A pesar de que la aplicación del láser dentro de la medicina data de casi 30 años, recientemente ha comenzado un debate en cuanto a una dosimetría. Al respecto; puede decirse que a mediados de los años 80's, solo se le brindaba valor real al tiempo de tratamiento total de la lesión; posteriormente se han introducido en el análisis otros parámetros como son el valor de la potencia de emisión y el valor del área de superficie a tratar. Luego, con la combinación de estos parámetros se empiezan a manejar conceptos esenciales sobre los cuales todavía hay autores en desacuerdo.[108]

La densidad de energía es un parámetro que tiene un valor trascendental, ya que cuantifica la energía suministrada al paciente, con base en el área de superficie. Además, aporta al médico el dato exacto de su eficacia, de este modo, da valor científico a la laserterapia, la hace reproducible, y permite el establecimiento de normas de carácter dosimétrico para un trabajo, objetivo clínico e investigativo.

Realmente, la potencia de un equipo láser solo orienta la capacidad del láser para suministrar energía, sin embargo, la densidad de energía (De) tiene mucho más valor desde el punto de vista médico y práctico, ya que es un parámetro en el cual se relaciona la energía que se suministra, con el área de tejido a tratar.

$$\text{Densidad de Energía (De)} = \frac{\text{Energía (E)}}{\text{Superficie de Spot (Ss)}}$$

Si se sabe que Energía (Joule) = Potencia (W) × tiempo (s), entonces queda:

$$\text{De (J/cm}^2) = \frac{\text{Potencia (W)} \times \text{tiempo (s)}}{\text{Superficie de Spot (cm}^2)}$$

La superficie del *spot* habitualmente es suministrada por el fabricante (*spot*). Fibra óptica: 0.0176-0.0314 cm^2. El área o superficie de *spot* se calcula como:

$$\mathbf{Ss = \pi \cdot r^2}$$

De este modo, la potencia de emisión (P), se relaciona con el tiempo (t) de exposición, así como con el área de superficie de *spot* (Ss); este último término es derivado del área de acción específica del láser, según el diámetro de la fibra óptica utilizada, o sea el área que puede ocupar el haz láser, una vez que sale del cabezal de emisión.

También, la potencia de emisión constituye un dato conocido, pues lo ofrece el fabricante, así como el área de superficie del *spot* de salida. Entonces aparece la incógnita de ¿qué tiempo se necesita para alcanzar una densidad de energía determinada? Por lo que la fórmula queda:

$$\text{Tiempo (s)} = \frac{\text{De J/cm}^2 \times \text{Superficie Spot (cm}^2)}{\text{Potencia (W)}}$$

Con esta última fórmula se realizan, en la práctica, todos los cálculos de dosimetría, y se confeccionan las tablas para tratamientos. De esta forma, al inicio de la adquisición de un equipo, se hace la tabla de trabajo y esto facilita, de manera significativa, la explotación terapéutica del equipo.

En el caso de láseres de emisión continua, el cálculo es relativamente más fácil; esto se complica algo cuando se trabaja con un láser de emisión pulsada, ya que el equipo tiene una potencia pico (Pp), y hay que calcular la potencia media (Pm) que es la que se utiliza en la fórmula anterior.

$$\text{Pm = Pp (W)} \times \text{Duración del impulso (ns)} \times \text{Frecuencia (Hz)}$$

En la práctica clínica la densidad de energía no es un parámetro que se calcula, sino que es aportado por la experiencia de los especialistas.

En este sentido y luego de la revisión de la literatura, se han logrado definir rangos de dosis propuestas por los diferentes autores para conseguir el efecto terapéutico deseado; no quiere esto decir que no se pueda exceder de la dosis propuesta, sino que no es necesaria una dosis mayor para conseguir los resultados, lo cual ahorra entre otros aspectos, el tiempo de sesión.

Los estudios experimentales en cultivos de célulasy en tejido óseo de animales indican que la radiación láser de baja potencia incrementa la actividad del ADN y estimula la proliferación de células clonales óseas, los osteocitos se mantienen normales y en fase activa con dosis de hasta 10 J/cm^2; mientras con 30 J/cm^2 se presentan signos de degradación e incluso de destrucción total. La acción de estimulación es particularmente importante en los períodos iniciales de diferenciación de los elementos celulares osteogénicos, por lo que se recomienda la irradiación diaria. La acción sobre la mineralización ósea, se demostró por Dicksony otros,[40] al encontrar incrementos apreciables en la expresión de fosfatasa alcalina y por Glinkowsky y Rowinsky,[41] que reportaron un aumento de la densidad óptica del hueso irradiado, evaluado por radiografías en fracturas provocadas en animales de experimentación.[40,41,109-111]

Se debe tener en cuenta que con altas dosis de energía ocurre una inhibición de los procesos metabólicos intracelulares y se puede encontrar una reducción en la síntesis de ATP, incremento en la actividad de la enzima ATPasa y pérdida del potencial de membrana, con signos de degeneración celular y lisis citoplasmática, así como dilatación perinuclear.

Para conseguir el efecto trófico regenerador, habitualmente se trabaja con una dosis entre 6 y10 J/cm^2. En el caso del efecto antiinflamatorio, se emplean dosis entre 6 y 15 J/cm^2. Por su parte, para el efecto analgésico se utilizan dosis entre 2 y8 J/cm^2.

Es bueno señalar que al trabajar en mucosas o en zonas reflexógenas, como los puntos de acupuntura, casi siempre se utiliza menos de la mitad de la dosis convencional. Las dosis mayores siempre están propuestas para entidades complejas, como la periartritis escapulohumeral y el queloide. Normalmente no se superan los 40 J/cm^2. De esta manera, se evita la posibilidad de que se produzca el efecto inhibitorio (desestimulación de los procesos biológicos).

Se pueden mencionar otros criterios en cuanto ala dosis, por ejemplo, Zauner propone dosis entre 5 y 8 J/cm^2 para todos los procesos. Por su parte, Bahn propone no sobrepasar los 7 J/cm^2; Endre Mester es más conservador y propone no sobrepasar de 4 o 6 J/cm^2. Sin embargo, el profesor Rodríguez Martín, propone densidades energéticas entre 20 y 25 J/cm^2. La experiencia de Cuba, liderada por el profesor José Ángel García Delgado, es la de trabajar con dosis generalmente bajas. Son mucho más estimulantes de los procesos biológicos, permiten hacer un ascenso gradual y medir la reacción individual del paciente.

Para los láseres que irradian en modo pulsado, algunos autores defienden la idea de que la frecuencia se convierte en un parámetro que puede influir en la dosificación del láser. En este sentido, una frecuencia de emisión por debajo de 250 Hz, puede ser más útil para lograr el efecto analgésico o espasmolítico. Frecuencias entre 250 y 2 000 Hz serían más útiles para regeneración hística y control del edema. Mientras que frecuencias por encima de 2 000 Hz, serían mejores para lograr un efecto antiinflamatorio y en el control de infecciones. Estos datos no están totalmente apoyados por todos los autores.

En el caso de las aplicaciones de láser infrarrojo para reflexoterapia o en acupuntura, muchos colegas se apoyan en las experimentaciones de las frecuencias según Nogier y más recientemente las frecuencias según Bahr.

Paul Nogier es un notable científico francés e iniciador de la auriculoterapia científica o auriculomedicina. Según sus investigaciones experimentales, ciertas zonas de la superficie del cuerpo y del pabellón de la oreja tienen correlaciones y afinidades con ciertas frecuencias de la luz láser. Las llamó zonas de frecuencias corporales y zonas de frecuencia auriculares. Estas frecuencias son siete en total, son constantes y se designan con letras, desde la "A" con 2.28 Hz hasta la "G" con 146 Hz, además de una frecuencia universal "U" con 1.14 Hz. También determinó las frecuencias altas (potenciadas) que van desde la letra "A" con 228 Hz hasta la "F" con 9 344 Hz. Según su método, estas frecuencias tienen correlación con determinadas estructuras y sirven tanto para diagnóstico como para tratamiento. Más recientemente, un acupunturista alemán llamado Frank Bahr realizó otras propuestas parecidas. No está, de ninguna manera, completo este análisis, si no se tienen en cuenta diferentes factores de tipo clínico, imprescindibles para llevar a cabo un tratamiento eficiente y científico. Estos factores permiten analizar los diferentes rangos terapéuticos que se proponen para este tipo de agente: edad, tipo de piel, zona lesionada, tipo de tejido a tratar, profundidad, extensión, fase evolutiva de la enfermedad, entre otros.

Número y frecuencias de las sesiones. No hay una norma definida en la cual coincidan 100% de los autores; existen elementos que fundamentan la aplicación de 10 sesiones (diarias), al menos las primeras 2 semanas, y luego llevarla a 20 sesiones, hasta completar al menos 1 mes de tratamiento. En Cuba, se recomienda en días alternos a partir de la décima sesión. Para este análisis es importante tener contacto con el paciente en estadio agudo, cuando se inician los mecanismos de reparación, que es cuando se obtienen los mejores resultados.

Si bien no es frecuente encontrar mejoría significativa en las primeras tres sesiones, tampoco deben pasar 10 sesiones sin que ocurra un cambio favorable y mucho menos un incremento de los síntomas y signos.

Las primeras 10 sesiones indican la evolución posterior del paciente, o sea, tienen un valor pronóstico. Cuando un enfermo no evoluciona adecuadamente en las primeras 10 sesiones, requiere una reevaluación, sobre todo de los parámetros terapéuticos indicados o en la metodología de la aplicación y, probablemente, requiere un cambio del tratamiento.

Cuando existe un diagnóstico correcto y una prescripción bien concebida en las primeras 20 sesiones del láser, se definen los resultados. Es posible realizar más de un ciclo de tratamiento, pero se debe esperar al menos 3 a 4 semanas para recomenzar con otro ciclo en sesiones alternas. Cada ciclo debe tener sus propios objetivos, independientemente de la meta final.

Precauciones y medidas de seguridad para la laserterapia

Acerca de este tema se ha discutido mucho en la literatura, lo cierto es que, a medida que avanzan las investigaciones, se reducen las precauciones que tienen que ver con el manejo del láser de baja potencia. No obstante, se proponen las siguientes:[112]

- Evitar la irradiación a los ojos, aunque sea de manera accidental y por un instante, debido al posible daño a nivel de la retina.
- No se debe hacer incidir el haz en objetos o superficies pulidas, donde pueda reflejarse y que al final pueda llegar a los ojos.
- Se debe garantizar un color mate para el local de tratamiento.
- Debe existir una buena iluminación. Primero para propiciar la contracción pupilar, segundo, para poder observar bien las reacciones de la piel con el tratamiento.
- El local debe contar con un buen sistema de ventilación. El sudor impide la absorción adecuada del haz.
- Es necesario realizar la desinfección de accesorios luego del tratamiento.
- Mantener el equipo conectado a tierra, para evitar accidentes eléctricos.
- Debe hacerse un control periódico del personal que trabaja en esta área (visión y piel). Nunca se ha reportado daño, pero es una norma que debe mantenerse.
- Señalizar los locales donde se aplica la radiación (**Fig. 30.19**).

Figura 30.19. Uno de los modelos de señal para el local donde se aplica la laserterapia.

Clasificación de los láseres para su uso y seguridad

Clase I. Se consideran no peligrosos para el organismo todos los láseres invisibles con una potencia media de salida de 1 mW o menos, láseres de As-Ga con una longitud de onda entre 820 y 910 nm.

Clase II. Son peligrosos solo si se mantiene la mirada fija sobre la fuente de luz. Incluye los láseres de He-Ne (visibles) con una potencia media de salida de hasta 5 mW.

Clase III. Son aquellos que pueden provocar lesión en la retina durante el tiempo normal de reacción. Tanto el paciente como el operador deben emplear gafas especiales protectoras. Incluye los láseres de potencia media de salida entre 5 y 50 mW.

Clase IV (láser de alta potencia). Presenta un riesgo elevado de lesión, pueden producir combustión de materiales, inflamación, reflexión difusa con daños a los ojos y la piel por exposición directa.

Características del equipamiento

En los equipos portátiles, en que la radiación se transmite por una fibra óptica, hay que tener la precaución de no doblar excesivamente la fibra óptica ni su ensamblaje, pues ambos son frágiles. Asimismo, es preciso limpiar su extremo periódicamente. La utilización de fibra óptica permite aplicaciones puntuales, ya que su extremo está en contacto con la piel.En las unidades de láser a diodo As-Ga, la emisión de la radiación se produce desde el diodo, que está compuesto por dos capas semiconductoras, cortadas con precisión. Estos láseres producen un haz de forma elíptica, con una divergencia de 10 a 35 grados. El diodo se encuentra situado en el extremo del aplicador, pieza de metal o de plástico resistente en forma de cilindro alargado, que se conecta a la consola mediante los cables que conducen la energía eléctrica hacia el diodo. En el extremo del aplicador, suele colocarse una lente para corregir la divergencia de salida.

Existen equipos mixtos, de consola o portátiles, que producen láser de de diodos. Igualmente, existen unidades que popularmente se llaman "tipo cañón" para la aplicación de un haz central de He-Ne y una corona de entre 4 y 6 diodos.

En Cuba, los primeros equipos que se pusieron en funcionamiento para laserterapia de baja potencia eran tubos de He-Ne muy pesados, y provenientes de la antigua URSS. Luego se incorporaron otros equipos de facturación italiana y holandesa, entre otros. Desde finales de los años 80's, se comenzó a utilizar láseres de fabricación nacional que se han distribuido en el país en el curso de todos estos años. El CEADEN y TECE S.A. son dos empresas cubanas que han perfeccionado progresivamente la tecnología de sus equipos láser, han aumentado su nivel de producción y cubren una parte de las necesidades y demandas de láser de baja potencia (**Fig. 30.20**).

En los últimos años se han introducido nuevos equipos de laserterapia, que hoy se encuentran en los servicios de rehabilitación de centros de salud, de la atención primaria y en centros hospitalarios (**Fig. 30.21**).

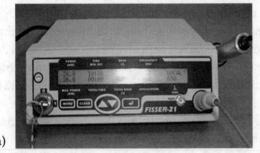

a)

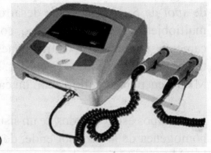

b)

Figura 30.20. Equipos desarrollados por empresas cubanas. *a)* Equipo FISSER 21, desarrollado por el CEADEN. *b)* Equipo Lasermed 670, de la empresa TECE SA. En ambos casos, cumplen con todos los parámetros requeridos para laterapia, además, permiten la conexión de diferentes sondas, cada una con diferentes longitudes de onda.

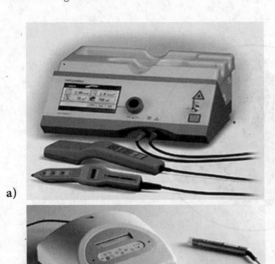

a)

b)

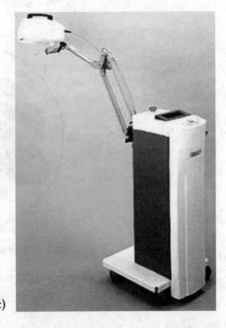

c)

Figura 30.21. *a)*. Equipo LAS-Expert de la empresa PHYSIOMED. *b)* Equipo Láser IDEA Terza de la empresa Enraf-Nonius. *c)* Equipo Lasermed ScanRC de barrido, empresa TECE SA.

Nuevas tecnologías láser en fisioterapia

Fruto del vertiginoso desarrollo científico-técnico, se han creado nuevos métodos y avances tecnológicos. Desde finales del pasado siglo se vienen proponiendo nuevos métodos. Uno de estos, la Terapia por Sistema Multionda (MLST), es retomado con fuerza en 2003 y fue aprobado por la FDA en 2005.

En este método MLST, se combinan y sincronizan emisiones específicas continuas y pulsadas, lo que permite obtener una sinergia de los efectos analgésico, antiinflamatorio y antiedema.

La combinación de emisiones se realiza a travésde un sistema de control denominado *sistema demultionda bloqueado*, el cual permite modular los parámetros de la emisión. Las longitudes de onda han sido escogidas por su capacidad de penetración. Sus defensores plantean que tiene un efecto analgésico y antiinflamatorio mayor que el conseguido por las longitudes de onda separadas. Provee un tratamiento corto, de efecto rápido y con resultados de larga duración. Para este tipo de terapia se desarrollaron equipos específicos.[113-115]

El equipo M-5 está diseñado para la terapia MLST multiobjetivo. Tiene un diámetro de *spot* de 5 cm. Luego se desarrolló el equipo M-6, también para terapia MLST multiobjetivo, pero en este caso, con una cabeza robotizada que se mueve automáticamente siguiendo cinco direcciones preseleccionadas, para abarcar extensas áreas de tratamiento. Otro equipo es el M-1. Este último está diseñado para aplicar tratamiento MLST en"puntos gatillo" con un cabezal de diámetro efectivo de 2 cm (**Fig. 30.22**).

Los equipos están dotados de un sistema óptico que proporciona una distribución más homogénea de la luz (por ende, de la energía) en el tejido. A diferencia del láser de barrido convencional, en este caso se concentra el pulso del láser que se distribuye en un área objetivo mucho más amplia, donde se combinan los efectos simultáneos de diferentes longitudes de onda (**Fig. 30.23**).

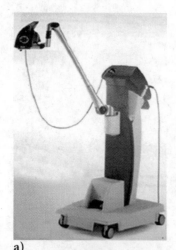

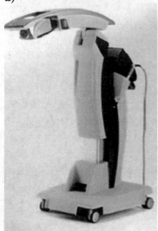

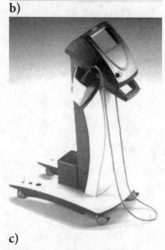

Figura 30.22. *a)* Equipo M-5, de terapia MLS. *b)* Equipo M-6, tiene una cabeza robotizada que permite mayores prestaciones. *c)* Equipo M-1, también de terapia MLST, para el tratamiento de "puntos gatillos". Todos estos equipos son promovidos por la empresa Enraf-Nonius.

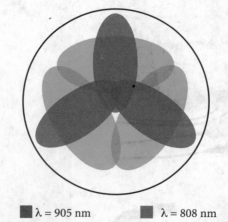

λ = 905 nm   λ = 808 nm

Figura 30.23. Esquema que representa la vista de un spot de un equipo de terapia MLS. Se puede apreciar la distribución de cada una de las longitudes de onda que se combinan. En azul, la distribución para diodos de láser a 905 nm. En rojo, la distribución para diodos de láser a 808 nm.

Entre las características particulares de este método, se destacan:

- Dispone de la capacidad de entregar un alto contenido de energía (150 a 350 mJ).
- Una potencia pico muy alta, en el orden de los 1 a 3 kW. La potencia media está en el orden de los 6 a 10 W.
- Entrega pulsos cortos de 120 a 150 ns e intervalo largo de 1 ms. Con un *duty cycle* sobre el 0.1% y frecuencias de repetición de 10 a 40 Hz. La densidad de energía que se consigue puede ser de 760 a 1 780 mJ/cm^2.
- La acción efectiva se produce a niveles profundos y considera el tiempo en que los tejidos se "defienden" del calor.

Por otra parte, se promociona el láser de alta potencia o de alta energía en el ámbito de la fisioterapia. Se plantea que se consiguen, efectos fotomecánicos, fotoquímico y fototermal. Las ondas de presión generadas por la alta energía, contribuyen a la estimulación de la "bomba linfática", lo cual induce a la reabsorción de líquidos y trasudados. Al mismo tiempo, activa la circulación sanguínea y el metabolismo celular. Otra de sus aplicaciones especiales es el daño del cartílago articular[116-122] (**Fig. 30.24**).

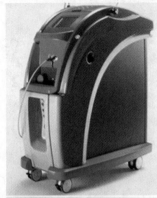
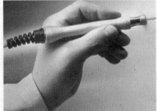
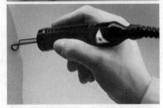

Figura 30.24. Equipo de láser de alta intensidad (HILT), de la empresa Enraf-Nonius. Posee dos tipos de cabezales para hacer las aplicaciones.

Preguntas de Comprobación

1. ¿Qué significa la palabra láser?
2. ¿Cuáles fueron las premisas históricas para el surgimiento del láser?
3. Explique el principio de emisión estimulada de radiación.
4. Describa las características esenciales de la luz láser.
5. Establezca una comparación entre el láser rojo y el láser infrarrojo.
6. Describa la clasificación de los láseres.
7. ¿Qué plantea la teoría de los fotorreceptores?
8. ¿Cuáles son los efectos primarios del láser de baja potencia?
9. Compare la luz ordinaria y la luz láser.
10. Argumente las aplicaciones clínicas de la laserterapia.
11. Mencione las contraindicaciones de la laserterapia.
12. Explique la metodología de aplicación del laser en las úlceras.
13. Explique el efecto antiinflamatorio y analgésico del láser de baja potencia.
14. ¿Cual es el parámetro clave que decide la respuesta al láser de baja potencia?
15. Mencione las ventajas de los sistemas de *scanner*.
16. ¿Cuáles son las precauciones para la aplicación de láser de baja potencia?
17. Describa la metodología del láser en las úlceras, en la inflamación y en el dolor.
18. Mencione las medidas de seguridad para las aplicaciones.

Referencias bibliográficas

1. Centro Documentación Láser «La práctica aplicada en la terapéutica Láser». Gráfiques Canigó. Mallorca Barcelona, 1986.

2. Zati A., Valent A.(2006). Laser terapia in medicina. In: Terapia Fisica, Nuove Tecnologie in Medicina Riabilitativa, Edizioni Minerva Medica, Torino; Cap.7, p. 135-185.

3. Nemtsev I. Z., Lapshin V. P. (1997). The mechanism of action of low-intensity laser radiation. Vopr-Kurortol-Fizioter-Lech-Fiz-Kult. Jan-Feb (1): 22-24.

4. Aronoff B. L. (1997). Lasers: reflections on their evolution. J-Surg-Oncol. Jan; 64(1): 84-92.

5. Herd R. M., Dover J. S., Arndt K. A. (1997). Basic laser principles. Dermatol-Clin. Jul; 15(3): 355-372.

6. Martí L. (1999). Tecnología Láser en Medicina. Ed. por la Universidad de Valencia. Academia de Ciencias de Cuba.

7. Montull Morer S., Salvat Salvat I., Inglés Novell M., Miralles Rull I. (2004). La mano reumatológica: exploración y tratamiento. Revisión, Fisioterapia, 26 (2): 55-77.

8. Lipper G., Anderson R. (2003). Lasers in dermatology. In I. Freedberg A., Eisen K., Wolff K., Austen L.,Goldsmith S., Katz (eds), Fitzpatrick's Dermatologyin General Medicine. McGraw-Hill 6th ed., vol 2, New York: p. 2493-2515.

9. Karu T., Andreichuk T., Ryabykh T. (1999). Supression of human blood chemiluminescence by diode laser irradiation at wave lengths 660, 820, 880 or 950 nm. Laser Therapy 11(3): 114-118.

10. Karu T. (1995). Mechanisms of interaction of monochromatic visible light with cells. Proc SPIE; 2630: 2-9.

11. Van Breugel H. H., Engels C., Bar P. R. (1993). Mechanisms of action in laser-induced photobiomodulation depends on the waveleght of the laser. Lasers Surg Med. 13 (Suppl 5): 36a.

12. Van Bergel H. F., Engels C., Van Ginkel G., Bar P. R. (1994). Efficacy of laser-induced photobinomodulation depends on the wavelength of the laser. Laser Ther; 6: 28-29.

13. Reinisch L. (1996). Laser physics and tissue interactions. Otolaryngol-Clin-North-Am. Dec. 29(6): 893-914.

14. Cromer A. H. (1994). Física para las ciencias de la vida. 2a. ed. Barcelona: Reverté: 217-222.

15. Semenov F. V. (1997). Experimental study of biological tissue permeability to Nd-YAG laser irradiation with wavelength 1.06 and 1.32 mm. Vestn-Otorinolaringol. (3): 38-41.

16. Zubkova S. M. (1996). A comparative analysis of the biological action of microwaves and laser radiation. Vopr-Kurortol-Fizioter-Lech-Fiz-Kult. Nov-Dec(6): 31-34.

17. Allendorf J. D., Bessler M., Huang J., Kayton M. L., Laird D., Nowygrod R., Treat M. R. (1997). Helium-neon laser irradiation at fluencies of 1, 2, and 4 J/cm^2 failed to accelerate wound healing as assessed by bothwound contracture rate and tensile strength. Lasers-Surg-Med. 20(3): 340-345.

18. Korolev Iu N., Zagorskaia N. Z. (1996). The effect of infraredlaser radiation of different frequencies on the healing of skin wounds. Vopr-Kurortol-Fizioter-Lech-Fiz-Kult. May-Jun (3): 8-10.

19. Garrigo Andreu M. I., Valiente Zaldívar C. (1999). Efectos biológicos de la radiación láser de baja potencia en la reparación hística. Rev Cubana Estomatol; 33(2)

20. Wei Y., Naim J. O., Lanzafame R. J. (1993). The effects of laser irradiation on the release of fibroblast growth factor from 373 fibroblast in vitro. Lasers Surg Med;13 (Suppl 5): 39a.

21. O'Kane S., Shields T. D., Gilmore W. S., Allen J. M. (1994). Lowintensity laser irradiation inhibits tritiated Thymidine incorporation in the haemopoietic cell lines H160 and U937. Lasers Surg Med;14: 34-39.

22. O'Kane S., Callaghan G. A., Hannigan B. M., GilmoreW. S., Allen J. M. (1994). Low intensity laser irradiation induces cytokine release from two haemopoietic cell lines. Lasers Surg Med; 6: 8-10.

23. Bolton P., Young S., Dyson M. (1995). The direct effect of 860 nm light on cell proliferation and on succinic dehydrogenase activity on human fibroblasts in vitro. Laser Ther; 7: 55-60.

24. Karu T. (1988). Molecular mechanisms of the therapeutic effect of low-intensity laser radiation. Laser Life Sci; 2: 53-74.

25. Nussbaum E.L., Lilge L., and Mazzulli T. (2002). Effects of 630, 660, 810 and 905 nm Laser Irradiation Delivering Radiant Exposure of 1-50 J/cm^2 on Tree Species of Bacteria in vitro. J. Clin. Láser Med. Surg.; 20(6): 325-333.

26. Reddy G. K., Stehno-Bittel L., and Enwemeka C. S. (1998). Laser Photostimulation of Collagen Production inhealing Rabbit Achilles Tendons, Lasers Surg. Med.; 22: 281-287.

27. Yu H. S., Chang K. L., Yu C. L. Chen J. W. and Chen G. S. (1996). Low Energy Helium Neon Laser Irradiation Stimulates Interleukin1 á and Interleukin-8 Release From Cultured Human Keratinocytes, J. Invest.Dermatol.; 107: 593-596.

28. Enwemeka C. S., Cohen-Kornberg E., Duswalt E. P., Weber D. M., Rodriguez I. M. (1994). Biochemical effects of three different periods of GAAL laser photostimulation on tenotomized tendons. Laser Ther.; 6: 181-188.

29. Skinner S., Gage J., Wilce O., and Shaw R. (1996). A Preliminary Study of the Effects of Laser Radiationon Collagen Metabolism in Cells Culture. Aust Dent. J.; 41: 188-192.

30. Pourreau-Schneider N., Ahmed A., Soudry M., Jacquemier J., Koop F., Franquin J. C., et. al. (1990). Helium-neon Laser Treatment Transform Fibroblast into Myofibroblast. Am. J. Pathol.; 137: 171-178.

31. Rigan J., Trelles M. A., Sun C. H., Berns M. W. (1994). Influence of low incident levels of laser energy on the behaviour of human fibroblasts in vivo and in vitro. Laser Ther; 6: 11.

32. Al-Watban F. A. H., Zhang Z. (1994). Dosimetry-related wound healing response in the rat model following helium neon laser LL LT. Laser Ther; 6:119-124.

33. Karu T. (1989). Photobiology of low-power laser effects. Healt Phys; 56: 591-704.

34. Al Wathan F. A. H., Zhang Z. (1993). Towards optimun dosimetric parameters for the effects of laser therapyon wound healing. Laser Surg Med; 13 (Supp l5): 10.

35. Ghamsari S. M., Yamada H., Acorda J. A., Unno N. (1994). Evaluation of low levels laser therapy on open wound healing of the teat in dairy cattle. Laser Ther; 6: 113-118.

36. Manteilfel´v M., Karu T. I. (2004). Increase of number of contacts of endoplasmic reticulum with mitochondria and plasma membrane in yeast cells stimulated to division with HeNe laser light. Tsitologia; 46(6): 498-505.

37. Agaiby A. D., Ghali L. R., Wilson R., and Dyson M. (2000). Laser modulation of angiogenic factor production by T-Lymphocytes, Laser Surg. Med. ; 26: 357-363.

38. Kameya T., Ide S., Acorda J. A., Yamada H., Taguchi H., Abe N. (1995). Effect of different wavelengths of low level laser therapy on wound healing in mice. Laser Ther; 7: 33-36.

39. Luger E. I., Wollman Y., Rochkind S., Devel S., Korenstein R. (1994). The effects of low incident levels of laser radiation on clonal bone cells. Laser Ther; 6: 56.

40. Dickson G. R., Clingen H., Jordan G. R., Linton T. (1994). The effect of low level laser therapy on alkaline phosphatase expression during fracture repair. Laser Ther; 6: 16-17.

41. Glinkowski W., Rowinsky J. (1995). Effect of low incident levels of infrared laser energy on the healing of experimental bone fracture. Laser Ther; 7: 67-70.

42. Chen J., Zhou Y. (1989). Effect of low level carbon dioxidelaser radiation on biochemical metabolism of rabbit mandibular bone callus. Laser Ther; 1: 83-87.

43. Pilla A. A., Nasser P. R., Khan S. A., Figueredo M., Kavfman J. J., Siffert R. S. (1990). Non-invasive low-intensity pulse ultrasound accelerates bone healing in therabbit. J Orthop Traum; 4: 246-253.

44. Garrigó Andreu M. I., Valiente Zaldívar C. J. (1997). Empleo de la terapia láser en la reparación ósea periapical. Rev Cubana Estomatol; 34(1): 11-14.

45. Projonchukov A. A., Shishina N. A. (1986). Los láseres en Estomatología. Moscú: Editorial Meditzina: 176.

46. Orikasa N., Shimakura M., Kusakari H. (1989). Effects of AlGa laser in bone histomorfometry. En: Yamamoto O., ed. Lasers in Dentistry. Japan: Elseviers Science Publishers BV: 105-109.

47. Flemming K., Cullum N. (2004). Laser therapy for venousleg ulcers. The Cochrane Library, 4.

48. Mendez T., Pinheiro A., Pacheco M., *et al*. (2004). Dose and wavelength of laser light have influence on therepair of cutaneous wounds. J Clin Lasers MedSurg; 22, p. 19-25.

49. Houghton P. E. (2005). The Role of Therapeutic Modalities in Wound Healing. En: Prentice W. E., Therapeutic Modalities in Rehabilitation, 3a. ed. McGraw-Hill; Cap 3, p: 28-59.

50. Marei M. K., Abdel Meguid S. H., Mokhtar S. A., Rizk S. A. (1997). Effect of low-energy laser application in the treatment of denture-induced mucosal lesions. J-Prosthet-Dent. Mar; 77(3): 256-264.

51. Rodríguez Dorta P. M., González González J., Borrón Molinos M., Oliva González J. (1997). Evaluación mediante SPECT de la terapia láser en las artritis temporomandibulares. Rev Cubana Ortod; 12(1): 17-23.

52. El Sabed S.O., Dyson M. (1996). Effetc of Laser Pulse Repetition Rate and Pulse Duration on Mast Cell Number and Degranulation, Lasers Surg. Med. 19: 433-437.

53. Saito S., Shimizu N. (1997). Stimulatory effects of low-power laser irradiation on bone regeneration in midpalatal suture during expansion in the rat. Am-J-Orthod-Dentofacial-Orthop. May; 111(5): 525-532.

54. Tay Y. K., Weston W. L., Morelli J. G. (1997). Treatment of pyogenic granuloma in children with the flash lamp-pumped pulsed dye laser. Pediatrics. Mar; 99(3): 368-370.

55. Casey K. L., Beydoun A., Boivie J., and cols. (1996). Laser-evoked cerebral potentials and sensory function in patients with central pain. Pain. Mar; 64(3): 485-491.

56. Bradley P. F., Rebliini Z. (1996). Low intensity laser therapy (LILT) for temporomandibular joint pain: a clinical elctromyographic and thermographic study. Laser Therapy; 8(1): 47.

57. Hashimoto T., Kemmutso O., Otsuka H., *et al*. (1997). Efficacy of laser irradiation on the area near the stellate ganglion is dose-dependent: a double-blind crossover placebo-controlled study. Laser Therapy; 9(1): 7-12.

58. Kemmotsu O., *et al*. (1998). Laser therapy for pain attenuation. Proc. 2nd Congress World Assn for Laser Therapy: September; Kansas City; 7-8.

59. Tsushima T., *et al*. (1998). Effects of two-point linear polarised near infrared irradiation in difficult temporomandibular joint disorders. Pro. 2nd Congress World Assn for Laser Therapy: September; Kansas City; 29-30.

60. Plaja J. (2005). Analgesia por Medios no Farmacológicos. En: Montagut Martínez F., Flotas Farré G., Lucas Andreu E., Rehabilitación Domiciliaria. Principios Indicaciones y Programas Terapéuticos, MASSON S.A.; Cap. 7, p: 95-111.

61. Bjordal J., Couppe C., Chow R., *et al*. (2003). A systematic review of low-level laser therapy with location-specific doses for pain from chronic joint disorders. Aust J Physiother; 49, p. 107-116.

62. Garrido Suárez B., Bosch Valdés F., Rabí M. C., Hernández Arteaga M., Fernández Suárez L. (2003). LASER y Dolor Neuropático, Revista Cubana de Anestesiología y Reanimación; 2 (3): 37-41

63. Harazaki M., Isshiki Y. (1997). Soft laser irradiation effects on pain reduction in orthodontic treatment. Bull Tokyo Dent Coll; 8(4): 291-295.

64. Landa N., Torrontegui J., Zabalza I., Aspiazu J. L. (2003). Foto rejuvenecimiento de las manos, Piel; 18(05): 235-239.

65. Rioja J. T. (1993). Electroterapia y electrodiagnóstico. Secretariado de Publicaciones. Universidad de Valladolid. D.L. p. 3-45.

66. Berkerman H., y cols. (1992). The efficacy of laser therapy for musculo-skeletal and skin disorders a criteria-based meta-analysis of randomized. Clinical trials. Phys Ther; (72): 483-491.

67. Gaman A. N., Thorsen H. y cols. (1993). The effect of low-level laser therapy on musculo-skeletal pain: a meta-analysis. Pain; (52): 63-66.

68. Fernández Cervantes R., Patiño Núñez S., Martínez Rodríguez A., Viñas Diz S., Paseiro Ares G., Barcia Seoane M. (2003). Analgesia por medios físicos en la patología de la ATM. Fisioterapia; 25(05): 293-305.

69. Irvine J., Chong S., Amirjani N., Chan K. (2004). Double-blind randomized controlled trial of low-level laser therapy in carpal tunnel syndrome, Musc Nerv; 30, p. 182-187.

70. Brosseau L., Welch V., Wells G. *et al*. (2004). Low level laser therapy (classes I, II, and III) for treating osteoarthritis. The Cochrane Library, 4.

71. Brosseau L., Welch V., Wells G. *et al*. (2004). Low level laser therapy (classes I, II, and III) for treating rheumatoidarthritis. The Cochrane Library, 4.

72. Stergioulas A. (2004). Low-level laser treatment can reduce edema in second degree ankle sprains. J Clin Laser Med Surg; 22, p. 125-128.

73. Corti L., Maccari M., Zaghetto L., Pagnutti S., Rosa E. (2003). Laser treatment of cervical distortion. Laser and Technology; 13(1-2): 27-30.

74. Zati A., Fortuna D., Valent A., Pulvirenti F., Bilotta T.W. (2004). Trattamento della lombalgia causata da erniadel disco; confronto tra laser ad alta potenza, TENS, e FANS. Med. Sport; 57, p: 57-77.

75. Brosseau L. U., Welch V., Wells G., deBie R., Gam A., Harman K., Morin M., Shea B., Tugwell P. (2003). Low level laser therapy (Classes I, II and III) for treating rheumatoid arthritis. Cochrane database of systematic reviews [electronic resource] [CochraneDatabase Syst Rew]; (3), AB002049.

76. Brosseau L., Welch V., Wells G., deBie R., Gam A., Harman K., Morin M., Shea B., Tugwell P. (2003). Low level laser therapy (Classes I, II and III) for treating osteoarthritis Cochrane database of systematic reviews [electronic resource] [Cochrane DatabaseSyst Rew]; (3), AB002046.

77. Gur A., Cosut A., Sarac A., *et al*. (2003). Efficacy of different therapy regimes of low-power laser in painful osteoarthritis of the knee: a double-blind and randomized-controlled trial. Lasers Surg Med; 33, p. 330-338.

78. Hakguder A., Birtane M., Surcan S. *et al*. (2003). Efficacy of low level laser therapy in myofascial pain syndrome: an algometric and thermographic evaluation. Lasers Surg Med; 33, p. 339-343.

79. Pimentel Lluis C., Puig A. A. (2002). Vitíligo. Despigmentación cutánea. Rehabilitación; 16(04): 61-68.

80. Arranz Álvarez A. B., Tricás Moreno J. M., Lucha López M.O., Jiménez Lasanta A.I., Domínguez Oliván P., García Rivas B. (1999). Tratamiento del dolor. Revista Iberoamericana de Fisioterapia y Kinesiología, 2(3): 167-180.

81. Arce Morera E., Valenzuela Álvarez E., González Ferrer M., Hernández Méndez J., Trápaga Mora I. (2001). Utilización de laserpuntura en úlceras de miembros inferiores. Rev Cubana Cir.; 40(2): 130-133.

82. Moore, *et al*. (1998). A double blind cross-over trial of low level laser therapy in the treatment of post herpetic neuralgia. Laser Therapy (pilot issue); p. 7-9.

83. Kemmotsu, *et al*. (1991). Efficacy of low-reactive level laser therapy for pain attenuation of post herpetic neuralgia. Laser Therapy; 3: 71-75.

84. Otsuka, *et al*. (1995). Effects of helium-neon laser therapy on herpes zoster pain. Laser Therapy; 7: 27-32.

85. Gizinger O. A., Dolgushin I. I. (2006). Low-intensity laser effects on local immunity of female reproductive system affected with chlamidia infection, Vopr Kurortol Fizioter Lech Fiz Kult. 05-12, (0042-8787).

86. Galimzianov F. V. (1996). The potentials of laser and electromagnetic-laser therapy in the treatment of patients with arteriosclerosis obliterans of the vessels of the lower extremities. Vestn-Khir-Im-I-I-Grek. 155(5): 37-39.

87. Carati C., Anderson S., Gannon B., Piller N. (2003). Treatment of postmastectomy lymphedema with low-level laser therapy. Cancer; 98, pp. 1114-1122.

88. Al-Awami M., Schillinger M., Maca T., *et al*. (2004). Low level laser therapy for treatment of primary and secondary Raynaud's phenomenon. VASA; 33, p. 25-29.

89. Robledo H. (2001). Efectividad del láser diodo en el tratamiento de telangiectasias de los miembros inferiores, Cirugía Española; 69(05): 482-485.

90. Robledo H. (2001). Telangiectasias faciales. Tratamiento mediante láser diodo Cirugía Española; 69(06): 578-583.

91. Rioja J. *et al*. (1993). Nueva sistematización del tratamiento de la parálisis facial periférica. Rehabilitación, 27(4): 276-284.

92. Rioja J. T. (1993). Electroterapia y electrodiagnóstico. Secretariado de Publicaciones. Universidad de Valladolid. D.L. p. 3-45.

93. Achauer B. M. Lasers in plastic surgery: current practice. Plast-Reconstr-Surg. Apr; 99(5): 1442-1450.

94. Acosta Cabrera E. B., Rodríguez Perón J. M., Alfonso Alfonso L. E. (2002). Laseracupuntura con helio-neón en el tratamiento de pacientes traumatizados, Rev Cubana Med Milit; 31(1): 5-12.

95. Frumento A. S. (1995). Biofísica. 3 ed. Madrid: Mosby-Doyma; 56-59.

96. Jennings D., Flint A., Turton B., Nokes L. (1995). Introduction to medical electronics applications. Londres: Edward Arnold; :118-125.

97. Jou D., Llebot J., Pérez García C. (1994). Física para ciencias de la vida. Madrid: Mc-Graw-Hill: 67-72.

98. Goldberg B., Arana E., Atkins R., Ballentine R. M., Abram B., Blumenthal M., *et al*. (1999). Medicina alternativa. California: Future Medicine Publishing, Inc, Tiburón; 326-328.

99. Junger W. G., Hoyt D. B., Hamreus M., Liu F. C., Herdon-Remelius C., Junger W., *et al*. (1998). Hipertonic saline activates protein tyrosine kinases and mitogen-activated protein kinase p 38 in T cells. J Trauma; 42(3): 437-445.

100. Kamikawa K., *et al*. (1991). Development of laser acupuncture system. Laser Tokyo 81, Japan; 21: 5-6.

101. Utz S. R., Tuchin V. V. (1994). UV Laser reflex-punctural therapy, Laser Ther; 6(1): 23-25.

102. Nguyen T. T. L., Do K. C. (1994). Treatment of bronchial asthma by IR laser acupuncture and electromagnetic field clinical outcome and spirometric estimation. Laser Ther; 6(1): 41-45.

103. Greenbaum G. M. (1994). One hundred successive patients treated by acupuncture using low level laser therapy, with a two-year follow-up. Laser Ther; 6(1):66-75.

104. Valiente Zaldívar C. J., Garrigó Andreu M. I. (1997). Láser blando en puntos de acupuntura para el tratamiento de enfermedades bucales, Rev Cubana Estomatol.; 34 (1) Ciudad de La Habana ene.-jun., ISSN 0034-7507 versión on-line.

105. Robledo H. (2001). Principios generales de la luz láser en la cirugía cutánea y su interacción tisular, Cirugía Española. Volumen 69 - Número 05 p. 486-489.

106. Villarroya A. A. y cols. (1994). Láser y dolor. Rehabilitación; 28 (5): 346-353.

107. Ceballos Mesa A., Balmaseda Manent R., Anillo Badía R. (1992). La Cirugía por Rayo Láser de la Osteomielitis. Crónica, Rev Cub Ortop Traumatol; 6(1): 12-22.

108. Bogoliubov V. M., Zubkov S. M. (1998). Means for optimizing the parameters of physiotherapeutic exposures. Vopr-Kurortol-Fizioter-Lech-Fiz-Kult. Mar-Apr (2):3-6.

109. Aggarwall B. B., Quintanilha A. T., Cammack R., Parker L. (1998). Damage to mitochondrial electron transport and 479 Capítulo 30. Laserterapia energy coupling by visible light. Biochem Biophys Acta; 502: 367-382.

110. Lovschall H., Arenholdt-Bindslev D. (1994). Low levels laser therapy effect on mitocondrial rhodamine 123 uptake in human oral fibroblast. Laser Ther 1994; 6: 30-31.

111. Noguerol B. F., Alandez F. J., Cañizares J., Sicilia A., Sanz M., Campos A., *et al*. (1994). Ultrastructural changes of the mouse periodontium after He Ne laser radiation: a transmission electron microscopic study. Laser Ther; 6: 95-100.

112. Dotson R. M. (1997). Clinical neurophysiology laboratory tests to assess the nociceptive system in humans. J-Clin-Neurophysiol. Jan; 14(1): 32-45.

113. Mognato M., Squizzato F., Facchin F., Zaghetto L., Corti L. (2004). Modulación del Crecimiento de las Células Humanas Irradiadas in Vitro con Terapia Láser de Nivel Bajo, Photomedicine and Laser Surgery; 22(6): 523-526.

114. Gigo-Betano D., *et al*. (2004). La Bioestimulación del Láser de Baja Potencia Acentúa la Reparación del Nervio: un Estudio Aleatorizado a Doble Ciego del Nervio mediano, Lasers Med Sci; 19(1): 57-65.

115. Venturin A., Ortolani M. (2004). Efectividad de la Terapia MLS para el Tratamiento del Lumbago Crónico, Report MLS n 2.

116. Mondardini, *et al*. (1997). Tratamiento de Tendinopatías en Atletas, Medicina dello Sport.

117. Lubich, *et al*. (1997). Tratamiento Precoz y Recuperación del Atleta Dañado, Medicina dello Sport, 50(1): 71-83.

118. Verardi, *et al*. (2000). Tratamiento del Síndrome de Aductores, Medicina dello Sport; 53(4): 342-350.

119. Mondardini P. (2002). Daños por Deporte y Administración del Dolor, Atti Seminario HILT, p 2-9.

120. Zati, *et al*. (2004). Tratamiento Conservativo del Dolor Lumbar Causado por Desplazamiento del Disco Intervertebral: Comparación entre HILT, TENS y NSAID, Medicina dello Sport; 57: 77-82.

121. Valent A., Benedetti E. (2003). Terapia HILT para el Tratamiento de la Tendinitis Calcificante del Manguito Rotador, Istituti Ortopedici Rizzoli.

122. El Sayed S. O., Dyson M. (1996). Effect of Laser Pulse Repetition Rate and Pulse Duration on Mast Cell Number and Degranulation. Laser in Surgery and Medicine; 19(4): 433-437.

Parte 9

Medio aéreo artificial

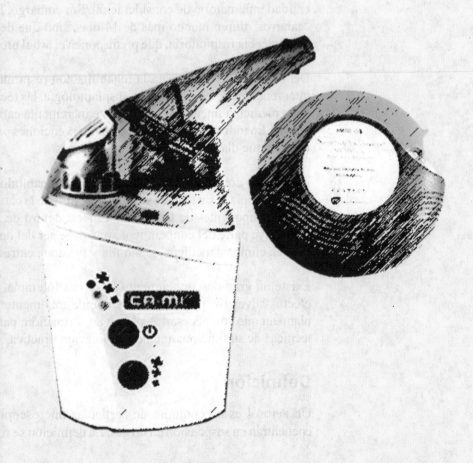

Objetivos

1. Definir la aerosolterapia dentro de la clasificación general de agentes físicos terapéuticos.
2. Reconocer la evolución histórica de la técnica.
3. Comparar los tipos de aerosoles.
4. Comprender los efectos biológicos de la aerosolterapia.
5. Analizar las indicaciones y contraindicaciones de la aerosolterapia.
6. Interpretar la metodología del tratamiento.

Si existe un campo dentro de la fisioterapia, que debe desarrollarse ampliamente en Cuba, este debe ser el de la rehabilitación respiratoria; de manera obligada, por la incidencia de afecciones crónicas respiratorias como el asma y la EPOC, y de manera emergente por la incidencia creciente, en los últimos años, de síndromes respiratorios agudos. En este sentido, resulta interesante que hace apenas 10 años, merecía especial atención un cuadro clínico "SR+14" (síntomas respiratorios de más de 14 días de evolución), porque se establecía como una medida entre un catarro común y una entidad inflamatoria de consideración. Sin embargo, hoy no solo es frecuente que los "catarros" duren mucho más de 14 días, sino que dejan secuelas inflamatorias y de insuficiencia respiratoria, que predisponen el árbol bronquial a nuevas colonizaciones.

Dentro de la demanda para la rehabilitación respiratoria se incluye el avance en las intervenciones quirúrgicas, la transplantología, las técnicas anestésicas y el desarrollo de la medicina intensiva, en la que se incrementa cada vez más el índice de supervivencia. En todos los casos, se exigen intervenciones preventivas y acciones de rehabilitación que disminuyan las complicaciones.

Por esto se considera importante dedicar un capítulo a las terapias inhalatorias o la aerosolterapia. Esta técnica se incluye dentro de la categoría del medio aéreo artificial, como componentes de la medicina física, dentro de la rehabilitación respiratoria, y constituye parte del conocimiento que debe ser del dominio, no solo de neumólogos, sino de clínicos, médicos de familia y fisiatras, entre otros.

Existe un gran desconocimiento de la inhaloterapia, sus ventajas, inconvenientes y efectos adversos; por lo que se coincide totalmente con Rosell y Salgado[1] cuando plantean que son necesarios planes de formación, para el conocimiento de las bases técnicas de su funcionamiento y aplicación práctica.

Definición

Un aerosol es un conjunto de partículas microscópicas, sólidas o líquidas, que se encuentran en suspensión en un gas. La definición se refiere en particular a la sustancia sólida o líquida de tamaño mayor que una molécula, pero lo suficientemente pequeña como para permanecer en suspensión en la atmósfera durante, al menos, unas horas. Sin embargo, el término aerosol también se emplea, con frecuencia, para referirse a un bote presurizado (pulverizador), diseñado para liberar un chorro fino de materiales como pintura, medicamentos, etc. También ha sido asociado, de manera errónea, con el gas (propelente) empleado para expulsar el material contenido en el pulverizador.

El tamaño de las partículas puede ser desde 0.002 µm hasta más de 100 µm, esto es, desde unas pocas moléculas hasta el tamaño en el que dichas partículas no pueden permanecer suspendidas en el gas al menos durante unas horas.[2]

La aerosolterapia es la administración de fármacos en forma de aerosol por vía inhalatoria, con el objetivo de obtener concentraciones de medicamentos en el aparato respiratorio. La principal ventaja de la aerosolterapia, sobre otras modalidades de administración farmacológica, es que el medicamento entra en contacto directamente con las zonas del tracto respiratorio, que necesitan de su acción, incluso las vías respiratorias inferiores. Así, se logra un rápido efecto farmacológico con menores dosis de fármaco y se eliminan los efectos secundarios. Esto es posible por el resultado de la fina dispersión de un líquido o un sólido en un medio gaseoso, mediante generadores, presentando una velocidad de sedimentación despreciable. Estos generadores, producen partículas de diámetro medio de 5.5 micras, que aseguran una buena cobertura de las vías respiratorias medias y profundas gracias a la adherencia de las micelas al moco bronquial.[3]

Los sistemas de producción de partículas sólidas se denominan inhaladores y los que producen partículas líquidas, nebulizadores. Actualmente, la aerosolterapia y la nebulización, son las bases fundamentales para la aplicación de la terapia farmacológica en el asma y en otras enfermedades respiratorias.

Elementos históricos sobre la aerosolterapia

La aerosolterapia ha sido utilizada de forma empírica, para tratar las enfermedades de las vías respiratorias, desde hace más de 4 000 años, pero el punto de partida del uso científico de esta vía de administración data de hace unos 60 años.

La terapia nebulizada tiene sus inicios en 1849, donde Auphan, médico, director del Balneario de Euzetles-Bains (Francia) ideó una sala denominada vaporarium, en la que hacía chocar contra la pared una columna de agua mineral que producía una atmósfera saturada de finísimas partículas acuosas pulverizadas que los enfermos respiraban.[4]

Desde inicios del siglo XX, se produjo un desarrollo creciente de este tipo de terapia, hasta la década del 70 en el pasado siglo, donde la irrupción de los inhaladores presurizados de dosis controlada, de tamaño reducido y fáciles de controlar por el enfermo, relegaron el uso de los aparatos convencionales de nebulización.

Es muy importante señalar que el resurgir de este tipo de terapia, no ha dependido del rescate de los antiguos y obsoletos aparatos, sino del desarrollo de modernos y funcionales sistemas de aire comprimido u oxígeno a chorro, los cuales se aplican con indicaciones precisas.

Tipos de aerosoles

La generación de aerosoles puede ser de origen natural o antropogénica (causada por el hombre).

Las mayores fuentes naturales de aerosol son los volcanes, las tormentas de polvo, los incendios (forestales y de pastizales), así como el polvo del suelo y de origen biológico (polen, hongos y bacterias). La pulverización de agua marina también es la segunda gran fuente de aerosoles, aunque la mayoría de estos caen al mar cerca de donde fueron emitidos. El aerosol, resultado de la pulverización de agua marina lo ponemos en explotación durante la talasoterapia.

La mayor fuente de aerosoles debida a la actividad humana, es la quema de combustibles en motores térmicos, para el transporte y en centrales termoeléctricas, para la generación de energía eléctrica, además del polvo generado en las obras de construcción y otras zonas de tierra, donde el agua o la vegetación ha sido removida.

Sistemas generadores de aerosoles

Los sistemas disponibles para producir aerosoles son los inhaladores presurizados de dosis controlada, los inhaladores de polvo seco y los nebulizadores.

Inaladores presurizados de dosis controlada (*metered dose inhalers* o MDI). Constan de un cartucho o cilindro metálico en cuyo interior el medicamento se encuentra en suspensión en un gas propelente, a una presión de 3 a 4 atm. Como propelentes se utilizan diversos compuestos clorofluorados, puesto que son fáciles de licuar y no resultan corrosivos, inflamables ni tóxicos localmente. Los propelentes se volatilizan a temperatura ambiente y generan una corriente gaseosa de gran velocidad.

El segundo componente de los MDI es una válvula dosificadora, que expulsa partículas micronizadas, con un diámetro aerodinámico de 2.5 a 3.5 micras. Ambos componentes están incluidos en un envase de plástico, en el que encaja el cilindro y que al presionar hacia abajo acciona la válvula; así, el aerosol es expulsado a una velocidad media de 30 m/s.

Los MDI tienen muchas ventajas, ya que son sencillos de utilizar, rápidos, baratos, portátiles y no precisan la preparación del fármaco, conteniendo muchas dosis para su administración. Solo 10% de la dosis del fármaco beta-2, administrado de esta forma se deposita en el pulmón y únicamente 10% pasa a la sangre. Los corticoides administrados por MDI no tienen efectos sistémicos reconocidos.

Sin embargo, los MDI tienen ciertos inconvenientes. Se puede facilitar su sobredosificación y la absorción de mayor cantidad hacia la sangre. También, se han descrito efectos de broncoespasmo, provocado por clorofluorcarbonos y crisis tusígenas provocadas por diversos surfactantes que contiene el propelente (lecitina, sorbitol, trioleato y ácido oléico). Los dos problemas más importantes, que plantea la administración de medicamentos con MDI, son la contaminación ambiental y la dependencia de la colaboración del paciente en la administración.

La maniobra idónea para la administración de un fármaco con MDI consiste en agitar el frasco, colocar el cartucho en el interior de los labios, espirar a través de la boquilla, realizar una inspiración lenta y profunda, activar el inhalador a mitad de la inspiración y mantener una apnea a la máxima capacidad pulmonar durante 10 segundos. Para realizar esto, es fundamental la colaboración del paciente y una adecuada coordinación mano-inspiración. En la práctica, cuando se supervisa el tratamiento a través de MDI, menos de 40% de las aplicaciones son realizadas correctamente.

Para tratar de paliar lo anterior, se han desarrollado los dispositivos espaciadores. Son cámaras de forma tubular o cónica, con un volumen aproximado de 700 mL, que se sitúan entre los labios del paciente y el inhalador, adaptado a una boquilla especial con válvula unidireccional, que actúan como un reservorio de medicamento. No precisan de la adecuada coordinación mano-inspiración y reduce el depósito del fármaco en la hipofaringe (**Fig. 31.1**).

Inaladores de polvo seco (dry powder inhalers o DPI). Estos dispositivos utilizan fármacos en polvo y no necesitan propelentes. Actualmente, existen dos modelos en el mercado: Accuhaler y Turbuhaler. El sistema accuhaler, dispone la medicación dentro de unos alveolos de una cinta, que se desplaza al accionar el inhalador, que deja un polvillo que se inspira desde la boquilla. El sistema Turbuhaler es similar. Al accionar el disco dosificador (**Fig. 31.2**), se rellenan, con la medicación, unos agujeros cónicos próximos al canal inspiratorio. Al inspirar profundamente, el polvillo pasa a unos canales en espiral, de flujo turbulento, disgregándose en partículas.

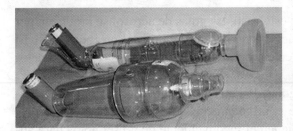

Figura 31.1. Cámaras espaciadoras para inhaladores presurizados. En la figura se muestran dos modelos, en ambos el *spray* se conecta en un extremo y por el otro, inhala el paciente.

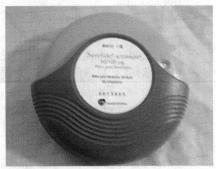

Figura 31.2. Inhalador de polvo seco (DPI).

Los inhaladores de polvo seco son más fáciles de manejar. No precisan sincronización mano-inspiración, ya que se activan al inspirar y tampoco requieren la maniobra de apnea prolongada final. Como no utilizan propelentes no son nocivos para la capa de ozono. Entre sus inconvenientes, están que no evitan el depósito del fármaco en la hipofaringe y que hay menos fármacos que puedan ser administrados con este sistema. Además, la activación con la inspiración requiere elevados flujos (>30 L/min) que habitualmente no se alcanzan en enfermos con obstrucciones graves o en niños pequeños.

Nebulizadores. Un nebulizador es un aparato que sirve para transformar un preparado líquido en aerosol. Nebulizar significa "transformar un líquido en aerosol". El aparato nebulizador está compuesto de una cámara de reserva donde se introduce el líquido a nebulizar, una cámara de nebulización donde se genera el aerosol, y una fuente de energía utilizada a tal efecto. Generan una dispersión de gotitas de líquido que

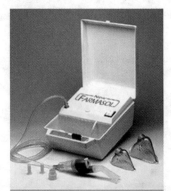

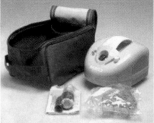

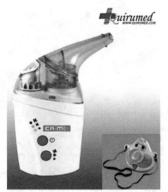

Figura 31.3. Modelos de equipos nebulizadores.

Figura 31.4. Nebulizador ultrasónico, modelo de Quirumed para el tratamiento de niños.

contienen el medicamento en forma de una nube de gas. Los tipos de nebulizadores más importantes son los de chorro (**Fig. 31.3**) y los ultrasónicos (**Fig. 31.4**):

- Nebulizadores a chorro. Se basan en que el impacto de un chorro de gas, a elevada velocidad, con una fina capa de líquido, lo fracciona en gotas de diversos tamaños. El gas a utilizar puede ser aire (compresor de aire) o el propio oxígeno de la toma del hospital, que pasa por un pequeño orificio. Este está muy cerca del tubo de entrada del líquido, que comunica con el propio reservorio del líquido. El efecto Bernouilli es lo que provoca la caída de presión que origina la succión del líquido por este tubo capilar, fraccionándose finalmente en gotas de diferentes tamaños por acción del chorro de aire. Las gotas más pequeñas se mueven en la corriente de aire fuera del nebulizador formando el aerosol. El parámetro más importante del nebulizador es su flujo: cuanto más elevado es el flujo mayor es su rendimiento, mayor es el número de gotas de menor tamaño y se acorta el tiempo de administración, hasta que se agota el líquido introducido. Para obtener un diámetro medio de las gotas de aerosol de 5μ, se calcula que el nebulizador debe tener un flujo de 6 a 8 L/min.

  Los nebulizadores tienen como ventajas, no necesitar la colaboración del paciente, que solo debe respirar normalmente, y permite utilizar dosis altas de fármaco cuando existe preparado en solución.

  Es una técnica fácil de utilizar dentro del hospital en una situación de urgencia. Pero como inconveniente, tiene que los diseñados para uso domiciliario son caros, necesitan una fuente autónoma de gas (compresor eléctrico de aire comprimido) y requieren cuidados de limpieza e higiene por la fácil contaminación del sistema.

- *Nebulizadores ultrasónicos.* En este caso, las gotas de aerosol se producen por ondas de sonido de alta frecuencia, generadas por un cristal piezoeléctrico. El tamaño de las gotas es inversamente proporcional a la frecuencia del transductor (**Fig. 31.4** y **31.5**).

  Tienen la ventaja de producir gotas de tamaño más homogéneo que los nebulizadores a chorro y disminuye el atrapamiento de aerosol en las vías aéreas superiores y tracto digestivo. Tienen el inconveniente de no ser aptos para administrar toda clase de medicamentos, por ejemplo, con budesonida se producen gotas demasiado grandes que no son útiles para transportar el fármaco.

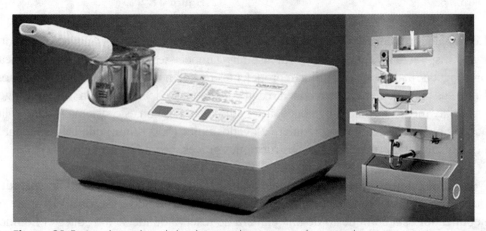

Figura 31.5. Actualmente los nebulizadores pueden ser integrados a paneles o sistemas más sofisticados de atención al paciente con afecciones respiratorias, desde los servicios de los centros hospitalarios más modernos del mundo. *Foto cortesía de la empresa BEKA.*

Efectos biológicos de la aerosolterapia

En las tres últimas décadas ha renacido con fuerza, la utilización de la vía inhalatoria para la terapéutica médica, sin dudas, con un mayor impacto en las enfermedades respiratorias. Su éxito se fundamenta en que ofrece una velocidad de acción superior a la de la vía oral e igual o superior a la vía venosa.[5]

La vía inhalatoria tiene claras ventajas para la administración de medicamentos al pulmón. Pese a que las vías aéreas superiores actúan naturalmente, como un filtro que dificulta la llegada de partículas hacia las zonas más profundas, la tecnología moderna ha logrado poner, al alcance de los pacientes, métodos simples y de bajo costo, para la generación de aerosoles del tamaño apropiado.

La terapia mediante aerosoles ha adquirido gran importancia, debido a que permite lograr altas concentraciones de fármacos en las vías aéreas. Las partículas altamente dispersas son libremente aspiradas y se depositan primordialmente en las paredes de los alvéolos y los bronquiolos.

Los medicamentos prescritos para su administración mediante aerosolterapia domiciliaria son de varios tipos:

- *Broncodilatadores*: facilitan la apertura de los bronquios, permiten una mayor captación de oxígeno en los pulmones.
- *Antiinflamatorios*: reducen la inflamación en los pulmones, ayudan a que el oxígeno llegue a los bronquiolos.
- *Antibióticos*: administrados para controlar las infecciones respiratorias, exacerbación de la EPOC cuando hay retención de secreciones, hipoxia e hipercapnia o broncoespasmo.
- *Mucolíticos*: disuelven las secreciones del tracto respiratorio para facilitar su eliminación.

Todos estos medicamentos se pueden utilizar también en servicios de urgencia, salas de hospitalización, unidades de terapia intensiva, e incluso, en los servicios de rehabilitación. La terapia nebulizada constituye un importante apoyo para la fisioterapia respiratoria. [6-9]

Todas las técnicas encaminadas a mejorar la mecánica ventilatoria, a través del ejercicio terapéutico, se potencian si se combinan con la inhaloterapia. La acción local específica de los productos, en los diferentes niveles del árbol respiratorio, serán el complemento ideal para la fisioterapia respiratoria.

No se debe olvidar que en la utilización de la vía atmiátrica (incorporación de medicamentos por la vía respiratoria), el empleo de las aguas mineromedicinales tiene una importancia especial dentro del campo de la medicina física. El agua mineromedicinal actúa sobre la mucosa respiratoria en su conjunto, desde las fosas nasales hasta las divisiones bronquiales y alvéolos.

En función de las características físico-químicas de las aguas minerales: temperatura, osmolaridad, composición química, desprendimiento de gas espontáneo y de la especialización terapéutica, las técnicas inhalatorias pueden ser diferentes de un centro termal a otro. El efecto terapéutico está ligado a la especificidad de las aguas termales utilizadas y de las técnicas que aseguran el paso de los principios activos a la mucosa respiratoria.[10]

Indicaciones y contraindicaciones para aplicación de aerosolterapia

Indicaciones

La aerosolterapia tiene aplicaciones no solo en el campo de la terapéutica médica, con énfasis en la atención de entidades respiratorias, sino que tiene un gran valor en el campo del diagnóstico funcional. Para la definición de un diagnóstico y una conducta terapéutica en la medicina moderna es imprescindible contar con pruebas funcionales. En este sentido, la aerosolterapia desempeña un papel trascendental en la inducción del esputo, en pruebas de reversibilidad y provocación bronquial, así como en la administración de radioisótopos en los estudios de ventilación, entre otros.[11,12]

Es fundamental en el tratamiento de las crisis asmática y en el de mantenimiento. También se utiliza en la enfermedad pulmonar obstructiva crónica (EPOC), fundamentalmente cuando hay retención de secreciones, hipoxia e hipercapnia o broncoespasmo.[12]

Además del asma bronquial y la EPOC, dentro de las indicaciones está la mucoviscidosis (fibrosis quística), enfermedades otorrinolaringológicas, administración de prostaciclina inhalada en el tratamiento de la hipertensión pulmonar primaria, enfermedades profesionales de las vías respiratorias y las enfermedades de los senos paranasales.

Otras indicaciones incluyen, la prevención y tratamiento de procesos alérgicos, el mal funcionamiento de la caja torácica por poliomielitis, parálisis frénica o cifoscoliosis marcada, así como el período posoperatorio de profilaxis de complicaciones.

Los resultados del tratamiento de las crisis obstructivas o de los pacientes hospitalizados, son iguales con un aerosol generado mediante un inhalador presurizado o un nebulizador de flujo continuo, con una importante disminución de los costos con los primeros, junto con una reducción de los escasos efectos adversos de la nebulización.

No obstante, debido a que durante las crisis, las condiciones para inhalar los fármacos se hacen menos favorables, en muchos centros hospitalarios se continúa empleando nebulizadores, los cuales tienen la ventaja de permitir que el enfermo reciba el aerosol en forma pasiva. En la actualidad, el uso nebulizadores solo se justifica en el medio hospitalario y de los servicios de emergencia, en pacientes que no puedan colaborar con la administración mediante cámaras de inhalación.[13,14]

Contraindicaciones

Para la aplicación de la aerosolterapia, se deben tener en cuenta las contraindicaciones siguientes:

- Neumotórax espontáneo.
- Cavernas pulmonares gigantes.
- Formas bulosas de enfisema.
- Insuficiencia cardiopulmonar grado III.
- Hemotórax.
- Hipertensión arterial severa.

Metodología del tratamiento de la aerosolterapia

La vía inhalatoria ofrece una serie de ventajas para el tratamiento de las afecciones respiratorias. Como regla general para elegir la modalidad de aerosolterapia que se aplicará se debe contar en primer lugar con la existencia del fármaco necesario y con el sistema adecuado a partir de tipo del enfermo y su situación clínica.

Existen múltiples métodos para aplicar la terapia inhalada, aerosol de dosis controlada, de polvo seco y con cámara espaciadora. Estos inhaladores tienen inconvenientes derivados fundamentalmente del uso incorrecto de los dispositivos, pero también relacionados con el estado de la vía aérea o flujo aéreo anormal, entre otros, así como la existencia de nuevos tratamientos con sustancias no inhaladas, situaciones clínicas en general, en las que puede considerarse el tipo de equipo a utilizar.[15]

Normalmente, el empleo de dispensadores comerciales goza de mayor presencia y facilidad. Los medicamentos suministrados a través de *spray* o de inhaladores de polvo seco dominan el escenario de las entidades respiratorias.

Para el caso de los inhaladores presurizados se debe tener en cuenta que el mayor depósito de la droga en el pulmón se logra si se toman las precauciones siguientes:

1. Ubicar el inhalador a 4 cm de la boca, para disminuir la inercia de las partículas que salen a una velocidad de 100 km/h del aparato.
2. Activar el inhalador al comienzo de una inspiración, desde capacidad residual funcional hasta capacidad pulmonar total.
3. El paciente debe inspirar con respiración lenta, con un flujo bajo, menor que 1 L/s, también para disminuir la inercia.
4. Efectuar una pausa inspiratoria de 5 a 10 segundos, para permitir el depósito por gravedad en las vías aéreas distales.

Con mucha frecuencia el paciente inhala fuertemente, produce un flujo inspiratorio muy alto y al activar el inhalador dentro de la boca determina un aumento del depósito del aerosol en la orofaringe; por supuesto que esto disminuye su eficacia en el pulmón, a la vez que incrementa la cantidad de fármaco absorbido hacia la circulación y aumenta el riesgo de reacciones adversas.

Gracias a las cámaras espaciadoras, el fármaco no se pierde hacia el ambiente, y se disminuye la velocidad de las partículas. Las cámaras de inhalación de tamaño apropiado (aproximadamente 700 a 800 mL) hacen posible que la mayor parte de las partículas grandes queden depositadas en sus paredes, se reduce así el depósito en la faringe. Sin embargo, el uso de estas cámaras disminuye la aceptación del tratamiento por algunos pacientes, especialmente cuando deben recibir el tratamiento fuera de sus casas (**Fig. 31.6**).

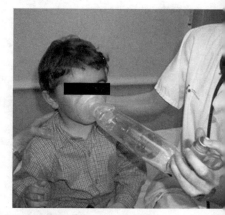

Figura 31.6. Aplicación de un inhalador presurizado con cámara espaciadora.

Los inhaladores presurizados tienden a desaparecer, por el daño que producen a la capa de ozono. Como forma alternativa de administración inhalatoria, están los inhaladores de polvo seco, que permiten entregar los mismos fármacos con algunas ventajas derivadas de esta forma de administración.

Para lograr el correcto funcionamiento de los inhaladores de polvo seco (Turbuhalers) debe usarse un flujo inspiratorio fuerte, mayor que 30 L/min, lo que puede ser difícil de lograr en niños menores de 5 años, no así en los adultos, incluso en crisis de asma.

Con esta forma de terapia inhalatoria, se logra un efecto similar al de los inhaladores presurizados, sobre la función pulmonar y los síntomas. Los efectos adversos de los beta-2 adrenérgicos han sido menos frecuentes con los inhaladores de polvo seco, cuando se han comparado con los inhaladores presurizados. También se ha encontrado una menor frecuencia de disfonía, al usar inhaladores de corticoides en polvo seco, en comparación con los inhaladores presurizados, lo que podría depender de un menor depósito en la laringe.

Los inhaladores de polvo seco tienen buena aceptación entre los pacientes, ya que su uso implica menos coordinación y no requieren de espaciador. Sin embargo, su precio en el mercado es más alto que el de los inhaladores presurizados, lo que limita su empleo.

Por su parte, los nebulizadores se convierten en la indicación de elección, bajo determinadas situaciones en que no se garantiza la dosis adecuada del medicamento. Estos casos son:

1. El medicamento indicado no existe en formato de inhalador.
2. Pacientes que no son capaces de utilizar correctamente un inhalador (falta de colaboración).
3. Pacientes con gran afectación de la función pulmonar, no capaces de producir un flujo inspiratorio de 30 mL/min o un tiempo de apnea igual o superior a 4 segundos.
4. Enfermos con episodios repetidos de insuficiencia respiratoria aguda, en los que se precisa altas dosis de fármaco o ha fracasado la vía inhalatoria convencional.

La elección del equipo por parte del médico está en función de la localización de la enfermedad respiratoria, los fármacos a administrar, la duración de la terapia y la frecuencia y duración de cada sesión de aerosolterapia. Un punto importante a discutir con los padres es: ¿Qué accesorio es preferible para hacer aerosolterapia: la mascarilla o la boquilla?

En general, es preferible la boquilla, ya que consigue establecer un circuito cerrado sin polución farmacológica al exterior que pueda irritar los ojos, humedecer la cara, etc. Sin embargo, en el caso de niños muy pequeños, que aún no han aprendido a controlar su ritmo respiratorio, puede ser conveniente usar la mascarilla. Con algunos medicamentos (por ejemplo, los antibióticos), solo debe utilizarse la boquilla.

Preguntas de Comprobación

1. ¿Qué es un aerosol?

2. ¿Cuál es la ubicación de la aerosolterapia dentro de la clasificación general de agentes físicos?

3. ¿Cómo fue la evolución histórica de este tipo de terapia?

4. Describa los tipos de aerosoles que conoce.

5. ¿Cómo se logra conseguir el efecto terapéutico a través de aerosoles?

6. ¿A qué se deben los efectos biológicos de la aerosolterapia?

7. ¿Existen puntos de conexión entre la aerosolterapia, la talasoterapia, la balneología y la climatología médica? ¿Por qué?

8. Mencione las contraindicaciones para la aerosolterapia.

9. Explique la metodología de la aplicación en aerosolterapia.

10. ¿Cuál es la importancia de la cámara espaciadora en el uso de los inhaladores presurizados (*spray*)?

11. Mencione los medicamentos o sustancias que suelen ser administrados por vía aerosol, con mayor frecuencia en nuestra especialidad.

Referencias bibliográficas

1. Rosell A., y Salgado A. (2001). Terapia nebulizada. Fundamentos y aplicaciones clínicas. SEPAR.

2. Cruz E., Vallejos M. E., Costa M. (1991). Evaluación de cinco métodos de administración de aerosol broncodilatador en espirometrías. Rev Chil Enf Respir. 7: 35.

3. García Matas A. (2006). Afecciones alérgicas. En: Hernández Torres A., *et al*. Técnicas y tecnologías en hidrología médica e hidroterapia. Informe de Evaluación de Tecnologías Sanitarias No. 50, Agencia de Evaluación de Tecnologías Sanitarias (AETS), Ministerio de Sanidad y Consumo; Madrid, Junio; Cap. 17, p. 135-140.

4. Muers M. F. (1997). Overview of nebulizer treatment. Thorax. 52(Supl.): 25-30.

5. Sanchis J. (2000). Terapia inhalada u oral en el tratamiento del asma. Arch Bronconeumología. (36): 169-171.

6. SEPAR. (1977). Normativa sobre la utilización de fármacos inhalados. Recomendaciones SEPAR. 22.

7. O´Donohue W. J. (1996). Guidelines for the use of nebulizers in the home and at domiciliary sites. Report of a Consensus Conference, Chest. (109): 814-820.

8. Proposed guidelines for aerosoltherapy by means of nebulizer in France. Eur Respir Rev. 2000;(10): 206-209.

9. Baver T. T., Roussos C., Torres A. (2000). Aerosol therapy in intubated and mechanically ventilated patients in the intensive care unit. Eur Respir Rev. 10(76): 536-540.

10. Meijide Faílde R. (2006). Afecciones broncopulmonares y ORL. En: Hernández Torres A., *et al*. Técnicas y tecnologías en hidrología médica e hidroterapia. Informe de Evaluación de Tecnologías Sanitarias No. 50, Agencia de Evaluación de Tecnologías Sanitarias (AETS), Ministerio de Sanidad y Consumo; Madrid, Junio; Cap. 9, p. 78-86.

11. Turner M. O., Patel A., Ginsburg S., Fitzgerald J. M. (1997). Bronchodilator delivery in acute airflow obstruction: a meta-analysis. Arch Intern Med. (157): 1736-1744.

12. Rodrigo C., Rodrigo G. T. (2000). Inhaled therapy in nonintubated patients. En: May J. B., Corbrigge T. C., Rodrigo C., Rodrigo G. J., eds. Acute asthma: assessment and management. Nueva York, McGraw-Hill, Cap. 10: 161-178.

13. Newhouse M. T., Dolovich M. (1986). Control of asthma by aerosols. N Engl J Med. 315: 870-874.

14. Newman S. P. (1990). Arosol inhalers. Brit Med J. 300: 1286-1287. Leyendas.

15. Ward M. J. (1997). British thoracic society: nebulizers for asthma. Thorax. 52 (Supl 2): 54554-8.

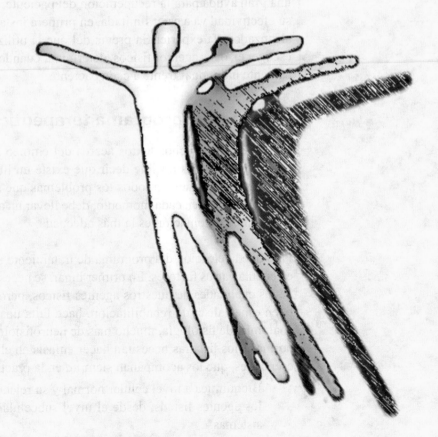

Parte 10

Consideraciones
especiales

CAPÍTULO 32

Prescripción y combinaciones terapéuticas

Objetivos

1. Analizar los elementos a tener en cuenta para la elección del programa terapéutico.
2. Proponer combinaciones terapéuticas en diferentes grados de complejidad para situaciones clínicas comunes en la práctica diaria.

En la medida que se ha desarrollado la especialidad de medicina física y rehabilitación, ha surgido una pasión particular en relación con los medios físicos. Tal vez sea, en parte, porque se pasa mucho trabajo para poder integrar el conocimiento. La literatura que aborda la medicina física es muy dispersa y generalmente los textos abordan de manera separada cada uno de los agentes físicos. Por otra parte, en Medicina física nuestra área, no hay muchos trabajos científicos que acumulen un peso específico dentro de la llamada medicina basada en la evidencia.

Sin dudas, los medios físicos, cuando son utilizados apropiadamente, constituyen una gran ayuda para la recuperación del paciente. Como cualquier otra herramienta, su efectividad va a estar limitada, en primera instancia, por el nivel de conocimiento alcanzado y la experiencia previa del que la utiliza. De esta manera, la decisión de escoger el, o los agentes físicos, determinar cuándo y cómo utilizarlos, va a ser prácticamente individual frente a cada paciente.

Elección del programa terapéutico adecuado

Se han escrito muchos textos acerca del empleo terapéutico de los medios físicos, sin embargo, no es posible decir que existe un libro o un material con las "recetas mágicas" que resuelvan todos los problemas que se presenten en la consulta diaria. Cada paciente y en cada momento, debe llevar un análisis individual que definirá qué elección o combinación es la más adecuada.

Para que la elección del programa de tratamiento sea la más acertada se deben tener en cuenta varios factores. En primer lugar, se necesita el mayor conocimiento posible de las cualidades de nuestros agentes físicos, pero esto no es suficiente, para ser un buen especialista de rehabilitación, hace falta una buena base de conocimientos de anatomía, de fisiología, mucho más de neurofisiología. Dentro de este estudio de "lo normal", los fisiatras necesitan hacer énfasis en el conocimiento de cuatro procesos esenciales, que los acompañan siempre en la práctica diaria:

- Bioquímica a nivel celular normal y su relación con los cambios que provocan los agentes físicos, desde el nivel subcelular hasta la respuesta de aparatos y sistemas.

- Estudio del proceso de reparación hística, los mecanismos de reparación de cualquier tipo de daño del tejido, con énfasis en el sistema músculo-esquelético, el sistema nervioso, el sistema cardiovascular y respiratorio, esencialmente.
- Características del proceso inflamatorio, con sus respectivas fases, los períodos que se consideran normales, los eventos involucrados en cada una. La relación estrecha que existe entre el proceso inflamatorio, como parte integral del proceso de reparación hística.
- Vías nerviosas involucradas en estos procesos, así como las características e importancia de cada tipo de dolor, para entender e influir el proceso de control denominado analgesia.

A partir de lo anterior, hace falta un buen dominio de la fisiopatología, que fundamenta los procesos a los que se enfrenta diariamente el especialista. Esto hace apreciar la frontera entre la recuperación "normal" o "patológica" y su relación con las acciones bioquímicas y biofísicas generadas por la interacción con los agentes fisioterapéuticos. Todo este conocimiento permitirá hacer un uso más adecuado de los recursos terapéuticos.

No solo es importante realizar una correcta prescripción, para llevar a cabo un buen tratamiento, es necesario que la realización de este, esté a la altura de la prescripción, lo cual solo se logra, cuando se tiene fisioterapeutas entrenados.

Recomendaciones para una correcta prescripción

La bibliografía que aporte elementos acerca de las combinaciones terapéuticas más importantes es insuficiente. Cuando se dispone solo de un equipo, se debe poner en explotación todas sus potencialidades, pero cuando se cuenta con varios equipos, hay que considerar la forma de combinarlos, para sacar el mayor provecho. O sea, que independientemente de que cada equipo nuestro tenga un gran número de posibilidades, no se logra la misma efectividad para cada una de estas.

Las recomendaciones y consejos que se exponen a continuación solo son una guía basada en la experiencia, cuya única pretensión es que le sirva para elevar la calidad en la prescripción, que luego se pueda enriquecer con la experiencia individual de cada especialista.

Cantidad de agentes físicos que se van a emplear

Un tratamiento aplicado con 6 o 7 agentes físicos, para que alguno logre el efecto que se quiere es considerar que el organismo es indiferente a la agresión, a la cual se somete. Esta es una teoría condenada al fracaso, carente de todo fundamento. Para los profesionales que optan por esta fórmula, se pone en vigencia el refrán que dice "quien no sabe lo que busca, no entiende lo que encuentra."

El tratamiento ideal debe ser dialéctico y debe incluir la menor cantidad de agentes terapéuticos. En ese caso se le da solo una pequeña estimulación al organismo del paciente para que se active el proceso de autorrecuperación. Si se logra aplicar los medios físicos en las enfermedades donde tienen el mayor impacto, se obtendrá mayor efectividad, así como un ahorro de tiempo y recursos.

No es frecuente poder fundamentar tratamientos que necesiten más de tres agentes físicos. Cuando sucede, es casi siempre porque se utiliza más de una modalidad de la electroterapia. A partir de aquí, deben utilizarse las técnicas kinésicas, que sí pueden ser múltiples.

Por ejemplo, en el caso de las afecciones del sistema osteomioarticular, se comienza por el agente físico que prepara la zona de tratamiento. A veces no es suficiente un agente que abre la circulación y relaja una musculatura contracturada y se necesita, además, una modalidad eléctrica que relaje más la musculatura. Luego, se recomienda una estrategia de movilización o de reeducación muscular, generalmente a través del ejercicio terapéutico. Con gran frecuencia se aplica, asociada, una técnica analgésica.[1]

Esto se pudo apreciar en el estudio a 223 pacientes, a los que se aplicó fisioterapia por cervicobraquialgia. Fue presentado en la VIII Jornada Nacional de Fisioterapia, en año 2000.[31] En este alcanzó el 90% de la eficacia para el primer ciclo de tratamiento, en 11.4 sesiones. El 23% de los pacientes requirió un segundo ciclo de tratamiento, mientras que el 4.9% requirió un tercer ciclo. La mayor eficacia se obtuvo con el calor infrarrojo, combinado con corrientes analgésicas de baja frecuencia, para la fase aguda. En la fase subaguda o crónica, se obtienen los mejores resultados incorporando, de manera progresiva, las tracciones vertebrales y ejercicios de cuello-cintura, escapular-espalda, en la medida que el componente neurítico cedía. Finalmente, se indicó realización sistemática de estos ejercicios. La eficacia global obtenida fue del 90.1%.

La misma situación se apreció nuevamente en un estudio de 786 pacientes con diagnóstico de osteoartritis.[32] Los resultados mostraron una eficacia general del 98%, para el control del dolor en las primeras 10 sesiones de tratamiento. El estudio fue presentado en el Segundo Congreso Internacional de la Sociedad Cubana de Medicina Física y Rehabilitación, en el año 2002. En 100% de los casos se mantuvo el programa de kinesiología convencional, de movilizaciones y reeducación muscular, 80 pacientes pasaron un segundo ciclo de tratamiento, mientras 16 requirieron un tercer ciclo para lograr los máximos resultados. Estos últimos pacientes fueron los que más tiempo estuvieron en tratamiento, promediaron 33.9 sesiones. La combinación de calor infrarrojo y electroterapia fue la mejor opción (**Fig. 32.1**).

Con frecuencia, a la hora de abordar enfermedades dermatológicas, angiológicas, oftalmológicas o quirúrgicas, la indicación de elección es aplicar un solo agente físico.

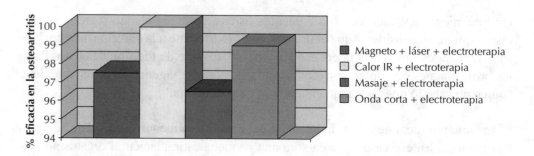

Figura 32.1. Comportamiento del porcentaje de eficacia de la fisioterapia en la osteoartritis. *Servicio de Fisioterapia del CIMEQ.*

Orden de aplicación de los agentes físicos prescritos

En cuanto al orden de la aplicación, se debe atender a las acciones terapéuticas que tienen precedencia. Si se aplicará una movilización, siempre debe llevar, previamente, una apertura circulatoria que lubrique y caliente la zona, para evitar nuevas lesiones. De lo contrario, se trabaja "en frío" y no se obtendrá una buena evolución.

Cuando se aplica la crioterapia junto con corriente, siempre se debe comenzar con la corriente, pues de lo contrario el hielo producirá una disminución temporal de la sensibilidad superficial, que luego dificulta la aplicación adecuada de la corriente.[2]

A la mayor parte de los pacientes se les indica, primero, técnicas de electroanalgesia y luego actividades de kinesiología. Es frecuente que el paciente, refiera que la corriente lo alivia, pero después, los ejercicios, le hacen regresar el dolor. Es una observación muy interesante, porque históricamente los pacientes terminan sus tratamientos en los gimnasios y puede que se vayan con los síntomas algo "revueltos".

El profesor Hoogland ha explicado en sus conferencias que la electroanalgesia debe ser lo último que se aplica en la jornada de tratamiento. Esta es la última sensación con la que debe irse el paciente. Si bien, esto no es fácil de cumplir para todos los casos, al menos se debe tener en cuenta cuando se comienza la actividad de reeducación después de un período de inmovilización o de dolor agudo.

La electroterapia cubre muchos objetivos terapéuticos. Sin embargo, no está bien justificado utilizar dos técnicas electroanalgésicas, o dos técnicas eléctricas de relajación muscular o dos técnicas de electroestimulación. Pero perfectamente se puede aplicar una secuencia, que primero, relaje el músculo, luego alivie el dolor, y después tonifique nuevamente y le de "estabilidad" al segmento corporal.

Con frecuencia se aplica corriente para activar la circulación y disminuir una contractura muscular. Este mero hecho ya se convierte en una técnica analgésica. Luego se puede aplicar otro programa de corriente, con parámetros para restituir el tono muscular anterior y patológico, por un nuevo tono. El paciente sale de la sesión con una sensación de alivio y de seguridad en el segmento corporal.

Otro ejemplo de combinación justificada es la utilización de una técnica de electroanalgesia seguida de una aplicación de iontoforesis, con lo que se potencia el efecto analgésico por una intervención local y regional combinada.

Tal vez el más interesante de los ejemplos es el que se relaciona con los campos electromagnéticos de baja frecuencia, o magnetoterapia. Resulta que históricamente, la magnetoterapia ha sido utilizada para comenzar un programa de tratamiento, o sea como el primer agente físico que se le aplica al paciente. Esto no es casual, se supone que la magnetoterapia, entre otros efectos, favorece una apertura circulatoria que prepara la zona para otras intervenciones fisioterapéuticas.

La magnetoterapia logra una parte de sus efectos a través de un proceso de polarización de dipolos magnéticos, que incluyen átomos, moléculas, proteínas, hasta membranas y componentes subcelulares. Esto quiere decir que hay en el tejido una nueva orientación de las cargas a punto de partida de la aplicación. En los elementos que pertenecen a sustancias paramagnéticas o diamagnéticas, el proceso de polarización se limita al tiempo de exposición. Pero en las sustancias ferromagnéticas, la polarización perdura mucho más allá del tiempo de la exposición y se supone que en estas moléculas, se fundamenta el efecto acumulativo de los campos magnéticos.

El dilema está en ver qué agente se utiliza después de la magnetoterapia. No ocurre nada negativo si se utiliza el láser o el ultrasonido, sin embargo, no se debe aplicar corrientes después de la magnetoterapia. Esto es una sugerencia que tiene su base en la física clásica. Cada campo eléctrico está relacionado con un campo electromagnético, quiere decir que cada vez que se aplica una electroterapia, también actúa un débil campo electromagnético derivado de la corriente. Si bien es débil como para producir los efectos propios de la magnetoterapia, es **suficiente para anular** la orientación de los dipolos. Este fenómeno es máximo, si la corriente que se aplica es alterna. Por lo tanto, cada vez que se indica una magnetoterapia y seguidamente una electroterapia, podemos asegurar que elimina, físicamente, una parte del efecto de la primera, al menos en el área de aplicación de la corriente. Si por determinada razón, es importante la combinación, entonces dederían aplicarse primero las técnicas de electroterapia, y luego la magnetoterapia. En este último caso, el paciente queda con el efecto de polarización generado por el campo electromagnético.

Esta es una de las razones por la que no se asocia el campo electromagnético de baja frecuencia o magnetoterapia a los campos electromagnéticos de alta frecuencia, como la onda corta o la microonda. En ambos casos, si se aplican luego del campo magnético, existiría una anulación física del efecto del primero, ya que tanto la onda corta como la microonda, generan un campo eléctrico de mayor significación que el campo electromagnético acompañante. Por otra parte, al producir calor significativo con las altas frecuencias, podría ponerse en evidencia el fenómeno físico conocido como Ley de Courie. Según este fenómeno, por encima de una temperatura determinada, se pierde la capacidad de magnetización de las moléculas. Finalmente, hay poco fundamento para buscar que se produzca en un paciente determinado, dos efectos tan diferentes: un efecto agresivo y significativo de gran apertura circulatoria con aumento de la temperatura producido por las altas frecuencias, y otro efecto gentil, sutil, de moderada apertura y activación de procesos biológicos. Es de esperar que el efecto radical de las altas frecuencias supere en magnitud al efecto del campo magnético.

Aplicación de la dosis adecuada

Nunca se debe aplicar una dosis mayor o menor de la que se necesita, ya que existe el riesgo de provocar un daño adicional. El tratamiento se comienza con dosis bajas en espera de la reacción del paciente, sobre todo cuando se utiliza un agente físico por primera vez en un determinado paciente.

Al confeccionar la prescripción en la consulta médica, el objetivo principal debe ser diseñar un programa de tratamiento individualizado y ajustado a las necesidades concretas de cada paciente. Es importante tener en cuenta el diagnóstico médico, el estado evolutivo, el examen físico, los aspectos inherentes al interrogatorio y los recursos terapéuticos de los que disponemos. Al final se obtiene el programa terapéutico más oportuno.

En el programa se indica una dosis a aplicar, sin embargo no siempre se puede anticipar cuál va a ser la respuesta individual del paciente ante esta intervención. De hecho, a partir de la experiencia acumulada, estímulos pequeños pueden desencadenar reacciones más rápidas y significativas. Otro hecho a tener en cuenta, es que habitualmente los especialistas no valoran al paciente diariamente, sino en reconsulta después de un número de sesiones, por lo que de alguna manera se "pierden" la reacción diaria del paciente al tratamiento.

Los especialistas deben trabajar estrechamente con el fisioterapeuta, participar activamente en su entrenamiento profesional y planificar un rango de dosis a partir del cual sea posible comenzar el tratamiento. Es fundamental tener en cuenta la experiencia y el conocimiento para modificar los parámetros, dentro del rango planificado y de acuerdo con la evolución del paciente.

Esta metodología ha permitido una ejecución de tratamiento mucho más dinámica. Esto se debe al hecho de que los parámetros no se mantienen totalmente fijos durante 10 sesiones, que habitualmente significan 2 semanas de evolución en las cuales suelen ocurrir múltiples eventos biológicos.

Además, cuando se realizan combinaciones, se debe utilizar un rango bajo de dosis, teniendo en cuenta que cada agente utilizado lleva su propia dosis y que el paciente "receptor" es uno solo, de manera que el riesgo de sobrepasarse en la "energía aportada" puede ser alto. A la hora de intensificar el tratamiento, se debe estar seguro de que el paciente va a asimilar el incremento.

Combinación efectiva de los agentes físicos

Existen agentes cuyos efectos son muy parecidos o buscan los mismos objetivos, y cuando se combinan, se potencian los efectos. En este sentido, existen muchos ejemplos. Pero, cuando se combinan agentes físicos cuyos efectos biológicos son contrapuestos, es de esperar que no exista una buena reacción, literalmente se "confunde" al organismo.

Por ejemplo, el ultrasonido en modo de emisión continuo es conocido como el método que puede generar el calor más intenso; sin embargo su radio de acción está muy limitado en superficie, de manera que su objetivo siempre debe ser una estructura anatómica bien definida. Pero las altas frecuencias brindan un calor profundo, pero más difuso. En este caso, la asociación del ultrasonido con una diatermia por microondas o por onda corta, pudiera dar el complemento de calor que se necesita, en un área más extensa.[3]

El láser de baja potencia se caracteriza por ser un medio de estimulación de procesos biológicos. Sus efectos no dependen, en absoluto, de producir un calor, por lo que la apertura circulatoria es moderada y acompañada por la activación específica de diferentes moléculas. Su desventaja, al igual que el ultrasonido, es que su acción debe dirigirse a estructuras anatómicas específicas y su profundidad de penetración está muy limitada. Por su parte, los campos electromagnéticos de baja frecuencia tienen también un efecto bioestimulante, no mediado por el calor, sino por la activación de determinadas moléculas y procesos. La combinación de ambos agentes físicos, supera los efectos individuales.[4,5]

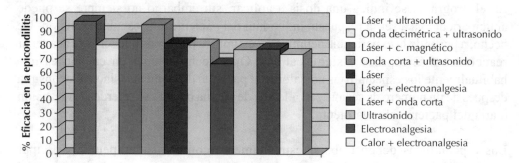

Figura 32.2. Comportamiento del porcentaje de eficacia de la fisioterapia en la epicondilitis. *Fuente, Servicio de Fisioterapia del CIMEQ.*

Otra combinación beneficiosa del láser es con el ultrasonido en modo pulsado. En la epicondilitis, se logran remisiones hasta del 80%. En estos casos, el tratamiento con microondas es inefectivo y la aplicación de neuroestimulación eléctrica transcutánea (TENS) produce resultados temporales. ¿Y por qué olvidar otros métodos? Por ejemplo, se aplican infiltraciones de diferentes productos con muy buenos resultados. Dentro de estos se destaca la toxina botulínica.[6,7]

Lo anteriormente planteado se evidenció en un estudio realizado en el CIMEQ a 121 pacientes atendidos por epicondilitis del codo.[33] El estudio se presentó en la VIII Jornada Nacional de Fisioterapia, en el año 2000 (**Fig. 32.2**). La eficacia global para la entidad fue del 82%, en solo 9.8 sesiones promedio. Sin embargo, para la combinación terapéutica de láser y ultrasonido aumentó al 97%; otra combinación destacada fue la de onda corta y ultrasonido que obtuvo el 95% de eficacia. La eficacia más baja en este estudio se consiguió con la combinación de láser y onda corta (66.6%), además de la combinación de calor y electroanalgesia, que apenas superó el 70%. Basado en estos resultados, es lógico recomendar la combinación del láser y el ultrasonido para el estadio agudo de la enfermedad y la onda corta con ultrasonido, para el manejo de los pacientes en estadio crónico.

Definición correcta de los objetivos del tratamiento

Con frecuencia es necesario un enfoque o estrategia que dé curso a diferentes fases del tratamiento. En este sentido se debe precisar bien cuál es el objetivo central o principal de la intervención, para dedicarle el mayor esfuerzo y seguramente habrá otros objetivos cuya atención quedará diferida a otra fase posterior del tratamiento. O sea, que un tratamiento integral no necesariamente significa tener que abordar todos los problemas del paciente a la vez.

Un ejemplo típico son los síndromes de compresión radicular, en los cuales se puede identificar, desde el primer momento, signos de inestabilidad biomecánica del segmento vertebral. No se debe comenzar la intervención por la posible causa del problema, e indicar un programa de ejercicios que empeorará al paciente. En este caso, es imprescindible atender el cuadro doloroso, y se difiere la parte de reeducación muscular para una fase posterior.

A continuación se expondrán algunos ejemplos de la experiencia profesional en Cuba.

Cuando se requiere un cierre circulatorio para detener un proceso inflamatorio agudo de origen traumático, puede indicarse una variante de la crioterapia, que rápidamente consigue el cierre circulatorio. Esta medida, acompañada de una adecuada inmovilización, para poner "en reposo" el segmento, es suficiente para dar tiempo al organismo y esperar las fases normales de la reparación.[3] Se ha evidenciado el valor de la crioterapia en los estadios iniciales de los casos tras intervención de prótesis total de rodilla (PTR). Fundamentalmente, se ha combinado con la masoterapia descontracturante y de drenaje, con movilizaciones para aumentar el recorrido articular tanto en flexión como en extensión, con movilizaciones de rótula, tonificación de cuádriceps, reeducación de la marcha, y reprogramación propioceptiva.[8-15]

La disminución del dolor en las disfunciones de la ATM se intenta en los estadios iniciales con crioterapia, pero se puede asociar a estimulación eléctrica nerviosa transcutánea (TENS). En un estadio posterior, se aplican con efectividad los ultrasonidos, la onda corta, o la laserterapia en dosis elevada, como principales medidas físicas.[16-19]

Otras veces se tiene un paciente que amanece muy mal, con mucho dolor y limitación, pero cuando avanza el día va mejorando poco a poco. De alguna manera, el organismo de este paciente alerta de la necesidad de una apertura circulatoria para compensar un proceso degenerativo o un proceso inflamatorio crónico. En este caso se impone la utilización de una fuente de termoterapia. Si la estructura "objeto" es superficial, o profunda, es importante para definir qué tipo de variante de la termoterapia se utilizará. En general, las altas frecuencias se priorizan en la enfermedad crónica de articulaciones como cadera, rodillas, y columna lumbosacra; mientras, las articulaciones del tobillo, las del pie y la mano pueden abordarse mejor con la parafina.

Los trastornos crónicos del codo, el hombro y el raquis superior, generalmente se tratan con termoterapia superficial del tipo del calor infrarrojo. La intervención fundamental de la medicina física es "calentar" la zona, mejorar la circulación y preparar el área para una inmediata intervención de la kinesiología. Cuando hay evidencia de lesiones específicas de estructuras periarticulares, se abordan con agentes como la iontoforesis, el láser de baja potencia y el ultrasonido terapéutico, entre otros.

En ocasiones, se tiene a un paciente con un problema de cicatrización. En este sentido, el agente físico por excelencia, sería el láser de baja potencia; su mejor aliado en este objetivo es el campo electromagnético. También se han descrito técnicas de electroterapia para favorecer la regeneración hística, las más importantes son la microcorriente y la corriente de alto voltaje.

Otras veces el paciente refiere dolor, y en este sentido hay que estar claros en la etiología del dolor para poder prescribir un buen tratamiento. Las mayores posibilidades de alivio inmediato corresponden con la electroterapia.

Frecuentemente, el problema del paciente parte de una debilidad muscular (por hipotrofia de desuso) que le impide estabilizar biomecánicamente su componente osteoarticular. En este sentido, se debe contar siempre con el apoyo que nos brindan las técnicas de estimulación neuromuscular. El proceso de reeducación muscular por ejercicio se toma siempre un tiempo y durante este es posible aportar un nivel de tono inmediato que acelere la evolución.

La hidroterapia, por su parte, cubre un gran espectro de posibilidades, y es la técnica de mayor demanda en la población. La actividad en el agua es excepcional en pacientes poco motivados con la electricidad y con el ejercicio.[20]

Utilización de otras opciones terapéuticas

Un error que con frecuencia se comete es pensar que los agentes físicos solos son los que resolverán el problema del paciente. Si se compara, es mucho menor el número de veces que esto ocurre que las veces en que el éxito lo determina la asociación de los agentes físicos con otras medidas terapéuticas. Internacionalmente, se reconoce que los agentes físicos tienen un impacto que corresponde a 30% de los recursos terapéuticos de la especialidad. Este disminuye mucho más si se analiza en el contexto de todas las posibilidades terapéuticas que brindan las ciencias médicas.

Se debe considerar que los agentes físicos son un complemento dentro de las estrategias terapéuticas. Cuando se hace una prescripción, además de los agentes físicos a aplicar o a combinar, hay que contar con las técnicas kinésicas, las ayudas ortésicas, las recomendaciones para realizar el tratamiento en el domicilio y en la vida diaria. Además, debe contar con el resto de las posibilidades terapéuticas médicas y quirúrgicas para el caso en cuestión. Es curioso ver que en ocasiones se olvida hasta la posibilidad de algún medicamento que coadyuva.

En el contexto actual, donde se reúnen más de ocho especialidades en aras del abordaje integral del paciente, es muy importante conocer y disponer de las potencialidades de cada una.

Por mencionar solo dos, la medicina natural y tradicional y la homeopatía ofrecen un gran número de modalidades terapéuticas, por demás muy compatibles; incluso Johansson y Adolfsson[21] encontraron superioridad en alguna de las técnicas, sobre el ultrasonido, en casos específicos. El profesor González Roig[22] también ha tenido una buena experiencia al combinar la acupuntura con el láser y la diatermia en el dolor lumbar crónico.

En tratamientos integrales, Rioja[23] considera que la penetración de los iones de dexametasona a través de la piel, por la iontoforesis, puede verse aumentada por la acción sonoforética de los ultrasonidos y el empleo de las altas frecuencias. Estas medidas fisioterapéuticas, las asoció a plantillas de silicona para aumentar y mantener la eficacia del tratamiento en la fascitis plantar.

En relación con la resolución del dolor, en los casos de tendinitis calcificante, Romo[24] utiliza la iontoforesis con ácido acético con resultados de 94% de desaparición o remisión casi completa del dolor. Incluso se hace referencia a que esta técnica se emplea en el tratamiento de las tendinitis calcificantes del hombro con una disminución de la intensidad del dolor del 85%. Al comparar la iontoforesis con la sonoforesis sobre el hombro doloroso, el grupo dirigido por el doctor Capote Cabrera[25] encontró efectividad en ambas técnicas, sin embargo, con la sonoforesis se obtuvo resultados en menor tiempo.

En el manejo integral del traumatismo cervical, se incluyen termoterapia, TENS, ultrasonidos pulsado, asociado con las técnicas kinésicas (recuperación y entrenamiento del recorrido articular, fortalecimiento, y reeducación óculo-cervical), terapias manuales, e higiene postural. Tras el tratamiento, la evaluación de la movilidad cervical, palpación muscular y articular, fuerza muscular y dolor, indica mejoría en el 80% de los casos.[26]

En Cuba se ha tenido el privilegio de poder contar con dos medios terapéuticos, que han sido de gran valor en el manejo del paciente complicado, en los cuadros de grandes sepsis, politraumatismos, enfermedad cerebrovascular, el manejo de grandes úlceras, y del pie diabético, entre otros. Se trata del agente físico oxigenación hiperbárica y del agente químico ozonoterapia. En ambos casos, se han asociado sinérgicamente al tratamiento rehabilitador y los resultados han sido muy beneficiosos. Como métodos muy efectivos en lograr una mayor oxigenación del tejido, contribuyen con una rápida recuperación y con el control de la aparición de temidas complicaciones.

Atención a la importancia del dolor

Es fundamental entender de una vez y por todas que el dolor es sinónimo de daño, hasta que se demuestre lo contrario. Entonces, es posible combatir mitos arraigados como ese en el que se le dice al paciente "le tiene que doler", o este otro que dice "es normal que le duela".

Muchas veces se ha oído decir que en las primeras sesiones "es normal que duela más". Si duele más y se aplica la ecuación, entonces es porque hay más daño y, por tanto, este lo provoca el especialista. Se ha reportado la posibilidad de que la activación del metabolismo celular se anticipe a la apertura circulatoria, se consuma el oxígeno y se produzca una "isquemia relativa". En todos los casos, se puede evidenciar algún nivel de sobredosificación, que se debe identificar y resolver, al disminuir todos los parámetros de dosis o intensidad de la intervención, lo que no debe ocurrir más, es que se suspenda el tratamiento antes de que se pueda ajustar las dosis.

En pocas ocasiones se tiene como objetivo llegar y sobrepasar el umbral de dolor. En el capítulo 34 se expondrán los trastornos neurofisiológicos que ocurren con el dolor crónico y sobre todo en el dolor neuropático. En estos casos y cuando aplicamos determinadas técnicas de electroanalgesia, se necesita una intensidad de corriente suficiente para estimular los centros superiores y desencadenar mecanismos centrales de inhibición del dolor. En este caso, se le pide al paciente que soporte todo lo posible y se mantienen niveles "altos" de intensidad durante todo el tratamiento.

Influencia de la carga energética de las modalidades terapéuticas

Normalmente no se combinan tratamientos sistémicos. Por ejemplo, un tratamiento de campo electromagnético de todo el cuerpo (*total body*), con un baño de inmersión total en una piscina o una bañera; ambos tienen una influencia en todo el organismo, por lo que requieren un tiempo y un nivel de respuesta que debe ser "respetado", sobre todo para poder entender los resultados.

Según el objetivo que se ha definido seguramente es posible escoger uno de los dos métodos que tienen mecanismos diferentes para ejercer su efecto. Si de todas formas, se necesitan los efectos biológicos de ambos, entonces se separan por espacio de 6 h, nunca menos de 4 h. La profesora Tania Bravo[27] tiene una excelente experiencia en el tratamiento integral de la artroplastia de cadera, para la combinación de diferentes métodos fisioterapéuticos.

Por el contrario, las modalidades locales se pueden combinar entre estas y con las modalidades sistémicas, siempre que sus objetivos no sean contrapuestos o siempre que la combinación no incremente los riesgos de efectos adversos. Por ejemplo, según el análisis de varios trabajos, se concluye que los métodos que cuentan con mayor evidencia científica, para su aplicación en la mano reumatológica, son la combinación de crioterapia, TENS, láser, electroestimulación, la electroacupuntura, ultrasonidos, y parafango eso no quiere decir que se deban aplicar todas a la vez.[28,29]

Green S., Buchbinder R., y Hetrick S.[30] realizaron 26 ensayos clínicos, concernientes a intervenciones en el hombro doloroso, luego de esto llegaron a las siguientes conclusiones. El ejercicio fue eficaz en la recuperación a corto plazo, la movilización combinada con ejercicio produjo beneficio adicional. La terapia del láser demostró ser más eficaz que el placebo en la capsulitis adhesiva, pero no para la tendinitis. El ultrasonido y el campo electromagnético produjeron mejoría, comparados con el placebo en el dolor de la tendinitis calcificante, incluso, con cambios en la evaluación radiológica. No encontraron ninguna evidencia que plantee una superioridad de las inyecciones de corticosteroides, sobre la fisioterapia.

Hay aplicaciones que se deben evitar. Por ejemplo, no tiene sentido combinar una aplicación de parafina con una de onda corta, o esta última asociada a un calor infrarrojo. En ambos casos, la posibilidad de excederse en el incremento de la temperatura es alta.

Excepto cuando se hace el baño de contraste es poco frecuente que se justifique combinar métodos "fríos" con métodos "calientes". En la práctica, el láser y los campos magnéticos no se combinan con calores, y mucho menos profundos, como las diatermias. Tanto el láser como el campo magnético tienen su efectividad por efectos sutiles, de activación de mecanismos biológicos, provocan una apertura circulatoria que tiene un nivel de especificidad en sus características y regulación. Cuando se combinan estos métodos con las diatermias, estas últimas deben "borrar" los efectos sutiles de bioestimulación, para dar paso a la avalancha de procesos derivados del incremento súbito y significativo de temperatura, propios de las diatermias.

Preguntas de Comprobación

1. ¿Cuáles son los principios de un buen programa terapéutico?
2. ¿Cuál es la importancia de la dosis?
3. ¿Cómo se explica la utilización de sinergias en medicina física?
4. Explique el valor de los objetivos del tratamiento.

5. ¿Cuántos agentes físicos deben ser empleados en un programa terapéutico?

6. ¿Por qué es importante el orden de los procederes en la prescripción?

7. ¿Qué significa atender la importancia del dolor?

8. ¿Cuáles son las combinaciones terapéuticas que no se deben hacer?

9. Elabore una prescripción de tratamiento fisioterapéutico para cada caso:

   a) Esguince de tobillo grado II, con 72 h de evolución.

   b) Prótesis total de rodilla de 1 mes de evolución, con cuadro de enrojecimiento de la cara anterior de rodilla, aumento de volumen, dolor anterior y posterior de la rodilla y limitación significativa de los movimientos.

   c) Cervicobraquialgia derecha con irradiación hasta los dedos 1, 2 y 3 de la mano derecha, ligera hipotrofia muscular de hombro y disminución de la fuerza muscular del miembro superior derecho.

   d) Úlcera de decúbito de 3 meses de evolución, grado III, en región sacra, en un paciente parapléjico de nivel D6.

   e) Lesión postraumática del plexo braquial izquierdo, con atrofia general de la musculatura y paresia de los músculos de antebrazo y mano.

   f) Cuadro de distrofia simpático refleja grado I, del miembro inferior derecho, luego de fractura de tibia y peroné con mala inmovilización.

   g) Epicondilitis de 8 meses de evolución, con irradiación del dolor hacia el brazo y al antebrazo, limitación del movimiento de extensión del carpo, dolor exquisito e intenso a la palpación de toda la zona del 1/3 inferior del brazo y del 1/3 superior del antebrazo.

   h) Herpes zóster a nivel D9-D10, con vesículas a lo largo del trayecto de nervios del lado izquierdo, de 48 h de evolución.

   i) Fractura abierta de tibia, con fijadores externos, de 1 mes de evolución con herida séptica, inflamación del tobillo y el pie y dolor a la movilización.

   j) Sacrolumbalgia de 6 meses de evolución con irradiación a la zona de la nalga bilateral y limitación para los movimientos, fundamentalmente de flexión.

Referencias bibliográficas

[1] López Pérez Y. M., García Delgado J. A., Martín Cordero J., y Bravo Acosta T. (2004). Eficacia de dos métodos de electroanalgesia combinada con frío y calor en la sacrolumbalgia aguda-subaguda. File://A:\MAGAZINE KINESICO-YAMILE-_archivos \index1_archivos\167.htm, Publicado 26/03/2004.

2. Bravo Acosta T. (2007). Cervicalgias y cervicobraquialgias. En: diagnóstico y rehabilitación en enfermedades ortopédicas. La Habana: Editorial Ciencias Médicas; Cap. 8, p. 148-168.

3. Gnatz Steve M. (2005). Dolor agudo. En: SJ Garrison. Manual de medicina física y rehabilitación. McGraw-Hill Interamericana; 2nd ed., Cap. 2, p. 10-23.

4. Randoll U., Pangan R. M. (1992). Role of complex biophysical-chemical therapies for cancer. Bioelectrochem Bioenerg. 27: 341-346.

5. López Pérez Y. M., Capote Cabrera A., Bravo Acosta T., Carballo Pérez E., Martín Cordero J., Martínez Aching G. (2006). Magnetoterapia y laserterapia en la parálisis facial idiopática. publicado en: ilustrados.com, 13 de febrero, código ISPN de la publicación: EEFAluEEkEurndDxRB.

6. Rioja Toro J., González Rebollo A., Alegre C., *et al.* (2004). Tratamiento de las epicondilitis crónicas con ondas de choque. Rehabilitación. 38(04): 175-181.

7. Guirao Cano L., Pleguezuelos Cobo E., Pérez Mesquida M. E., Sanz Cartagena P. (2004). Tratamiento de la epicondilitis lateral con toxina botulínica. Rehabilitación. 38(04): 196-198.

8. Aceituno Gómez J. (2003). Dolor persistente en hueco poplíteo tras prótesis total de rodilla: incidencia y tratamiento del punto gatillo 3 del gastrocnemio. Fisioterapia. 25(04): 209-214.

9. Trebon S. G., Medina I., Jurado A. (2001). Enfoque multidisciplinar en las endoprótesis de cadera y rodilla: Un nuevo concepto. Fisioterapia. 23: 113-20.

10. Riera Alonso A., Clotet Bori G., Hernando Gimeno E. (2003). Eficacia de la fisioterapia en el edema postraumático. Fisioterapia. 25(01): 29-34.

11. Izquierdo Sánchez M., López Garzón J. C., *et al.* (2004). Evolución a corto y medio plazo de la prótesis total de rodilla con tratamiento rehabilitador. Rehabilitación. 38(05): 209-220.

12. Ross E. M. (2003). Effectiveness and practice variation of rehabilitation after joint replacement. Curr Opin Rheumatol. 15: 160-162. [Medline]

13. Pagés E., Iborra J., Rodríguez S., Jou N., Cuxart A. (2002). Prótesis total de rodilla. Estudio de los factores determinantes del alta hospitalaria en rehabilitación. Rehabilitación. 36: 202-207.

14. Pagés E., Iborra J., Moreno E., Jou N., Cuxart A. (2000). Evaluación de dos técnicas de rehabilitación tras la prótesis total de rodilla. Rehabilitación. 34: 271-275.

15. Oldmeadow L. B., McBurney H., Pobertson V. J. (2004). Hospital stay and discharge outcoumes after knee arthroplasty: implications for physiotherapy practice. Aust J Physiother. 48: 117-121. [Medline]

16. Fernández de las Peñas C., Fernández Carnero J., Miangolarra Page J. C., Casares García G. (2004). Relación entre la musculatura masticatoria y la isquiotibial en pacientes con una disfunción craneomandibular. Estudio controlado aleatorizado. Quintessence. 17: 169-175.

17. Zamora Rodríguez R., Ruiz Fernández M. A., de León García F., Martínez Gimeno C., Gómez Gómez P., Ruiz González A., Martín Martín J., Rodríguez Blanco C., Aguirre-Jaime A. (2004). Rehabilitación integral en pacientes con disfunción de la articulación temporomandibular. Resultados preliminares. Rehabilitación. 38(01): 18-22.

18. Kulekcioglu S., Sivrioglu K., Ozcan O., Parlak M. (2003). Effectiveness of low-level laser therapy in temporomandibular disorder. Scand J Rheumatol. 32: 114-118. [Medline].

19. Fernández Cervantes R., Patiño Núñez S., Martínez Rodríguez A., Viñas Diaz S., Paseiro Ares G., Barcia Seoane B. (2003). Analgesia por medios físicos en la patología de la ATM. Fisioterapia. 25 (5): 293-305.

20. Álvarez López A., García Lorenzo Y., Mariño Fonseca J. (2004). Tratamiento conservador de la osteoartritis de rodilla. Rev Cubana Ortop Traumatol. 18(1).

21. Johansson K. M., Adolfsson L. E., and Foldevi M. O. M. (2005). Effects of acupuncture versus ultrasound in patients with impingement syndrome: randomized clinical trial. Phys Ther. 85(6): 490-501.

22. González Roig J. L., Martínez Sánchez H., López Trasobares E. M. (1990). Estudio comparativo entre la acupuntura, el láser y la diatermia en el tratamiento del dolor lumbosacro crónico. Rev Cub Ortop Traumatol. 4(2): 67-7.

23. Byl N. N. (1995). The use of ultrasound as a enhancer for transcoutaneus drug delivery: phonophoresis. Phys Ter. 75: 539-553.

24. Romo M., Rioja J., Cantalapiedra E., González A. (2000). Tratamiento de la tendinitis calcificante mediante iontoforesis con ácido acético y ultrasonidos: estudio prospectivo. Barcelona: Comunicación presentada al XIX Congreso Nacional de SERMEF.

25. Capote Cabrera A., García Delgado J. A., Martín Cordero J. E., López Pérez Y. M., y Bravo Acosta T. (2004). Eficacia de la sonoforesis y la iontoforesis con lidocaína en el hombro doloroso, file://A:\MAGAZINE KINESICO-YAMILE-_archivos \index1_archivos\191. htm, Publicado 10/04/2004.

26. Gómez-Conesaa A., Abril Belchíb E. (2006). Cervicalgias postraumáticas. Tratamiento fisioterapéutico en el primer nivel asistencial. Fisioterapia. 28(04): 217-225.

27. Bravo Acosta T. (2007). Artroplastia total de cadera. En: Diagnóstico y rehabilitación en enfermedades ortopédicas. La Habana: Editorial Ciencias Médicas; Cap. 3, p. 64-81.

28. Cianca J. (2005). Lesiones deportivas. En: SJ Garrison. Manual de medicina física y rehabilitación. McGraw-Hill Interamericana; 2nd ed., Cap. 20, p. 296-309.

29. Montull Morer S., Salvat Salvat I., Inglés Novell M., Miralles Rull I. (2004). La mano reumatológica: exploración y tratamiento. Revisión. Fisioterapia. 26(02): 55-77.

30. Green S., Buchbinder R., Hetrick S. (2005). Physiotherapy interventions for shoulder pain (Cochrane Review). In: The Cochrane Library, Issue 2. Oxford: Update Software.

31. Sánchez Serrano L., García Delgado J. A., Martín Cordero J. E., Aleaga Blanco S. (2000). Fisioterapia en la cervicobraquialgia. En: VIII Jornada Nacional de Fisioterapia, Centro de Investigaciones Médico Quirúrgicas, CIMEQ, Ciudad de La Habana, 12 de mayo (cartel).

32. Pedroso Morales I., García Degado J. A. (2002). Fisioterapia en la osteoartritis. En: II Congreso Internacional de la Sociedad Cubana de Medicina Física y Rehabilitación, «Rehabilitación 2002», Palacio de las Convenciones de La Habana, 1 al 5 de marzo. (cartel).

33. Joa Lajús T., García Delgado J. A., Martín Cordero J. E. (2000). Fisioterapia en la epicondilitis. En: VIII Jornada Nacional de Fisioterapia, Centro de Investigaciones Médico Quirúrgicas, CIMEQ, Ciudad de La Habana, 12 de mayo. (cartel).

La mayoría de las veces que la asistencia médica reclama el concurso de la medicina física, hay asociado un componente de daño hístico. Esto sucede cuando hay evidencia de fallo en el proceso normal de reparación hístico, y se han utilizado todos los medios al alcance; en ese momento tanto el equipo médico como el paciente y sus familiares caen en una situación de desespero por dar solución definitiva al problema. Por lo general, los peores casos a enfrentar son los pacientes con úlceras crónicas.

Sin embargo, cualquier tipo de trauma, un proceso degenerativo, incluso un músculo que se hipertrofia, lleva implícito una reparación de tejido, o al menos, una sustitución de material biológico para depositar otro de una mayor calidad.

En el centro de Investigaciones Médico Quirúrgicas, donde ha existido tradición y recursos de medicina física, se ha establecido una cultura de trabajo, en la cual ya el resto de las especialidades conocen estas potencialidades, por lo que solicitan este tipo de intervención, desde las primeras sospechas o riesgos de complicaciones.

En cada centro médico cubano se puede contar hoy con un servicio de rehabilitación, equipado con medios que permiten enfrentar este tipo de tratamiento. Esto no quiere decir que la medicina física sea las más efectiva para la regeneración hística; de hecho, existen muchas posibilidades terapéuticas, incluyendo los parches de piel artificial que incorporan nutrientes al tejido lesionado por solo poner un ejemplo.

Es importante formar adecuadamente el recurso humano que sea capaz de explotar todas las posibilidades del equipamiento. En esta estrategia son fundamentales las medidas encaminadas a prevenir, ya sea de manera primaria o secundaria la presentación de lesiones crónicas cuyo manejo se hace bien complejo y multidisciplinario.

Para lograr la adecuada explotación del equipamiento, es necesario el dominio por parte de los profesionales, de los aspectos relacionados con el proceso de reparación hística fisiológico o los mecanismos que se ponen en práctica una vez producido el daño hístico.

Proceso de curación

Ante un daño hístico de cualquier tipo, ocurren inicialmente una serie de eventos, que son comunes, y que tienen como objetivo la protección del área lesionada, para lo cual se desencadenan el llamado proceso inflamatorio (respuesta inflamatoria inespecífica), sin el cual no es posible la reparación hística.

El proceso inflamatorio es inherente al proceso de reparación del tejido. Cualquier medida antiinflamatoria, incluso la administración de un medicamento con estos propósitos, limitará o limita el proceso normal de reparación del tejido. Es muy importante dar oportunidad al tejido para que se autorrepare, y si hay que intervenir, hacerlo con el cuidado de aportar solo la energía necesaria para que estimule el proceso fisiológico.

Un ejemplo típico de lo que ocurre cuando se violan los pasos lo constituye el retardo de consolidación de fractura. Es imprescindible para el hueso estar "en absoluto reposo" y así garantizar la conformación del callo óseo. Basta con que el foco de fractura sufra el mínimo movimiento, para que se interrumpa el proceso normal y tome otro rumbo. Los diminutos puentes trabeculares que se forman entre los extremos fracturados, son la guía arquitectónica para el depósito de matriz y minerales, si se pierden estos puentes, es posible que ya, aunque se inmovilice nuevamente el segmento, la cicatrización no sea igual.

Algo similar ocurre con la reparación de un tendón o un ligamento. Es muy sencillo que una aplicación inoportuna, adelantada y sobredosificada de una diatermia o un ultrasonido, produzcan una elevación de temperatura que desintegre trombos en microcapilares y provoque una nueva hemorragia. Esta última no necesariamente tiene que ser evidenciada macroscópicamente por un cambio en el color o el volumen de la lesión. A veces, la única referencia que queda es que el paciente refiere que aumentó el dolor.

Dentro de los eventos más importantes que constituyen la primera fase, o inmediata, de respuesta inflamatoria aguda ante un daño hístico, se encuentran la liberación de mediadores de la inflamación como histamina, leucotaxina, etc., además de los cambios o apertura circulatoria que permiten la llegada desde la sangre, de leucocitos para la "limpieza" del área lesionada, oxígeno y nutrientes. Estos procesos dan lugar, en el área de lesión, a los cinco signos cardinales de la inflamación, como son: rubor (enrojecimiento), calor (calentamiento), tumor (aumento de volumen y endurecimiento local del área de lesión), dolor e impotencia funcional (limitación del movimiento en el área lesionada). [1,2]

Luego, en el transcurso de las primeras horas o días, después de la lesión, en dependencia del tipo e intensidad del daño, y ante la invasión del lugar por gérmenes patógenos, se desencadenarán otros mecanismos más sofisticados, que involucran células, elementos y macromoléculas desde otros tejidos, incluso distantes al lugar de lesión (respuesta inflamatoria específica). [3]

No está establecido el tiempo exacto que debe demorar la fase aguda inflamatoria, pero pudiera estar entre las 3 y 6 semanas, pasando por diferentes subfases. Dentro de estas, una de gran impacto es la fase de proliferación, momento en que se reproduce la mayor cantidad de células de neoformación. Es muy importante que se conozcan las características de las distintas etapas, saber las células y moléculas participantes, la manera en que se pueden introducir, con la dieta, elementos muy valiosos que pueden contribuir con una buena reparación de tejido, como, las vitaminas C y E.

Saber estas particularidades permitirá entender mucho mejor el papel de los agentes físicos y sus niveles de actuación.

En este proceso de transición entre la fase aguda y la crónica, hay que prestar mucha atención a las señales sensitivas. Cuando el daño en el tejido persiste, se puede producir un fenómeno de sensibilización de los nociceptores (receptores para estímulos dolorosos). Además, el daño en el ambiente hístico puede producir, a su vez, daño de la fibra nerviosa y dar lugar a un dolor de tipo neuropático, cuyo control es realmente complejo. Para evitar caer en esta etapa, se debe hacer todo lo posible por activar o estimular el proceso de reparación hística en los primeros 2 o 3 meses después de la lesión.

A partir del período considerado como fase aguda, o sea alrededor de las 6 semanas, y debido al "fallo" de los mecanismos de reparación, se establecen las condiciones para presentarse un cuadro de inflamación crónica. Lo característico de esta fase será el proceso de reparación continuo por parte de los fibroblastos, que puede llevar a una hiperproducción de fibra colágena para la matriz celular y se observan diferentes grados de fibrosis.

Si el proceso de inflamación y reparación es una cicatriz en la piel de la espalda, puede que no tenga mayor repercusión. Pero si este fenómeno de fibroplasia se produce en tejidos que participan en el movimiento, como el músculo y los ligamentos (aumenta la densidad del tejido y pierde la elasticidad natural), ocurrirá restricción o limitación de la movilidad.

Es muy importante, que la intervención contribuya a que se module la fase de instalación de la fibrosis. Una vez establecida esta fase, entonces el tratamiento tiene que ser mucho más agresivo. Probablemente se requiera de un efecto fibrinolítico y para estos necesita un calor capaz de desnaturalizar la proteína colágena recién formada. En estos objetivos ayudan mucho las técnicas de hidroterapia con presión en agua caliente, además del ultrasonido pulsado, la sonoforesis con heparina, las diatermias de onda corta y microonda.

Es frecuente que los pacientes presenten cuadros de inflamación crónica, limitaciones funcionales que repercuten negativamente en las actividades de la vida diaria. Incluso, en el caso de que el pequeño ligamento terminara su reparación, solo por el hecho de quedar menos elástico, estará sometido a mayor tensión y se convierte en fuente de dolor en el futuro. Es el ejemplo de las estructuras de las membranas sinoviales que envuelven las articulaciones, estas son muy sensibles a fenómenos de fibrosis y pueden degenerar hasta las temidas capsulitis adhesiva y comprometer la calidad de vida del paciente.[4,5]

Factores que obstaculizan la regeneración hística

Existen una serie de condiciones o factores que obstaculizan con mayor frecuencia el proceso de regeneración hística. Es importante que los rehabilitadores tengan conocimiento de estos, no solo para entender mejor el proceso, sino para hacer un uso más racional, efectivo y oportuno de los medios terapéuticos:

- *Extensión del daño en tiempo y espacio.* En la vida diaria, las personas pueden estar sometidas a constantes microtraumas, generalmente por sobreuso, y la mayor parte de las veces no llegan a tener una expresión clínica. Pasa sobre todo con oficios manuales, trabajos que exigen esfuerzos físicos intensos o posturas sostenidas. Por ejemplo, uso de maquinarias y computadoras. El daño que producen es menor y la recuperación ocurre sin mayores consecuencias, a no ser que el efecto sea acumulativo y la demanda exceda las posibilidades anatómicas de la estructura para soportarla. En este caso sobreviene la lesión aguda por extensión del tiempo de exposición, o extensión del área por el desarrollo de compensaciones de tipo biomecánicas. El resto de los casos se refiere a traumas agudos directos, de cuya magnitud dependen las características del proceso de recuperación.

- *Presencia de edema.* Debido a la presencia sostenida de edema, se incrementa la presión dentro del tejido, se separan los bordes del tejido a reparar, se producen diferentes grados de inhibición del control neuromuscular, y cambios en la reflectividad, se colapsan capilares sanguíneos por la presión, se dificulta la nutrición del tejido lesionado y ocurre isquemia por la dificultad para que llegue el oxígeno.
- *Hemorragia.* Además de todo lo anterior, la resolución de la hemorragia hística, trae cambios en el ámbito bioquímico que incrementan el daño.
- *Pobre suministro vascular.* En tejidos poco vascularizados el proceso de cicatrización es mucho más pobre en calidad y mucho más lento.
- *Separación del tejido.* Los daños por incisión, como cortaduras, etc., con bordes regulares y afrontados, tendrán un cierre por "primera intención" que deja poca cicatriz. En cambio, el daño hística, tipo desgarramiento, con pérdidas de grandes áreas de tejido, con bordes alejados, necesita mucho más tiempo, depende de la calidad del tejido de granulación, estará propenso a contaminarse e infectarse y dejará mayores secuelas en la cicatrización.
- *Presencia de espasmo muscular.* El espasmo muscular sostenido "tira" del tejido lesionado, contribuye a separar los bordes, va a favorecer la isquemia por obstaculizar el riego sanguíneo, a la larga crea las condiciones para que aparezca el dolor, con el riesgo de sensibilización de los receptores y se derive un cambio hacia un dolor neuropático.
- *Presencia de atrofia.* La atrofia es una señal de fracaso en los mecanismos reguladores neurovegetativos. Su existencia, previa al daño, o el surgimiento de esta después del daño es una señal que el rehabilitador debe tener siempre en cuenta. Informa acerca de un compromiso neurovascular, que generalmente se acompaña de un enlentecimiento del proceso de curación y de un posible déficit en la recuperación funcional óptima del segmento afectado.
- *Uso de corticosteroides.* Cuando son utilizados en los primeros estadios de la reparación hística, son capaces de inhibir la proliferación capilar, la síntesis de colágeno y la fase de fibroplasia. Sin embargo, utilizados en el momento en que se instala un mecanismo de dolor neuropático crónico, pueden ser de mucho valor.
- *Presencia de queloides o cicatriz hipertrófica.* Por el aumento de volumen y la consistencia, restan flexibilidad en superficies flexoras o extensoras, y limitan la recuperación funcional.
- *Presencia de infección.* Una bacteria incorporada al tejido lesionado causa un aumento de granulación, se extiende el tiempo de recuperación y se promueve la formación de heridas hipertróficas y queloides.
- *Humedad ambiental.* Un ambiente húmedo estimula la formación del epitelio y retarda la formación de costras en la superficie de la lesión, lo que favorece la desbridación.

- *Estado de salud y estado nutricional previo.* La cicatrización o reparación hística será retardada y de mala calidad en pacientes depauperados, con enfermedades crónicas, (fundamentalmente la diabetes y la arterioesclerosis, que cursan con microangiopatía) y pacientes con déficit nutricional. Es muy importante que cada programa rehabilitador tenga en cuenta los aspectos nutricionales del paciente e incluya recomendaciones adaptadas al tipo de proceso patológico que enfrenta.
- *Edad del paciente.* Son conocidos los cambios degenerativos, que se manifiestan en la estructura y la fisiología de la piel y del resto de los tejidos con el envejecimiento. El fallo de los mecanismos reparadores en el paciente geriátrico frecuentemente hace que se acumulen lesiones, aunque sean microtraumas, se intensifican los dolores y los síntomas invalidantes. Se agrava el cuadro, si existen además patologías asociadas, como la diabetes y los trastornos nutricionales.

Agentes físicos que favorecen la regeneración hística

Entre los efectos biológicos de los agentes físicos está de una u otra manera la reparación del tejido. Una vez que se favorece la circulación, se le llevan nutrientes y oxígeno al tejido lesionado, se activa el metabolismo celular, en todos los casos se está influyendo en la capacidad de recuperación del tejido. Sin embargo, existen agentes físicos que tienen efectos específicos en el objetivo de la regeneración hística.

Efecto del láser de baja potencia. El efecto regenerador es el que más ha sido estudiado para el láser de baja potencia. Ha sido objeto de amplios estudios que incluyen algunas revisiones Cochrane. En una de estas acerca del tratamiento de úlceras venosas se escogieron estudios controlados, aleatorizados (Flemmingay Cullum) (Mendez *et al.*) donde los autores concuerdan en que los principales resultados y el mayor avance se obtiene en los primeros 7 días.[6-8]

Numerosos trabajos, donde se reafirma el papel del láser de baja potencia en el aumento en los niveles de ATP mitocondrial, una síntesis activa de ARN y producción de ADN, la estimulación de la síntesis proteica, la mitosis y el aumento de la celularidad (neovascularización y granulación), así como una mayor calidad del proceso de cicatrización, avalan los planteamientos anteriores.[9-13]

Efecto de las técnicas de electroterapia. Se plantea que la corriente produce un estímulo circulatorio con llegada de nutrientes y oxígeno para la reparación del tejido. Junto a esto, se estimula también la circulación venosa de retorno y se facilita el drenaje de sustancias de desecho acumuladas en el intersticio. Ambos elementos son imprescindibles en el control del proceso inflamatorio patológico y el control del edema.[14,15]

El paso de la corriente a través de electrodos de superficie en el perímetro de la lesión estimula los procesos bioeléctricos endógenos y causa una reacción inflamatoria con migración de células fagocíticas y reparadoras hacia el sitio de lesión (galvanotaxis). En este sentido es importante recordar que la superficie de la piel es electronegativa mientras que las capas profundas de la piel son electropositivas, de modo que el fondo de una úlcera posee predominio de cargas positivas, mientras se acumulan cargas negativas en los bordes. A través de la electroterapia, se logra atraer cargas, células macromoléculas, y se contribuye con el depósito y el "empaquetamiento" de fibras colágenas, no solo dentro de la úlcera, sino en ligamentos u otros tejidos dañados.[15-22]

En general los beneficios de la electroterapia en el manejo de úlceras crónicas, están dados por un efecto antimicrobiano, estimulación de la circulación, incremento del ritmo de regeneración hística, incremento de la absorción hística y tiene la ventaja de ser un método no invasor y sin efectos adversos.[23-25]

Efecto del campo electromagnético. El campo electromagnético, asociado al fenómeno circulatorio, produce una influencia biofísica que estimula el metabolismo celular hacia la multiplicación y coadyuva en el reordenamiento y reestructuración de la matriz del tejido.[26,27]

Existe experiencia con otros agentes físicos y la reparación de tejidos, como pasa con las diatermias. Al igual que con otros agentes, es muy probable que el efecto sea indirecto y mediado por los significativos cambios circulatorios que producen. Recientemente Jan *et.al.*[28], demostraron imagenológicamente, cambios significativos en cuanto a la inflamación y recuperación de las estructuras sinoviales, en pacientes con osteoartritis.

Aunque todavía no encuentran muchas "evidencias" en la literatura internacional, existe una amplia experiencia acumulada en Cuba en relación con el valor de todos los agentes físicos en el proceso de reparación hística.

Preguntas de Comprobación

1. Identifique los procesos que intervienen en la reparación de tejidos.
2. Mencione los factores que pueden obstaculizar la cicatrización.
3. Argumente el valor de los agentes físicos en el proceso de reparación hística.
4. Explique bajo qué elementos considera que un proceso de reparación de tejidos está retardado.

Referencias bibliográficas

1. Hart J. (2002). Inflammation 1: its role in the healing of acute wounds. J Wound Care. 11(6): 205-209.

2. Young T. (2001). The healing process. Pract Nurs. 22(10): 38-43.

3. Prentice W. E. (2005). The healing process and guidelines for using therapeutic modalities. En: Therapeutic modalities in rehabilitation. McGraw-Hill; 3rd ed., Cap. 2, p. 14-27.

4. Weintraub W. (2003). Tendon and ligament healing: a new approach to sport and overuse injury. St. Paul, M. N., Paradigm Publications.

5. Montbriand D. (2002). Rehab products: equipment focus. making progress: modalities can jumpstart the healing process. Advanced Magazine for Directors of Rehabilitation. 11(7): 69-70.

6. Flemming K., Cullum N. (2004). Laser therapy for venous leg ulcers. The Cochrane Library; p. 4.

7. Mendez T., Pinheiro A., Pacheco M., *et al.* (2004). Dose and wavelength of laser light have influence on the repair of cutaneous wounds. J Clin Lasers Med Surg. 22: 19-25.

8. Houghton P. E. (2005). The role of therapeutic modalities in wound healing. En: Prentice W. E. Therapeutic modalities in rehabilitation. McGraw-Hill; 3rd ed., Cap. 3, p. 28-59.

9. Zubkova S. M. (1996). A comparative analysis of the biological action of microwaves and laser radiation. Vopr Kurortol Fizioter Lech Fiz-Kult. (6): 31-34.

10. Korolev Iu N., Zagorskaia N. Z. (1996). The effect of infrared laser radiation of different frequencies on the healing of skin wounds. Vopr Kurortol Fizioter Lech Fiz-Kult. (3): 8-10.

11. Nussbaum E. L., Lilge L., and Mazzulli T. (2002). Effects of 630, 660, 810 and 905 nm laser irradiation delivering radiant exposure of 1-50 J/cm^2 on tree species of bacteria in vitro. J Clin Láser Med Surg. 20(6): 325-333.

12. Manteilfel' V. M., Karu T. I. (2004). Increase of number of contacts of endoplasmic reticulum with mitochondria and plasma membrane in yeast cells stimulated to division with HeNe laser light. Tsitologia. 46(6): 498-505.

13. Agaiby A. D., Ghali L. R., Wilson R., and Dyson M. (2000). Laser modulation of angiogenic factor production by T-Lymphocytes. Laser Surg Med. 26: 357-363.

14. Mendel F. C., Fish D. R. (1993). New perspectivas in edema control vía electrical stimulation. J Athletic URNG. (28): 63-74.

15. Faghri P., Votto J., and Hovorka C. (1998). Venous hemodynamics of the lower extremities in response to electrical stimulation. Arch Phys Med Rehábil. 79: 842-848.

16. Weis D. S., Kirsner R., et al. (1990). Electrical stimulation and wound healing. Arch Dermatology. 126(2): 222-225.

17. Agne J. E., Lorenzini S., Bechman L., Hamerski R. C., Casagrande R., Rodríguez Fuentes G. (2004). Uso de microcorrientes en ratones Wistar con úlceras diabéticas: resultados histológicos. Fisioterapia. 03(26): 164-169.

18. Gentzkow G. D. (1993). Electrical stimulation to heal dermal wounds. Journal of Surgery and Oncology. 19(8): 753-758.

19. Taylor K., Fish D. R., Mendel F. C., and Burton H. W. (1992). Effect of a single 30-minutes treatment of high voltage pulsed current on edema formation in frog hind limbs. Phys Ther. 72: 63-68.

20. Litke D. S., Dahners L. E. (1994). Effects of different levels of direct current on early ligament healing in a rat model. J Orthop Res. 12: 683-688.

21. Burgess E., Hollinger J., Bennett S., Schmitt J., Buck D., Shannon R., et. al. (1998). Charget beads enhance cutaneous wound healing in rhesus non-human primates. Plast Reconstr Surg. 102: 2395-2403.

22. Zhao M., Dick A., Forrester J. V., and McCaig C. D. (1999). Electric field-directed cell motility involves up-regulated expression and asymmetric redistribution of the epidermal growth factor receptors and is enhanced by fibronectin and laminin. Mol Biol Cell. 10: 1259-1276.

23. Baker L., Rubayi S., Villar F., and DeMuth S. (1996). Effect of electrical stimulation waveform on healing of ulcers in human beings with spinal cord injury. Wound Repair Regen. 4: 21-28.

24. Dolynchuck K., Keast D., Campbell K., et al. (2000). Best practice guidelines for the treatment pressure ulcers. Ostotomy Wound Manage. 46(11): 38-53.

25. Houghton P. E., Kincaid C. B., Lovell M., et al. (2003). Effect of electrical stimulation on chronic leg ulce size and appearance. Phys Ther. 83(1): 17-28.

26. Rioja Toro J., et al. (1999). Señales eléctricas exógenas: su influencia en los procesos de reparación de los tejidos. Rehabilitación. 33(1): 25-37.

27. Yoneemori K., et al. (1996). Early effects of electrical stimulation on osteogenesis. Bone. (19): 173-180.

28. Jan M. H., Chai H. M., Wang C. L., et al. (2006). Effects of repetitive shortwave diathermy for reducing synovitis in patients with knee osteoarthritis: an ultrasonographic study. Phys Ther. 86: 236-244.

Objetivos

1. Comparar los diferentes tipos de dolor.
2. Examinar cómo el sistema nervioso procesa la información relacionada con el dolor.
3. Identificar los mecanismos neurofisiológicos que se activan por los agentes físicos.
4. Comprender los mecanismos de electro analgesia.
5. Fundamentar la utilidad de los agentes físicos en el manejo del dolor.
6. Predecir cómo la percepción puede ser modificada por factores cognitivos.
7. Proponer un programa terapéutico para cada tipo de dolor.

Independientemente de que los fisioterapeutas se ocupen de la atención integral a los grandes inválidos, de origen neurológico, de origen musculoesquelético o de otra causa, no hay dudas que el motivo más frecuente de consulta en rehabilitación es el dolor. Una gran parte de la labor asistencial radica en el manejo de síndromes dolorosos de diferente tipo.

Una vez conocidas las características de los agentes físicos, es importante tener en cuenta todos los aspectos relacionados con este síntoma, para poder hacer una verdadera aproximación y lograr la máxima efectividad.

Definición

El dolor se describe como una sensación orgánica y emocional que produce displacer o es desagradable; Cada persona la experimenta de una manera única, razón por la que el dolor es referido y vivido en cada paciente de forma diferente.[1,2]

El dolor puede definirse como la señal de alarma que avisa al organismo de la existencia de alguna causa que amenaza su integridad, para que ponga en marcha, a la mayor brevedad posible, una reacción de defensa o de protección. La existencia de dolor requiere de dos componentes:

- *Sensorial.* Corresponde a los mecanismos neurofisiológicos que permiten la transición y decodificación del estímulo doloroso.
- *Emocional o afectivo.* Corresponde a la toma de conciencia de la existencia del dolor. Esta toma de conciencia transforma el mensaje de dolor en una sensación de sufrimiento, que es la que le confiere el carácter de alarma.

El dolor es quizá uno de los síntomas más comunes que se presenta en una enfermedad. Es un problema físico, psicológico y social, que puede afectar el desenvolvimiento y la conducta normal de un individuo.

Clasificaciones del dolor

Según su forma de presentación el dolor puede ser:

- *Dolor agudo.* Es unidimensional, mejor definida su causa, de comienzo súbito. En este caso la meta primaria de la terapia es el tratamiento de la enfermedad subyacente. Los analgésicos se usan como adyuvantes, para proveer comodidad a corto plazo e impedir comportamientos que alteren la recuperación.

- *Dolor crónico.* Es multidimensional y comprende una compleja interrelación entre factores físicos, psicológicos y sociales que alteran los síntomas y el curso de los síndromes dolorosos. El dolor crónico puede, por sí mismo ser considerado una enfermedad. Puede afectar todos los aspectos de la vida de los pacientes. Los efectos fisiológicos y físicos de dolor incluyen aumento del pulso, de la presión arterial y la frecuencia respiratoria, mientras disminuye la actividad y movilidad. El dolor crónico también ocasiona agotamiento, interrupción del sueño, alteración de la esfera afectiva y depresión. Las consecuencias sociales del dolor incluyen la interrupción de la vida en familia y disminución de la productividad. El dolor crónico de etiología no maligna incluye la enfermedades como la osteoartritis, artritis reumatoidea, la fibromialgia, el dolor lumbar, las neuropatías de diferentes orígenes y cefaleas, entre otras.

Según su etiología, el dolor fundamentalmente, se puede clasificar en:

- *Dolor bioquímico.* En realidad todo tipo de dolor se desarrolla en un marco bioquímico. Pero se le llama propiamente bioquímico, cuando se debe a procesos inflamatorios agudos o procesos degenerativos crónicos, cuyo compromiso es bien localizado. En la inflamación aguda la actividad metabólica es alta, el pH alcalino, la generación de energía es muy elevada y las disoluciones se licúan. En los procesos crónicos disminuye la actividad metabólica, el pH se acidifica , la generación de energía disminuye y las disoluciones orgánicas tienden a coagularse.

  Para este tipo de alteración se debe aplicar agentes físicos con acción local. Por ejemplo, las corrientes de tipo galvánica. En los procesos agudos se situará el polo positivo sobre la zona afectada, mientras que en los crónicos se aplicará el negativo. Para el dolor de tipo bioquímico es muy útil la iontoforesis, la crioterapia, luego el láser de baja potencia, el ultrasonido y los campos magnéticos.

- *Dolor mecánico.* Se debe a las compresiones persistentes sobre ciertos tejidos, por hematomas, edema, colecciones líquidas, roces reiterados, acortamientos hísticos, desgarros hísticos, atrapamientos tendinosos, entesitis osteotendinosas en diferentes grados, contracturas musculares, atrofias musculares, malposiciones vertebrales y todas aquellas alteraciones morfológicas que, visualmente y palpando, detectemos como fuera de lo normal.

  Se deben aplicar corrientes de baja frecuencia con objetivos analgésicos o dirigidas al trabajo muscular, para conseguir que los músculos se relajen, se elonguen y desbriden otros tejidos. Aplicar vibraciones musculares, trenes o ráfagas de corta duración (de 1 a 2 s) e igual tiempo de pausa.

  Es útil la aplicación de técnicas hidroterapéuticas, con presión y temperatura elevada, la aplicación de diatermias, drenaje linfático, masaje vibrador, magnetoterapia, el ultrasonido, las tracciones vertebrales, las ondas de choque, algunas modalidades de la termoterapia, entre otros medios.

- *Dolor neurálgico.* Se debe a presión, pinzamientos o irritación de las raíces nerviosas, atrapamiento del nervio en su trayecto, agresión tóxica a las fibras nerviosas, desmielinizaciones e hipersensibilidad de las terminaciones nerviosas. Se deben aplicar estímulos sensitivos mantenidos con corrientes de frecuencia fija (entre 80 y 150 Hz), pulsos muy cortos (menores que 0.5 ms) y si es posible, apolar. Es también útil, para estos pacientes, la termoterapia superficial y profunda, la aplicación del láser, de los campos electromagnéticos, entre otros. Los procesos inflamatorios agudos, que se extienden más allá del período normal, provocan hipersensibilidad de las terminaciones nerviosas involucradas en la zona inflamada, dando lugar al fenómeno del dolor neuropático. El dolor neurálgico, en principio es de tipo bioquímico, y solo luego es de tipo neural.
- *Dolor referido (visceral).* Se define como cualquier estímulo que excite las terminaciones nerviosas del dolor en áreas difusas de la víscera. Ya sea por isquemia, por lesiones química, por espasmo de la musculatura lisa, así como la distensión de una víscera hueca y de los ligamentos. El cerebro no sabe por experiencia, que existen órganos internos distintos y por lo tanto, el dolor procedente del interior del organismo se localiza de manera vaga. Para poder hacer un tratamiento adecuado, se necesita precisar y tratar la causa del dolor referido, de lo contrario, un tratamiento sintomático tendrá un alivio temporal.

Además de estos tipos de dolor, se han definido otros términos muy importantes para los rehabilitadores, como son: dolor neuropático, hiperalgesia, alodínea, y dolor central.

La importancia fisiológica del dolor radica en que tiene un significado biológico de preservación de la integridad del individuo, es un mecanismo de protección que aparece mientras hay una lesión en cualquier tejido del organismo, que es capaz de producir una reacción del sujeto para eliminar de manera oportuna el estímulo doloroso.

Por estas razones instintivas, los estímulos de carácter doloroso son capaces de activar a todo el cerebro en su totalidad y poner en marcha potentes mecanismos, que están encaminados a una reacción de huida, retirada evitación o búsqueda de ayuda para aliviarlo.[1]

Consideraciones neurofisiológicas acerca del dolor

Los elementos de la neurofisiología del dolor se pueden encontrar en mucha bibliografía.

Receptores de dolor (nociceptores)

Dentro de todos los tipos de receptores que se conocen, se hará énfasis en los nociceptores. Estos son terminales nerviosas no mielinizados de los nervios sensitivos. Se encuentran en diferentes tejidos corporales como son la piel, vísceras, vasos sanguíneos, músculos, fascias, cápsulas de tejido conectivo, periostio y hoz cerebral; los demás tejidos, apenas cuentan con terminaciones nociceptivas. Se activan tras una lesión térmica, mecánica o química de los tejidos, e inician la transmisión aferente de los potenciales de acción hacia el asta dorsal de la médula espinal. A continuación se realiza una sinapsis con una neurona sensorial de segundo orden, que envía la señal dolorosa hasta los centros talámicos y corticales más altos.[2-4]

Una característica especial es que, a diferencia del resto de los receptores, los nociceptores no suelen adaptarse al estímulo, por el contrario, tienden a sensibilizarse; es decir, disminuye el umbral a medida que el estímulo lesivo persiste, lo cual explica, en parte, el fenómeno de la hiperalgesia.[5]

Además de ser señaladores de dolor, los nociceptores tienen funciones reguladoras y tróficas. Se han identificado dos fenómenos eferentes cutáneos, que dependen de las fibras aferentes nociceptivas. Son parte de la llamada inflamación neurogénica, y son mediados por neuropéptidos vasoactivos, sustancia P (SP), y el péptido relacionado con el gen de la calcitonina (CGRP), que son liberados en las terminales periféricas de los nociceptores activados. El primero de estos fenómenos es la vasodilatación, que se hace visible como enrojecimiento alrededor del sitio de la injuria, y el segundo es la extravasación del plasma, que aparece como una tumefacción en el sitio de la injuria.[5]

Además la SP y el CGRP tienen una función inmunológica (migración de leucocitos al sitio de lesión) y de estimulación de las células epidérmicas (queratinocitos y células de Langerhans), necesarios para la reparación de la piel. Por otra parte, las fibras aferentes también parecen regular la actividad de los ganglios autonómicos y del músculo liso, además de una función trófica somática y visceral.[6]

La nocicepción tiene dos propósitos:

- Localiza el estímulo nocivo e inicia los reflejos de alejamiento, que atenúan la lesión del tejido.
- Inicia las respuestas emotivas y afectivas, que modifican el comportamiento futuro.

Vías de conducción

Los impulsos nociceptivos son conducidos desde el nociceptor, ubicado en el tejido hasta el asta dorsal de la médula espinal, por fibras nerviosas tipos Aβ y C. Las fibras tipo Aβ (diámetro de 1 a 4 μm), transmiten impulsos de origen mecánico y térmico que son correlacionados con el dolor agudo; mientras que las fibras de tipo C (pequeñas fibras amielínicas, con 0.1 a 1.0 μm de diámetro) conducen impulsos de tipo químico, que son correlacionados fundamentalmente con el dolor crónico. Los nociceptores poseen un alto umbral de estímulo y la capacidad para codificar la intensidad del estímulo en una frecuencia de impulsos. Esto significa que existe un rango de intensidad de estímulo, que no llega a ser suficiente para desencadenar el potencial de acción, por lo que se reserva el envío del impulso doloroso solo para estímulos de determinada magnitud, que realmente deben ser considerados como de daño al tejido. Hay que recordar que en la primera sinapsis del asta posterior y a todo lo largo del eje neural, existe una alta modulación de la transmisión de los impulsos dolorosos.

El sistema nervioso no es un sistema que simplemente libera un potencial y conduce un impulso nervioso a manera de un "cable de electricidad", sino que es un sistema metabólico muy dinámico capaz de biosintetizar una serie de sustancias y, desde este punto de vista, está relacionado, por un lado, con sustancias que pertenecen al sistema inmune, y, por otro, es una fuente de síntesis y liberación de neuropéptidos. Por tanto, el sistema nervioso periférico es un sistema metabólico muy complejo y dinámico que se autorregula.[5]

El elemento central de la infrarregulación (disminución de la sensibilización al dolor) es un incremento en las concentraciones del GMPc, a expensas de la activación del óxido nítrico (ON), la cual a su vez se activa por la presencia de la ON-sintetasa. Esta enzima es el blanco de los opioides. Una parte crucial de la modulación a nivel periférico es la estrategia de localización del tejido linfoide asociado a los nervios, células inmunes que se congregan alrededor de terminaciones nerviosas.[7]

Procesamiento en la médula espinal

Como plantea Florez[8], el asta posterior de la médula espinal tiene extraordinaria importancia, como centro de integración nociceptiva por cuatro razones fundamentales.

1. Constituye el primer eslabón de conexión dentro del SNC, pero su propia arquitectura y función no se limita a ser un eslabón pasivo de transmisión de la información hacia los centros superiores, sino que se producen profundas transformaciones en las que la información es filtrada, discriminada, integrada y codificada.
2. Distribuye y dirige la información hacia una u otras vías ascendentes, que implican o relacionan estructuras y funciones diferentes.
3. Es el centro que integra y elabora las respuestas reflejas, tanto vegetativas como somatomotoras. Como por ejemplo, el reflejo espinal de retirada.
4. Es una región en la cual las estructuras superiores emiten sus prolongaciones axónicas para modular los estímulos nociceptivos.

Las fibras Aβ y C terminan en neuronas de segundo orden en el cuerno dorsal de la médula espinal, donde los neurotransmisores involucrados son la sustancia P (SP) y el péptido relacionado con el gen de la calcitonina (CGRP).

Las fibras de tipo Aβ terminan específicamente a nivel de las láminas I y V de Rexed. En la lámina I se conforma el tracto dorsolateral de Lissauer, que conduce información nociceptiva de una distancia de varios segmentos espinales, provienen de las fibras de tipo Aδ que se bifurcan en esta zona hacia arriba y hacia abajo. De aquí emergen las fibras que forman el haz espinotalámico directo (neoespinotalámico), que cruza la sustancia blanca anterolateral del lado contrario (contralateral) y asciende hacia la región ventrobasal del tálamo; lo hace junto a la vía del lemnisco medio, el cual conduce tacto, por lo tanto, el dolor agudo es muy bien localizado. Por su parte, a partir de la lámina V, surge la vía descrita como espinorreticular (anterolateral), la cual está vinculada con la reacción afectiva y autonómica del dolor. Este tracto contribuye al procesamiento afectivo de la nocicepción, por conexiones ascendentes de información procedente del cerebro y que se dirige a estructuras límbicas.

Las fibras de tipo C terminan a nivel de las láminas II y III. Ambas láminas corresponden a la sustancia gelatinosa, de esta se originan las células de tracto espinorreticular (paleoespinotalámico). En estas láminas hay células excitatorias que liberan sustancia P, ácido gamma-aminobutírico (GABA) y prostaglandina E (PgE). Aproximadamente de 30 a 40% de las neuronas de las láminas espinales I y II son inhibitorias.[9]

En el asta posterior, se logra un alto grado de procesamiento sensitivo. Este incluye la integración, selección, abstracción local y diseminación de los estímulos. Se logra la modulación de la nocicepción y otras sensaciones, mediante un complejo procesamiento a nivel local. Para la activación de este procesamiento influye el fenómeno de convergencia, sumación, excitación e inhibición, procedentes tanto de la periferia, como de interneuronas locales, del tallo cerebral y del cerebelo. Por todo esto, se afirma que el asta posterior es un sitio de plasticidad notable.[10]

Procesamiento subcortical

Desde el grupo nuclear posterior del tálamo, se transmiten los impulsos hacia otras áreas del cerebro y de la corteza somatosensitiva.

El tracto espinomesencefálico asciende hasta el *locus ceruleus* (núcleo pontino cerca del IV ventrículo) por el cordón dorsal adrenérgico. La norepinefrina es el neurotransmisor de las fibras C, al igual que el glutamato, su degradación es lenta, razón para pensar que a esto se debe su efecto prolongado. La localización del dolor que viaja por este tracto, así como por el tracto espinorreticular, es muy pobre.

El dolor de tipo agudo y rápido se localiza con mucha más exactitud que el dolor del tipo lento y crónico. Pero si la estimulación de receptores del dolor no se acompaña de un estímulo simultáneo de receptores del tacto, no resultaría posible localizarlo con exactitud, y el dolor se percibiría solamente en una zona de 10 cm alrededor del área estimulada. En cambio, cuando se estimulan, al mismo tiempo, los receptores táctiles que excitan el sistema de la columna dorsal-lemnisco medial, la localización resulta casi exacta.

Procesamiento cortical

Se supone que la corteza cerebral desempeña un papel importante en la interpretación de la calidad del dolor. Existe un área cortical sensitiva primaria, pero hay un volumen importante de corteza sensitiva secundaria, así como relación anatomofuncional con las áreas subcorticales, y el tallo cerebral. La corteza insular y la corteza anterior del giro del cíngulo son relacionadas con los estímulos dolorosos térmicos y las áreas 5 y 7 de Brodmann (lóbulo parietal posterior). Son las regiones mejor relacionadas con la percepción del dolor. La relación entre las áreas permitirá el procesamiento final del informe del daño, y se desencadenan las reacciones de respuesta tanto inmediata, como mediata, el proceso de aprendizaje y la adquisición de experiencia para situaciones futuras.[11-13]

La percepción del dolor se puede dividir en dos componentes principales:

- El componente de discriminación sensorial, que describe la localización y la calidad del estímulo. Se caracteriza por una respuesta rápida, escasa latencia hasta la respuesta máxima y escasa duración de acción. La información nociva se transmite a través de las fibras Aδ de conducción rápida y por transmisión monosináptica a la corteza sensorial. Este componente identifica de forma rápida el sitio de la lesión o de la posible lesión e inicia las respuestas reflejas y cognitivas de alejamiento, con lo que reduce la extensión de la lesión.
- El componente afectivo y de motivación, que constituye la base de los componentes de sufrimiento y emoción del dolor y es responsable del aprendizaje de evitar la fuente de peligro y otras respuestas relacionadas con el comportamiento. El componente afectivo y de motivación está mediado por las fibras C

de conducción lenta y por la transmisión polisináptica a la corteza límbica. Es responsable de la percepción continua del dolor, el sufrimiento, los comportamientos asociados al dolor, la hiperalgesia y el espasmo reflejo (ferulización), o la inmovilización para la protección del sitio en el que se produjo la lesión. La discriminación afectiva y conductual del dolor se establece en el tálamo, específicamente en núcleos central y parafasicular.[11]

La experiencia del dolor solo puede ser definida en términos de conciencia humana. Como toda experiencia sensorial, no hay manera de cuantificarla. Dolor no es igual a nocicepción. Nocicepción es la respuesta a la estimulación de los nociceptores. La expectación y la atención son factores que pueden alterar la percepción del dolor. Otro fenómeno que se observa a diario es la analgesia por efecto placebo. Los estudios sugieren que este tipo de analgesia es mediada por la acción de circuitos opioides.

La intensidad del dolor frente a la que reacciona cada persona varía enormemente. Esto se debe a la capacidad del encéfalo para suprimir la entrada de impulsos dolorosos al sistema nervioso, mediante la activación de un sistema de control del dolor llamado *sistema autoanalgésico cerebral*. Estos factores psicológicos son los que explican las respuestas "silentes", o a bajo ruido, frente a lesiones traumáticas, en atletas durante una competencia, o en un soldado durante la guerra.[5] El sistema autoanalgésico cerebral está formado por tres elementos:

1. La sustancia gris perisilviana, y las áreas periventriculares del mesencéfalo y determinadas partes de los ventrículos tercero y cuarto. Las neuronas de estas regiones envían sus señales a:
2. El núcleo magno del rafe situado en la línea media del puente bajo y al núcleo reticular paragigantonuclear situado lateralmente en el bulbo. Desde estos núcleos las señales descienden por las columnas dorsolaterales de la médula espinal para llegar a:
3. Un complejo inhibidor del dolor situado en las astas posteriores de la médula. En este lugar, los impulsos analgésicos bloquean el dolor antes de su transmisión al cerebro.

Este sistema de analgesia quizás inhiba la transmisión del dolor, en los núcleos reticulares del tronco encefálico y en los núcleos intralaminares del tálamo.

Es muy importante el conocimiento de todos los aspectos relacionados con la percepción y los factores psicológicos asociados. Se debe conocer muy bien la diferencia que existe entre los dos casos siguientes:

1. Evolución de un paciente que no se examina bien, que no se atiende a lo que refiere, que no se le pregunta ¿cómo sigue?, que se le aplican las técnicas mecánicamente y sin personalización.
2. Paciente al cual se le diseña un esquema similar de tratamiento, pero que en cambio, se le hace un exhaustivo examen, se le da tiempo para que explique y percibe que se le dedica todo el tiempo. En este último caso la evolución es mucho más efectiva, porque entran a jugar todos estos mecanismos explicados anteriormente.

Dolor crónico

Debido a que el dolor es una señal de alerta sobre un daño, su duración e intensidad tiene estrecha relación con la persistencia y magnitud del daño hístico. Un daño hístico de cualquier tipo está seguido de un proceso inflamatorio que sustenta el proceso de reparación. En el curso de este proceso, se liberarán mediadores, que estimulan la sensación dolorosa, y a su vez, esta sensación dolorosa generará una respuesta eferente que llevará al sitio de lesión la materia prima necesaria para que el proceso de reparación continúe.

Un período de cicatrización normal de una incisión quirúrgica en la piel dura alrededor de 7 días, tanto es así que cuando se retiran los puntos, ya la herida está cerrada. En los planos o tejidos más profundos, el límite de un proceso inflamatorio de reparación es de alrededor de 21 días. En ambos casos, ocurre así, si los mecanismos biológicos involucrados están funcionando adecuadamente, y sin que se presenten complicaciones asociadas al daño o al proceso inflamatorio, como es el caso de una infección. Basta una herida infectada en la piel y ya la cicatrización no dura exactamente 7 días ni tiene igual calidad de terminación. El dolor es inherente al proceso de reparación del daño, es un mecanismo fisiológico muy valioso, cuya presencia y características indican si el proceso va bien o no.

Los límites para definir la cronicidad del proceso de reparación del daño varía entre los autores; algunos lo fijan en 6 semanas, en otros casos se plantea que a partir de los 3 meses (12 semanas), incluso algunos llegan hasta los 6 meses. Sin embargo, el límite real o lo que verdaderamente orienta hacia una cronicidad y una evolución desfavorable es si existe compromiso del sistema nervioso. En el momento en que se involucra el daño al receptor o a las vías de conducción, ya se anuncia el camino hacia una cronicidad y delicadas complicaciones.

Cuando las lesiones y los procesos patológicos dañan los nervios periféricos, provocan complicaciones que cursan con anormalidades en la sensación dolorosa. Un ejemplo es la hiperpatía, en la cual el umbral para la estimulación está aumentado, pero una vez que se alcanza, se produce un dolor intenso y quemante. El dolor fantasma, por su parte, aparece en sujetos con extremidades ausentes. En la causalgia aparece dolor espontáneo y quemante después de agresiones triviales. La distrofia simpático refleja hace que la piel de la zona sea delgada y brillante, con crecimiento excesivo de vello en esta. No se han establecido totalmente las causas de estos síndromes dolorosos. El caso es que una vez presentes, el dolor no se alivia con anestesia local o con la sección de los nervios. A veces el dolor puede manejarse con la administración de fármacos, pero no siempre ocurre así. En estos casos se plantea que el paciente tiene un dolor neuropático.

Dolor neuropático

Es resultado de una lesión por irritación, infección, degeneración, transección o compresión del tejido nervioso.

Cuando es provocado por la lesión de un nervio periférico se denomina *neuropático* propiamente dicho, mientras que el provocado por la lesión de la médula espinal se denomina *mielopático*. El dolor asociado a la lesión o actividad anómala de las fibras simpáticas se denomina *distrofia simpático refleja* o síndrome de dolor regional crónico I (SDRC-I). El dolor que aparece después de la lesión de los nervios sensitivos se denomina *causalgia* o síndrome de dolor regional crónico II (SDRC-II).

El dolor de tipo neuropático puede estar asociado a patologías crónicas, o ser considerado como una entidad patológica independiente. Las enfermedades más comunes asociadas al síndrome doloroso son:

- Neuropatías tóxicas o metabólicas.
- Síndromes de atrapamiento (túnel del carpo, etc.).
- Plexopatías.
- Neuralgias de pares craneanos, posherpéticas.
- Miembro fantasma y lesión medular.

Las características sintomáticas del dolor neuropático indican que es continuo, con sensación de quemadura, hormigueo, calambres, episodios paroxísticos de picadas o lancetazos. Los pacientes presentan, en su examen, alteraciones diversas de la sensibilidad que incluyen la alodínea e hiperalgesia, déficits motores y cambios simpáticos de gravedad variable.

De todas las formas de dolor, el neuropático es el menos estudiado experimentalmente y el más resistente a tratamientos analgésicos convencionales.[14,15] Esta situación se debe a dos causas fundamentales:

1. El dolor neuropático es la consecuencia sensorial de un *sistema nervioso disfuncional,* mientras que la gran mayoría de los conocimientos sobre el funcionamiento del sistema nervioso provienen de estudios de sistemas normales.
2. El dolor, al contrario de lo que sucede con otras sensaciones, es un proceso sensorial dinámico y múltiple,[16] de modo que los mecanismos de una forma de dolor, por ejemplo nociceptivo irritativo o inflamatorio, no pueden ser extrapolados directamente para explicar otras formas de sensación dolorosa, tales como las que se presentan en el dolor neuropático.

Existe un interés especial en abordar experimentalmente el estudio detallado, celular y molecular, de los mecanismos que median el dolor neuropático, con vistas no solo a aumentar los conocimientos, sino también a diseñar nuevas estrategias terapéuticas. Es un hecho que el dolor neuropático es el más resistente a los tratamientos existentes, lo que ocasiona un impacto social y económico considerable.

Hiperalgesia

El fenómeno de la hiperalgesia (estado de sensibilidad aumentada al dolor, que ocurre después de una lesión y puede persistir de forma crónica) está presente en el cuadro del dolor de tipo neuropático. La hiperalgesia depende fundamentalmente de alteraciones en el sistema nervioso central, iniciadas y mantenidas por actividad ectópica o evocada, generada en las fibras aferentes primarias dañadas.

Para entender el proceso se debe tener en cuenta el daño inicial; como consecuencia de este, se produce una irritación de las células del sistema nervioso, a causa de intensos y repetidos estímulos de daño hístico o inflamación, presentes debido a cambios físicos en el tejido dañado. Esto provoca una disminución en el umbral de los nociceptores, lo cual conduce a que un estímulo, antes inocuo, provoque dolor.

En este caso, la irritación se puede referir al nociceptor como tal o a la fibra nerviosa correspondiente a la primera neurona sensitiva, y que está ubicada dentro del nervio periférico. La irritación puede ser por infección, transección o compresión, que induce a una degeneración en la estructura y función de la célula nerviosa. De esta manera, no solo existirá un incremento en el volumen de información acerca del daño que se envía hacia la médula, sino que también hay un incremento en la respuesta eferente desde el nivel central. Entonces, ya la información que viaja en uno u otro sentido, no corresponde al daño original en sí, sino que el propio sistema nervioso establece un nivel de "ruido" adicional.

Las teorías actuales se refieren a un proceso inicial de inflamación neurogénica periférica, con actividad antidrómica de las fibras C (conducción de impulsos en sentido contrario a lo normal, o sea hacia la periferia) y liberación de neuropéptidos. Otro cambio es la ampliación de los campos receptores, los cuales pueden ser interpretados como un aumento en la sensibilidad de las neuronas de la médula espinal, en relación con los impulsos de la periferia originados en el campo receptor.

Cuando la inflamación aparece en la periferia de los campos receptores, se provoca una estimulación constante de los nociceptores, que desencadena una serie de respuestas subumbrales (potenciales possinápticos excitatorios (EPSPs) que se mantienen por la resistencia de los neurotransmisores a la degradación (por ejemplo, neurocinina A) y porque actúan de manera parácrina. Todo esto sumado a la cantidad de neuronas que lo realizan, aparenta que los campos receptores se expanden, por lo que da lugar a una especie de hiperexcitabilidad espinal. Por otra parte, se produce una reacción neuroinmune, con participación de segundos mensajeros, especies reactivas de oxígeno y nitrógeno.

La activación de los nociceptores aferentes primarios estimula neuronas simpáticas posganglionares y libera norepinefrina, ATP, adenosina, prostaciclina, interleucina-1 y neuripéptido Y. Todo esto ocurre por estimulación local o por reflejo espinal. Finalmente, se determina un fenómeno de *sensibilización periférica,* en los nociceptores de fibras C, sobrevivientes a la injuria nerviosa parcial, según Grubb[17].

La sensibilización de los nociceptores es un denominador común en todos los tipos de dolor inflamatorio, según plantea Ferreira[18]. En años recientes, se ha descrito, en sitios viscerales profundos y articulaciones, un nuevo nociceptor "durmiente", asociado a pequeñas fibras aferentes. Estos receptores no pueden ser activados en los tejidos normales, pero sí durante la inflamación, se despolarizan ante estímulos que normalmente no son nocivos, como puede ser el movimiento de una articulación inflamada. Contribuyen significativamente al fenómeno de hiperalgesia.

Desde hace ya bastante tiempo, se conoce que la lesión traumática o metabólica de un nervio periférico, induce la formación de zonas de regeneración intensa, conocidas como *neuromas.* En zonas neuromatosas, se desarrolla una acumulación de canales de sodio, que produce actividad eléctrica ectópica. Tal y Devor[19] definieron que esta situación produce la generación de focos de hiperexcitabilidad en el sitio del neuroma y coadyuva al bombardeo nociceptivo del cuerno posterior. Dicha hiperactividad puede también ser demostrada en los somas neuronales de los ganglios raquídeos, que dan origen a fibras periféricas neuromatosas.

Por otra parte, Welk et al.[20] encontraron que las terminaciones neuromatosas desarrollan sensibilidad mecánica y química. Esta actividad espontánea o inducida a estímulos naturales produce, a su llegada a la médula espinal, sensaciones parestésicas que incluyen dolor persistente. Todo esto favorece el establecimiento de un proceso de *sensibilización central,* según Gracely et al.[21]

El daño neural predispone a la desinhibición en el cuerno posterior y a fenómenos atróficos y regenerativos con expresión de factores de crecimiento nervioso, que conducen a cambios plásticos del sistema nervioso central, los que una vez establecidos son muy difíciles de revertir y generan una fase crónica de disturbios neuropáticos.

Según Cervero y Laird,[22] la hiperalgesia representa no solo un cambio sensorial cuantitativo, sino también un cambio cualitativo en la naturaleza de las sensaciones evocadas por estimulación de tejidos periféricos. Una parte de dicha alteración es debida a alteraciones en las propiedades de las fibras aferentes primarias normales, que permanecen entre las fibras aferentes dañadas cercanas. Sin embargo, Gracely et al.[21], demuestran que en pacientes con dolor neuropático, la hiperalgesia está mantenida por la actividad ectópica generada en los nervios dañados.

A continuación se exponen los trastornos de la sensibilidad, más importantes.

- *Hiperalgesia primaria.* Aumento de la sensibilidad al dolor en el mismo sitio donde se produjo la lesión. Se relaciona con la liberación periférica de mediadores nocivos intracelulares o humorales. Corresponde con el primer nivel de desarrollo del dolor neuropático, cuando hay manifestaciones de sensibilización periférica, pero todavía no se ha establecido una sensibilización central. Constituye una señal para ejercer técnicas analgésicas más agresivas y efectivas, de esta manera se evita pasar a fases de peor pronóstico.
- *Hiperalgesia secundaria.* Aumento de la sensibilidad al dolor en los sitios adyacentes no lesionados. Puede extenderse a las dermatomas, por encima y por debajo del área donde se produjo la lesión y se asocia con espasmo o inmovilidad ipsilateral (y contralateral de forma ocasional). Se relaciona con cambios en la excitabilidad de las neuronas de la médula espinal y las supramedulares. Es expresión de la asociación al fenómeno de sensibilización central.
- *Hiperpatía.* Aumento de la intensidad o intensidad exagerada al dolor ante estímulos mínimos. En este caso el umbral de estimulación está aumentado, por lo que se tolera una intensidad de estímulo mayor que la normal, pero una vez que se desencadena el potencial, la sensación es muy exagerada.
- *Alodinea.* En este caso, la estimulación sensitiva no nociva se percibe como dolorosa. Casi cualquier estímulo es percibido como doloroso. Se le llama también dolor evocado por el tacto. Está producido por variaciones en el procesamiento central de las señales generadas en mecanorreceptores de bajo umbral.[23, 24]
- *Disestesia.* Se produce una sensación desagradable, incluso en reposo o ante los movimientos. El paciente no logra definir o explicar el tipo de sensación que experimenta.

- *Parestesia.* Sensación desagradable con frecuencia similar a un *shock* o de tipo eléctrico, provocado por el tacto o la presión (típico en la causalgia o SDRC-II).

Meyer et al.[25] plantean que existe una amplia evidencia experimental, que demuestra que la hiperalgesia primaria se debe a la sensibilización de los nociceptores cutáneos. Sin embargo, en la hiperalgesia secundaria participa también un procesamiento central anómalo de las señales sensoriales generadas en mecanorreceptores de bajo umbral, conectados a fibras aferentes gruesas de tipo Aβ, tal como ha expresado La Motte[26].

Dolor central

Representa una forma de dolor neuropático que se asocia a lesiones del cerebro o de la médula espinal, después de un evento cerebrovascular o lesión traumática. Es un dolor que se caracteriza por ser estresante y de difícil tratamiento. Además, por limitar la recuperación funcional del paciente, por la restricción de sus capacidades para participar en la rehabilitación.

Vale la pena diferenciar el concepto de "miembro fantasma", que tiene como condición la ausencia del miembro. En este caso se habla de sensaciones fantasmas más no de miembro fantasma. El dolor neuropático que sigue a la lesión medular, puede ocurrir en la zona de lesión, por encima o por debajo. Estos síntomas descritos generalmente aparecen en la fase aguda, durante el período de rehabilitación de los pacientes. En caso de aparición tardía del dolor se debe tener en cuenta la posibilidad de la presencia de siringomielia, que se define por la aparición de quistes a nivel de la médula espinal y que empeora significativamente el pronóstico.[27,28]

En relación con el tratamiento del dolor neuropático, este debe ser precoz y multifactorial, precisamente porque la génesis del síndrome lo es, y la no intervención a tiempo en fase aguda, deteriora de manera muy significativa la calidad de vida del paciente afectado. Las probabilidades de un tratamiento exitoso del dolor neuropático son más altas en aquellas alteraciones debidas a problemas funcionales, si lo comparamos con los problemas derivados de la necesidad de reversión de cambios anatómicos. El dolor neuropático puede responder, además de a los procederes fisioterapéuticos, a fármacos anticonvulsivantes, neurolépticos, opiáceos y al bloqueo anestésico local.

Fundamentos de electroanalgesia

Por la significación psicológica, biológica y social del dolor, todas las especialidades hacen su máximo esfuerzo por aportar métodos y procederes al objetivo de aliviar el dolor. Una gran parte de los recursos dedicados a las ciencias médicas, se concentran en lograr nuevos y más efectivos procederes terapéuticos. Hasta el momento ninguna especialidad o rama se ha podido llevar el máximo protagonismo y el mayor logro está en los protocolos que integran diferentes métodos o equipos de trabajo multidisciplinarios, cohesionados en "clínicas del dolor" y otros formatos. Prueba de esto está en el manejo multidisciplinario del paciente oncológico y del paciente con dolor neuropático.

Dentro del arsenal terapéutico de la fisioterapia, el aporte más reconocido está en algunas técnicas de electroterapia de baja y media frecuencia. Si bien es cierto que otros agentes físicos contribuyen a la analgesia por diferentes vías, las corrientes eléctricas son las más estudiadas y las que más se utilizan.

Mecanismos que explican los efectos analgésicos de las corrientes de baja y media frecuencia. Según Denegard, existen tres mecanismos analgésicos principales como respuesta a la estimulación de los receptores cutáneos. De manera que cuando se diseña un programa terapéutico, se debe lograr alguno o varios de estos objetivos:[29]

1. Estimulación de las fibras aferentes Aβ, con el fin de bloquear los impulsos (mensajes dolorosos) transportados por las fibras aferentes A- y "C".
2. Estimulación de las vías descendentes del tracto dorsolateral de la médula espinal, para los impulsos de las fibras A-δ y C, y así bloquear los impulsos transportados por esas fibras.
3. Estimulación de las fibras A-δ y "C" y provocar la liberación de opioides endógenos (β-endorfinas). Como resultado se obtiene una prolongada activación de las vías analgésicas descendentes.

Estos modelos no son mutuamente excluyentes. Evidencias recientes[30] sugieren que el alivio del dolor puede ser el resultado de la actividad combinada del sistema nervioso central y las neuronas del cuerno posterior de la médula.

A partir de estos mecanismos, se han planteado diferentes procedimientos para la electroanalgesia que, aunque están planteados reiteradamente en la literatura, todavía se encuentran bajo investigación:[31-35]

- Iontoforesis.
- Interferencia del dolor, por aplicación local o a lo largo del trayecto nervioso.
- Aplicación a través de la "puerta de entrada".
- Aplicación sobre zonas reflejas o acupunturales.
- Estimulación del sistema autoanalgésico cerebral.
- Aplicación por corriente de alto voltaje.
- Aplicación por contracciones musculares alternativas.

Iontoforesis

Consiste en la introducción de medicamentos a través de una corriente aplicada sobre la piel; en este caso, se utilizan analgésicos, anestésicos, etc., que son incorporados en el espesor de las capas celulares que conforman la piel y luego distribuidos a través de la microcirculación local, que alcanzan las zonas de lesión. Se obtiene una combinación de efectos sensitivos, polares, circulatorios, potenciados con la introducción del medicamento.[36]

La iontoforesis ayuda en el control de condiciones locales, agudas y crónicas; en el control del dolor de tipo bioquímico, fundamentalmente, así como, en el bloqueo de ganglios simpáticos, entre otros. Se utiliza la corriente galvánica y más recientemente la corriente galvánica interrumpida, que tiene menos riesgos de quemadura.

Interferencia del dolor

Para lograr este objetivo el cátodo debe quedar ubicado proximalmente o en la propia zona dolorosa y el ánodo al nivel de las apófisis espinosas. Es importante que ambos electrodos estén dentro el territorio correspondiente a la metámera afectada.

Se utilizan la corriente interferencial, las TENS, la corriente diadinámica y la corriente Träbert, fundamentalmente. Se produce un efecto electroquímico de los electrodos sobre las zonas, que contribuye a la regulación del metabolismo zonal (más efectivo en corrientes polares). Aparece un efecto sensitivo, conducido por fibras Aβ, que desencadenará inhibición a nivel de la formación reticular de la médula.

Cuando se realiza una estimulación eléctrica en el trayecto de un nervio (tejido muy excitable), el impulso eléctrico aplicado viaja en ambas direcciones. La parte de este impulso que va hacia la médula (flujo ortodrómico) actúa a través del mecanismo de la puerta de entrada. La otra parte del impulso que se desplaza en sentido contrario, hacia la periferia (flujo antidrómico), produce una interferencia con la frecuencia del impulso doloroso, y se obtiene una nueva frecuencia de "batido"; el estímulo resultante es menor que el original, con el consiguiente efecto analgésico.

Como ejemplo, Fernández Cervantes[37] ha planteado los efectos benéficos conseguidos en el tratamiento integral de la afección dolorosa, de la articulación temporomandibular (ATM). Por otra parte, el tratamiento de los "puntos gatillo" ha sido clave en los pacientes, cuyo principal problema es el dolor. En este sentido, Salvat[38] plantea que el síndrome de dolor miofascial (SDM) se configura como un posible diagnóstico de fisioterapia que podría substituir diagnósticos imprecisos como cervicalgia, lumbocia-talgia, contractura, etc. Por lo tanto, parte del dolor y de la disfunción que sufren los pacientes con distintas afecciones (articulares, tendinosas, viscerales, ortopédicas, traumatológicas, reumatológicas, neurológicas) puede ser minimizada mediante el tratamiento de "puntos gatillo" miofasciales.[39]

Aplicación a través de la "puerta de entrada"

Es el mecanismo más citado para explicar la efectividad de la corriente eléctrica. Basado en la teoría del "*gate control*" desarrollada por Melzack y Wall[40].

Como se expresó con anterioridad, la "sustancia P" se encuentra acumulada en las terminaciones de las fibras C en forma de vesículas, las cuales, hacen sinapsis a nivel de la sustancia gelatinosa del asta posterior de la médula espinal, en las láminas II y III.

Cuando hay un estímulo doloroso, las vesículas liberan la sustancia P, cuyas moléculas pasan a la hendidura sináptica, se fijan a los receptores de la membrana possináptica y transmiten un impulso percibido como dolor. En sinapsis con las fibras C, a nivel de la sustancia gelatinosa, están las interneuronas moduladoras, que ante ciertos estímulos, liberan encefalina sobre las terminales de las fibras C, lo que impide la expulsión de la sustancia P a la hendidura sináptica, y bloquea de esta forma la transmisión del dolor.[5,8]

Las células T dentro de la sustancia gelatinosa de Rolando en la médula, son estimuladas por fibras aferentes nociceptivas, de pequeño diámetro y amielínicas (tipo C) o por fibras de mayor diámetro, poco mielinizadas (tipo Aδ). Su función específica es transmitir esta información nociceptiva hacia los centros superiores. Las células T, además, reciben un estímulo sensorial no doloroso (conducido por fibra Aβ) son capaces de inhibir la transmisión de la información nociceptiva a los centros superiores, y sirven como puerta de entrada. De este modo, el reclutamiento predominante de fibras Aβ, responsables de la transmisión epicrítica y cinestésica, bloquea, en el asta posterior de la médula, la transmisión del impulso nociceptivo conducido por fibras Aδ y C. Esta teoría de "la puerta de entrada" ayuda en la comprensión del efecto de alivio parcial o total que surge al frotar con firmeza, durante unos minutos, la parte del cuerpo que ha sufrido un golpe, o el efecto al aplicar masaje o vibradores transcutáneos con fines terapéuticos.

El incremento de los estímulos aferentes sensitivos de las fibras Aβ, tienden a cerrar la compuerta del dolor, mientras que el aumento de la actividad de las fibras Aδ y C la abre. Para esto se utilizan corrientes con frecuencia comprendidas entre 80 y 150 Hz, que corresponde a las frecuencias de emisión de las células Aβ. Por otra parte, y en relación con la intensidad del estímulo, puede existir una derivación de las grandes fibras Aβ, que estimule los centros superiores de percepción del dolor, que origina estímulos descendentes, que van hasta la sustancia gelatinosa y cierran la compuerta por otra vía.

No obstante, esta teoría no explica fenómenos como la analgesia producida en zonas alejadas del lugar de estimulación y, en ocasiones, su aparición tardía. El propio Melzack modificó su teoría al referirse a un *central control trigger* y dio un mayor protagonismo a los mecanismos inhibidores descendentes. Aunque esta teoría ha sido muy debatida, lo esencial: "Que los estímulos de las fibras de gran diámetro inhiben a las de pequeño diámetro", ha sido aceptado como cierto.[5]

La aparición tardía de la analgesia, su persistencia después de finalizada la aplicación y su carácter difuso, sugirieron la hipótesis de un mecanismo de acción humoral. La abolición del efecto analgésico, posterior a la estimulación, por la administración de naloxona (antagonista mórfico), indica que este factor analgésico puede deberse a la liberación, en el líquido cefalorraquídeo (LCR) y a diversos niveles del sistema nervioso central (SNC), de sustancias morfomiméticas tipo endorfinas y encefalinas. Diversos trabajos han demostrado el aumento de endorfinas y encefalinas, así como de cortisol y ACTH después de la aplicación de las TENS. Parece ser que estos efectos se producen con estímulos de baja frecuencia y elevada intensidad, y que es necesaria la participación de fibras aferentes musculares. Asimismo, las vías descendentes serotoninérgicas, también participan en el mecanismo de cierre de la puerta de entrada. Está demostrado que el efecto antálgico de la estimulación de las fibras Aβ, puede disminuir en caso de depleción de 5-OH triptamina (serotonina) en el LCR.

Aplicación sobre zonas reflejas o acupunturales

La aplicación sobre zonas reflejas o acupunturales tiene la característica de que la influencia deja de ser solo local para tener una repercusión sistémica. Se desencadenan respuestas neurohumorales, neurotransmisores específicos, y secreción de opiáceos endógenos, lo cual está destinado a inhibir sensaciones dolorosas, inhibir unas respuestas de contractura y activar otras de defensa, así como unas respuestas vegetativas y activar otras de defensa, regularizar la inervación y control del sistema nervioso en la zona afectada, e influir en respuestas psicosomáticas.

Estimulación del sistema autoanalgésico cerebral

Ya se explicó que existe un mecanismo en el que una vez que el dolor llega por vías espinotalámicas a la formación reticular del tronco cerebral, a través de interneuronas activadoras de núcleos de la base, estas envían impulsos eferentes de retroceso a la médula.

Cuando estos impulsos llegan a la formación reticular medular, producen efecto inhibidor descendente en las sinapsis entre la fibra C y la neurona espinotalámica de ascenso. Este mecanismo tiene como resultado una disminución del volumen de estímulo doloroso que llega a la corteza. El efecto se realiza a través de neurotransmisores específicos, como las encefalinas y la serotonina.

Para la estimulación del sistema autoanalgésico cerebral por electroterapia, se tiene que:

- Los estímulos tienen que ser intensos y levemente dolorosos, o sea lleva mucha comunicación con el paciente y cooperación de parte de este.
- Los estímulos no deben ser mantenidos.
- Colocar los electrodos de forma que provoquen fácilmente el dolor, o en zonas reflejas. No necesariamente colocados en el punto doloroso.
- Tener en cuenta la aplicación segmentaria correspondiente.
- La aplicación se hace durante períodos prolongados.

Específicamente para la liberación de β-endorfinas, Hooker[41] ha propuesto un grupo de parámetros, que se pueden considerar como un protocolo de actuación ante el dolor neuropático. Estos son:

1. La intensidad de la corriente debe ser alta, al máximo de tolerancia del paciente.
2. La contracción muscular puede ser aceptable.
3. Duración del pulso de 200 μs. a 10 ms.
4. Es muy útil la corriente de alto voltaje. En parámetros de baja frecuencia y alta intensidad.
5. El tren de impulso debe ser de 30 a 45 segundos.
6. La estimulación se realiza sobre "puntos gatillos" o puntos de acupuntura.
7. La selección y el número de puntos escogidos para la aplicación dependen del estado del paciente.
8. Si el estímulo es adecuado el efecto analgésico debe durar, por lo menos, 6 o 7 horas.

Nikolova[42] utiliza con frecuencia la corriente interferencial con estos propósitos, plantea que la corriente estimula la liberación de β-endorfinas, desde la hipófisis al líquido cerebroespinal. Malezic[43] coincide en plantear que se debe incrementar la intensidad de la corriente al máximo nivel de tolerancia, cuando se encuentra el "punto gatillo", o el punto doloroso que a veces coincide con un punto motor.

Aplicación por corrientes de alto voltaje

Este procedimiento tiene las siguientes características:

- Se utilizan impulsos rectangulares de corta duración y de gran amplitud.
- Está basada en la respuesta excitatoria, cuanto menor sea el tiempo de estímulo, mayor amplitud o intensidad se necesita en dicho estímulo, para obtener la misma respuesta.
- Se aplican estímulos selectivos sobre fibras sensitivas y se evita riesgos de quemadura eléctrica.

- Este tipo de corriente está considerada entre las efectivas para estimular el sistema autoanalgésico cerebral.

Aplicación por contracciones musculares alternativas

Con frecuencia el paciente presenta un cuadro doloroso, asociado a contracturas crónicas, en proceso de franca fibrosis, con signos de edema y pérdida de la elasticidad de los tejidos. En estas circunstancias, la contractura es consecuencia del daño inical y es parte del proceso de "ferulización", en un esfuerzo del organismo por poner el área de lesión en reposo. Pero aunque sea consecuencia, llega un momento en que también se convierte en causa, debido al compromiso circulatorio muscular y al cúmulo de metabolitos de desecho, originados por la contracción muscular sostenida. Se establece un círculo vicioso, que se extiende en el tiempo y crea las condiciones para el daño neurológico que precede al dolor neuropático.

Al aplicar una corriente inteferencial con una AMF baja, de unos 30 Hz, y un espectro amplio que puede ser de 150 o 200 Hz, este barrido de frecuencias recorre las frecuencias de contracción de las fibras musculares, y ejerce un ciclo de contracción y relajación sucesivas. Adicionalmente, hay un efecto descontracturante, por regulación del servocontrol del tono muscular.

Se reactiva la circulación sanguínea y linfática, con llegada de oxígeno, nutrientes y recogida de desechos hísticos. Se mejora el metabolismo muscular y se contribuye a eliminar sustancias irritantes para los nociceptores, lo que previene la sensibilización.

Cualquier tipo de programa de electroterapia, que provoque una contracción alternante de la musculatura es efectiva, ya que alivia el dolor por este método (la parte que corresponde a la contractura dentro del cuadro clínico). La corriente interferencial tiene la ventaja de que en el mismo programa se barren varias frecuencias, pero en los equipos modernos se puede diseñar el tipo de corriente con los parámetros que queremos. Los programas dirigidos a la relajación de la musculatura contribuyen con los efectos mencionados.

En la práctica clínica, suelen realizarse combinaciones que aceleran, potencian o complementan los efectos de los métodos aislados (Rioja)[44], no solo en el momento de la sesión, sino a lo largo del curso evolutivo del proceso. Son ejemplos, la combinación de iontoforesis con la interferencia del dolor, o la asociación de un efecto local con la contracción-relajación del músculo relacionado. Cuando el proceso es agudo, se utilizan los mecanismos más gentiles, como es el estímulo local sin componente galvánico, luego es necesario mecanismos más enérgicos para mejorar la fisiología muscular, en este caso se utiliza frecuencias bajas que logran una reeducación muscular o un drenaje circulatorio en una zona de estasis.

Son frecuentes los pacientes que acuden con la asociación de dolor y contractura muscular. Si la contractura es reciente, aguda y defensora de la lesión anatómica o dolor neurálgico, la aplicación de corrientes con efecto excitomotor provocará mayor dolor, más daño y más defensa. De modo que el tratamiento por contracciones repetitivas se reserva para casos subagudos y crónicos.

Finalmente, siempre se debe considerar que el dolor es una señal del organismo, un aviso de que existe daño hístico. En este sentido, la aplicación de electroanalgesia debe dirigirse a pacientes con un diagnóstico definido, por la posibilidad de enmascarar el cuadro clínico; esto es esencial en el caso de dolor agudo, ya que se puede pasar por alto una afección grave con peligro para la vida.

Para lograr los objetivos de un programa de electroanalgesia

No basta con el adecuado nivel de conocimientos ni la buena intensión, existen un grupo de consideraciones que aseguran el éxito o el fracaso del programa terapéutico para electroanalgesia.[45-49] Estas son:

1. Tener un diagnóstico acertado.
2. Considerar adecuadamente el momento evolutivo de la afección.
3. Estimular las terminaciones nerviosas de la piel en la zona afectada o cercana.
4. La intensidad del estímulo debe ser lo suficientemente fuerte como para sentirlo con nitidez, pero que no sea desagradable. Habitualmente esta intensidad se debe aumentar progresivamente, para evitar la acomodación y mantener el umbral inicial del tratamiento.
5. Solo en determinadas aplicaciones, se utilizarán corrientes con alto componente galvánico y se aplica un valor de intensidad muy próximo al umbral doloroso. Se trata fundamentalmente de pacientes con dolor crónico y para estimular descargas eferentes inhibitorias.
6. Trabajar con un objetivo preciso y con exploración previa. Conocer la fisiología del sistema nervioso. Si no se busca analgesia con efectos motores, no se debe superar el umbral motor.
7. Tener siempre claro el origen y el tipo de dolor. Si se busca analgesia con efectos motores, debe modularse la corriente en trenes, con períodos de trabajo y reposo que prevengan la aparición de fatiga.
8. Aplicar parámetros correctos de corriente, que se correspondan con los objetivos. Generalmente no son largos los períodos de aplicación, con una media, según la experiencia clínica, entre 10 y 30 min de tratamiento por sesión, 10 a 15 sesiones, y aplicar según el caso, una o dos sesiones por día.
9. El profesional que aplica el tratamiento debe tener un amplio dominio de la técnica a emplear.
10. En corrientes polares, aplicar bien los polos.
11. Proveer confort y confianza al paciente durante el tratamiento.

Sugerencias para tratamientos con técnicas electroanalgésicas de baja y media frecuencias

En todas las especialidades se habla de que "cada médico tiene su librito," y es que realmente tiene mucho valor la experiencia acumulada por los profesionales de la asistencia médica. De ninguna manera pueden considerarse absolutos los resultados de la aplicación de la ciencia, cada resultado no es el fin, sino el punto de partida para nuevas experiencias y nuevos conocimientos. A continuación se exponen algunas sugerencias, basadas en la experiencia del equipo de especialistas dirigidos por el profesor José Ángel García Delgado, centro de investigaciones médico quirúrgicas.

Tratamiento del dolor agudo, bioquímico o mecánico:

- Aplicaciones transcutáneas de corrientes interferenciales, en especial, la técnica del rastreo de dolor en el inicio del tratamiento (primeras 2 o 3 sesiones), y luego la aplicación de corrientes interferenciales con frecuencias portadora mayor de 5 KH, AMF a partir de 100 Hz. Puede aplicarse la TENS, comenzar por bifásica simétrica con frecuencias iguales o mayores a 100 Hz. En ocasiones, se le ha querido dar más crédito a las conrrientes tipo TENS, pero en la práctica Johnson y Tabasam[50], al igual que Jorge *et al.*,[51] no han podido demostrar diferencias en los resultados frente a las corrientes interferenciales.
- Aplicaciones de corrientes diadinámicas, comenzar por la combinación de DF y LP, muy útil en dolores irradiados a los miembros.
- Aplicación de iontoforesis con lidocaína o con antiinflamatorios esteroideos.
- En general, se utilizan frecuencias de estimulación con rangos superiores a 100 Hz.

Tratamiento del dolor subagudo:

- Aplicaciones transcutáneas de corrientes interferenciales, con frecuencias de estimulación menores de 60 a 100 Hz.
- Aplicaciones de corrientes diadinámicas, con la combinación de DF, LP y CP, muy útil en dolores vinculados con inflamaciones articulares, como en los procesos reumáticos.
- Iontoforesis con lidocaína, hidrocortisona, magnesio, salicilato o alguno de estos.

Tratamiento del manejo del dolor crónico:

- Corriente interferencial, si el dolor abarca amplias o profundas zonas musculares, así como en cavidades. Con AMF de frecuencias menores que 20 Hz, grandes espectros, aplicadas de manera longitudinal o transregional.
- Aplicación de TENS de muy baja frecuencia (1 a 10 Hz).
- Iontoforesis con hidrocortisona o salicilato.
- Corriente de Träbert y otras corrientes con componente galvánico importante, como la farádica, en intensidades apropiadamente altas, estimulan núcleos a nivel de ganglios basales y establecen conexión con el hipotálamo, activando reacciones analgésicas.

En general, el efecto analgésico de la estimulación eléctrica, tiene lugar a dos niveles distintos fundamentales. según de la modalidad de estimulación empleada, puede ser a baja frecuencia y a media frecuencia.

A frecuencias de 1 a 3 Hz, se produce elevación de las concentraciones en LCR de neurotransmisores endógenos, con propiedades morfoniméticas que bloquean la sustancia P (encefalinas y β endorfinas); además, se reduce la tensión y las contracturas musculares, se propicia un alivio eficaz en todas aquellas algias originadas por este tipo de afecciones. En estas frecuencias se utilizan la corriente farádica y la TENS de acupuntura, por mencionar solo dos ejemplos.

A frecuencias de 80 a 150 Hz se modifica la conducción nerviosa periférica con aumento de la actividad de las fibras Aβ y bloqueo, más o menos selectivo de las fibras Aδ. A nivel del lugar donde se estimulan, se produce un aumento de la actividad de los circuitos inhibidores pre y possinápticos de la transmisión del dolor en las neuronas de las astas medulares posteriores, con predominio de la transmisión de otros impulsos. El bloqueo ocurre, sobre todo, a nivel de la metámera estimulada.

Otros agentes físicos en el alivio del dolor

A lo largo de la literatura, tanto para la electroterapia, como para el resto de los agentes físicos, se encuentran trabajos con expresión de ambigüedad o indefinición sobre la eficacia de los métodos, sobre todo en lo concerniente al manejo del dolor. Según Sackett *et. al.*[52], los propios creadores e impulsores de la medicina basada en la evidencia sostienen que, por el momento y en espera de una mayor objetivación futura, debe prevalecer el juicio clínico del médico y deben tenerse en cuenta los efectos fisiológicos conocidos y demostrados experimentalmente. Plaja[53] manifiesta que además de las corrientes, en medios físicos como el calor, el frío, el láser, el campo electromagnético, el ultrasonido, etc., hay buenos trabajos sobre los efectos fisiológicos, estadísticas de uso y preferencia por los profesionales de varios países, por lo que deben aplicarse tales criterios.

Realmente es paradójica la actitud de algunos médicos, que se resisten a indicar o sugerir medios físicos a sus pacientes, por ejemplo con fibromialgia; alegan que no están científicamente demostrados y, en cambio, prescriben largas series de AINE, cuya eficacia en fibromialgia tampoco ha sido comprobada, mientras han sido demostrados sus efectos secundarios perjudiciales.

Los medios físicos no son un sustituto total de analgésicos o antiinflamatorios. Aunque el alivio conseguido en cuanto a la intensidad del dolor, sea total o sea limitado, existen otros resultados que deben tomarse en cuenta. Los agentes físicos contribuyen a disminuir el componente emocional, mejoran la habilidad manual, alivian la sensación de sufrimiento y dan al paciente y a su familia una sensación de control, comodidad y esperanza que, a su vez, mejora el dolor, el sueño y, por ende, la calidad de vida. Es, además, muy importante el componente de la relación que se establece, entre el paciente y el fisioterapeuta, cuando el último potencia con su actuar, el efecto analgésico, provee recomendaciones y educa al paciente en actividades que lo llevan a tener menor malestar, por lo que el alivio perdura más allá del contacto. Son estas ventajas adicionales que no se obtienen solo con los fármacos.[54]

En la medida que se obtengan resultados positivos con la aplicación de medios físicos, se reduce progresivamente el consumo de analgésicos y AINE. Nunca debe retirarse el tratamiento farmacológico por el hecho de comenzar la fisioterapia. Esto es un error frecuente que muchas veces, ante la reaparición del dolor, hace que el paciente pierda la "fe" en ambos métodos.

Está demostrado que la nicotina disminuye el umbral doloroso y, por tanto, aumenta la intensidad del dolor. Sin embargo, con frecuencia hay pacientes fumadores que incrementan el consumo de cigarrillos ante episodios dolorosos, con la errada idea de que los relaja y les calma el dolor. Hasta en ese sentido puede ser útil la intervención del fisioterapeuta, en la medida que explica y persuada al paciente de la conducta correcta para aliviar su dolor.

Además de los métodos de electroanalgesia que ofrece la especialidad, y como se ha podido apreciar a lo largo de los capítulos, los agentes físicos contribuyen a aliviar el dolor de los pacientes con diferentes niveles de intervención. En algunos casos, como la crioterapia y la onda de choque, se exponen mecanismos específicos de analgesia. En estos y en otros, como en termoterapia, las diatermias y la magnetoterapia, el carácter analgésico depende mucho del efecto antiinflamatorio y de regulación de la circulación. Las técnicas de inmersión en hidroterapia ofrecen una liberación en articulaciones de carga que alivian el dolor y facilitan el movimiento. Desde el punto de vista de efecto analgésico por actuación directa sobre el nervio, se tiene por ejemplo, con el láser infrarrojo y en menor medida el ultrasonido terapéutico. Las corrientes farádicas nos dan mucho beneficio en el dolor crónico, elevando la intensidad todo lo que soporte el paciente, jugando con el umbral doloroso para buscar un efecto de respuesta de centros superiores, como el sistema autoanalgésico cerebral.

Garrido y et al.[55] estudiaron a 68 pacientes portadores de SDRC-I que acudieron a la Clínica del Dolor, a los que se realizó bloqueo de la cadena simpática ganglionar cervical y lumbar, según la localización de la entidad. Todos los pacientes asociaron el hidromasaje en el hogar. Se administraron fármacos coadyuvantes para el control del dolor neuropático, paroxístico y persistente quemante. En los casos con trastornos de la consolidación ósea, se aplicó laserterapia local y TENS en los que presentaban mayor limitación funcional; así como técnicas de kinesiología. Se obtuvo el 89.70% de efectividad terapéutica. La función articular se recuperó en el 73.52% de los pacientes.

Lo más importante es que el desarrollo de diferentes modelos, con una aproximación biopsicosocial, permite considerar al dolor como la interacción de factores biológicos, psicológicos y sociales. El tratamiento de los pacientes debe basarse en la comprensión de estas interacciones y no exclusivamente en el alivio del síntoma o la inactivación de un "punto gatillo". En la medida que el programa de rehabilitación se inserte dentro del programa de actuación médica asistencial global, con interacción entre las diferentes especialidades, se traten tanto los síntomas como las causas que les dan origen, se obtendrán los mejores resultados.[56-57]

Medicamentos en el tratamiento del dolor crónico

Por lo general, cuanto más tiempo persista el dolor, menores serán las posibilidades de resolución completa. Se conocen los peligros del mantenimiento de las condiciones de daño. Siempre es muy importante la realización de los exámenes complementarios, que ayudarán en el diagnóstico de los factores etiológicos contribuyentes al dolor. Los pacientes más adaptables, instruibles y dispuestos a responsabilizarse del control de algunos aspectos del tratamiento suelen tener mejores resultados que los que presentan problemas psicosociales importantes, falta de conocimientos o desean conseguir beneficios secundarios.[52]

Hay que tener en cuenta que hasta el 50% de la población puede tener un episodio de dolor cervical, en algún momento de su vida, mientras que el 80%, padecerá dolor la región lumbar; que hasta el 20% de la población femenina presentará cuadro de fibromialgia, mientras que el 1,6% de la población total experimenta un dolor constante a nivel de la articulación temporomandibular.

El enfoque terapéutico en relación con los medicamentos difiere de manera significativa, entre médicos y escuelas. Igualmente contribuye la escasez relativa de ensayos clínicos aleatorizados y los pocos estudios comparativos, entre los diferentes fármacos que han demostrado utilidad y el placebo.

Los fármacos utilizados deben ser evaluados en forma cuidadosa, y efectuar una revisión crítica de sus usos en la literatura. Sin embargo, hay que tener en cuenta que los estudios se limitan a aspectos clínicos y farmacológicos, y muy pocos tienen en cuenta los aspectos psicológicos, sociales y laborales de los enfermos.

Es importante poder contar con un esquema de medicamentos adecuado y adaptado a cada etapa evolutiva, que contribuya con el éxito del tratamiento rehabilitador. Los fisiatras son conservadores con el uso de medicamentos. La mayor parte de las veces se debe a que descansamos mucho en las potencialidades del programa de tratamiento, en otras ocasiones, se debe a un débil dominio de las posibilidades terapéuticas con medicamentos.

El tratamiento de un dolor ligero, con una causa definida y de corto período, generalmente no es conflicto, a veces desaparece sin medicación. Casi siempre se apoya solo con algún analgésico; el más utilizado es la dipirona (600 mg c/8 horas).

En los primeros momentos del daño, se deben evitar los antiinflamatorios, porque precisamente hace falta un nivel determinado de inflamación para lograr la reparación. Luego de los primeros días de evolución, cobra mucho más valor el uso de un antiinflamatorio. Generalmente se utiliza ibuprofen (400 mg c/8 horas), o naproxen (250 mg c/ 8 horas), o piroxicam (20 mg c/12 horas). Para este último se expende con una presentación en supositorio, que disminuye las manifestaciones gastrointestinales.

Sin embargo, no hay justificación para que el paciente esté 2 meses con el antiinflamatorio. A partir de las primeras 2 o 3 semanas, la eficacia del medicamento es mucho menor que el riesgo de desencadenar efectos adversos. Se impone en este momento, revisar el diagnóstico o el tratamiento. En este caso, el medicamento debe ser sustituido por otro, pero nunca deben asociarse dos antiinflamatorios. Es posible que el cuadro se relacione con contracturas musculares, en cuyo caso se indica metocarbamol (750 mg c/6 h), o meprobamato (400 mg) solo en las noches, para no disminuir el tono "de defensa" durante el día. Por otra parte, si el cuadro se asocia a algún nivel de espasticidad, esta se controla con baclofen (40 mg/día), o con benzodiacepinas, como el diazepam (15 mg c/8 h). Estos últimos actúan inhibiendo la excitación relacionada con el glutamato, aumentando la inhibición gabaérgica o glicinérgica.

Todos los medicamentos se deben disminuir: en dosis y se retiran en la medida de lo posible, casi siempre en el mismo orden en que se incorporaron. Subestimar el valor de los medicamentos puede hacer que se extienda el tiempo de recuperación del paciente y mientras más tiempo dure el daño y el dolor, más riesgo hay de que se produzca el daño al sistema nervioso local.

Generalmente, a partir de la sexta semana, sin cambios significativos en las características del dolor, es necesario el apoyo de otros medicamentos, sobre todo si hay manifestaciones psicológicas asociadas al dolor (las más frecuentes son los síndromes ansiosos, depresivos), deben incorporarse los antidepresivos. Si hay señales de daño del sistema nervioso, como hiperalgesia, alodinia, u otro, se debe evaluar la incorporación de vitaminoterapia, carbamazepina o gabapentina. Si definitivamente se instala un dolor de tipo neuropático, se incorporan otras medidas estratégicas más enérgicas. En este caso, ya no tienen el mismo valor los medicamentos anteriores, por lo que hay que ahorrar el tiempo, y utilizar en medidas más efectivas.

Generalidades sobre los analgésicos

Los analgésicos pueden ser clasificados por el sitio de acción en tres de tipos:

1. Analgésicos de acción central (opioides y no opioides).
2. Acción periférica (no opioides).
3. Analgésicos de acción local (anestésicos locales).

Por ejemplo, para el dolor secundario a un proceso no inflamatorio, un analgésico puro, como el acetaminofén o tramadol, puede ser apropiado. Para el dolor asociado con la inflamación, un antiinflamatorio no esteroideo (AINE) es la elección. Si el efecto analgésico del AINE no es suficiente, pero la inflamación se controla, el control adicional del dolor puede obtenerse agregando un analgésico puro.

A continuación se exponen algunas consideraciones sobre los procederes medicamentosos más utilizados en el tratamiento del dolor crónico.

Analgésicos no opioides. A pesar de que los AINEs son analgésicos efectivos, su beneficio primario es su efecto antiinflamatorio.

Familia de AINE	Representación en mercado
ácido carboxílico	aspirina (ASA), diflunisal, salsalate
ácido propiónico	ibuprofen, naproxen, ketoprofen, flurbiprofen
ácido anthranílico	meclofenamato y mefenamato
ácido enólico	piroxicam
familia de los no ácidicos	nabumetona

Sus mecanismos de acción comprenden: primero alteración del metabolismo del ácido araquidónico, para luego suprimir la producción de prostaglandinas (PTGs) por medio de la inhibición de la enzima ciclooxigenasa (COX). Un mecanismo secundario involucrado es el aumento de la producción de leucotrienos (LK) y del factor de necrosis tumoral.

Mientras los AINEs se usan sin riesgo y de forma efectiva por millones de enfermos, estos medicamentos se asocian con múltiples efectos adversos, particularmente en pacientes con factores de riesgo. Dentro de los efectos adversos secundarios a AINEs, están: náusea, epigastralgia, dispepsia, sangramiento de la mucosa o úlcera y perforación gástrica, alteración del flujo sanguíneo y electrolíticas, deterioro agudo de la función renal, síndrome nefrótico con nefritis intersticial, necrosis papilar, aumento de la tensión arterial, interferencia con medicamentos antihipertensivos, etc.

El riesgo de daño se incrementa con la edad avanzada, la enfermedad gastrointestinal concomitante, dosis altas y duración larga de terapia, así como la combinación de los AINEs con esteroides o anticoagulantes.[58-60]

Analgésicos no opioides no AINEs. Dentro de este grupo está el acetaminofén o paracetamol, que es un analgésico y antipirético efectivo. Cruza la barrera hematoencefálica e inhibe la síntesis de prostaglandinas en el hipotálamo, por lo que tiene un efecto antipirético. En contraste, su mecanismo de acción analgésico es muy probable de acción periférica. Su acción antiinflamatoria es insignificante. Es efectivo para el control del dolor agudo leve a moderado en dosis mayores que 1 g/día. El Colegio Americano de Reumatología recomienda el acetaminofén como el analgésico de primera línea en pacientes con osteoartritis. Es el analgésico más popular usado en lactantes y niños en general. Es considerado seguro y efectivo en recién nacidos. Se considera de rutina en el tratamiento del dolor postoperatorio.

Por su parte, el tramadol es un analgésico de acción central, considerado como no narcótico. Es rápidamente absorbido por el tracto gastrointestinal con una biodisponibilidad del 75%, la cual no se afecta por los alimentos. Su pico de actividad farmacológica ocurre dentro de la primera hora. Su unión a las proteínas es baja (menor del 20%), por lo tanto, sus interacciones con otros medicamentos es baja. El tramadol se indica para el control del dolor moderado a severo. Es efectivo en la osteoartritis, fibromialgia, neuropatía diabética y el dolor lumbar. La dosis recomendada es de 50 a 100 cada 4 a 6 horas.

Analgésicos opioides. Son los agentes de acción central, que proveen la mayor potencia analgésica conocida hasta la actualidad. Su mecanismo de acción es la unión con receptores específicos a nivel del sistema nervioso central y periférico, alteran los mecanismos intraneurales de la transmisión de sustancias alogénicas y de electrólitos (principalmente calcio).

Este grupo de medicamentos tiene una función importante en el tratamiento de las enfermedades crónicas, usualmente refractarias a los tratamientos convencionales. Lo importante es que sean indicados por expertos y bajo el criterio de multidisciplinariedad de las clínicas de dolor actuales.

La morfina en perfusión continua intratecal puede ser el último escalón en el tratamiento del dolor neuropático con resultados muy alentadores, incluso en pacientes que ya eran portadores de terapias tan selectivas para dicho dolor, como es la electroestimulación medular.

Antidepresivos tricícliclos. Son una de las terapias más utilizadas para los diferentes síndromes dolorosos neuropáticos. Las aminas terciarias (amitriptilina, imipramina, doxepina y clorimipramina) inhiben la recaptación presináptica de los neurotransmisores serotonina y norepinefrina. Las aminas secundarias (desimipramina y nortriptilina) son más selectivas para la norepinefrina.

Los efectos antineurálgicos de estos medicamentos son independientes de sus propiedades antidepresivas. Los antidepresivos deben comenzarse a aplicar a una dosis baja (10 a 25 mg), en las noches y aumentar semanalmente de acuerdo con su tolerancia. La dosis efectiva diaria usual está entre 25 y 150 mg/día. Deben usarse con cuidado en los ancianos, en pacientes con enfermedades del corazón, con glaucoma de ángulo cerrado y prostatismo.[61,62]

Los antidepresivos trícíclicos se asocian a efectos adversos tales como: sedación, ortostatismo, hipotensión y síntomas anticolinérgicos (boca seca, retención urinaria, estreñimiento y aumento de peso). El efecto cardiovascular más serio es el bloqueo auriculoventricular.

Según Barros[63] la amitriptilina contribuye en el tratamiento del dolor neuropático por cáncer y neuralgia posherpética, dolor talámico, polineuropatía diabética, dolor lumbar, la neuralgia del trigémino, el miembro fantasma doloroso, distrofia simpático refleja (SDRC I), la fibromialgia, la neuralgia de Arnold y la neuralgia del femoro-cutáneo poscirugía.

Es eficaz en el tratamiento del dolor neuropático por sus efectos inhibidores de la recaptación de sodio y serotonina, potenciadoras de las vías descendentes, inhibidoras de la transmisión dolorosa. Presenta afinidad significativa sobre los receptores alfa-2 adrenérgicos, histaminérgicos, dopaminérgicos o colinérgicos.

Según plantea Arcos[64], la asociación con gabapentina es en general (a dosis variables), muy eficaz como tratamiento analgésico de primera línea en el dolor neuropático crónico benigno y bien tolerada en la mayoría de los pacientes.

Anticonvulsivantes. A pesar del uso generalizado de anticonvulsivantes en el dolor neuropático, hay grandes controversias debido a los efectos secundarios.

La eficacia de la carbamazepina en la neuralgia del trigémino se ha evaluado en múltiples estudios. La dosis diaria efectiva oscila entre 400 y 1 000 mg/día. La carbamazepina no ha demostrado ser útil en el componente tipo quemadura de la neuralgia posherpética, pero sí en los paroxismos lacinantes. En la actualidad es el medicamento que ha demostrado mayor acción antineuropática y específicamente en las neuralgias de pares craneanos (trigémino y glosofaríngeo).

Los efectos secundarios de este medicamento incluyen: somnolencia, alteraciones del raciocinio y diplopía. Un salpullido puede manifestarse en 10 a 15% de los enfermos. Algunos pacientes pueden presentar alteraciones hematológicas como leucopenia y trombocitopenia. En ancianos se puede observar hiponatremia, y alteraciones en la conducción miocárdica.

En recientes estudios con el gabapentin, randomizados, a doble ciegas, controlados con placebo, ha demostrado su eficacia para reducir el dolor neuropático de la polineuro-ropatía diabética y de la neuralgia posherpética. El dolor neuropático debido a otras causas también puede ser susceptible de responder al tratamiento.[65]

Canós y *et al.*[66] revisaron las historias clínicas de 278 pacientes, diagnosticados de dolor neuropático periférico de causa diversa. El diagnóstico incluyó el síndrome de dolor regional complejo (SDRC tipo I y tipo II), neuropatía diabética y posherpética, síndrome poslaminectomía y neuralgias faciales. La gabapentina se aplicó de forma gradual, con una dosis media de 968 mg/día, demostrando eficacia para el control del dolor.

Por su parte Acín y su grupo[67,68] plantean que la gabapentina, además de contribuir a controlar el nivel de dolor neuropático, también reduce la ansiedad en este tipo de pacientes con baja incidencia de efectos secundarios. Castiforte[69], Novelli[70], Aldaya[71] y Fernández[72] encontraron en sus respectivos estudios, efectividad sobre diferentes tipos de neuralgia como la del trigémino, posherpética, diabética, metabólica, y facial atípica, además sobre la distrofia simpática, el dolor "miembro fantasma", el dolor central, las plexopatías, la neuropatía del nervio occipital y la enfermedad degenerativa osteoarticular. Sin embargo, no hay ningún efecto de beneficio sobre la lumbociatalgia derivada de una cirugía fallida de columna.

Los efectos secundarios más frecuentes son: somnolencia, vértigo y sensación de agotamiento físico. Estos efectos son transitorios durante las 2 a 3 semanas de tratamiento. Se describe un proceso de sensibilización periférica con el uso a largo plazo.

El tratamiento se inicia con dosis de 300 mg en la noche y se aumenta en forma progresiva, 300 mg cada 2 a 3 días. La dosis descrita con efecto antineuropático oscila entre 900 a 1 200 mg. Este medicamento no es metabolizado y se excreta sin cambios por la orina. Por lo tanto, es importante seguir la depuración de creatinina de estos pacientes. El mecanismo de acción es hipotético, según los modelos animales por acción central medular. Se ha identificado un receptor a-2-d-subunidad L calcio-dependiente, que al parecer es el encargado de mediar el mecanismo antineuropático.

Otras intervenciones descritas. Se plantea en diferentes trabajos, la eficacia demostrada del parche transdérmico de fentanilo, para el tratamiento del dolor crónico oncológico y dolor intratable que requiera analgesia con opioides, frente a los opiáceos tradicionales, siempre que se utilice con dosis adecuadas y se obtenga buen control del dolor y en ausencia o minimización de efectos secundarios sobre todo a nivel digestivo.[73-78]

El topiramato es un fármaco con actividad anticonvulsivante, que además de ser eficaz en el tratamiento del dolor, ha aumentado la duración del sueño y ha mejorado la calidad del sueño y la actividad física. Los efectos secundarios han sido, en su mayoría, leves. La introducción del topiramato debe ser de forma gradual con dosis diaria total de 200 a 400 mg/día (dosis media 300 mg/día).[79,80]

Canós[81] plantea que ante la presencia de hiperalgesia en enfermos oncológicos tratados con opioides, existe la alternativa de obtener finalmente un control aceptable del dolor mediante el uso de anestésicos por vía epidural o intratecal.

Las técnicas neuroablactivas pueden ser útiles en el tratamiento de ciertas situaciones de dolor crónico, que no responden al tratamiento conservador y que responden a un bloqueo diagnóstico con anestésicos locales.[82-87]

Finalmente, en el tratamiento integral de este tipo de pacientes debemos tener en cuenta que presentar niveles elevados de intensidad del dolor, un curso constante del dolor y dolor paroxístico, constituyen factores de riesgo a la hora de desarrollar alteraciones del sueño. Este fenómeno se ha descrito no solo en pacientes con dolor neuropático, sino en lesionados medulares. De este modo, la preservación del tiempo de sueño y la arquitectura de este han de ser partes importantes en el abordaje global del dolor y contribuir al bienestar y calidad de vida de estos pacientes.[88]

Conclusiones

En la aplicación de agentes físicos, la intervención debe ser muy enérgica. Cada vez que llega un paciente a la consulta de dolor, con un cuadro de daño hístico, se debe interrogar y examinar minuciosamente, para obtener los elementos que permitan definir en la fase en que se encuentra en ese momento.

Existe una diferencia muy significativa entre la efectividad que tienen los agentes físicos en las etapas inciales del daño, comparado con la efectividad sobre un cuadro de dolor neuropático. Por esto imprescindible, aprovechar al máximo el tiempo, programar tratamientos dinámicos, dar un estricto seguimiento al paciente y no esperar que aparezca dentro de un mes en la consulta; debe haber una estrecha y permanente comunicación entre el fisiatra y el fisioterapeuta, para readaptar los parámetros del tratamiento a la condición actual del proceso.

Es importante conocer los elementos que señalan el paso de un cuadro subagudo a crónico; los elementos que indican la presencia de un dolor de tipo neural, para identificar los cambios que indican un proceso de sensibilización periférica o central y anticiparse a la instalación de un cuadro de dolor neuropático.

En cada caso hay ser capaz de ajustar los cambios para interrumpir el proceso de instalación de un dolor neuropático, o al menos, detener la progresión de este. Aplicar todo el tiempo el concepto de que es mucho mejor la prevención que la curación. Siempre con una mente abierta al manejo integral del cuadro doloroso, empleando no solo las bondades que ofrece la especialidad, sino utilizar los medicamentos oportunamente, así como todos los procederes que pudieran asociarse para conseguir el resultado deseado.

Preguntas de Comprobación

1. ¿Cuál es la definición básica de dolor?
2. ¿Cuáles son las características de los nociceptores?
3. ¿Cómo el sistema nervioso procesa la información nociceptiva?
4. Explique el mecanismo de control de la puerta de entrada del dolor.
5. Explique el funcionamiento de los mecanismos de control descendente del dolor.
6. Mencione los opioides endógenos y su importancia en la modulación de la percepción del dolor.
7. ¿Cómo la percepción del dolor puede ser modificada por factores cognitivos?
8. Evalúe los mecanismos por los que puede actuar el fisioterapeuta para modular el dolor.
9. Explique los mecanismos que fundamentan la electroanalgesia.
10. Compare las técnicas para modular el dolor a través de la electroestimulación.
11. Elabore una prescripción de fisioterapia para cada tipo de dolor.

Referencias bibliográficas

[1.] Guyton A. C., Hall J. A. (2001). Tratado de fisiología médica. McGraw-Hill; 10ma ed., p. 669-680.

[2.] Ganong W. F. (1998). Fisiología médica. El Manual Moderno; 16ta. ed., p. 160-167.

[3.] Markenson J. A. (1996). Mechanisms of chronic pain. Am J Med. 101 (suppl 1A): 6s-18s.

[4.] Hill R. G. (2001). Molecular basis for the perception pain. Neuroscientist. 7(4): 282-292

[5.] Arbaiza D. (2005). Neurofisiología del dolor. Boletín El Dolor. 14: 14-40.

[6.] Holzer P. (1998). Neurogenic vasodilatation and plasma leakage in the skin. General Pharmacology. 30: 5-11.

[7.] Chrousos G. P. (1995). The hypotalamic-pituitary-adreal axis and immune-mediated inflammation. New Engl J Med. 332: 1351-1362.

[8.] Florez J., y Reig E. (1993). El dolor: vías y mecanismos de transmisión y de control. En: Terapéutica farmacológica del dolor. EUNSA: Ed. Pamplona; Cap. 1, p. 19-39.

[9.] Sandkühler J., and Ruscheweyh R. (2005). Opioids and central sensitisation: I. pre-emptive analgesia. European J of Pain. 9(2): 145-148.

[10.] Alderete J. A. (1997). Manual clínico del dolor. México: Ciencia y Cultura Latinoamericana; p. 1-20.

[11.] Cogill R. C., Sang C. N., Maisong J. M., Iadrola M. J. (1999). Pain intensity procesing within the human brain: A bilateral distribuided mechanism. J of Neurophysiology. 82(4): 1934-1943.

[12.] Bushnell M. C., Duncan G. H., Hofbauer B. (1999). Colloquium paper: pain perception: is there a role of primary somatosensory cortex? Proc Natl Sci USA. 96(14): 7705-7709.

[13.] Apkarian A. V., Darbar, Krauss R. (1999). Diferenting cortical areas related to pain perception from stimulus identification: temporal análsis of fMRI ctivity. J of Neurophysiology. 81(6): 2956-2963.

[14.] Cervero F. (2000). El dolor neuropático: un problema científico. Rev Soc Esp del Dolor. 7 (Supl II).

[15.] Bonica J. J. (1990). Definitions and taxonomy of pain. In: Bonica J. J., Loeser J. D., Chapman C. R. (eds). The management of painPhiladelphia. PA: Lea and Febiger;. 2nd ed., p.18.

[16.] Cervero F., Laird J. M. A. (1991). One pain or many pains?: a new look at pain mechanisms. News Physiol Sci. 6: 268-273.

[17.] Grubb B. D. (1998). Peripherial and central mechanisms of pain. British Medical of Anaesthesia. 81(1): 8-11.

[18.] Ferreira S. H. (1993). El papel de las interleuquinas y el oxido nítrico en la mediación del dolor inflamatorio y su control mediante analgésicos periféricos. Drugs. 46 (Suppl 1) :1-9.

[19.] Tal M., Devor M. (1992). Ectopic discharge in injured nerves: comparison of trigeminal and somatic afferents. Brain Res. 579: 148-151.

[20.] Welk E., Leah J. D., Zimmermann M. (1990). Characteristics of A- and C-fibers ending in a sensory nerve neuroma in the rat. J Neurophysiol. 63: 759-766.

[21.] Gracely R. H., Lynch S. A., Bennett G. J. (1992). Painful neuropathy: altered central procesing maintained dynamically by peripheral input. Pain. 51: 175-194.

22. Cervero F., Laird, J. M. A. (1996). Mechanisms of touch-evoked pain (allodynia): a new model. Pain. 68: 13-23.

23. Campbell J. N., Raja S. N., Meyer R. A., Mackinnon S. E. (1988). Myelinated afferents signal the hyperalgesia associated with nerve injury. Pain. 32: 89-94.

24. Ossipov M. H., Bian D., Malan Jr., T. P., Lai J., Porreca F. (1999). Lack of involvement of capsaicinsensitive primary afferents in nerve ligation injury induced tactile allodynia in rats. Pain. 79: 127-133.

25. Meyer R. A., Srinivasa N. R., Campbell J. N., Mackinon S. E., Dellom A. L. (1985). Neural activity originating from a neuroma in the baboon. Brain Res. 325: 255-260.

26. LaMotte R. H. (1996). Secondary cutaneous dysaesthesiae in neurobiology of nociceptors. Ed Belmonte C & Cervero F, Oxford: Oxford University Press; p. 390-417.

27. Mayungo Henao T. Aprendizaje basado en problemas clínicos. s.l., s.a.

28. Zheng Z., Gibson S. J., Khalil Z., Helme R. D., McMeeken J. M. (2000). Age-related differences in the time course of capsaicin-induced hyperalgesia. Pain. 85: 51-58.

29. Denegard C. R., Donley P. B. (2001). Managing pain with therapeutic modalities. En: Therapeutic modalities for physical therapists. New York: McGraw-Hill; 2nd ed., p. 39.

30. Gnatz Steve M. (2005). Dolor agudo. En: SJ Garrison. Manual de medicina física y rehabilitación. McGraw-Hill Interamericana; 2nd ed., Cap. 2, p. 10-23.

31. Osiri M., Welch V., Brosseau L., Shea B., McGowan J., Tugwell P., Wells G. (2008). Estimulación eléctrica nerviosa transcutánea para la osteoartritis de rodilla. En: La Biblioteca Cochrane Plus, número 3. Oxford, Update Software Ltd. Disponible en: http://www.update-software.com. (Traducida de The Cochrane Library, Issue, Chichester, UK: John Wiley & Sons, Ltd.)

32. Rodríguez Martín J. M. (2000). Terapia analgésica por corrientes variables. Técnica de estimulación nerviosa transcutánea sensitiva y motora. En: Electroterapia en fisioterapia. Editorial Médica Panamericana; Cap. VIII, p. 241-292.

33. White P. F., Phillips J., Proctor T. J., Craig W. F. (1999). Percutaneous electrical nerve stimulation (PENS): a promising alternative-medicine approach to pain management. Vol 9. American Pain Society Bulletin; p. 72-79.

34. Widerstrom-Noga E., Dyrehag L. E., Borglum-Jensen L., *et al*. (1998). Pain threshold responses to two different modes of sensory stimulation in patients with orofacial muscular pain: psychologic considerations. J Orofac Pain. 12(1): 27-34. [Medline]

35. Berman B. M., Swyers J. P. (1998). Applying alternative medical approaches to managing chronic pain syndromes: If not now, when? APS Bulletin. (8): 4-6.

36. Rioja Toro J., González Rebollo A., Romo Monje M., Cantalapiedra Puente E. (2001). Tratamiento combinado de la fascitis plantar crónica en el adulto de edad superior a los 50 años. Rehabilitación. 35(2): 90-94.

37. Fernández Cervantes R., Patiño Núñez S., Martínez Rodríguez A., Viñas Diz S., Paseiro Ares G., Barcia Seoane M. (2003). Analgesia por medios físicos en la patología de la ATM. Fisioterapia. 25(5): 293-305.

38. Salvat Salvat I. (2005). Síndrome de dolor miofascial. Casos clínicos. Fisioterapia. 27(02): 96-102.

39. Martínez Cuenca J. M., Pecos Martín P. (2005). Criterios diagnósticos y características clínicas de los puntos gatillo miofasciales. Fisioterapia. 27(02):65-68.

40. Melzack R., Wall P. D. (1965). Pain mechanism. A new theoría. Science. 150: 971-979.

41. Hooker D. N. (2005). Electrical stimulating currents. En: Prentice W. E. Therapeutic modalities in rehabilitation. McGraw-Hill; 3rd ed., Cap. 6, p. 104-147.

42. Nikolova L. (1987). Treatment with interferential current. New York: Churchill Livingstone.

43. Malezic M., Hesse S. (1995). Restoration of gait by functional electrical stimulation in paraplejic patient: a modified programme of treatment. Paraplegia. 33(3): 126-131.

44. Rioja J., *et al.* (1993). Terapia analgésica por corrientes acumulables. Técnica de estimulación nerviosa transcutánea sensitiva y motora. En: Electroterapia y electrodiagnóstico. Ed. Universidad de Valladolid; Cap. VIII, p. 241-292.

45. Bloodworth D., Callvillo O., and Smith K., Grabois M. (2000). Chronic pain syndromes: evaluation and treatment. In: Braddom R, ed. Physical medicine and rehabilitation. Mosby; 2nd ed. p. 913-933.

46. Jayme M. K., Concha M. E., Sarino J. A., U. y H. G. (1999). Effectivity of the electronic dental anesthesia in controlling pain caused by local anesthetic injections. J Philipp Dent Assoc. 1998-1999; 50(3): 39-52 [Medline].

47. Lewith G., Kenyon J., Lewis P. (1996). Complementary medicine: An integrated approach. New York: Oxford University Press; p. 73-78.

48. Paris P. (1996). Treating the patient in pain. In: Emergency medicine. p. 66-85.

49. Streitberger K., Kleinhenz J. (1998). Introducing a placebo needle into acupuncture research. Lancet. 1; 352(9125): 364-365. [Medline]

50. Johnson M. I., and Tabasam G. (2003). An investigation into the analgesic effects of interferential currents and transcutaneous electrical nerve stimulation on experimentally induced ischemic pain in otherwise pain-free volunteers. Phys Ther. 83(3): 208-223.

51. Jorge S., Parada C. A., Ferreira S. H., and Tambeli C. H. (2006). Interferential therapy produces antinoci-ception during application in various models of inflammatory pain. Phys Ther. 86(6): 800-808.

52. Plaja J. (2005). Analgesia por medios no farmacológicos. En: Montagut Martínez F., Flotats Farré G., Lucas Andreu E. Rehabilitación domiciliaria. Principios, indicaciones y programas terapéuticos. Masson SA; Cap. 7, p. 95-111.

53. Sackett D. L., Richardson W. S., Rosenberg W. M. C., *et al.* (2000). Evidence-based medicine: how to practice and teach EBM. Edinburgo: Churchill Livingstone; 2nd ed. Versión española.

54. Allen R. J. (2006). Physical agents used in the management of chronic pain by physical therapists. Phys Med Rehabil Clin N Am. 17(2): 315-345.

55. Garrido B., Fernández-Suárez L., Bosch F., Rabí M. C., Hernández-Arteaga M. (2005). Síndrome doloroso regional complejo tipo 1. Tratamiento mediante bloqueos simpáticos y más… Rev Soc Esp Dolor. 12: 417-424.

56. Torres Cueco R. (2005). Dolor miofascial crónico: patofisiología y aproximación terapéutica. Fisioterapia. 27(02): 87-95.

57. Prentice W. (2002). Therapeutic modalities for physical therapist. MacGraw-Hill; 2nd. ed., p. 33.

58. Singh G., Ramey D. R. (1998). NSAID induced gastroin-testinal complications: the ARAMIS perspective-1997. J Rheumatol25(suppl 51): 8-16.

59. Whelton A., Hamilton C. W. (1991). Nonsteroidal anti-inflammatory drugs: effects on kidney function. J Clin Pharmacol. 31(7): 588-598.

60. Yost J. H., Morgan G. J. (1994). Cardiovascular effects of NSAIDs. J Musculoskel Med. 11(10): 2-34.

61. Max M. B., Lynch S. A., Muir J., *et al.* (1992). Effects of desipramine, amitriptyline and fluoxetine on pain in diabetic neuropathy. N Engl J Med. 326: 1250-1256.

62. Vrethem M., Boivie J., Arnqvist H., Holmgren H., *et al.* (1997). A comparison a amitriptyline and maprotilinein the treatment of painful polyneuropathy in diabetics and nondiabetics. Clin J Pain. 13: 313-323.

63. Barros C., Cánovas L., Castro A., Castro M., Gómez A., Martínez J. (1999). Amitriptilina frente a nefazodona en el tratamiento del dolor neuropático. Presentado en: IV Congreso de la Sociedad del Dolor; Málaga.

64. Arcos J., Contrera D., Gea L., Rojas A. (1999). Eficacia analgésica de la asociación amitriptilina y gabapentina en el dolor neuropático benigno. Presentado en: IV Congreso de la Sociedad del Dolor; Málaga.

65. Casañas J. C., Hernández G., Morrralla C., Serra J., y Sol J. M. (1999). Estudio abierto para evaluar la eficacia de la gabapentina en el tratamiento del dolor neuropático debido a lesión traumática del nervio periférico. Presentado en: IV Congreso de la Sociedad del Dolor; Málaga.

66. Canós M. A., García M. D., Herrera P., Pallarés J., Salazar H., y Silvestre M. A. (1999). Eficacia de la gabapentina en el dolor neuropático periférico tras dos años de tratamiento. Presentado en: IV Congreso de la Sociedad del Dolor; Málaga.

67. Acín P., Escartín E., Guillén J., Lanau P., Quero J., y Rodrigo D. (1999). Valoración de la reducción de la ansiedad y eficacia analgésica en el tratamiento del dolor neuropático con gabapentina. Presentado en: IV Congreso de la Sociedad del Dolor; Málaga.

68. Acín P., Cuartero J., Guillén J. A., Quero J., Rodrigo M. D., y Ruiz T. (2004). Gabapentina: dosis elevadas para conseguir la eficacia analgésica en dolor neuropático rebelde. Presentado en: VII Reunión de la Sociedad del Dolor; Valencia.

69. Castiforte M., Gracia A., Leal V., Lope C., Muñoz L., y Ruiz L. M. (1999). Gabapentina en el dolor neuropático. Estudio retrospectivo. Presentado en: IV Congreso de la Sociedad del Dolor; Málaga.

70. Novelli, G. P. (1998). La gabapentina y el dolor neuropático. The Pain Clinic. 11(1): 5-32. G.A.

71. Aldaya C., Bueno E., Fernández-Valderrama A., Gil E., y Rodríguez M. J. (2002). Eficacia de la gabapentina a dosis altas. Presentado en: V Congreso de la Sociedad del Dolor; Salamanca.

72. Fernández I., Martínez L., Pijoan M., Sapé A., y Sintes D. (2000). Gabapentina: valoración retrospectiva de eficacia analgésica en nuestra Unidad. Presentado en: IV Reunión de la Sociedad del Dolor; Badajoz.

73. Beller V., Martínez E., Mayor R., Moreno-Manzano, Sebastián R. (1999). Fentanilo transdérmico: una alternativa válida frente a opiáceos tradicionales. Presentado en: IV Congreso de la Sociedad del Dolor; Málaga.

74. De Baturell C., Martínez P., y Ribera M. V. (1999). Dolor crónico no maligno: un año de experiencia de tratamiento con fentanilo transdérmico. Presentado en: IV Congreso de la Sociedad del Dolor; Málaga.

75. Caramés Álvarez M. A., De Luis A., Rodríguez Hernández J. L., Vila Pousada P. (2002). Dolor crónico benigno: tratamiento con fentanilo transdérmico, seguimiento durante un año. Presentado en: V Congreso de la Sociedad del Dolor; Salamanca.

76. Castillorte M., González-Escalada J. R., Gracia A., Insausti J., López M. E., y Vicente L. (1999). Estudio multicéntrico con fentanilo TTS en pacientes con dolor lumbar no oncológico. Presentado en: IV Congreso de la Sociedad del Dolor; Málaga.

77. Arcos J., Contreras D., Gea L., y Rojas A. (1999). Eficacia analgésica del fentanilo en el dolor de origen iscquémico por arteriopatía de MMII. Presentado en: IV Congreso de la Sociedad del Dolor; Málaga.

78. Fernández-Valderram, Palomino Jiménez, Rodríguez, Rodríguez López, y Yáñez Santos J. A. (1999). Fentanilo transdérmico: experiencia durante doce meses en dolor no oncológico. Presentado en: IV Congreso de la Sociedad del Dolor; Málaga.

79. Neira F., y Ortega J. L. (2002). Repercusiones del tratamiento con topiramato sobre la actividad física, calidad del sueño y seguridad en el dolor neuropático no oncológico. Presentado en: IV Congreso de la Sociedad del Dolor; Salamanca.

80. Martínez Vázquez de Castro J., y Torres Morera L. M. (2001). Topiramato: su eficacia en el tratamiento del dolor neuropático. Presentado en: V Reunión de la Sociedad del Dolor; Granada.

81. Canós M. A., Fenollosa P., Pallarés J., Peláez M., Salazar H. (1999). Tratamiento del dolor isquémico y neuropático mediante electroestimulación medular e infusión intratecal de morfina en un paciente diabético. Presentado en: IV Congreso de la Sociedad del Dolor; Málaga.

82. Mercadante S., Ferrera P., Villari P., Arcuri E. (2003). Hyperalgesia: an emerging iatrogenic syndrome. J Pain Symptom Manage. 26: 769-775.

83. Marín M. (2001). Lesiones por radiofrecuencia en el tratamiento del dolor. Presentado en: V Reunión de la Sociedad del Dolor; Granada.

84. Raj P. (2000). In practical management of pain. S. Louis: Mosby Inc; 3rd ed., p. 759-766.

85. Reig E., Ruiz López R. (1998). Lesiones por radiofrecuencia. Manual Práctico.

86. Van Kleef, *et al.* (1996). Radiofrequency lesion adyacente to the dorsal root ganglion for cervicobrachial pain: a prospective double blind randomized study. Neurosurgery. 38: 1127-1132.

87. Kline M. T. (1996). Radiofrequency techniques in clinical practice. In: Waldman S. D., Winnie A. P., eds. Interventional pain management. Philadelphia: WB Sanders; p. 185-217.

88. Chamarro A., Curcoll Gallemí L. L., Sauri Ruiz J., Soler Fernández D., Vidal Samso J. (2006). Dolor neuropático y sueño en una muestra de pacientes con lesión medular. Presentado en: VIII Reunión de la Sociedad del Dolor; Ferrol.